T0253810

CINQUIÈME CONGRÈS DE LA SOCIÉTÉ EUROPÉENNE D'HÉMATOLOGIE

FREIBURG I. BR., ALLEMAGNE, 20—24 SEPTEMBRE 1955

COLLOQUE, CONCERNANT LES PROBLÈMES ACTUELS DE TRANSFUSION ET D'IMMUNO-HÉMATOLOGIE

REDIGÉ PAR:

HERBERT BEGEMANN

DR. MED. DOZENT FÜR INNERE MEDIZIN
OBERARZT DER MED. UNIV.-KLINIK FREIBURG I. BR.

AVEC 344 FIGURES

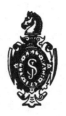

SPRINGER-VERLAG
BERLIN HEIDELBERG GMBH 1956

FÜNFTER KONGRESS DER EUROPÄISCHEN GESELLSCHAFT FÜR HÄMATOLOGIE

FREIBURG I. BR., 20. BIS 24. SEPTEMBER 1955

COLLOQUIUM ÜBER AKTUELLE PROBLEME DES
TRANSFUSIONSWESENS UND DER IMMUN-HÄMATOLOGIE

SCHRIFTLEITUNG:

HERBERT BEGEMANN

DR. MED. DOZENT FÜR INNERE MEDIZIN
OBERARZT DER MED. UNIV.-KLINIK FREIBURG I. BR.

MIT 344 ABBILDUNGEN

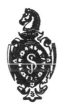

SPRINGER-VERLAG
BERLIN HEIDELBERG GMBH 1956

ISBN 978-3-662-23674-1   ISBN 978-3-662-25760-9 (eBook)
DOI 10.1007/978-3-662-25760-9

ALLE RECHTE, INSBESONDERE DAS DER ÜBERSETZUNG
IN FREMDE SPRACHEN, VORBEHALTEN

OHNE AUSDRÜCKLICHE GENEHMIGUNG DES VERLAGES IST ES AUCH NICHT
GESTATTET, DIESES BUCH ODER TEILE DARAUS AUF PHOTOMECHANISCHEM
WEGE (PHOTOKOPIE, MIKROKOPIE) ZU VERVIELFÄLTIGEN

© BY SPRINGER-VERLAG BERLIN HEIDELBERG 1956
URSPRUNGLICH ERSCHIENEN BEI SPRINGER-VERLAG OHG.
BERLIN · GÖTTINGEN · HEIDELBERG 1956
SOFTCOVER REPRINT OF THE HARDCOVER 1ST EDITION 1956

Préface.

L'Europe était un cadavre rongé de vers; le sincère d'ici éloignait sa main du sincère de là; quand, parfois, deux paumes se joignaient, elles étaient molles, et s'écartaient vite. Haussée sur les épaules de la haine, une atroce défiance éloignait les meilleurs.

Autant éprouvés, et même parfois plus éprouvés, que les autres, quelques-uns persistaient à s'exalter de fraternité et s'activaient à réssuciter l'Europe.

Au lieu de s'enliser, comme la politique, dans le mélange des préjugés et des intérêts, ni toujours européens, ni toujours collectifs, — ils voulaient s'adresser au plus pur de l'intélligence.

Les hématologistes ne connaissent-ils pas les vieux rites de fraternisation par le sang? Ce symbole leur dictait leur devoir: Se mettre à la tête des pacifiques et des bienfaisants.

Ainsi commença leur union.

Elle s'appela d'abord Société européenne internationale afin de montrer sa volonté d'une entente mondiale.

Après Paris, après Montreux, après Rome, après Amsterdam, Fribourg-en-Brisgau a été une réussite éclatante. Les derniers qui restaient absents jusqu'alors, sont venus nous rejoindre, achevant l'unité mentale de notre vieux continent.

Retenus par les crises que traversent leurs patries, les représentants des pays sud-méditerranéens — la Méditerranée n'est-elle pas la mer européenne — ont peut-être été moins nombreux. Mais d'illustres savants sont arrivés de tout le reste du monde.

Fribourg a bien été une semaine le centre de l'hématologie toute entière.

Tous les problèmes qu'elle pose ont été abordés. — Aussi bien ceux qui sont classiques depuis l'antiquité, ceux qui sont réellement nés d'HAYEM et d'EHRLICH, — que ceux nés plus récemment: immunohématologie et hématologie hémorragique. Quel foisonnement d'idées et de faits!

Qui donc a osé prétendre que la vieille Europe, creuset de la civilisation moderne, s'endormait sur ses lauriers.

Elle est plus vivante, plus active, plus imaginative, plus féconde qu'elle n'a jamais été! Qu'il existe d'autres pôles d'attraction, assurément. Mais l'Europe a une telle qualité d'hommes, une telle variété dans ces hommes de qualités, une telle énergie potentielle, une telle solidité de traditions qu'elle reste, par excellence, le pôle d'attraction des intelligences et des activités.

Sous la direction habile de l'éminent professeur HEILMEYER, Fribourg offre à l'humanité et à la science une splendide corbeille de fleurs et de fruits: les rapports et les communications du congrès. A nous, comme à tout autre hématogiste, il ne suffit pas de les avoir entendus: il faut les relire et les méditer.

Paris, décembre 1955.   PAUL CHEVALLIER

Präsidium der Europäischen Gesellschaft für Hämatologie

Präsidenten: P. CHEVALLIER, Frankreich
   G. DI GUGLIELMO, Italien
   P. LAMBIN, Belgien

Vizepräsidenten: A. ALDER, Schweiz
   L. HEILMEYER, Deutschland
   A. PINAY, England

Generalsekretär: S. MOESCHLIN, Schweiz

Schatzmeister: H. LÜDIN, Schweiz

Präsidium der Internationalen Gesellschaft für Bluttransfusionen

Präsident: J. S. RAVDIN, USA

Vizepräsidenten: L. K. DIAMOND, USA
   W. A. MAYCOCK, Großbritannien
   J. P. SOULIER, Frankreich

Vertreter der Liga der Rot-Kreuz-Gesellschaften:
   J. J. v. LOGHEM, Niederlande

Generalsekretär: J. JULLIARD, Frankreich

Schatzmeister: A. EYQUEM, Frankreich

5. Kongreß der Europäischen Gesellschaft für Hämatologie

Protektorat: Bundespräsident PROF. DR. THEODOR HEUSS

Ehrenkomitee: Der Bundeskanzler

Der Ministerpräsident des Landes Baden-Württemberg

Der Bundesminister des Inneren

Der Innenminister des Landes Baden-Württemberg

Der Kultusminister des Landes Baden-Württemberg

Der Finanzminister des Landes Baden-Württemberg

Der Regierungspräsident des Regierungsbezirkes Freiburg i. Br.

Der Oberbürgermeister der Stadt Freiburg i. Br.

Der Rektor der Universität Freiburg i. Br.

Der Dekan der medizinischen Fakultät der Universität Freiburg i. Br.

Organisationskomitee: Präsident des Kongresses: DR. L. HEILMEYER

Wissenschaftlicher Sekretär: DR. H. BEGEMANN

Verwaltungssekretär: DR. J. FREY

Schatzmeister: DR. L. WEISSBECKER

Generalsekretär der Europäischen Gesellschaft für Hämatologie:
DR. S. MOESCHLIN

Schatzmeister der Europäischen Gesellschaft für Hämatologie:
DR. H. LÜDIN

Sekretär der Sektion für Gerinnungsstudien in der Europäischen
Gesellschaft für Hämatologie: DR. F. KOLLER

Sekretäre für das Immunhämatologische Kolloquium:
DR. A. EYQUEM
DR. H. SCHUBOTHE

Präsident der Deutschen Gesellschaft für Hämatologie:
DR. V. SCHILLING

Präsident der Deutschen Gesellschaft für Hämatologie:
DR. H. SCHULTEN

Generalsekretärin des Kongresses: R. SCHWARZ

Inhaltsverzeichnis.

Hepatolienale Erkrankungen in ihrer Beziehung zur Hämatologie
Hepatolienal Diseases and their Relations to Hematology
Affections hépato-liénales en relation avec l'Hématologie
Malattie epatolienali in relazione con l'Ematologia

Inhaltsverzeichnis. XV

Autorenverzeichnis.

Die fettgedruckten Seitenzahlen bezeichnen den Beginn der Vorträge, Filme und Ausstellungen, die mageren Zahlen die Seiten mit den Diskussionsbemerkungen

Eröffnungsrede von Prof. Dr. Ludwig Heilmeyer, Freiburg/Br.

Exzellenz, Herr Minister, Magnifizenz, Herr Oberbürgermeister,
Spektabilitäten, meine Damen und Herren!

Es ist mir eine besondere Ehre und Freude, diese 5. Tagung der Société
d'Hématologie européenne hier in Freiburg, in der Stadt und unter der Paten-
schaft unserer Albert-Ludwigs-Universität zu eröffnen. Ich heiße Sie im Namen
unserer europäischen Gesellschaft, aber auch im Namen der deutschen Hämatologen herzlichst willkommen. Es ist mir eine besondere Freude festzustellen, daß
Sie unserer Einladung über Erwarten hinaus so zahlreich gefolgt und fast aus
allen Ländern der Erde erschienen sind. Die hier aufgestellten Fahnen zeigen
Ihnen die Anwesenheit der Blutforscher von 31 Nationen. Über Europa hinaus
sind unserem Rufe Kollegen aus Nord- und Südamerika, aus Indien, Kanada,
Australien und Ägypten gefolgt. Es ist mir ein besonderes Anliegen, unsere
japanischen Kollegen aus dem fernsten Osten, geführt von Herrn Kollegen
Komiya, hier begrüßen zu dürfen, mit denen wir uns gerade hier in Freiburg seit
70 Jahren eng verbunden fühlen. Als erste Sendboten einer kommenden Völker-
versöhnung begrüße ich die Hämatologen Rußlands und der Ostblockstaaten.
Ich nehme Ihr Erscheinen als Zeichen der Anbahnung einer neuen wissenschaftlichen Zusammenarbeit aller Wissenschaftler der Welt ohne Ausnahme; denn
wir Ärzte und Forscher sind vielleicht am besten imstande, die Gegensätze zu
überbrücken, welche die politische Welt heute noch trennen. In diesem Sinne
begrüße ich auch unsere Brüder aus dem Osten unseres Vaterlandes. Ich glaube,
auch die Hämatologen Europas empfinden die eiserne Grenze, die mitten durch
Deutschland geht, als unhaltbar und wünschen eine Vereinigung von Ost und West
im Sinne der Verständigung der Völker aller Welt. Unser Gruß und Dank gilt
dem hohen Protektor unserer Tagung, dem Herrn Bundespräsidenten Prof.
Dr. Theodor Heuss. Durch unausweichbare Terminansprüche ist er leider
abgehalten, persönlich zu erscheinen. Seine uns schriftlich übermittelten Wünsche
darf ich Ihnen im Wortlaut vorlesen:

„Verehrter Herr Professor Heilmeyer!

Sie haben Verständnis für meine mit Terminansprüchen so bedrängte Zeit
gezeigt, als ich Sie bitten mußte, nicht mit meiner Teilnahme am 5. Europäischen
Hämatologenkongreß zu rechnen. Aber ich darf Sie nun doch ersuchen, den
Teilnehmern meine guten Grüße zu übermitteln, die zugleich den Wunsch enthalten, daß die Tagung einen menschlich erfreulichen und sachlich fruchtbaren
Verlauf nehme. Ich weiß, wie gerade im Bereich der wissenschaftlichen Entwicklung ein menschliches Vertrauensverhältnis, das über die staatlichen oder nationalen Grenzen sich gestalten mag, im Geben und Nehmen zur beglückenden persönlichen Freundschaft führen kann, darüber hinaus aber auch in der Leistung den

1

übernationalen Charakter der echten Forschung dokumentiert. Wo sollte das stärker und unmittelbarer zum Ausdruck kommen als in der Medizin, die dankbar ihre großen Meister in allen Nationen weiß.

Mit freundlichen Grüßen, Ihr   gez. THEODOR HEUSS"

Unter den erschienenen Ehrengästen begrüße ich zuerst S. Exzellenz, den Herrn Erzbischof von Freiburg, und danke ihm von ganzem Herzen für sein persönliches Erscheinen, das unserer Tagung eine besondere Weihe gibt. Derselbe Gruß und Dank gilt dem Herrn Landesbischof der evangelischen Kirche. Mein besonderer Dank und Gruß gilt Ihnen, Herr Minister Dr. FRANK, sowie Herrn Staatsrat DICHTEL dafür, daß Sie durch Ihre persönliche Anwesenheit das große Interesse und die Verbundenheit unserer Landesregierung mit dieser Tagung zum Ausdruck bringen. Die stolzen neu erstandenen Gebäude unserer Universitäts-Institute und Universitäts-Kliniken werden in diesen Tagen den Hämatologen der ganzen Welt die kraftvolle Leistung, die unser altes Land Baden und das neue Bundesland Baden-Württemberg für die Wissenschaft vollbracht haben, eindrucksvoll vor Augen führen. Als Abgesandten des Bundeskanzlers begrüße ich Herrn Ministerialdirektor Dr. JANTZ, der als unser verehrter Freund schon so oft den Herrn Bundeskanzler bei feierlichen Anlässen in Freiburg vertreten hat. Wir sind der Regierung der Bundesrepublik, ebenso wie dem Lande Baden-Württemberg für die große finanzielle Unterstützung, die sie diesem Kongreß haben angedeihen lassen, zu großer Dankesleistung verpflichtet. Mit besonderem Dank begrüße ich auch Sie, verehrter Herr Oberbürgermeister Dr. HOFFMANN, als den warmherzigen Freund der Medizinischen Wissenschaft und den begeisterten Befürworter unseres Kongresses, der uns so manchmal in unseren Sorgen und Nöten geholfen hat. Als Vertreter der ehemaligen Besatzungsmacht und nun als Freund begrüße ich Herrn Médecin-Colonel Dr. FILIPPI sowie die Vertreter des Institut français. Ihr Erscheinen ist uns Ausdruck der engen Kulturverbindung unserer beiden im Herzen Europas gelegenen Länder. S. Magnifizenz Prof. Dr. WELTE gilt unser besonders herzlicher und freundschaftlicher Dank, denn ohne sein Mitwirken und ohne die vielen aktiven und passiven Leihgaben, die wir von ihm in diesen Tagen erhalten haben, wobei wir die altehrwürdigen Räume der Alma mater auf den Kopf gestellt haben, wäre die Durchführung unseres Kongresses unmöglich gewesen. Die Verbundenheit unserer, aber auch der Nachbarfakultäten mit unserem Kongreß ist durch die Anwesenheit des Dekans der Medizinischen Fakultät Freiburg, besonders aber der Dekane der Nachbar-Universitäten von Straßburg, Basel und Tübingen ausgezeichnet, und ich darf Ihnen für ihr Erscheinen von ganzem Herzen danken, ist doch die Anwesenheit der Vertreter der Universitäten von Straßburg und Basel ein besonderes Signum in amicitia conjunctae experientiae — eine Verbundenheit in Wissenschaft und Forschung über die Grenzen unseres badischen Landes hinaus.

Meine Damen und Herren! Daß die 5. Tagung der Europäischen Hämatologischen Gesellschaft in Deutschland stattfindet, erscheint manchem heute schon fast selbstverständlich. Vor zwei Jahren, als dieser Beschluß auf der Tagung in Amsterdam einstimmig gefaßt wurde, war dies noch lange keine Selbstverständlichkeit. Aber hier tritt im Kreis der Hämatologen eine besondere Haltung zutage, die wir in dieser Ausprägung wohl bei keiner anderen wissenschaftlichen

Gesellschaft der Welt feststellen konnten. Die Hämatologen als eine große Familie, verbunden durch die Bande gemeinsamer Forschung, also durch die Bande des Blutes in einem geistigen Sinne, haben als die ersten Wissenschaftler der Welt die Fäden gemeinsamer Forschungsarbeit wieder angeknüpft, als noch überall in der Welt ein berechtigtes Mißverstehen waltete.

Bereits im ersten Jahre nach Beendigung des Krieges erschien mein Freund Prof. ALDER aus Aarau, um mich zur Gründung der Schweizer Hämatologengesellschaft unter den größten Schwierigkeiten über die Grenze in das damalige Schweizer Paradies zu holen, und 1948 hatte unser Freund Prof. CHEVALLIER den unerhörtern Mut, auf den Trümmern Europas als erstes Gebäude des Friedens den Tempel der Hämatologie wieder aufzurichten und deutsche Vertreter nach Paris einzuladen und mir den Ehrenvorsitz an einem Vormittag dort zu übergeben. Seit 1947 kommt unser Freund CHEDIAK aus Havanna jährlich zu Besuch in die hämatologische Abteilung meiner Klinik, um sich nach den deutschen Forschungsarbeiten umzusehen, und unser Freund Dr. MOESCHLIN hat nicht gezögert, mir im Jahre 1950 in Montreux das Hauptreferat zur Tagung anzuvertrauen. Die Verlegung der 5. Tagung der Europäischen Hämatologengesellschaft nach Freiburg ist ein Schlußstein dieser Entwicklung, gleichermaßen erfüllt vom versöhnlichen Geiste unserer Wissenschaft, wie von menschlicher Herzensgüte, zwei Voraussetzungen, die allein zum wahren Völkerfrieden führen können.

Meine Damen und Herren! Man könnte aus diesem Verhalten schließen, daß in der Beschäftigung mit dem Blute etwas gelegen ist, das nicht nur den nüchternen Geist der Wissenschaft, sondern auch die Herzen verbindet. In der Tat ist die Hämatologie in ihrer Geschichte niemals eine enge Wissenschaft gewesen, sondern immer zeigte sie eine besondere Aufgeschlossenheit und Weite ihres geistigen Blickfeldes. Das wird besonders klar, wenn wir zurückschauen auf die Hämatologie des Altertums. Die Lehre vom Blut war in der griechisch-römischen Antike in ein großartiges philosophisches System eingebaut, das den

Tabelle 1.

4 Grundstoffe der lebenden und der toten Welt	4 Grundeigenschaften der Materie	4 Grundbestandteile des Blutes	4 Grundeigenschaften der Seele
Luft	warm und feucht	Sanguis ruber	sanguinisch
Wasser	kalt und feucht	Phlegma	phlegmatisch
Feuer	warm und trocken	gelbe Galle	cholerisch
Erde	kalt und trocken	schwarze Galle	melancholisch

Aufbau der gesamten materiellen und geistigen Welt umfaßte. Den 4 Grundbestandteilen des Blutes entsprachen dabei 4 fundamentale Qualitäten der Materie und diese wiederum den 4 Grundstoffen oder Elementen, welche die Welt aufbauen. Auf der anderen Seite entsprechen diese 4 Grundeigenschaften der Materie auch 4 Grundeigenschaften der Seele, die ihrerseits wiederum auf das engste mit den 4 Grundstoffen des Blutes in Zusammenhang stehen. Alles Leben auf dieser Welt besteht in der Vereinigung und gegenseitigen Durchdringung der 4 Grundelemente, im Tode tritt ihre Trennung ein, genau wie das Blut außerhalb des Körpers diese Trennung deutlich sichtbar werden läßt. Dieses gewaltige geistige Gebäude einer Zusammenschau der lebendigen und der toten Welt, das ebenso kristallklar erscheint, wie die Säulen des Parthenon oder die Plastik eines Phidias, geht auf den Philosophen EMPEDOKLES im 5. Jh. vor Chr. zurück und fand seine weitere Ausgestaltung durch ARISTOTELES. Dieses System war so bestechend, daß es jahrhundertelang die gültige Auffassung des antiken Weltbildes blieb. Noch viel länger aber währte derjenige Teil, der sich mit dem Blute befaßte, die *antike Hämatologie*. Sie ist die Grundlage der hippokratischen Säftelehre, welche in Form der Humoralpathologie mehr als 2300 Jahre lang die Theorie der Medizin beherrschte. Das gesamte Denken und Streben der Ärzte war bis in die Mitte des 19. Jahrhunderts hinein auf diese Lehre gestellt. Freilich hat GALEN die Lehre von den vier Säften des Blutes auch auf die Organe ausgedehnt und alle Störungen der Körperfunktion auf Störungen der Zusammensetzung des Blutes *oder* der Organe zurückgeführt und dadurch eine viel weitere Grundlage der Pathologie geschaffen, als sie sich bei HIPPOKRATES findet. GALEN hat neben die Säftelehre auch eine Art von Solidarpathologie der Organe gestellt, die erst $1^1/_2$ Jahrtausende später von MORGAGNI ausgebaut und schließlich nach Entdeckung der Zelle bei VIRCHOW die Grundlage der Cellularpathologie wurde. Aber die Arzneimittellehre GALENs mit ihrer vierfachen Wirkung von warm—kalt, trocken und feucht ist noch gänzlich vom Geiste des EMPEDOKLES erfüllt, wie überhaupt das gesamte humoralpathologische System der antiken Medizin durch GALEN mit ungeheurer Folgerichtigkeit in ein Gesamtsystem eingegliedert wurde, das einen Höhepunkt und Endpunkt der antiken Medizin für $1^1/_2$ Jahrtausende abgab. ROBIN FÅHRAEUS hat in seiner wundervollen Schrift: "The Suspension-stability of the Blood" diese historischen Probleme ganz ausführlich untersucht und zuerst die Frage aufgeworfen: Wie ist es möglich, daß diese für uns heute scheinbar so phantasievollen Vorstellungen der Säftelehre mehrere Jahrtausende hindurch unerschüttert Geltung hatten und die Grundlage für die meisten ärztlichen Heilbehandlungen abgab? Diese ungeheure Durchschlagskraft der Säftelehre hatte ihren Grund einzig und allein darin, daß diese Theorie *durch die direkte Beobachtung* immer wieder ihre Bestätigung fand, wenigstens so lange, als die Beobachtung auf die einfache Sinnenbeobachtung ohne Anwendung wissenschaftlicher Hilfsinstrumente gegründet war.

Das Blut, das aus der geöffneten Vene fließt, erscheint zunächst als eine homogene Flüssigkeit, aber nach kurzer Zeit des Stehens außerhalb des Körpers scheiden sich die vier Säfte der Antike ab: Das Blut im unteren Teil des Gefäßes erscheint schwarz, die *schwarze Galle*, das rote Blut in engerem Sinne sammelt sich oben an und erscheint hellrot, *Sanguis ruber*, schließlich wird das Serum, die *gelbe Galle*, ausgepreßt, und bei vielen Krankheiten erscheint eine weiß-gelbe *Speckhaut* oder Faserhaut, das *Phlegma* oder die Crusta inflammatoria. Diese kann man auch in gesundem Blut durch Schütteln oder Schlagen zur Abscheidung bringen, ist also ein physiologischer und *kein* pathologischer Bestandteil. Beim Kranken erscheint dieses Phlegma spontan auf der Oberfläche des Blutkuchens, und man schloß deshalb daraus, daß es vermehrt sei. Dieses gelb-weiße Phlegma aber erscheint am Orte der Krankheit, in der Eiterbeule, im eitrigen Brusthöhlenerguß, in den krankhaften Ausscheidungen des Harns, des Stuhls oder der Schleimhäute von Mund, Nase und Rachen. Wird es an diesen Orten rasch entleert, dann tritt meist eine rasche Heilung der Krankheit ein. Der Schluß, daß dieses selbe Phlegma, das bei der Krankheit auch im Blut vermehrt erschien, durch seine Entleerung nach außen die Krankheit beseitigt, war also mehr als naheliegend und erschien immer wieder tausendfach bestätigt. Der Arzt muß die Natur unterstützen und muß dieses böse Phlegma, die Materia peccans, wo er nur kann, entfernen. Der Satz: „Ubi pus, ibi evacua" gilt ja auch heute noch als ein Grundsatz der Chirurgie. Man kann aber das Phlegma auch entfernen durch Vomitieren, Purgieren und vor allem direkt an der Quelle durch das Aderlassen. Das sind Vorstellungen, die noch heute das Denken der Volksmedizin beherrschen. Noch heute sehen wir in den Schaufenstern unserer Apotheken zahlreiche Blutreinigungs-Tees, die abführend wirken, als letzten Ausfluß einer $2^{1}/_{2}$ Jahrtausende alten Theorie der Medizin. Wenn auch dieses System der Humoralpathologie im Laufe dieser langen Zeit immer wieder verändert und modifiziert worden ist — ein Teil blieb

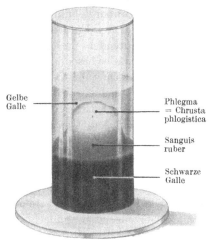

Gelbe Galle

Phlegma = Chrusta phlogistica

Sanguis ruber

Schwarze Galle

Abb. 1.

unverrückbar bis in die Mitte des 19. Jahrhunderts bestehen und findet sich noch bei ROKITANSKI. Das ist die Bedeutung des Fibrins oder Phlegmas, besonders in diagnostischer Hinsicht.

In der humoralpathologischen Hämatologie der Antike finden sich manche Beobachtungen, die sogar höchst modern anmuten. So gab es bereits so etwas wie eine zentrale Regulation der Blutzusammensetzung, die heute als eine der Hauptthemen auf der Tagesordnung unseres Kongresses steht. Denn das Phlegma wurde ja bekanntlich vom Gehirn sezerniert und dem Blute beigemischt und so, könnte man schließen, beruht die fehlerhafte Blutzusammensetzung, was das Phlegma betrifft, auf einer fehlerhaften Sekretion des Gehirns. Es dauerte immerhin 2000 Jahre, bis VIKTOR SCHNEIDER in der Mitte des 17. Jahrhunderts bewies, daß der Schleim kein Sekretionsprodukt des Gehirns, sondern ein solches jeder Schleimhaut ist. Aber auch das, was wir heute eine hyperergische Entzündung nennen, etwa beim akuten Gelenkrheumatismus oder der exsudativen Pleuritis, also bei Erkrankungen, die bekanntermaßen mit einer enormen Beschleunigung der Blutkörperchensenkung einhergehen, blieb der gut beobachtenden antiken Blutdiagnostik nicht verborgen. Denn bei diesen hochentzündlichen Krankheiten fand sich eine besonders feste und besonders weiße Phlegmaansammlung, die als Zeichen einer besonders heftigen Entzündungstendenz des Organismus gewertet wurde, weil in diesen Fällen nicht nur die Blutsenkung beschleunigt, sondern auch das Fibrin selbst vermehrt im Blute vorhanden war.

So war die hämatologische Blutdiagnostik, die sich auf einer genauen Betrachtung des Aderlaßblutes gründete, sicherlich die wichtigste Säule der humoralpathologischen Medizin. Daß dabei neben der Diagnose auch prognostische Schlüsse aus dem humoralen Blutbild gezogen wurden, ist uns aus vielen Zeugnissen bekannt. So beschrieben VAN SWIETEN und BOERHAVE das Verschwinden des Phlegmas bei allen schwersten finalen Fällen von Lungentuberkulose, ebenso bei tödlicher Lungengangrän. Das ist dasselbe Phänomen, das wir heute als Zeichen völliger Erschöpfung im Rückgang der erhöhten Blutsenkung bei moribunden und kachektischen Menschen finden, weil, wie wir heute wissen, die Bildung der Abwehrglobuline in solchen finalen Stadien erliegt.

Im Zeitalter der Entdeckungen stand auch die Lehre vom Blut unter dem Einfluß bedeutender neuer Beobachtungen und hat dadurch Wandlungen erfahren. So war es besonders die Entdeckung des Blutkreislaufes durch HARVEY und die Entdeckung der Capillaren und der roten Blutkörperchen durch MALPIGHI, welche besondere Wandlungen herbeiführten. Aber gerade die letztgenannte Entdeckung der Erythrocyten, die uns Hämatologen von heute besonders grundlegend erscheint, hat, wie schon FÅHRAEUS feststellte, keine wesentlichen Fortschritte gebracht. Statt der 4 Säfte sieht man im normalen Blut jetzt nurmehr 2 Bestandteile, den Blutkuchen und das Serum. Das Phlegma dagegen gilt jetzt als eine, nur bei Krankheiten neugebildete Substanz, die man als ein Umwandlungsprodukt von Blutkuchen oder Serum ansah. Das bedeutete gegenüber der antiken Vorstellung tatsächlich einen Rückschritt. Bestand so die Lehre der krankheitserzeugenden schlechten Blutzusammensetzung unangefochten bis zum Anfang des 16. Jahrhunderts, erhielt diese Vorstellung in der Renaissance einen ersten heftigen Stoß durch den großen Revulutionär der Heilkunde, einem Sohne dieses Landes, den geistesgewaltigen schwäbischen Arzt THEOPHRASTUS PARACELSUS VON HOHENHEIM, der schon im Jahre 1538 in seinem Labyrinthus medicorum errantium den Satz schrieb: „Sind es die Humores, so sind sie doch nur von der Krankheit geworden und die Krankheit nicht von ihnen." Eine für die damalige Zeit unglaublich klare Erkenntnis, deren Ruf aber zu früh erging und deshalb ungehört verhallte. Es vergingen immerhin noch 300 Jahre, bis die alten Vorstellungen allmählich beseitigt wurden, die sich noch in den Schriften ROKITANSKIs, ja selbst noch in manchen Sätzen von VIRCHOW finden. In Frankreich schwang MAGENDIE seine gewaltige Geisel über den Humoralpathologen PIORRY, einem Nachfolger LAENNECs, obwohl dessen Konzeption von der Hémite, der Inflammation du sang, eigentlich recht modern anmutet.

«Voyez, Messieurs, comme en physiologie une seule erreur peut être grave: on a d'abord rêvé l'inflammation, puis on a voulu la trouver partout, et en dernier lieu on a rattaché à cette utopie toutes les circonstances pathologiques connues et à connaître, si bien que maintenant, aussitôt que quelqu'un est malade, la garde, les parents, les amis répètent à qui mieux au médecin qui arrive: c'est une inflammation! et tout de suite lancettes et sangsues d'aller leur train.» Soweit MAGENDIE.

Aber nachdem die Zelle entdeckt und unter VIRCHOW das Gebäude der Cellularpathologie errichtet war, verloren die humoralpathologischen Vorstellungen mehr und mehr an Boden und leiteten die moderne Medizin ein. Das Interesse auch an der Hämatologie wandte sich jetzt den zelligen

Bestandteilen des Blutes zu, und es entstand die morphologische Hämatologie unter PAUL EHRLICH, PAPPENHEIM, NAEGELI, FERRATA u. a. Unter dem Einfluß der Cellularpathologie ging die humorale Blutdiagnostik fast gänzlich verloren. Was sollte man denn aus der Blutflüssigkeit ersehen, wenn der Sitz der Krankheiten in den Zellen und den Organen war. Die alte Beobachtung der Crusta phlogistica und ihre diagnostische Bedeutung wurde von der großen Zahl der nun morphologisch denkenden Ärzte vergessen, ohne daß sie jedoch gänzlich verschwand; denn es gab auch noch am Ende des 19. Jahrhunderts einige seltene humorale Blutdiagnostiker, besonders in Frankreich.

Tabelle 2. *Humorale Blutdiagnostik.*

Von HIPPOKRATES	466—377 v. Chr.	über	Quantitative und qualitative Beurteilung
über GALEN	130—201 n. Chr.	2300 J.	der Speckhaut (Crusta inflammatoria)
bis zur Mitte des 19. Jahrhdts.)			u. a. Blutbestandteile.
ROKITANSKY	1846		verschiedene Arten von „Fibrin"
HAYEM, BEZANÇON,			Mikroskopische Untersuchung nativen
LABBÉ u. a.	1882		Blutes: «sang normal», «sang phlegmosique».
H. NASSE	1836		Erste Beobachtungen, daß Crusta inflammatoria durch verzögerte Gerinnung und *beschleunigte Erythrocytensenkung* hervorgerufen wird.
BIERNACKI	1897		Erste klinische Anwendung der Messung der Trenngeschwindigkeit von Blutkörperchen und Plasma.
ROBIN FÅHRAEUS	1920/21		Wissenschaftliche Bearbeitung der Blutkörperchensenkung.
A. WESTERGREN	1920		
LINZENMEIER	1920		Einführung in die Klinik.
HEILMEYER	1937		Alarmreaktion = Globulinvermehrung mit gleichzeitiger $<$ Fe-senkung / Cu-vermehrung
H. BENNHOLD	1927		Elektrophorese der Plasmakolloide.
TISELIUS	1937		
GRASSMANN	1951		Papierelektrophorese.
Medizin. Klinik,	1954		Hochspannungselektrophorese.
Freiburg/Brsg.			

Hier hatten HAYEM sowie BEZANÇON und LABBÉ eine mikroskopische Methode zur Untersuchung eines frischen Bluttropfens ausgearbeitet, um daraus das Sang normal vom Sang phlegmosique zu unterscheiden, woraus sich wichtige diagnostische und prognostische Schlüsse ableiten ließen, eine Methode, die in etwas veränderter Gestalt im Guttadiaphot von VIKTOR SCHILLING ihre Auferstehung feierte. In Deutschland war es HERMANN NASSE, welcher der Erscheinung der Crusta inflammatoria wissenschaftlich auf den Grund ging. Sein großartiges Werk „Das Blut in mehrfacher Beziehung physiologisch und pathologisch untersucht", bezeichnet FÅHRAEUS als das großartigste hämatologische Werk des 19. Jahrhunderts. HERMANN NASSE stellte erstmals fest, daß es in der Hauptsache das schnellere Zubodensinken der Blutkörperchen ist, welche das Phänomen der Crusta inflammatoria erzeugt. Das schnellere Zubodensinken der Erythrocyten aber führte er auf die größere Neigung der Blutkörperchen zum Zusammenballen zurück. Damit war Wesentliches gefunden, was $2^{1}/_{2}$ Jahrtausende dem Blick aller Beobachter bis dahin entgangen war. Hier setzt nun die experimentelle Arbeit von ROBIN FÅHRAEUS ein, der schließlich die schnellere Verklumpung der Erythrocyten auf eine veränderte Kolloidzusammensetzung des

Plasmas zurückführt, wobei er zeigen konnte, daß die Plasmaglobuline daran den Hauptanteil tragen. Durch FÅHRAEUS ist die Methode der Blutkörperchensenkung und damit eine humoraldiagnostische Methode in die moderne Medizin wieder eingegangen, eine Betrachtung des Blutes, die am Ende des 19. Jahrhunderts völlig vergessen war. Denn die von BIERNACKI demselben Gegenstand gewidmeten Studien blieben damals völlig unbeachtet. Die Arbeiten von HERMANN NASSE und ROBIN FÅHRAEUS haben die alte humorale Blutdiagnostik in das Licht naturwissenschaftlicher Erkenntnis gerückt, und damit wurde die humorale Blutlehre ein Bestandteil der naturwissenschaftlich gerichteten medizinischen Forschung. Die humorale Blutdiagnostik hat sich in der modernen Medizin in ungeheurem Umfang entfaltet. Sie umfaßt die gesamte chemisch-physikalische Analyse des Blutes, sie umfaßt die Serologie, die heute mit der Entdeckung von Antikörpern, die gegen körpereigene Zellen gerichtet sind, ein ganz neues gewaltiges Forschungsfeld nicht nur für die Hämatologie, die darin führend ist, sondern für die gesamte Medizin eröffnet hat. Auf dem Gebiete der Diagnostik der Bluteiweißkörper, also dem Hauptinhalt der antiken humoralen Blutlehre, ist die moderne Methode der Elektrophorese von TISELIUS und GRASSMANN zu einem unentbehrlichen Werkzeug der Klinik geworden und hat hier in Freiburg durch die Entwicklung der Hochspannungselektrophorese, deren Ergebnisse am Beispiel der Analyse der Erythrocytenzusammensetzung Sie in unserer wissenschaftlichen Ausstellung erstmals sehen können, einen neuen, und, wie ich glaube, sehr fruchtbaren Zweig getrieben.

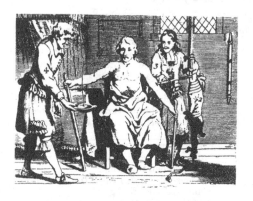

Abb. 2.

Meine Damen und Herren! Ich habe Sie vielleicht in allzuraschem Fluge durch die Jahrtausende der Entwicklung der Hämatologie geführt. Kehren wir nun zu unserem Kongreß zurück. — Mit uns gemeinsam hält die Internationale Gesellschaft für Bluttransfusionen, deren Vorsitzende M. SOULIER sowie I. JULLIARD und EYQUEM ich hier an diesem Tisch besonders begrüße, ein großes, mehrere Tage dauerndes Kolloquium ab.

Auch hier zeigt ein Blick auf die Geschichte der Blutübertragung, daß wir ein gutes Stück weitergekommen sind. Denn die Kranken auf den Bildern, die ich Ihnen hier zeige, haben sicherlich wenige Stunden nach der schön gedachten Prozedur ihre Seele ausgehaucht! Die Übertragung von Lammblut läuft nicht so friedlich ab, wie dies auf dem Bilde aussieht.

Ebensowenig die schon im Geiste vorausgesehene Ex-sanguino-Transfusion auf dem zweiten Bilde. Daß wir heute Tausenden von Menschen durch Blutübertragung das Leben retten können, ist dem gewaltigen Fortschritt der modernen Forschung, ganz besonders der Entdeckung der verschiedenen Blutgruppen, zu verdanken.

Unter den Themen dieses Kongresses nimmt das Geschenk, das die moderne Atomphysik der Medizin bereitet hat, einen besonderen Platz ein. In unseren Händen gewinnt die Atomforschung einen menschlichen Sinn und zeigt das letzte Ziel auf, dem die heutige Menschheit zustreben muß, wenn sie sich nicht selbst zerstören will. So möchten wir Ärzte den Ruf des Mahnmals von Hiroshima aufgefaßt wissen.

Meine Damen und Herren! Eine riesige Fülle weiterer Vortragsthemen, über die Immunhämatologie, über den Kupfer-Eisen-Stoffwechsel, über die Blutgerinnung, über die Blutbildung und Knochenmark und ein Abschlußreferat über den allerjüngst im Plasma entdeckten, geheimnisvollen Schutzstoff gegen Infekte, Properdin, erwartet Sie. Neben den Vorträgen tagen in den verschiedenen Räumen unserer Universität die verschiedenen Spezialgruppen der Hämatologen am runden Tisch und tauschen ihre Erfahrungen aus. Die kleine, 1944 zur Hälfte zerstörte Stadt Freiburg hat nicht die Luxushotels großer Städte, zeigt auch nicht die großen kulturellen Höhepunkte unserer europäischen Großstädte, in denen wir bisher getagt haben. Ich erinnere an Rom, Paris und Amsterdam! Aber auch diese kleine Universitätsstadt hat ihre stillen Reize.

Wenn Sie in diesen Tagen an einem der schönen Herbstabende das wundervolle Maßwerk und die reichgegliederte Turmhaube unseres Münsters bewundern, eines der wenigen, das noch ganz im Mittelalter erbaut worden ist, so mag ein Hauch des mittelalterlichen Weltgefühls, das uns über die irdische Schwere hinausführt, in uns aufgehen. Der schönste Turm der Christenheit, wie JAKOB BURCKHARDT ihn nannte, wird auch Sie in seinen Bann ziehen. Vielleicht nehmen Sie auch etwas von der neuerstandenen Stadt Freiburg auf, als Ausdruck der gestaltenden Kräfte des Lebendigen, die in einem Volke ebenso wirksam sind, wie in den Spongiosakammern des Knochenmarks. Sie mögen aber in diesen Tagen auch einen Blick über die Stadt hinaus in eine der schönsten Landschaften Mitteleuropas tun, die sich vor den Toren Freiburgs eröffnen. Die dunkel bewaldeten Berge des Schwarzwalds mögen und ebenso wie die sanften Hügel des Kaiserstuhls zu besinnlicher Wanderung einladen. Eine Fahrt führt Sie an den Rhein nach Breisach, der alten Grenzstadt mit seinem berühmten Altar und hinüber in das benachbarte Elsaß, wo als Ausdruck gemeinsamer Wurzeln europäischer Kultur die leidenschaftliche Glut der Altarbilder eines Matthias Grünewald auf uns wartet. So darf ich hoffen und wünschen, daß diese Tagung für Sie nicht nur wissenschaftlicher Gewinn ist, sondern auch eine Mehrung der Bildung unserer Herzen. Mit diesem Wunsche darf ich hiermit die 5. Tagung der Europäischen Gesellschaft für Hämatologie eröffnen.

Isotope und Cytostatica in der Hämatologie.
Isotopes and Cytostatics in Hematology.
Isotopes et Cytostatiques en Hématologie.
Isotopi e Citostatici nell 'Ematologia.

Anwendung von Isotop-Indicatoren in der Hämatologie.

Von

G. v. HEVESY (Stockholm/Schweden).

Mit 9 Abbildungen.

Referat.

Isotop-Indicatoren haben eine weitgehende Anwendung in der Hämatologie gefunden. Ihre Verwendung erweiterte unsere Kenntnisse über den Ursprung und Umsatz der Plasmaproteine, über den Weg der Porphyrin-Synthese und den der Synthese des Globins und Hämins, sie ermöglichte, die Lebensdauer der verschiedenen Formenelemente des Blutes zu bestimmen, sie erleichterte die Bestimmung des Plasmavolumens und der Menge der zirkulierenden roten Blutkörperchen, um nur einige Anwendungsgebiete zu nennen.

In diesem Bericht wollen wir uns darauf beschränken, die Anwendung des Radioeisens als Indicator im Studium des Plasmaeisenumsatzes zu besprechen.

Der Eisengehalt des Blutplasmas.

Die diagnostische Bedeutung der Ermittlung des Eisengehalts des Blutplasmas, dessen Existenz aus den Untersuchungen von FONTÉS und THIVOLLE (*1*), BARKAN (*2*), HENRIQUES und ROCHE (*3*), WARBURG (*4*) sowie WARBURG und KREBS (*5*) bereits hervorging, wurde frühzeitig von HEILMEYER und PLÖTNER (*6*) betont. Die von ihnen ausgearbeitete analytische Methode hat die klinische Ausführung solcher Bestimmungen sehr wesentlich erleichtert.

Nach intravenöser Injektion von Eisensalzen, deren Eisengehalt, wie HEILMEYER frühzeitig hervorgehoben hat, etwa 10 mg nicht überschreiten darf, da die Eisenionen eine toxische Wirkung ausüben, tritt eine sehr rasche Auswanderung eines Teiles des injizierten Eisens aus der Blutflüssigkeit ein, während der andere, nach einer Injektion von 10 mg größere Teil zu einer etwas permanenteren Erhöhung des Plasmaeisengehaltes führt. Der Eisengehalt der Blutflüssigkeit, der beim gesunden Manne etwa 127 γ-% beträgt, steigt nach Injektion von 10 mg Eisen als Ferrochlorid auf 389 γ-%, doch sinkt sein Wert bereits nach 2 Std. auf 349 γ-% (*7*). Nach peroraler Zufuhr von 0,55 g Eisen als Ferrotartrat steigt der Eisengehalt des Plasmas fast auf das Doppelte, doch stellt sich nach dem Verlaufe eines Tages der normale Eisenspiegel wieder ein (*8*). Wir werden auf diese Beobachtungen später zurückkommen.

Die Eisenbindungsfähigkeit der Plasmaproteine.

Die Deutung der vielfachen klinischen Erfahrung, daß ein Teil des injizierten Eisens sehr rasch verschwindet, wie dies WALDENSTRÖM und andere frühzeitig beobachteten, wurde wesentlich erleichtert durch die Feststellung von HOLMBERG und LAURELL (9), daß das physiologische Eisen des Plasmas an eine Proteinfraktion an das Transferrin gebunden ist. In den letzten Jahren konnte man dieses Ergebnis auch durch elektrophoretische Untersuchungen bestätigen. So ersieht man aus der Abb. 1, die einer Arbeit von JASINSKI und WUHRMANN (26) entnommen ist, daß sich das gesamte, mit Autoradiographie nachgewiesene markierte Plasmaeisen an derselben Stelle befindet wie die β_1-Globulinfraktion. Die Hauptmenge des Transferrins, des β_1-Globulins ist in der IV:7 Fraktion des Plasmas vorhanden.

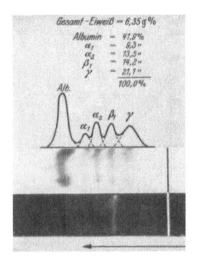

Setzt man dem Plasma mehr Ferrosulfat zu, als die vorhandene Transferrinmenge binden kann, so reagiert dieser Überschuß im Gegensatze zum Transferrineisen mit Dipyridyl. Das Transferrin des Plasmas eines gesunden Menschen kann etwa 315 γ-% Eisen binden.

LAURELL (8) ermittelte die Bindungsfähigkeit des Plasmas für Eisen sowohl unter physiologischen wie unter pathologischen Bedingungen in zahlreichen Fällen in seinen umfassenden Studien, in denen er auch auf die diagnostische Bedeutung

Abb. 1. Lokalisation der Bindung des radioaktiven Eisens an die β_1-Globuline des Plasmas.

dieser Größe hinwies. Ein Plasmaeisengehalt von 150 γ-% z. B. kann als normal angenommen werden. Dies gilt unter der Voraussetzung, daß die Eisenbindungsfähigkeit des Plasmas etwa 300 γ-% beträgt. Wenn wie bei perniziöser Anämie die Eisenbindungsfähigkeit infolge des anomalen Proteinaufbaues vermindert ist, zeigt ein Plasmaeisengehalt von 150 γ-% bereits einen pathologischen Zustand an. Die Kenntnis der Bindungsfähigkeit des Plasmas für Eisen ist demnach in solchen Fällen von großem Interesse.

Umsatz des Plasmaeisens.

Die zwei so wichtigen Größen, der Gehalt des Plasmas an Eisen und dessen Bindungsfähigkeit für Eisen, lassen sich analytisch bestimmen, nicht dagegen die Umsatzgeschwindigkeit des Plasmaeisens, eine Größe, der keine geringere Bedeutung zukommt als den erstgenannten. Die Ermittlung der Umsatzgeschwindigkeit des Eisens wird ermöglicht durch die Anwendung von radioaktivem Eisen als Indicator. Durch Markierung des β_1-Globulineisens und Verfolgung, wie sich die Radioaktivität des Plasmas mit der Zeit vermindert und auch wie die der Eisenfraktion der Organe und der roten Blutkörperchen mit der Zeit zunimmt, läßt sich der Weg dieser Eisenatome verfolgen, die zu Beginn des Versuches in der Blutflüssigkeit vorhanden waren (10).

Zur Markierung von Eisen wendet man heute so gut wie ausschließlich Fe[59] an, das eine Halbwertszeit von 45,1 Tagen hat und sowohl leicht meßbare β- (0,26 bis 0,46 MeV) wie γ-Strahlen (1,1 —1,3 MeV) aussendet.

Die Markierung des Plasmatransferrins erfolgt durch Inkubierung einer Plasmaprobe in der Gegenwart von Fe[59] z. B. als Citratverbindung bei Körpertemperatur während etwa 20 min. Setzt man nicht mehr als 1 γ radioaktives Eisen zu 1 ml Plasma, so wird dieses quantitativ an Transferrin gebunden. Reinjiziert man das nunmehr markierte Plasma der Versuchsperson, so wird dadurch das gesamte Transferrineisen des Plasmas markiert. Im Tierversuch kann man auch einem Donor Eisen zuführen, evtl. auch eine größere Menge, und z. B. nach dem Verlauf 1 Std. markiertes Plasma des Donors dem Acceptor überführen.

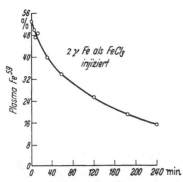

Abb. 2. Abgabe von markiertem Eisen durch das Kaninchenplasma nach intravenöser Injektion von 2 γ Eisen.

FLEXNER und seine Mitarbeiter (11) waren die ersten, die durch Injektion von radioaktivem Eisen an Meerschweinchen deren Plasmatransferrin markierten und die Geschwindigkeit ermittelten, mit der das Eisen die Blutflüssigkeit verläßt. Markierung des Transferrineisens durch Injektion von Eisen in das Versuchsobjekt ist oft nicht anwendbar, da ein wesentlicher Teil des injizierten Eisens, bevor es Gelegenheit hatte, an Transferrin gebunden zu werden, in die Organe übergeht und durch seine Gegenwart die Versuchsergebnisse komplizieren kann. Sogar wenn man einem Kaninchen nur die sehr geringe Eisenmenge von 2 γ als Citrat oder Chlorid injiziert, also $^1/_{100}$ der Menge, die das noch nicht beanspruchte Transferrin zu binden vermag, verbindet sich diese nicht völlig mit dem Plasmatransferrin, sondern ein Teil verläßt das Plasma, bevor es Gelegenheit hatte, sich mit dem Protein zu verbinden. Wie aus der Abb. 2, die einer von GIULIANO in unserem Laboratorium ausgeführten Untersuchung entnommen ist, ersichtlich, ist dieser Vorgang erst nach dem Verlaufe von 4—5 min abgeschlossen, das noch vorhandene Fe[59] verschwindet dann aus dem Plasma mit einer für den Umsatz des physiologischen Plasmaeisens charakteristischen Halbwertszeit von etwa 2 Std.

Das sehr rasche Verschwinden von Plasma der dem Kaninchen injizierten 0,5—2,0 mg Eisen beobachteten bereits VAHLQUIST und Mitarbeiter (28), doch erlaubt die radioaktive Methode auch das Schicksal von ganz minimalen Eisenmengen, 1 γ oder weniger, zu verfolgen und neben dem einseitigen Eisenverlust auch den gegenseitigen Eisenumsatz zu messen.

Wie man nach der Zugänglichkeit von radioaktiven Isotopen des Natriums, Kaliums usw. die Geschwindigkeit untersuchte, mit welcher diese Ionen umgesetzt werden, zeigte sich, daß diese eine außerordentlich hohe sei (12). Im Laufe von 2 min wird etwa die Hälfte der zu Beginn des Versuches in der Blutflüssigkeit des Kaninchens vorhandenen Natriumionen durch extravasculare Natriumionen ersetzt. Ein so rasches Verschwinden des injizierten Eisensalzes wie es Abb. 2 zeigt, ist demnach durchaus nicht überraschend. Das an Transferrin gebundene Eisen tritt dagegen verhältnismäßig langsam, mit einer Halbwertszeit von 70—120 Min., aus dem menschlichen und etwas langsamer aus dem Kreislaufe des

Kaninchens aus. Versuche mit Transferrin markiert mit J^{131} ergaben, daß diese Verbindung nur mit einer Halbwertszeit von einigen Tagen die Blutflüssigkeit verläßt (13). Das Eisen tritt demnach aus dem Plasma nicht an Proteine gebunden aus, sondern erst nachdem es vom Transferrin abgespalten wurde, und es ist sehr wahrscheinlich, daß der die Austrittsgeschwindigkeit bestimmende Vorgang die Dissoziation des Eisentransferrins ist, da die abgespaltenen Eisenionen oder eisenhaltige Radikale die Capillarwand mit größter Leichtigkeit durchdringen.

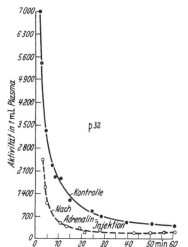

Abb. 3. Wirkung des Adrenalins auf die Austrittsgeschwindigkeit des markierten Phosphats aus dem Plasma.

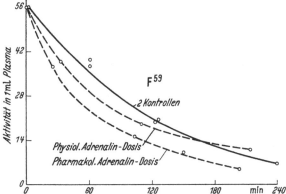

Abb. 4. Wirkung des Adrenalins auf die Austrittsgeschwindigkeit des an β_1-Globuline gebundenen Fe aus dem Plasma.

Plasmabestandteile wie Phosphat z. B., die außerordentlich rasch in den extracellulären Raum übertreten, kehren häufig zurück, bevor sie „endgültig" die Blutflüssigkeit verlassen. Dieser Zustand stellt sich rascher ein, wenn das Phosphat Gelegenheit hat, einen zusätzlichen Weg einzuschlagen, der in dem Eintritt in die Zellen besteht. Dadurch wird die Rückkehr der Phosphationen ins Plasma erschwert, und somit ihr „endgültiges" Verschwinden aus der Blutflüssigkeit erleichtert. Beschleunigt man das Verschwinden des Phosphats aus dem Plasma z. B. durch Injektion von Adrenalin, so ist das in hohem Maße einem beschleunigten Eintreten des Phosphats aus dem extracellulären Raum in die Gewebezellen zuzuschreiben, was vom erhöhten Stoffwechsel verursacht wird, der sich jetzt in den Zellen abspielt. Eine solche beschleunigende Wirkung des Adrenalins auf das Austreten des markierten Phosphates und des markierten Eisens aus dem Plasma zeigen Abb. 3 und 4. Die Austrittsgeschwindigkeit der Natriumionen (Abb. 5)

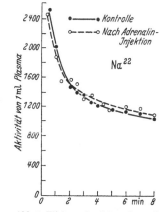

Abb. 5. Wirkung des Adrenalins auf die Austrittsgeschwindigkeit des markierten Natriums aus dem Plasma.

wird dagegen durch Injektion von Adrenalin nicht beeinflußt. Natrium ist im wesentlichen ein extracelluläres Element, zwar wird es in nicht unbedeutenden Mengen ins Skelet und auch in die Zellen eingebaut, doch macht sich dieser Einbau während der kurzen Versuchszeit von knapp 10 min wenig bemerkbar. Hier spielt sich der Austauschvorgang praktisch allein zwischen dem Plasma und dem extracellulären Raum ab und dessen Geschwindigkeit wird dementsprechend durch Injektion von Adrenalin nicht beschleunigt (19).

Der Untersuchung von Flexner und Mitarbeitern über die Austrittsgeschwindigkeit des markierten Eisens aus dem Blutplasma folgten zahlreiche andere von Lawrence und Mitarbeitern (15) sowie von vielen anderen. Die letzteren berechnen den täglichen Umsatz des Plasmaeisens nach der Formel (16):

$$\text{Eisenumsatz (mg/Tag)} = \frac{0{,}693 \times 24 \text{ Std./Tag} \times \text{Fe mg/ml} \times \text{Plasmavolumen in ml}}{\text{Halbwertszeit des verschwindenden Fe}^{59} \text{ in Stunden} \times 1000}\,.$$

Sie finden den täglichen Plasmaeisenumsatz per kg Körpergewicht eines gesunden Menschen gleich 0,4—0,45 mg, während in pathologischen Fällen wie im Falle einer refraktären Anämie ein so geringer Umsatz wie 0,205 mg, im Falle einer hämolytischen Anämie ein so hoher wie 3,93 mg beobachtet wird.

Durch Bestimmung eines Bruchteils des Plasma-Fe^{59}, das sich nach einer bestimmten Zeit in den verschiedenen Organfraktionen und den roten Blutkörperchen ansammelt, erhält man unter anderem die Aufklärung, daß etwas über die Hälfte des umgesetzten Eisens im gesunden Menschen zum Aufbau der roten Blutkörperchen verwendet wird, bei refraktärer Anämie kann diese Zahl auf $^1/_8$ sinken. Der Eisenumsatz in den roten Blutkörperchen wurde nach der Formel:

$$\frac{Fe^{59} \text{ in den roten Blutkörperchen}}{\text{Anfangswert des } Fe^{59}\text{-Gehalts des Plasmas}} \times \text{Eisenumsatz im Plasma}$$

berechnet (15).

Die Eisenzufuhr von den Organen ins Plasma.

Die Eisenbindungsfähigkeit des Transferrins ist im gesunden Menschen und auch im Kaninchen nur zu etwa $^1/_3$ ausgenützt, und auf den ersten Blick erscheint es merkwürdig, daß, wenn man auch durch parenterale oder orale Zufuhr von Eisen eine bessere Ausnützung dieser Bindungsfähigkeit erreichen kann, die erreichte Erhöhung nur eine temporäre ist. Eine permanentere Erhöhung des Eisengehaltes im Plasma scheitert daran, daß mit einer Erhöhung des Eisenspiegels eine erhöhte zeitliche Auswanderung von Eisen aus dem Plasma verbunden ist und deshalb die Aufrechterhaltung des erhöhten Eisenniveaus eine erhöhte Einwanderung von Eisen aus den Organen fordert, die aber nicht oder nur in beschränktem Maße stattfindet. Laurell (8) erreichte durch orale Verabreichung von Eisentartrat nahezu eine Verdoppelung des Eisengehaltes des Plasmas gesunder Menschen, aber nach 20 Std. stellte sich der normale Wert des Plasmaeisenspiegels wieder ein. Tötterman (7) fand nach Injektion von 10 mg Eisen den 2 Std.-Wert nur um 15% geringer als den 5 min-Wert, was auf eine partielle Kompensation des abgegebenen Plasmaeisens durch Organeisen hinweist.

Wir fanden (17) den täglichen Plasmaeisenumsatz eines 2,6 kg wiegenden Kaninchens gleich etwa 800 γ; von diesen werden etwa 400 γ zum Ersatz der abgestorbenen Blutkörperchen verwendet, nur 80 γ werden von der Leber aufgenommen. Die 400 γ Eisen, die täglich zur Hämoglobinbildung verwendet werden, kommen wieder zum Vorschein, nachdem die Blutkörperchen, die diese Verbindung enthalten, abgestorben sind. Vom Darm aus werden täglich nur geringe Eisenmengen aufgenommen.

Die tägliche Eisenaufnahme der 7 mg Eisen enthaltenden Leber aus dem Plasma, die 80 γ beträgt, muß durch eine entsprechende Abgabe an das Plasma kompensiert werden, da sonst der Eisengehalt der Leber bereits im Laufe eines Vierteljahres verdoppelt wäre; womöglich gibt die Leber täglich sogar wesentlich größere Mengen an das Plasma ab, die von destruierten roten Blutkörperchen herrühren. Nur vom Transferrineisen des Plasmas nimmt die Leber so geringe Mengen auf; von 0,5 mg dem Kaninchen injizierten Eisensalz, also vom „Fremdeisen" nimmt die Leber im Laufe von 6 Std. fast die Hälfte zu sich. Von 1.6 g injiziertem Ferrivenin konnte man in der Leber eines Infektpatienten 84% nachweisen (*24*).

Die Leber von mehrere Monate lang mit Eisen (Viviferrin) injizierten Kaninchen mit einem Eisengehalt von 35 mg nahm nur 40 γ täglich aus dem Plasma auf. (*17*) Der Eisen-

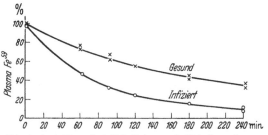

umsatz des Plasmas solcher Kaninchen ist größer als der normaler Tiere. Ein um 30% höherer Hämoglobingehalt, 12,9 g-% statt 9,8 g-%, bei fast unverändertem Plasmaeisengehalt, 151 γ-% und 145 γ-%, war im wesentlichen verantwortlich für den von 800 auf 920 γ-% erhöhten Umsatz.

Abb. 6. Austrittsgeschwindigkeit des an β_1-Globuline gebundenen Eisens aus dem Plasma normaler und Infektkaninchen.

Es ist nicht wahrscheinlich, daß eine mit Eisen beladene Leber weniger Eisen abgibt als eine normale, und da sie weniger aus dem Plasma aufnimmt als die letztere, eröffnet sich ein Spielraum für den Abbau ihrer Eisenladung. Daß ein solcher stattfindet, deutet eine Untersuchung von ANDERSON (*18*) an. Während 3 Monate nach erfolgter Eiseninjektion 18,4 mg-% Eisen in der mit Eisen beladenen Leber vorhanden war, sank dieser Gehalt nach 6 Monaten auf 16,1 mg-%.

Im allgemeinen wird die Leber als Hauptdepotorgan für Eisen angesehen und das Ferritin dieses Organs als die Verbindung, die das Eisen dem Plasma abgibt. MAZUR und seine Mitarbeiter (*19*) brachten neuerdings den Nachweis, daß ein kleiner Teil des Ferritineisens an der Oberfläche der Ferritinmoleküle als ein Gemisch von Ferro- und Ferriverbindungen vorliegt. Das Gleichgewicht zwischen dem Ferridisulfidferritin und Ferrosulfhydrylferritin wird durch Aderlaß, der zur Anoxie führt, oder durch reduzierende Stoffe wie Glutathion zugunsten der Ferroform verschoben [vgl. auch BIELIG und BAYER (*27*)], und das Ferroeisen wird dem Plasma zur Bildung von Eisentransferrin zugeführt.

Es ist sehr wahrscheinlich, daß der Plasmaeisenmangel bei Infektionskrankheiten zum Teil dem gestörten Übergang des Ferritineisens ins Plasma als dessen Reduktion zuzuschreiben ist.

Allerdings ist bei Infektionskrankheiten nicht nur die Eisenzufuhr zum Plasma gehemmt, sondern auch die Eisenabgabe vom Plasma an die Organe, in denen jetzt ein rascherer Stoffwechsel stattfindet, beschleunigt. Das geht aus der Abb. 6 hervor, die in unserem Laboratorium erhaltene Versuchsergebnisse von G. v. EHRENSTEIN darstellt (*20*), der die Austrittsgeschwindigkeit des markierten Eisenglobulin-Eisens aus dem Plasma normaler und mit Pasteurella Multicida infizierter

Kaninchen verglichen hat. Wie bereits erwähnt, führt eine beschleunigte Aufnahme von Eisen durch die Zellen der Depotorgane zu einem beschleunigten Austreten der Eisenionen aus dem Plasma. Da jedoch der Eisenspiegel des Infektplasmas nur etwa die Hälfte des Normalen betrug, war die aus dem Infektplasma in der Zeiteinheit austretende Eisenmenge nicht sehr viel größer als die vom Plasma normaler Tiere abgegebene.

Die Möglichkeit muß ferner in Betracht gezogen werden, daß bei Infektionskrankheiten Bedingungen vorliegen, die eine Dissoziation des Eisentransferrins, die einer Penetration des proteingebundenen Eisens durch die Capillarwand vorauszugehen hat (25), fördern und auch dadurch den Austritt des Eisens aus der Blutflüssigkeit beschleunigen.

Das Austreten des Eisens aus dem Plasma und das Eintreten des Eisens in dieses sind zwei unabhängige Vorgänge, die vermutlich hormonal gekoppelt sind. Da der tägliche Eisenumsatz gegen 30 mg beträgt und die Aufnahme aus dem Darm nur einen kleinen Bruchteil dieser Größe ausmacht, spielt sich der Umsatz im wesentlichen zwischen dem Plasma, der zwischencellulären Flüssigkeit, den Organen und den roten Blutkörperchen ab. Die Austrittsgeschwindigkeit des Eisens aus dem Plasma wird durch eine zunehmende Hämopoese gefördert sowie durch eine Erhöhung des in den Depotorganen vor sich gehenden Stoffwechsels. Womöglich sind beide Prozesse für die 20- bis 90%ige Erhöhung des in den frühen Tagesstunden beobachteten Plasmaeisenspiegels verantwortlich.

Adrenalin führt sogar in den von der Nebenniere befreiten Tieren und noch kräftiger in normalen Hunden zu einer vorübergehenden Verminderung des Eisenspiegels, während ACTH nur in den letzteren eine solche Wirkung hervorruft. CARTWRIGHT und Mitarbeiter (21) fanden sogar, daß eine intramuskuläre Injektion einer physiologischen Kochsalzlösung den Plasmaeisengehalt von Hunden um 0—41% vermindert, vermutlich gleichfalls durch eine hormonale Wirkung vermittelt. Oestrogen erhöht, Androgen vermindert die Eisenlagerung in der Leber von Hühnchen (22) und so müssen auch diese Hormone das Austreten des Eisens aus dem Plasma oder dessen Eintreten aus der Leber oder beide Vorgänge beeinflussen.

Wie LAURELL (23, 25) bereits sehr wahrscheinlich gemacht hat, tritt nicht das Eisentransferrin, sondern das von der Proteinbindung abgespaltene Eisen aus dem Plasma in den extravasculären, extracellulären Raum über. GÜNTER VON EHRENSTEIN wies mit Hilfe der Papier-elektrophorethischen Methode kürzlich in unserem Laboratorium nach, daß das in der Lymphe vorhandene Eisen, also auch das im Zellzwischenraum vorhandene Eisen, an β_1-Globulin gebunden ist. Er fand, daß der Eisengehalt der Lymphe des Kaninchens $^1/_2$—$^1/_3$ so groß ist, wie der des Plasmas, der etwa 150 mg-% betrug. Ferner fand er, daß die Eisenbindungsfähigkeit der Lymphe, also deren Transferringehalt, auch etwa $^1/_3$ so groß ist wie der des Plasmas. Daß dem Verhältnis $\dfrac{\text{Fe-Transferringehalt}}{\text{Fe-frei-Transferrin}} = K\,[\text{Fe}^{+++}]$ eine Bedeutung für den Eisenumsatz zukommt, betonte LAURELL (23) und es ist nicht ohne Interesse, daß dieses Verhältnis sowohl im Plasma als auch in der Lymphe etwa gleich gefunden wird. Da der Eisengehalt des intercellularen Raumes geringer als der der Lymphe sein dürfte, stellen die angeführten Werte eine obere Grenze für den intercellularen Raum und eine untere Grenze für den Zellraum dar. Das Volumen des intercellulären Raumes ist 4 mal größer als das Plasma-volumen angenommen worden.

Abb. 7 zeigt den Übergang des Eisens aus dem markierten Transferrineisen des Plasmas eines normalen Kaninchens in den intercellulären und cellulären Raum. Das aus dem Plasma verschwundene Eisen, das sich nicht im Zellzwischenraum befindet, ist bereits in die Zellen übergegangen.

Abb. 8 zeigt den stark beschleunigten Übergang des Globulineisens aus dem Plasma eines Infektkaninchens, der z. T. dem zuzuschreiben ist, daß im Infekt der Hämo-globinumsatz der Blutkörper-chen (kürzere Lebensdauer) beschleunigt ist.

Im Gegensatz zum Globu-lineisen passiert das Fremd-eisen, wie es elektrophore-tische Untersuchungen erga-ben, im wesentlichen nicht an Transferrin gebunden den intercellulären Raum, wie aus der Abb. 9 hervorgeht, die die Verteilung des Fremdeisens zwischen dem Plasma, dem Zellzwischenraum und dem cellulären Raum eines nor-malen Kaninchens zeigt.

Die in der Einleitung er-wähnten Probleme können, wenn auch umständlicher, auf einem anderen Wege wie durch Anwendung von Isotopenindi-catoren gelöst werden, die Er-mittlung des Eisenumsatzes er-fordert jedoch die Anwendung von radioaktiven Indicatoren. So ergibt sich die Möglich-keit, das dynamische Gleich-gewicht, dessen Resultante die

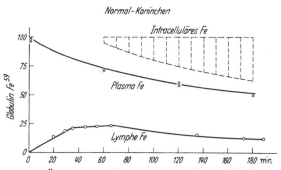

Abb. 7. Übergang des Eisens aus dem markierten Globulineisen des Plasmas eines normalen Kaninchens in den intercellulären und cellulären Raum.

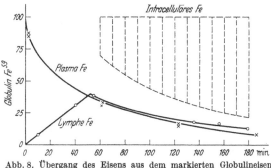

Abb. 8. Übergang des Eisens aus dem markierten Globulineisen des Plasmas eines Infektkaninchens.

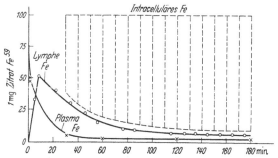

Abb. 9. Verteilung des dem Plasma zugeführten Fremdeisens (1 mg) zwischen dem Plasma, dem Zellzwischenraum und dem cellulären Raum eines normalen Kaninchens.

Höhe des Plasmaeisenspiegels ist, in Komponenten zu spalten. — Das Ergebnis dieser Spaltung lenkt unsere Aufmerksamkeit mit besonderem Nachdruck auf die Bedeutung des mangelhaften Zuflusses des Eisen aus den Depotorganen ins Plasma bei Infektionskrankheiten und einigen anderen pathologischen Fällen. Um eine dauernde Erhöhung des Plasmaeisenspiegels bei solchen Krankheiten zu erreichen, müßte der mangelhafte Zufluß ins Plasma vergrößert werden können.

Daß dem Lymphzufluß eine bedeutende Rolle bei der Aufrechterhaltung eines normalen Plasmaeisenspiegels zukommt, geht auch aus der Beobachtung von G. v. Ehrenstein hervor, daß 4 Stunden nach Abbinden des Ductus thoracicus und des Trunus jugularis sinister der Plasmaeisenspiegel des Kaninchens im Durch-schnitt von 191 auf 146 γ-% gesunken ist, während dieser in Kontrollkaninchen, die einer Operation ohne Abbinden des Ductus thoracicus unterworfen waren, konstant blieb.

Literatur.

1. Fontés, G., et L. Thivolle: C. r. Soc. Biol. (Paris) 93, 687 (1925).
2. Barkan, G.: Z. physiol. Chem. 171, 194 (1927).
3. Henriques, V., et A. Roche: Bull. Soc. Chim. biol. 9, 501 (1927).
4. Warburg, O.: Biochem. Z. 187, 255 (1927).
5. Warburg, O., u. H. Krebs: Biochem. Z. 190, 143 (1927).
6. Heilmeyer, L., u. K. Plötner: Das Serumeisen und die Eisenmangelkrankheit. Jena 1937.
7. Tötterman, L. E.: Acta med. scand. (Stockh.), Suppl. 230, 1 (1949).
8. Laurell, C. B.: Acta physiol. scand. (Stockh.), Suppl. 46, 1 (1947).
9. Holmberg, C. G., u. C. B. Laurell: Acta physiol. scand. (Stockh.) 10, 307 (1945).
10. Huff, R. L., P. J. Elmlinger, J. F. Garcia, J. M. Oda, M. C. Cockrell and J. H. Lawrence: J. Clin. Invest. 30, 1512 (1951).
11. Flexner, L. B., G. J. Vosburg and D. B. Cowie: Amer. J. Physiol. 153, 503 (1948).
12. Hahn, L., u. G. Hevesy: Acta physiol. scand. (Stockh.) 2, 5 (1941).
13. Elmlinger, P. J., S. P. Masouredis, J. Soni, G. E. Fulton and S. L. Belknap: J. Clin. Invest. 33, 930 (1954).
14. Hevesy, G., u. G. Dal Santo: Acta physiol. scand. (Stockh.) 32, 339 (1954).
15. Lawrence, J. H., P. J. Elmlinger u. G. Fulton: Cardiologia (Basel) 21, 337 (1952).
16. Huff, R. L., A. Tobias u. J. H. Lawrence: Acta haematol. (Basel) 7, 129 (1952).
17. Agner, K., R. Bonnichsen, G. von Ehrenstein u. G. Hevesy: Im Druck.
18. Andersson, N. S. E.: Acta med. scand. (Stockh.), Suppl. 241, 1 (1950).
19. Mazur, A., S. Baez and E. Shorr: J. of Biol. Chem. 213, 147 (1955).
20. Ehrenstein, G. von: Erscheint demnächst.
21. Cartwright, G. E., L. D. Hamilton, C. J. Gubler, W. M. Fellows, H. Ashenbrucker and M. M. Wintrobe: J. Clin. Invest. 30, 161 (1951).
22. Chapman, D. G., W. A. Max and R. H. Common: Sci. Agr. 30, 194 (1950).
23. Laurell, C. B.: Blood 6, 183 (1951).
24. Kuhns, W. J., C. J. Gubler, G. Z. Cartwright and M. M. Wintrobe: J. Clin. Invest. 29, 1505 (1950).
25. Laurell, C. B.: Pharmacol. Rev. 4, 371 (1952).
26. Jasinski, B., u. F. Wuhrmann: Verh. dtsch. Ges. inn. Med. 59, 326 (1953).
27. Bielig, H. J., u. E. Bayer: Naturwiss. 42, 466 (1955).
28. Neander, G., u. B. Vahlquist: Acta physiol. scand. 17, 110 (1949).

Les isotopes radioactifs dans le diagnostic en hématologie.

Par

A. Vannotti et G. Lanini (Lausanne/Suisse).

Avec 8 figures.

Referat.

Les isotopes radioactifs ont trouvé ces dernières années une utilisation tou-jours plus vaste dans le traitement, ainsi que dans l'étude de la pathogénèse de certaines maladies du sang. Cependant, il est intéressant de souligner l'effort de certains hématologues pour l'application de radioisotopes chez l'homme pour poser avec précision un diagnostic ou éclaircir dans un cas complexe le mécanisme ou l'évolution de certaines hématopathies.

Il va de soi que ces essais se localisent pour le moment à l'étude du métabolisme intermédiaire de deux radioisotopes plus intimément liés à la pathophysiologie des éléments figurés du sang: le phosphore, intéressant surtout les globules blancs; le fer, intimément lié aux globules rouges.

Il est connu que les tissus en voie de prolifération active, qu'elle soit normale ou pathologique, retiennent une quantité plus grande de phosphore que les tissus en repos mitotique. Cette rétention est due soit à l'élaboration de nouvelles cellules, soit et surtout aux combinaisons chimiques et particulièrement aux phosphorylations et à la synthèse des acides nucléiques, C'est ce qu'ont pu constater plusieurs auteurs, notamment TUTTLE, ERF et LAWRENCE et dans le domaine du tissu cancéreux, van POTTER et SIEKEVITZ.

Avec NEUKOMM et coll., nous nous sommes plus particulièrement occupés d'étudier la rétention du radiophosphore chez l'homme, mesurée par l'élimination urinaire, en fonction de la production de globules blancs. Le fait que la moelle osseuse fixe très rapidement et en général plus de phosphore qu'une série d'autres organes a suggéré l'utilisation du radiophosphore dans le traitement de tous les cas d'hyperfonction de la moelle, soit dans la polycythémie, soit dans les leucémies.

Nous avons donc étudié la rétention phosphorée, mesurée indirectement par la quantité de P^{32} éliminée en quatre jours dans l'urine après injection intra-veineuse de radiophosphore (0,01—0,1 mc. P^{32}) en fonction de l'activité de la moelle osseuse mesurée par la détermination du nombre des leucocytes circulants.

NEUKOMM et coll., qui se sont occupés de ces recherches, arrivent à la conclusion qu'en dehors de tous les processus régénératifs, cancéreux, métaboliques, inflammatoires qui peuvent provoquer une certaine rétention de phosphore, la moelle osseuse semble fixer une certaine quantité de phosphore selon son activité, montrant ainsi une certaine corrélation entre la quantité de P^{32} éliminée par l'urine après surcharge intraveineuse et le nombre des leucocytes circulants. On constate en effet que soit expérimentalement chez l'animal irradié, soit chez l'homme, toute diminution du nombre des leucocytes entraîne une augmentation de l'élimination du P^{32} et inversément. En comparant les résultats de ce test au P^{32} obtenus chez des individus normaux et des porteurs de leucémie, ainsi que dans un cas de sarcome lymphoblastique, ces auteurs arrivent à la conclusion que chez l'homme le leucocyte pathologique ne présente pas pour le P^{32} une sélectivité particulière comparativement aux leucocytes normaux et que la fixation est bien liée au nombre des globules blancs circulants et à l'activité hémopoïétique de la moelle osseuse. Il va de soi que ce test n'a pas d'importance diagnostique pratique, car la formule sanguine et la ponction sternale revêtent un intérêt bien plus grand que la mesure de l'élimination urinaire du P^{32}. Il est cependant intéressant de considérer le rôle de la moelle osseuse dans la rétention de phosphore lors de l'utilisation de ce test dans les cas de cancer et pour étudier l'intensité mitotique de la moelle au cours d'un traitement des leucémies ou de cas de polycythémie. Surtout dans le cas de la polycythémie, le traitement au P^{32} ne donne pas tout de suite l'intensité de l'action radioactive de l'isotope sur la moelle et la réponse de la formule sanguine est tardive. Le test de rétention du radiophosphore peut dans certains cas, et surtout au cours de traitements répétés et fractionnés, donner certaines indications utiles sur l'activité de la moelle.

Bien plus importante au point de vue clinique, par contre, est l'utilisation du fer radioactif pour l'étude de l'hématopoïèse et des relations quantitatives existant entre la production et la destruction des hématies, ainsi qu'entre les organes liés à ces deux mécanismes de renouvellement des érythrocytes.

En 1949, Finch et coll. publiaient un travail au sujet de l'utilisation du fer radioactif (Fe^{55} et Fe^{59}) injecté à très faibles doses intraveineuses chez l'homme. Dubach, Moore et Minnich avaient déjà fait en 1946 certaines constatations sur l'incorporation du radiofer dans l'hémoglobine et l'apparition chez l'homme d'érythrocytes ainsi marqués 24 heures après l'injection.

En mesurant l'intensité de radiation du sang circulant en le rapportant au volume et au nombre des érythrocytes pendant les 3 semaines qui suivent l'injection, Finch et coll. arrivent ainsi à déterminer l'utilisation du fer injecté pour la production d'hémoglobine. Ils obtiennent chez le sujet normal une courbe d'élévation du radiofer dans le sang avec une rapide élévation dans la première semaine et une utilisation maximale moyenne en 2 à 3 semaines du 74% de la dose de fer injecté. Dans les cas de carence en fer, la courbe s'élève beaucoup plus rapidement et montre une utilisation plus importante, tandis que dans les cas de sursaturation en fer (hémochromatose), l'incorporation du radiofer au sang est faible. De pareilles courbes basses s'observent aussi dans les cas de myélophtisie, d'anémie infectieuse et d'urémie.

En 1950, Huff et coll., de l'école de Lawrence, en utilisant du Fe^{59}, ont mis au point une méthode qui permet de mesurer la répartition du fer dans l'organisme humain en suivant in vivo, à l'aide d'un compteur à scintillation, l'accumulation de l'isotope dans les principaux tissus intéressés à son métabolisme, mesurée à la surface du corps. Le compteur est posé dans la région du foie, de la rate et du sacrum pour l'étude de la moelle osseuse.

Cette méthode, qui ne nous donne pas des valeurs absolues et qui n'est pas dépourvue d'erreurs techniques importantes, a cependant le mérite de nous permettre d'avoir en clinique une idée générale sur les déplacements des plus importantes masses de fer après l'injection intraveineuse de doses traceuses de Fe^{59}, surtout quand on l'associe à la détermination de l'incorporation du fer dans l'hémoglobine suivant la méthode de Finch.

Avec cette méthode, Lawrence et ses principaux collaborateurs, Elmlinger et Huff, ont pu étudier, dans une série d'articles, le métabolisme intermédiaire du fer dans les maladies du sang.

Normalement, le fer injecté disparaît rapidement du plasma, de sorte qu'en 2 heures le fer^{59} du plasma a baissé déjà d'environ 50%. En même temps, le fer s'accumule dans la moelle osseuse avec davantage d'intensité que dans le foie et dans la rate. Après 24 heures, le rabiofer se trouve sous forme d'hémoglobine dans les érythrocytes. La courbe de fixation du fer aux érythrocytes monte rapidement pendant les premiers 5—10 jours, pour arriver ensuite à un taux constant correspondant à 75—80% du fer injecté (fig. 1).

En pathologie humaine, on observe toute une série de modifications profondes de la distribution du radiofer qui sont du plus haut intérêt. En collaboration avec Lanini, nous avons pu confirmer et étendre les notions acquises par Lawrence et ses collaborateurs.

Dans l'anémie hémolytique familiale, acquise ou secondaire à une hyper-activité destructrice de la rate, on observe une nette prédominance de la courbe de la rate qui, à la suite de la destruction persistante d'érythrocytes marqués, se maintient en haut, tandis que le fer plasmatique disparaît très rapidement pour être réincorporé très vite dans l'hémoglobine. La courbe du fer dans les érythrocytes s'élève plus rapidement, correspondant à une très intense érythropoïèse. La courbe de la moelle osseuse n'est pas très haute, comme on pourrait le supposer, car au fur et à mesure que le fer arrive à la moelle, il est très rapidement incorporé aux érythrocytes néoformés et déversé dans la circulation. De même, la courbe du Fe⁵⁹ dans les

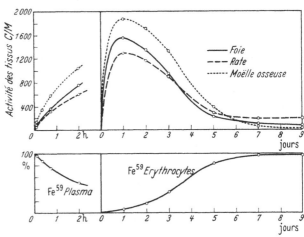

Fig. 1. Courbe de répartition normale du Fe⁵⁹.

érythrocytes après une poussée initiale rapide ne se maintient pas à la hauteur normale, car les globules rouges sont rapidement détruits par la rate et leur fer est déposé dans la rate et, secondairement, dans le foie (fig. 2).

Dans les cas d'hypo ou d'aplasie de la moelle osseuse, l'activité érythro-poïétique étant inhibée, nous observons une courbe très basse de fixation de fer à la moelle, une courbe aussi très basse de fixation du Fe⁵⁹ dans les érythrocytes, avec une très forte accumulation dans le foie, éventuellement dans la rate. La disparition du fer dans le plasma est lente (fig. 3).

Enfin, il faut signaler l'intérêt de ce test au Fe⁵⁹ pour détecter et mesurer l'intensité de l'érythropoïèse extra-médullaire. La courbe de fixation dans la moelle

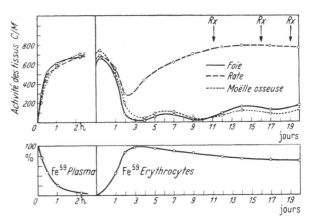

Fig. 2. Répartition du Fe⁵⁹ dans un cas d'anémie hémolytique par lymphogranulome de la rate.

est basse, tandis que la fixation dans la rate et le foie est nettement plus élevée. Selon la richesse en foyers érythropoïétiques, elle sera plus élevée dans la rate ou dans le foie (en général, la courbe splénique est beaucoup plus élevée que la courbe hépatique) (fig. 4). Mais, contrairement à certaines courbes observées dans les hémolyses accrues, nous constatons une chute relativement importante de la fixation du fer dans la rate et dans le foie, car l'isotope quitte rapidement ces foyers d'érythropoïèse splénique et hépatique, étant incorporé dans les globules néoformés. En même temps, la courbe de fixation du fer aux érythrocytes est pratiquement normale, surtout quand les foyers extramédullaires compensent complètement la déficience fonctionnelle de la moelle.

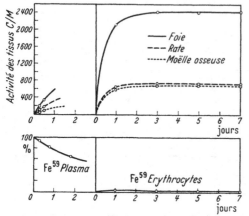

Fig. 3. Répartition du Fe⁵⁹ dans un cas d'anémie aplastique.

Huff et coll. parlent d'une courbe splénique à caractère érythrogénique et à caractère érythroclasique.

Il est certain que cette méthode d'investigation, outre qu'elle nous fait mieux comprendre l'intime régulation du métabolisme intermédiaire du fer et son renouvellement entre organes formateurs et destructeurs de l'érythrocyte, peut revêtir en clinique une importance considérable dans certains cas d'hémopathie avec splénomégalie où il nous est très utile de savoir si nous sommes en présence d'une hyperfonction splénique pure ou d'une combinaison d'hypersplénisme et d'érythropoïèse extramédullaire. Dans ces cas, la ponction sternale ne peut pas nous donner une réponse précise; la ponction splénique peut nous faire supposer la présence d'un foyer splénique d'érythropoïèse, mais elle ne peut pas nous indiquer l'intensité d'une pareille fonction vicariante et nous informer sur la nécessité ou sur l'éventuel danger d'une splénectomie (fig. 5).

Cela est surtout le cas dans certaines formes d'hyperactivité splénique associée à et déclenchée par un lymphogranulome, une réticulose, une maladie de Brill-

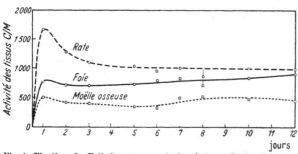

Fig. 4. Fixation du Fe⁵⁹ dans un cas de leucémie myéloïde chronique (érythropoïèse extramédullaire).

Symmers, même une tuberculose ou une sarcoïdose de Boeck Enfin, il est très utile de savoir si au cours d'une leucémie myéloïde ou lymphatique, nous assistons à des processus hémolytiques secondaires ou à des foyers d'érythropoïèse extramédullaires.

Il est à noter que souvent dans les leucoses chroniques, les courbes de fixation du fer dans les organes intéressés sont basses et le renouvellement du fer dans les érythrocytes est souvent plus bas que chez le sujet normal, montrant l'inhibition érythropoïétique (fig. 6).

Quelquefois cependant, l'épreuve du Fe⁵⁹ donne, dans cette maladie, des valeurs normales qui font penser à une érythropoïèse normale. C'est notamment le cas dans la leucémie aiguë où, comme l'ont observé l'école de LAWRENCE et plus récemment SCHAPIRA et coll., le renouvellement du fer est normal et où la vitesse d'utilisation du fer[59] par les centres érythroformateurs peut même être accélérée.

Au cours de nos observations, nous nous sommes convaincus de l'utilité de l'examen du métabolisme du fer pour déceler de lents processus hémolytiques qui, cliniquement, ne peuvent pas toujours être mis en évidence. Une accumulation de fer dans la rate, une forte fixation dans la moelle et une courbe peu élevée du Fe[59] dans les érythrocytes sont les signes caractéristiques d'une destruction accrue d'hématies, même si ce processus à évolution lente ne s'accompagne pas des éléments classiques de l'hémolyse pathologique

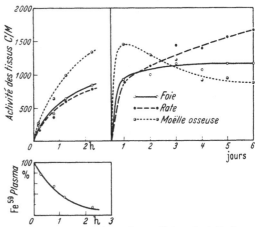

Fig. 5. Erythroclasie par hypersplénisme (maladie de BRILL-SYMMERS).

(augmentation des réticulocytes et du taux de la bilirubine indirecte dans le sang, élimination augmentée d'urobilinogène).

Ces phénomènes d'une hémolyse accrue, cliniquement non décelable, nous pouvons les rencontrer dans certaines formes d'anémie toxiinfectieuse, soit dans l'urémie et l'intoxication au plomb (HEILMEYER), soit dans certains états infectieux subaigus, soit au cours d'une poussée aiguë de porphyrie idiopathique (VANNOTTI) (fig. 7).

Le problème de l'anémie infectieuse mérite d'être mentionné. La genèse de ce phénomène qui s'accompagne toujours d'hyposidérémie est difficile à interpréter. Certains auteurs ont parlé d'une fixation exogène du fer dans le SRE (HEILMEYER et coll.), d'autres d'inhibition toxique de l'érythropoïèse (HEMMELER), d'autres encore d'altération de la fonction phy-

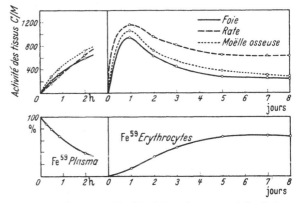

Fig. 6. Anémie à caractère hémolytique dans un cas de leucémie lymphatique.

sico-chimique du transport du fer par les protéines plasmatiques (NEUKOMM, VANNOTTI). Les observations expérimentales que nous avons faites à l'aide du fer radioactif nous portent à envisager que l'anémie hyposidérémique des états infectieux est la résultante de ces trois facteurs étiologiques.

La stimulation du SRE par le processus inflammatoire peut provoquer une première phase inhibitrice de la captation du fer, mais elle déclenche d'une façon plus régulière et durable une stimulation qui arrive ainsi à une captation accrue du fer dans le réticulum (Heilmeyer) et à une hémolyse accrue. En même temps, l'altération de la fixation du fer aux protéines (système transferrine-ferritine) par le processus inflammatoire provoque une diminution du transport du fer et une rétention exogène de fer dans les tissus, surtout dans le foie, avec une courbe relativement basse de fixation dans la moelle (Elmlinger et coll.). Cette courbe, nous l'avons retrouvée dans la polyarthrite subaiguë fébrile à lente évolution; nous ne l'avons pas trouvée, par contre, dans un cas de pyrétothérapie (Pyrifer) où aux poussées aiguës de fièvre, nous n'avons pas observé une fixation accrue de Fe^{59} dans le foie.

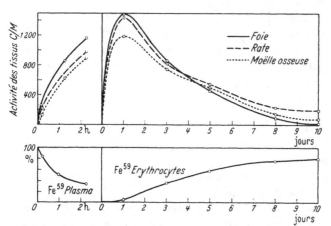

Fig. 7. Répartition du Fe^{59} dans un cas de porphyrie idiopathique aiguë sans phénomènes hémolytiques cliniquement décelables.

Enfin, dans l'hémochromatose, Lanini a pu montrer que l'accumulation du fer est plus importante dans le foie que dans la moelle osseuse et que son apparition dans les érythrocytes est plus lente et moins forte que normalement, le coefficient d'utilisation ne dépassant pas 70%.

En passant à d'autres isotopes, nous aimerions citer nos tentatives à l'aide du strontium radioactif qui se fixe d'une façon élective dans la substance osseuse et qui ne pénètre pas dans la masse tumorale, en provoquant ainsi une élimination de la radiation dans les régions du squelette où siègent les lésions myélomateuses (Vannotti, 1953).

Nous ne voulons pas parler ici des études intéressantes concernant l'introduction dans la circulation d'érythrocytes marqués par un isotope radioactif. Ces examens permettent de mesurer la masse sanguine et sont du plus haut intérêt pour les problèmes circulatoires; ils sont par contre moins importants dans le domaine de l'hématologie.

L'étude de la durée de vie d'une hématie peut, en revanche, avoir une importance considérable pour l'appréciation de certains mécanismes pathogénétiques et diagnostiques en hématologie.

C'est la méthode de choix pour apprécier avec précision le mécanisme de l'hémolyse. Le raccourcissement moyen de la vie des érythrocytes nous indique que la destruction des hématies est augmentée. Ainsi, Berlin, Lawrence et Lee, en utilisant le C^{14} chez l'homme, ont pu observer que dans un cas de leucémie lymphatique grave, le temps de vie érythrocytaire était fortement diminué (18 jours), bien que les signes cliniques de l'hémolyse n'eussent pas pu faire supposer une destruction si intense des globules rouges. Dans deux autres cas de leucémie lymphatique, le temps de vie était pratiquement normal, tandis que dans 5 cas de leucémie myéloïde, il y avait une légère augmentation de l'hémolyse. Comme nous l'avions constaté pour certaines formes d'hémolyse larvée, mise en évidence par le test du Fe^{59}, BERLIN et coll. arrivent aussi, avec la détermination du temps de vie des érythrocytes par le C^{14}, à la conclusion que nos méthodes courantes pour mesurer l'hémolyse, telles que le taux de la bilirubine dans le sérum ou l'élimination de l'urobilinogène fécale et même, d'une façon plus approximative, les réticulocytes, ne sont souvent pas suffisantes pour indiquer certains états d'hémolyse accrue.

La durée de vie de l'érythrocyte peut être aussi mesurée avec la méthode au chrome radioactif d'EBAUGH, F. G., C. B. EMERSON et J. F. ROSS.

Avec cette méthode et en suivant d'une façon très précise le comportement du status hématologique et du métabolisme du fer à l'aide du Fe^{59}, ROSS et A. MILLER, ont pu démontrer que l'anémie du cancéreux, qui est en général du type normochrome, est causée par une diminution de la durée de vie des érythrocytes, due probablement à des facteurs non érythrocytaires, inhérents à la présence du processus cancéreux dans l'organisme. L'érythropoïèse, par contre, reste normale ou même augmentée, mais, par un mécanisme inconnu, elle n'arrive pas à compenser la destruction augmentée des érythrocytes.

Dans ce cas également, l'hémolyse accrue n'est pas souvent mesurable, ni par une augmentation de l'excrétion de l'urobilinogène, ni par l'index hémolytique.

Ces faits méritent d'être soulignés, car ils nous indiquent qu'en pathologie humaine, nous pouvons nous trouver en présence d'états que nous aimerions appeler «hémolyse latente» ; ceux-ci peuvent expliquer, sans signes bien manifestes de destruction érythrocytaire massive, la présence ou la persistance d'une anémie.

Ainsi, pour la leucémie, les auteurs précités pensent que le raccourcissement de la vie de l'érythrocyte doit être envisagé avant tout comme cause de l'anémie, ce qui serait confirmé par les observations de SCHAPIRA sur une activité érythropoïétique normale ou même augmentée dans cette maladie.

De même pour l'anémie dans les maladies infectieuses chroniques (telles que la tuberculose), il faut admettre que l'un des facteurs est certainement la réduction de la durée de vie de l'érythrocyte, comme cela a été déterminé à l'aide d'érythrocytes marqués au P^{32} par MIESCHER.

En hématologie, l'activité du réticulum est souvent strictement liée aux modifications profondes de la formule sanguine. Il est donc de tout intérêt de suivre l'action phagocytaire du SRE. Ces derniers temps, on s'est occupé de trouver un test suffisamment précis pour mesurer ce phénomène (HALPERN, HELLER et autres). Le temps de disparition du sang circulant des particules ou des solutions colloïdales injectées par voie intraveineuse peut nous permettre de calculer la clearance et ainsi l'activité granulopexique du réticulum. Jusqu'à maintenant, les expériences avaient été faites sur l'animal (encre de Chine, colorants colloïdaux).

Aujourd'hui, nous sommes en présence des premières tentatives d'examen chez l'homme. Nous aimerions citer ici les essais avec l'or colloïdal en injection intraveineuse dans le traitement des leucémies (HAHN et coll.) qui peut en même temps être employé comme test de l'activité du réticulum et, d'autre part, le test au phosphate de chrome radioactif, à particules de calibre constant, utilisé chez nous en clinique par NEUKOMM et CRUCHAUD avec succès dans l'étude de la fonction du réticulum (fig. 8).

Cette méthode mérite de trouver une prudente application en hématologie dans le domaine des réticuloses et des processus hémolytiques.

Ces quelques exemples montrent qu'aujourd'hui, l'emploi d'isotopes radioactifs revêt une importance non négligeable, aussi bien dans le traitement que dans le diagnostic et dans l'étude de la pathogénèse des maladies du sang. Il va de soi que dans ce domaine, la plus grande prudence est de rigueur.

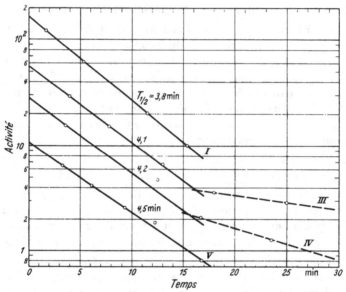

Fig. 8. Epreuve fonctionnelle du SRE. Courbe de décroissance dans le sang de la radio-activité chez 4 sujets normaux à la suite d'injections de phosphate de chrome radioactif.

De ce qui précède, nous aimerions surtout relever deux faits qui ont une importance pratique en hématologie et qui peuvent être surtout mis en évidence dans leur mécanisme complexe par l'application d'isotopes radioactifs:

a) la fréquence non négligeable d'une érythroclasie splénique et d'une érythropoïèse extramédullaire intense dans toute une série de cas de splénomégalie où les deux phénomènes peuvent même être associés de telle sorte que le test au Fe^{59} peut nous permettre de décider avec précision de l'opportunité d'une éventuelle splénectomie;

b) la notion *d'hémolyse accrue latente* ne s'accompagnant pas des signes classiques de destruction pathologique des globules rouges et pouvant expliquer l'apparition et la persistance de toute une série d'anémies d'origine toxique. infectieuse ou cancéreuse.

Littérature.

Berlin, N. L., J. H. Lawrence and H. C. Lee: J. Labor. a. Clin. Med. **44**, 860 (1954).

Ebaugh, F. G., C. B. Emerson and J. F. Ross: J. Clin. Invest. **32**, 1260 (1953).

Elmlinger, P. J., R. L. T. Huff and J. H. Lawrence: Acta haematol. (Basel) **9**, 73 (1953).

Finch, C. A., J. G. Gibson II, C. P. Wendell and R. G. Fluharty: Blood 4, 905 (1949).

Huff, R. L., J. H. Lawrence, W. E. Siri, L. Wassermann and T. G. Hennessy: Medicine **30**, 197 (1951).

Huff, R. L., P. J. Elminger, J. O. Garcia, M. C. Cockrell and J. H. Lawrence: J. Clin. Invest. **30**, 1512 (1951).
— T. G. Hennessy, R. E. Austin, J. F. Garcia, B. M. Roberts and J. H. Lawrence: J. Clin. Invest. **29**, 1041 (1950).
— C. A. Tobias and J. H. Lawrence: Acta haematol. (Basel) **7**, 129 (1952).
Lanini, G.: Radioaktive Isotope in Klinik und Forschung, p. 198. München: Urban & Schwarzenberg, 1955.
— Helvet. med. Acta 1955 (sous presse).
Lawrence, J. H., P. J. Elmlinger and G. Fulton: Cardiologia (Basel) **21**, 338 (1952).
Miescher, P.: Helvet. med. Acta 1955 (sous presse).
Neukomm, S., J. Rivier, P. Lerch et P. Desbaillets: Schweiz. med. Wschr. **1955**, 344.
— et S. Cruchaud: Symposium Syst. R. E. Centre Nat. Rech. Paris 1955.
Potter, R. van, and P. Siekevitz: Symposium on Phosphorus metabolism. Baltimore: John Hopkins Press 1952.
Ross, J. F., and A. Miller: Internat. Conf. Peaceful Uses Atomic Energy. Geneva 1955.
Schapira, G., M. Tubiana, J. C. Dreyfuss, J. Kruk, M. Boiron et J. Bernard: Rev. d'Hématol. **9**, 3 (1954).
Tuttle, L. W., L. A. Erf and J. H. Lawrence: J. Clin. Invest. **20**, 57 (1941).
Vannotti, A.: Oncologia (Basel) **6**, 102 (1953).
— Congrès franç. Méd. **29**, 441 (1953).
— Symposium über die Milz. Innsbruck 1954 (sous presse).
— Symposium sur le Système réticulo-endothélial. Centre National de la Recherche, Paris 1955.
— Rev. méd. Suisse rom. **9**, 712 (1949).

Radioisotopes in Hematology.

By

R. Lowry Dobson and John H. Lawrence

(Berkeley/California).

With 11 Figures.

Referat.

The earliest therapeutic use of artificially produced radioactive isotopes in medicine was in the field of hematology, and dates back to the Summer of 1936 when radiophosphorus was administered to a patient with chronic lymphatic leukemia. This was twenty years ago when radioisotopes first became available for medical investigations from the 37-inch cyclotron in Berkeley (*11*). Since that time, and especially in recent years with the development of the nuclear reactor and its immense capacity for producing radioactivity, there has been an increasingly widespread use of radioisotopes throughout the world in the study, diagnosis, and treatment of hematological and other diseases.

It seems appropriate at this hematological congress in Freiburg, in this charming city which reminds one in many ways of our own university town of Berkeley, to review some of the hematological studies we have carried out with the aid of radioactive isotopes during the past twenty years. In the brief time available we can give attention only to a few of the highlights of work in our laboratory, and will limit ourselves to a consideration of the following subjects:

Determination of the blood volume.

Measurement of the rate and site of red cell production and destruction.

Determination of the red cell life span.

Therapy of hematological diseases with radioactive isotopes.

It is clear that knowledge of the blood volume, rate of red cell production, and life span of the red cell give us means of understanding much more clearly the nature and dynamics of anemic states and further our understanding of abnormalities of hematopoiesis. Determination of these parameters and related studies have been freely used in our investigations of hematological patients.

Determination of the blood volume. Tracer techniques allow ready determination of the blood volume — a measurement of great value in hematology, internal medicine, and surgery. Various isotopes have been used to measure total red cell volume and plasma volume (8, 17, 4), the underlying principle being the determination of the dilution of an injected sample. P^{32}- or Cr^{51}-labelled red cells and I^{131}-labelled human serum albumin are the tracers in most general use for this purpose.

Accurate knowledge of the blood volume is often of importance in the diagnosis and evaluation of polycythemic and anemic patients and in the control of hematologic conditions (2, 15). In assaying the status of bleeding and surgical patients, the blood volume measurement is often of more help than the red cell count (1). Table 1 illustrates pre- and post surgical blood volume information on a patient undergoing a major operative procedure. The critical differentiation between cardiac and hemorrhagic postsurgical shock is sometimes facilitated by blood volume measurements (18).

Table 1. *Pre- and Postsurgical Blood Volume Data on a Patient Undergoing Lobectomy, Decortication and Thoracoplasty Showing Net Volume Changes and Turnover.*

Sample Calculation of Blood Turnover in Surgery

Date	August 18	August 22
Blod Volume	3550 cc.	2330 cc.
T. R. C. V.	1560 cc.	940 cc.
Plasma Volume	1990 cc.	1560 cc.

Surgery August 19 — Lobectomy, etc.
Transfused 3000 cc. blood and 250 cc. plasma

	Net Change	Turnover
Blood Volume	3550 — 2330 = — 1220 cc.	1220 + 3250 = 4470 cc.
T. R. C. V.	1560 — 940 = — 820 cc.	820 + 1200 = 2020 cc.
Plasma Volume	1990 — 1560 = — 430 cc.	430 + 2020 = 2480 cc.

Clarification of the nature of the anemia of pregnancy as illustrated in Fig. 1 was made with P^{32}-labelled red cell measurements of blood volume at various stages of pregnancy. A decrease in the total red cell volume during the first trimester indicates a true anemia during this period. However, in the last trimester, when the red blood cell count usually reaches its m'nimum, the red cell mass has actually risen above normal, and the anemia is a relative one reflecting the marked increase in plasma volume which has reached a peak at this time.

The total red cell volume and plasma volume may be measured independently and simultaneously. By means of serial samples, the dynamics of blood mixing in abnormal states such as hypersplenism may be examined in some detail, and quantitative information regarding the extent of red cell sequestration may be obtained from such data (6). Fig. 2 illustrates the red cell mixing and normal plasma mixing in a patient with chronic lymphatic leukemia, splenomegaly and anemia. It is evident from the first portion of the topmost curve that a half hour was required for complete red cell mixing in contrast to a few minutes normally

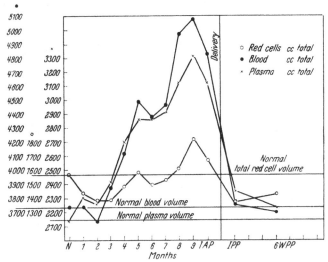

Fig. 1. Blood volume in pregnancy. Data from 179 pregnant women.

necessary, and which was adequate for the plasma mixing as shown in the second curve. Simple computation indicated that 37% of the patient's red cells were in a slowly mixing compartment or "sequestered". Normal dynamics were restored by splenectomy, and the patient's symptoms and signs much relieved.

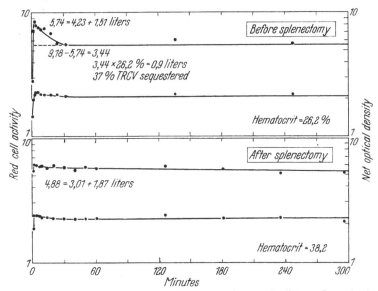

Fig. 2. Serial measurements before and after splenectomy of P³² labelled red cells[1] and T-1824-labelled plasma[2] giving volume and mixing data. [1] upper curve in each case. [2] lower curve in each case.

A patient with leukemia and splenomegaly appearing after a long history of polycythemia vera was studied in this way because of a developing anemia.

X-ray therapy to the spleen area reduced the sequestered fraction of his red cell mass from 37% to 20%. And a second post-therapy determination done on the same day after an epinephrine injection, which palpably reduced the size of the spleen, showed a further reduction in the sequestered fraction to approximately 10%.

It is perhaps of interest to note here while discussing circulation dynamics that additional information of physiological and clinical value may be obtained by collecting arterial blood samples immediately after the isotope injection through a small needle in the radial artery, the blood being allowed to fall drop by drop onto a moving strip of paper. One or two hundred separate samples per minute may be obtained in this way from which the cardiac output may be determined by measuring the radioactivity in the samples, singly or in groups, and applying the dye dilution method of Hamilton. An injection of radiocolloid with appropriate particle size and measurement of its disappearance rate from the plasma by counting

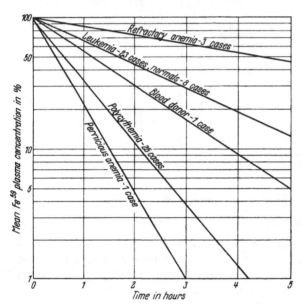

Fig. 3. Plasma concentration of Fe^{59} during first 5 hours following intravenous injection.

venous blood samples allows determination of the portal circulation (5). One may add to this array also *in vivo* measurements over the precordium for determination of circulation time and the radiocardiogram. Thus it is possible in a single patient to obtain much valuable quantitative information on circulation dynamics with these methods.

Measurement of the rate and site of red cell production and destruction. The rate of red blood cell production is of central interest to the hematologist, and may be determined with radioactive iron by observing its incorporation rate into red corpuscles and appearance in the peripheral circulation. Fe^{59} has become an invaluable tool in the study and diagnosis of anemic states and in the tracing of iron metabolism in patients (9, 10). Fig. 3 indicates the different rates with which iron leaves the plasma in various hematological disorders. The plasma disappearance rate itself is of value and has been much used in the study of clinical patients. It has been shown for instance that in secondary polycythemia the plasma disappearance rate is sharply reduced toward normal when the patient is receiving pure oxygen by mask, while no change appears in the patient with polycythemia vera (4).

By making serial measurements of red cell radioactivity and by counting over various anatomical sites at the body surface with well shielded scintillation counters a much more complete picture of the dynamics of iron metabolism may be gained (7). A comparison of Fig. 4 and 5 for instance, shows that while the normal subject demonstrates an early peak in iron activity at the bone marrow

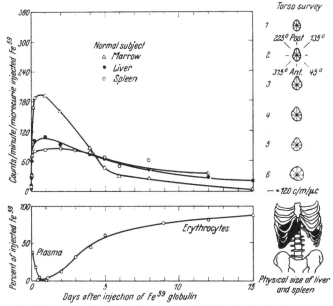

Fig. 4. *In vivo* counts at three anatomical sites and appearance of radioactive iron in the circulating red blood cells following intravenous injection of Fe⁵⁹ — normal subject.

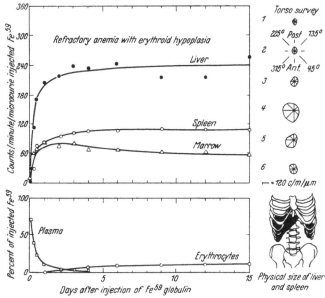

Fig. 5. *In vivo* counts at three anatomical sites and appearance of radioactive iron in the circulating red blood cells following intravenous injection of Fe⁵⁹ — refractory anemia.

site over the sacrum and a rise in radioactivity in circulating red cells corresponding to the bone marrow decline, the patient with refractory anemia shows a poor bone marrow peak and failure in appearance of newly produced radioactive red cells. The myelosclerotic patient illustrated in Fig. 6, on the other hand, shows an early peak over the spleen which resembles that of normal marrow; this together

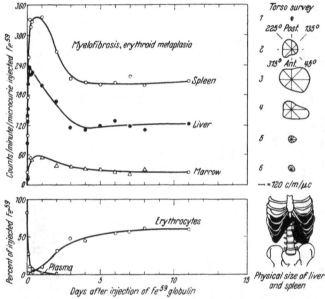

Fig. 6. *In vivo* counts at three anatomical sites and appearance of radioactive iron in the circulating red blood cells following intravenous injection of Fe⁵⁹ — myelofibrosis and erythroid metaplasia in spleen.

with the evidence provided by appearance of new radioactive red cells in the circulation gives a clear indication of ectopic erythropoiesis in the spleen.

This type of study is helpful in patients with questionable hypersplenism. Information on the amount of splenic erythropoiesis and evidence of secondary accumulation of radioactive red cells in the spleen may be obtained. In Fig. 7 are presented measurements made before and after surgical splenectomy on the patient with leukemic splenomegaly in whom certain aspects of hypersplenism had been studied with different and completely independent radioisotopic methods illustrated in Fig. 2. It is readily seen in the pre-surgery study that a marked secondary rise in counting rate over the

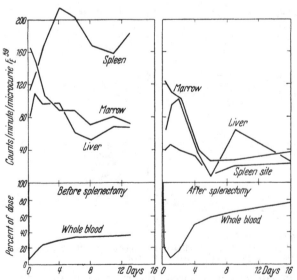

Fig. 7. *In vivo* counting rates and blood radioactivity in a hypersplenic patient before and after surgical splenectomy.

spleen occurs several days after injection of Fe^{59} at a time when 50% or more of the injected dose would normally be expected to be in the peripheral circulating red cells, cf. Fig. 4. We have interpreted this as demonstrating a trapping or accumulation of the Fe^{59} red cell label in the hyper-active spleen. This pheno-menon is abolished by splen-ectomy, and the picture be-comes more nearly normal.

Determination of the red cell life span. Historically, radioactive iron-59 gave us the first evidence that the anemia which so fre-quently occurs in chronic leukemia is not of the myelophthisic type, but rather is often an anemia associated with a normal

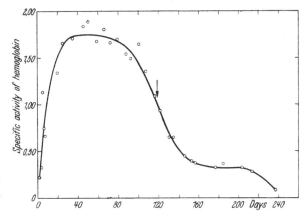

Fig. 8. Activity of C^{14} — labelled hemoglobin in red cells of normal subject showing mean life span of 120 days.

or even greater than normal production of red cells. It was predicted then that the life span of these red cells would be found to be abnormally short when means were available for the measurement. Determinations on patients given C^{14}-glycine to label the hemoglobin molecule confirmed this prediction, and further, showed that the anemia of lymphocytic leukemia is usually related to an increased random

red cell destruction, while in myelocytic leukemia there is usually a shortened but finite life span perhaps due to the produc-tion of abnormal red cells (3).

In the normal subject after injection of C^{14}-glycine, radioactivity appears in the circulating hemoglobin, rises to a rounded plateau and declines in a sigmoid fashion. This indicates that the red cells have a reasonably uniform life span; the mean is usually approximately 120 days as indicat-ed in Fig. 8. In contrast with this is the exponential type of decline of C^{14}-labelled hemoglobin from the circulation in a patient with chronic lymphocytic leukemia indicat-ing a statistically random type of red cell destruction, Fig. 9. In chronic myelocytic leukemia on the other hand one finds curves of the normal shape indicating uniformity in red cell life spans, however the mean life is sometimes considerably shortened.

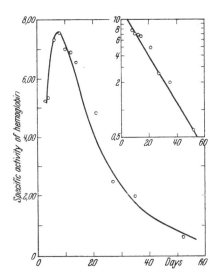

Fig. 9. C^{14}-labelled hemoglobin in lymphocytic leukemia showing logarithmic decline indicating random disappearance of new red cells.

These few examples we have discussed serve to illustrate some of the studies and methods of approach which have been used, and emphasize our feeling that it is perhaps by giving us a quantitative approach to the dynamics of blood disorders that radioisotopes make their greatest contribution to hematology.

Therapy of hematological diseases with radioactive isotopes. We can not attempt here to review fully the therapeutic uses of radioactivity, but will mention only in passing that while a variety of isotopes have been used in treating blood diseases P^{32} seems to be the most generally useful. It is valuable in the control of chronic leukemia, giving results at least as good as those with X-ray therapy; and it is better tolerated by the patient (12, 13). We do not hesitate to use local X-ray therapy as indicated to node masses or enlarged spleens in patients under isotope treatment. Radiophosphorus not infrequently produces satisfactory responses in lymphosarcoma, which makes it worthy of trial especially in patients with widespread disease (6). The life expectancy of patients with P^{32} treated chronic lymphocytic leukemia rivals that of polycythemia vera treated without P^{32} and surpasses that of breast and prostatic carcinoma, as shown in Fig. 10. More important is the fact that adequate therapy enhances the useful and comfortable life span of the patient with chronic leukemia.

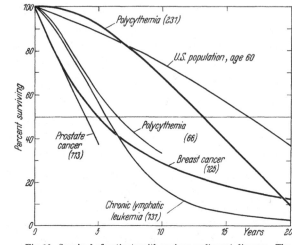

Fig. 10. Survival of patients with various malignant diseases. The smaller series of 66 polycythemia patients received no P^{32}.

P^{32} has reached its greatest therapeutic success in the treatment of polycythemia vera. This has been brought out in studies of a large number of patients (*15*). And it may be said that while untreated polycythemia vera is a very serious disease, the patient under adequate control with P^{32} may expect to enjoy a reasonably normal life span, Fig. 10. As seen in Fig. 11 the P^{32} treated patient with polycythemia vera may look to the future with the same optimism as the patient with treated pernicious anemia or controlled diabetes mellitus.

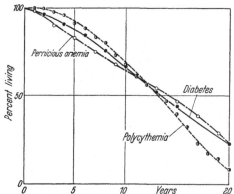

Fig. 11. Comparision of the life expectancy of patients with treated polycythemia vera with that seen in treated pernicious anemia and treated diabetes mellitus.

Summary.

Blood volume measurements are readily carried out with radioactive tracers, and are of great volue in hematology. In some patients with problematic anemias or questionable polycythemia this may be the definitive clinical test. Serial sample determinations are of value in providing information on abnormal blood mixing, especially in cases of splenomegaly.

Radioactive iron is an invaluable tool for the study of ferrokinetics in anemias and other blood diseases. It provides a means for measuring rate of red cell production and for mapping the anatomical sites of erythropoiesis and erythroclysis in individual patients.

Isotopic methods provide means for determining the life span of red cells, and for distinguishing random cell destruction from the destruction of red cells of uniform life duration. Studies of this type have clarified our ideas on the nature of anemias seen in leukemia, and have brought out an interesting difference between the anemia seen with lymphocytic and that with myelocytic leukemia.

Of the several radioisotopes which have been used in the treatment of blood disorders, P^{32} is the most generally useful. It is valuable in the control of chronic leukemia and worthy of trial in patients with widespread lymphosarcoma. It has the advantages of being relatively easy to administer and of being very well tolerated by the patient. It is certainly the treatment of choice in polycythemia vera.

References.

1. BERLIN, N. F., D. I. ROWLES, G. M. HYDE, R. J. PARSONS, P. C. SAMPSON and S. PORT: The blood volume and blood turnover in thoracic surgery as determined by P^{32} labelled red blood cells. Surg etc. **92**, 712 (1951).
2. BERLIN, N. I., G. M. HYDE, R. J. PARSONS and J. H. LAWRENCE: The blood volume in various medical and surgical conditions. New Engl. J. Med. **247**, 675 (1952).
3. BERLIN, N. F., J. H. LAWRENCE and H. C. LEE: The pathogenesis of the anemia of chronic leukemia: measurement of the life span of the red blood cell with glycine-2-C^{14}. J. Labor. a. Clin. Med. **44**, 860 (1954).
4. BERLIN, N. I., and J. H. LAWRENCE: Recent advances in methods for the study of red cell mass and red cell production and destruction, to be published in the proceedings of the International Conference on Peaceful Uses of Atomic Energy. Geneva, August 1955.
5. DOBSON, E. L., G. F. WARNER, C. R. FINNEY and M. E. JOHNSTON: The measurement of liver circulation by means of the colloid disappearance rate. I. Liver blood flow in normal young men. Circulation **7**, 690 (1953).
6. DOBSON, R. L., and E. L. DOBSON: Unpublished data.
7. ELMLINGER, P. J., R. L. HUFF, C. A. TOBIAS and J. H. LAWRENCE: Iron turnover abnormalities in patient's having anemia: serial blood and in vivo tissue studies with Fe^{59}. Acta haematol. (Basel) **9**, 73 (1953).
8. HEVESY, G., and K. ZERAHN: Determination of the blood red corpuscle content. Acta physiol. scand. (Stockh.) **4**, 376 (1942).
9. HUFF, R. L., T. G. HENNESSEY, R. E. AUSTIN, J. F. GARCIA, B. M. ROBERTS and J. H. LAWRENCE: Plasma and red cell iron turnover in normal subjects and in patients having various hematopoietic disorders. J. Clin. Invest. **29**, 1041 (1950).
10. HUFF, R. L., P. J. ELMLINGER, J. F. GARCIA, J. M. ODA, M. C. COOKREY and J. H. LAWRENCE: Ferrokinetics in normal persons and in patients having various erythropoietic disorders. J. Clin. Invest. **30**, 1512 (1951)
11. LAWRENCE, J. H.: Nuclear physics and therapy. Preliminary report on a new method for the treatment of leukemia and polycythemia. Radiology **35**, 51 (1940).
12. LAWRENCE, J. H., R. L. DOBSON, B. V. A. LOW-BEER and B. R. BROWN: Chronic myelogenous leukemia: a study of 129 cases in which treatment was with radioactive phosphorus. J. Amer. Med. Assoc. **136**, 672 (1948).
13. LAWRENCE, J. H., B. V. A. LOW-BEER and J. W. J. CARPENDER: Chronic lymphatic leukemia: a study of 100 patients treated with radioactive phosphorus. J. Amer. Med. Assoc. **140**, 585 (1949).

14. LAWRENCE, J. H., P. J. ELMLINGER and G. FULTON: Oxygen and the control of red cell production in primary and secondary polycythemia: effects on the iron turn-over patterns with Fe[59] as tracer. Cardiologia 21, 337 (1952).

15. LAWRENCE, J. H., N. I. BERLIN and R. L. HUFF: The nature and treatment of polycythemia: studies on 263 patients. Medicine 32, 323 (1953).

16. LAWRENCE, J. H.: Radioactive isotopes in hematologic therapy, to be published in the proceedings of the International Conference on Peaceful Uses of Atomic Energy. Geneva, August 1955.

17. STERLING, K., and S. J. GRAY: Determination of the circulating red cell volume in man by radioactive chromium. J. Clin. Invest. 29, 1614 (1950).

18. WEAVER, J. C. and H. BENTEEN: Unpublished data.

Comparative Haematological Effects of Cytostatics and Radiation.

By

L. A. ELSON (London/England).

With 3 figures.

Referat.

Of the many approaches to the extremely difficult problem of establishing a chemotherapy of malignant diseases, one of the most encouraging has been the development of the cytotoxic chemicals related to the vesicant war gas 2-dichloroethyl sulphide (mustard gas). The first of these were the so called "nitrogen mustards", methyl-2 · dichloroethylamine $CH_3 \cdot N(CH_2CH_2Cl)_2$ and tri-2 chloroethylamine $N \cdot (CH_2CH_2Cl)_3$. These compounds and related substances have been used extensively in the palliative treatment of leukaemia, lymphomas etc., and have proved a very useful form of therapy complementary to treatment by X-radiation.

The similarity of the cytological effects of such compounds to those induced by radiation has been emphasised by applying to them the term "radiomimetic" (DUSTIN, 1947; BOYLAND, 1948). While this term is useful as a general description, it is probable that none of the compounds imitates exactly all the biological effects of radiation and it is now becoming more usual to refer to these chemicals as cytotoxic agents or perhaps as "cytostatics".

The nitrogen mustards themselves are extremely toxic compounds with some vesicant properties. They must be handled with care and suffer from the disadvantage that they must be administered intravenously.

In the search for nitrogen mustard derivatives with more desirable practical properties HADDOW, KON and ROSS (1948) described compounds in which the methyl group of methyl-2 · dichloroethyl-amine was replaced by aromatic groups and thus started a systematic research on aromatic nitrogen mustards. These compounds proved to be less generally toxic than the aliphatic nitrogen mustards and although less active, could be given by mouth. The first of these to undergo successful clinical trial was the naphthylamine derivative

(MATTHEWS, 1950; GARDIKAS and WILKINSON, 1951). Attempts to obtain higher activity and greater selectivity led to a series of benzene derivatives containing aliphatic carboxylic acid side chains (EVERETT, ROBERTS and ROSS, 1953). The sodium salts of these acids are water soluble and of this series of water soluble aromatic nitrogen mustards the compound CB 1348 — NN-di-(2-chloroethyl)-4-aminophenyl butyric acid

$$\text{HOOC} \cdot (CH_2)_3 - \left\langle \ \right\rangle - N(CH_2CH_2Cl)_2$$

has proved of considerable interest in clinical trials in cases of lymphoma and lymphatic leukaemia (GALTON, ISRAELS, NABARRO and TILL 1955). It is considerably more active than the non-water soluble phenyl or naphthyl derivatives and when given orally is safe and well tolerated in clinical practice.

Another line of approach in the modification of the nitrogen mustards was investigated by HADDOW and TIMMIS (1951), who substituted the reactive chlorine atom in certain of the nitrogen mustards by the mesyl group $-O \cdot SO_2 \cdot CH_3$. This cannot be done with all nitrogen mustards owing to the instability of some of the products.

One compound of this type which showed a typical nitrogen mustard-like action was the azo derivative

$$\left\langle \ \right\rangle - N = N - \left\langle \ \right\rangle - N \begin{cases} CH_2CH_2 \cdot OSO_2CH_3 \\ CH_2CH_2O \cdot SO_2CH_3 \end{cases}$$

The high activity shown by the mesyl group in these compounds led TIMMIS to consider a compound in which the nitrogen was eliminated entirely from the molecule and resulted in the preparation of the compound 1:4-dimethanesulphonyl-oxybutane

$$\begin{array}{l} CH_2—CH_2—O \cdot SO_2CH_3 \\ | \\ CH_2—CH_2—O \cdot SO_2CH_3 \end{array}$$

This cytotoxic compound was selected for clinical trial in cases of advanced malignant disease because of its inhibitory action on the growth of animal tumours. Because of its depressant action on circulating neutrophil leukocytes, the clinical trials were mainly concentrated on cases of myeloid leukaemia (HADDOW and TIMMIS, 1953; GALTON, 1953), and as a result the compound, now known as Myleran, is now being used to a considerable extent as an alternative to X-radiation in the treatment of chronic myeloid leukaemia.

In the course of a general investigation of the nature of the growth inhibitory action of carcinogenic and cytostatic compounds (ELSON and WARREN, 1947; ELSON, 1948) it was found that the growth curves of rats treated with Myleran and similar compounds ressembled in many respects the growth curves shown in response to whole body X-radiation. A delayed weight drop often occurs about twelve days after treatment with a single dose of the chemical, and in general the phases of physiological response are similar to those encountered after X-ray treatment. It was felt that this delayed weight drop in particular might be related to a primary effect on the haemapoietic tissues occurring at the time of irradiation or chemical treatment.

It has in fact now been shown that it is almost certainly a result of the anaemia arising from damage to the bone marrow. This anaemia is caused partly by inhibition of erythropoiesis but probably mainly by the development of a haemorrhagic state following thrombocytopenia.

The general pattern of weight response following whole body irradiation has been described by Lamerton, Elson and Christensen (1953) and the relation of the blood changes to the various phases of radiation response as indicated by the weight response curves has been discussed by Elson (1955).

Briefly, following a single dose of whole body X-irradiation there is an initial weight drop lasting for about 2 to 4 days, during which the circulating lymphocytes fall rapidly and reach a minimum value. An abrupt change of weight then occurs and the animal resumes its normal growth rate until about the 12th day after irradiation. During this phase the neutrophils, which have started to fall during the initial weight loss phase, reach a minimum, show some recovery, and fall to a second minimum at about 12 days. Erythrocytes and platelets fall during this period and the rate of fall of haemoglobin and resulting anaemia apparently determines whether the animal will suffer a delayed weight drop. With toxic doses of radiation death occurs either during the initial weight loss phase or in the delayed weight drop phase.

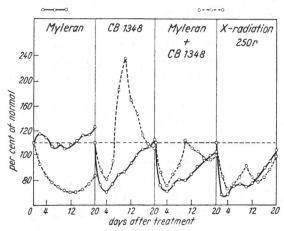

Fig. 1. Comparison of effects of X-radiation and radiomimetic chemicals on the blood.
Myleran: CH₃·SO₂O—CH₂·CH₂·CH₂·CH₂—O·SO₂·CH₃

$Myleran:\ CH_3 \cdot SO_2O\text{—}CH_2 \cdot CH_2 \cdot CH_2 \cdot CH_2\text{—}O \cdot SO_2 \cdot CH_3$

CB 1348: $\begin{matrix} ClCH_2CH_2 \\ ClCH_2CH_2 \end{matrix}>N\text{—}\langle\ \rangle\text{—}CH_2CH_2CH_2\text{—}COOH$

o———o Lymphocytes, o----o Neutrophils.

As previously indicated, Myleran imitates very exactly the effects associated with the delayed weight drop phase of X-irradiation, and we may conveniently refer to them as the myeloid effects. It causes a fall in circulating neutrophils, platelets and erythrocytes but has little effect on the lymphocytes. Corresponding with the lack of effect on lymphocytes Myleran causes practically no initial weight drop and with toxic doses death always occurs during the delayed weight drop phase the direct cause usually being a massive haemorrhage often occurring in the stomach.

On the other hand the nitrogen mustard derivatives imitate closely the lymphoid effects of X-radiation. The water soluble aromatic nitrogen mustard CB 1348 causes a marked initial weight drop and fall in lymphocytes and with toxic doses death nearly always occurs during the initial weight loss phase. As well as a rapid fall in lymphocytes there is also a fall in neutrophils and platelets but recovery of these especially of the neutrophils is very rapid and a marked neutrophilia precedes the final return to normal values. The effect of these two cytostatic chemicals on the circulating leukocytes is shown in Fig. 1 in which the percentages of the normal values are plotted against the time after treatment. This clearly shows that with regard to these haematological effects each compound is only partially radiomimetic and that the complete effects of radiation can be reproduced almost exactly by simultaneous treatment with each of the two substances.

The patterns shown in these curves are very characteristic for each of these two types of cytostatic agent. Fig. 2 shows the similarity of patterns obtained throughout a series of aromatic nitrogen mustards and Fig. 3 the patterns of

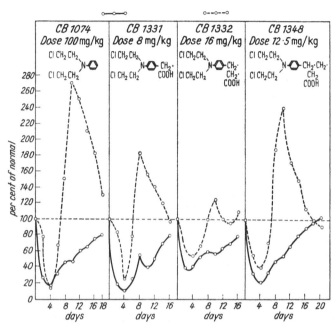

Fig. 2. Effect of a series of "nitrogen mustards" on the white blood cells of the rat.
o———o Lymphocytes, o----o Neutrophils.

another series of compounds all related to Myleran. This difference in haematological effect between the Myleran and the mustard series is not due to mere difference in water solubility (CB 1348 as its sodium salt is very soluble in water, whereas Myleran is only sparingly soluble) since the compound

$$\text{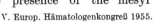}-N(CH_2CH_2Cl)_2$$

which is not water soluble shows the same characteristic nitrogen mustard pattern of blood response as CB 1348 although the dose required to give the same lymphocyte fall is about ten times as great.

Nor is the difference in behaviour of Myleran due to the presence of the mesyl

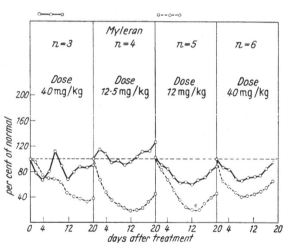

Fig. 3. Effect of a series of compounds $CH_3 \cdot SO_2 \cdot O—(CH_2)_n—O \cdot SO_2 \cdot CH_3$ on the circulating leucocytes of the rat.
o———o Lymphocytes, o----o Neutrophils (polymorphs).

V. Europ. Hämatologenkongreß 1955.   3a

group —OSO_2CH_3 instead of the reactive —Cl of the nitrogen mustards, since the compound

$$\langle\!\!\bigcirc\!\!\rangle\!-\!N\!=\!N\!-\!\langle\!\!\bigcirc\!\!\rangle\!-\!N\!\!\begin{array}{l}\diagup CH_2CH_2 \cdot OSO_2CH_3 \\ \diagdown CH_2CH_2O \cdot SO_2CH_3\end{array}$$

shows a typical nitrogen mustard-like effect and not a Myleran pattern. It appears most probable that the different biological behaviour is related to the different chemical mechanism by which the two types of cytostatics react with some reactive component, possibly a protein or nucleic acid, of the haemopoietic tissues.

We thus have a fairly clear picture of the comparative effects of these two types of cytostatics and of X-radiation on the circulating blood and we must now consider the more complex problem of the precursory events occurring in the haemopoetic tissues, particularly in the bone marrow. Following the observations of HENNESSY and HUFF (1950), in a study of anaemia and erythropoiesis in the irradiated rat, BAXTER, BELCHER, HARRISS and LAMERTON (1955) have used radioactive iron Fe 59. From measurements of the uptake of subcutaneously injected Fe 59 in the circulating red cells it is seen that the erythropoietic activity is measurably depressed by doses of whole-body radiation as small as 25 r given 48 hours before injection of the iron.

Although the exact cause of this impairment of iron uptake is not yet completely understood, the technique obviously affords a sensitive method for assessment of bone marrow damage. With the collaboration of Dr. LAMERTON we have compared the effects of Myleran (15 mg./kg.) and of CB 1348 (12,5 mg./kg.) with that of X-radiation (200 r) on the uptake of Fe 59.

Both these cytostatic agents depress erythropoietic activity as estimated by appearance of the injected Fe 59 in the circulating red cells, maximum depletion occurring from about 48 to 72 hours after treatment. With Myleran however, there is a steady slow recovery, normal uptake values being reached again after about 15 to 20 days whereas CB 1348 shows a very rapid recovery to peak value considerably above normal at about 6 to 7 days, attaining a fairly constant value slightly above normal at 10 days after treatment. Again the response to X-radiation shows an intermediate pattern, with quick recovery with a peak slightly above normal values at 6 days, a further fall to below normal and steady recovery to normal at about 15 days. Thus here again the pattern of the X-ray response curve can be reproduced by superimposition of the individual curves given by Myleran and CB 1348.

To learn more of the nature of the precursory events in the haemapoietic tissues leading to blood changes which follow treatment with cytostatics and radiation, quantitative and qualitative studies have been made of bone marrow and splenic smears and sections obtained by serial sacrifice of animals at approximately daily intervals (ELSON, GALTON, LAMERTON and TILL, 1955).

A summary of the main types of effect is given in Table 1. These precursory events in the case of X-radiation are of a complex nature and would have been extremely difficult to interpret without knowledge of the two types of cytostatic agents Myleran and CB 1385. It is now becoming clear that there is an initial destructive effect which closely ressembles that produced by CB 1348. This destructive effect is unselective and involves all haemapoietic elements. It is, however, shortlived and is followed at about 48 hours after the irradiation, by intense regenerative activity.

Table 1.

Haematological effects	CB 1348 12,5 mg./kg. body wt.	Myleran 15 mg./kg. body wt.	X-Radiation 250 r. whole body
Type of action	Rapid, shortlived, destructive, unselective	Slow progressive, inhibitory, dissociated	1. Initial rapid, destructive 2. Slow progressive, inhibitory
Lymphoid	Marked depletion	None	Marked depletion
Myeloid	Rapid destruction followed by rapid regeneration	Slow inhibition Slow regeneration	1. Rapid destruction 2. Abortive regeneration 3. Slow inhibition 4. Slow regeneration
Erythroid	Shortlived hypoplasia, transient peripheral effect only	Inhibition lasting 2 days	Shortlived hypoplasia, slow inhibition lasting 2 days
Platelets megakaryocytes	Shortlived depletion Brief thrombocytopenia	Prolonged, profound depression with thrombocytopenia	Prolonged depression with thrombocytopenia
Regeneration	Rapid, immediate, uniform	Slow, patchy, dissociated	Rapid immediate but abortive, subsequently slow, patchy, dissociated

With CB 1348 treatment this regeneration is reflected in the peripheral blood by the subsequent neutrophilia but with radiation the regeneration proves abortive for slowly progressive depletion follows which ressembles closely that following Myleran treatment. Unlike CB 1348, Myleran produces a slow progressive, inhibitory response of the bone marrow elements. The effects are dissociated in that the stage of maximum myeloid depletion precedes that of maximum erythroid depletion. Regeneration is slow, progressive and dissociated.

Thus, in their haematological effects, each of the two types of cytostatic agent is only partially radiomimetic, the nitrogen mustards imitating mainly the lymphoid effects and the Myleran series of compounds imitating mainly the myeloid effects of radiation. The complete effects of X-radiation are reproduced almost exactly by simultaneous administration of a nitrogen mustard and a Myleran type compound. It seems probable therefore that the haematological effects of X-radiation may best be interpreted on the basis of at least two distinct, although possibly directly related, chemical reactions provoked by the action of radiation on the haemopoietic tissues.

In the cytostatic chemicals therefore, we have therapeutic agents which are in some respects more selective than radiation. By the use of optimum amounts of the two types of cytostatic agent we can reproduce the effects of X-radiation but we have also the interesting possibility of varying the proportion of "myeloid" or "lymphoid" effect by varying the relative dosage of the two chemicals. This may produce haematological effects which could not be obtained by radiation alone. There is also the possibility of reinforcing the "myeloid" or "lymphoid" effects of radiation by combined cytostatic and radiation treatment.

Cytostatics may thus play an increasingly useful part in the treatment of malignant haematological conditions as an alternative to, and possibly as an auxilliary to radiation treatment.

References.

Baxter, C. F., E. H. Belcher, E. B. Harris and L. F. Lamerton: Brit. J. Haematol. 1, 86 (1955).

Boyland, E.: Biochem. Soc. Symposia 2, 61 (1948).

Dustin, P.: Nature (London) 159, 794 (1947).

Elson, L. A.: Acta Unio. internat. canc. 6, 396 (1948).

— Symp. of Radiobiology 1954, p. 235. London: Butterworth 1955.

— Brit. J. Haematol. 1, 104 (1955).

— D. A. G. Galton, L. F. Lamerton and M. Till: Symp. of Radiobiology 1955 (In Press).

Everett, J. L., J. J. Roberts and W. C. J. Ross: J. Chem. Soc. 1953, 2386.

Galton, D. A. G.: Lancet 1953, 208.

— L. Israels, J. D. N. Nabarro and M. Till: Brit. med. J. II 1172 (1955).

Gardikas, C., and J. F. Wilkinson: Lancet 1951, 137.

Haddow, A., G. A. R. Kon and W. C. J. Ross: Nature (London) 162, 824 (1948).

— and G. M. Timmis: Lancet 1953, 207.

Hennessy, T. G., and R. L. Huff: Proc. Soc. Biol. N. Y. 73, 436 (1950).

Lamerton, L. A., and W. R. Christensen: Brit. J. Radiol. 26, 510 (1953).

Matthews, W. B.: Lancet 1950, 896.

Grundsätzliches zur Behandlung der leukopenischen Zustände.

Von

A. A. Bagdassarov (Moskau/UdSSR).

Mit 7 Abbildungen.

Referat.

Die Behandlung der leukopenischen Zustände ist heute eines der wichtigsten Probleme der modernen Hämatologie. Als Symptom vieler verschiedener Krankheiten wird die Leukopenie in manchen Fällen zum Hauptmerkmal der Krankheit. und ihre Beseitigung ist dann die Hauptaufgabe des behandelnden Arztes. Trotzdem ist die Therapie der leukopenischen Zustände nicht genügend ausgearbeitet.

Die für diesen Zweck überall verwendeten Stimulantien der Leukopoese (nucleinsaures Natrium u. a.), Transfusionen mit Citratblut und Hormonpräparaten (ACTH, Cortison), geben bei weitem nicht die erwünschte Wirkung. besonders in jenen Fällen, wo der Leukopenie eine schwere Störung der Myelopoese zugrunde liegt.

In dem von mir geleiteten Zentralinstitut für Hämatologie und Bluttransfusionen in Moskau wurden verschiedene Methoden der Leukämiebehandlung studiert. In diesem Bericht spreche ich nur über die Behandlung der leukopenischen und einiger anderer hypoplastischer Zustände mit Hilfe der Transfusionen von Leukocytenmasse und von Blut. das nicht mit einem chemischen Stabilisator behandelt wurde.

Der Gedanke über die Behandlung der leukopenischen Zustände durch Transfusionen der Leukocytenmasse entstand bei uns auf Grund der Anologie der Behandlung der Anämien durch die Transfusionen der Erythrocytenmasse. wo wir große Erfolge erreicht haben.

Wir waren folgender Meinung: Durch die Einführung der Leukocytenmasse gelingt es uns nicht nur den Mangel an Leukocyten im Organismus zu beheben, sondern auch den leukopoetischen Stoff zu entlasten, ihm das blastische Material zu geben, und die Bildung der Leukocyten zu stimulieren. Dabei hielten wir es für besonders wichtig, daß die transfundierten Leukocyten in funktioneller Hinsicht vollwertig und völlig lebensfähig sind. Darum haben wir auf die Ausnützung des Citratblutes als eine Quelle für den Erhalt der Leukocytenmasse verzichtet, denn das Citrat sowie auch jeder andere Stabilisator schadet den Leukocyten und ruft kurz nach der Zugabe ihren Tod hervor.

Für die Bildung der vollwertigen Leukocyten haben wir die Methodik der Blutkonservierung mit Hilfe der ionenveränderlichen Adsorbentien (Kationen) verwendet, die die Calciumionen z. T. binden und darum die Blutcoagulation verhindern. Durch Ausfüllung mit Hilfe hochmolekularer Kolloide gelingt es, aus 500 ml des kationisierten Blutes 2 Milliarden Leukocyten zu erhalten. Wie unsere Beobachtungen gezeigt haben, behalten die auf diesem Wege übertragenen Leukocyten ihre Lebensfähigkeit über 10 Tage.

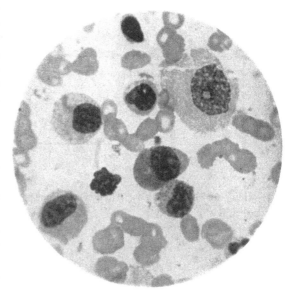

Abb. 1.
Myelogramm vor Behandlung.

Außerdem enthielt das von uns benutzte Kation nur eine kleine Anzahl von Thrombocyten. Damit stand fest, daß ein großer Teil der Thrombocyten sich in der Leukocytenmasse befand. Die Behandlung durch die Transfusionen der Leukocytenmasse wurde an 100 Kranken mit verschiedenen Arten der Leukopenie durchgeführt.

Bei den meisten Kranken entstand die Leukopenie infolge der Wirkung von ionisierender Radiation. Weiter war bei allen Kranken eine bedeutende Leukopenie mit Granulocytopenie vorhanden, in manchen Fällen mit Thrombocytopenie und Anämie verbunden. Dabei entstanden auch die Riesenformen von segmentkernigen Neutrophilen mit toxischer Granulation. Das Myelogramm dieser Kranken ist charakterisiert durch die Störung der Reifung der Leukopoese sowie durch Vergrößerung des Prozentgehaltes der undifferenzierten und wenigdifferenzierten Formen, der Reticulumzellen, der Hämohistioblasten und Hämocytoblasten, aber auch Plasmazellen, sowie durch die Verminderung der Anzahl der granulopoetischen Momente (Herabsetzung des Leuko-erythroblastischen Index bis 1,3 s. Abb. 1).

Vor der Einlieferung in unser Institut wurden die Kranken erfolglos mit verschiedenen Stimulantien der Blutbildung und mit Transfusionen von

Citratblut behandelt. Die Leukocytenmasse wurde den Kranken alle 3—4 Tage, 3—8 mal im Komplex mit den anderen Maßnahmen, aber ohne Verwendung der Stimulantien der Leukopoese eingegeben. Für die Bildung der Leukocytenmasse wurde nur das Blut derselben Gruppe ausgenützt. Die einmalige Dosis — 2 Milliarden Leukocyten — wurde in Form der Suspension eingegeben, die aus gleichen Volumina Plasma und konservierter Lösung vorbereitet war. Die letzte enthielt Gelatine, einige Elektrolyten und Spuren von Kobalt. Bei allen Kranken wurden folgende Resultate erreicht: Die Zahl der Leukocyten vergrößerte sich von 2000—4000 (Abb. 2).

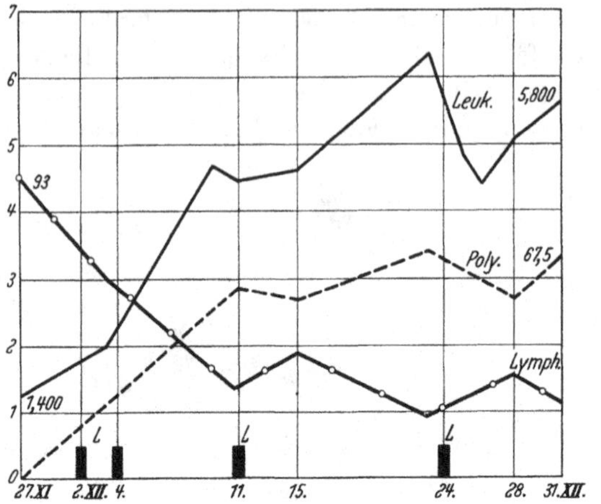

Abb. 2. Patient D.

Die Leukocytenverteilung hat sich normalisiert oder näherte sich der Norm. Wesentlich verbesserte sich die Myelogrammzusammensetzung, und die Zahl der Granulocyten hat sich bedeutend vergrößert (Abb. 3).

In der Regel war der Effekt stabil.

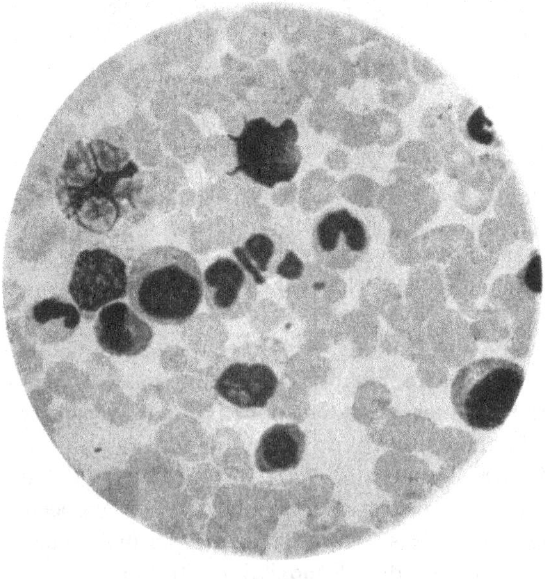

Unsere experimentellen Untersuchungen haben gezeigt, daß die Transfusion der Leukocytenmasse sogar in denjenigen Fällen große therapeutische Wirkung hat, wo sich die Leukopenie infolge akuter Strahlenschädigung entwickelte.

Bei der Betrachtung dieser Kurve (Abb. 4) können wir folgendes feststellen: Durch die systematische Transfusion der Leukocytenmasse gelang es uns, die Normalisierung der Blutbildung bei Tieren mit stark ausgeprägter Leukopenie, die nach der Wirkung der tödlichen Dosis von ionisierender Radiation entstand, zu erreichen.

Abb. 3.
Myelogramm nach Behandlung.

Folglich erwies sich die Verwendung der Leukocytenmasse, die funktionell vollwertige Leukocyten enthält, als hoch effektive Methode zur Behandlung der leukopenischen Zustände.

Neben der Leukocytenmasse verwenden wir heute im großen Umfang die Transfusion des Vollblutes, das mit Hilfe ionenveränderlicher Harze vorbereitet ist, des sog. kationisierten Blutes. Die Erfahrung hat gezeigt, daß das Blut bei einer solchen Methode der Blutkonservierung maximale nützliche biologische Eigenschaften beibehält und die morphologischen Veränderungen der Formenelemente des Blutes sehr gering sind. Die in unserem Institut durchgeführten elektronenmikroskopischen Untersuchungen (Abb. 5) haben gezeigt, daß sogar solche nicht standhafte Zellen wie die Thrombocyten im kationisierten Blut ihre submikroskopische Struktur erhalten, mit scharf ausgeprägtem Granulomer und Hyalomer und Bildung der Pseudopodien. Wir meinen also, daß die Transfusion des kationisierten Blutes, ihrer nützlichen Wirkung nach, sich der direkten Vollbluttransfusion nähert.

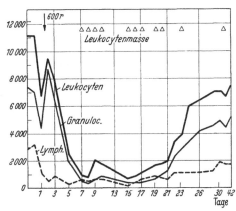

Abb. 4. Hund Nr. 28.

Die Transfusionen des kationisierten Blutes wurden an 16 Kranken mit schweren Formen der aplastischen und hypoplastischen Anämie durchgeführt. Es gelang uns bei allen Kranken mit hypoplastischer Anämie, die klinische Remission zu erreichen, die 2—3 Jahre dauerte. Die hämatologischen Merkmale dieser Kranken haben sich wesentlich verbessert, die Blutungen verschwanden,

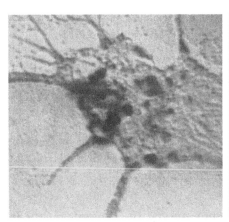
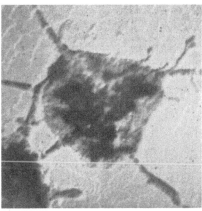

a   b

Abb. 5. Thrombocyten. Elektronenmikroskopische Aufnahmen. Vergr. 6300 fach. a) Heparinblut, b) Kationitblut.

und die Kranken wurden wieder arbeitsfähig. Es ist wichtig zu bemerken, daß diese Kranken früher mehrmals erfolglos mit Transfusionen von Citratblut behandelt wurden.

Die günstigen Resultate der Behandlung können anhand des klinischen Beispiels illustriert werden (Abb. 6).

Aus der Abbildung ist zu ersehen, daß infolge der Transfusion von kationisiertem Blut (schwarze Zone) die Zahl der Erythrocyten und der Hämoglobingehalt deutlich anstieg, im Gegenteil dazu führten die Transfusionen des Citratblutes (schwarze Zone) zur Verminderung dieser Merkmale.

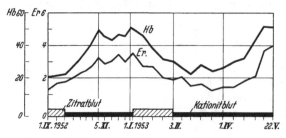

Abb. 6. Patient H. Hypoplastische Anämie.

Weniger ausgeprägte Resultate sind bei der Behandlung der aplastischen Anämie vorhanden.

Die erwähnten Umstände geben uns das Recht, das kationisierte Blut für ein hochwertiges Behandlungspräparat zu halten.

In der letzten Zeit haben wir ein neues Stimulans der Leukopoese bekommen, das im Experiment die Eigenschaft besitzt, die Zahl der Leukocyten im peripheren Blut bedeutend und ständig zu erhöhen. Dieses Präparat ist ein spezifisches Serum, das infolge von Immunisierung der Tiere durch die vom Protoplasma befreiten Leukocytenkerne entsteht. Die wiederholte Injektion von kleinen Dosen dieses Serums (0,06—0,1 ml/kg) hat bei den Versuchshunden eine stabile Vergrößerung der Leukocytenzahl hervorgerufen (bis 30—40000), hauptsächlich in bezug auf stabkernige und segmentkernige Neutrophile (Abb. 7).

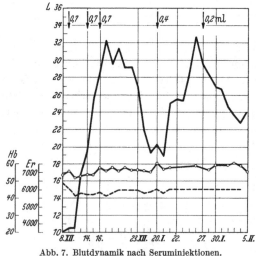

Abb. 7. Blutdynamik nach Seruminjektionen.

Im Knochenmark dieser Tiere wurde das beschleunigte Reifen der Granulocyten beobachtet. Wir halten dieses biologische Stimulans für ein aussichtsreiches Mittel und z. Z. führen wir die klinische Untersuchung durch.

Das war ein kurzer Bericht über unsere Arbeiten auf dem Gebiete der Behandlung der leukopenischen Zustände.

The Occurrence of Leukemia among the A-bomb Survivors in Nagasaki.

By

MASANOBU TOMONAGA (Nagasaki/Japan).

With 1 figure.

At first I wish to thank the president Dr. HEILMEYER, who has permitted me to add this report to the program in spite of my very late request.

We, the staff of the department of internal Medicine of Nagasaki medical School, are looking for late or delayed effects of radiation among A-bomb survivors in Nagasaki.

First I would like to speak about the incidence of leukemia in Nagasaki.

The first table shows the annual incidence of leukemia from 1948 to 1954 in both the exposed and none exposed population. All cases were confirmed by examination of blood and bone marrow smear and I personally have examined the smear in 42 of 60 cases reported. The number in brackets shows the patients who were exposed within 2000 m. of hypocenter. The incidence in the exposed group is shown to be significantly increased over those not exposed by the X^2-test ($p < 0,01$). The incidence among those who were exposed under 2000 m. is significantly greater than in the persons who were exposed over 2000 m. with p less than 0,005 by X^2-test. There seems to be some justification for a suspicion, that radiation induced leukemia may have reached its peak in 1951 or 1952.

Table 1. *Annual Number of Leukemias.*

	Exposed	Note exposed	?	Total
1948	6 (6)	1	2	9
1949	2 (2)	1		3
1950	8 (6)	4		12
1951	8 (6)	4		12
1952	9 (6)	3		12
1953	3 (3)	3		6
1954	5 (3)	1		6
Total	41 (32)	17	2	60
	58			

( ) = Exposed (who were within 2 km. from Hypocenter)

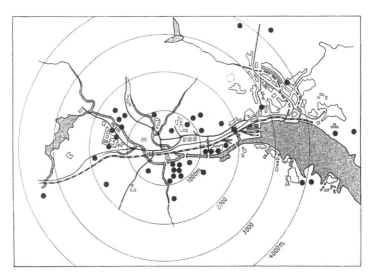

Fig. 1. Leukemia among A. B. survivors in Nagasaki.

The map is of Nagasaki. Nagasaki is a long city with hills at both sides of the narrow valley over which the bomb exploded. The black spots show the location of the patients at the time of the A-bomb explosion. The centre of the circles drawn on the map is the hypocentre or point directly above which the bomb exploded. The interval between circles is 1000 m.

The second table shows the mortality rate for leukemia in all Japan and for Nagasaki. As leukemia is a rare disease, the data were examined by the Poisson distribution. It is concluded that the incidence of leukemia in Nagasaki was significantly increased in 1948, 1950 ,1951 and 1952 as compared with entire Japan. No conclusion can be reached as yet for 1953 and 1954, because the data for entire Japan have not yet been reported.

Table 2. *Mortality ratio (to 10^5 population).*

	Japan	Nagasaki
1948	1,17	2,88
1949	1,36	1,49
1950	1,47	4,91
1951	1,60	4,75
1952	1,68	4,62
1953		2,14
1954		2,07

There is no significant difference in incidence of leukemia between the sex.

The third table shows the distribution of leukemia by age. It is evident that leukemia occurred most frequently among the younger age groups.

The fourth table shows the incidence of acute radiation injuries among 41 of the survivor leukemia patients. It is assumed that the exposure history of three patients was not reliable. It is apparent that the majority of patients suffered acute injuries. Examination of 3000 persons who survived at less than 2000 m. from the hypocentre showed an incidence of acute injuries of 37%.

Table 3.

	1—10	11—20	21—30	31—40	41—50	51—	Total
1948		4	2				6
1949	1				1		2
1950	1	5	2				8
1951	2	1	1	2	1	1	8
1952		1	3	2	1	2	9
1953		1	1	1			3
1954		3	1	1			5
	4	15	10	6	3	3	41

Table 4.

	Total	History reliable	Epilation	Haemorrhage	Diarrhoe	Nausea Vomiting	Fever	Fatigue
under 2 km.	32	30	21	12	10	7	11	25
over 2 km.	9	8						1

Table 5. *Type of leukemia.*

	Acute form			Chronic form		
	Monocytic	Myelocytic	Lymphocytic	Monocytic	Myelocytic	Lymphocytic
Within 2 km.	13	6	6		7	
Outside of 2 km.	6	1			1	1
Total	19	7	6		8	1
Not exposed	5	5	2		4	1

In the fifth table the leukemia cases are classified by type. Survivor leukemia is almost acute and the high frequency of monocytic leukemia is remarkable.

A diagnosis of monocytic leukemia was based upon nuclear morphology in May-Gruenwald-Giemsa stained smears, by supravital staining and by the phagocytosis test.

Although there were only 41 cases of verified leukemia over a period of seven years among survivors, the leukemogenic effect of A-bomb radiation can be well established by the above observation.

Since the leukemia occurred mostly in the heavily irradiated survivors, and such survivors are not so many, that is, about 5000, this should be a matter of some practical importance in planing of long-range future studies on survivors.

Klinische und hämatologische Studien an Patienten, die durch den radioaktiven Aschenregen bei Bikini nach der Atombombenexplosion geschädigt wurden[1].

Von

K. Miyoshi und T. Kumatori (Tokyo/Japan).

Mit 4 Abbildungen.

I. 23 japanische Fischer, im Alter von 18—39 Jahren, gerieten am 1. März 1954 in den radioaktiven Aschenregen, der einer Atombombenexplosion im Bikinigebiet folgte. Zwei Wochen danach kehrten sie in ihren Heimathafen, Yaizu, zurück. Ab 28. März waren alle entweder im Hospital der Universität Tokyo oder im I. Nationalen Hospital in Tokyo aufgenommen. Einer der Fischer starb am 23. September 1954. Die anderen 22 Patienten wurden nach einer Behandlungszeit von 13 Monaten aus den Kliniken entlassen, stehen aber jetzt noch an ihren Heimatorten unter unserer Kontrolle.

Hier möchte ich kurz über die klinischen und hämatologischen Studien, die im Zeitraum von etwa 1 Jahr angefallen sind, berichten.

II. Die Fischer wurden nicht direkt von der Kernexplosion befallen, sondern nur durch die Asche geschädigt, die etwa 4 Std. lang auf sie niederregnete. Der Aschenfall begann etwa 3 Std. nach der Explosion. Die Fischer waren durch ihre Bekleidung mäßig geschützt. Mit Hilfe von künstlichem Korallenpulver haben wir den Aschenregen von Bikini an unserer Universität nachgeahmt.

III. Die radioaktive Asche bestand aus dem CaO-Pulver der zerstörten Korallen, an denen die radioaktiven Spaltprodukte absorbiert worden waren. Die Radioaktivität der Asche betrug am 3. April 1954 0,37 mC/g. Die Radioaktivität der Asche am Unfallstag, am 1. März 1954, 7 Uhr morgens wurde mit Hilfe der annähernd gültigen Zerfallskurve auf ungefähr 1,4 C/g geschätzt (Kimura-Laboratorium).

Die radio-chemische Analyse der Asche ergab etwa 30 Arten von Spaltprodukten. Etwa 50% der Radioaktivität entstammt seltenen Erdelementen, etwa 20% waren dem Uran und eine geringe Menge dem Strontium zuzuschreiben (Kimura-Laboratorium).

---

[1] *Zusammenfassung* des Vortrages mitgeteilt am 21. Sept. 1955 auf dem V. Kongreß der Europäischen Gesellschaft für Hämatologie zu Freiburg, Deutschland.

IV. Die Fischer, das Schiff und die Ausrüstungen waren alle mit Asche bedeckt. Wir unterschieden 3 Bestrahlungsarten: a) örtliche Bestrahlung, hauptsächlich durch β-Strahlung der Asche an der Körperoberfläche, b) äußere Ganzkörperbestrahlung hauptsächlich durch die γ-Strahlen der Asche im Bereich des Schiffes, c) innere Bestrahlung.

V. Die Radioaktivität über verschiedenen Körperteilen wurde gemessen. Eine stärkere Radioaktivität wurde an der Körperoberfläche, besonders an den Haaren (z. B. 1,0 μ C/g) an Nägeln und an Wunden, anfangs auch im Blut und im Knochenmark nachgewiesen. Im Harn wurde eine Radioaktivität einige Wochen lang gefunden. In der Schilddrüsengegend war die Strahlung von außen nachzuweisen. Sie nahm dann allmählich ungefähr mit der Zerfallsgeschwindigkeit des J^{131} ab.

VI. Die radio-chem. Analyse der Organe des Verstorbenen ergab eine Radioaktivität von 10^{-11}—10^{-12} C/g im Knochen und in der Leber am 231. Tage nach der Explosion.

VII. Tierexperimentelle Untersuchungen (Dr. Nishiwaki), bei denen Ratten Bikini-Asche injiziert wurde, ergaben, daß ein großer Teil der Radioaktivität tatsächlich in der Leber wie auch im Knochen nachgewiesen werden konnte. Es muß somit also angenommen werden, daß mehrere Elemente der Spaltungsprodukte im Körperinnern als sog. Radio-Kolloide selektiv nicht nur das Knochenmark, sondern auch Organe wie Milz, Leber usw. stark bestrahlen.

VIII. Die örtliche Bestrahlungsdosis der Asche an der Körperoberfläche war sehr groß, jedoch sind die Messungen hierüber noch nicht beendet. Die äußere Ganzkörper-Bestrahlungsdosis war entsprechend der zurückgebliebenen Radioaktivität und Berücksichtigung der Zerfallskurven im Bereich des Schiffes relativ genau meßbar. Sie betrug jeweils 170—700 r für 2 Wochen, die Halbdosis davon wurde bei allen Fällen schon in den ersten Tagen nach der Explosion erreicht. Eine enge Korrelation zwischen dieser äußeren Ganzkörperbestrahlungsdosis und einer minimalen Leukocytenzahl bei den jeweiligen Patienten konnte hiermit bewiesen werden.

Die totale Dosis der inneren Bestrahlung, die vorwiegend anhand der zurückgebliebenen Radioaktivität der Organe des Verstorbenen berechnet wurde, betrug 10—10^2 rep im Knochen und 10^3—10^4 rep in der Leber (Nishiwaki).

IX. Die Hauptsymptome, die bei dieser Strahlenschädigung beobachtet werden konnten, sind: allgemeine Symptome, Schädigungen der Körperoberfläche, Schädigung des Blutes und der Hämatopoese, Leberschädigung und Schädigung der Spermatogenese. Kurz nach dem Unfall bemerkte man den sog. Bestrahlungskater, dann Verbrennungen und Haarausfall. Das Fieber stieg in schweren Fällen über 39° C. Eine leichte hämorrhagische Diathese und Veränderungen aller Blutkörperchen wurde beobachtet. Später zeigten sich rezidivierender Ikterus, Verminderung der Spermatocyten und weitere Symptome. Diese Symptome besserten sich allmählich bis Ende 1954, jedoch konnte eine vollkommene Heilung bis zu diesem Zeitpunkt nicht behauptet werden.

X. In der Abb. 1 werden die Leukocytenveränderungen für die ganze Beobachtungszeit im Vergleich mit denen der Fälle von Hiroshima gezeigt. In diesen 5 Fällen war die niedrigste Leukocytenzahl unter 2000 (zwei davon 800 bzw. 1000). 13 Fälle zeigten Werte von 2000—3000, 5 Fälle Werte von 3000—4000, d. h. in allen Fällen fiel die Leukocytenzahl auf Werte unter 4000 ab. Der Heilungsprozeß der Bikini-Kranken war im Vergleich zu den Hiroshima-Fällen sehr verzögert. Diese Verzögerung wurde wahrscheinlich durch die längere und die innere Bestrahlung, die den Bikini-Fällen eigentümlich war, verursacht.

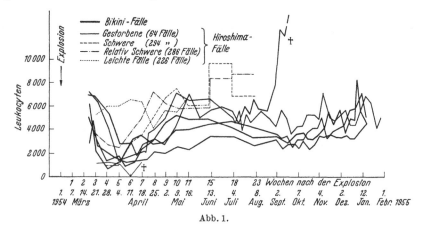

Abb. 1.

XI. In bezug auf das Differential-Blutbild wurde anfangs eine Lymphopenie und später eine Neutropenie mit Linksverschiebung beobachtet. Die meisten Fälle zeigten eine Monocytose, nur einige Fälle wiesen eine Eosinophilie auf.

Einige morphologische Veränderungen wurden auch in den Leukocyten festgestellt sowie funktionelle Störungen der Neutrophilen beobachtet.

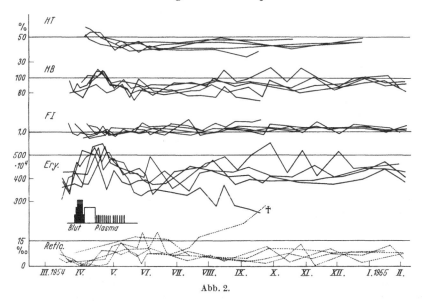

Abb. 2.

XII. Eine Anämie war in den meisten Fällen mehr oder weniger vorhanden. In schweren Fällen betrug die Erythrocytenzahl 3—4000000. Am Anfang konnten die Anämien mit Bluttransfusionen erfolgreich behandelt werden, jedoch war die Wirkung stets nur eine vorübergehende. Nach dem Absetzen der Transfusionen

4*

trat die Anämie wieder auf, und erst 7 Monate nach der Explosion setzte die
spontane Heilung ein (Abb. 2). Es wurden keine Reticulocyten während der
kritischen-klinischen Zeit gefunden.

XIII. Die Blutplättchenzahl fiel auf Werte von 10000—20000/mm³ (normal
200000/m³) ab. Ebenso war die Megakariocytenzahl im Knochenmark vermindert.
Auf die näheren Daten der hämorrhagischen Diathese will ich hier nicht eingehen.

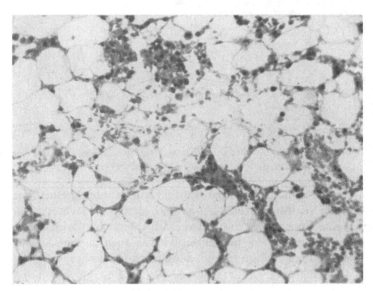

Abb. 3. Histologisches Bild des Knochenmarkpunktates.

XIV. Die capillarmikroskopischen Untersuchungen des Nagelbetts zeigten Verlängerung, Windung und Knotenbildung der Capillaren, die für die Schädigung
charakteristisch sind. Ähnliche Befunde sieht man auch bei den Überlebenden
von Hiroshima (Nakaizumi und Tsuya).

XV. Die Veränderungen des Knochenmarks sind qualitativ und quantitativ eindrucksvoll. Die niedrigsten Werte fallen in die auch klinisch kritische Zeit nach
dem Unfall. Auch hier ging die Heilung nur sehr langsam vor sich. Qualitativ
imponiert vor allem eine hochgradige Verminderung der parenchymatösen Zellen
bei gleichzeitiger Vermehrung der Plasmazellen und anderer reticulärer Elemente.
Das Mark weist reichlich Plasmazellen, in großen und kleineren Haufen gelagert,
auf. Abb. 3 demonstriert das histologische Bild des Knochenmarkspunktates.
Wie ersichtlich, ist hier das Parenchym des Marks fast völlig durch Fett ersetzt und
entspricht dem Bild des aplastischen Markes.

XVI. Die Leberschädigung ist wichtig, interessant, aber problematisch. Die Anschwellung der Leber und einige Funktionsstörungen bei der ersten Untersuchung
der Patienten 2 Wochen nach dem Unfall wiesen auf die Anwesenheit einer Leberschädigung hin. Nach der Aufnahme in die Klinik vermehrten sich die Fälle von
Leberschädigung und die Schädigung selbst verschlimmerte sich immer wieder bis
gegen Juli 1954. Ein Fall mit schwerer Blut- und Mark-Schädigung starb in

diesem Zustand im September. Ab Oktober 1954 trat bei den übrigen eine graduelle Besserung ein, eine vollkommene Heilung wurde aber nicht erreicht (eine Leberschädigung bestand auch in diesen Fällen).

Aus der Literatur sind eine Reihe experimenteller und klinischer Fälle von Leberschädigung nach Bestrahlung beschrieben. Nach innerer Bestrahlung tritt die Leberschädigung beim Tier gewöhnlich nach einigen Monaten mit deutlichen Zeichen auf. Wir möchten daher vermuten, daß die Leberschädigung bei unseren Patienten sowohl durch die starke äußere als auch durch die innere Bestrahlung verursacht wurde, wenngleich auch nicht vollkommen auszuschließen ist, daß die Leberschädigung durch ein Virus der Serum - Hepatitis verursacht werden könnte. Natürlich besteht auch die Möglichkeit, daß das Virus in einem Zustand verminderter Resistenz gegenüber Infektionen infolge der Bestrahlung sich im Körper leichter entwickeln konnte, auch ohne daß eine Bluttransfusion stattfand.

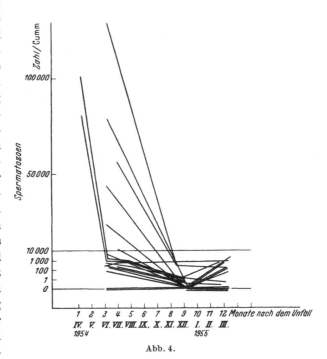

Abb. 4.

XVII. In 20 untersuchten Fällen wurde, wie Abb. 4 zeigt, immer eine hochgradige Verminderung oder sogar ein vollkommenes Fehlen der Spermatocyten beobachtet. Eine Heilung, besser die Anzeichen einer Heilung wurden nur in ganz wenigen Fällen ein Jahr nach dem Unfall gesehen.

Es sei hier bemerkt, daß die Spermatocytenverminderung in einigen Fällen erst mehrere Monate nach dem Unfall beobachtet wurde, daß eine Heilung in wenigen Fällen einsetzte, daß aber bei anderen sogar 2 Jahre nach dem Unfall noch keine Heilungstendenz erkennbar ist. Bei dem verstorbenen Patienten und bei anderen Fällen, welche bioptisch untersucht wurden, befanden sich weder Spermatocyten noch Prospermatocyten in dem histologischen Präparat des Hodens. Pathologische Befunde der anderen Organe, Stoffwechselveränderungen und die Frage der verminderten Resistenz gegenüber Infektionen usw. sollen hier nicht erörtert werden.

Ich habe Ihnen hier kurz über unsere Erfahrungen berichtet. Ich möchte hinzufügen, daß bisher weder eine Prophylaxe noch eine Therapie des Atomstrahlenschadens bekannt ist.

Zum Problem der Wirkungsspezifität ionisierender Strahlen auf das Knochenmark.

Von

R. Stodtmeister (Pforzheim/Deutschland), St. Sandkühler und

M. Th. Fliedner (Heidelberg/Deutschland).

Einzeldosis-ganzkörperbestrahlungen von erwachsenen Ratten mit subletalen Dosen schneller Elektronen (800 und 600 rep) rufen im Knochenmark — abgesehen von der unmittelbaren Einwirkung auf die blutbildenden Zellen — eine Sinusschädigung hervor. Diese Sinusveränderungen verlaufen bis zu dem bei unseren Versuchen nach etwa 72 Std. erreichten Zerstörungsmaximum schubweise. Die einzelnen prinzipiell gleich gearteten Schübe treten in mehrstündigen Intervallen auf in zeitlichem Zusammenhang mit vorübergehenden Anstiegen der neutrophilen Leukocyten. Innerhalb eines jeden Schubes lassen sich folgende ineinander übergehende Phasen erkennen: Sinuserweiterung mit Blutstagnation und teilweiser Hämolyse, vermehrte Durchlässigkeit und Fragilität der Sinuswand mit Übertritt des Sinusinhaltes in das celluläre Parenchym.

Letzteres beherrscht infolge fortschreitender Sinuswandschädigung in den späteren Stadien das histologische Bild. Die Folgen sind Ödem, Hämorrhagie, Zelldissoziation, Zellzerstörung, Fetteinlagerung und schließlich eine praktisch völlige Destruktion.

Analoge Prozesse konnten bei Ratten im Knochenmark auch nach Verabfolgung von TEM festgestellt werden. Ebenso legt der Vergleich der Ergebnisse eines solchen Modellversuches mit Befunden, wie sie in der Klinik bei Markatrophien verschiedener Ätiologie mit akutem, subakutem oder chronischem Verlauf, auch bei Markfibrosen, erhoben werden, die Vermutung nahe, daß auch bei den nicht strahleninduzierten Markatrophien den Sinuswandschäden eine wesentliche pathogenetische Bedeutung zukommt. Bei den strahleninduzierten Markschäden dürfte es sich daher weniger um die Folgen strahlenspezifischer Einwirkungen auf das Knochenmark handeln als um eine organspezifische Reaktionsweise des Knochenmarkes auf verschiedenartige ätiologische Faktoren.

Studies on the Survival and Metabolic Activity of Platelets in Humans, Utilizing Radioactive Phosphorus.

By

R. G. Desai, W. Small, I. Mednigoff and W. Dameshek

(Bombay/India, Boston/USA).

Veröffentlicht in: J. Clin. Invest. 34, 930 (1955).

Die Lebensdauer transfundierter, mit $Na_2Cr^{51}O_4$ markierter Erythrocyten bei verschiedenen Formen von Anämie[*].

Von

O. Gsell, P. Miescher, M. Allgöwer und L. Holländer (Basel/Schweiz).

Mit 1 Abbildung.

Die bisher zugänglichen Methoden zum Studium der Lebensdauer transfundierter Erythrocyten waren zu umständlich um auf breiter Basis angewandt werden zu können. Mit der Entwicklung der Isotopen-Forschung hat sich nun das Cr^{51} zum Etikettieren der Erythrocyten für Routine-Untersuchungen mit Erfolg eingebürgert. 1950 zeigten Gray und Sterling erstmals die hohe Affinität von Na_2CrO_4 zum Hämoglobin mit Hilfe des radioaktiven Isotopes Cr^{51}. Die Autoren glaubten allerdings, daß sich diese Methode der Erythrocyten-Markierung nicht für in vivo-Versuche eigne, da die damit gemessene Lebensdauer transfundierter Erythrocyten kürzer schien wie mit den anderen, bewährten Methoden. 1953 bestimmten trotzdem Necheless und Mitarbeiter mit Hilfe dieser Technik die Lebendauer der roten Blutkörperchen beim Menschen. Das Resultat ihrer Versuche zeigte eine geringe Streuungsbreite des normalen Kurvenverlaufes bei relativ einfacher Technik. Die Autoren kamen deshalb zum Schluß, daß sich diese Methode vorzüglich für klinische Zwecke eigne. Als Maß der Lebensdauer schlugen sie die sog. ,,scheinbare Halbwertszeit'' vor. Diese ist kürzer als die tatsächliche Halbwertszeit, wahrscheinlich infolge eines geringgradigen Verlustes von Na_2CrO_4 von den Erythrocyten. In ein Koordinatensystem eingetragen folgt die Abnahme der Radioaktivität einem leicht kurvenmäßigen Verlauf. Dieser setzt sich nach Mollison aus einem exponentiellen und einem linearen Abfall-Prozeß zusammen. Ersterer ist wahrscheinlich durch Cr^{51}-Verlust bedingt, letzterer durch den Zelltod der Erythrocyten. Während die effektive Halbwertszeit der Lebensdauer menschlicher Erythrocyten etwa 58 Tage beträgt, mißt die mit Cr^{51} bestimmte Halbwertszeit nur etwa die Hälfte davon. Klinisch von Interesse sind aber weniger absolute Werte als die Angabe, ob die Lebensdauer der roten Blutkörperchen verkürzt oder normal lang ist. Da der Streuungsbereich der mit Cr^{51} bestimmten Lebensdauer klein ist, genügt es für klinische Zwecke, die ,,scheinbare Halbwertszeit'' zu bestimmen. Das hat überdies den Vorteil, daß der Versuch nach spätestens 5 Wochen abgeschlossen werden kann.

In letzter Zeit haben auch wir diese Methoden zum Studium verschiedener Anämie-Formen angewandt. Ohne in dem begrenzten Rahmen dieser Arbeit auf Einzelheiten eingehen zu können, wollen wir hier lediglich unsere bisherigen Erfahrungen kurz zusammenfassen.

Methodik. Wir führten diese Methode bei 10 normalen Individuen durch und bei 24 Patienten, die Anämien verschiedener Genese aufwiesen. 50 cm³ Eigenblut oder gruppengleiches frisches (nicht älter als 24 Std.) A.C.D.-Blut, zu gleichen Teilen mit physiologischer NaCl-Lösung verdünnt, werden mit 150 μC $Na_2Cr^{51}O_4$ 1 Std. lang bei Zimmertemperatur unter sanftem Schütteln inkubiert.

[*] Mit Unterstützung der E.-Barell-Stiftung.

Spezifische Radioaktivität: 6—12 mC/mg. Nach 2maligem Waschen wird das Blut unverzüglich in die Armvene injiziert. Die erste Blutentnahme erfolgt nach 24 Std. Sie dient als Ausgangswert für die folgenden Radioaktivitätsbestimmungen. Weitere Blutentnahmen 2mal wöchentlich während 4 Wochen, dann 1mal wöchentlich. Bei den Kontrollpersonen wurde die Radioaktivität im Blut über eine Dauer von 80—120 Tagen verfolgt.

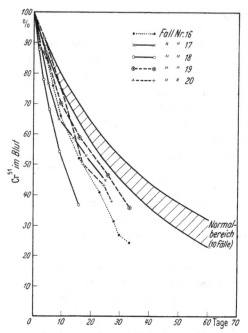

Von den Patienten wurde die Abnahme der Radioaktivität im Blut selten über mehr als 60 Tage bestimmt (infolge äußerer Gründe). Die Radioaktivität wird in 4,6 cm³ Heparinblut in einem "Well-Counter"-Scintillationsgerät gezählt. Alle Werte werden korrigiert entsprechend der dem Cr^{51} eigenen Halbwertszeit von 26,5 Tagen. Die Empfindlichkeit des Zählgerätes beträgt etwa 90 000 Schock/min pro μC Cr^{51} bei einer Eigenbewegung von etwa 500 Schock/min.

Die Ergebnisse sind in Tab. 1 zusammengestellt. Wir sehen daraus, daß eine erhebliche Zahl der anämischen Patienten eine verkürzte Erythrocyten-Lebensdauer aufweist, gemessen an der mittleren Halbwertszeit von 29 Tagen bei den 10 Kontrollpersonen.

Abb. 1. Lebensdauer transfundierter Erythrocyten bei 5 Fällen von „Hypersplenie-Anämie".

Diese Feststellung ist wichtig in der Beurteilung von Anämien. Wir müssen mehr als dies bis anhin der Fall war, eine vermehrte Erythrocyten-Elimination berücksichtigen. Das ist nicht nur von theoretischem Interesse, sondern auch praktisch wichtig im Sinne einer rationellen Therapie. Je nachdem wir es mit einer verminderten Neubildung oder einer vermehrten Destruktion zu tun haben, versuchen wir auf die Hämatopoese stimulierend zu wirken oder den gesteigerten Abbau hintanzuhalten. Der Fall 15 gibt uns ein Beispiel dafür: bei dieser Patientin besteht eine jahrelang dauernde hypochrome, äußerst stabile Anämie. Während das zellreiche Knochenmark und die stetig leicht vermehrte Reticulocyten-Zahl (25—35⁰/₀₀) eine erhöhte Blutmauserung vermuten lassen, zeigt die Bestimmung der Erythrocyten-Lebensdauer normale Werte. Es muß hier also bei der Therapie nicht eine vermehrte Erythrocytendestruktion, sondern eine gestörte Erythrocyten-Neubildung ins Auge gefaßt werden.

Eine vermehrte Erythrocytendestruktion kann zwei prinzipiell verschiedene Ursachen haben: entweder handelt es sich um minderwertige Blutzellen, oder um eine schädigende Einwirkung auf die Erythrocyten von außen. Im ersten Fall werden nur die eigenen Erythrocyten, im zweiten Fall eigene und transfundierte, fremde Erythrocyten vermehrt abgebaut. Die zweite Möglichkeit ist viel häufiger. Bei unseren Fällen mit verkürzter Erythrocyten-Lebensdauer handelt es sich durchwegs um diese „extrakorpuskuläre" Form. Dabei muß in den einzelnen

Gruppen abgeklärt werden, worin die schädigenden Einflüsse auf die Erythrocyten bestehen. Folgende Möglichkeiten kommen bei unseren Patienten in Frage: bakterielle Wirkung (Fall 22), harnpflichtige Stoffe (Urämie), Gewebs-Abbauprodukte (Verbrennung, posttraumatische Anämie, Tumor-Anämie). Extraplasmatische Faktoren spielen wahrscheinlich die Hauptrolle beim Zustandekommen der Hypersplenie-Anämie.

Tabelle 1.

Diagnose	Fall Nr.	Hämoglobin %	Reticulocyten °/₀₀ E.	Harnstoff mg-%	Markiertes Blut Eigenblut	Markiertes Blut Fremdes Blut	Halbwertszeit mit Cr^{51} markierten Erythrocyten Tage
Normal-Fälle	1 ♂	86	9		+		31
	2 ♂				+		29
	3 ♀	80	8		+		26
	4 ♀	88	12			+	30
	5 ♂				+		32
	6 ♂	91			+		26
	7 ♂	85	7		+		28
	8 ♂				+		32
	9 ♂	99	8		+		31
	10 ♀	85	4		+		25
Blutungsanämie	11 ♂	68	14			+	18
Lebercirrhose	12 ♀	70	12		+		30
	13 ♀	78	10		+		32
Hypochrome Anämie unbekannter Genese	14 ♀	44	8		+		28
	15 ♀	57	32		+		27
Anämie bei Splenomegalie Osteomyeloreticulose . . .	16 ♂	45	27		+		17
						+	18
Reticulose unbekannter Genese	17 ♀	69	29			+	20,5
Morbus Caposi.	18 ♀	56	14			+	10,5
Morbus Boeck	19 ♀	68	19			+	23
Status nach Hepatitis . . .	20 ♂	74	26			+	17
Chronische myeloische Leukämie	21 ♂	74	5			+	31
Chronische purulente Bronchitis	22 ♂	79				+	24
Chronische interst. Nephritis . .	23 ♀	48	24	356		+	20
	24 ♀	49	42	120		+	15
	25 ♀	71	6	65		+	23
	26 ♀	44	27	120		+	15
Tumor-Anämie Sarkom.	27 ♂	60	14			+	20
Dickdarm-Ca	28 ♂	65				+	30
Bronchus-Ca	29 ♂	80				+	16
Posttraumatische Anämie . . .	30 ♂	66	20			+	23
Verbrennungs-Anämie	31 ♂					+	5
	32 ♂					+	26
	33 ♂					+	20
	34 ♂	Exitus nach 1 Woche				+	verkürzt

Wir waren besonders interessiert am Resultat der Erythrocyten-Lebensdauer beim sog. Hypersplenie-Syndrom. Unter Hypersplenie verstehen bekanntlich eine Anzahl von Autoren, in Anlehnung an die Auffassung von FRANK und NAEGELI, eine von der Milz ausgehende hormonale Hemmwirkung auf das Knochenmark. Beweise fehlen jedoch für eine sog. splenopathische Markhemmung. Demgegenüber besteht die Möglichkeit, daß der Hypersplenie in erster Linie ein vermehrter Blutabbau in der pathologischen Milz zugrunde liegt.

Diese Auffassung geht zurück auf die Arbeiten von Kaznelson, Doan und Wiseman. Sie wird in jüngster Zeit gestützt durch die Eisenstoffwechsel-Studien der Schule Lawrence sowie durch das Studium der Lebensdauer transfundierter Thrombocyten (Hirsch und Gardner). In einer kürzlichen Arbeit über experimentelle Milztuberkulose konnten Miescher, Gsell und Fust bei tuberkulösen Meerschweinchen eine verkürzte Lebensdauer transfundierter Erythrocyten feststellen. Die Tatsache, daß das reticulohistiocytäre System bei der experimentellen Tuberkulose stark hypertrophiert, und daß die Phagocytose-Aktivität dieses Systems dabei vergrößert ist, führte zur Vermutung, daß dem vermehrten Blutabbau eine gesteigerte cytoclastische Aktivität des reticulohistiocytären Systems zugrunde liege. Das Resultat der vorliegenden klinischen Untersuchungen bestätigt diese Vermutung (Tab. 1).

Die Hypersplenie-Anämie findet mit den Bestimmungen der Erythrocyten-Lebensdauer endgültig ihren Standort unter den erythroclastischen Anämien.

Abschließend möchten wir betonen, daß die Einführung der Erythrocyten-Lebensdauer-Bestimmung als Routinemethode eine Bereicherung im Rüstzeug des Klinikers bedeutet, indem er eine genauere Bilanz zwischen Neubildung und Abbau mit relativ einfachen Mitteln aufstellen kann.

Literatur.

Doan, Ch. A.: Bull. N. Y. Acad. Med. 25, 625 (1949).
Frank, E.: Berl. klin. Wschr. 1915, 454.
Gray, S. J., and K. Sterling: J. Clin. Invest. 29, 1604 (1850); Science (Lancaster, Pa.) 112, 179 (1950).
Hirsch, E. O., and F. H. Gardner: J. Clin. Invest. 31, 556 (1952).
Kaznelson, P.: Wien. klin. Wschr. 1916, 1451.
Lawrence, J. H., and coll.: J. Clin. Invest. 30, 1512 (1851).
Miescher, P., O. Gsell u. B. Fust: Schweiz. med. Wschr. 1955, 917.
Mollison, P. L., and N. Veall: Brit. J. Haemat. 1, 62 (1955).
Naegeli, O.: Differentialdiagnose in der Inneren Medizin. Leipzig: Georg Thieme 1936.
Necheless, T. F., I. M. Weinstein and G. V. Le Roy: J. Labor. a. Clin. Med. 42, 358 (1953).
Wiseman, B. K., and C. A. Doan: J. Clin. Invest. 18, 473 (1939).

Uptake of Co60-labelled Vitamin B12 in the Fish Tapeworm.

By

Wolmar Nyberg

(presented by Bertel von Bonsdorff)

(Helsingfors/Finland).

The fish tapeworm, *Diphyllobothrium latum*, contains considerable amounts of vitamin B_{12}. Investigations carried out by von Bonsdorff and collaborators have shown:

1. that dried fish tapeworm may be used as extrinsic factor in Castle's test,

2. that aqueous extracts of the tapeworm parenterally injected bring about maximal haematological remission and improvement of the neurological disturbances in pernicious anaemia,

3. that an intense vitamin B_{12}-activity is demonstrable in the fish tapeworm with the aid of microbiological methods. For the sake of comparison it may

be mentioned that *Taenia saginata*, which does not seem to be capable of causing pernicious anaemia, contains only 2 per cent of the average amount of vitamin B_{12} present in *Diphyllobothrium latum*.

From these and other results we have concluded that the host and the living tapeworm in the intestinal canal compete for vitamin B_{12}, and that under certain conditions a deficiency with regard to this substance, or in other words pernicious anaemia, may result in the host.

Hitherto our investigations have not, however, revealed anything concerning the vitamin B_{12}-metabolism of the tapeworm. In order to elucidate this point and the details of the host-parasite relationship, NYBERG has performed investigations using radioactive vitamin B_{12} (Merck & Co., Rahway, N. J., USA).

Certain other workers have shown that when radioactive vitamin B_{12} is given by mouth to normal subjects, most of it is absorbed, although there is wide variation in the percentage of absorption. In patients with genuine pernicious anaemia, on the other hand, nearly the whole amount administered is found in the stools. If radioactive vitamin B_{12} is given together with gastric juice in pernicious anaemia, most of the vitamin is taken up by the body.

Since the living fish tapeworm is present in the intestinal canal in varying amounts and variously located, the tests with tapeworm carriers had to be varied in many different ways. The dosage of radioactive vitamin B_{12} varied between 0,3 and 10 micrograms. The tapeworm was expelled after periods of varying length, *viz.* from 6 to 96 hours later. The radioactivity was determined in the tapeworm, the faeces and the urine, and the absorption of vitamin B_{12} was calculated from the results of these determinations.

Tests with 27 tapeworm carriers without pernicious anaemia have shown the following. The uptake by the tapeworm is greater the later the tapeworm is expelled. When the dosage is increased, a tendency towards an increase in the total uptake of vitamin is discernible in the tapeworm. Continuous administration by mouth causes a marked increase in the uptake. As a rule the radioactivity in the faeces is less than 50 per cent that in the tapeworm as calculated per unit weight of dry substance. Calculations of the absorption by the body showed varying values. An increase in the dosage of vitamin B_{12} was found to result in a tendency towards increased absorption. At doses of less than 0,5 micrograms the absorption seems to be lower than in normal subjects not harbouring the tapeworm.

In 3 cases radioactive vitamin B_{12} was given intravenously. Three to five days later a low, but significant activity was demonstrable in the tapeworm. After intramuscular injection, on the other hand, vitamin B_{12} had not been taken up by the tapeworm.

In 4 patients harbouring *Taenia saginata* no radioactivity could be demonstrated in the tapeworm 12 to 24 hours after oral administration of vitamin B_{12}.

The series of pernicious tapeworm anaemia included 11 cases. There was found to be a tendency towards a greater uptake of vitamin B_{12} by the tapeworm than in tapeworm carriers without anaemia. In 7 cases the uptake by the tapeworm was 80 to 100 per cent (dosage 1 to 5 micrograms). The activity in the faeces varied from 0 to 18 per cent, and the absorption by the body was calculated at 0. In the remaining 4 cases the uptake by the tapeworm was less and the absorption by the body was adequate. This is in agreement with previous clinical results, according to which oral administration of pure vitamin B_{12} without addition of gastric juice frequently brings about remission in tapeworm anaemia.

The uptake of vitamin B_{12} by the tapeworm has been interpreted as metabolic. On dialysis against water or physiological saline the radioactivity in the tapeworm does not decrease. After autolysis or hydrolysis with acid, on the other hand, vitamin B_{12} is released and becomes dialyzable.

The investigations are still in process. On this occasion we only wanted to show that radioactive isotopes are also a valuable tool for investigating the pernicious anaemia caused by the fish tapeworm.

Stoffwechseluntersuchungen an Erythrocyten gesunder und blutkranker Kinder mit Radiophosphor.

Von

K. Menzel (Münster i. W./Deutschland).

Mit 1 Abbildung.

Auf dem Gebiet der hämatologischen Forschung gewinnen gegenüber den nach *morphologischen Gesichtspunkten* ausgerichteten Mitteilungen in zunehmendem Maße solche Publikationen an Bedeutung, welche sichtbare Zusammenhänge zwischen *Zellstoffwechsel* einerseits und Funktion, Vitalität und Lebensdauer der Zellen andererseits in ihren physio-pathologischen Beziehungen aufzeigen.

Eine Fülle von Problemen lassen es den auf dem Gebiet der Pädiatrie tätigen Hämatologen angelegen sein, Fragen des Erythrocytenstoffwechsels nachzugehen; zumal hierüber bereits Erfahrungen von verschiedener Seite vorliegen. Die nachfolgend in gedrängter Übersicht dargestellten Teilergebnisse sollen hierzu einen kleinen Beitrag liefern.

Auf den Untersuchungen von v. Hevesy sowie Maurer und Mitarb. fußend haben wir lebende Erythrocyten in vitro mit P^{32} markiert und nach auf unterschiedliche Weise bewirktem Hämolysieren deren Gehalt und Umsatz an organischen und anorganischen Phosphorverbindungen bestimmt, wobei wir uns zur Trennung der Papierelektrophorese bedient haben.

Eine der bei solchem Vorgehen gewonnenen Aktivitätskurve ist auf der Abb. 1 dargestellt, wobei die Aktivitätsmaxima ihrer Lagecharakteristik entsprechend folgenden, von Maurer, Schild sowie Bottenbruch in ihrer elektrophoretischen Wanderungsgeschwindigkeit definierten Verbindungen zugeordnet werden konnten:

A = anorganische Phosphationen,
B = Kreatinphosphorsäure,
B_1 = Neuberg-Ester (Fructose-6-Phosphat),
C = Adenosintriphosphorsäure.

Aus der Flächenbestimmung der zu Gaussschen Kurven ergänzten Maxima lassen sich quantitative Werte gewinnen, welche für die getrennten Fraktionen folgende Beziehungszahlen aufzustellen erlauben:

$$A:B:B_1:C = 10:48:2:40.$$

Die Adenosintriphosphorsäure (ATP) nimmt ja bekanntlich im Kohlenhydratstoffwechsel eine Schlüsselstellung ein und verdient in ihrer Eigenschaft als Energiespender und Phosphatdonator besondere Beachtung.

Bei der Einwirkung mechanischer Gewalt auf rote Blutkörperchen zeigt sich, daß diejenigen Zellen, welche als erste der Zerstörung anheimfallen, nur den siebenten Teil der zu erwartenden Mengen an ATP — bezogen auf die Gesamtmenge der markierten Phosphorverbindungen — enthalten; bei längerdauerndem

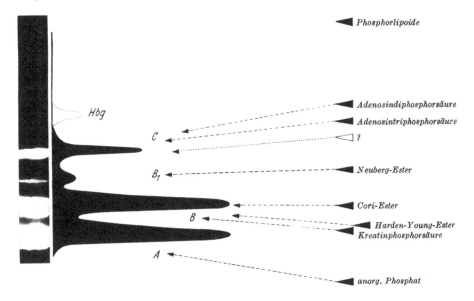

Abb. 1. Erythroblastose mit relativem ATP-Mangel bei hohem Gehalt an Phosphationen anorganischer Herkunft.

Versuch steigt dagegen der relative ATP-Gehalt in dem fraktioniert entnommenen Hämolysat an, während die anfangs bis auf das Vierfache erhöhte anorganische Fraktion abnimmt. In dieser Beziehung scheinen sich also zwischen gealterten und jugendlicheren Erythrocyten wesentliche Unterschiede zu ergeben. Es ist denkbar, daß die zur Resynthese der ATP erforderliche Energie nicht mehr aufgebracht werden kann und eine Reihe von Hinweisen deuten in die Richtung, daß der Kohlenhydratstoffwechsel bei gealterten Zellen an einer bestimmten Stelle — möglicherweise noch auf der Stufe der Hexose-Ester — stehenbleibt bzw. nicht mehr in der gewohnten Weise weiterläuft.

Bei überlebenden roten Blutkörperchen sinkt die Menge der radioaktiv etikettierten ATP nach der Art einer Exponentialfunktion innerhalb von etwa 20 Std. auf die Hälfte ab. Bei einer Reihe von Patienten mit hämolytischen Anämien geschah dies jedoch bereits nach 8—12 Std. Hier scheint ebenfalls eine Unmöglichkeit, die energiereiche ATP wieder aufzubauen, vorzuliegen. Der Grund für diese Art der Störung muß jedoch nicht unbedingt im Erythrocyten selbst gesucht werden, wie Untersuchungen von HOFMANN-CREDNER, RUPP und SWOBODA zeigen.

Auf die Bedeutung der übrigen markierten Phosphorverbindungen, ihre Konstellation und ihren Umsatz bei Frühgeborenen, jungen Säuglingen und älteren blutgesunden Kindern kann nicht im einzelnen eingegangen werden. Immerhin scheint nach unseren Untersuchungsergebnissen die Annahme berechtigt zu sein, daß der Phosphorstoffwechsel roter Blutzellen im Laufe des Lebens der Einzelzelle, bei pathologischen Prozessen, die zu einer Beeinträchtigung der Lebensvorgänge in den Erythrocyten führen, und vor allem bei der Alterung charakteristisches Gepräge aufweist, dessen Berücksichtigung uns vielleicht in unseren pathogenetischen Erwägungen und therapeutischen Möglichkeiten bereichern wird.

Intravenöse Radiogold-Therapie der chronisch-myeloischen Leukämie.

Von

H. Vetter und E. Mannheimer (Wien/Österreich).

Mit 2 Abbildungen.

Die Behandlung leukämischer Erkrankungen mit kolloidalen radioaktiven Substanzen wurde erstmals von Hahn bei einer Reihe von Fällen durchgeführt, doch existiert bis heute kein zusammenfassender Bericht über die erzielten Ergebnisse. Das Prinzip der Methode beruht auf der selektiven Anreicherung des intravenös verabreichten, kolloidalen Radiogolds in Leber und Milz, so daß hauptsächlich eine intensive Bestrahlung dieser beiden Organe, daneben aber auch eine gewisse Bestrahlung des Knochenmarkes resultiert.

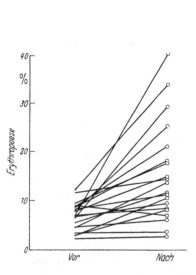

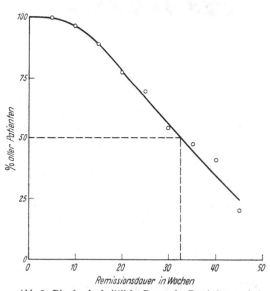

Abb. 1. In 19 von 20 Fällen kam es zu einem Anstieg der Erythropoese im Knochenmark.

Abb. 2. Die durchschnittliche Dauer der Remission nach der ersten Radiogoldinjektion betrug 33 Wochen.

Wir haben im Laufe der letzten drei Jahre eine größere Reihe von Patienten auf diese Weise behandelt und berichten nun über die Ergebnisse an 30 Fällen von chronisch-myeloischer Leukämie, die alle zumindest ein Jahr lang beobachtet wurden. Die durchschnittliche Einzeldosis betrug 55 mC. Mit einer einmaligen Injektion konnten in allen Fällen folgende Ergebnisse erzielt werden:

1. Eine Normalisierung der Leukocytenzahl.
2. Eine maximale Ausreifung im peripheren Blut und im Knochenmark.
3. Ein wesentlicher Rückgang der Milzvergrößerung.
4. Eine Normalisierung des roten Blutbildes (Abb. 1) mit deutlicher Reticulo-cytenkrise.

Die Wirkung einer einmaligen Injektion hält im Durchschnitt fast 8 Monate an (Abb. 2). Nach der zweiten Injektion ist die Remissionsdauer im Durchschnitt kürzer. Die Entwicklung einer Resistenz konnte beobachtet werden.

Ein Unterschied in der Reaktionsweise zwischen unbehandelten und vor-behandelten Fällen konnte nicht beobachtet werden, jedoch konnten auch bei Fällen, die gegen Röntgen- oder Chemotherapie resistent waren, noch gute Erfolge erzielt werden. Besonders bemerkenswert war ein Fall, bei dem sich nach zwei Jahren eine Resistenz gegen Radiogold entwickelte, der dann auf Myleran an-sprach, dann gegen Myleran resistent wurde und nun wieder nach Radiogold eine gute Remission zeigte.

Komplikationen der Therapie wurden kaum beobachtet. Gelegentlich kommt es zu Appetitlosigkeit und Brechreiz während der ersten 48 Std. In 3 Fällen wurde eine vorübergehende Leukopenie gesehen. In einem Falle kam es zur Anurie. Funktionsstörungen der Leber wurden nicht beobachtet. Eine gelegentliche Thrombocytopenie führte nie zu einer hämorrhagischen Diathese. In einer großen Zahl der Fälle konnte die Injektion ambulant verabreicht werden.

Die durchschnittliche Lebensdauer sämtlicher Patienten betrug 2,8 Jahre. Die Lebenserwartung der ausschließlich mit Radiogold behandelten Fälle dürfte wahrscheinlich größer sein.

Die Bestrahlungsdosis, die sowohl Leber als auch Milz erhalten, betrug im Durchschnitt etwa 1500 rep.

Literatur.

HAHN, P. F.: Radioactive Colloids in the Treatment of Lymphoid-Macrophage Diseases. In: A Manual of Artificial Radioisotope Therapy. New York: Academic Press 1951.

FELLINGER, K., u. H. VETTER: Radiogold-Therapie der leukämischen Erkrankungen. Strahlenther. Sonderb. **33**, 175 (1955).

FELLINGER, K., u. H. VETTER: Radiation Therapy by Means of Internally Administered Radioactive Isotopes. J. Egypt. Med. Assoc. **37**, 812 (1954).

Behandlung chronischer Leukämien mit Radiophosphor.

Von

IRENE BOLL (Berlin/Deutschland).

Mit 2 Abbildungen.

Seit über drei Jahren konnten wir 21 Leukämien, davon 13 chronische lymphatische und 8 chronische myeloische mit Radiophosphor behandeln. Die Applikation erfolgte als o-Phosphat in gepufferter Lösung in Dosen von 1—3 mC i.v. alle 14 Tage oder seltener. Die Injektionen wurden so lange fortgeführt, bis sich die subjektiven Beschwerden weitgehend gebessert hatten, aber nicht weiter als bis zu einem Leukocytenabfall auf 20000/mm³. Dann wurden die Patienten unter 2—6 wöchiger klinischer und hämatologischer Überwachung belassen, bis es zu einer erneuten Verschlechterung kam. Es hat sich uns als zweckmäßig erwiesen, mit dem Wiederbeginn der Behandlung nicht bis zur ausgesprochenen klinischen Verschlechterung zu warten, sondern beim deutlichen Leukocytenanstieg, je nach Fall verschieden, aber meist bei 40000, wieder mit den Injektionen zu beginnen.

Auf diese Weise konnten wir bei den 21 Patienten 54 Remissionen erzielen, die bei den lymphatischen Leukämien im Durchschnitt mit 5,7 mC erreicht wurden und 6 Monate andauerten, bei den myeloischen Leukämien mit 9,2 mC durchschnittlich 5 Monate andauerten. Die längste Remission dauerte 14 Monate, die kürzeste etwa einen.

Von der Behandlung wurden die Leukämien ausgeschlossen, die aleukämisch, mit hämorrhagischer Diathese oder schwerer Begleitanämie verliefen. Es wurden grundsätzlich keine Patienten mit Radiophosphor behandelt, die Bluttransfusionen benötigten. Nach Besserung des roten Blutbildes mittels Transfusionen konnten aber durch Weiterbehandlung mit Radiophosphor schon Normalisierungen des roten Blutbildes bei Abfall der Leukocytenzahlen mit entsprechenden Besserungen des Allgemeinbefindens erreicht werden.

Im Gegensatz zu einzelnen Autoren scheinen uns weiterhin Leukämien, bei denen der Milztumor oder Lymphknotentumoren im Vordergrund des Erscheinungsbildes stehen, für die Behandlung mit Radiophosphor weniger geeignet. Mit lokalen Röntgenbestrahlungen haben wir hier günstigere Ergebnisse erzielt und konnten die Röntgenbestrahlung schon des öfteren mit Erfolg mit Radiophosphor kombinieren. Wir hatten den Eindruck, daß sich diese beiden Bestrahlungsarten

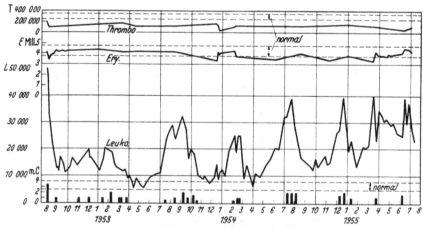

Abb. 1. Verlauf einer chronisch-lymphatischen Leukämie während drei Jahren. Die Lymphknotenschwellungen und das Allgemeinbefinden verhielten sich analog den Leukocytenwerten. Milztumor nie mit Sicherheit unter dem Rippenbogen. 8 Remissionen.

günstig beeinflussen. Zwei Patienten mit myeloischer Leukämie, die vorher mit TEM behandelt waren, sprachen ungünstig auf die Radiophosphorbehandlung an, was hier lediglich mitgeteilt sein soll, ohne einen Kausalzusammenhang herzuleiten.

Unsere Beobachtungsdauer von 3 Jahren ist noch zu kurz, um einen Einfluß der Behandlung auf die Letalität beurteilen zu können. LAWRENCE, DIAMOND und OSGOOD aus den USA haben aber mit der Radiophosphorbehandlung an größerem

Krankengut während 10 Jahren eine statistisch signifikante Lebensverlängerung gefunden.

Wir sehen jedenfalls den Vorteil der Behandlung mit Radiophosphor in dem Fehlen von Nebenwirkungen, wie sie bei der Röntgenbestrahlung und der Behandlung mit Cytostatica fast unvermeidlich sind, und in ihrer ambulanten Durchführbarkeit. Die Patienten sind durch die 14 tägigen oder selteneren Blutbild-

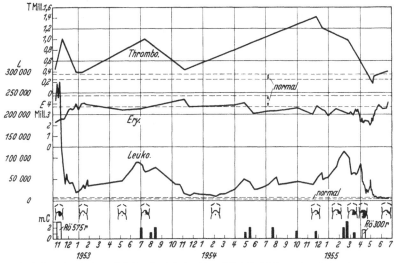

Abb. 2. Verlauf einer chronisch-myeloischen Leukämie während fast drei Jahren. Am Anfang steht eine stationär durchgeführte Röntgenbestrahlung der Milz mit gutem Effekt auf die Milz, das Blutbild und das Allgemeinbefinden. Weiterhin ambulante Behandlung mit Radiophosphor (3 Remissionen), bis eine so akute Verschlechterung des Allgemeinbefindens und der Anämie eintrat mit Auftreten eines großen Milztumors, daß stationäre Aufnahme erfolgen mußte. Da jetzt der Milztumor im Vordergrund des Krankheitsbildes stand, wieder Röntgenbestrahlung der Milz, dazu Bluttransfusionen. Daraufhin weitgehender Rückgang der Milz, Blutbildnormalisierung und generelle Erholung.

kontrollen und Injektionen nur wenig beeinträchtigt. Soweit stationäre Behandlung notwendig war, so war dies öfter wegen irgendwelcher Begleiterkrankungen als wegen der Leukämie selbst erforderlich.

Infolgedessen ist es möglich, diese chronisch Kranken, denen meist ihr schweres Schicksal bekannt ist, unter weitgehender Erhaltung der Arbeitskraft besser psychisch zu führen. Die Mühen, die durch die Anlieferung der Radioisotope und die wegen der Halbwertzeit von 14 Tagen an diesen Termin gebundenen Injektionen entstehen, müssen dafür ebenso in Kauf genommen werden, wie die sorgfältige Abmessung und Einstellung der radioaktiven Substanz.

Erlauben Sie mir, noch kurz zu einigen wichtigen Strahlenschutzfragen Stellung zu nehmen. Die DIN-Vorschriften über den Strahlenschutz beim Arbeiten mit offenen radioaktiven Präparaten verbieten in einem Entwurf vom Dezember 1954 die ambulante Behandlung mit Isotopen schlechthin. Dieser Passus wurde doch wahrscheinlich aus zwei Gründen in die Vorschriften aufgenommen:

1. Wegen der notwendigen Kontrollen der Patienten unter der Behandlung. Diese kann aber bei der geringen Toxicität der bei hämatologischen Erkrankungen angewendeten Dosen ^{32}P auch in größeren Abständen erfolgen. Eine regelmäßige Überwachung durch einen mit der Leukämiebehandlung erfahrenen Arzt ist allerdings erforderlich. 2. Zum Schutz der Personen der näheren Umgebung des

Kranken vor der Strahlenwirkung. Dieser Schutz dürfte nach Meinung des uns zur Seite stehenden Physikers, Herrn Mehl vom Strahleninstitut der Freien Universität Berlin bei einer Therapie mit bis maximal 4 mC ³²P auf jeden Fall auch ambulant gewährleistet sein. Es handelt sich bei dem benutzten Isotop um einen reinen β-Strahler, dessen Bremsstrahlung eine unwesentlich kleine Intensität besitzt. Als maximal zulässige Toleranzmenge im Körper werden 15 mC, also einige Hundertstel der verabfolgten Dosis zugelassen. Es ist aber unwahrscheinlich, daß von der von einem Patienten ausgeschiedenen Menge ³²P eine solche Dosis inkorporiert werden kann.

So möchten wir abschließend fordern, die Behandlung mit Radiophosphor nicht durch ein allgemeines Verbot der ambulanten Isotopentherapie einzuschränken, sondern das Verbot auf die Therapieformen zu beschränken, die tatsächlich einen speziellen Strahlenschutz erfordern.

Literatur.

Siehe bei:

Boll, I., P. Freyschmidt u. H. G. Mehl: Ärztl. Wschr. **1954**, 830.

Weiterhin:

Begemann, H.: Dtsch. med. Wschr. **1955**, 850.

Diamond, H. D., and L. F. Craver: Cancer (N. Y.) **4**, 999 (1951).

Osgood, E. E., u. Mitarb.: Radiology **64**, 3, 373 (1955).

Brügel, H.: Dtsch. med. Wschr. **1955**, 643.

Easson, E. C., B. E. Jones u. L. A. Mackenzie: 2. Radioisotope Conference, Oxford 1954.

Rezidivtendenz P³²-behandelter Polycythämien unter Berücksichtigung des Eisenstoffwechsels.

Von

H. Goldeck, W. Horst und H. Sauer (Hamburg-Eppendorf/Deutschland).

Von insgesamt 84 radiophosphatbehandelten Patienten mit Polycythaemia rubra vera wurde bei 37 Kranken das Isotop reinkorporiert, und zwar: in 22 Fällen wurde die P³²-Applikation zweimal, in 12 Fällen dreimal und in drei Fällen viermal vorgenommen. Bei entsprechender Dosierung war das Zeitintervall bei allen Kranken mit Wiederholung der P³²-Inkorporation etwa 1 Jahr. Zur Beurteilung des P³²-Effektes und zur rechtzeitigen Erkennung der Rezidive ist zunächst die hämodynamische und hämocytologische Verlaufsbeobachtung von unerläßlicher Wichtigkeit. Auf der anderen Seite jedoch ist die dekompensierte Polycythämie durch die erythropoetische Mehrleistung im Eisenstoffwechsel derart belastet, daß auch ohne Aderlaßbehandlung in der Regel zumindest latente Sideropenien auftreten (Goldeck u. Remy). Durch Blutentzug wird der zum Wesen der Krankheit gehörende Eisenmangel verstärkt und kann dann auch klinisch manifest werden. Unter diesen Umständen ist dann sogar eine Eisentherapie erforderlich, wobei es zu einer raschen Besserung auch der Epitheldystrophie kommt. Wir befürworten daher die Aderlaßanwendung bei Polycythämie nur aus hämodynamischer Indikation; es empfiehlt sich dann einen einmaligen großen Aderlaß mit der P³²-Inkorporation zu synchronisieren. Von dem „Intervall-Blutentzug" machen wir keinen Gebrauch mehr.

Bei einer größeren Anzahl von allein mit Radiophosphat behandelten Polycythämiekranken kam es nach der Anwendung von Radiophosphor nicht nur zu einer Reduktion der Erythrocytenwerte, sondern zu einer qualitativen Normalisierung des roten Blutbildes, wobei insbesondere der Eisengehalt des Einzel-Erythrocyten stets Normalwerte erreichte. Damit Hand in Hand steigt der Serumeisenspiegel kontinuierlich an, um bei Rezidivtendenz wieder abzusinken. Die orale Ferrobelastung vermittelt in Ergänzung zu den Solitärwerten einen guten Einblick in das mit der Rückfallsneigung zunehmende Eisenbedürfnis des polycythämischen Organismus.

Diese Eisenstudien wurden in den verschiedenen Polycythämie-Stadien ergänzt mit Fe[59]-Untersuchungen (Serum-Eisen-Clearance), Einbaurate in die Erythrocyten und in vivo-Messung der Organverteilung von Radioeisen.

The Treatment of Myeloid Leukaemia with Demecolcine (Colcemid).

By

A. PINEY (London/England).

With 1 figure.

Demecolcine (Ciba), known in England as Colcemid, has, like colchicine, the power to inhibit mitosis at the metaphase stage; it does not, like urethane, intervene at all phases of cell-division. It has proved itself to be the most specific and the least toxic of the chemotherapeutic agents available for the treatment of chronic myeloid leukaemia.

The chart shows that considerable variations of dosage were needed before a suitable one could be found. Thus, at first, a small dose was followed by deterioration of the blood-picture, with increase of myeloblasts up to about 20,000 per cmm. When the dose was increased to 15 mgm. daily a frightening fall of leucocytes ensued, which led to a decrease of dosage. The leucocytes rose again, to a level even higher than that before treatment, although the myeloblasts did not become quite so numerous. After a good deal of trial and error, a stabilizing dose was found, which produced an almost normal blood-picture, in which from the beginning of August, 1954 until the 3rd March, 1955 a small number of myeloblasts (varying from 600 per cmm. at the beginning to 140 per cmm. on the 3rd March) were seen. The weekly blood examinations have been continued and no blasts have been seen since that time. A rather smaller dose was then instituted, and, during the next ten months, i. e., up to the present time, no deterioration has occurred.

Not only did the blood-picture improve but the spleen, which had extended below the navel, receded behind the costal margin, and has not been palpable for some ten months. The patient's health has been excellent and the only remaining clinical abnormality is slight tenderness on pressure over several spots on the lower third of the sternum. Toxic symptoms have been negligible: when she was taking 15 mgm daily in June, 1954, there was slight nausea, but this stopped as soon as the dose was reduced. In August and September, 1954, there was considerable loss of hair, but, as the underlying disease was being so well controlled, I persuaded the patient to continue the treatment, and, surprisingly, the hair started to grow again and is now quite normal, although administration of Colcemid has not been interrupted during the whole period, viz., 17 months. The total amount of Colcemid taken is now about 5,000 mgm.

It is striking that, although the slight toxic effects of continuous administration ceased, the inhibitory action on the leukaemic process continued and, as already mentioned, has resulted in the disappearance of myeloblasts from the

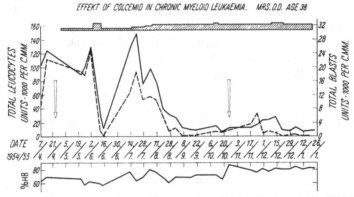

Fig. 1. The effects of the first 9 months of Colcemid treatment are shown to demonstrate the diffciulty of finding the proper controlling and maintenance dose. The chart should be compared with the haemograms, which clearly show the slow but steady return to a normal blood-picture. A marrow-puncture, in July 1955, showed a myelogram in which there were practically no myeloblasts, although a few mitotic cells, probably myeloblasts were found: all these showed gross abnormality of the chromosomes.

haemogram during the last six months. A marrow puncture on 5. 7. 55 showed an active tissue in which no typical myeloblasts were found but a very small number of probable myeloblasts in metaphase were found, in all of which the chromosomes were abnormal in shape and staining reaction.

Table 1.

Mrs. D. D.	7. 4. 54 before treatment		21. 5. 54 before stabilization		21. 6. 55 after over 4000 mg colcemid	
Haemoglobin %	64		68		91	
R. B. C. per cmm.	2,800,000		3,600,000		4,200,000	
Colour Index	1.14		0.95		1.08	
W. B. C. per cmm.	160,000		90,000		12,000	
Neutrophils: %	%	per cmm.	%	per cmm.	%	per cmm.
Myelocytes	8	12,800	3	2,700		
Metamyelocytes	4	6,400	2	1,800		
Staff	6	9,600	11	9,900		
Polymorphs	52	83,200	40	36,000	74	8,880
Polymorphs (toxic) . . .					4	480
Eosinophils:						
Myelocytes			3	2,700		
Metamyelocytes			3	2,700		
Staff			2	1,800		
Polymorphs	4	6,400	4	3,600	2	240
Promyelocytes	2	3,200	3	2,700		
Blasts	4	6,400	21	18,900	2	240
Monocytes	3	4,800	2	1,800		
Lymphocytes	17	27,200	5		12	1,400
Smear Cells	—	—	1			

An interesting problem arises: Colcemid has proved to be valueless, perhaps even dangerous, in acute myeloblastic leukaemia; and, in view of its effect in reducing the number of myeloblasts, this might seem surprising. Presumably the explanation is that a remission of acute leukaemia is only possible if there is still enough functional marrow-tissue available to restore the blood to normal. Destruction of the myeloblasts in an almost purely myeloblastic marrow can only lead to a more or less complete aplasia.

One more point. Although it appears that Colcemid exerts its action most intensely on the myeloblasts and other dividing cells, it is not devoid of effect on more mature cells. For some months, in the present case, there has always been a small percentage of cells, especially of neutrophil polymorphonuclears in which degenerative changes, such as clumping of granules and even patches of nongranular cytoplasm, have been found. And, although the action of Colcemid is more or less specifically on cells of the granular series, degenerative changes do occur in lymphocytes and monocytes, usually taking the form of areas of pallor or even of failure to stain in the nuclei, sometimes accompanied by vacuolation of the cytoplasm.

Kritische Bewertung der Demecolcinbehandlung der Leukosen an Hand dreijähriger Erfahrungen.

Von

R. WILDHACK (Marburg a. d. Lahn/Deutschland).

Mit 2 Abbildungen.

Seit 1952 sind an unserer Klinik 17 Kranke mit chronischer Myelose mit Demecolcin (Colcemid Ciba) behandelt worden. Eine der auffälligsten Beobachtungen ist die individuell sehr verschiedene Empfindlichkeit gegenüber dem Alkaloid, auf die von BOCK und GROSS bereits hingewiesen worden ist. Abb. 1 zeigt zunächst eine Gruppe von 9 Fällen mit guter Wirkung des Demecolcins. 5 davon stehen in Dauerbehandlung, bei Fall 5 ist probeweise eine Mylerankur zwischengeschaltet worden. Bei Fall 6 wurde die Dauerbehandlung aus äußeren Gründen abgebrochen, Fall 7 starb interkurrent an einer Pneumonie, in Fall 8 erfolgte der Tod an einer Hirnblutung. Die letzte Patientin dieser Gruppe bekam nach einem auf gut Demecolcin ansprechenden Rezidiv intermittierende Temperaturen, die Leukocyten stiegen wieder an. Eine Röntgenbestrahlung hatte nur mäßigen Erfolg in bezug auf die Leukocytenzahl, Myleran dagegen einen guten; beide hatten auf die Milzgröße keinen Einfluß. Exitus letalis nach weiterem Verfall und einer Spontanfraktur des linken Oberschenkels. Die Autopsie zeigte außer der chronischen Myelose das Vorliegen eines Reticulosarkoms.

Die drei Patienten der nächsten Gruppe sprachen schlecht auf Demecolcin an. Eine Röntgenbestrahlung hatte bei Fall 10 guten Erfolg, nachdem 1339 mg Demecolcin i.v. und per os in 59 Tagen nur zu kurzfristigen Remissionen geführt hatten. Ein weiteres Rezidiv reagierte gut auf Myleran. Bei Fall 11 waren auch Urethan, TEM und Röntgenbestrahlung unwirksam gewesen, bzw. hatten allenfalls kurze Remissionen erzeugt. Tod nach nicht ganz zweijähriger Krankheitsdauer im Myeloblastenschub. Der dritte Patient, der sowohl durch zwei Demecolcin, als auch durch zwei Röntgenbestrahlungen wenig beeinflußt werden konnte, bekam nach $1^3/_4$ jähriger Krankheitsdauer eine Querschnittslähmung im Bereich von Th 12, die sich autoptisch als durch leukämische Durainfiltrate bedingt erwies.

Bei den 5 Patienten der 3. Gruppe findet sich dagegen eine außerordentlich hohe Empfindlichkeit gegenüber Demecolcin. 44 mg i.v. in 5 Tagen vermögen bereits einen Leukocytensturz auf 2000—3000 auszulösen. Über die hierbei auftretenden herpetiformen Stomatiden, z. T. mit Nachweis von Herpesvirus,

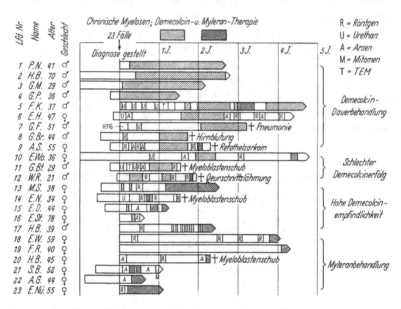

Abb. 1. Erfahrungen bei der Dauerbehandlung von Leukosen.

haben Bock und Gross berichtet. Bemerkenswert ist, daß alle Patienten dieser Gruppe einen starken Haarausfall bekamen, den wir sonst nur bei zwei Patienten der Gruppe I (Fall 1 und 9) nach längerer Medikation sahen. Das scarlatiniforme, juckende Exanthem, welches wir bei zwei Patienten beobachteten, ging bei Fall 17 schon bei Leukocytenwerten von 40000—50000 bei Weitergabe von Demecolcin zurück.

Remissionen hielten ohne Weiterbehandlung kaum länger als vier Wochen an. Wir führten daher meist Dauerbehandlung durch, wobei die Erhaltungsdosen zwischen 4 und 8 mg Demecolcin täglich lagen. Manche Patienten zeigen eine recht hohe Toleranz gegenüber dem Mittel, bis 20 mg Demecolcin i.v. oder 18 mg per os waren zur Erzielung eines Behandlungserfolges notwendig und wurden ohne Nebenerscheinungen vertragen. Rezidive erfordern meist höhere Dosen als zu Anfang. Das gleiche gilt für einen zu späten Übergang auf Dauerbehandlung, wie es kürzlich von Leonard und Wilkinson aufgezeigt wurde. Abb. 2 zeigt die Leukocytenverlaufskurve eines fast drei Jahre in ambulanter Behandlung stehenden Patienten. Derselbe hat im Laufe dieser Zeit 2433 mg Demecolcin erhalten. Eine Resistenzentwicklung gegenüber Demecolcin, wie Galton sie für Myleran beobachtet hat, haben wir bisher nicht gesehen.

Myleran haben wir bei 13 Fällen angewandt. Unsere Erfahrungen sind zeitlich begrenzt, entsprechen bisher aber den von GALTON, KLIMA und anderen berichteten. Die Dosierung erscheint einfacher, da die individuelle Empfindlichkeit nicht so verschieden ist wie bei Demecolcin. Fall 13, eine Patientin mit hoher Demecolcin-Empfindlichkeit, zeigte zunächst gute Besserung nach Röntgenbestrahlung. Das nächste Rezidiv wurde mit Myleran behandelt und sprach gut an. Seither ist sie über ein Jahr in ambulanter Myleranbehandlung. Auch die erwähnte

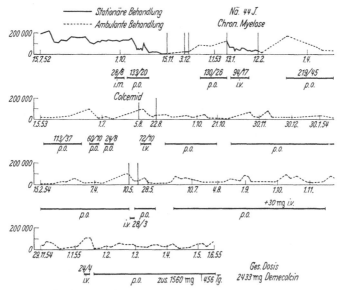

Abb. 2. Leukocytenverlaufskurve eines Kranken mit chronischer Myelose.

Patientin Fall 10 mit schlechtem Demecolcinerfolg sprach gut auf Myleran an. Im Myeloblastenschub haben wir einmal mit Myleran keinen Erfolg erzielt (Fall 20) in einem anderen bisher eine Besserung des Zustandes erreicht (Fall 18).

Bei der Behandlung chronischer Lymphadenosen mit Demecolcin haben wir ebenso wie MOESCHLIN keine Erfolge gesehen. STORTI berichtet dagegen, daß einer von vier Fällen überraschend gut gebessert wurde. Über die Anwendungsmöglichkeit des Demecolcin bei akuten Leukosen wird GROSS an anderer Stelle berichten.

Demecolcin (Colcemid Ciba) hat sich in der Behandlung der chronischen Myelose als wirksam erwiesen. Es ist mit Demecolcin ebenso wie mit Myleran möglich, Patienten über 3 Jahre, der durchschnittlichen Lebensdauer der Erkrankung, zu behandeln. Die individuell verschiedene Empfindlichkeit bei Demecolcin führt dazu, daß häufiger Nebenerscheinungen beobachtet werden als beim Myleran. Frauen zeigen recht häufig eine hohe Empfindlichkeit gegenüber Demecolcin, 7 von 5 mit Demecolcin behandelten Frauen hatten Haarausfall. Myleran andererseits kann zu Amenorrhoe führen (GALTON, BOLLAG). Schlecht auf Demecolcin ansprechende Fälle reagieren gut auf Myleran, wie wir zeigen konnten. BOLLAG hat bei einem myleranresistenten Fall eine Remission mit Demecolcin herbeiführen können. Weitere Erfahrungen müssen eine Abgrenzung der Indikation für beide Mittel ergeben.

Literatur.

Bock, H. E., u. R. Gross: Klin. Wschr. **1953**, 816; Acta haematol. (Basel) **11**, 280 (1954);
   Ärztl. Wschr. **1954**, 344.
Bollag, W.: Zit. n. Galton
Galton, D. A. G., and M. Till: Lancet **1955**, 425.
Klima, R., J. Beyreder u. E. Herzog: Wien. klin. Wschr. **1954**, 682.
Leonard, B. J., and J. F. Wilkinson: Brit. Med. J. **1955**, 874.
Moeschlin, S., H. Meyer u. A. Lichtman: Schweiz. med. Wschr. **1953**, 990.
Storti, E., u. R. Gallinelli: Schweiz. med. Wschr. **1954**, 612.

Action du Myleran dans 22 cas de leucémie myéloïde chronique.

Par

Y. Kenis, P. Dustin Jr., J. A. Henry et H. J. Tagnon (Bruxelles/Belgique).

Avec 3 figures.

Le Myleran, ou 1,4-diméthane-sulfonyloxy-butane, occupe, parmi les corps chimiothérapiques à action alkylante, une situation particulièrement intéressante à la fois par la simplicité de sa structure chimique et par son efficacité établie par Haddow et Timmis, et Galton. Cependant, un nombre encore assez restreint de travaux a été consacré à l'étude de son action dans la leucémie myéloïde chronique (Bollag, Hansen, Petrakis et coll., Wagner, Gigante et coll., Vidabaek, Ramioul, Kurrle) et ceux-ci ne considèrent que des séries assez petites de cas. Le travail le plus important est celui de Galton et Till, qui ont traité 39 leucémies myéloïdes chroniques.

Ayant eu l'occasion de suivre l'évolution de 22 cas, nous pensons qu'il n'est pas sans intérêt de rapporter brièvement quelques observations cliniques et anatomiques à leur sujet.

Matériel et méthodes.

Comme pour toute thérapeutique nouvelle de la leucémie, nous n'avons commencé à expérimenter le Myleran que chez des patients qui avaient déjà été traités par d'autres méthodes, en particulier l'association uréthane-radiothérapie (P. Dustin), la liqueur de Fowler et le phosphore radioactif P^{32}. Sept malades ont été traités uniquement par le Myleran. Deux malades dont l'évolution sera discutée plus loin, ont reçu dans la période terminale de leur affection de la 6-mercaptopurine. L'évolution de la leucémie a été contrôlée le plus souvent par la ponction sternale. Des numérations de plaquettes (par la méthode de Fonio) ont toujours été pratiquées lorsque du Myleran était administré.

Le médicament fut toujours pris *per os* à la dose quotidienne de 2 à 8 mgr. Nous avons, le plus souvent, interrompu l'administration du Myleran dès que la leucocytose atteignait une valeur voisine de la normale, sans tenter d'entreprendre un traitement d'entretien qui aurait demandé une surveillance attentive du taux des plaquettes. Le plus grand nombre des malades ont été traités sans être hospitalisés. Le tableau 1 montre les données principales de notre matériel.

Résultats personnels.

Nous ne désirons pas nous étendre longuement sur les effets favorables de cette nouvelle thérapeutique sur l'état général, sur le taux d'Hb et sur la splénomégalie.

Tableau 1.

Cas	Sexe	Age première consultation	Traitements antérieurs au Myleran	Intervalles entre premier symptôme et traitement au Myleran	Durée des rémissions les plus longues après Myleran (en mois)	Durée totale de l'affection (en années)
1. V. Es.	F	55	O	1 mois	0	$1^1/_2$ [1]
2. Tib.	M	55	P^{32}	—	4	1 [1]
3. Ken.	M	48	RX, Fowler, RX + uréthane, P^{32}	2 ans $^1/_2$	0	$2^1/_2$ [1]
4. Paq.	F	50	P^{32}, uréthane, Fowler	1 an	< 1	$1^1/_4$ [1]
5. Ver.	M	27	Fowler, P^{32}, RX	7 ans $^1/_2$	1	$7^1/_2$ [1]
6. Del.	M	70	Uréthane, Fowler, P^{32}	1 an $^3/_4$	1	$2^1/_4$ [1]
7. Koe.	F	67	RX + uréthane, P^{32}	8 mois	1,7	$1^1/_2$ [1]
8. V. Ey.	M	37	RX	4 ans	2,0	$5^1/_2$ [1]
9. Cal.	F	58	O	1 an	0	2
10. Her.	F	47	O	5 mois	9	$2^1/_2$
11. Mar.	M	63	O	1 an	3,6	$1^3/_4$
12. V. Bu.	M	37	Fowler	1 an $^1/_4$	5,3	$2^1/_2$
13. V. Wa.	F	31	O	6 mois	12	2
14. Cry.	M	68	O	—	5,5	6 mois
15. Ver.	F	45	RX + uréthane, Fowler, P^{32}	1 an $^3/_4$	2,6	$4^1/_2$
16. Dar.	F	40	P^{32}	1 an	2,5	$1^3/_4$
17. Doy.	M	62	P^{32}, RX	2 ans	2,0	3
18. Pul.	F	76	RX	3 mois	11,3	2
19. Den.	M	57	P^{32}, RX, Fowler	1 an	3	2
20. Goo.	M	29	RX, uréthane, Fowler, P^{32}	4 ans	11	$6^3/_4$
21. Del.	F	53	RX, P^{32}	3 ans $^1/_4$	4,5	4
22. X.	F	32	RX	1 an	3	$2^1/_4$

Ces effets ont été observés chez tous ceux de nos malades dont la leucocytose s'abaissait fortement au cours du traitement. Une rémission hématologique a été obtenue dans 19 cas sur 22. Comme on le voit dans le tableau 2, des rémissions répétées ont souvent pu être obtenues. Le cas 12 (V. Bu.) eut 4 rémissions hématologiques complètes au cours d'une période de 18 mois. Le cas 15 (Ver.) reçut en deux ans 8 séries de Myleran, toutes suivies de rémissions de courte durée (de 1 à $2^1/_2$ mois), sans que l'on put constater une différence de durée entre les premières et les suivantes.

Tableau 2. *Nombre de rémissions sous l'influence du traitement au Myleran.*

Nombre de rémissions	—	±	+	Totaux
Pas de thérapeutique antérieure	2	0	5	7
Autres thérapeutiques antérieures	1	2	12	15
Totaux	3	2	17	22

— Aucune rémission ni amélioration; ± 1 rémission ou amélioration clinique et hématologique passagère; + plus d'une rémission.

---

[1] décès.

Nous voudrions insister surtout ici sur quatre points: la durée des rémissions obtenues, les signes de toxicité, l'existence de cas «résistants» et les causes des décès observés.

1) Durée des rémissions: Le tableau 3 indique la durée des rémissions observées. Nous entendons par là, d'une part les périodes où le malade put rester sans traitement (colonne a) d'autre part, les périodes pendant lesquelles la leucocytose était abaissée en dessous de 20.000, l'état clinique était amélioré et l'anémie était peu marquée (colonne b). Nous ne considérons pas que le processus leucémique était arrêté pendant ces périodes, mais que les patients étaient à même de mener une vie normale, sans thérapeutique. Comme on le voit, des rémissions de plus de 9 mois ont pu être enregistrées. Ce fait témoigne de l'efficacité du Myleran, surtout si on le compare à l'uréthane. Par contre, dans le matériel de l'Institut Bordet, l'un de nous (J. A. H.) a pu observer quelques rares rémissions de plus longue durée après administration de phosphore radioactif.

Tableau 3. *Durée des rémissions (ᵃ ᵇ) sous l'influence du traitement au Myleran.*

	Nombre de cas	
	a	b
Pas de rémission . .	3	3
Moins de 3 mois . .	8	9
De 3 à 9 mois . . .	7	9
Plus de 9 mois . . .	4	1°

a = période sans traitement.

b = période de rémission clinique avec leucocytose inférieure à 20000.

° = 15 mois avec leucocytose inférieure à 20000 avec 2 cures de Myleran

12 mois avec leucocytose inférieure à 20000, sans traitement.

2) Toxicité: Le médicament a été mal toléré au point de vue gastrique dans un seul cas. Par contre, les troubles digestifs qui constituaient chez deux malades

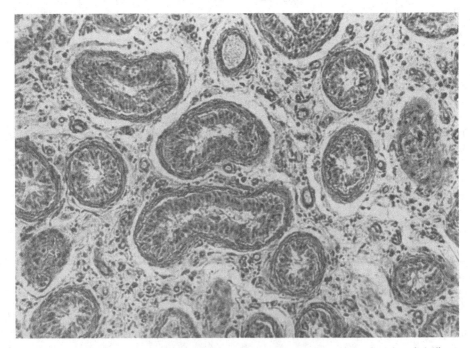

Fig. 1. Cas 8 Testicule. Arrêt de la spermatogénèse avec sclérose de la membrane basale des tubes séminifères. Oedème de l'interstitiel, sans sclérose ni atrophie.

la plainte subjective majeure avant toute therapeutique, disparurent au cours du traitement.

Bollag, le premier, a montré que chez le rat, le Myleran pouvait provoquer de l'atrophie testiculaire et une disparation progressive des follicules ovariens. Ce dernier phénomène a été l'objet d'une étude attentive de Burkl et Kellner. Nous n'avons donc pas été surpris de voir apparaître en cours de traitement, de l'aménorrhée chez trois de nos malades, âgées respectivement de 31, 32 et 41 ans. Dans l'un des cas, deux frottis vaginaux montrèrent l'absence d'activité oestrogénique. Il faut toutefois signaler que chez une malade, cette aménorrhée est apparue alors que l'état général était peu satisfaisant. Chez les deux autres, elle est apparue alors que le Myleran avait déterminé une bonne rémission clinique et hématologique. Chez l'homme, nous n'avons pas, on le comprend, étudié la spermatogénèse, mais le cas suivant (cas 8. V. Ey.) montre l'atteinte de la lignée

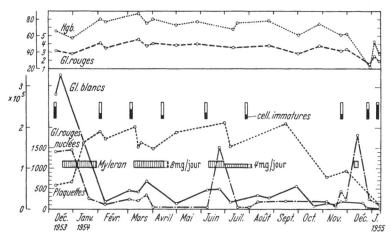

Fig. 2. Cas 8 Aplasie médullaire au cours du traitement d'une leucémie myéloïde chronique par le Myleran. Poussées érythroblastiques successives. Thrombopénie tardive.

germinale par l'agent chimiothérapique. L'étude microscopique du testicule montrait (figure 1) un arrêt complet de la spermatogénèse avec une sclérose (peut-être plus ancienne) de la membrane basale des tubes séminifères. Le tissu intertitiel était intact.

Ce cas illustre de plus la possibilité de voir se développer une aplasie médullaire progressive. Le graphique 2 résume l'évolution de ce cas classique de leucémie myéloïde chronique, avec myélogramme caractéristique. On notera l'effet favorable du médicament, l'amélioration de l'anémie, le maintien d'une leucocytose basse sans atteinte de la lignée thrombocytaire. Toutefois, au troisième traitement, le taux des globules rouges nuclées s'élève d'une façon assez marquée (1.400 par mm 3), bien que la leucocytose soit peu élevée. Ce signe aurait dû attirer notre attention sur la possibilité d'une hématopoïèse extramédullaire, conséquence d'une fibrose de la moëlle. Celle-ci, démontrée par l'autopsie (fig. 3), fut en effet responsable de l'évolution leucopénique, thrombopénique et anémique terminale chez ce malade. Nous avons tout lieu de croire que cette atteinte de la moëlle était déjà présente plusieurs mois avant le décès, comme en témoigne la chute progressive des plaquettes après la 3e série de Myleran.

Deux malades enfin présentèrent une diathèse hémorragique. Chez un malade (cas 5., Ver.) qui était en traitement depuis plusieurs années pour une forme particulièrement chronique de leucémie, très sensible pendant plus années à la liqueur de Fowler, le décès peut être attribué à une hémorragie cérébrale, vérifiée par l'autopsie. Il existait aussi des hémorragies dans les bassinets des 2 reins.

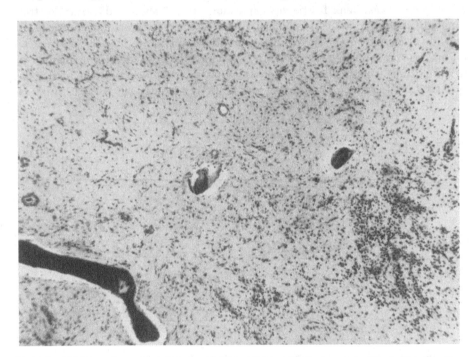

Fig. 3. Cas 8 Moëlle osseuse prélevée à l'autopsie. Fibrose lâche. Aplasie presque complète de l'hématopoïèse.

L'administration de 6-mercaptopurine peu avant l'exitus ne permet pas d'incriminer, à coup sûr, le Myleran comme cause de la diathèse hémorragique. L'autre exemple d'accident hémorragique (cas 2, Tib.) se manifesta au cours d'une poussée aiguë terminale dont l'issue fatale fut provoquée par la nécrose massive par infarctisation d'une rate très volumineuse, des hémorragies intestinales et deux larges perforations gastriques.

Ici encore, l'administration de 6-mercaptopurine après le Myleran, ne permet pas de rattacher de façon univoque ces accidents hémorragiques à la chimiothérapie au diméthanesulfonyloxybutane. Chez ces deux malades, le taux des plaquettes était extrêmement bas.

3) Cas résistants: L'un de nous (P. D.) a insisté sur le développement d'une résistance à la chimiothérapie par l'uréthane même sans modification de la formule leucocytaire. Existe-t-il de même des cas résistants au Myleran ? Nous n'avons pas obtenu de rémission hématologique dans trois cas. L'un de ceux-ci (cas 3, Ken.) était déjà en poussée terminale aiguë lors de son admission et ne permet aucune conclusion.

Le second (cas 1, V. Es.) n'avait reçu aucun traitement antérieur au Myleran. Il reçut 8 mgr par jour pendant 16 jours sans aucune action sur la leucocytose. Le traitement jugé inefficace fut interrompu et remplacé par le phosphore radioactif. Il s'en suivit une chute brutale de la leucocytose et une amélioration clinique. Cette «résistance» au Myleran n'était peut-être qu'apparente et due à un traitement insuffisamment prolongé. Nous avons en effet observé à plusieurs reprises, que la leucocytose pouvait augmenter pendant une quinzaine de jours pour diminuer ensuite rapidement si l'on poursuivait l'administration du médicament. La chute brutale du nombre de globules blancs qui suivit l'administration de P^{32} pourrait être due, dans ce cas, à une action cumulative des deux thérapeutiques.

Le troisième cas (cas 9, Cal.) était une leucémie cryptique à forme monocytaire, chez lequel le Myleran dut être interrompu par suite d'une aggravation de la leucopénie. Ce cas, actuellement en vie, réagit par contre favorablement à la 6-mercaptopurine.

C'est la seule de nos observations cliniques qui puisse suggérer que certaines leucémies chroniques sont plus résistantes au Myleran que d'autres, en dehors des périodes terminales. Par contre, deux cas «résistants», respectivement au phosphore radioactif (cas 2, Tib., 7 mC en 15 jours) et à la radiothérapie splénique (cas 18, Pul.) se montrèrent sensibles au Myleran qui détermina des rémissions cliniques et hématologiques de 4 et de 3 mois dans le premier cas, et de 11 mois dans le second.

Toutefois, dans le cas Tib., la chimiothérapie ayant été instituée 7 jours après l'administration de faibles doses de P^{32}, les mêmes réserves doivent être faites que pour le cas 1 (V. Es.) quant à la réalité de cette «résistance» au phosphore radioactif.

4) **Malades décédés:** Parmi nos cas, 8 sont décédés au moment ou nous écrivons ces lignes. En dehors du cas d'aplasie mentionnée plus haut, 7 ont subi l'évolution terminale classique, avec chimiorésistance, anémie et augmentation du pourcentage des cellules souches. Nous avons déjà parlé des 2 cas qui moururent de diathèse hémorragique.

Conclusions et résumé.

Le nombre de cas observé ne permet pas une évaluation complète la valeur thérapeutique du Myleran comparée aux autres méthodes de traitement. La durée de vie moyenne des cas décédés (depuis l'apparition des premiers symptomes) est de 2,9 ans, dans notre série.

Il n'y a donc pas de prolongation apparente de la survie. Cependant, l'efficacité du Myleran est comparable à celle de la radiothérapie. Sa bonne tolérance et sa facilité d'emploi lui assurent un avantage sur les autres traitements. Quant à l'action défavorable du médicament sur la lignée germinale, elle est analogue à celle de tous les agents alkylants en leur qualité de poisons «radiomimétiques». Le cas d'aplasie que nous décrivons n'indique pas un danger particulier du Myleran, mais montre l'intérêt de surveiller le taux des globules rouges nucléés même si celui des plaquettes est normal.

Les accidents hémorragiques et d'ulcérations gastriques n'ont été observés que chez des malades ayant subi des traitements prolongés et multiples (dont notamment la 6-mercaptopurine).

Le cas d'hématémèse avec perforation gastrique doit être rapproché de deux cas analogues rapportés dans la littérature (RAMIOUL, VIDEBAEK). L'hémorragie cérébrale paraît une complication dont il serait utile d'établir la fréquence. Ramioul en rapporte un cas et Videbaek deux.

La question de savoir si le traitement au myleran est préférable à la radiothérapie ne sera résolue que par l'expérience des annés à venir.

Littérature.

Bollag, W.: Myleran, ein neues Cytostaticum bei Leukämia. Schweiz. med. Wschr. 1953, 872.
— Der Einfluß von Myleran auf die Keimdrüsen von Ratten. Experientia (Basel) 9, 268 (1953).
Burkl, W., u. G. Kellner: Der Ablauf der Follikelreifung und die Postnatale Oogenese bei der Ratte, studiert mit Hilfe des Mylerans. Z. Zellforsch. 41, 172—185 (1954).
Dustin P., jr.: L'uréthane et son association à la radio-thérapie dans les leucémies humaines. Revue belge Path. 19, 115—174 (1948).
— Résultats actuels du traitement des leucémies myéloïdes chroniques par l'uréthane associé à la radiothérapie splénique. C. r. troisième Congrès Soc. inter. Europ. Hémat. E. M. E. S. pp. 451—459. Roma 1951.
— The Growth-Inhibiting action of mitotic poisons in experimental and human leukaemias. Ciba Found. Symp. om Leukaemia Research. pp. 244—258. London: J. and A. Churchill, Ltd. 1954.
Galton, D. A. G.: Chronic myeloid leukaemia. I. Some observations on chronic myeloid leukaemia. Brit. J. Radiol. 26, 295—291 (1953).
— Myleran in chronic myeloid leukaemia. Results and treatment. Lancet 1953, 208—213.
— and M. Till: Myleran in chronic myeloid leukaemia. Lancet 1955, 425—430.
Gigante, D., S. Theodori e A. Zoppini: Indagini sperimentali sul dimetanosulfanossibutano e suo impiego nella terapia della mielosi leucemica cronica. Minerva med. (Torino) 1955, 221—227.
Haddow, A., and G. M. Timmis: Myleran in chronic myeloid leukaemia. Chemical constitution and biological action. Lancet 1953, 207—208.
Hansen, P. B.: Clinical experience with myleran therapy, especially in myeloid leukaemia. Ciba Found. Symp. on leukaemia research. pp. 205—215. London: J. and A. Churchill, Ltd. 1954.
Kurrle, G. R.: "Myleran" a review of its action on a report of its use in chronic myeloid leukaemia. Med. J. Austral. 1955, 636—641.
Petrakis, N. L., H. R. Bierman, K. H. Kelly, L. P. White and M. B. Shimkin: The effect of 1,4 dimethanesulfonoxybutane (GT-41 or Myleran) upon Leukemia. Cancer 7, 383—390 (1954).
Ramioul, H.: Contribution à l'étude de la chimiothérapie de la leucémie myéloïde. Le 1,4 diméthane-sulphonyl-oxy-butane (Myleran). Rev. belge Path. 24, 38—72 (1955).
Videbaek, A.: Myleran (GT-41) in the treatment of leukemia. Acta med. scand. (Stockh.) 151, 295 (1955).
Wagner, K.: Klinische Erfahrungen mit sulfabutin in der Leukämiebehandlung. Wien. klin. Wschr. 1954, 1002—1004.

Triäthylenmelamin auf menschliches Knochenmark in vitro.

Von

M. Albrecht und J. Eschenbach (Berlin/Deutschland).

Mit 2 Abbildungen.

Um die Einwirkung von Triäthylenmelamin (TEM) auf menschliches Knochenmark in vitro zu untersuchen, legten wir in Serien Deckglaskulturen an, die wir mit abgestuften Konzentrationen von TEM zwischen 0,00005—50 mg-% versetzten, während entsprechende Serien ohne Zusatz als Kontrollen angesetzt wurden. Nach 20 stündiger Bebrütung wurden die Kulturen ausgestrichen und nach Pappenheim gefärbt.

Versuche und Ergebnisse.

Wir haben für diese Untersuchungen möglichst viel verschiedenartige Sternalpunktate verwendet, so wie sie uns durch die diagnostischen Punktionen in der Klinik zur Verfügung standen. So haben wir auch Knochenmark verschiedener Krankheiten, für die klinisch eine TEM-Behandlung nicht in Frage käme, für unsere Untersuchungen mit verwandt, um so ein möglichst breites Spektrum der Wirkung auf die verschiedenen Zellsysteme zu erfassen. Neben Leukämien und Polycythämien haben wir auch Knochenmark der verschiedensten Anämien, auch von perniziösen Anämien angesetzt, sowie auch solches mit starker granulopoetischer Reaktion. Wir fanden, daß in Konzentrationen über 0,5 mg-% die Zellen schwere toxische Veränderungen zeigten, die mit steigenden Konzentrationen zunahmen. Die Reaktion der einzelnen Zellsysteme war verschieden. Besonders empfindlich schienen die Vorstufen der Granulocyten zu reagieren. Wenig Veränderungen waren, auch bei höheren Konzentrationen, an den Plasmazellen zu sehen, und die Erythrocyten zeigten selbst bei einer Konzentration von 50 mg-% keine deutlichen morphologischen Veränderungen, während alle kernhaltigen Zellen bei dieser Konzentration restlos zerstört waren. In Konzentrationen unter 0,001 mg-% fielen keine Veränderungen an den Zellen auf; erst bei eingehender Durchsicht der Präparate über 0,001 mg-% fand man, daß mitten zwischen gut erhaltenen Zellen einzelliegende Degenerationsformen vorkamen, deren Plasma basophil war, so daß diese als Abbauformen jüngerer Zellen aufzufassen waren. Die Kerne dieser Zellen waren strukturlos, dunkel gefärbt. Die rötlichen Granula lagen teilweise zusammengedrängt; Vacuolen in Kern und Plasma kamen vor.

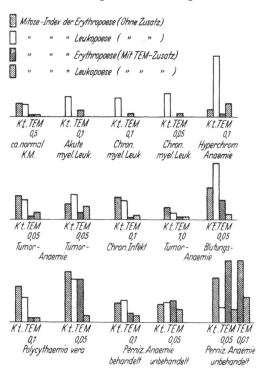

Abb. 1. 20 Std. bebrütete Knochenmark-Kulturen.

Vor allem aber fiel auf, daß innerhalb der Konzentrationen von 0,01 bis 0,5 mg-% in allen Kulturen der verschiedensten Sternalpunktate der Mitose-Index, sowohl der weißen als auch der roten Vorstufen, gesenkt war. Der Grad der Senkung war von Mark zu Mark verschieden und trat am deutlichsten in den Kulturen von Mark mit reger Proliferationstätigkeit, gleich, ob physiologisch oder pathologisch, in Erscheinung. Dabei sahen die wenigen noch vorhandenen Mitosen normal aus und waren in allen Phasen vertreten. Auch gut ausgeprägte Spindelbilder fanden sich in diesen Mitosen.

Deutliche Abweichungen von dieser Gesetzmäßigkeit fanden wir jedoch in dem Mark von perniziösen Anämien, bei denen es meist nicht zum Absinken, sondern zu einem leichten Anstieg des Mitoseindexes der Megaloblasten, teilweise auch der weißen Vorstufen kam.

Diskussion.

Aus den Versuchen ergibt sich, daß unter TEM-Einwirkung auf Knochenmarkzellen in vitro eine Senkung des Mitoseindexes erfolgt. Diese Beobachtungen lassen sich mit klinischen und tierexperimentellen Ergebnissen, nach denen es durch TEM zu einem Absinken der Zellzahl, besonders der des jeweils stark proliferierenden Zellsystems kommt, in

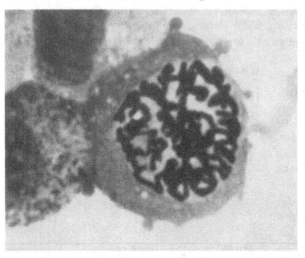

Abb. 2. Prophase. Megaloblastenmark mit Zusatz von 0,1 mg-% TEM.

Einklang bringen. Aus der Tatsache, daß die wenigen noch vorhandenen Mitosen in den Kulturen keine pathologischen Veränderungen zeigen und auch in allen Phasen vorkommen, kann geschlossen werden, daß TEM den Eintritt in das Mitosestadium verhindert, den Ablauf der einmal begonnenen Mitose aber nicht stört. Ähnliche Beobachtungen machten Buckley u. Mitarbeiter. Sie fanden ebenfalls ein Absinken der Mitosezahl bei dem mit TEM behandelten Mäusesarkom 180. Besonders auffällig ist die Tatsache, daß bei den Megaloblasten der Mitoseindex nicht regelmäßig absinkt. Es muß demnach in dem pathologischen Kernstoffwechsel des Megaloblasten ein bestimmter Angriffspunkt für das TEM fehlen.

Vorbeugung der durch mitosehemmende Substanzen und Röntgenstrahlen hervorgerufenen Leukopenie mittels Diäthyldioxystilbendipropionat.
Anwendung des Leukocytenresistenztestes.

Von

E. Storti und A. Pederzini (Modena/Italien).

Mit 8 Abbildungen.

Leukocytenresistenztest.

Probe der leukocytären Widerstandsfähigkeit gegen eine hypotonische (0,20%ige) Kochsalzlösung.

Die in eine hypotonische (0,20%ige) Kochsalzlösung gebrachten Leukocyten verändern sich mit der Zeit, und ein immer zunehmender Teil derselben geht der Lyse entgegen.

Bestimmt man während 3 Std. jede 30 min den Prozentsatz der lysierten Leukocyten, so bekommt man eine Kurve, die der Leukocytenresistenz gegen die lysierende Wirkung der hypotonischen Lösung entspricht (s. Abb. 1).

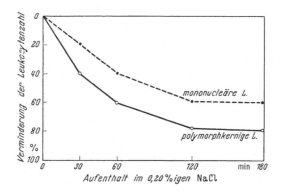

Abb. 1. Durchschnitt der Werte bei 200 normalen Versuchspersonen.

Nach 180 min sind 80% der polymorphkernigen und 60% der mononucleären Leukocyten (Lymphocyten u. Monocyten) lysiert.

1. Die Leukocytenresistenz ist unter normalen Bedingungen konstant.

2. Die Leukocytenresistenz weist Schwankungen von der Norm verschiedener, aber konstanter Richtung auf, je nach den verschiedenen pathologischen bzw. physiologischen (Schwangerschaft) Umständen.

Leukocytenresistenz und cytostatische Substanzen.

Die bekanntesten cytostatischen Substanzen bewirken eine Verminderung der Leukocytenresistenz, also eine Fragilisierung der Leukocyten.

Verminderung der Leukocytenresistenz durch Stickstoff-Lost (s. Abb. 2).

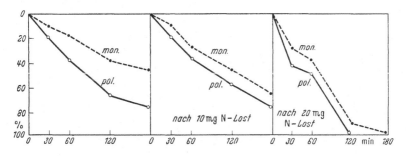

Abb. 2. Durchschnitt der Werte bei 5 normalen Freiwilligen.

Nach 20 mg N-Lost ist die Lyse der Leukocyten in der hypotonischen Kochsalzlösung nach 90 min bedeutender, als sie vor Verabfolgung des N-Losts derselben Versuchspersonen nach 180 min war.

Annahme über den Mechanismus der Leukopenie durch cytostatische Substanzen.

Da cytostatische Substanzen eine Verminderung der Leukocytenresistenz bewirken, könnte man der durch cytostatische Substanzen bedingten Leukopenie einen zweifachen Mechanismus zuschreiben, und zwar:

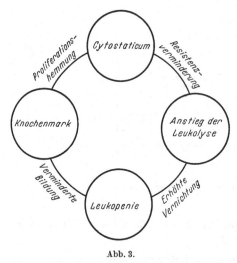

1. einen Hauptmechanismus: Leukopoesehemmung, und
2. einen Nebenmechanismus: Anstieg der Leukocytenfragilität, also *erhöhte Leukolyse* (s. Abb. 3).

Beziehungen zwischen Leukocytenresistenz, Schwangerschaft und Oestrogenen.

Bei der Schwangerschaft ist immer eine erhebliche Erhöhung der Leukocytenresistenz vorhanden, die wahrscheinlich auf den erhöhten oestrogenen Blutspiegel zurückzuführen ist. Die Verabreichung von Oestrogenen (mittlere Gaben) bewirkt, bei Tieren und Menschen, eine erhebliche Erhöhung der Leukocytenresistenz.

Abb. 3.

Erhöhung der Leukocytenresistenz nach Injektion von Diäthyldioxystilbendipropionat.
Durchschnitt der Werte von 5 normalen Versuchspersonen (s. Abb. 4).

Die Wirkung des Oestrogens auf die Leukocytenresistenz ist also der der cytostatischen Substanzen ganz entgegengesetzt. Die Einwirkung des Oestrogens könnte deshalb die leukopenisierende Wirkung der cytostatischen Substanzen mildern.

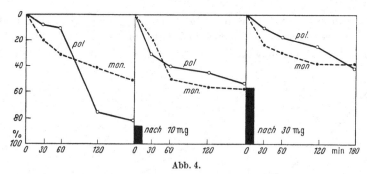

Abb. 4.

Das hat sich eben beim Tiere und beim Menschen ereignet (s. Abb. 5).

Versuchsgruppe A: 20 Ratten; nach 0,56 mg N-Lost und Stilbenverbindung, keine Verminderung der Leukocytenzahl (Durchschnitt der Werte).

Versuchsgruppe B: 20 Ratten; nach gleicher Gesamtgabe von N-Lost allein, ohne Stilbenverbindung, bemerkt man, im Vergleich zum Anfangswert, eine erhebliche Verminderung der Leukocytenzahl (s. Abb. 6).

Bei gleichzeitiger Verabreichung des N-Losts und der Stilbenverbindung ist es möglich gewesen, bei 5 normalen Freiwilligen eine N-Lost-Gesamtmenge von 35 mg zu erreichen, ohne eine merkliche Verminderung der Leukocytenzahl zu beobachten, während bei 5 anderen Freiwilligen, die nur N-Lost bekommen hatten, schon bei einer N-Lost-Gabe von 22,5 mg eine erhebliche Herabsetzung der Leucocytenzahl zu bemerken war.

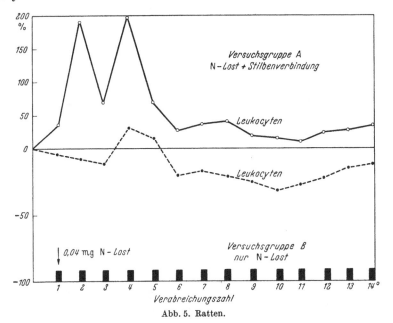

Abb. 5. Ratten.

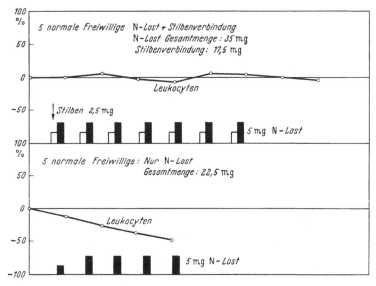

Abb. 6. Mensch.

Auf Grund der vorhergehenden Feststellungen haben wir mit befriedigenden Ergebnissen bezüglich der Leukocytenzahlverminderung die Stilbenverbindung bei mittels cystostatischer Substanzen oder Röntgenstrahlen behandelten Hämoblastose-Fällen verschiedener Form verwendet.

6*

Hier geben wir einige Beispiele (s. Abb. 7).

Beim 2. Cyclus, dank der Assoziation zur Stilbenverbindung, ist die Leukocytenzahlverminderung bedeutend niedriger als die des 1., obwohl beim 2. die erreichte N-Lost-Gesamtdosierung viel höher ist (s. Abb. 8).

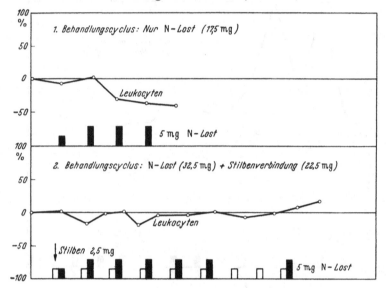

Abb. 7. Hodgkin-Kranker, 27 Jahre alt.

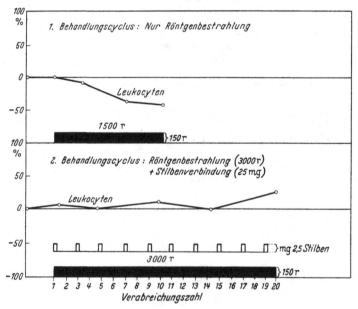

Abb. 8. Hodgkin-Kranker, 31 Jahre alt.

Die Leukocytenzahlherabsetzung ist unter Verwendung der Assoziation mit der Stilbenverbindung viel geringer gewesen, obwohl die erreichte Röntgenstrahlengesamtdosis höher als die des 1. Cyclus gewesen ist.

Die oben beschriebene Wirkung der Stilbenverbindung (Diäthyldioxystilben-dipropionat) auf die Leukocyten ist bei folgenden Fällen experimentiert worden:

Hodgkin-Krankheit 20 ⎫
Lymphosarkome 20 ⎬ 60 Fälle
Leukämien 10 ⎪
Carcinome 10 ⎭

Schlußfolgerungen.

Aus diesen Versuchen ergibt sich also, daß: durch Assoziation der Stilben-verbindung zu Mitosegiften oder Röntgen-Therapie

1. das Erreichen von Gesamtdosen möglich wird, die höher als die Norm sind, da die Leukocytenzahlverminderung weniger stark und mehr verspätet ist,

2. die Mitosegifte- oder Röntgen-Therapie auch bei bereits leukopenischen Kranken ermöglicht wird, mit viel geringerem Risiko für die Leukocyten.

Der Leukocytenresistenztest hat sich in der Praxis auch für die Überwachung der leukopenisierenden Wirkung der mitosehemmenden Mittel als sehr nützlich erwiesen, da die Verminderung der leukocytären Widerstandsfähigkeit vor der Leukocytenzahlherabsetzung bemerkbar wird und einen treuen Anzeiger der Höhe dieser letzten darstellt.

Literatur.

Storti, E.: Un des aspects de l'action leucopénisante de la chimiothérapie antileucémique étudiée au moyen de la »résistance leucocytaire«. Rev. d'Hématol. **10**, 492—505 (1955).
— et A. Pederzini: Augmentation de la résistance des globules blancs par l'administration de stilbéne. Possibilité de modifier la leucopénie provoquée par les antimitotiques. Schweiz. med. Wschr. **1955**, 949—950.
Storti E., and A. Pederzini: Clinical Significance of the leukocytic Resistance. Acta med. scand. (Stockh.) (im Druck).

The Treatment of Acute Leukaemia with 6-Mercaptopurine.

By

F. G. J. Hayhoe (Cambridge University/England).

With 1 figure.

The recently introduced purine antimetabolite, 6-mercaptopurine, has been in clinical therapeutic trials in acute leukaemia at several centres in the last three years. The reports of such authors as Burchenal et al (1953), Hall et al (1954), Fountain (1955), and our own earlier experience (Hayhoe and Whitby 1955) have demonstrated that this substance is of potential value in three chief respects.

1. It is a further anti-leukaemic agent without apparent cross-resistance to other substances used in the management of acute leukaemia.

2. It is more effective than folic acid antagonists in acute leukaemia of adults.

3. It is the only chemotherapeutic agent of value in acute monocytic leukaemia.

The results of a study of 15 cases of acute leukaemia in adults treated with 6-mercaptopurine during the last two years are now presented. Cases have been classified on a cytological basis into myeloblastic, lymphoblastic and monoblastic types, with the aid of Romanowsky, Sudan black, Feulgen and peroxidase staining methods, and phase contrast microscopy. Remissions were assessed as 'complete', when clinical signs and symptoms of the disease disappeared and the peripheral blood and marrow pictures returned essentially to normal. When substantial improvement in clinical manifestations took place, accompanied by a return in blood and marrow cytology towards normal, but with obvious leukaemic features persisting, the remissions were classed as partial.

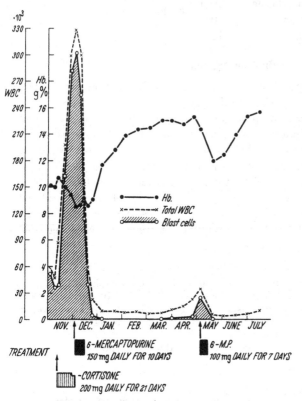

Fig. 1. ♂ 33 yrs. Acute lymphoblastic leukaemia.

6-mercaptopurine was given usually in a single daily oral dose, at an initial rate of 2.5 mgm. per kg. body weight and dosage was maintained at this level until suppression of leukaemic proliferation became manifest, or, in unresponsive patients, until an adequate therapeutic trial had been continued for three weeks. When evidence of response was obtained intermittent therapy or maintained treatment at a lower dosage was administered, until definite leucopenia was produced. When a complete remission was achieved by this means the drug was discontinued and was not resumed until relapse threatened. In this way it was hoped to avoid the early development of a refractory state. An illustrative complete remission achieved and controlled by this method is shown in Fig. 1. In patients whose remission was partial, frequent intermittent courses of treatment were given in an attempt to prevent recrudescence.

In Table 1 the frequency of remissions in the different cytological varieties of the disease is analysed. Seven of the 15 patients treated experienced remissions, 5 partial and 2 complete.

Table 1. *Effect of 6-mercaptopurine in acute leukaemia.*

	No. of cases treated	Total No. of remissions	Complete or nearly complete remissions
Total	15	7	2
Myeloblastic	6	2	1
Lymphoblastic	4	2	1
Monoblastic	5	3	—

The complete remissions occurred in patients with myeloblastic and lymphoblastic leukaemia and lasted respectively 3 months and over 8 months. Partial remissions were obtained in one patients with myeloblastic, 1 with lymphoblastic, and 3 with monoblastic leukaemia. Results in this series and those reported in the literature suggest that 6-mercaptopurine is superior to other agents in the treatment of myeloblastic and monoblastic leukaemia of adults, and is probably at least as effective as A.C.T.H. and cortisone in adult lymphoblastic leukaemias.

References.

Burchenal, J. H., M. L. Murphy, R. R. Ellison, M. P. Sykes, T. C. Tan, L. A. Leone, D. A. Karnofsky, L. F. Craver, H. W. Dargeon, and C. P. Rhoads: Clinical evaluation of a new antimetabolite, 6-mercaptopurine in the treatment of leukaemia and allied diseases. Blood 8, 965—999 (1953).

Fountain, J. R.: Treatment of leukaemia and allied disorders with 6-mercaptopurine. Brit. Med. J. 1, 1119 (1955).

Hall, B. H., M. D. Richards, F. M. Willet and T. V. Feichtmeir: Clinical experience with 6-mercaptopurine in human neoplasia. Ann. N. Y. Acad. Sci. 60, 374—384 (1954).

Hayhoe, F. G. J., and L. Whitby: The Management of Acute Leukaemia in Adults. Brit. J. Haematol. 1, 1—19 (1955).

Sur le traitement des leucémies aiguës et chroniques par l'ACTH et la Cortisone.

Par
A. Codounis, E. Loutsides et N. Gerakis (Athènes/Grèce).

Avec 4 figures.

Entre les divers agents thérapeutiques modernes (6-mercaptopurine, TEM, aminoptérine, uréthane, moutarde à l'azote, exanguinotransfusion, ACTH, cortisone, myleran, etc.), proposés contre les leucoses aiguës et chroniques, l'hormonothérapie par l'ACTH et la cortisone tend à occuper une place de premier plan.

Ayant eu l'occasion de traiter durant ces dernières années un certain nombre de cas de leucémies aiguës et chroniques par ces deux hormones, nous pensons qu'il n'est pas sans intérêt de présenter ici les résultats thérapeutiques obtenus et de discuter de l'influence de l'ACTH et de la cortisone tant sur l'état général des leucosiques que sur leurs hémogrammes et leurs myélogrammes, en comparant leurs effets thérapeutiques à ceux des agents physicochimiques utilisés contre ces affections jusqu'ici.

Nous aurons à signaler, ce faisant, certains incidents et certaines complications qui peuvent se présenter au cours de ce traitement hormonal.

Le temps limité accordé aux communications ne nous permettant pas de comparer nos résultats à ceux des autres auteurs qui se sont occupés de la question (Damescheck, J. Bernard, Chevallier, Dubois-Ferrière, Piney, etc.), nous nous bornerons à faire connaître nos résultats personnels seulement, résultats susceptibles de servir peut-être ceux qui voudraient en faire la synthèse par la suite.

I. Cortisone et leucémies myeloïdes aiguës.

Nous avons préféré administrer la cortisone au lieu de l'ACTH dans les cas de leucémies aiguës en raison du fait qu'il fallait administrer cette hormone toute prête dans les cas d'extrême gravité que nous traitions, dans la crainte que les surrénales de nos malades se trouvant en état de stress pourraient ne pas réagir à l'administration de l'ACTH pour produire leur propre hormone corticosurrénale.

Nous avons commencé le traitement par l'administration le premier jour de 300 mgr. en quatre doses.

Les lendemain et surlendemain nous avons limité la dose quotidienne à 200 mgr. de cortisone.

Par la suite, nous avons continué le traitement à la dose appropriée de conservation individualisée pour chaque cas.

Nous n'avons pas certainement appliqué le même rythme de traitement à tous nos cas. Nous avons jugé plus indiqué d'individualiser chaque fois la règle du

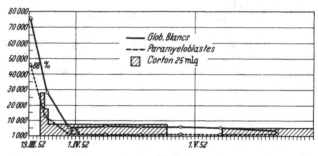

Fig. 1.

traitement et les doses du médicament en tenant compte de l'âge, du poids, de l'évolution et de la gravité de la maladie et, enfin, des complications possibles qui auraient pu se présenter.

Nous avons surveillé de près le poids des malades, l'élimination des urines de 24 heures, l'iondogramme, la glycémie et, plus particulièrement, la chlorémie et les variations des chlorures urinaires.

Nous avons surveillé également les 17 cétostéroides, les variations des protides et des lipides ainsi que les changements de l'hémogramme, du myélogramme et de la sedimentation globulaire.

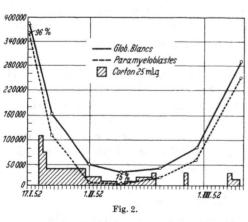

Fig. 2.

Nous avons soumis nos malades à un régime strictement déchloruré avec une nourriture riche en protéines.

Nous avons traité ainsi au total six cas de leucémie aiguë myéloïde.

Résultats.— Les résultats obtenus dans tous les cas furent, dès les premiers jours du traitement, spectaculaires. Tant sur la fièvre et l'état général des malades que sur l'augmentation de l'hémoglobine et des globules rouges et la diminution du volume du foie et des glandes lymphoïdes.

Le traitement a de plus eu comme effet d'arrêter dans tous les cas toute hémorragie proexistante (gencivorragies, mitrorragies, etc.).

Enfin, fait très remarquable, l'influence était plus marquée sur la réduction du nombre des globules blancs et sur l'amélioration de la formule leucocytaire par le remplacement spectaculaire des globules blancs immatures (paramyéloblastes, myéloblastes, leucoblastes) par des cellules mures et normales ainsi qu'en font foi les clichés qui seront projetés (Figures: 1, 2, 3, 4).

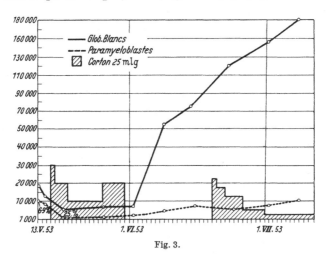

Fig. 3.

Dans notre premier cas, nous avons assisté à un tel rétablissement de la formule leucocytaire qu'il ne nous était plus possible, quinze jours après l'instauration du traitement, de rencontrer des paramyéloblastes soit dans le sang périphérique, soit dans la moelle. A tel point qu'il était impossible de porter le diagnostic d'une leucémie sur des préparations du sang et de la moelle prises au cours du traitement.

Il ne s'agit en l'occurrence ni d'une exagération ni d'une façon de parler. Comme on peut s'en convaincre par l'étude histologique faite par la suite par M. Eleftheriou, professeur d'anatomie pathologique. Il n'a été possible de déceler qu'avec grande difficulté dans les préparations du foie et de la rate l'existence de rares foyers de globules blancs appartenant à la ligne lymphoblastique ou myéloblastique.

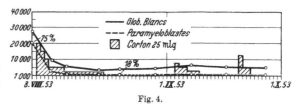

Fig. 4.

II. ACTH et cortisone dans les leucémies chroniques.

Nous avons appliqué le traitement par l'ACTH et la cortisone dans des cas de leucémie myéloïde chronique, de leucémie lymphoide chronique et de leucémie chronique myéloïde leucopénique, que nous avons suivis pendant des mois et même des années.

Nous avons suivi tous les jours l'étude de l'hémogramme, tous les 15 ou 30 jours celle du myélogramme et de temps à autre celle histologique des glandes lymphoïdes.

Dans les débuts et pendant deux à trois mois, la dose moyenne de cortisone administrée variait entre 50 et 100 mgr. par jour. Elle se poursuivait par la suite à la dose de conservation de 12,5 mgr. par jour.

Dans certains cas nous avons appliqué le traitement alternatif: cortisone et ACTH par périodes ne dépassant pas les 10 jours consécutifs pour chacun d'eux.

Résultats.— Les résultats les plus favorables que nous ayons obtenus ont été ceux constatés dans la leucémie myéloïde chronique, particulièrement dans ses formes évoluant cliniquement comme une leucémie aiguë.

Dans les autres formes de leucémie myéloïde chronique, les résultats ont été très pauvres, tant sur le syndrome hématologique que sur le tableau clinique de la maladie. C'est pourquoi notre expérience nous porte à croire que le traitement de choix dans de tels cas doit être celui par les Rayons X, l'uréthane, le myleran, etc. Le traitement par la cortisone et l'ACTH ne doit être appliqué que comme un moyen thérapeutique adjuvant au cours des périodes de poussée aiguës de ces formes de leucose.

Dans les leucémies lymphoïdes chroniques, le résultat favorable était dans la réduction du volume des glandes lymphoïdes, de la rate et du foie.

La diminution du volume des glandes lymphoïdes était spectaculaire mais de brève durée.

Les données hématologiques cependant tant sur l'hémogramme que sur le myélogramme et les données histologiques des glandes lymphoïdes continuaient de présenter les mêmes images que celles présentées avant l'instauration du traitement hormonal.

Dans deux de nos cas de leucémie lymphoïde chronique de forme hyper-leucocytaire, nous avons constaté une aggravation après l'administration de la cortisone, les globules blancs passant progressivement de 40/60.000 à 250.000.

Dans aucun de ces cas, nous n'avons constaté un changement de la forme des lymphocytes ni même de leur nombre, restés invariablement immatures et atypiques.

Par ailleurs, tant dans le sang périphérique que dans la moelle continuaient de subsister, tout comme avant le traitement cortisonique, des ombres nucléaires ou masses de GUMPRECHT.

Enfin, les images histologiques des glandes lymphoïdes prises avant et après le traitement n'ont montré aucun changement.

Dans les formes leucopéniques des leucémies lymphoïdes, le nombre des globules blancs continuait de rester dans les limites très basses de 1.800 à 3.200 par mm³, même après un traitement cortisonique de 6 à 8 mois.

Dans cette forme de leucémie également, le seul résultat favorable constaté a été la diminution de volume des glandes du foie et de la rate.

La forme des cellules, le myélogramme, les images histologiques des glandes, les ombres nucléaires de GUMPRECHT tant dans l'hémogramme que dans la moelle osseuse sont restés les mêmes comme avant le traitement hormonal.

Dans certains cas, nous avons constaté une augmentation notable de l'hémo-globine et des globules rouges avec une amelioration de l'état général.

En résumé, dans la leucémie lymphoïde chronique, l'ACTH et la cortisone exercent un résultat favorable sur le volume des glandes du foie et de la rate ainsi qu'une influence également favorable sur l'augmentation de l'HB et du nombre des globules rouges.

Ici encore, les autres moyens thérapeutiques (Rayons X, etc.) gardent leur rôle prépondérant.

III. Complications et incidents au cours du traitement par les hormones cortico-surrénales et corticostimulines.

Au cours du traitement cortisonique, on peut observer certaines complications telles que : oedème cérébral, hemorragie cérébrale sous forme d'hémorragie méningée ou intracérébrale, complications qui obligent à suspendre provisoirement le traitement.

Une autre complication est la face lunaire (the moon face) qui, dans les cas de leucémie doit inquiéter le médecin traitant, eu égard au fait qu'elle peut être le signe promonitoire d'une complication plus sevère : oedème cérébrale, hémorragie cérébrale, etc.

Enfin une autre complication qui doit beaucoup nous faire réfléchir avant d'instaurer le traitement cortisonique est la coexistance de la leucémie et de la tuberculose alors que la cortisonothérapie améliore la leucémie, elle n'empêche pas l'aggravation d'une tuberculose déjà latente.

Conclusions.

Nous pouvons tirer de nos recherches les conclusions suivantes :

a) Dans la leucémie aiguë.

La cortisone a une influence très favorable indiscutable sur le tableau clinique et sur l'état général des malades : sensation de bien être, euphorie, abaissement de la température, diminuticn du volume du foie et de la rate, arrêt des hémorragies.

Cette influence s'exerce également sur le syndrome hématologique où l'on constate habituellement un abaissement considérable du nombre des globules blancs dans les formes hyperleucocytaires, une augmentation de l'hémoglobine et des globules rouges avec amélioration de la formule leucocytaire (remplacement des cellules immatures par des cellules normales) et la disparition des réactions coexistantes, surtout des réactions plasmatocytaires ou érythroblastiques.

Enfin, le plus souvent, on assiste à un redressement de l'hémogramme et du myélogramme vers la normale. A tel point qu'il est souvent difficile de dépister l'existence d'une leucémie aiguë après l'application du traitement cortisonique, si on ne l'avait déjà préalablement diagnostiquée.

Le traitement cortisonique permet une prolongation très importante de la vie de patients déjà moribonds et la transformation de la leucémie aiguë en une forme subaiguë ou chronique tant au point de vue clinique qu'au point de vue hématologique.

Le médecin traitant, disposant ainsi de plus de temps, peut considérer la maladie avec plus de sang-froid et, sans précipitation, renforcer sa tâche thèrapeutique en la combinant avec les autres moyens thérapeutiques connus : irradiation, Rayons X, 6-mercaptopurine, uréthane, TEM, moutarde à l'azote, arsenic, myleran etc.

Les rèsultats du traitement à la cortisone sont plus favorables chez les enfants que chez les adultes leucémiques.

b) Dans les leucémies chroniques.

Le traitement par l'ACTH et la cortisone, quoique ayant une influence favorable sur l'état général du malade, provoque des rémissions notables du syndrome clinicohématologique, surtout dans les cas de leucémies myéloïdes évoluant par des poussées aiguës.

Ce traitement doit rester au second plan comme traitement complèmentaire adjuvant.

Tant dans le leucémies chroniques myéloïdes que dans les leucémies chroniques lymphoïdes, la préférence doit être accordée aux Rayons X et particulièrement à la radiation totale.

(Travail de la 3ème, Clinique Médicale de l' Hôpital de la Croix Rouge d'Athènes Directeur: Professeur A. Codounis, Membre corr. de l'Académie de Médecine de Paris.)

Aminopterina ed Eritropoiesi.

Di

P. Calapso (Messina/Italia).

In un nostro precedente lavoro abbiamo studiato il comportamento del midollo osseo di ratti albini intossicati con Aminopterina (AMPT) e sottoposti a successiva emolisi fenilidrazinica.

L'esperimento fu condotto con dosi forti di AMPT ed in un periodo di tempo brevissimo: i risultati — a cui accenniamo perchè interessano da vicino l'argomento della presente ricerca — ci permisero di concludere che alle dosi da noi adoperate e nel tempo in cui gli animali sopravvissero all'azione del farmaco, non si verificarono deviazioni dell'eritropoiesi di tipo megaloblastico e che alterazioni di questo genere non furono notate neppure in quegli animali in cui avevamo indotto una stimolazione midollare a mezzo emolisi da fenilidrazina. Il quadro midollare degli animali trattati rivelava infatti solo i segni di evidente e marcata aplasia midollare, che riguardava gli elementi di tutte le serie emopoietiche, eccezion fatta per quella eosinofila e per gli elementi linfoidi, che non mostrarono di soffrire particolarmente dell'azione tossica del farmaco.

Naturalmente segnalammo subito la possibilità che le dosi elevate di AMPT conducendo al rapido istaurarsi dell'aplasia midollare, non ne avessero permesso alcuna reazione, nè spontanea nè provocata, e che pertanto rimaneva aperta la questione del dosaggio del farmaco, nel senso che rimaneva da studiare la possibilità di individuare un momento determinato nel corso del trattamento, in cui il midollo osseo conservasse ancora qualche capacità riproduttiva e nelle stesso tempo fosse carenzato, dalla AMPT, dei principi vitaminici indispensabili ad una normale eritropoiesi (Acido folinico), in maniera tale che, spontaneamente o dopo stimolo, si potessero osservare modificazioni patologiche di tale serie.

A tale scopo abbiamo trattato 60 ratti albini con AMPT, in ragione di 1 gamma pro die per 4 mesi, sospendendo a volte il trattamento onde impedire la morte degli animali: in alcuni di questi fu stimolata l'eritropoiesi midollare a mezzo emolisi fenilidrazinica, in altri fu osservato il decorso della rigenerazione midollare spontanea, sospendendo il trattamento con AMPT al terzo mese e per altri 30 giorni.

Riferiamo ora in breve sintesi i reperti ematologici più interessanti riscontrati a carico dell'eritropoiesi dei ratti trattati:

A. Sangue periferico.

In armonia con le modificazioni midollari descritte piu avanti fu registrata notevole eritropenia (2,3 mil. mmc.), che si mantenne pressocchè costante per tutta la durata della ricerca e riduzione del tasso reticolocitario variante fra il 50 ed il 60% rispetto alla norma. Queste cifre registrarono lievi aumenti solo nei periodi di sospensione del trattamento. Negli animali emolizzati, si ebbe una rapida caduta del numero degli eritrociti circolanti ed un aumento dei reticolociti che nelle punte massime raggiunsero la norma.

B. Midollo osseo.

Gli effetti dell'AMPT incominciarono a notarsi—in genere fra la X e XI giornata di trattamento — a carico della serie rossa, con progressivo costante spostamento del rapporto serie bianca-serie rossa verso l'unità. Le curve di maturazione mostrarono la progressiva caduta della quota proeritroblasti-eritroblasti basofili, con conseguente aumento dell'indice di maturazione rosso (I. M. R.), che nei periodi di sospensione del trattamento mostrò solo lievi tentativi di ritorno alla norma, dovuti fondamentalmente al leggero aumento della quota degli eritroblasti basofili. Negli stessi periodi i mielogrammi del gruppo di ratti emolizzati (B) misero in evidenza segni più spiccati di rigenerazione (in qualche caso l'IMR si avvicinò alla norma), ma non rivelarono mai presenza di elementi patologici di nessun genere.

Nei ratti del gruppo C il dato più interessante fu offerto dalla valutazione del rapporto granulo-eritroblastico, che, in alcuni animali, superò l'unità, rivelando così la forte difficoltà cui va incontro il midollo nel tentativo di riparare spontaneamente l'eritroaplasia da AMPT. Anche in questo gruppo non furono mai notati elementi anormali.

In base ai risultati descritti siamo portati a concludere che l'AMPT non si comporta nel ratto albino, come un fattore carenzante, sebbene precedenti esperienze effettuate da CARWRIGHT su maiali a mezzo di diete carenzate e contenenti un antifolico (acido metilfolico), avendo permesso a questo A. di osservare quadri midollari di megaloblastosi, avessero fatto intravedere la possibilità di adoperare l'AMPT — nella sua qualità di antifolico per eccellenza — come una sostanza atta a sviluppare una eritropoiesi megaloblastica. In tal senso si orientarono le ricerche di THIERSCH e PHILPS, che osservarono nel cane la comparsa di megaloblasti dopo trattamento con AMPT.

Noi non possiamo confermare, per quello che riguarda l'eritropoiesi del ratto tali risultati e ci orientiam o verso una interpretazione diversa del meccanismo d'azione dell'AMPT, che, appoggiandosi sulle osservazioni di MINNICH, MOOR e coll. di PHILPS e THIERSCH (esperienze su ratti) e di GUNZ (studi su colture in vitro) considera l'AMPT. come un potente inibitore mitotico (DUSTIN), del tipo delle sostanze ad azione radiomimetica ionizzante.

Ad ulteriore conferma di quanto detto segnaliamo il fatto che lo stimolo iperrigenerativo da emolisi fenilidrazinica non ha rivelato alcuno stato di carenza latente indotto da AMPT, secondo l'ipotesi avanzata da Ferrara e da Mauri-quand della possibilità di «rivelare» determinati stati carenziali spostando l'equilibrio del bilancio midollare citoformazione — citodistruzione.

In definitiva i risultati delle nostre osservazioni sperimentali, confortate ed integrate con i dati. sperimentali rifetiti da altri AA. portano ad escludere che il trattamento con AMPT. induca uno stato carenziale ed una conseguente devia-zione megaloblastica dell'emopoiesi.

Zur Dauertherapie der Myelosen mit modernen Cytostaticis (Purinethol und Myleran).

Von

Dietrich Remy (Bremen/Deutschland).

Mit 1 Abbildung.

Bei der Behandlung myeloischer Leukämien mit Purinethol und Myleran pflegen nach zunächst guter Beeinflussung bereits frühzeitig Rückfälle einzutreten. Ohne eine Dauerbehandlung ergeben sich wechselvolle Verläufe, wie sie in zwei Beispielen — einer chronischen und einer akuten Leukose — gezeigt werden können (4 Diapositive).

Das Problem einer wirksamen und vielleicht lebensverlängernden Therapie besteht also darin, eine zweckmäßige Erhaltungsbehandlung einzusetzen. Unsere

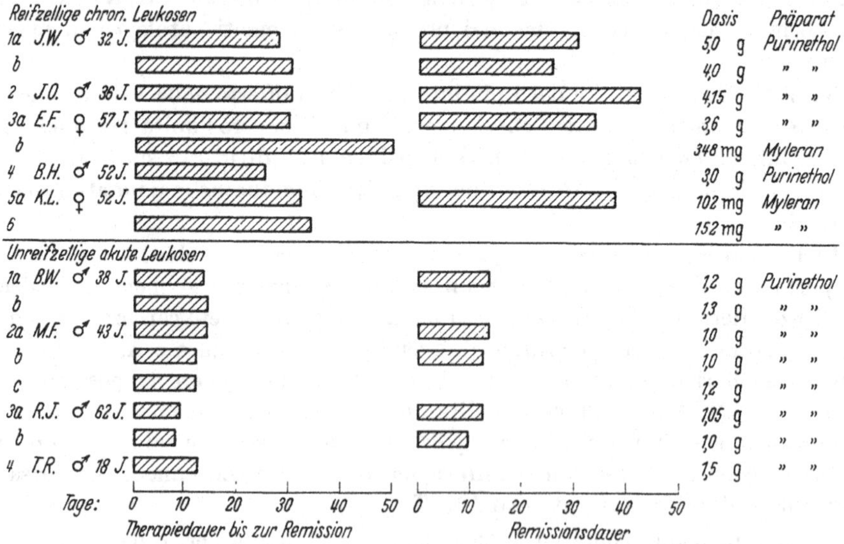

Abb. 1. Therapiedauer und Remissionsdauer bei Behandlungen chronischer und akuter Leukosen mit Purinethol und Myleran.

Untersuchungen gingen dahin, bei den unterschiedlichen Therapieverläufen gemeinsame Züge aufzufinden, die als Richtschnur für eine Dauertherapie dienen können.

Die Beobachtungen bezogen sich auf Behandlungen von 15 myeloischen Leukämien. Während die chronischen Leukosen regelmäßig zu beeinflussen waren, sprachen von den 7 akuten Erkrankungen 4 auf die Behandlung an. Die Zeitspannen der Therapiedauer bis zur Remission und der Remissionsdauer bis zum Rezidiv zeigt die Abb. 1.

Daraus ergibt sich: 1. In Abhängigkeit von der Zellreife tritt der Behandlungserfolg bei den akuten Stammzellenleukämien früher ein, als bei den chronischen Leukosen. So beginnt die Besserung mit Abfall der Zellzahlen und weiterer objektiven Kriterien bei den chronischen Myelosen im Durchschnitt nach 4 Wochen der Behandlung und bei den akuten bereits nach 1—2 Wochen.

2. Entsprechend ist die bis zur Remission erforderliche Dosis des Cytostaticums bei den akuten Fällen kleiner als bei den chronischen.

3. In der Regel entspricht die Behandlungszeit bis zur Besserung genau der Zeitspanne der Remission. Entsprechend treten bei den unreifzelligen Leukosen bei kurzer Therapiedauer früh Rezidive auf, während sie bei den reifzelligen Leukosen entsprechend später beobachtet werden.

4. Diese Vorgänge sind bei mehrfachen Rezidiven bis zur Resistenzentwicklung fast exakt reproduzierbar. Mit Myleran muß häufig etwas länger behandelt werden als mit Purinethol, welches rascher zu wirken scheint, allerdings auch in der Regel früher zu Rezidiven führt.

Als Konsequenz dieser Beobachtungen ergibt sich, daß man individuell nach einem Therapieverlauf mit Behandlungsdauer und Dauer der Remission die Erhaltungstherapie einrichten muß. Bei früh einsetzenden Rezidiven, d. h. bei den akuten Leukosen, ist eine kontinuierliche Behandlung mit im Einzelfall wechselnder Erhaltungsdosis angezeigt, während man bei den chronischen Leukosen auch eine entsprechend berechnete intermittierende Therapie mit Erfolg durchführen kann.

Test ematologico per il riconoscimento dell'attività citostatica.

Di

G. ASTALDI e E. G. RONDANELLI (Pavia/Italia).

Con 2 figure.

Da diversi anni noi ed altri andiamo impiegando un agente mitostatico, la colchicina, per la valutazione della attività proliferativa delle cellule ematopoietiche dell'embrione e dell'adulto (test statmocinetico: 1, 2). Ora invece riferiamo sul più recente impiego[1] di un tipo cellulare ematopoietico, per il riconoscimento degli agenti citostatici (cariostatici e mitostatici).

Si tratta delle cellule circolanti dell'embrione di pollo alla 60a ora di incubazione (fig. 1a). Questa popolazione cellulare è costituita soltanto da megaloblasti basofili, e tale fatto permette di saggiare le sostanze in esame su di un materiale molto omogeneo sia come tipo cellulare, che come fase maturativa, e inoltre altamente proliferante. Quest'ultimo fatto facilita il riconoscimento di una eventuale azione citostatica, poiché esso rende più evidente se le sostanze in esame provocano diminuzione del tasso delle mitosi rispetto ai controlli (effetto cariostatico, cioè inibizione cellulare durante l'intercinesi o la precinesi), oppure

---

[1] Parte di queste ricerche sono state eseguite con l'aiuto della »Lega Italiana per la lotta contro i Tumori«.

aumento di tale tasso (effetto mitostatico, cioè inibizione cellulare durante la mitosi). In quest'ultimo caso, la particolare ricchezza di mitosi permette di determinare rapidamente l'istogramma cariocinetico e quindi riconoscere la fase nella quale la mitosi è arrestata.

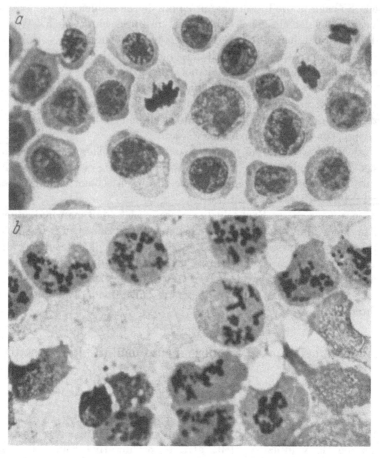

Fig. 1.

Per l'esecuzione del test, la sostanza viene diluita in sol. di Tyrode e introdotta direttamente nell'uovo di pollo alla 60a ora di incubazione, nella quantità di cc. 0,3 per ogni uovo. È quindi necessario stabilire preventivamente il grado della concentrazione (o di una serie di concentrazioni, qualora si volessero sperimentare dosi diverse della o delle sostanze in esame). L'iniezione avviene mediante l'uso di una siringa graduata e di un'ago della lunghezza di cm. 3, e dopo di essa è necessario lutare rapidamente con paraffina il foro praticato e riportare le uova in termostato. Generalmente, per ogni sostanza e per ogni concentrazione di essa noi inoculiamo due lotti di uova che vengono sacrificati 4 ed 8 ore dopo l'inoculazione. Aperto l'uovo e messo allo scoperto l'embrione, con pipetta capillare si pungono il cuore o i vasi allantoidei dell'embrione stesso (fig. 2), ed il sangue aspirato viene strisciato su vetrino portaoggetto e colorato al MAY GRÜNWALD-GIEMSA. Generalmente si ottengono preparati molto ricchi di cellule, sui quali la determinazione dell'indice mitotico e dell'istogramma cariocinetico riescono rapidamente eseguibili.

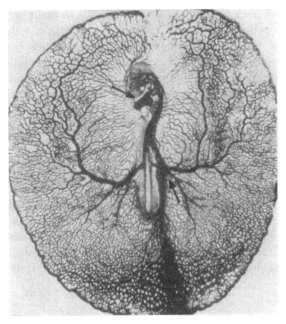

Fig. 2.

La facilità dell'esecuzione, la rapidità della risposta, l'elevata sensibilità e l'attendibilità dei reperti ci hanno indotti ad impiegare sistematicamente questo metodo nella ricerca dell'eventuale azione citostatica delle sostanze che ci interessa saggiare sotto questo punto di vista.

Letteratura.

1. ASTALDI, G., e C. MAURI: Haematologica (Pavia) **33**, 583 (1949); Sang **21**, 378 (1950).
2. ASTALDI, G., E. BERNARDELLI e E. G. RONDANELLI: Rev. belge Path. **21**, 406 (1952); **22**, 172 (1952).

Zur Frage der Dioxystilbendipropionat-Therapie des Plasmocytoms.

Von

F. SCHENNETTEN (Berlin/Deutschland).

An Therapieversuchen beim Plasmocytom hat es bislang nicht gefehlt. Bei der rein symptomatischen Therapie wird versucht, die Anämie, Leukopenie, Proteinurie sowie die Skeletveränderungen anzugehen, sei es durch Bluttransfusionen, Eiweißzulagen, Eisentherapie, Gaben von Folsäure, B_{12}, Leberextrakten sowie Vitamin D_2- und D_3-Gaben in Verbindung mit der üblichen Calcium-Therapie. Darüber hinaus ist der Versuch unternommen worden, die Plasmocytom-Therapie auf eine rationellere Basis zu stellen. Erstmalig geschah dies durch die

von Snapper seit 1946 inaugurierte Therapie mit Stilbamidin sowie mit Pent-
amidin-Hydrochlorid. Diese Therapie leitet sich von der Beobachtung ab, daß die
genannten Mittel auch bei einem anderen mit Hyperglobulinämie einhergehenden
Krankheitsbild, der Kala-Azar, erfolgreich waren, indem sie den hierbei ebenfalls
pathologisch erhöhten Globulin-Spiegel senkten. Allerdings tritt dieser Effekt
beim Plasmocytom nur verhältnismäßig selten auf, worauf u. a. Heilmeyer,
Wenzel und wir selbst hingewiesen haben. Es lag daher nahe, neben dieser
Diamidin-Therapie, deren Erfolg im übrigen in einer spezifischen Affinität zum
Ribonucleosestoffwechsel der Plasmazelle liegen soll, nach anderen therapeuti-
schen Möglichkeiten zu suchen. Heilmeyer hat in Deutschland wohl als erster
das von Haddow und Sexton auch für das Plasmocytom empfohlene Urethan
erprobt, das ebenso wie das Stilbamidin auch zur Kombinations- bzw. Intervall-
Therapie in Verbindung mit der Röntgenbestrahlung angewandt wird. Ein
interessanter Versuch stellt in diesem Zusammenhang ferner die Applikation von
Trimitan, einem Tri-(β-chloräthyl)aminohydrochlorid dar, wie es kürzlich durch
Goll und Grümer bekanntgegeben wurde.

Hingegen hat die Hormon-Therapie bisher wenig Eingang in die Klinik gefunden, obgleich sie hauptsächlich aus zwei Gründen naheliegend ist, und zwar
erstens wegen der Erfolge der paradoxen Hormon-Therapie bei der prostatato-
genen Carcinose, und zweitens wegen einer gewissen chemischen Verwandtschaft
des Stilbamidins und Pentamidins zu synthetischen Oestrogenen, wie z. B. zum
Diäthylstilboestrol, dessen Dipropionat als Cyren B oder S im Handel ist (Schema).

Stilbamidin

Pentamidin

Diäthyl-Dioxystilben
(= Diäthylstilboestrol)

Außerdem kommt hierbei die bekannte extragenitale Hormonwirkung bzw.
die Einschaltung in den hypophysär-adrenalen Wirkungsmechanismus in Betracht. Eine daneben früher von uns vertretene Auffassung, daß die Wirkung
beim Plasmocytom paradox geschlechtsgebunden sei, scheint nicht zuzutreffen,
wie aus folgender Aufstellung der Tab. 1 hervorgeht, die auch bei weiblichen
Patienten einen positiven Effekt des Dioxystilbenpropionats zeigt. Außerdem
scheint die Gabe von Testosteron-Propionat bei weiblichen Plasmocytom-
Patienten wirkungslos zu sein.

Zwecks näherer Beurteilung der klinischen Wirksamkeit des Dioxystilbenpropionats, das wir teils als Cyren B, teils als Cyren S gaben, haben wir besonders
auf das Verhalten der Blutsenkungsgeschwindigkeit geachtet. Wir sehen in der
BSG ein geeigneteres Kriterium als sie uns etwa das Verhalten des Bluteiweiß-
spiegels vermittelt. Zu dieser Annahme glauben wir uns aus der Überlegung heraus
berechtigt, daß, wie bereits oben ausgeführt, die Stilbamidin und Pentamidin-
Therapie trotz nachgewiesener klinischer Wirksamkeit in den meisten Fällen ohne
Effekt auf die Hyperglobulinämie ist. Außerdem erlebten wir es mehrfach, daß

spontane Schwankungen bei Plasmocytom-Kranken im Gesamteiweißspiegel sowie im Albumin-Globulin-Quotienten ohne besondere Therapie auftraten, so daß die exakte Beurteilung in dieser Hinsicht zumindest erschwert wird. Auch die Entnahme des Sternalmarks ist keineswegs ein exaktes Kriterium, da hierbei

Tabelle 1.

Name	Pl. Typ	Alter d. Pat. (Jahre)	stat. Beob. Dauer (Tage)	Größte Einz.-Gabe in mg Cyren B oder S	Gesamt-Dosis in mg	BSG vorh., nach. der Behandlung
1. Fü., Paul ♂	α_2-β	51	27 (verlegt in Chirurgie)	60	320	19/41; 22/45
2. Sa., Johanna[1] ♀	β	64	97	40	445	150/153; 150/153 im weit. Verlauf 82/150
3. Schu., Detlev ♂	β	17	136†	25 50	1. Serie 625 2. Serie 750	156/160; 156/157
4. Schm., Meta ♀	β	62	62†	50	500	170/180; 171/173
5. Fu., Johann ♂	γ	49	373 103	25 25	1. Serie 345 2. Serie 475	60/85; 43/84 46/80; 14/30 zwischenzeitl. 7/22
			seit 21.8.52 ununterbr. in stat. Beob.	25 30	3. Serie 475 4. Serie 330	33/50; 75/96 zwischenzeitl. (ikt.) 16/25 100/134; 76/110
6. Ro., Elli ♀	γ	54	54	25	757	120/125; 116/137 zwischenzeitl. 75/135
7. Fi., Siegfried ♂	fragl.	43	204	25	301,5	101/131; 75/112 später bis auf 15/38 im Verl. v. 12 Woch.
8. Sei., Bernhard ♂	unchar. Typ	52	52	20	500	65/104; 28/65
9. Go., Antonie ♀	γ	48	64†	50 40	1. Serie 920 2. Serie 900	105/130; 61/104

bekanntlich bereits durch eine geringe Verlagerung der Punktionsnadel quantitativ ganz andere Bilder zustande kommen können. Die Cadmium-Sulfat-Probe, wie sie von WUHRMANN und WUNDERLY besonders empfohlen wird, ist ebenfalls quantitativ schwierig abzustufen, die BENCE-JONESsche Proteinurie kommt selbst bei typischen Plasmocytom-Fällen wesentlich seltener vor, als früher angenommen wurde, so daß ihr Verschwinden unter der Therapie nur gelegentlich beobachtet werden kann. Der Rückgang der Anämie und Leukopenie schließlich ist möglicherweise nur durch eine zusätzlich gegebene symptomatische Therapie beeinflußt worden. Ein objektiv einwandfreies Kriterium würde uns hingegen in der quantitativ-röntgenologischen Beurteilung der Skeletveränderungen zu Verfügung stehen. Diese Methode kann hier jedoch nicht herangezogen werden, da sichere Veränderungen im Sinne eines positiven Effektes vermißt wurden. Nach diesen einschränkenden Bemerkungen sei nochmals auf

---

[1] Nach erneuter Aufnahme soeben verstorben. Todesursache zum Zeitpunkt der Drucklegung noch nicht bekannt.

die Tab. 1 verwiesen, die außer der Bezeichnung des Plasmocytom-Typs, wie er auf Grund der meist papierelektrophoretischen Untersuchung gewonnen wurde, das Alter, die Dauer der stationären Beobachtung, die Gesamtmenge des verabfolgten Dioxystilbenpropionats (unter Angabe der maximalen Einzeldosis) sowie insbesondere das Verhalten der BSG vor, während und nach der Behandlung enthält.

Die Tabelle läßt erkennen, daß bei den angeführten 9 klinisch in jeder Weise gesicherten und differential-diagnostisch etwa gegenüber Morbus Recklinghausen, Carcinose oder Makroglobulinämie abgegrenzten Plasmocytom-Fällen, von denen 5 dem männlichen, 4 dem weiblichen Geschlecht angehörten, ein sicherer Effekt auf die BSG bei 4 Patienten, also etwa in der Hälfte der Fälle, vorlag. Interessanterweise handelt es sich hierbei bis auf einen Fall um solche Patienten, die klinisch wesentlich gebessert nach Hause entlassen werden konnten. Sie wurden subjektiv weitgehend schmerzfrei, nahmen bis zu mehreren kg an Gewicht zu und wurden über längere Zeit wieder arbeitsfähig. Einer dieser Fälle, bei dem die Diagnose bereits seit 1941 durch Probeexcision am Tuber ossis ischii histologisch gesichert ist, konnte u. a. durch diese intermittierende synthetische Oestrogen-Therapie bis heute am Leben erhalten werden. Den drei Todesfällen, zu denen nach mehrjähriger Beobachtungsdauer mit intermittierender Behandlung erst jetzt ein weiterer gekommen ist, stehen demnach 5 Patienten mit positivem Effekt gegenüber. Bei einer weiteren Patientin erfolgte der Exitus letalis durch eine chronische Glomerulonephritis mit frischerem Schub bei gleichzeitiger interstitieller Pneumonie.

Wir hätten uns dennoch nicht zu einer Mitteilung dieser bescheidenen Therapieerfolge berechtigt gesehen, wenn wir nicht für den gleichen Beobachtungszeitraum den Verlauf 6 weiterer Plasmocytom-Patienten gegenüberstellen könnten, die die genannte Therapie nicht erhielten, sondern lediglich symptomatisch bzw. mit Testosteronpropionat behandelt worden sind. Von diesen 6 Patienten kamen 4 ad exitum. Außerdem hat eine kleine Mitteilung von uns, die anläßlich der Tagung des Medizinischen Kongresses 1949 in Berlin erfolgte, sowie eine Demonstration in der Gesellschaft für klinische Medizin zu Berlin im Jahre 1952 zur klinischen Nachprüfung dieser Therapie angeregt, worüber Wiegand 1953 anhand von 7 Fällen — 2 männlichen und 5 weiblichen Patienten — in positiver Weise berichtet hat. Auch Stich aus der I. Med. Klinik in München empfiehlt hochdosierte Cyren-Gaben von 50—100 mg. Wir glauben daher, im Hinblick auf das nahezu therapie-refraktäre Leiden des Plasmocytoms, einen Therapieversuch mit Dioxystilbenpropionat oder verwandten Substanzen nochmals empfehlen zu dürfen[1].

Als Indikation kommen in erster Linie solche Fälle in Betracht, die ein initiales Ansprechen im Sinne eines Abfalls der BSG zeigen, das sich unter Umständen auch nach Absetzen des Präparates weiter verfolgen läßt. Bei den von vornherein leukopenischen Formen empfiehlt es sich, mit der Einzeldosis nicht über 25 mg hinauszugehen, unter gleichzeitiger laufender Kontrolle des Blutstatus. Die Gesamtdosis einer Behandlungsserie sollte nicht über 750 mg betragen, die übliche symptomatische Therapie kann, falls erforderlich, daneben angewandt werden.

---

[1] Inzwischen wurde uns durch eine Arbeit von Loos bekannt, daß bereits 1947 Dupuy und Roujeau sowie Loeper Therapieversuche mit einer Gesamtdosis von 500 mg Diäthylstilboestrol bei 2 Plasmocytom-Kranken durchgeführt haben.

Das erneute Einleiten einer Behandlungsserie richtet sich nach dem Allgemeinbefinden des Patienten, wobei objektiv ein neuerlicher Anstieg der BSG und
subjektiv erneutes Schmerzgefühl maßgeblich sind. Die Einzelgabe wird am
zweckmäßigsten teils intramuskulär, teils peroral verabfolgt, da bei der alleinigen
peroralen Gabe in Anbetracht der möglichen Resorptionsverluste der erforderliche
Spiegel nicht immer gewährleistet ist, entsprechend der Tatsache, daß sich das Verhältnis des peroral zum intermuskulär gegebenen Dioxystilbenpropionats bis
zu 1:2 verhalten kann. In praxi würden sich also als Einzelgabe etwa eine Ampulle
Cyren B forte à 5 mg in Verbindung mit 2 Tabletten Cyren S à 10 mg empfehlen.

Zusammenfassung.

Eine epikritische Nachprüfung von 17 Plasmocytompatienten, von den 9
(5 männliche, 4 weibliche) an der I. Medizinischen Universitätsklinik der Charité
Berlin mit dem Dioxystilben-Präparat Cyren B bzw. Cyren S behandelt worden
sind, das in einer Gesamtdosis bis 900 mg in täglichen Dosen bis zu 50 mg teils
per os, teils intramuskulär verabfolgt wurde, ergab, daß in etwa der Hälfte der
Fälle eine klinische Besserung zu beobachten war. Diese bestand bei einem Teil der
Fälle in erheblichem Rückgang der BSG und war anscheinend auch von einer
Verlängerung der Lebensdauer begleitet. So konnte ein Fall, der bereits seit 1941
durch Probeexcision gesichert ist, u. a. durch die intermittierende Dioxystilben-
Therapie bis heute am Leben erhalten werden. Es wird im einzelnen besprochen,
inwieweit die Dioxystilben-Therapie rationell ist und objektive Veränderungen
unter dieser Therapie nachweisbar sind.

Literatur.

Goll u. Grümer: Z. inn. Med. **1954**, 1209.
Haddow and Sexton: Nat. Dis. J. (London) **1946**, 500.
Heilmeyer u. Begemann: Med. Mschr. **1950**, 260.
— Merk u. Pirwitz: Klinik und Pharmakologie des Urethans und anderer zytostatischer
    Stoffe. Stuttgart: Wiss. Verlags-Gesellschaft 1948.
Loos: Z. inn. Med. **1955**, 70.
Schennetten: Z. inn. Med. **1950**, 546; Dtsch. Gesundheitswesen **1952**, 961.
Snapper: J. Mt. Sinai Hosp. **13**, 119 (1946a).
— Blood **1**, 534 (1946b).
— Blood **2**, 311 (1947).
— et al.: J. Amer. Med. Assoc. **133**, 157 (1947).
Stich: Med. Klin. **1954**, 39; zit. nach Brewer: Brit. Med. J. **1948**, 982.
Wenzel: Z. inn. Med. **1952**, 141.
Wiegand: Ärztl. Wschr. **1953**, 1097.
Wuhrmann u. Wunderly: Die Bluteiweißkörper des Menschen. Basel 1947.

Veränderungen des weißen Blutbildes
bei der cytostatischen Therapie des Bronchialcarcinoms.

Von

Rudolf Riegel (Berlin/Deutschland).

Mit 1 Abbildung.

Bei dem Versuch einer cytostatischen Behandlung inoperabler Fälle von
Bronchialcarcinom, über den kürzlich berichtet wurde, konnte ein namhafter
klinischer Nutzen nicht erzielt werden. Eine deutliche Besserung des Allgemeinzustandes, über welche einige Autoren berichten (z. B. Klima und Hornischer),

konnte ebensowenig gesehen werden, wie eine Verlängerung der Überlebensdauer. Dagegen ergaben sich im Laufe der Beobachtung Veränderungen des weißen Blutbildes, die in zweifacher Hinsicht Beachtung verdienen. Einmal zeigen sie die Aktivität der cytostatischen Substanzen im tumorkranken Organismus an, zum anderen geben sie einen Hinweis auf die Auswirkungen der Cytostatika auf eine Hämatopoese, die nicht im Sinne der Hämoblastosen verändert ist.

Das therapeutische Vorgehen bestand in der kombinierten Anwendung von Urethan und Nitrolost, die bei geeigneten Fällen in Gesamtdosen von 30—100 g intramuskulär bzw. 20—30 mg intravenös innerhalb von durchschnittlich vier Wochen verabreicht wurden. Urethan wurde täglich gegeben, wobei die Einzeldosen 2—3 g betrugen, Nitrolost dagegen zweimal pro Woche in Einzelmengen von 2—3 mg, die in einigen Fällen je nach Verträglichkeit nach oben oder unten variiert wurden.

In zahlreichen der insgesamt ausgewerteten 50 Fälle zeigte das weiße Blutbild eine bei aller Variationsbreite typisch zu nennende Reaktionsweise. Schon nach einer Woche kommt es zu einem deutlichen Anstieg der Monocyten auf absolut leicht erhöhte Werte. Bei im ganzen uneinheitlichem Verhalten der Monocyten ergibt sich ein Maximum der Monocytose nach 3 Wochen und anschließendes Abklingen zu normalen Werten. Gleichartige Veränderungen bieten die Eosinophilen, deren Vermehrung, die in stetiger Weise erfolgt, in der 2. Woche nach Behandlungsbeginn anfängt, mit 4 Wochen einen markanten Höhepunkt erreicht und mit 6 Wochen beendet ist. In 30 von den 50 Fällen kam es zu deutlichen relativen Eosinophilien von 6% aufwärts, und davon betrug die absolute Zahl der eosinophilen Leukocyten in 19 Fällen mehr als 400/mm³. Achtmal überschritt der Anstieg der Eosinophilen die Zahl von 1000 pro mm³. Der höchste beobachtete Wert betrug 2400 pro mm³ = 25% der weißen Zellen und kam in der 5. Woche nach Behandlungsbeginn zur Beobachtung. Demgegenüber bieten die Lymphocyten im Verlaufe der cytostatischen Behandlung ein entgegengesetztes Verhalten. 39 Fälle bekamen eine relative und absolute Lymphopenie in den ersten Behandlungswochen, die auch nach Absetzen der Therapie sich nur zögernd besserte und 8 Wochen nach Beginn der cytostatischen Therapie noch nicht behoben war. In einigen Fällen kam es dabei zu einem fast vollständigen Verschwinden der Lymphocyten aus dem peripheren Blut.

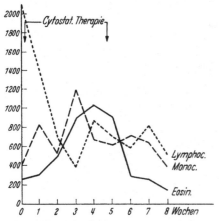

Abb. 1. Ablauf der Leukocytenbewegung bei cytostatischer Tumortherapie, ermittelt aus 19 typisch verlaufenden Fällen (absolute Zahlen pro mm³).

Abb. 1 zeigt die geschilderten Verhältnisse in einer kurvenmäßigen Darstellung, die durch Zusammenfassung der prägnanten Fälle gewonnen wurde.

Es ist in diesem Zusammenhang von Bedeutung, daß die Ausgangswerte des weißen Blutbildes vor der Behandlung, abgesehen von einer nicht seltenen neutrophilen Leukocytose, keine auffallenden Abweichungen von der Norm aufwiesen.

Nur zweimal fand sich eine leichte Eosinophilie schon vor der Behandlung ebenso, wie dreimal eine Lymphopenie von weniger als 1000/mm³ beobachtet werden konnte. Eine Monocytose bestand in 6 Fällen. Diese Befunde decken sich ungefähr mit den Ergebnissen von Pätiälä, während die Ergebnisse von Schulz und Kerinnes schlecht vergleichbar sind, weil diese Autoren nur relative Zahlenwerte verwenden.

Die Beobachtung des weißen Blutbildes bei unbehandelten Fällen von Bronchialcarcinom zeigt, daß weder im Anfang noch in späteren Stadien dieses Leidens Verschiebungen auftreten, die nach Häufigkeit und Ausmaß mit den mitgeteilten Veränderungen nach cytostatischer Therapie vergleichbar wären. Daraus ergibt sich mit ausreichender Sicherheit, daß diese Veränderungen auf die Wirkungen der Cytostatika zurückgeführt werden müssen. Faßt man die Ergebnisse zahlenmäßig zusammen, so ergibt sich folgende Tabelle:

Tabelle 1.

Leukocytäre Reaktion bei cytostatischer Therapie des Bronchialcarcinoms (50 Fälle)	Anzahl der Fälle	Mittlere Gesamtdosis	
		Ureth. g	N-Lost mg
Komplette Reaktion (Eosinophilie, Monocytose, Lymphopenie)	19	59,0	15,0
Teilreaktion (relative Eosinophilie und Lymphopenie) ..	11	65,0	23,0
Lymphopenie allein	9	31,0	18,5
Keine Reaktion	11	35,0	8,5
Neutropenie beobachtet	9 ×	30,0	26,5

(Anzahl der Fälle: nach der ersten Zeile = 30)

Die Tabelle zeigt, daß Voraussetzung für den Eintritt der weißen Blutzellverschiebung eine nicht zu niedrige Dosierung beider Cytostatika ist. Bei schwacher Urethandosierung kam es lediglich zur Lymphopenie. Unter den 11 Fällen, die keine Reaktion zeigten, befanden sich meist solche, die aus technischen Gründen nicht ausreichend oft untersucht werden konnten. Die niedrige Dosierung bei diesen Fällen ist im übrigen eine ausreichende Erklärung für das Ausbleiben der weißzelligen Reaktion.

In der großen Mehrzahl aller Fälle trat unter der Therapie eine merkbare Senkung der Zahl der neutrophilen Leukocyten und damit auch der Leukocyten-Gesamtzahl auf. Ausgesprochene Neutropenien von weniger als 2000 Neutrophilen im mm³ wurden aber nur bei 9 Fällen in passagerer Form beobachtet. In einem dieser Fälle entwickelte sich das Vollbild der Agranulocytose. Nach 10tägiger Cortisontherapie konnte der Zustand unter Normalisierung des Blutbildes behoben werden.

Untersuchungen des Knochenmarkes während der cytostatischen Therapie bei Bronchialcarcinom konnten bisher nur in einem beschränkten Teil der Fälle durchgeführt werden, so daß eine ausreichend sichere Beurteilung noch nicht möglich ist. Nur für die Eosinophilie ergab sich ein eindeutig dem Blute analoger Knochenmarksbefund.

Zur Frage der Bedeutung der geschilderten Blutveränderungen unter cytostatischer Therapie kann folgendes gesagt werden. Bezüglich der Eosinophilie dürfte die naheliegende Auffassung die richtige sein, daß es sich um den Ausdruck einer Aktion gegen die Tumorzerfallsprodukte handelt. Seit den grundlegenden

Untersuchungen von SCHLECHT wissen wir, daß die eosinophile Zellreaktion gegen Allergene im weitesten Sinne, besonders auch gegen artfremdes Eiweiß gerichtet ist. Das beim Tumorzerfall freiwerdende, als körperfremd anzusehende Tumoreiweiß ist in gleicher Weise wirksam. Bei den autoptischen Kontrollen der ad exitum gekommenen Fälle zeigten in der Tat diejenigen mit eosinophiler Reaktion ausnahmslos starke Zerfallserscheinungen. Ein solcher Tumorzerfall mit Nekrosen, Abscessen und Gangrän findet sich auch bei unbehandelt ad finem kommenden Kranken nicht selten, doch sahen wir bei diesem spontanen Zerfall niemals stärkere, vergleichbare Eosinophilien. Die Beobachtung von GERSTENBERG über Eosinophilie bei Lymphosarkomen kann nach unseren Erfahrungen auf das unbehandelte Bronchialcarcinom nicht übertragen werden.

Daraus ist der Schluß zu ziehen, daß sich unter der Wirkung der Cytostatika am Tumor Abbau- und Auflösungsvorgänge von besonderer Art abspielen, die zum Auftreten und Freiwerden abnormer, sonst nicht vorkommender Zerfallsprodukte führen, welche geeignet sind, die eosinophile Reaktion auszulösen. Es müßte lehrreich sein, den Mechanismus dieser cytostatisch ausgelösten Abbauvorgänge auf die Spur zu kommen, auch wenn, wie unsere Erfahrung lehrt, eine entscheidende Auswirkung auf die Therapie epithelialer maligner Neoplasien nicht zu erwarten ist.

Daß es sich bei der beobachteten Eosinophilie um eine allergische Reaktion gegen die cytostatischen Mittel selbst handelt ist unwahrscheinlich, da bei der Behandlung anderer Erkrankungen, wie z. B. der Hämoblastosen, besonders der Lymphadenosen, mit den gleichen Mitteln niemals Eosinophilien ausgelöst zu werden pflegen. Nach einer persönlichen Mitteilung von Prof. ROSENOW kam es bei Tumor-Behandlungsversuchen mit kolloidalem Blei ebenfalls zu hohen Eosinophilien. In diesem Falle scheint es sich jedoch um arznei-allergische Vorgänge gehandelt zu haben, die ja bei parenteraler Zufuhr kolloidaler Substanzen bekannt sind.

Die Natur der die eosinophile Reaktion begleitenden Blutmonocytenbewegung ist schwieriger zu deuten. Wahrscheinlich ist sie der Ausdruck einer Reaktion des Reticulums, die sowohl durch Tumorprodukte als auch durch die Cytostatika selbst ausgelöst worden sein kann. Das Auftreten der Lymphopenie muß als direkte Schädigung der Lymphopoese durch die Cytostatika aufgefaßt werden. Sie erweist sich gegen Cytostatika vom Typ des Nitrolost als wesentlich empfindlicher als die Granulopoese.

Zusammenfassung.

Es wird über eine Reaktion der weißen Blutzellen bei der cytostatischen Therapie des Bronchialcarcinoms berichtet, bestehend aus Eosinophilie, Monocytose und Lymphopenie.

Myélothérapie et gangliothérapie à haute dose dans les leucoses.

Par
E. C. TREMBLAY (Paris/France).

Les thérapeutiques purement destructives ou antimitotiques, et les thérapeutiques hormonales ayant, malgré des résultats partiels importants, en fin de compte echoué, il était nécessaire pour le traitement des leucoses d'envisager une voie de recherche fondamentalement nouvelle. Celle-ci qui consiste à donner en abondance des matériaux biologiques contenus dans la moelle osseuse normale et les ganglions normaux, vise des buts nouveaux en fonction de toute une série d'hypothèses de recherche. Il ne s'agit plus seulement de détruire des cellules en excès, ou d'inhiber directement leurs mitoses, ou de donner d'énergiques stimulations à la moelle osseuse, ou d'accélérer la lyse lymphoïde il s'agit encore notamment de lutter contre l'immaturation cellulaire, trouble fondamental des leucoses. La moelle normale et les ganglions normaux contenant obligatoirement les matériaux qu'ils utilisent pour l'évolution et la maturation de leurs cellules, s'adresser à ces organes paraissait indiqué pour atteindre ce but. Cette conduite n'est pas fondée seulement sur cette règle qui consiste à s'efforcer en tout état de cause de corriger tel ou tel trouble notable d'une affection, mais encore sur certaines autres hypothèses. Certains pensent que le sang normal contient des substances antileucémiques, c'est-à-dire inhibitrices d'hyperfonctions anormales. Il n'est pas exclu que ce soient les cellules du sang elles-mêmes qui sécrètent ces substances inhibitrices d'hyperstimulations génératrices d'hyperfonctions. C'est un mode de régulation courant en physiologie et plus particulièrement en endocrinologie. (Or des cellules ne peuvent être mieux placées pour sécréter dans le sang qu'en y étant et il n'est pas du tout insensé de considérer l'ensemble des globules blancs du sang comme une glande endocrine.). Un déficit fonctionnel cellulaire lié à quelque carence ou autre cause entraîne peut-être la diminution ou la suppression de la sécrétion de ces substances inhibitrices, éventualité déclenchant les hyperstimulations, elles-mêmes, génératrices de l'hyperfonction des organes hématopoïétiques. Si la cause initiale persiste on conçoit ainsi l'irréversibilité. Il n'est pas exclu non plus que ce soient les organes hématopoïétiques eux-mêmes qui produisent ces substances. Pour fournir ces substances présentes dans les organes hématopoïétiques, qu'elles agissent directement ou qu'elles agissent en permettant aux cellules sanguines de produire les substances inhibitrices en question, dans toutes ces hypothèses la myélo- et la gangliothérapie à haute dose étaient tout spécialement indiquées. Bien que nous n'ayons jusqu'ici utilisé que certains fractionnements de la moelle osseuse et des ganglions et pas tous comme nous nous proposons de le faire et par la seule voie buccale jusqu'ici, les premiers résultats observés sont favorables et paraissent corroborer nos hypothèses.

On trouvera ailleurs le détail des observations. Qu'il nous suffise de dire que l'adjonction du traitement médullaire aux traitements classiques augmente dans les leucoses aiguës manifestement le pourcentage des rémissions, puisque sur une petite statistique sans doute (17 cas) nous avons obtenu 16 fois une ou plusieurs rémissions. Mais si la myélothérapie exerce une action inhibitrice évidente sur la prolifération lymphoblastique (6 rémissions par myélothérapie absolument isolée sur 7 cas, 1 rémission par myélothérapie isolée après rémission par myélothérapie + cortisone, une rémission absolument totale par myélothérapie après échec par traitement cortisonique prolongé), fait à rapprocher des constatations expérimentales américaines de H. S. KAPLAN, M. B. BROWN, J. PAULL, cette inhibition est transitoire (en moyenne plusieurs mois), et la myélothérapie n'a pas d'action sur la maturation de la lignée lymphoïde (comme on peut en juger dans les périodes de résistance en période de lymphoblastose relativement stable). Cette action sur la maturation lymphoïde peut être par contre obtenue par la gangliothérapie à haute dose, comme nous avons pu en juger de façon évidente dans trois de ces cas.

Bien que la durée du traitement ganglionnaire ait été beaucoup trop courte dans ces cas pour juger de l'action sur la maladie elle-même — nous pensons aujourd'hui que le traitement doit être très prolongé — il a été cependant possible d'observer dans un de ces cas une rémission nouvelle, et dans un autre, où le traitement fut, sans être suffisant, plus important, l'évolution s'est prolongée dix-huit mois.

Dans les leucoses lymphoïdes chroniques (9 cas), la myélothérapie entraîne de façon constante une amélioration très franche de l'état général, une baisse modérée ou franche de la leucocytose, une augmentation des polynucléaires et des globules rouges, une amélioration très notable du myélogramme avec augmentation sensible du pourcentage des éléments myéloïdes, mais elle n'agit pas ici non plus sur la maturation lymphoïde. La gangliothérapie à haute dose obtient cette action sur la maturation lymphoïde, ramène la vitesse de sédimentation à la normale, de façon permanente dans les cas où elle était très accélérée, prolonge de façon manifeste la durée des rémissions. Dans trois de nos cas, où le traitement fut fait de façon prolongée, sans que les doses aient été parfaites initialement, chez des sujets ayant respectivement 3 ans, 5 ans, 5 ans $^1/_2$ d'évolution, les rémissions sont actuellement de 33, 36 et 33 mois, *toujours en cours*, permettant *un travail à temps complet*.

Dans les leucoses myéloïdes chroniques (11 cas), la myélothérapie entraîne de façon constante l'augmentation du coefficient de maturation, inconstamment une diminution du chiffre de la leucocytose ($^2/_3$ des cas), accroît l'efficacité des thérapeutiques lytiques associées. Elle fait disparaître les douleurs osseuses éventuelles, et améliore l'état général. La gangliothérapie paraît ici contre-indiquée, d'après nos premières constatations.

Dans un cas de leucosarcomatose avec volumineuses tumeurs axillaire gauche et abdominales, nombreuses autres adénopathies, splénomégalie, formule sanguine de leucose aigue, ayant d'abord subi une première série de roentgenthérapie, et ayant fait sa rechute 80 jours après, l'association myélo-gangliothérapique fut commencée immédiatement après la deuxième série de roentgenthérapie faite pour cette première rechute. Depuis la leucocytose est stable, autour de quinze mille, les éléments nucléolés ont complètement disparu, les polynucléaires restent à un chiffre élevé supérieur à la normale, les G. R. entre cinq millions et cinq millions cinq cent mille. Les masses ganglionnaires n'ont ébauché aucune recrudescence, et le sujet a retrouvé des forces absolument normales et retravaille *à temps complet. Treize mois et demi* se sont écoulés et la deuxième rechute n'est toujours pas survenue, et *dix-neuf mois* sont passés depuis l'apparition de la phase leucémique. Si l'on se réfère à l'évolution connue des leucosarcomatoses, à la très courte durée de la période leucémique il apparaît que la deuxième rechute aurait dû, depuis longtemps survenir, et que les délais sont maintenant manifestement largement dépassés (malade traité par les docteurs R. André et Jean Weill, médecins des hôpitaux de Paris et moi-même).

En conclusion: si nous tenons compte que ces résultats ont été obtenus avec des doses au début mal connues, des traitements trop courts, d'une technique encore incertaine, avec les seules formes buccales du seul fractionnement A pour la moelle osseuse — et nous en avons déjà isolé un grand nombre d'autres et nous savons déjà que l'activité des formes injectables est infiniment plus grande —, avec les seules formes buccales des fractionnements A et B pour les ganglions, bien que le nombre de nos cas soit encore insuffisant, nous pouvons et devons dire que ces résultats sont encourageants parce qu'ils apportent, non seulement des possibilités thérapeutiques nouvelles appréciables, mais aussi des points de vue nouveaux dans la conduite des traitements et dans la compréhension même de la physiopathologie des leucoses. Et ce n'est plus là seulement notre avis.

Diskussion.

P. G. REIZENSTEIN (Stockholm/Schweden):

Aminopterin and Erythropoiesis.

Referring to the interesting communication by Dr. CALAPSO on the effect of aminopterin on white rats, I should like to mention a few words about some investigations in the same field, although these are not yet concluded.

I have given 4-aminopteroylglutamic acid to 11 groups of rats, each group consisting of 5 rats with a body weight around 300 g. The aminopterin doses varied between 2 mg/day and kg. body weight in the highest and 0,5 γ/day in the lowest group. The aminopterin was dissolved in physiological saline and injected intramuscularly.

Comparing survival times after equal doses of an old aminopterin solution on one hand and a fresh one on the other seemed to indicate that these solutions are unstable. It is thus important to use fresh solutions.

In those groups, where the rats received between 0,05 and 5 γ/day no significant change in erythrocyte or hemoglobin values could be found after up to 5 months. In the groups between 0,05 and 2 mg/day a leucopenia appeared promptly, and these rats died in between 3 and 7 days without any signs of anemia.

In that group, however, which received 12,5 γ daily an anemia appears after 3—4 weeks. The erythrocyte and hemoglobin values are reduced to 50—60% of the normal. There was no increase of MCV or MCH. Reticulocytes were reduced to less than 10% of the normal.

The bone marrow from these rats was studied at intervals of between 2 and 6 days. It shows an increase of fat, depletion of cells and a maturation arrest in the erythropoietic series. Thus practically no hemoglobin containing erythroblasts could be found in smears made at the time when the anemia was fully developed. There was a significant rise of the mitotic index.

The investigations of these anemias are now continuing with hematological and cytochemical methods.

Eisen- und Kupferstoffwechsel, Spurenelemente.
Metabolism of Iron and Copper, Trace Elements.
Métabolisme du Fer et du Cuivre, Oligoéléments.
Metabolismo del Ferro e del Rame, Oligoelementi.

Neuere Ergebnisse auf dem Gebiet des Eisenstoffwechsels.

Von

Bo Vahlquist (Uppsala/Schweden).

Mit 6 Abbildungen.

Referat.

Der Körper eines gesunden Erwachsenen enthält etwa 4—5 g Eisen. Die Verteilung in verschiedenen Fraktionen ist ungefähr diese: Hämoglobin 60—70%, Myoglobin 3—5%, Fermenteisen (Cytochrom, Katalase, Peroxydase) < 1%, Serumeisen etwa 0,1%, Depoteisen 20—30%.

Das Studium vom Eisenstoffwechsel des Körpers kann auf verschiedene Weise geschehen: Untersuchung vom Eisengehalt in verschiedenen Organen, Bestimmung von Serumeisen und Transferrin, Eisenbilanzversuche und Isotopstudien.

Unter physiologischen Bedingungen ist der Eisenstoffwechsel des Körpers in großem Maße geschlossen. Von den 25—30 mg, die alle 24 Std. bei einem Erwachsenen umgesetzt werden, rühren 95% oder mehr von dem endogenen Stoffwechsel

Tabelle 1. *Die eisenhaltigen Verbindungen des Menschen*
(erwachsener Mann 70 kg). Modifiziert nach Granick (1954).

Verbindung	Molekular-gewicht	Totalmenge Gramm	Fe	
			Gramm	% vom total. Fe
Eisen-Porphyrin(Häm)-Proteide (O$_2$-Transport und Oxydation)				
Hämoglobin	68000	900	3,0	60—70
Myoglobin	17000	40	0,13	3—5
Häm-Enzyme				
Cytochrom c	13000	0,8	0,004	0,1
Katalase	225000	5,0	0,004	0,1
Cytochrom a$_{1-3}$, b$_{1-2}$	[75000]	—	—	—
Peroxidase	44—90000	—	—	—
Eisenproteide anderer Art (Eisentransport und -ablagerung)				
Transferrin	88000	10	0,004	0,1
Ferritin	460000	2—4	0,4—0,8	15
Hämosiderin	—	—	—	—
Totalablagerung	—	—	1,2—1,5	—
Totaleisen	—	—	4—5	100

her. Der exogene Stoffwechsel wird hauptsächlich durch den Grad der Resorption geregelt. Die Exkretion wird unter physiologischen Bedingungen auf einem ziemlich konstanten, niedrigen Niveau gehalten.

Störungen in dem normalen Eisenstoffwechsel können sowohl von exogener als auch endogener Art sein. Wenn die Kost arm an verwertbarem ("available") Eisen ist, oder das Eisen in der Nahrung ungenügend resorbiert wird, oder der

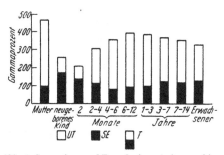

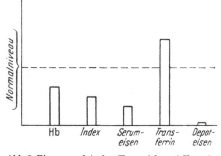

Abb. 1. Serumeisen- und Transferrinwerte in verschiedenen Altersgruppen. *UT* Ungesättigtes Transferrin; *SE* Serumeisen; *T* Total-Transferrin; [nach HAGBERG (1953)].

Abb. 2. *Eisenmangel.* Andere Kennzeichen: 1.Vermehrte Eisenresorption nach Oralzufuhr; 2.beschleunigte Eisenabwanderung nach i.v. Zufuhr; 3.Vermehrung: Sideroblasten; 4. Verminderung: Hämosiderin; 5. Verminderung: Bilirubinspiegel des Blutes; 6. Verminderung: freies Erythrocytenporphyrin.

Körper abnorm großen Eisenverlusten durch Blutungen ausgesetzt ist, tritt allmählich eine Verarmung des Körpers an Eisenbestand auf. Dieser Vorgang wird beim wachsenden Individuum beschleunigt. Zuerst werden die Eisendepots aufgebraucht, danach wird die Hb-Neubildung angegriffen. Das Myoglobin und in noch höherem Maße die eisenhaltigen Fermente bleiben am längsten reserviert.

Tabelle 2. *Die Abhängigkeit der Eisenresorption von verschiedenen Faktoren.*

	Vermehrte Eisenresorption	Verminderte Eisenresorption
Individuelle Faktoren	Eisenmangel Pyridoxin-Mangel[1] Protein-Mangel ?	Achlorhydrie Schnelle Entleerung vom Ventrikel (G. E.) Steatorrhoe Infektionen Cu-Mangel[1]
Lebensmittelfaktoren	Hoher Gehalt von "available iron" Reduzierende Substanzen Folinsäure	Hoher Gehalt von Phosphaten Hoher Gehalt von Phytin Breitspektrum-Antibiotica ?

Störungen in dem endogenen Stoffwechsel können schwerwiegend sein, auch ohne daß dies sich in der totalen Quantität des Eisenbestandes widerspiegelt. In vielen Fällen, wenn auch nicht immer, sind diese Störungen mit Veränderungen des Hb-Stoffwechsels verbunden. Bei hämolytischen und aplastischen Anämien ebenso wie bei megaloblastischen und Infektanämien findet eine Eisenverschiebung von der zirkulierenden Blutmasse gegen die Depots statt. Umgekehrt findet man bei Polyglobulie durch Hypoxi, oft auch bei Polycythämia vera, eine Senkung des Eisengehaltes in den Depotorganen. Diese Verschiebungen in der

---

[1] Bis auf weiteres nur in Tierversuchen untersucht.

Verteilung zwischen verschiedenen Eisenfraktionen spiegeln sich oft schön im Serumeisen- und Transferringehalt ab. Ein hoher Eisensättigungsgrad von Transferrin bedeutet dominierende Eisenwanderung gegen die Depots und umgekehrt.

Tabelle 3. *Eisenresorption aus markierten Nahrungsmitteln.*
Nach Moore u. Dubach (1951).

Patientenkategorie	Anzahl Versuche	Lebensmittel	Fe	
			Totalmenge zugef. Fe (Mg)	% Eisen resorbiert
Normale	10	Eier	2,7—4,4	1,1—8,4
	2	Kükenmuskel	3,3—6,1	1,9—33,1
	3	Kükenleber	6,15—16,6	4,2—9,4
	1	"Mustard greens" (Brassica juncea)	3,5	10,9
	1	Spinat	1,3	2,7
Hypochrome Anämie .	5	Eier	2,3—6,4	1,4—6,4
	2	Kaninchenleber	22,8—31,9	4,08—17,7

Isotopversuche haben es annehmbar gemacht, daß man mit einem sog. "labile pool" von Depoteisen zu rechnen hat, das in erster Linie für den endogenen Stoffwechsel zur Verfügung steht. Bei vermehrtem Bedürfnis kann in der Regel das Depoteisen vollständig zu Funktionseisen übertragen werden. Dies hat man beweisen können durch Gewebsanalyse des Biopsie- oder Sektionsmaterials bei Mensch und Tier. Nicht nur das feindisperse Ferritin, sondern auch das grobdisperse Hämosiderin kann bei excessiv vermehrtem Bedürfnis vollständig aus den Depotorganen verschwinden.

Unter gewissen pathologischen Bedingungen wird das Eisen in solcher Weise abgelagert, daß es weder bestimmt nicht für den Aufbau von Hämoglobin noch

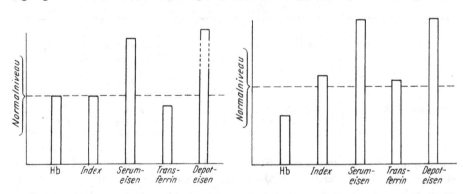

Abb. 3. *Hämochromatose.* Andere Kennzeichen: 1. Vermehrte Eisenresorption nach Oralzufuhr; 2. verlangsamte Eisenabwanderung nach i.v. Zufuhr; 3. normaler oder leicht vermehrter Bilirubinspiegel des Blutes.

Abb. 4. *Hämolyse.* Andere Kennzeichen: 1. Bisweilen vermehrte Eisenresorption nach Oralzufuhr; 2. vermehrter Bilirubinspiegel im Blut.

wahrscheinlich nicht für andere Eisenproteide benutzt werden kann. Dies ist z. B. der Fall bei der essentiellen Lungenhämosiderose, in welcher Krankheit große Quantitäten Hämosiderin in den Lungen abgelagert werden und dann offenbar nicht für die Hämoglobinsynthese ausgenutzt werden können. Dieses Krankheitsbild ist extrem, aber man muß damit rechnen, daß Störungen in der Mobilisierbarkeit des Depoteisens auch in anderen Situationen eine Rolle spielen.

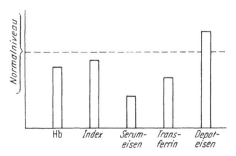

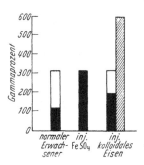

Abb. 5. *Infektion.* Andere Kennzeichen: 1. Leicht verminderte Eisenresorption nach Oralzufuhr; 2. beschleunigte Eisenabwanderung nach i.v. Zufuhr; 3. Vermehrung: freies Erythrocytenporphyrin.

Abb. 6. Schematische Darstellung der Verschiedenheit zwischen dialysablem und kolloidalem Eisen in Relation zum Plasma-Transferrin [nach HAGBERG (1953)].

▨ Freies kolloidales Eisen;   ■ Serumeisen;

☐ Ungesättigtes Transferrin;   ◨ Total-Transferrin.

Unsere Kenntnis vom Eisenmetabolismus bei Störungen im Hämoglobinumsatz verschiedener Art hat sich in den letzten Jahren wesentlich erweitert. Dagegen sind unsere Kenntnisse vom Eisenmetabolismus bei Störungen in Myoglobin und Fermentumsatz immer noch recht gering.

Neuere Erkenntnisse auf dem Gebiet des Kupferstoffwechsels.

Von

C.-B. LAURELL (Malmö/Schweden).

Referat.

Seit Jahrzehnten ist bekannt, daß Kupfer zu den lebenswichtigen Metallen gehört. Dagegen weiß man nicht, welche kupferhaltigen Verbindungen für den Bestand des Lebens von Wichtigkeit sind. Das Auftreten eines krankhaften Zustandes auf Grund reinen Kupfermangels konnte in der menschlichen Pathophysiologie bisher nicht sicher gestellt werden. Dies hat dazu geführt, daß das Interesse für den Kupfermetabolismus eigentlich recht schwach gewesen ist, trotzdem füllte ein Strom von mehr oder minder allgemein interessierenden Artikeln die Zeitschriften.

In den „Ergebnissen der inneren Medizin und Kinderheilkunde" veröffentlichte BRENNER (5) 1953 eine sehr inhaltsreiche Übersicht, betitelt: Die Bedeutung des Kupfers in Biologie und Pathologie. Etwa 900 Arbeiten wurden dort zitiert. Doch wissen wir immer noch nicht, in welcher der metabolischen Sphären die Kupferkomplexe eine Funktion zu erfüllen haben. Aus der Veterinärmedizin ist der Kupfermangel bei Schafen wohl bekannt (9, 10, 29). Tiere, die an Kupfermangel leiden, weisen das Bild schwerer neurodegenerativer Schäden auf. Aber keiner der neuro-degenerativen Zustände beim Menschen konnte auf Kupfermangel zurückgeführt werden. Im letzten Jahrzehnt hat sich das Interesse für den intermediären Kupferstoffwechsel bedeutend vergrößert. Dies verdanken wir vor

allem Herrn Professor HEILMEYER und seinen Mitarbeitern Dr. STÜVE und
KEIDERLING. Sie entwickelten eine Bestimmungsmethode für Kupfer, die exakt
und genügend einfach für allgemeine Anwendung ist. Mit Hilfe dieser Methode
konnten die Variationen des Serumkupfers im physiologischen sowie pathologischen Geschehen festgestellt werden (17, 6).

Der Kupfergehalt des Serums steigt regelmäßig bei Infektionen, Gewebs-
schaden aus verschiedenen Gründen und während der Schwangerschaft. Dies
spricht dafür, daß sich im Serumkupferwert eine bestimmte biologische Funktion
widerspiegelt. Aber niemand war bisher in der Lage, nachzuweisen, welche Rolle
das Kupfer im intermediären Stoffwechsel spielt. Ebenfalls unbekannt ist, wie
der Kupferspiegel im Blut reguliert wird.

Einige Autoren behaupten, daß nach Zufuhr von Oestrogenen die Serum-
kupferwerte steigen. Wenn auch die Steuerung vielleicht über die endokrinen
Organe geht, so wissen wir doch nicht, welche Hormone dafür verantwortlich zu
machen sind.

Die sog. schweren Metalle — zu denen auch das Kupfer gerechnet wird — sind
als starke Zellgifte bekannt, sofern sie in ionisierter Form auftreten. Der Grund
dafür liegt unter anderem darin, daß diese Ionen eine große Tendenz haben, mit
Proteinen Komplexe zu bilden. Daher erscheint es mehr als wahrscheinlich, daß
das Kupfer — eingebaut in einem oder in mehreren Komplexen von niedrigem
Ionisationsgrad — seine biologische Funktion ausübt.

Kupfer scheint in allen Organen des Körpers in bestimmten, wenn auch kleinen
Mengen vorzukommen, und es scheint mir deswegen nicht unwahrscheinlich, anzunehmen, daß das Kupfer in irgendeinem oxydativen Katalyseprozeß eine Rolle
spielt. Dieses ist um so mehr wahrscheinlich, als man schon feststellen konnte,
daß wichtige Oxydasen im Pflanzenreich kupferhaltige Enzyme sind. So wurden
aus Pflanzenmaterial mehrere kupferhaltige Oxydasen isoliert. Als Beispiele
können die Polyphenyloxydasen, Laccasen, Tyrosinasen, Ascorbinsäureoxydasen
und andere mehr erwähnt werden.

Es hat sich als möglich erwiesen, aus Serum von Tier und Mensch ein Kupfer-
proteid zu gewinnen. Dies scheint unter physiologischen Verhältnissen zu etwa
95% der sog. Serumkupfer-Fraktion zu entsprechen. Dieser Komplex ist intensiv
blau gefärbt und wurde daher Caeruloplasmin genannt. Er gehört zu der Gruppe
der α_2-Globuline. Das Protein hat ein Molekulargewicht von etwa 150 000, und
jedes Molekül enthält acht Kupferatome (18, 19). Das präparative Reinigungs-
verfahren wurde so weit entwickelt, daß kristallinisches Caeruloplasmin als End-
produkt erhalten wurde. In Ammoniumsulfat bildet es nadelförmige Kristalle, die
sich zu Sternen anordnen. In kalten Alkohollösungen treten verschiedene Kristall-
formen auf, abhängig von der Art der anwesenden negativen Ionen (27).

In einer Wasserlösung ist der Komplex stark blau gefärbt, entfärbt sich aber
nach Zusatz eines Reduktionsmittels total. Schüttelt man die Lösung mit Luft,
wobei der Komplex oxydiert oder oxygeniert wird, so kehrt die blaue Farbe der
Lösung zurück (20). Für die letztgenannte Möglichkeit konnte kein Beweis
erbracht werden. Versuche mit Redoxtitrierungen in sauerstofffreien Lösungen
ergaben keine sicher reproduzierbaren Redoxpotentiale. Bei diesen Titrierungen
ergaben sich jedoch folgende interessante Tatsachen. Wird der Komplex mit
Natriumhydrosulfit, Ascorbinsäure, Hydroxylamin oder Hydrazinsulfat reduziert,

so entspricht die Menge Reduktionsmittel, die den Komplex entfärbt, nur der Hälfte derjenigen, die theoretisch erforderlich ist, um die im Komplex vorhandenen Kupferatome zu reduzieren (27). Dies kann möglicherweise bedeuten, daß die Kupferatome zu Paaren an der Oberfläche des Proteins geordnet sind und daß die Reduktion so geschieht, daß je zwei Kupferatome ein Elektron aufnehmen. Vom biologischen Standpunkt aus ist dies von Wichtigkeit, da die Überführung von einem Elektron auf ein Atompaar einen kleineren Energieschritt bedeutet, als eine Überführung eines Elektrons auf jedes einzelne Atom. Von KLOTZ (24) vor kurzem veröffentlichte Versuche deuten an, daß eine derartige Interferenz zweier Kupferatome bei den Hämocyaninen sehr wahrscheinlich zu machen ist. Die intensiv blaue Farbe des Caeruoloplasmin deutet schon an, daß das Kupfer hier in einem ungewöhnlichen Bindungstyp vorliegt. Die blaue Farbe von Caeruoloplasmin — berechnet pro Atom Kupfer — ist ungefähr 600mal intensiver als z. B. eine entsprechende Lösung von Kupfersulfat. Es konnte in in vitro-Versuchen gezeigt werden, daß Caeruoloplasmin als Oxydase wirken kann (20, 21, 22). In seinen Reaktionen ist es dem Kupferenzym Laccase, das aus Pflanzenmaterial isoliert wurde, am ähnlichsten. Allerdings konnte kein Substrat von biologischem Interesse nachgewiesen werden, das von Caeruoloplasmin in größerer Geschwindigkeit oxydiert werden kann. Wenn auch das Caeruoloplasmin der dominierende Kupfer-Komplex im Plasma ist, so ist damit noch nicht geklärt, ob es auch gleichzeitig der aktive Kupfer-Komplex der Zelle ist. Dieses Problem wird nun mit Hilfe der modernen immuno-chemischen Technik untersucht. Es hat sich nämlich gezeigt, daß Caeruoloplasmin ein gutes Antigen ist (31, 27). So dürfte der Gehalt der verschiedenen Zellen an Caeruoloplasmin mit Hilfe der quantitativen Präzipitationstechnik bestimmt werden können. Das kupferreichste Organ des Körpers ist die Leber. Doch konnte man nun sicherstellen, daß das Kupfer in der Leber nicht gebunden wie in Caeruoloplasmin vorkommt. Aus Kalbsleber wurde ein Kupferkomplex mit sehr hohem Kupfergehalt isoliert (21). Dieser variierte zwischen 1 und 2% Kupfer, d. h. der Kupfergehalt war ungefähr 5—10mal größer als der des Caeruoloplasmins. Der isolierte Komplex ist nur schwach gelblich gefärbt, konnte aber noch nicht in einem, von proteinchemischem Standpunkt aus gesehen, reinen Zustand gewonnen werden. Dies spricht dafür, daß das Kupfer in der Leber in einer Depotform abgelagert wird und daß hier jedes spezifische Proteinmolekül eine große Anzahl Kupferatome binden kann. Hier drängt sich der Vergleich mit der wesentlichsten Depotform des Eisens in der Leber, dem Ferritin auf. Es ist ein Proteinmolekül, das bis zu 30% Eisen aufnehmen kann. Die Bindung des Kupfers zum Protein im Caeruoloplasmin ist eine sehr enge, dies geht schon daraus hervor, daß dieser Komplex nicht mit Diäthyldithiocarbamat reagiert (4, 18, 33), das ein äußerst empfindlicher Indicator auf freie Kupferionen ist. So erscheint es sehr unwahrscheinlich, daß Caeruoloplasmin eine Art Kupfertransporteur im Serum ist, wie z. B. das Transferrin für das Eisen. Bei intravenöser oder peroraler Zufuhr von radioaktivem Kupfer zeigte es sich, daß sich am Anfang alles Kupfer in der Albuminfraktion (1, 2, 3, 12) und nicht im Caeruoloplasmin wiederfindet. Diese Kupferfraktion verläßt die Blutbahn recht schnell mit einer Halbwertszeit von etwa 10 min. Aber schon nach einigen Stunden erscheint das Kupfer im Caeruoloplasmin. Das bedeutet mit anderen Worten: das Kupfer hat die Blutbahn verlassen und wird ihr dann in der neusynthetisierten Form des

Caeruoloplasmin wieder zugeführt (3). Die mittlere Lebenslänge des Caeruoloplasmin oder die des Kupfers im Caeruoloplasmin konnte bisher noch nicht festgestellt werden, da die angewandten Kupferisotope nur eine relativ kurze Halbwertszeit besitzen. Aber nach den bisher gemachten Beobachtungen spricht vieles dafür, daß die Umsetzungszeit des Caeruoloplasmin eine recht kurze ist, wenn man sie mit der anderer Plasmaproteine vergleicht (3).

Zusammenfassend darf gesagt werden, Serumkupfer besteht beim Menschen aus zwei Fraktionen. Einige wenige Prozent liegen in einer bisher noch nicht genau definierten Form vor. Hier ist das Kupfer relativ locker an Protein oder Aminosäure gebunden. Diese Form darf als die Transportform des Kupfers im Blute angesehen werden. Die aktuelle Kupfer-Ionenaktivität im Plasma ist sehr niedrig. Wahrscheinlich wesentlich weniger als 1 μg pro 100 ml Serum. Dies erklärt, daß die normale Kupferausscheidung während 24 Std. im Urin unter 100 μg liegt, trotz des großen Volumens des Ultrafiltrates, das in den Nieren gebildet wird. Irgendein aktiver Reabsorptionsmechanismus für das Kupfer in den Nieren braucht also für niedrige Urinexkretion nicht angenommen zu werden. Die zweite Kupferfraktion im Serum ist das Caeruoloplasmin. Es repräsentiert ungefähr 95% des Serumkupfers. Es ist die Kupferfraktion, die großen Veränderungen während Infekten, Schwangerschaft und bei Gewebezerfall unterworfen ist (17, 26, 13). Die biologische Funktion dieser Fraktion ist weiterhin unbekannt, genau wie der Mechanismus, der die Plasmakonzentration reguliert.

In den letzten Jahren sind neue interessante Beobachtungen über den intermediären Stoffwechsel der WILSONschen hepato-lenticulären Degeneration mitgeteilt worden. Es ist seit 1930 (16) bekannt, daß dieser Zustand durch Kupferablagerung im Organismus gekennzeichnet ist. Balance- (34, 7) und Isotop-Studien (12, 3) konnten sicherstellen, daß Patienten mit dieser Krankheit über eine positive Kupferbalance bei Normalkost verfügen. Das heißt, sie lagern, trotz überdurchschnittlicher Kupferausscheidung im Urin (28), Kupfer im Organismus ab. Bei peroraler Zufuhr von Kupfer weisen diese Menschen eine prozentual größere Kupferretention auf als normale. Bei parenteraler Zufuhr von Kupfer sondern sie weniger Kupfer im Faeces ab als normale Menschen (12). Die einfachste Erklärung hierfür ist die Annahme, daß der normale Eliminierungsweg für Kupfer der Digestionstrakt ist, und daß dieser Weg — sei es nun durch die Galle, durch die Mucosa des Intestinalkanales oder durch beide — bei Patienten mit WILSONscher Krankheit defekt ist. Außer der positiven Kupferbalance, der vermehrten Urinkupferausscheidung und der verminderten Kupferexkretion im Faeces, ist die WILSONsche Krankheit dadurch charakterisiert, daß die Transportfraktion des Serums vermehrt und das Caeruoloplasmin stark vermindert ist (3, 7, 11, 12, 14, 30, 31, 33, 34, 35). Isotopstudien in Kombination mit Elektrophorese konnten zeigen, daß die Bildungsgeschwindigkeit des Caeruoloplasmin bei Patienten mit WILSONscher Krankheit stark vermindert ist (3, 12). Auch konnte bei einigen gesunden Verwandten von an WILSONscher Krankheit leidenden Patienten ein abnorm niedriger Caeruoloplasmingehalt im Plasma festgestellt werden (14). Die abnorm hohe Transportkupferfraktion im Plasma darf als Ausdruck für den ebenfalls abnorm hohen Kupfergehalt des Organismus betrachtet werden. Da diese Fraktion als teilweise ionisiert vorliegt, muß die Kupferionenaktivität im Plasma kranker Organismen ebenfalls höher als normal sein. Dies kann die immer regelmäßig vorhandene große Kupferausscheidung im Urin bei diesen Patienten erklären. Man konnte außerdem gleichzeitig feststellen, daß die Patienten eine bedeutend größere Menge an Aminosäuren im Urin ausscheiden als normale (*36, 32, 7*). Es ist nicht entschieden, ob diese Aminoacidurie eine primäre ist, das will sagen, ob eine Reabsorptionsstörung der Nieren vorliegt, oder ob sie sekundärer Natur ist und im Zusammenhang mit der hohen Kupferausscheidung steht. Die große Tendenz des Kupfers, mit Aminosäuren Komplexe zu bilden, ist bekannt. Es ist also durchaus denkbar, daß die Aminosäuren an Kupfer gebunden die Niere passieren und so der Reabsorption entgehen. Diese normale Aminoacidurie wurde auch bei gesunden Verwandten der Kranken beobachtet (*23*). Bei erhöhter peroraler oder intravenöser Aminosäurenzufuhr steigt ebenfalls die Kupfer-Ausscheidung im Urin (*32, 7*). Der Verlust von essentiellen Aminosäuren auf dem Urinweg kann beitragender, ätiologischer Faktor zur Entwicklung einer Lebercirrhose sein. Letztere wird ja bekanntlich in ausgeprägten Fällen von hepato-lenticulären Degenerationen gefunden. Sicher spielt die erhöhte Kupfer-Ionenaktivität eine führende Rolle bei der Zelldegeneration, die hauptsächlich im Nervensystem bei „Wilson-Patienten" auftritt. Die erhöhte Aktivität geht schon daraus hervor, daß die Plasmafraktion, die mit Diäthyldithiocarbamat reagiert, in diesen Fällen bedeutend erhöht ist (*7*). Diese Annahme wird durch folgende klinische Beobachtung gestärkt. Senkt man die Kupfer-Ionenaktivität im Körper bei Patienten mit Wilsonscher Krankheit, so resultiert daraus eine Verbesserung des Zustandes oder ein Stillstehen des Progresses. Man verwendet daher therapeutisch BAL, Calciumversenat (*11, 7*) und Aminosäuren (*12, 23, 35*). Werden diese Komplexbildner zugeführt, so steigt die Kupferausscheidung im Urin an. Die Kupferresorption im Darm kann durch perorale Zufuhr von Sulfiden gehemmt werden (*7*).

Es ist von verschiedenen Seiten diskutiert worden, ob nicht eine ungenügende Bildung von Caeruoloplasmin die zentrale Störung der Wilsonschen Krankheit ist (*31, 3, 7, 12*). Was die biologische Funktion des Kupfers anbetrifft, so haben interessante Resultate aus der hämatologischen Schule in Salt Lake City einen Wegweiser gebildet (*8, 15, 25*). Bei Tierversuchen mit Schweinen und Ratten hatte es sich eindeutig zeigen können, daß man bei diesen Tieren unter entsprechender Kost eine Kupfermangelanämie erzeugen kann. Dies ist schon länger bekannt. Aber die Forscher konnten weiterhin zeigen, daß diese Anämie derselbe Typ wie der einer Eisenmangelanämie ist. Bei Tieren mit Kupfermangel vermindert sich die Eisenresorption im Darm und gleichzeitig kann das Eisen in den Depots nicht mehr mobilisiert werden. Dies geht u. a. aus den niedrigen Serumeisenwerten hervor. Parenterale Zufuhr von Eisen ist ohne Effekt. Die Aktivität der Katalase in Leber und Niere wird nicht beeinflußt, das spricht dafür, daß die Porphyrinsynthese bei Kupfermangel ungestört bleibt. Als Arbeitshypothese kann deswegen angenommen werden, daß das Kupfer in irgendeiner Form für die Eisenresorption und Eisenausnutzung essentiell ist. Die Voraussetzung dafür, daß das Eisen aus seiner Depotform Ferritin freigemacht werden kann, ist wahrscheinlich seine Reduktion zur Ferroform. Denn in dieser Form hat es eine bessere Möglichkeit in die Blutbahn und in die Zellen zu diffundieren. Die amerikanischen Autoren sind durch ihre Beobachtungen bei Kupfermangel zu der Annahme geneigt, daß das Kupfer mit einem Enzym für die Redoxpotentiale in den Zellen von Bedeutung ist. Die Beobachtungen der Salt Lake City-Schule erscheinen mir als ein Leitstern für ein neues und tieferes Verständnis im intermediären Kupfer- und Eisenstoffwechsel.

Literatur.

1. BEARN, A. G., and HENRY KUNKEL: Localization of Cu^{64} in serum fractions following oral administration: An alteration in Wilsons disease. Proc. Soc. Exper. Biol. a. Med. 85, 44 (1954).
2. BEARN, A. G., and H. G. KUNKEL: Abnormalities of copper metabolism in Wilsons disease and their relationship to the aminoaciduria. J. Clin. Invest. 33, 400 (1954).
3. BEARN, A. G., and H. G. KUNKEL: Metabolic studies in Wilsons disease using Cu^{64}. J. Labor. a. Clin. Med. 45, 623—631 (1955).
4. BRENDSTRUP, P.: On the unsaturated copperbinding capacity of blood serum. Scand. J. Clin. a. Labor. Invest. 5, 18—29 (1953).
5. BRENNER, W.: Die Bedeutung des Kupfers in Biologie und Pathologie unter Berücksichtigung des wachsenden Organismen. Erg. inn. Med. 4, 806—974 (1953).
6. CARTWRIGTH, G. E.: Copper metabolism in human subjects. Copper Metabolism, p. 274—313. Baltimore: John Hopkins Press 1950.
7. CARTWRIGTH, G. E., R. E. HODGES, C. J. GUBLER, J. P. MAHONEY, K. DAUM, M. M. WINTROBE and W. B. BEAN: Studies on copper metabolism. XIII. Hepatolenticular Degeneration. J. Clin. Invest. 33, 1487—1501 (1954).
8. CHASE, M. S., C. J. GUBLER, G. E. CARTWRIGTH and M. M. WINTROBE: Studies on copper metabolism. IV. The influence of copper on the absorption of iron. J. of Biol. Chem. 199, 757—763 (1952).
9. COMAR, C. L.: The use of radioisotopes of copper and molybdenum in nutritional studies. Copper Metabolism, p. 191. Baltimore: John Hopkins Press 1950.
10. CUNNINGHAM, I. J.: Copper and molybdenum in relation to diseases of cattle and sheep in New Zealand. Copper Metabolism, p. 246. Baltimore: John Hopkins Press 1950.
11. DENNY-BROWN, D., and PORTER HUNTINGTON: The effect of BAL (2,3-dimercaptopropanol) on hepatolenticular degeneration (Wilsons disease). New England J. Med. 245, 917 (1951).
12. EARL, C. J.: Moulton Mildred Jewett and Selverstone Bertram. Metabolism of copper in Wilsons disease and in normal subjects. Amer. J. Med. 17, 205—213 (1954).
13. ELSNER, P., O. HORNYKIEWICZ, A. LINDNER u. G. NIEBAUER: Über das Vorkommen einer Polyphenoloxydase im Serum nichtgravider und gravider Frauen. Wien. klin. Wschr. 65, 193 (1953).
14. GASTAGER, H., O. HORNYKIEWICZ u. H. TSCHABITSCHER: Das Verhalten des Serumkupfers unter der p-Polyphenoloxydaseaktivität bei klinischen und subklinischen Formen von hepatolentikulären Erkrankungen. Wien. Z. Nervenheilk. 9, 313—319 (1954).
15. GUBLER, C. J., M. E. LAHEY, M. S. CHASE, G. E. CARTWRIGTH and M. M. WINTROBE: Studies on Copper Metabolism. Blood 8, 1075—1091 (1952).
16. HANROWITZ, F.: Über eine Anomalie des Kupferstoffwechsels. Hoppe-Seylers Z. 190, 72 (1930).
17. HEILMEYER, L., W. KEIDERLING u. G. STÜVE: Kupfer und Eisen als körpereigene Wirkstoffe und ihre Bedeutung beim Krankheitsgeschehen. Jena 1941.
18. HOLMBERG, C., and C.-B. LAURELL: Investigation in serum copper. I. Nature of serum copper and its relation to the iron-binding protein in human serum. Acta chem. scand. (Copenh.) 1, 944—950 (1947).
19. HOLMBERG, C., and C.-B. LAURELL: II. Isolation of the copper containing protein and a description of some of its properties. Acta chem. scand. (Copenh.) 2, 550—556 (1948).
20. HOLMBERG, C., and C.-B. LAURELL: III. Coeruloplasmin as an enzyme. Acta chem. scand. (Copenh.) 5, 476—480 (1951).
21. HOLMBERG, C., and C.-B. LAURELL: IX. Effect of different anions on the enzymatic activity of coeruloplasmin. Acta chem. scand. (Copenh.) 5, 921—930 (1951).
22. HOLMBERG, C., and C.-B. LAURELL: Oxidase reactions in human plasma. Scand. J. Clin. a. Labor. Invest. 3, 103—107 (1951).

23. Hood, Bertil, and Sven-Erik Fagerberg: Hepato-lenticular degeneration. Acta med. scand. (Stockh.) **140**, 374—380 (1951).
24. Klotz, I., and Th. Klotz: Oxygen-carrying proteins. A comparison of the oxygeneration reaction in hemocyanin and hemerythrin with that in hemoglobin. Science (Lancaster, Pa.) **121**, 477—480 (1955).
25. Lahey, M. E., C. J. Gubler, M. S. Chase, G. E. Cartwrigth and M. M. Wintrobe: Studies on copper metabolism. Blood **7**, 1053—1074 (1952).
26. Lahey, M. E., C. J. Gubler, G. E. Cartwright and M. M. Wintrobe: Studies on copper metabolism. VII. Blood copper in pregnancy and various pathologic states. J. Clin. Invest. **32**, 329 (1953).
27. Laurell, C.-B.: Nicht veröffentlicht.
28. Mandebrote, B. M., M. W. Stainer, R. H. S. Tompson and M. N. Thurston: Studies on copper metabolism in demyelinating diseases of the central nervous system. Brain **1948**, 17, 212.
29. Marston, H.: Problems associated with copper-deficiency in ruminants. Copper Metabolism. p. 230. Baltimore: John Hopkins Press 1950.
30. Matthews, W., M. Milne and M. Bell: The metabolic disorder in hepatolenticular degeneration. Quart. J. Med. **21**, 425—446 (1952).
31. Scheinberg, Herbert, and David Gitlin: Deficiency of coeruloplasmin in patients with hepatolenticular degeneration. Science (Lancaster, Pa.) **116**, 484 (1952).
32. Stein, William H., A. G. Bearn and Stanford Moore: The amino acid content of the blood and urine in Wilsons disease. J. Clin. Invest. **33**, 410 (1954).
33. Wintrobe, M. M., G. E. Cartwright, R. Hodges, C. J. Gubler, J. P. Mahoney, K. Daum and W. B. Bean: Copper metabolism in Wilsons disease. Assoc. Amer. Physicians Trans. **67**, 232—241 (1954).
34. Zimdahl, Walter T., Irving Hyman and Edward D. Cook: Metabolism of copper in hepatolenticular degeneration. Neurology **3**, 569 (1953).
35. Zimdahl, Walter T., Irving Hyman and Walter F. Stafford: The effect of drugs upon the copper metabolism in hepatolenticular degeneration and in normal subjects. J. Labor. a. Clin. Med. **43**, 774—784 (1954).
36. Uzman, L. L., and D. Denny-Brown: Amino-aciduria in hepato-lenticular degeneration. Amer. J. Med. Sci. **215**, 599 (1948).

Spurenelemente in der Hämatologie.

Von

L. Weissbecker (Freiburg i. Br./Deutschland).

Referat.

Es gibt eine Reihe von Spurenelementen, die für das Zelleben und die Zellfunktion unentbehrlich sind. Da sich die Hämatologie mit den Zellen des Blutes und ihrer Funktion beschäftigt, so müssen auch hier Beziehungen zu den Spurenelementen bestehen. Allerdings sind — soweit wir bis jetzt wissen — nicht alle Spurenelemente für alle Zellen des Organismus in gleicher Weise notwendig. So ist wohl eine Betrachtung der Spurenelemente unter hämatologischen Gesichtspunkten gerechtfertigt.

Eine sehr wichtige Aufgabe der Spurenelemente ist die *Steuerung der Fermentaktivität.* Dabei reagieren sie wahrscheinlich nicht in einer chemischen, sondern in einer sehr lockeren und reversiblen Bindung mit dem Ferment. Zudem sind sie nur zur Aktivitätssteuerung notwendig, da eine Basalaktivität des betreffenden Fermentes auch in ihrer Abwesenheit vorhanden ist, so z. B. bei den daraufhin genau untersuchten Phosphatasen. Diese fermentaktivierende Wirkung der Spurenelemente scheint für die Hämatologie nicht sehr bedeutungsvoll. Ist dagegen das betreffende Spurenelement als *funktionsbedingender Bestandteil* in einem Wirkstoff chemisch fest gebunden, so ergeben sich auch für die *Hämatologie interessante* Aspekte. Das gilt beim Menschen für das *Zink* als unentbehrlicher Bestandteil der Carbanhydrase und ebenso für das *Kobalt* des Vitamin B_{12}. Das gilt auch für das *Eisen* als Bestandteil des *Cytochroms* und das *Kupfer des Caeruloplasmin* mit seiner oxydatischen Funktion. Andere Spurenelemente wie *Molybdän* oder *Vanadium* scheinen nur bei bestimmten Tierarten funktionsbestimmend in derartigen Wirkstoffen eingebaut zu sein. So wirkt *Vanadium* in einem *Pyrrolfarbstoff im Blut von Ascidien* als Sauerstoffüberträger. In all diesen Fällen haben die Spurenelemente physiologische Funktionen. Streng davon zu trennen ist die *Pharmakodynamik mancher lebensnotwendiger Spurenelemente*, der wir uns gerade in der Hämatologie häufig bedienen.

Zink ist mit 2 Atomen (0,34%) ein integrierender Bestandteil der Carbanhydrase. Dieses Ferment steuert das Gleichgewicht $H_2O + CO_2 \leftrightarrows H_2CO_3$. WOLFF und VALLEE haben sich ausgiebig mit der Physiologie und Pathophysiologie des Zinkes auch unter hämatologischen Gesichtspunkten befaßt. Die Erythrocyten enthalten große Mengen von Carbanhydrase-Zink. Die *Leukocyten sind 25mal zinkreicher* als die Erythrocyten. Bei Ateminsuffizienz sinkt das Serum-Zink ab, das Erythrocytenzink nimmt entsprechend — parallel der gesteigerten Carbanhydraseaktivität — zu. Das gleiche gilt für hypochrome Anämien. Diese Verschiebungen des Zinkes sind demnach Sekundärvorgänge im Sinne einer Kompensation und nicht Ursache der Krankheit, da *Zinkinjektionen* bei *derartigen Anämien* unwirksam sind. Bei der perniziösen Anämie ist das Serumzink normal hoch, das Erythrocytenzink deutlich vermehrt. Auch hier bestehen keine direkten kausalen Beziehungen zur Grundkrankheit. Merkwürdigerweise enthalten die *Leukocyten* bei *chronisch-myeloischer, lymphatischer und monocytärer Leukämie* nur 10% des normalen Leukocytenzinkes. Nach Zinkinjektionen stieg weder das erniedrigte Leukocytenzink an, noch änderte sich das leukämische Bild. Auch bei Mäusemalignomen ist das Zellzink vermindert. Dieser Befund legt interessante Spekulationen über die Tumorcharakteristik der Leukosen nahe und eröffnet evtl. weitere Aspekte. Pharmakodynamisch ist Zink in der Hämatologie bedeutungslos.

Molybdän wurde unlängst zur Behandlung von Anämien empfohlen. Es soll die *Eisenutilisation* fördern. In einer persönlichen Mitteilung bestätigte CHEVALLIER _eine antianämische Wirkung. Weitere Ergebnisse der Molybdäntherapie sind bis jetzt noch nicht veröffentlicht. Eine physiologische Wirkung ist unwahrscheinlich (CARTWRIGHT). *Tiere* scheiden nach *Molybdänzufuhr*, z. B. nach Fütterung auf molybdänreichen Weiden, vermehrt *Kupfer* aus, so daß u. a. eine *Kupfermangelanämie* entsteht. Versuche, durch Molybdänbehandlung der WILSON*schen Krankheit* die Kupferausscheidung zu steigern, blieben erfolglos (BICKEL).

Die Behauptung, daß *Vanadium antianämisch* wirke, ist bis jetzt noch nicht bestätigt (BÖHM). Molybdän und Vanadium steigern die Peroxydaseaktivität (KENTON). Ob diese Eigenschaft beider Elemente die erythropoetische Wirkung erklären kann, bleibt abzuwarten.

Über die Bedeutung des Kobalt für die Hämatologie wissen wir wesentlich mehr. Auch hier müssen wir *zwischen Kobalt als lebensnotwendigem Spurenelement und als Pharmakon unterscheiden*. Vitamin B_{12}, das antiperniziöse Vitamin, enthält 4% Kobalt. Abspaltung des Elementes macht die Substanz völlig wirkungslos. War die Isolation von Vitamin B_{12} in kristallisierter Form schon eine Großtat der Wissenschaft, so ist die völlige Konstitutionsaufklärung nicht minder hoch einzuschätzen. Man kannte schon seit langem einzelne Abbauprodukte, vor allem das Dimethylbenziminazol. Die rote Säure, die Kobalt enthält, blieb dagegen unbekannt. Im Jahre 1953 fanden BÖHM, FAESSLER und RITTMEIER, daß Kobalt im Vitamin B_{12} in dreiwertiger Form vorliegt. Damals wurde schon vermutet, daß Kobalt hier das Zentralatom in einem porphyrinähnlichen Ring sei. McCONNALL synthetisierte derartige Substanzen, die allerdings hämatologisch unwirksam waren. Vor wenigen Wochen entdeckten zwei englisch-amerikanische Forschungsgruppen gleichzeitig, aber unabhängig voneinander, die komplette Konstitutionsformel (BONNETT, HODGKIN). Sie ist wohl die komplizierteste Formel, die bisher in ihrer Struktur völlig aufgeklärt werden konnte. Damit ist die schon lange behauptete Lebensnotwendigkeit des Kobalt für den menschlichen und tierischen Organismus einwandfrei bewiesen. Im Blut kommt *Vitamin B_{12} praktisch nicht frei* vor, sondern ist an *α-Globuline* gebunden (PITNEY). Über den *Wirkungsmechanismus* des Vitamin B_{12} wissen wir aber nur wenig mehr als früher. Bisher ist bekannt, daß es für die *Thymonucleinsäureproduktion* unentbehrlich ist. Nach LIENER ist es auch für die

Vitamin B_{12}-Formel.

Utilisation von Methylgruppen, bzw. die Übertragung von Methylgruppen zuständig. Vitamin B_{12} wird vom Organismus nicht synthetisiert, sondern von *Bakterien* — auch körpereigenen Bakterien — *aufgebaut. Die Synthese ist dabei abhängig vom Kobaltreichtum des Nährmediums* (KOCHER). Ungenügende Kobaltzufuhr müßte daher zur perniziösen Anämie beim Menschen und zu entsprechenden Anämien beim Tier führen. Für den Menschen ist diese Annahme noch unbewiesen. Die Kobaltmangelkrankheit beim Tier ist längst in allen Erdteilen bekannt (MARSTON). Ihr Charakteristikum ist — abgesehen von Wachstumsstörungen usw. — eine Anämie. Auch in unserer näheren Umgebung gibt es Kobaltmangelgebiete. Der Kobaltmangel tritt nur in Gegenden auf, in denen geologisch Granit oder Sandstein überwiegt. Der Kobaltgehalt dieser Mineralien ist denkbar gering, außerdem ist das darin enthaltene Kobalt in organischen Säuren unlöslich. In Gegenden mit Porphyr- oder Gneisböden kommen — bei uns jedenfalls — derartige Kobaltmangelkrankheiten nicht vor. Bei uns wurde das Krankheitsbild — als SEMPER-HINSCH-Krankheit bezeichnet — erst kürzlich als Kobaltmangelsyndrom erkannt. Auffällig ist, daß auf den Bauernhöfen, auf denen diese Tierkrankheit schon seit Generationen bekannt ist, auch die Einwohner an einer gewissen Anämie und Hinfälligkeit leiden. Für die Bewohner dieser Höfe ist vom Volksmund sogar ein besonderer Ausdruck geprägt worden: die Semperer (Häfele, Häffner, Riehm). Es bleibt allerdings zu untersuchen, ob es sich bei den „Semperern" wirklich um einen Kobaltmangel handelt. Sollte sich das bestätigen, so wäre es das erste Mal, daß eine Kobaltmangelkrankheit auch beim Menschen nachgewiesen werden könnte. Entsprechende Untersuchungen sind im Gange. Exokarenz für Kobalt existiert also mit Sicherheit beim Tier, beim Menschen ist sie fraglich, um so mehr, als eine normale gemischte Kost immer genügend Kobalt enthält. Bei frei gewählter gemischter Kost werden täglich durchschnittlich 6—7 γ Kobalt retiniert (Harp). Rund 70% werden mit den Faeces — meist gebunden im Vitamin B_{12} — wieder ausgeschieden. Durch den Harn wird außerordentlich wenig Kobalt eliminiert. Der *tägliche Kobaltbedarf* beträgt also etwa *4—6 γ* (Cartwright). Über eine *Enterokarenz* des Kobalt, also eine Störung der Verwertung bzw. Hemmung der Resorption, ist nichts bekannt. Man könnte sich lediglich vorstellen, daß durch Mangel an Vitamin B_{12} synthetisierende Bakterien das mit der Nahrung aufgenommene Kobalt nicht ausgenutzt wird. Für diese Annahme gibt es jetzt nur bei der Sprue gewisse Anhaltspunkte. *Endokarenz des Vitamin B_{12} dagegen ist bekannt.* Denn selbst im Darm Perniciosakranker werden größere Mengen von Vitamin B_{12} synthetisiert, aber nicht resorbiert. Man kann also auch die Perniciosa nicht als Kobaltmangelkrankheit ansprechen. Wie unsere früheren Versuche (Weissbecker, 1947/50) und die von West gezeigt haben, ist die Perniciosa nicht durch Kobalt zu beeinflussen. *Endokarenz* des Kobalt — also eine Verwertungsstörung nach der Resorption dürfte erst recht *keine Rolle* spielen, da *Kobalt bereits im Darm in das Vitamin B_{12} eingebaut wird.* Kobalt wirkt also zweifellos über die enterale B_{12}-Bildung. Gibt man *Kobaltmangeltieren Kobalt oral*, so verschwinden die Mangelerscheinungen, *gibt man es parenteral, so ist es wirkungslos.* Dagegen führt *parenterale Vitamin B_{12}-Applikation zur vollen Remission* (Hoekstra). Nach früherer Ansicht von Rey, Pope und Phillipps ist bei Kobaltmangel die Synthese von Nicotinsäure, Vitamin B_6 und Riboflavin gehemmt. Dieselben Autoren wiesen in neueren Untersuchungen nach, daß bei Kobaltmangel der Organismus nicht an diesen Vitaminen verarmt. Damit ist klar herausgestellt, daß bei Kobaltmangeltieren zu wenig Kobalt zur enteralen Vitamin B_{12}-Synthese bereitsteht.

Und nun kommen wir zur *Pharmakodynamik des Kobalt.* Es kann nach dem eben Gesagten kein Zweifel bestehen, daß die antianämische Wirkung von Kobaltsalzen — zumindest beim Menschen — wohl kaum etwas mit der physiologischen Bedeutung des Kobalt als Zentralatom im Vitamin B_{12} zu tun hat.

Die antianämische Wirkung des Kobalt ist schon lange bekannt. Bisher wurden Pittini und Messina, entsprechend einer Veröffentlichung aus dem Jahre 1899, als die Entdecker angesehen. Allerdings hat Azary schon im Jahre 1879 auf die Blutwirkung des Kobalt hingewiesen und auch schon festgestellt, daß es in hohen Dosen zu hämolytischen Anämien führt. Waltner hat 1930 die Grundlage der Kobaltpharmakologie geschaffen. An der Tatsache, daß Kobalt beim *Tier* die *Erythro- und Hämoglobinopoese steigert*, zweifelt heute niemand mehr. Wie das Kobalt hier wirkt, ist noch Gegenstand der Diskussion. *Unsere These* (1950), daß es sich dabei um eine Störung der inneren Atmung durch Blockade verschiedener Redoxsysteme handelt, ist von der Mehrzahl der Autoren, die sich mit dieser Frage beschäftigt haben, als wahrscheinlich angesehen worden (Wesley, Dittrich,

SHU-CHU-SHEN). Oberflächlich betrachtet gleicht die Kobaltpolyglobulie der Höhenpolyglobulie. Es bestehen aber doch grundsätzliche Unterschiede. So ist z. B. die Kobaltpolyglobulie im Gegensatz zur Höhenpolyglobulie durch Substanzen mit bestimmten Redoxpotential zu unterbrechen. *Daß Kobalt beim Menschen — und zwar beim gesunden wie beim kranken — Hämoglobingehalt, Erythrocyten- und Reticulocytenzahl vermehren kann, habe ich an einem großen Material bewiesen (1947, 1950). Vielfältige Nachuntersuchungen bestätigen diese Ergebnisse.* Es wird von niemandem bezweifelt, daß Kobalt einen starken *Reiz* auf das *Knochenmark* ausübt. Auch das haben viele Autoren durch histologische Untersuchungen von Knochenmarksausstrichen einwandfrei bestätigt. Die Frage, ob Kobalt als Pharmakon zur Bekämpfung von Anämien wirksam ist, wird von *einer großen Anzahl von Autoren — etwa 60 seit 1949 —* positiv beantwortet. Irgendwelche nachprüfbaren Unterlagen, daß Kobalt bei entsprechender Indikation nicht antianämisch wirkt, habe ich bisher in der Literatur nicht finden können. Es wurde lediglich bei manchen *Sichelzellanämien, Thalassämien* und *aplastischen Anämien* über Versager berichtet. Ich will aber nicht verhehlen, daß namhafte Hämatologen mir persönlich mitteilten, daß sie keine bzw. nur unsicher hämatopoetische Wirkungen nach Kobalt gesehen haben. Allerdings wandten sie es nur sporadisch und nicht systematisch an und werteten die Ergebnisse nicht statistisch aus. Weiterhin will ich nicht verhehlen, daß in einer Paneldiskussion des *Herausgeberkollegiums der Zeitschrift "Blood"* unlängst von der Mehrzahl der Mitglieder Kobalt als Antianaemicum abgelehnt wurde. *10 von 16* Teilnehmern sprachen gegen eine Kobalttherapie, obwohl sie zugaben, keine oder nur geringe Erfahrung mit Kobalt zu haben, und obwohl — wie die *Diskussion ergab — nur das spärliche nordamerikanische Schrifttum zu dieser Frage berücksichtigt wurde, nicht dagegen die große Anzahl entsprechender Arbeiten außerhalb Nordamerikas. Drei* der Teilnehmer, die größere Erfahrungen mit Kobalttherapie hatten und diese auch veröffentlicht haben, kamen zu wesentlich *positiverem Urteil.* Es ist schon auffällig, daß die wenigen Kollegen, die vom Kobalt keine hämatopoetische Wirkung sahen, ihre negativen Erfahrungen nicht publizierten oder wenigstens Zahlenmaterial vorlegen. Es wäre von allgemeinem Interesse, wenn das bald nachgeholt würde. *Die nachfolgende Diskussion* bietet dazu Gelegenheit. Es gibt verschiedene Möglichkeiten, die das Versagen einer Kobalttherapie in einzelnen Fällen erklären können. Eine Conditio sine qua non für die Kobaltwirkung ist:

1. daß der Organismus genügende Mengen mobilisierbaren Eisens enthält,

2. daß das Knochenmark überhaupt noch in der Lage ist, auf entsprechende Reize mit gesteigerter Blutbildung zu reagieren,

3. daß nicht gleichzeitig Medikamente gegeben werden, die die hämopoetische Aktivität des Kobalt hemmen,

4. daß nicht Kobaltpräparate verwendet werden, aus denen kein Kobalt abdissoziiert.

ad 1. Aus den Arbeiten von WOLFF, GOLDECK und WINTROBE und unseren Veröffentlichungen geht einwandfrei hervor, daß unter Kobalt das Serumeisen abnimmt, ebenfalls das Eisen im RES — nach meiner Ansicht als Folge gesteigerter Hämoglobinbildung. Daraus läßt sich ableiten, daß unter Kobalt die Eisenutilisation zunimmt. Erst vor kurzem hat WÖHLER aus der Freiburger Medizinischen Klinik gezeigt, daß unter Kobalt + Eisen der *Ferritingehalt* der Darmschleimhaut als Zeichen gesteigerter Resorption signifikant zunimmt und unter *nichttoxischen Kobaltdosen der Ferritingehalt des Reticuloendothelialen-Systems abnimmt*. Das heißt aber — wie ich es schon früher betont habe — daß Kobalt nur dann voll hämopoetisch wirken kann, wenn mobilisierbares Eisen vorhanden ist. Wir konnten mehrfach zeigen, daß bei Eisenmangelanämien, wenn alleinige Eisentherapie nicht wirkte, unter zusätzlichen Kobaltgaben Hämoglobin- und Erythrocytenwerte anstiegen. Das gleiche bewies unlängst statistisch signifikant HOLLY an *227 Schwangerschaftsanämien*, darunter 55 Kontrollen. Ebenfalls signifikant sind die Ergebnisse von COLES und JAMES (126 Fälle, davon 18 Kontrollen) sowie KOHLER und VIRDIS, die sie mit der kombinierten Kobalt-Eisen-Therapie bei *Frühgeburtenanämien* erzielten. Aus all diesen kontrollierten Therapieerfolgen geht einwandfrei hervor, daß Kobalt nur dann wirken kann, wenn genügend Eisen zur Blutbildung zur Verfügung steht. Daraus *rechtfertigt sich auch* die Empfehlung, bei relativem oder absolutem Eisenmangel eine kombinierte Kobalt-Eisen-Therapie anzuwenden, um so die basale Eisenwirkung überhaupt erst zu ermöglichen bzw. zu verbessern. Auch LAYRISSE hat in großen Vergleichsserien eine Überlegenheit kombinierter Kobalt-Eisen-Gaben gegenüber reiner Eisenmedikation zur Behandlung der Eisenmangelanämie bei *Ancylostomiasis* bestätigt. Daraus ist aber auch abzuleiten, daß bei den Krankheiten, bei denen genügend Eisenreserven zur Verfügung stehen — z. B. *Infekt* oder *Tumoranämie* — eine reine Kobalttherapie genügt, daß dann zusätzliches Eisen sinnlos ist (SHU CHU SHEN, SCHULTEN).

ad 2. *Ob das Knochenmark* auf einen entsprechenden hämopoetischen Reiz überhaupt noch antworten kann, ist vor Behandlungsbeginn nicht zu beurteilen. Es gibt *Anämien, die gegen jegliche Medikation* refraktär sind, und bleiben, *so die Mehrzahl der sog. aplastischen oder hypoplastischen Anämien*. Unter diesen Namen verbergen sich eine große Anzahl ätiologisch völlig unterschiedlicher Anämien, oft *Panmyelophthisen, Myelosklerosen* und verschiedenste Arten der *Leukämien*. Daß bei diesen Krankheiten Kobalt wirkungslos sein muß, ergibt sich aus der Natur des Krankheitsbildes. Ich habe das schon 1950 auf dem Internationalen Hämatologen-Kongreß in Cambridge betont. Wenn aber trotzdem *wenige Fälle* von aplastischer Anämie — *pure red-cell-anaemia* — beschrieben sind, bei denen außer Kobalt jegliche andere Therapie versagte, dann ist daraus zu schließen, daß Kobalt für das Knochenmark den stärksten bekannten Reiz bedeutet, und die Kobalttherapie als *Funktionsprobe* zu betrachten ist, um festzustellen, ob das Knochenmark überhaupt noch einer Reaktion fähig ist (FOUNTAIN, SEAMAN).

ad 3. Es ist von WESLEY, *mir* und *einer Reihe von anderen Autoren* einwandfrei bewiesen worden, daß eine Reihe von *Medikamenten*, vor allem Substanzen mit *negativem Redoxpotential — Cystein, Ascorbinsäure, BAL*, fast alle *Vitamine der B-Gruppe* usw. — die Wirkung von Kobalt aufheben. Auch durch Nichtbeachtung dieser Tatsache sind manche Kobaltversager zu erklären.

ad 4. Schon vor längerer Zeit habe ich gezeigt, daß Kobaltsalze, aus denen Kobalt *nicht abdissoziieren* kann, *hämopoetisch unwirksam* sind. SUZUKI hat auch tierexperimentell diese These bewiesen. Nach seinen Tierversuchen und meinen Untersuchungen am Menschen sind z. B. Croceo-Kobaltsalze hämopoetisch voll wirksam, die entsprechenden Flavosalze wesentlich geringer und die Purpureosalze überhaupt unwirksam.

Das sind nicht alle, aber die wichtigsten Fehlermöglichkeiten, aus denen sich Versager einer Kobalt-, bzw. Kobalt-Eisen-Therapie ableiten lassen. Die Argumentation, daß die unter Kobalt vermehrt gebildeten Erythrocyten, bzw. das Hämoglobin — da abartig gebaut — für den Patienten sinnlos sei, ist durch vielfältige Untersuchungen widerlegt worden. Es ist bewiesen, *daß das neugebildete Blut alle Eigenschaften des normal gebildeten hat* (VAN DYKE, SHU CHU SHEN). Auch der Befund, daß unter Kobalt vermehrt *Methämoglobin* (Hämiglobin) gebildet wird, gilt nur in vitro, nicht in vivo (SHU CHU SHEN).

Die *freien Ionen der Schwermetalle der 8. Gruppe des periodischen Systems* haben alle *unspezifische Eigenwirkungen*, z. T. bedingt durch Mobilisierung von Adrenalin oder Nor-Adrenalin. Nausea und Magen-Darm-Störungen werden erst bei einer bestimmten *Schwellkonzentration manifest*. *Kobalt* verhält sich dabei zu Eisen wie *1:3*. Verwendet man zur Therapie Kobaltsalze, aus denen das Ion *langsam abdissoziiert*, dann bleiben diese an sich ungefährlichen Unverträglichkeiten aus. Voraussetzung ist allerdings, daß nicht überdosiert wird. Gerade im amerikanischen Schrifttum wird diesen Nebenerscheinungen großer Wert beigelegt. Und gerade die Autoren dieser Arbeiten hatten nicht nur stark *überdosiert*, sondern auch die am schlechtesten verträglichen Kobaltsalze verwandt, nämlich Kobaltchlorid oder -sulfat. Im Kobalt-Nordmark, den Kobalt-Eisenpillen der Firma Nordmark, und im Kobalt-Ferrlecit Nattermann verfügen wir in Deutschland über wirklich gut verträgliche Kobaltpräparate. Magen-Darm-Unverträglichkeit wurde in gleicher Weise vor 30 Jahren für die damaligen wirksamen Eisenpräparate beschrieben, und doch denkt heute niemand mehr daran, Eisen als Therapeuticum aus diesem Grunde abzulehnen.

1952 habe ich noch einmal *die Dosenfrage für Kobalt* überarbeitet und bin zu dem Schluß gekommen, daß parenteral gegeben *2—5 mg Kobalt* — berechnet auf freies Metall — *optimal* hämopoetisch wirksam und voll verträglich sind. Höhere Dosen — die Amerikaner sind bis zu 300 mg Kobaltchlorid i.v. (*75 mg* Metall) gegangen, überschreiten also die Optimaldosis wesentlich (bis *zum 15fachen*). So ist es nicht erstaunlich, daß dann schwere Komplikationen auftreten. Nach derartig hohen Dosen kommt es — wie es schon AZARY 1879 zeigte — zu schweren *Hämolysen* und zu *Hämosiderose im Reticuloendothelialen-System*. Ich habe 1952 diese These tierexperimentell bewiesen. WÖHLER konnte sie in diesem Jahre bestätigen. So verursachen hohe Kobaltdosen eine Anämie. Die *orale Optimaldosis* liegt bei *25 mg* Kobalt — berechnet auf freies Metall. *Mehr ist unnötig und setzt* zudem die *Verträglichkeit herab*. Man muß ja bei der Therapie mit Kobalt davon ausgehen, daß es sich dabei nicht um eine Substitution mit einem Materialelement handelt, sondern im Gegensatz dazu soll ja bei der Therapie mit Eisen ein Defizit durch entsprechend große Dosen ausgeglichen werden. Berücksichtigt man diese Tatsachen, so kommt man nicht in Versuchung, zu hohe und damit toxische Kobaltdosen zu geben. Die *hohen Dosen* amerikanischer Autoren erklären auch, warum sie nach Kobalt *Angina pectoris-ähnliche Anfälle* beobachteten, während uns, die wir niedriger dosieren, derartige Nebenerscheinungen unbekannt sind. KRISS beobachtet bei drei Patienten mit Sichelzellanämie nach Kobalttherapie *Struma und Hypothyreose*, und postulierte einen ursächlichen Zusammenhang mit der Therapie. Auch KEITEL beschrieb unlängst bei einem Patienten mit Sichelzellanämie nach Kobalt zwar keine klinischen Schilddrüsenstörungen, aber eine verminderte Radiojodspeicherung. Entsprechende Kontrollversuche fehlen in diesen Mitteilungen. KLINK beschrieb 10 Sektionsfälle von Kropfkindern — meist Frühgeburten —, von denen fünf Kobalt erhalten hatten. Ein Zusammenhang zwischen dem Kropf und der vorausgegangen Therapie wird von dem Autor nicht angenommen. Es könnte durchaus die Möglichkeit bestehen, daß bei Sichelzellanämie — aber auch nur bei dieser Anämie — Kobalt eine Kropfnoxe ist. Für alle anderen Fälle gilt das sicher nicht. Für unsere stark verkropfte Bevölkerung ist Kobalt jedenfalls keine Kropfnoxe. Sonst *hätte ich bei den kobaltbehandelten Patienten — es sind mehrere Hundert in den letzten neun Jahren — derartige* Befunde öfters erheben müssen. Allerdings gibt es bei uns keine Sichelzellanämie. Aber auch nach *Kobalttherapie, der dieser Anämie nahe verwandten Thalassämie sind derartige Komplikationen niemals beschrieben worden* (HEILMEYER, MURATORE, BERK). WOLFF fand nach Kobalt bei Sichelzellanämie keine Schilddrüsenstörungen. *Tierversuche von* SCOTT und Mitarbeitern sowie von HOLLY ergaben weder histologische, noch durch biochemische Analyse oder Schilddrüsenfunktionsteste nachweisbare Störungen der Schilddrüsenfunktion nach Kobalt. Bei *Kindern und bei* Schwangerschaftsanämie (HOLLY) änderte sich die *Schilddrüsenfunktion* unter Kobalt nicht. Damit kann wohl die These der thyreostatischen Eigenschaften des Kobalts generell abgelehnt werden. Lediglich bei der Sichelzellanämie bleibt die Frage noch offen.

HEATH beschrieb eine carcinogene Wirkung von Kobaltpulver. Bei 2 von 10 Ratten kam es nach intramuskulärer Injektion zu Riesenzellfibrosarkomen — wahrscheinlich ein unspezifischer Fremdkörpereffekt des Pulvers. VOLLMANN sah nach Implantation von Kobaltmetall — er beobachtete über drei Jahre — bei Kaninchen keine Tumoren. SCOTT dagegen beschrieb eine Wachstumshemmung des übertragbaren Fibrosarkoms nach Kobaltchlorid. Kobalt scheint demnach kein Cancerogen zu sein. Literatur, Experiment und Erfahrung erlauben wohl zusammenfassend zu schließen, daß die hämopoetische Wirkung des Kobalt ebenso gesichert ist wie seine Unschädlichkeit. Das beweist ja schließlich auch das „Massenexperiment" der verbreiteten Kobalttherapie seit vielen Jahren.

Das Kapitel Spurenelemente in der Hämatologie ist erst aufgeschlagen. Dieser Überblick kann nur skizzenhaft andeuten, wo wir heute stehen und in welcher Richtung sich die Forschung bewegen muß, um zu weiteren Ergebnissen zu gelangen.

Literatur.

AMANN, R., u. H. P. WOLFF: Verh. 5. Europ. Hämat. Ges. Freiburg 1955.

AZARY: Orvasi Hetilab. 1879; zit. nach SUTTER: C. r. Soc. Biol. (Paris) **116**, 994 (1934).

BERK, L., J. H. BURCHENAL and W. B. CASTLE: New England J. Med. **240**, 754 (1949).

BICKEL, H.: Verh. dtsch. Ges. inn. Med. 1955; Blood **10**, 852 (1955).

BOEHM, G., A. FAESSLER u. G. RITTMEIER: Helvet. Phys. Acta **11**, 46 (1953).

BÖHM, G.: Inaug.-Diss. München 1953.

BONNETT, R., J. R. CANNON, A. W. JOHNSON, I. SUTHERLAND, A. R. TODD and E. L. SMITH: Nature (London) **176**, 330 (1955).

CARTWRIGHT, G. E.: Amer. J. Clin. Nutrit. **3**, 11 (1955).

COLES, B. L., and U. JAMES: Arch. Dis. Childh. **29**, 85 (1954).

DITTRICH, H.: Schweiz. med. Wschr. **1951**, 1296.

DYKE, D. C. VAN, C. W. ASLING, N. I. BERLIN and R. G. HARRISON: Proc. Soc. Exper. Biol. a. Med. 88, 488 (1955).

FOUNTAIN, J. R., and M. DALES: Lancet **1955** I, 541.

GOLDECK, H.: Ther. Gegenw. **90**, 371 (1951).

HÄFELE, W.: Inaug.-Diss. München 1952.

HÄFFNER, F.: Inaug.-Diss. Gießen 1951.

Harp, M. J., and F. J. SCOULER: J. Nutrit. 47, 67 (1952).

HEATH, J. C.: Nature (London) 173, 822 (1954).

HEILMEYER, L., W. MÜLLER u. H. SCHUBOTHE: Klin. Wschr. 1951, 333.

HODGKIN, D. C., J. PICKWORTH, J. H. ROBERTSON, K. N. TRUEBLOOD, R. F. PROSEN and J. G. WITHE: Nature (London) 176, 325 (1955).

HOEKSTRA, W. G., A. L. POPE and P. H. PHILLIPS: J. Nutrit. 48, 421, 431 (1952).

HOLLY, R. G.: J. Amer. Med. Assoc. 158, 1349 (1955).

JAIMET, CH. H., and H. G. THODE: J. Amer. Med. Assoc. 158, 1353 (1955).

KEITEL, H. G.: J. Amer. Med. Assoc. 158, 1390 (1955).

KENTON, R. H., and P. J. G. MANN: Biochemic. J. 50, 29 (1951).

KLINCK, G. H.: J. Amer. Med. Assoc. 158, 1347 (1955).

KOCHER, V., and E. SORKIN: Helvet. chim. Acta 35, 1741 (1952).

KOHLER, R.: Verh. dtsch. Ges. Kinderheilk. 1955.

KRISS, J. P., W. H. CARNES and R. T. GROSS: J. Amer. Med. Assoc. 157, 117 (1955).

LAYRISSE, M.: Acta med. Venezolana 1, 216 (1953).

LIENER, J. E., and N. O. SCHULTZE: J. Nutrit. 46, 223 (1952).

MARSTON, H. R.: Physiol. Rev. 32, 66 (1952).

MASCHERPA, P.: Res. Clin. Cientif. (S. Paolo) 22, 297 (1953).

McCONNAL, R. J., B. G. PETROWA and B. STURGEON: J. Pharmacy a. Pharmacol. 5, 179 (1953).

MURATORE, F.: Bull. Soc. Biol. sper. 25, 11 (1949); Proc. Intern. Soc. Haematol. Cambridge 1950.

PITNEY, W. R., M. F. BEARD and E. J. VAN LOON: J. of Biol. Chem. 207, 143 (1955).

REY, S. M., W. C. WEIR, A. L. POPE and P. H. PHILLIPS: J. Nutrit. 34, 495 (1947).

RIEHM, H.: Landwirtsch. Forsch. 6. Sonderh. 1955.

SCOTT, G. K., and W. A. REILLY: J. Amer. Med. Assoc. 158, 1355 (1955).

SEAMAN, A. J., and R. D. KOLER: Acta haematol. 9, 153 (1933).

SHU CHU SHEN, and A. B. LEVY: J. Clin. Invest. 33, 1560 (1954).

SUZUKI, T., and S. TOKOHU: J. of Exper. Med. 52, 102 (1950).

VALLEE, B. L.: Blood 4, 455 (1949).

VOLLMANN, W.: Schweiz. Z. Path., zit. nach Berichte der Physiologie, Bd. 113, S. 276.

WEISSBECKER, L., u. R. MAURER: Klin. Wschr. 1947, 855.

— Verh. dtsch. Ges. inn. Med. 1948.

— Proc. Internat. Soc. Hematol. Cambridge 1950.

— Dtsch. med. Wschr. 1950, 116.

— Kobalt als Spurenelement und Pharmakon. Stuttgart 1950.

— Klin. Wschr. 1951, 80.

— Arzneimittelforsch. 2, 171 (1952).

WESLEY, I.: Arch. Internat. Physiol. 58, 412 (1951).

WINTROBE, M. M.: Blood 2, 328 (1947).

WÖHLER, F.: Noch unveröffentlicht.

WOLF, J., and I. J. LEVY: Arch. Int. Med. 93, 387 (1954).

WOLFF, H.: Klin. Wschr. 1950, 279; Münch. med. Wschr. 1951, 467.

— Klin. Wschr. 1951, 316.

Le comportement du fer plasmatique au cours des anémies des gastrectomiées avant et après traitement.

Par

A. GOUTTAS, TAX. DASCALAKIS, HIP. TSEVRENIS, F. COSTEAS, EP. VAKRINOS, HIP. YADZIDIS et EM. ANTIPAS (Athène/Grèce).

Avec 3 figures.

Les anémies qui suivent aux interventions gastriques, ont été signalées de tout temps, mais c'est surtout dans les trente dernières années dans lesquelles les résections gastriques, plus ou moins larges, ont été pratiquées sur une plus vaste

Tableau 1.

Observations	Sexe	Nom	Âge	Intervention Date	Premier examen	Suc gastrique Acidité totale	Suc gastrique Acide HCl libre	Signes caractéristiques	Fe plasm. γ%	Leucocytes Per. mm³	Erythrocytes m/ons	Ht %	Hb gr. %	M.C.V. μ³	M.C.H. γγ	M.C.C. %	Myélogramme	Nature de l'anémie
1	♀	M. G.	30	1942 Gastr. subtotale	1954	—	—	Koilonychie	40	4500	2,9	26	7,5	88	25	29	Reaction normoblastique	Microcyt.-Hypochr.
2	♂	K. H.	59	1947 Gastr. subtotale	1955	0,3 ‰	0	Koilonychie Glossite	45	6000	1,9	18	4,4	95	23	24	"	Normocyt.-Hypochr.
3	♀	V. A.	44	1951 Pylorectomie	1955	—	—	—	50	4000	3,2	27	7,2	84	22	27	"	Microcyt.-Hypochr.
4	♀	K. H.	39	1947 Gastr. subtotale	1955	—	—	Glossite	65	6000	3,2	26	6,8	80	21	26	"	"
5	♂	K. E.	52	1945 Gastr. subtotale	1955	—	—	—	40	6800	2,7	24	6,7	88	25	27	"	"
6	♂	L. D.	45	1945 Gastr. subtotale	1954	0,4 ‰	0	Koilonychie Glossite	25	3600	1,3	10	2,2	73	16	22	"	"
7	♂	K. H.	59	1937 Pylorectomie	1955	0,5 ‰	0	Koilonychie Dysphagie	50	7400	2,8	26	6,8	90	23	26	"	"
8	♂	Z. A.	43	1953 Pylorectomie	1955	—	0	—	225	3200	1,9	23	7,6	120	40	33	R. mégaloblastique	Normocyt.-Hypochr. Mégalocytaire
9	♂	K. T.	55	1941 Gastr. subtotale	1955	—	—	—	210	5000	1,4	22	7,2	150	50	32	"	"

échelle, que l'étude de ces anémies a été poussée plus avant, tant au point de vue pathogénique qu'au point de vue clinique et thérapeutique.

Nous avons cru d'un certain intérêt à présenter au Ve Congrès d'Hématologie Européen, les quelques cas d'anémie après gastrectomie, que nous avons eu l'occasion d'étudier dans notre service.

Notre statistique se rapporte à 9 cas d'anémies graves (tabl. N° 1), parmi lesquelles 7 concernent la forme hypochrome ferriprive, 2 la forme macromégalocytaire avec dyshématopoïèse, justiciables d'un traitement par les extraits hépatiques et la vitamine B 12.

Voici nos observations.

N° 1. M., Gr., ♀; âgée de 30 ans. De 1938 à 1942, crises ulcéreuses, gastrorragies répétées. Gastrectomie sub-totale en 1942. En plus, perte de sang par hémorroides, règles fréquentes et abondantes. 2 mois après l'opération: Ulcère peptique suivi d'une nouvelle hématemèse.

Hospitalisation le 15-IX-54.

A son entrée: Faciès anémique, dénutrition accentuée, langue lisse, ongles cassants, koilonychie typique.

Sang: Ht. 26 % ; Hb. 7,5 g-% ; G. R. 2 950 000, L. = 4500; Fe. Pl. 40 γ-% [1]; M.C.V. = 88 μ 3; M. C. H. = 25 $\gamma\gamma$; M. C. C. = 29 %.

Depuis le 26-IX-54 jusqu'au 15-X-54, administration de protoxalate de fer + acide ascorbique per os à la dose de 3 g par 24 heures; aucun résultat thérapeutique, pas de crise réticulocytaire nette, aucune ascension du Fe. Pl. (voir Fig. 1 et 2).

A partir du 16-X-54, administration du fer par voie intraveineuse (Ferronascine Roche).

Après un traitement de deux mois:

Sang: Ht. 40 % ; Hb. 12,5 g-% ; G. R. 4 720 000; L. = 4600, Fe. Pl. 175 γ-% (Fig. 2).

N° 2. Kap., El., ♂; âgé de 59 ans. Gastrectomie sub-totale en 1947.

Premiers symptômes anémiques à partir de 1954.

A son entrée le 25-III-1955: Faciès anémique, nutrition diminuée, langue lisse avec disparition de papilles, ongles cassants, koilonychie; suc gastrique: acidité totale: 0,3 %; Hcl. libre = absent.

Sang: Ht. 18 % ; Hb. 4,4 g-% ; G. R. 1 900 000; L. 6000. Valeurs: M. C. V.: 95 μ 3; M. C. H.: 23 $\gamma\gamma$; M. C. C. 24 %; réticulocytes = 12 $^0/_{00}$, Fer. Pl. = 45 γ-%.

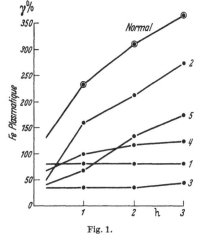

Fig. 1.

Moëlle sternale: réaction érytroblastique intense.

L'administration per os de 1 g de protoxalate de fer + acide ascorbique, provoque une montée rapide du Fe. Pl. à 240 γ-%, en deux heures (voir Fig. 1). A cause de cet heureux résultat, continuation du traitement ferrique per os à la dose de 3 g de protoxalate de fer par jour.

Au 7 ème jour de ce traitement per os, augmentation remarquable de réticulocytes en forme de crise.

A partir du 20ème jour, on ajoute un traitement de ferronascine Roche par voie intraveineuse (de 20 mg).

A la fin du traitement (10-V-55):

Sang: Ht. 35 % ; Hb. 10,4 g-% ; G. R.: 4 500 000; L. = 9200, Fe. Pl. 110 γ-%.

N° 3. Vit., Hélène, ♀; âgée de 44 ans. Gastrectomie économique (pylorectomie) pour ulcère duodénal en 1952.

Apparition des premiers troubles anémiques à partir du mois d'octobre 1954.

A son entrée dans la Clinique, le 12-IV-55: Faciès anémique, nutrition diminuée, muqueuses décolorées.

Sang: Ht. 27 % ; Hb. 7,2 g-% ; G. R. 3 200 000; M. C. V. = 84 μ 3; M. C. H. = 22 $\gamma\gamma$; M. C. C. = 27 %; L. = 4000; réticulocytes: 10 $^0/_{00}$; Fe. Pl. 50 γ-%.

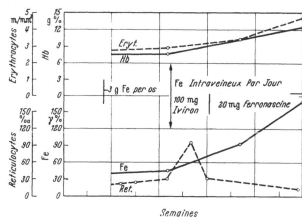

Fig. 2.

Moëlle sternale: Réaction érytroblastique modérée.

L'administration de 1 g de protoxalate de fer + acide ascorbique per os ne provoque aucune ascension nette du Fe. Pl. (voir Fig. 1).

---

[1] Méthode de RAMSAY.

A cause de cette absorption négative du fer par le tube digestif, institution d'un traitement ferrique par injections intraveineuses de ferronascine Roche.

Au 15ème jour de ce traitement:

Sang: Ht. 32%; Hb. 8,6 g-%; G. R. 3800000; L. = 4200; Fe. Pl. 110 γ-%.

N° 4. Kyr., Hélène, ♀; âgée de 39 ans. En 1947, gastrectomie sub-totale pour ulcère duodénal.

Depuis, la malade a eu 6 avortements et un accouchement normal à terme.

Déjà, une année après l'opération gastrique, apparition des troubles anémiques.

Hospitalisation le 25-V-55.

A son entrée: Pâleur des téguments et des muqueuses, nutrition diminuée, langue lisse, pas de koilonychie.

Sang: Ht. 26%; Hb. 6,8 g-%; G. R. 3200000; M. C. V. = 80 μ 3; M. C. H. = 21 $\gamma\gamma$; M. C. C. = 26%; L. = 6000; P. N. 66%; Eos. 2%; Lymph. 27%; Mon. 5%; Fe. Pl. 65 γ-%.

Moëlle sternale, réaction érythroblastique nette.

L'administration de 1 g de protoxalate de fer + acide ascorbique montre deux heures après, une montée de Fe. Pl. de 70 γ à 120 γ-% (voir Fig. 1).

Traitement ferrique par injections intraveineuses de ferronascine Roche, l'administration du fer par voie buccale étant mal tolérée.

Au 15ème jour du traitement:

Sang: Ht. 34%; Hb. 9,60 g-%; G. R. 3700000; L. = 4400; Fe. Pl. 175 γ-%.

N° 5. Karg., Ev., ♂; agé de 52 ans. Gastrectomie sub-totale en 1945, bien tolérée.

Deux mois avant son entrée à l'hôpital Sainte-Hélène le 2-VI-55, apparition des troubles anémiques menaçants.

Le 2-VI-55, *sang:* Ht. 24%; Hb. 6,7 g-%; G. R. 2750000; L. = 6800; M. C. V. = 88 μ 3; M. C. H. = 25 $\gamma\gamma$; M. C. C. = 27%, hypochromie intense et anisopoïkilocytose. Pas d'altération de la langue et des ongles. Fe. Pl. 40 γ-%.

L'administration de 1 g de protoxalate de fer + acide ascorbique, donne une montée satisfaisante du Fe. Pl. trois heures après, à 185 γ-% (voir Fig. 1).

Après 20 jours de traitement ferrique, l'examen intraveineux du sang montra: Ht. 39%; Hb. 12,1 g-%; G. R. 4100000; L. = 5800.

N° 6. Liap., Dem., ♂; agé de 45 ans. 1945, gastrectomie large, sub-totale pour ulcère duodénal.

Début de l'anémie une année après.

A son entrée le 2-VIII-54: Faciès anémique, nutrition diminuée, langue lisse avec disparition de papilles, koilonychie accentuée, aucun trouble dysphagique.

Suc gastrique: Acidité totale = 0,4 °/₀₀; Hcl. libre: absent.

2-VIII-54, Examen du *sang:* Ht. 10%; Hb. 2,25 g-%; G. R. 1360000; L. = 3600; P. N. 67%; Eos. 3%; Lymph. = 30%. Valeurs: M. C. V. 73 μ 3; M. C. H. 16 $\gamma\gamma$-%; M. C. C. 22%; réticulocytes: 5 °/₀₀; Fe. Pl. 25 γ-%.

Moëlle sternale, réaction érythroblastique intense, nombreuses proérythroblastes. Rares, métamyélocytes géantes.

A partir du 10-VIII-54, traitement ferrique intense, par voie intraveineuse (Iviron-Ferronascine) 50 mg par 24 heures.

Après un traitement de 10 semaines, l'examen du *sang* montra: Ht. 39%; Hb. II, 2 g-%; G. R. 4200000; L. = 8800; P. N. 71; Eos. 4%; Lymph. 24%; Mon. 5%; Fe. Pl. 150 γ-%.

N° 7. Card., Fl., ♂; âgé de 59 ans. Gastrectomie économique (pylorectomie) en 1937.

A partir de 1943, apparition d'une anémie modérée, toujours croissante.

A son entrée dans la clinique le 2-II-55: Faciès anémique, décoloration intense des téguments et des muqueuses, langue lisse, koilonychie nette, dysphagie intense.

Pas d'ulcère peptique à l'examen radioscopique. Passage rapide du repas baryté à l'intestin.

Suc gastrique: Hcl. libre: absent; Acidité totale = 0,5°/₀₀.

Examen du *sang:* Ht. 26%; Hb. 6,8 g-%; G. R. 2800000; L. = 7400; P. N. 82%; Lymph. 16%; Mon. 2%. Valeurs: M. C. V. 90 μ 3; M. C. H. 23 $\gamma\gamma$-%; M. C. C. 26%. Réticulocytes: 20°/₀₀; Fe. Pl. 50 γ-%.

Un essai de traitement ferrique per os (administration d'hémolybdène pendant 14 jours) est suivi d'une légère amélioration de l'état général; crise réticulocytaire à 110°/₀₀.

A partir du 14 février 1955, on remplace le traitement per os par des injections quotidiennes de fer (20—40 mg de ferronascine Roche).

Ce traitement provoque une semaine après, une montée nouvelle de réticulocytes à 85 $^o/_{oo}$, en forme de crise réticulocytaire typique.

Après 45 jours de traitement ferrique intraveineux, l'examen du *sang* montra: Ht. 41%; Hb. 12,6 g-%; G. R. 4500000; L. = 4400; Fe. Pl. 150 γ-%.

N° 8. Ziv., Andr., ♂; 43 ans. Gastrectomie sub-totale fin octobre 1953.

5 mois après, apparition d'un léger syndrome anémique toujours croissant.

Hospitalisation: le 14-II-55.

A son entrée: Faciés anémique, dénutrition modérée, pas de koilonychie, ni glossite caractéristique.

Impossibilité de l'examen du suc gastrique, à cause d'un reflux bilieux.

A son entrée, examen du *sang:* Ht. 23%; Hb. 7,6 g-%; G. R. 1900000; L. = 3200; P. N. 51%; Eos. 2%; Lymph. 40%; Mon. 7%. Valeurs: M. C. V. 120 μ 3; M. C. H. 40 $\gamma\gamma$ 7; M. C. C. 33%; réticulocytes: 10 $^o/_{oo}$; Déviation nette de la courbe de Price-Jones vers la droite. Bilirubinémie à 1,75 mg-% (réaction indirecte).

Moëlle sternale: réaction érythroblastique intense, nombreuses proérythroblastes à diamètre augmenté (75 sur 100 cellules de la série blanche). La plupart des cellules de la série granulocytaire ont des dimensions augmentées (métamyélocytes et myélocytes géantes) Fer: 225 γ-%.

Vu l'augmentation du Fe. Pl. à 225 γ-% et la macrocytose du sang périphérique, associée aux troubles de l'hématopoïèse, on a cru indiqué un traitement par la vitamine B$_{12}$ (50 γ par voie sous-cutanée, par jour).

Ce traitement provoqua une chute rapide de Fe. Pl. à 60 γ-% au 2ème jour, une crise réticulocytaire à la fin de la première semaine (voir Fig. 3).

Après 12 jours de traitement: amélioration spectaculaire de l'état général, restitution rapide de l'équilibre hématique.

Au 12ème jour de ce traitement:

Sang: Ht. 29%; Hb. 10,2 g-%; G. R. 2500000; L. = 2600; P. N. 72%; Lymph. 24%; Mon. 4%.

Le 18-III-55, le malade quitte la Clinique pour continuer son traitement à domicile.

N° 9. Katit., Théod., ♂; âgé de 51 ans. En 1941, résection gastrique large pour ulcères multiples de la partie verticale de la petite courbure de l'estomac.

Le malade entre dans la clinique le 23-VI-55, à cause d'une diarrhée intense datant depuis 6 mois, avec troubles hémorroidaïres secondaires.

A son entrée: Dénutrition intense, pâleur des téguments et des muqueuses très accentuée, pas de sub-ictère net; la langue conserve ses papilles, il n'y a pas de koilonychie.

Examen du *sang:* Ht. 22%; Hb. 7,2 g-%; G. R. 1420000; L. = 5000. Valeurs: M. C. V. 150 μ 3; M. C. H. 45 $\gamma\gamma$; M. C. C. 32%; réticulocytes: 20 $^o/_{oo}$; Fe. Pl. 210 $\gamma\gamma$-%.

Moëlle sternale: réaction érythroblastique intense, rares proérythroblastes à noyaux volumineux et réseau chromatinien lâche qui touche aux limites du noyau mégaloblastique.

Présence de quelques cellules de la série granulocytaire aux dimensions augmentées (rares cellules métamyélocytaires géantes).

A partir du 28-VI-55, on institue un traitement intense par la vitamine B$_{12}$.

Aux premiers jours du traitement, on note une chute rapide du Fe. Pl. à 89 γ-%, une montée rapide de réticulocytes à 200 $^o/_{oo}$. En même temps, amélioration rapide de l'état général, disparition de la diarrhée.

A l'onzième jour du traitement par la vitamine B$_{12}$ seule, l'examen du *sang* montra: Ht. 29%; Hb. 9,6 g-%; G. R. 2200000; L. = 8100; Valeurs: M. V. C. 133 μ 3; M. C. H. 44 $\gamma\gamma$; M. C. C. 33%.

Le malade est encore en traitement par la vitamine B$_{12}$.

A ces observations, il faut ajouter encore celle d'un cas d'anémie mégalocytaire typique, apparue chez un homme de 63 ans, en 1943. Treize ans après, gastrectomie large, presque totale (en 1929) pour ulcères multiples de la région pylorique et de la petite courbure de l'estomac.

L'anémie avait les apparences d'une anémie mégalocytaire avec hématies volumineuses, poïkilocytose et anisocytose intense. La moëlle sternale était purement mégaloblastique.

Ce malade fut traité, au commencement, par les extraits hépatiques et à partir de 1950, par la vitamine B_{12}.

Ce cas, qui a fait l'objet d'une communication détaillée au Vème Congrès de la Société de Pathologie comparée d'Istanbul en 1949, compte une survie de 12 ans, le malade étant mort dernièrement en 1954, d'une thrombose coronarienne.

Discussion et conclusions.

Il ressort de cette statistique que l'anémie qui suit les interventions gastriques, apparaît le plus souvent sous la forme d'anémie hypochrome avec troubles de la formation de l'hémoglobine et de l'absorption du fer, rarement sous la forme d'anémie macro-mégalocytaire, avec troubles de l'érythropoïèse sans déficit ferrique. Ces deux sortes d'anémies se distinguent parmi elles, par les examens hématologiques mais elles se différencient d'une manière plus nette encore, par le taux différent de leur fer plasmatique.

Les anémies du premier groupe, montrent toujours une diminution considérable du fer plasmatique, celles du second groupe présentent au contraire, un taux de fer plasmatique au-dessus de la normale, à l'instar de ce qu'on voit dans les anémies hémolytiques ou l'anémie d'Addison-Biermer à laquelle elles ressemblent considérablement.

Les anémies hypochromes apparaissent le plus souvent à la suite d'une résection gastrique économique, plus ou moins partielle; leur apparition est rarement précoce, très souvent tardive, plusieurs années après l'intervention gastrique et dans ce cas, elles sont plus accentuées, associées à des troubles du côté des phanères (ongles cassants, koilonychie), dysphagie, etc. Ces anémies hypochromes seraient, selon notre statistique, aussi fréquentes chez l'homme que chez la femme (4 hommes pour 3 femmes). Elles sont le plus souvent microcytiques, rarement normocytiques, ou légèrement macrocytaires.

L'absorption du fer est troublée dans la plupart des cas, de sorte que le traitement ferrique per os, risque de rester quelquefois sans résultat. Au contraire, l'administration du fer par voie intraveineuse est presque toujours suivie d'une crise réticulocytaire rapide, à laquelle fait suite une restauration hématique et une guérison rapide.

A la suite de ce traitement ferrique, le fer plasmatique monte d'une manière constante et rapide, au-dessus de la normale et les malades retrouvent rapidement leur appétit, complètement inexistant avant leur traitement.

Chaque cas, appartenant à cette forme d'anémie, doit être contrôlé avant tout traitement, en ce qui concerne la courbe de l'absorption du fer, après administration d'une dose suffisante de la médication martiale per os (voir Fig. 1).

Seuls, les cas qui ont montré une absorption satisfaisante, seraient justiciables d'un traitement ferrique par voie buccale.

Dans la plupart des cas, l'association de l'administration du fer par voie intraveineuse paraît nécessaire.

Les anémies hyperchromes macro-mégalocytaires appartenant au second groupe, sont au contraire, la conséquence des résections gastriques larges, qui se sont imposées pour ulcères multiples ou haut situés dans la partie verticale de la petite courbure de l'estomac.

L'apparition de ces anémies est presque toujours tardive, plusieurs années après la gastrectomie. Seul, le cas N° 8 où l'anémie est apparue relativement tôt, un an après l'intervention, ferait exception à cette règle.

Les anémies, du second groupe, sont presque toujours macrocytiques, quelquesfois mégalocytaires même, avec moëlle osseuse mégaloblastique, témoin d'un trouble manifeste de l'érythropoïèse analogue à celui de l'anémie d'Addison Biermer; leur fer plasmatique est toujours élevé, dépassant de plusieurs γ la valeur normale.

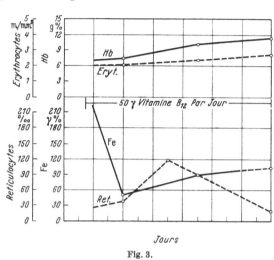

Fig. 3.

Les anémies appartenant à ce groupe sont justiciables d'un traitement par les extraits du foie et la vitamine B 12 dont l'administration à dose suffisante, provoque une crise réticulocytaire rapide, à laquelle fait suite une restauration croissante de l'équilibre hématique et la guérison clinique des malades. Dès les premiers jours de ce traitement, le fer plasmatique présente une baisse rapide caractéristique.

Ces anémies pourraient se transformer à la longue à une anémie hypochrome sidéropénique, et dans ce stade l'association d'un traitement martial serait nécessaire (v. Fig. 3).

Les trois cas de notre statistique se rapportent à des hommes.

Vu la fréquence avec laquelle l'anémie hypochrome fait suite à une gastrectomie, il serait souhaitable de soumettre de temps à autre les personnes gastrectomisées, à un contrôle de leur fer plasmatique.

Toute baisse du taux du fer plasmatique devrait être considérée comme une menace d'apparition d'anémie dans un avenir plus ou moins prochain.

Dans ce cas, un traitement ferrique préventif serait indiqué.

Die Bedeutung einiger Faktoren für die Eisenresorption.

Von

Ludvík Donner (Prag/Tschechoslowakei).

In unseren früheren Arbeiten befaßten wir uns mit dem Eisenstoffwechsel in physiologischen und verschiedenen pathologischen Zuständen. Diesmal wollen wir zwei weitere Fragen beantworten, welche sich auf den Eisenstoffwechsel beziehen:

1. Welchen Einfluß haben der Speichel, die Acidität des Magensaftes und der Duodenalsaft auf die Ionisation des Eisens?

2. Können gewisse Enzyme, Aminosäuren und Vitamine die Eisenresorption im Verdauungstrakt unterstützen?

In unserer ersten Versuchsreihe untersuchten wir den Einfluß des menschlichen Speichels, des Magen- und Duodenalsaftes auf die Ionisation in vitro und stellten fest, ob sich ihre Ionisationsfähigkeit bei gewissen Eisenstoffwechselstörungen änderte. Wir wollten uns vor allem von der Ionisationsfähigkeit der oben angeführten Verdauungssäfte überzeugen und verwendeten deshalb reduziertes Eisen, das normalerweise vor der Resorption im Verdauungstrakte in zweiwertiges, ionisiertes Eisen umgewandelt werden muß.

In einem konischen Kolben mischten wir 25 ml Speichel — gegebenenfalls 50 ml Magen- oder Duodenalsaftes — mit 10 oder 20 mg reduziertem Eisen. Diese Mischung inkubierten wir unter Schütteln 4 Std. bei einer Temperatur von 37° C und bestimmten mittels o-Phenanthrolin mit dem Beckmanschen Spektrophotometer die Menge des ionisierten Eisens im Filtrat.

Wir untersuchten den Speichel von 12 gesunden normalen Männern und Frauen und von 12 Patientinnen mit den verschiedenartigsten Bluterkrankungen. Nach der Inkubation von normalem und pathologischem Speichel konnte in keinem Falle ein Einfluß des Speichels auf die Ionisation des Eisens festgestellt werden.

Den Einfluß des Magensaftes auf die Ionisation des Eisens beobachteten wir an 59 von uns untersuchten Personen. 16 wiesen normale Acidität auf, 21 Anacidität und 22 Hyperacidität. In 8 Fällen konnte man auf Grundlage der Erkrankung eine Gewebehypersiderämie voraussetzen. In 2 Fällen handelte es sich um idiopathische Hämochromatose, einmal um eine exogene Hämochromatose nach Transfusionen, zweimal um eine unbehandelte perniziöse Anämie und einmal um hämolytischen Ikterus. Aus den Ergebnissen der Ionisationsfähigkeit der einzelnen Magenmuster ergibt sich, daß die Ionisation in Fällen von Hyperacidität größer und im Falle von Anacidität geringer oder gleich Null war. Bei allen Kranken mit Hypersiderosis, ebenso wie in beiden Fällen von Hämochromatosis war die Ionisation des Eisens nach Inkubation mit dem Magensaft nicht erhöht.

In 8 Fällen untersuchten wir die Ionisationsfähigkeit des Duodenalsaftes. Zweimal untersuchten wir den Duodenalsaft nach dem Melzer-Lyon-Reflex und sechsmal ohne Reflex. In keinem Falle hatte der Duodenalsaft bei der Inkubation mit Eisen einen Ionisationseffekt.

Aus dem ersten Teil unserer Versuche ergibt sich, daß weder der menschliche Speichel noch der Duodenalsaft einen Einfluß auf die Ionisation des Eisens haben. Eine wesentliche Bedeutung für die Ionisation des Eisens hat der Magensaft. Das Eisen wurde am stärksten durch hyperaciden und am schwächsten durch anaciden Magensaft ionisiert. Diese Regel hat aber keine Allgemeingültigkeit, da in vereinzelten Fällen eine niedrige Ionisation bei normaler Acidität und eine hohe bei Anacidität beobachtet wurde.

Um die Bedeutung der Acidität für die Ionisation des Eisens beurteilen zu können, untersuchten wir im Dialysierungsverfahren mittels semipermeabler Membran die Diffusionsfähigkeit von zwei- und dreiwertigem Eisen bei verschiedenen p_H des Magensaftes. Es zeigte sich, daß zweiwertiges Eisen die semipermeable Membran bei weitem leichter durchdringt, als dreiwertiges Eisen. Dreiwertiges Eisen diffundiert nur unwesentlich und nur bei erheblicher Acidität. Aus diesen Versuchen ergibt sich, daß die Acidität einen wichtigen Faktor für die Diffusionsfähigkeit des Eisens bedeutet, daß aber zweiwertiges Eisen auch bei neutraler

Reaktion des Magensaftes in beträchtlichem Maße imstande ist, die semipermeable Membrane zu durchdringen.

Es wurde ferner die Eisenresorption nach peroraler Zufuhr von 1 g reduzierten Eisens bei verschiedener Magenacidität untersucht. Da der Verlauf der Kurve nach Eisenzufuhr von dem Grade der Gewebeeisensättigung und der Geschwindigkeit der Magenentleerung abhängt, wählten wir für unsere Beobachtungen nur solche Kranken, die keine Störungen des Eisenstoffwechsels aufwiesen und bei denen die Magenentleerung normal war. Die Resultate ergeben, daß die höchste Kurve nach Eisenbelastung Patienten mit Hyperacidität, und die niedrigste solche mit Anacidität aufwiesen. Aber auch hier verbleibt eine kleine Gruppe, bei der die Höhe der Kurve von der Magenacidität unabhängig war.

Wir bemühten uns ferner festzustellen, ob nicht die Diffusionsfähigkeit des Eisens durch semipermeable Membranen mittels gewisser Fermente, Vitamine und Aminosäuren erhöht werden kann. Wir untersuchten den Einfluß von Pepsin, Trypsin, Vitamin C, Folsäure, Histidin, Pyrophosphat, Glykokoll und Cystein. Es ergab sich, daß die Diffusionsfähigkeit durch semipermeable Membranen nach Zufuhr von Cystein und Vitamin C erheblich ist; Pepsin und Trypsin steigerten die Diffusionsfähigkeit nur bei saurer Reaktion, während sie sie hingegen bei neutraler Reaktion erniedrigten. Die übrigen Stoffe hatten auf die Diffusion des zweiwertigen Eisens eine hemmmende Wirkung.

Die Tätigkeit des Verdauungstraktes hängt aufs engste mit der nervösen Steuerung zusammen und wir bemühten uns deshalb festzustellen, wie sich die Eisenionisationsfähigkeit des Magensaftes während des normalen Schlafes verändert. Wir wählten zu diesem Zwecke einen Kranken, bei dem seit $1^1/_2$ Jahren wegen einer narbigen benignen Speiseröhrenstenose eine Gastrostomie vorgenommen wurde. Die Ionisationsfähigkeit seines Magensaftes, der von der Magenfistel entnommen wurde, wurde in regelmäßigen Zeitabständen während seines normalen Schlafes untersucht. Es wurden einerseits die Schwankungen der Magensaftacidität, andererseits die Ionisationsfähigkeit der einzelnen Magensaftmuster untersucht. Es ergab sich, daß die Ionisationsfähigkeit des Magensaftes während des normalen Schlafes auf Null sinkt und daß gleichzeitig auch die Acidität des Magensaftes verringert ist. Bei demselben Kranken untersuchten wir nach einem gewissen Zeitablauf und Verabreichung von 1 g reduziertem Eisen die Kurve und beobachteten gleichzeitig wiederholt das p_H des Magensaftes. Bei diesem Versuche wurde festgestellt, daß die Eisenresorption unabhängig von den Schwankungen der Magensaftacidität verläuft.

Die Zusammenfassung unserer Beobachtungen ergibt, daß die Salzsäure einen wichtigen Faktor für die normale Eisenionisation bedeutet; doch scheint sie für die Ausnützung des Eisens nicht unentbehrlich zu sein, wofür folgende Beobachtungen sprechen:

1. In vereinzelten Fällen war der Magensaft auch bei völliger Achlorhydie ionisationsfähig.

2. Die Kurven nach peroraler Eisenbelastung erreichten auch in einigen Fällen von Achlorhydie hohe Werte.

3. Bei längerer Beobachtung wurde keine Parallelität zwischen den Schwankungen der Magensaftacidität und seiner Ionisationsfähigkeit festgestellt.

Tiroide e metabolismo del ferro: ricerche citoautoradiografiche preliminari con Fe⁵⁹ sul midollo dei ratti tiroidectomizzati[1].

Di

M. Austoni e D. Ziliotto (Padua/Italia).

Con 3 figure.

Il problema delle modalità con cui la ghiandola tiroide interviene nella emopoiesi è tuttora assai oscuro, malgrado che la influenza esercitata da essa sulla emopoiesi venga ammessa abbastanza concordemente.

Particolare interesse riveste poi la questione dei rapporti tra tiroide ed eritropoiesi, soprattutto nei riguardi della utilizzazione del ferro per la sintesi emoglobinica. Che nel corso degli ipotiroidismi vi sia frequentemente una anemia è un fatto noto da molto tempo; che d'altra parte la opoterapia tiroidea faccia regredire, almeno in parte, tale condizione, è anche un fatto abbastanza concordemente ammesso. Del tutto ignoto invece resta tuttora il meccanismo fisiopatologico che è alla base di questi rapporti. Anche le interessanti ricerche di Mansfeld (1) sull'esistenza di un ormone tiroideo mielotropo ad azione indipendente da quella metabolica non sono mai approdate a sicure acquisizioni.

L'incertezza dei dati clinici e sperimentali finora raccolti ci ha perciò indotto a riprendere in esame la complessa questione sotto differenti punti di vista e mediante nuove modalità sperimentali.

Abbiamo scelto quale indice più sensibile dell'attività eritropoietica l'utilizzazione del ferro a livello della matrice eritroblastica del midollo del ratto tiroid-

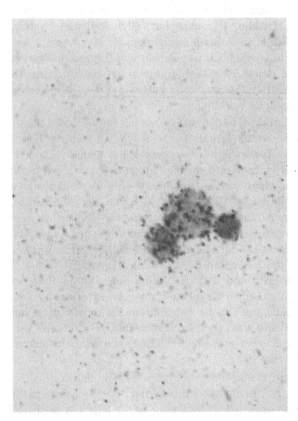

Fig. 1. Cellule eritroblastiche di ratto normale ›targate‹ con Fe⁵⁹: immagine citoautoradiografica con stripping film.

ectomizzato, poichè tale utilizzazione avviene sempre in maniera preferenziale e preponderante a scopo emopoietico. Se somministrato per via parenterale, il ferro

──────────

[1] Queste ricerche sono state rese possibili mercè la generosa collaborazione della Università di California di Berkeley e del dott. John H. Lawrence, Direttore del Donner Laboratory, che qui ringraziamo vivamente.

viene infatti utilizzato a tale scopo perfino a preferenza di quello di deposito (DUBACH e coll. (2)).

Usando come indicatore biologico il radioisotopo del ferro Fe[59] e la tecnica citoautoradiografica, che ad uno di noi ha dato eccelenti risultati nello studio citochimico del midollo del ratto (3) è infatti possibile seguire a livello delle cellule la utilizzazione del metallo nella sintesi del pigmento emoglobinico, rivelando, mediante la disintegrazione di poche diecine di atomi di ferro, ogni più piccola attività emoglobino-sintetica dell'eritroblasto.

Metodica: Sette ratti albini maschi del peso di 80—100 gr. vennero tiroidectomizzati in narcosi eterea; altrettanti ratti di controllo vennero contemporaneamente operati di apertura della loggia tiroidea senza asportazione della ghiandola. Due giorni dopo i 14 animali vennero iniettati per via intraperitoneale con microcuries 0,5/gm.peso di citrato ferroso targato con Fe[59] (attività specifica di microcuries 3,79/γ Fe) e sacrificati rispettivamente dopo 3, 9, 24, 36, 48, 96 e 192 ore. Con midollo delle ossa lunghe vennero allestiti strisci sottili diluiti in soluzione fisiologica. Dopo fissaggio in alcool metilico, gli strisci vennero coperti con "Kodak autoradiographic permeable base safety stripping film (Experimental)". Dopo 45 giorni di esposizione, i film vennero sviluppati con sviluppo Kodak D 76 e fissati con iposolfito. Dopo un prolungato lavaggio essi furono colorati con soluzione di Giemsa in tampone di fosfati di SÖRENSEN a p[H] 6,5. La lettura venne fatta con obbiettivo ad immersione ad olio secondo un sistema di valutazione

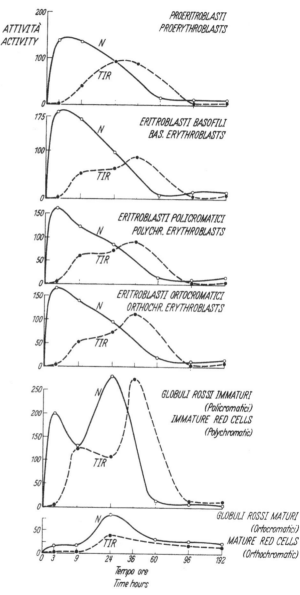

Fig. 2. Curve delle attività delle varie cellule della serie rossa del midollo di ratto normale (N) e tiroidectomizzato (Tir), ottenute con valutazione semi-quantitativa degli elementi ›targati‹, secondo la tecnica citoautoradiografica dello stripping film.

semiquantitativa che, invece di contare i granuli delle cellule targate, attribuisce ad esse da 1 a 4 +, a seconda della loro specifica radioattività, rivelata dall'annerimento della pellicola. La somma dei + di 100 cellule della stessa categoria, fornisce un dato quantitativo che indica la loro attività specifica. Considerando il dato in funzione dei vari tempi dell'esperimento si può tracciare una curva dell'utilizzazione del ferro. Tale curva ha un incremento rapido fino alla 3^a-6ª ora, per decrescere poi alla 9^a e 24ª ora in modo discretamente rapido; dopo questo periodo tale utilizzazione è assai bassa (4).

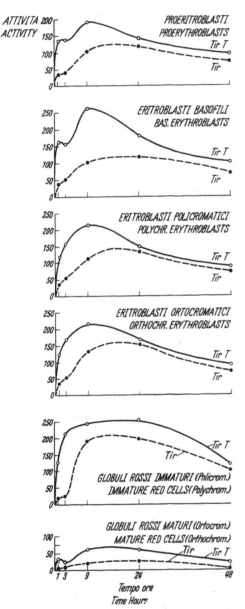

Fig. 3. Curve delle attività citoautoradiografiche di ratti tiroidectomizzati (Tir) e di ratti tiroidectomizzati trattati con estratto tiroideo totale (Tir T).

Risultati: Pure con le limitazioni imposte dalla modalità semiquantitativa del presente metodo di valutazione, i risultati ottenuti (fig. 1 e 2) sembrano dimostrare che:

a) l'utilizzazione del Fe^{59} da parte di tutte le cellule che compongono l'eritrone (dal proeritroblasta all'eritrocita maturo) è, negli animali tiroidectomizzati, nettamente più scarsa di quella degli animali non tiroidectomizzati.

b) tale utilizzazione nei ratti tiroidectomizzati è anche rallentata nel tempo, poichè essa raggiunge il suo massimo all'incirca 12—36 ore dopo l'apice della curva degli animali di controllo.

Determinazioni con contatore a scintillazione sul midollo e sul sangue totale degli stessi animali confermano che l'assunzione del ferro è costantemente diminuita e rallentata nei ratti tiroidectomizzati. Invece negli organi di deposito (fegato e milza) essa sembra, sia alla scintillazione che all'autoradiografia, aumentata.

Ricerche tuttora in corso dimostrano poi che gli estratti tiroidei totali reintegrano la capacità dell'eritrone a captare precocemente ed abbondantemente il ferro (fig. 3).

Tali dati depongono per una diretta influenza della ghiandola tiroide sulla utilizzazione del ferro nella formazione emoglobinica nell'eritroblasta e rendono consigliabile un approfondimento della ricerca anche con altre metodiche.

Riassunto: L'utilizzazione del ferro da parte degli eritroblasti e degli eritrociti del ratto tiroidectomizzato dopo somministrazione intraperitoneale di Fe^{59} si è dimostrata, all'indagine citoautoradiografica con stripping film, più scarsa e rallentata nel tempo rispetto a quella degli animali di controllo.

Letteratura.

1. Mansfeld, G.: The Thyroid hormones and their action. London: F. Muller 1949.
2. Dubach, R., C. V. Moore and V. Minnich: J. Labor. a. Clin. Med. **31**, 1201 (1946).
3. Austoni, M.: Proc. Soc. Exper. Biol. a. Med. **85**, 35 (1954).
4. Austoni, M., e D. Ziliotto: Acta med. Patavina **15**, 343 1955.

Untersuchungen über die Infektanämie mit Radioeisen und Radiochrom.

Von

W. Keiderling, H. A. E. Schmidt, M. Lee und K. Th. Frank

(Freiburg i. Br./Deutschland).

Mit 2 Abbildungen.

Über die allgemeine und speziell klinisch-diagnostische Bedeutung der Isotopenmethode mit Radioeisen ist am Vormittag bereits ausführlich berichtet worden. Dabei wurden auch die besonderen Verhältnisse beim Infekt herausgestellt. Ich kann mich daher kurz fassen und auf die Darstellung der eigenen Untersuchungsergebnisse beschränken.

Unsere Untersuchungen erstrecken sich — abgesehen von den Normalfällen — auf insgesamt 36 klinische Beobachtungsfälle, und zwar 20 Fälle mit subakutem oder chronischem Infekt, 8 mit Malignombildung und weitere 8 mit verschiedenen hämatologischen Störungen. Die klinischen Untersuchungen wurden weiterhin durch tierexperimentelle Studien ergänzt, in denen wir die reaktiven Veränderungen des Eisenstoffwechsels unter experimentellen Bedingungen, wie z. B. unter Einwirkung von Diphtherietoxin, bakteriellem Pyrogen und lokalen Entzündungsprozessen verfolgten.

Methodisch führten wir neben den herkömmlichen cytologischen Verfahren und der Bestimmung der Serum-Eisen- und Serum-Kupfer-Konzentration sowie der Eisen-Bindungskapazität Untersuchungen über die Abwanderungsgeschwindigkeit des Radioeisenglobulins, die Eisen-Utilisation und den Plasma-Eisen- und Erythrocyten-Eisen-Umsatz durch. Außerdem wurde auch die Eisenverteilung im Gesamtorganismus durch kontinuierliche Bestimmung der relativen Organaktivität von Leber, Milz und Knochenmark durch Messung der γ-Strahlung an der Körperoberfläche von außen verfolgt.

Bei der Verfolgung der Abwanderungsgeschwindigkeiten des Plasma-Eisens, wie sie sich in unseren klinischen und tierexperimentellen Beobachtungen darstellten, zeigte sich, daß die Abwanderung des Radio-Eisenglobulins exponential erfolgt; es ergibt sich bei semilogarithmischer Auftragung der Plasmaaktivitäten in Abhängigkeit von der Zeit in der Regel eine Gerade. In Bestätigung anderer Autoren fanden aber auch wir in Einzelfällen eine Aufteilung dieser Geraden in eine schnellere und langsamere Komponente — eine Erscheinung, die man auf unzulängliche Globulinbindung des Eisens, besondere Dissoziationsverhältnisse beim Infekt oder auch Überschreitung der Bindungskapazität zurückführen kann, obwohl wir letzteres durch regelmäßige Mitbestimmung dieser Größe auszuschließen versuchten. — Die Größe der Eisen-Abwanderung aus dem Plasma wird unter Normalbedingungen überwiegend durch den Eisen-Bedarf des erythropoetischen Gewebes und zum geringeren Teil durch die Umsetzungen anderer

Eisen-Proteide bestimmt. Wesentlich anders liegen die Verhältnisse beim Infekt, wo konkurrierend ein Abstrom des Eisens ins aktivierte RES stattfindet. In den klinischen Beobachtungsfällen zeigte sich beim Infekt eine signifikante Beschleunigung der Eisen-Abwanderung aus dem Plasma. Dieselben Gesetzmäßigkeiten ergaben sich im Tierexperiment. Auch hier zeigte sich bei vermehrtem Eisen-Verbrauch (infolge Steigerung der reticuloendothelialen oder erythropoetischen Aktivität) eine Beschleunigung des Abwanderungsvorganges, und umgekehrt bei Bremsung der Knochenmarksaktivität (wie z. B. unter Einwirkung ionisierender Strahlen nach Einverleibung von Radiogold) eine erhebliche Verlangsamung.

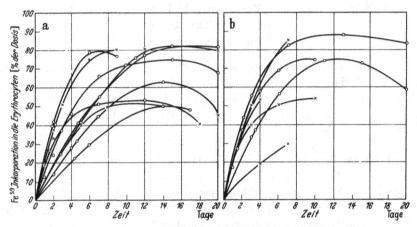

Abb. 1. Fe[59]-Inkorporation in die Erythrocyten beim Infekt. a) Tuberkulöse Krankheitsprozesse, b) akute und chronische Infekte.

Die beschleunigte Abwanderung des Plasma-Eisens ins RES bedingt einen verminderten Eiseneinbau in die Erythrocyten — ein Vorgang, der wiederum von der Größe des Eisenabstroms ins RES und somit von der Schwere des infektiösen Prozesses abhängig ist. In den klinischen Beobachtungsfällen ließen die Utilisationskurven daher ein recht unterschiedliches Verhalten erkennen. Schwere Krankheitsverläufe waren gewöhnlich durch einen verzögerten Anstieg auf ein reduziertes Maximum gekennzeichnet, während in leichteren Fällen mitunter Normalkurven erhalten wurden (Abb. 1). — Uniformere Kurvenverläufe ergaben sich unter den einheitlicheren Bedingungen des Tierexperiments. Auch unter Einwirkung von Diphtherietoxin und bakteriellem Pyrogen war die Eisen-Inkorporation in die Erythrocyten gegenüber den Normaltieren deutlich vermindert.

Aus Plasmavolumen, Abwanderungsgeschwindigkeit und Konzentration des Plasma-Eisens läßt sich die Eisenmenge berechnen, die in der Zeiteinheit im Plasma umgesetzt wird. Auf Grund der beschleunigten Eisen-Abwanderung und der erniedrigten Plasma-Eisen-Konzentration war beim Infekt ein verminderter Eisenumsatz im Plasma zu erwarten. Entgegen dieser Erwartung ergab sich aber, daß der Plasma-Eisen-Turnover sowohl in den klinischen Infektfällen wie auch im Tierexperiment häufig erhöht war. Dieser Befund eines gesteigerten Plasma-Eisen-Umsatzes war um so überraschender, als er mit der Annahme einer infektbedingten Eisen-Fixierung im RES, die sich in vielfachen Untersuchungen immer wieder bestätigt hat, nur schwer in Einklang zu bringen ist. Bei der Suche nach dem verantwortlichen Steigerungsfaktor wurde in erster Linie an gesteigerte Blutabbauvorgänge gedacht — insbesondere deshalb, weil auch die Berechnung des Erythrocyten-Eisen-Turnovers, die nach HUFF aus Plasma-Eisen-Umsatz und Utilisationskoeffizient erfolgen kann, in Einzelfällen bis auf das Vierfache der Norm gesteigerte Werte ergab. Versucht man aus dem Erythrocyten-Eisen-Umsatz auf die angenäherte Lebenszeit der roten Blutzellen zu schließen, so kommt man auf unwahrscheinlich verkürzte Werte. Wir sind deshalb auf die Bestimmung der Erythrocyten-Lebenszeit durch die Radiochrommethode übergegangen, und fanden auch damit beim Infekt verkürzte Lebenszeiten, und zwar in bisher 8 Fällen Werte zwischen 53 und 83 Tagen (Abb. 2). Auch im Tierexperiment wurde die Verkürzung der Erythrocyten-Lebenszeit unter Einwirkung verschiedener infektähnlicher Bedingungen bestätigt. — Fragt man nach der Erklärung der scheinbar stärkeren Verkürzung der sich aus dem Erythrocyten-Eisen-Umsatz ergebenden Lebenszeiten, so dürfte eine mögliche Erklärung vielleicht in einer fehlerhaften Berechnung des Plasma-Eisen-Umsatzes im Sonderfall des Infekts

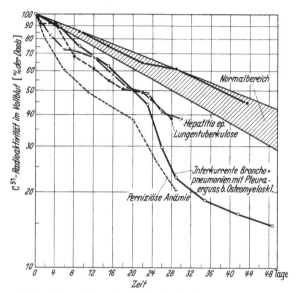

Abb. 2. Lebenszeit von Cr⁵¹-markierten Erythrocyten beim Infekt.

liegen. Denn die Berechnung des Plasma-Turnovers gründet sich auf die Größe des Eisen-Abstroms und setzt eine gleiche Größe des Wiedereintritts voraus, welche beim Infekt mit hoher Wahrscheinlichkeit nicht vorliegt, wie heute vormittag von Herrn Prof. v. HEVESY bereits ausgeführt wurde.

Aus unseren Untersuchungsergebnissen möchten wir schließen, daß dem gesteigerten Blutabbau beim Infekt eine wesentlichere Bedeutung für die Pathogenese der Infektanämie beizumessen ist, als bisher angenommen wurde.

Die Störungen des Eisenmetabolismus bei der porphyrischen Krankheit.

Von

JIŘÍ BERMAN und M. NETOUŠEK (Prag/Tschechoslowakei).

Mit 2 Abbildungen.

Eines der Hauptmerkmale der porphyrischen Krankheit ist die erhöhte Ausscheidung von Porphyrin durch Harn oder Stuhl oder gleichzeitig durch beide Exkrete. Diese Pyrrolstoffe können auch in Form von Vorläufern, von Chromogenen oder als Porphobilinogen ausgeschieden werden. Charakteristisch für die porphyrische Krankheit ist die erhöhte Ausscheidung von Uroporphyrin, besonders bei Rückfällen. Der Grund dieser Störung des Pyrrolstoffwechsels ist nicht genau bekannt. In manchen Fällen handelt es sich um eine angeborene, in anderen um eine erworbene Störung. Wir sind heute schon in der Lage, alle Formen der porphyrischen Krankheit experimentell an Versuchstieren hervorzurufen.

Bei eingehendem Studium dieser Krankheit stellten wir fest, daß neben der Störung des Umsatzes der Pyrrolfarbstoffe metabolische Prozesse auch in anderer Hinsicht betroffen sind. Wir bewiesen den Zusammenhang der Porphyrie mit Diabetes (1) und konnten feststellen, daß die Ausscheidung von Sterkobilinogen bei Porphyrie oftmals herabgesetzt ist (2).

Eine weitere ernste Störung bei dieser Krankheit besteht in einer Abweichung beim Eisenstoffwechsel (3). Bei wiederholter Untersuchung des Plasmaeisenspiegels unserer Kranken, die an Haut- und Latentform der Krankheit litten, stellten wir einen deutlich erhöhten Spiegel fest. Der durchschnittliche Wert bei 25 Kranken war 219 γ-%. Der Eisenplasmaspiegel unterlag Schwankungen; nebst dem Tagesrhythmus mit einem Maximum am Morgen, gab es noch Schwankungen, die von dem Krankheitsverlauf abhängig waren. Bei einem und demselben Kranken fanden wir einmal einen bedeutend erhöhten, ein anderes Mal einen nur leicht erhöhten Eisenspiegel, ja sogar normale Werte. So schwankte z. B. beim Kranken B. E. der Eisenspiegel zwischen 120 und 215 γ-%, beim Kranken J. P. zwischen 231 und 340 γ-%, beim Kranken J. S. zwischen 150 und 250 γ-%. Dabei gab es keine Beziehung zwischen dem Plasmaeisenspiegel und der Menge des ausgeschiedenen Porphyrins oder der Intensität der Hautveränderungen.

In der Literatur finden sich nur spärliche Angaben über den Plasmaeisenspiegel bei Porphyrie [VANOTTI (4), BOLGERT und Mitarb. (5), LAVIELLE (6)]. Laut histologischen Befunden kann man daraus schließen [BORST und KÖNIGSDÖRFER (7), PAUL und Mitarb. (8)], daß es besonders bei der angeborenen Form der Krankheit zur Hämosiderose der Organe kommt. Die Ursache dieser Hämosiderose liegt höchstwahrscheinlich in einer hämolytischen Komponente, die bei dieser Form regelmäßig auftritt. Bei der Hautform haben wir keine Merkmale von Hämolyse nachweisen können, doch kann man diese mit Rücksicht auf häufigen Befund leichter Polyglobulie und erhöhten Eisenspiegel nicht mit Sicherheit ausschließen.

In der ersten Etappe unseres Studiums verfolgten wir die Eisenresorptionskurven nach peroraler Verabreichung von 1 g Ferrum reductum bei 10 Kranken, die an der Hautform litten. Den Spiegel untersuchten wir auf leeren Magen, und dann nach 1, 3 und 7 Std. nach peroraler Eisenbelastung. Bei diesen Versuchen stellten wir einen hohen Ausgangsspiegel, einen steilen Anstieg und 7 Std. nach der Belastung praktisch keinen Abfall fest. Die Summationskurve hat folgende Werte (s. Abb. 1): Ausgangswert 238 γ-%, nach 1 Std. 261, nach 3 Std. 302 und nach 7 Std. 302 γ-%. Aus diesen Ergebnissen schließen wir, daß die Eisenresorption aus dem Magen-Darm-Tractus normal oder sogar erhöht ist. Die Verharrung der erhöhten Werte zwischen 3 und 7 Std. nach Belastung kann mit prolongierter Resorption oder langsamer Utilisation des Eisens zusammenhängen. Wir setzen auch eine Störung der Leberregulation des Eisenmetabolismus voraus (3).

Zum gründlicheren Studium der Störung des Eisenumsatzes bei der porphyrischen Krankheit untersuchten wir weitere 10 Kranke nach intravenöser Eisenverabreichung. Damit wollten wir die gesamte Eisenbindungsfähigkeit des Serums, den Prozentsatz der Sättigung von Transferrin und die Geschwindigkeit des Eisenspiegelabfalls nach der Belastung feststellen. Diese Kranken bestanden einerseits aus ambulant diagnostizierten Fällen, anderseits aus denen, die durch Depistage in der Diabetesstation erkannt wurden. Es waren nur Männer im Durchschnittsalter von 53 Jahren. Einige hatten typische Hautveränderungen, andere waren zur Zeit der Untersuchung in Remission, doch hatten sie stets einen hohen Uroporphyringehalt im Harn. Bei den Anfangsversuchen stellten wir fest, daß die pauschale 10 mg-Dosis von Eisen, intravenös verabreicht, nicht immer

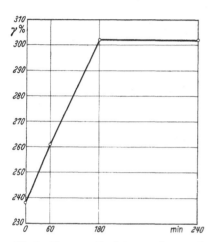

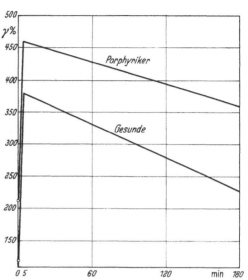

Abb. 1. Eisenresorptionskurve nach peroraler Verabreichung von 1 g Ferrum reductum bei Porphyria cut. tarda.

Abb. 2. Eisenspiegel nach intravenöser Belastung mit Ferronascin Roche (1,5 mg/10 kg Gewicht)

genügte, um das gesamte Transferrin abzusättigen. Deshalb haben wir uns entschlossen, 1,5 mg/10 kg Gewicht zu verabreichen. Die Untersuchung wurde regelmäßig in den Morgenstunden vorgenommen. Nach der Blutentnahme auf leeren Magen wurde im Verlaufe von 2 min die entsprechende Menge von Ferronascin Roche eingespritzt. Die Kranken vertrugen die Injektion sehr gut; 5 min nach Beginn der Injektion wurde aus der anderen Cubitalvene eine weitere Blutprobe abgenommen; die Blutentnahme wurde 3mal wiederholt, gewöhnlich 1, 2, 4, und in manchen Fällen 7 Std. nach Einspritzung des Eisens. Die Eisenbestimmung wurde am gleichen Tage durch die Rhodanid-Methode vorgenommen. Die Ausgangseisenwerte schwankten zwischen 133 und 350 γ-% mit einem Mittelwert von 212 γ-% (Normalwert 120 γ-%). Der Mittelwert der Gesamtkapazität des Transferrins war also bei Porphyrikern 462 γ-% (360—582 γ-%) (Normalwert 380 γ-%). Die durchschnittliche Saturation war somit bei Porphyrikern 45,88% (Durchschnitt bei Normalen 31,5%) (s. Abb. 2).

Das Absinken des Eisenspiegels vom Maximum zum ursprünglichen Wert ist wahrscheinlich linear. Zur genauen Bestimmung wäre es notwendig, Muster in kürzeren Zeitabschnitten abzunehmen, was aber 200—300 cm³ Blut benötigen würde. Eine so große Entnahme wäre jedoch unphysiologisch.

Aus den eben angeführten Befunden erhellt, daß die Gesamteisenbindungsfähigkeit bei der porphyrischen Krankheit erhöht ist, obwohl dieser Krankheitszustand von Hypersiderämie begleitet ist, bei der gewöhnlich die Eisenbindungsfähigkeit des Serums normal oder vermindert ist (9). Eine weitere wichtige Feststellung, die wir unseren Versuchen entnehmen können, besteht darin, daß bei der porphyrischen Krankheit, bei der, wie wir vorausgesetzt haben, eine verringerte Eisenutilisationsfähigkeit des Reticuloendothels besteht, diese mit einer Leberstörung zusammenhängt. Daß die Eisenutilisation bei Porphyrikern stockt, ergibt sich aus dem langsamen Absinken des Eisenspiegels vom Maximum zum Ausgangswert. Die Eisenclearance, die wir andernorts besprechen, ist somit bei Porphyrikern gegenüber der Norm bedeutend vermindert. Aus vereinzelten pathologisch-anatomischen Befunden und aus der Feststellung des hohen Eisenspiegels bei porphyrischer Krankheit wurde bis vor kurzen geschlossen, daß es bei diesen Kranken regelmäßig zur Hämosiderose kommt. Bei der histologischen Untersuchung der Organe von 2 Verstorbenen, die an einer Hautform dieser Krankheit litten, konnte eine intensive Fluorescenz der Leber im UV-Licht festgestellt werden, wobei bei einem Kranken die Menge des im Äther unlöslichen Porphyrins in 100 g Leber 28,3 mg betrug. Die üblichen histochemischen Untersuchungen erwiesen jedoch keine Eisenvermehrung in der Leber. Diese Befunde stimmen mit unserer Voraussetzung überein, daß bei Hypersiderämie der porphyrischen Krankheit die Utilisation des Eisens in den Organen stockt. Hämosiderose kann man nur dann voraussetzen, wenn die porphyrische Krankheit mit hämolytischen Prozessen kompliziert ist, wie dies in der Regel bei der angeborenen Form der Krankheit der Fall ist. Die Hypersiderämie kann durch eine aktive Leberfunktionsstörung, die bei der porphyrischen Krankheit geläufig ist und in einer Beschädigung der Regulation des Eisenumsatzes besteht, erklärt werden.

Zusammenfassung.

Es wurde der Eisenmetabolismus bei der porphyrischen Krankheit studiert, und zwar nach der peroralen Verabreichung von 1 g Ferrum reductum und nach i.v. Applikation von 1,5 Fe/10 kg Gewicht.

Es wurde festgestellt:

1. eine Erhöhung von Eisenspiegelwerten,
2. normale oder leicht erhöhte Eisenresorption aus dem Magen-Darm-Trakt,
3. eine erhöhte Eisenbindungsfähigkeit des Plasmas,
4. erhöhter Prozentsatz der Sättigung von Transferrin,
5. eine verringerte Eisenutilisationsfähigkeit, die durch eine Beschädigung der Leberregulation des Eisenumsatzes bedingt wird.

Literatur.

1. BERMAN, J.: Z. inn. Med. (im Druck).
2. BERMAN, J.: Sessio Prima Fakultatis Medicae Scientifica Pragae 1955 (im Druck).
3. BERMAN, J.: Čas. lék. česk. 50, 1361 (1954).
4. VANOTTI, A.: Porphyrine und Porphyrinkrankheit. Berlin: Julius Springer 1937.
5. BOLGERT, M., et al.: Semaine Hôp. 1953, 32.
6. LAVIELLE, R. M.: Bordeaux, Yverie Castera 1953.
7. BORST, M., u. H. KÖNIGSDÖRFER: Untersuchungen über Porphyrie. Leipzig: Hirzel 1929.
8. PAUL, K. G., u. Mitarb.: J. Clin. Path. 6, 2, 135 (1953).
9. WUHRMANN, F., u. B. JASINSKI: Schweiz. med. Wschr. 1953, 661.

Zum Eisenstoffwechsel bei Hämochromatose.

Von

LUDWIG HEILMEYER (Freiburg i. Br./Deutschland) gemeinsam mit Fr. WÖHLER.

Mit 5 Abbildungen.

1. Untersuchungen mit radioaktivem Eisen.

An einem Falle von Hämochromatose wurden Untersuchungen mit radioaktivem Eisen (Fe^{59}) gemeinsam mit KEIDERLING durchgeführt. Dabei ergab sich, daß der Einbau des im Plasma gelösten, an Transferrin gebundenen markierten Eisens in die Erythrocyten enorm vermindert ist (s. Abb. 1). Da bei dem Fall keine aplastische Anämie bestand und die rote Blutbildung annähernd normal verlief, muß die geringe Aufnahme des injizierten Radioeisens mit dem gewaltigen Eisenpool im Zusammenhang stehen, der sich in allen Organen des Hämochromatosekranken, besonders in Leber, Milz und Knochenmark findet. Das injizierte Radioeisen vermischt sich offenbar mit dem Gesamtdepoteisen des Pools und tritt deshalb in prozentual nur geringer Menge in die Erythrocyten ein. Der nach der gewöhnlichen Methode berechnete Turnover des Erythrocyteneisens erscheint deshalb als vermindert. Die Abwanderung des Radioeisens (in Form des physiologischen Eisens gegeben) erscheint verlangsamt ($+ \frac{1}{2} = 189'$, normal etwa 40'). Auch hierbei spielt die relativ große Plasmaeisenmenge von 238 γ-% bei diesem Falle

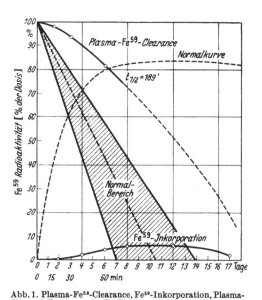

Abb. 1. Plasma-Fe^{59}-Clearance, Fe^{59}-Inkorporation, Plasma-Fe- und Erythrocyten-Fe-Turnover bei Hämochromatose.

D. F., 49 J. ♂:
    Ser. Fe 238 γ-% (total 10,493 mg)
    Ser. Fe Bindungskapazität 89,7 γ-%
    Plasma-Fe-Turnover = 55,4 mg/24 h (0,67 mg/kg/24 h)
    Ery-Fe-Turnover = 3,2 mg/24 h (0,038 mg/kg/24 h)

Normalwerte: (27,3 mg/24 h), (0,29—0,48 mg/kg/24 h), (20,0 mg/24 h), (0,21—0,28 mg/kg/24 h).

eine wesentliche Rolle. Der Plasmaeisenturnover ist aber gegenüber der Norm beschleunigt, was wohl mit ausgedehnten intermediären Eisenverschiebungen bei Hämochromatose zusammenhängt. Die vorgetragenen Befunde müssen natürlich noch an weiteren Fällen bestätigt werden.

2. Ferritinstudien.

Untersuchungen über das Ferritin sind bei Hämochromatose von besonderem Interesse. Denn es hat bei dieser Erkrankung nicht an Theorien gefehlt, welche die Ursache dieser „Eisenspeicherkrankheit" in der Ablagerung eines für die Blutbildung unverwertbaren Eisens in den Organen sahen (SCHWIETZER u. a.). Andere glaubten für die Eisenüberladung des Organismus ein Fehlen des „Mucosablocks" in der Dünndarmschleimhaut, welcher die Eisenresorption verhindert, verantwortlich machen zu können. Jedoch fehlte für alle diese Vorstellungen jede Beweisführung. Bisher wurde Ferritin bei Hämochromatose nur in einem Falle von Granick u. Mitarbeitern nachgewiesen. In diesem Falle fand sich viel Ferritin

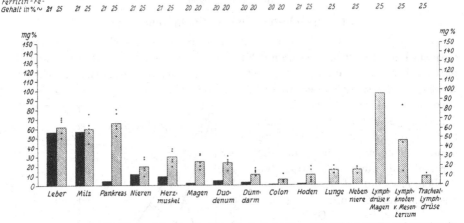

Abb. 2a. Verhalten des Ferritins und des Ferritin-Eisengehaltes beim Normalen und bei der Hämachromatose in verschiedenen Organen. ■ Normalwerte, ▨ Werte bei Hämochromatose, .. Streubreite der Hämochromatosefälle.

in der Leber, in der Milz und in der Duodenalschleimhaut. Wir selbst konnten in einem Falle von Hämochromatose Ferritin intra vitam im Leberpunktat nachweisen. Alle diese Nachweise waren jedoch nur qualitativer Natur, da eine exakte

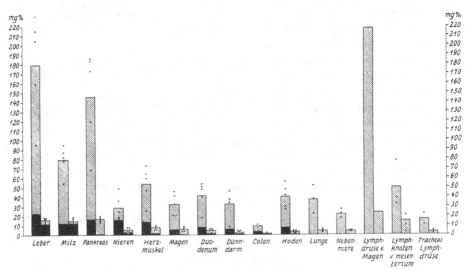

Abb. 2b. Verhalten des Organ-Eisens und des Ferritin-Eisens beim Normalen und bei der Hämochromatose in verschiedenen Organen. ■ Normalwerte, ▨ Werte bei Hämochromatose, 1. Säule = Organeisen, 2. Säule = Ferritin-Eisen. .. Streubreite der Hämochromatosefälle.

quantitative Methode zur Ferritinbestimmung in den Organen nicht zur Verfügung stand. Die meist angewandte Methode der Auszählung der Ferritinkristalle im histologischen Schnitt nach Behandlung mit Cadmiumsulfat erwies sich uns als völlig unzuverlässig. Durch meine Mitarbeiter KEIDERLING und WÖHLER ist nun eine exakt quantitative Methode mit Hilfe der Elektrophorese geschaffen worden, die sich uns ausgezeichnet bewährt hat.

Bezüglich der Einzelheiten der Methode muß ich auf die Originaldarstellung verweisen [Arch. exper. Path. u. Pharmakol. 221, 418—434 (1954)]. Mit dieser Methode wurden bisher Untersuchungen an 5 Fällen von Hämochromatose durchgeführt. Das Ergebnis zeigt Abb. 2a. Man sieht, daß in sämtlichen untersuchten Organen Ferritin in übernormaler Menge enthalten ist, wobei als „normal" die

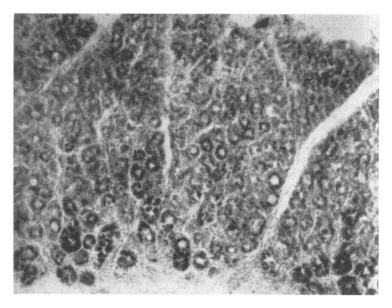

Abb. 3. Quergetroffene Fundus-Drüsen der Magenschleimhaut mit starker Eisenspeicherung.

Werte bei einem gesunden jungen Manne, der tödlich verunglückte, angenommen sind. Besonders stark vermehrt ist das Ferritin im Pankreas, im Herzmuskel und besonders im Magen und Duodenum. Mit einer neuen histochemischen Methode gelang es, das gesamte Speichereisen, also Hämosiderin und Ferritin, in den Zellen sichtbar zu machen (WÖHLER). Dabei erwiesen sich die Zellen des Magens und Duodenums mit Eisen angefüllt (Abb. 3), das bei gewöhnlicher histochemischer Methode nur in geringer Menge nachweisbar ist. Hier wäre also genügend Ferritin vorhanden, um einen Mucosablock hervorzurufen; jedoch funktioniert dieser Block nicht, wie die Resorptionsversuche mit radioaktivem Eisen (DUBACH u. Mitarb., ALPER, SARVASE und BOTHWELL, eigene Untersuchungen) beweisen. Betrachtet man freilich den in den Hämochromatoseorganen gefundenen Ferritineisengehalt mit dem gesamten Organeisengehalt (Abb. 2b), so ist der Ferritingehalt relativ gering. Die Hauptmasse des eingelagerten Eisens besteht aus *Hämosiderin*. Offenbar steht nicht genügend Apoferritin zur Verfügung, um diese großen Eisenmengen in Form des Ferritins einzulagern. Jedoch ist auch der größte Teil des Hämosiderineisens zur Blutbildung verwertbar, wie die neuen therapeutischen Versuche von ARROWSMITH und DAVIS gezeigt haben, welche durch große Blutentziehungen (bis zu 50 l im Jahr) eine fast vollständige Eisenentleerung aus der Leber erreichten. Wir haben in einem Fall nach *20 l* Blutentziehung noch keine merkliche Verminderung des histochemisch nachweisbaren Lebereisens erreichen können. Jedoch trat danach eine fast völlige Abblassung der vorher braunen Hautfarbe ein. Offenbar wurde hier zuerst das Hauteisen zum Neuaufbau des Hb herangezogen, wobei auch die anderen braunen Pigmente (Lipofuscin, Melanin) verschwanden. Sehr interessant für die Frage der Herkunft des Hämochromatoseeisens erwies sich die vergleichende Untersuchung verschiedener Lymphdrüsengruppen (Tab. 1).

Tabelle 1. *Eisengehalt der Lymphdrüsen bei Hämochromatose.*

	Eisengehalt mg-% (Veraschung)	Ferritingehalt mg-%	Ferritin-Eisengehalt mg-%
Lymphknoten vom Magen .	218,0	95,8	23,95
Mesenterial-Lymphknoten .	79,0	84,0	21,0
	32,7	44,0	11,0
	39,0	13,4	3,3
Tracheal-Lymphknoten . .	23,0	7,0	1,8

Dabei zeigt sich, daß die dem Magen und Duodenum zunächstliegenden Lymphdrüsen den höchsten Eisen- und Ferritingehalt aufweisen, während die entfernter liegenden Mesenterialdrüsen deutlich weniger, die am weitesten vom Magen-Duodenum entfernten Trachealdrüsen nur sehr wenig Eisen gespeichert haben. Das spricht eindeutig für die Herkunft des Speichereisens aus dem Magen und Duodenum, also den Orten der Eisenresorption. Es würde aber auch bedeuten, daß das Eisen dort nicht nur auf dem Blutwege, sondern auch auf dem Lymphwege aufgenommen wird.

Ferritinnachweis im Blutserum bei einer tödlichen Tetrachlorkohlenstoff-Vergiftung eines Hämochromatosefalles.

Es handelt sich um einen 49 jährigen Maurer, der im Krieg und anschließender Kriegsgefangenschaft an Gastroenteritis und Leberverhärtung erkrankt war. In den folgenden Jahren traten die Anzeichen einer Hämochromatose (Lebercirrhose, Braunfärbung der Haut) stärker hervor. Am 30. 9. 54 wurde er in komatösem Zustand in die Klinik eingeliefert. Er hatte 3 Tage vorher die Schnapsflasche mit einer Flasche Tetrachlorkohlenstoff verwechselt und davon getrunken. Er bekam Leibschmerzen und heftiges Erbrechen, das bis zur Einweisung anhielt. Bei der Aufnahme war der Patient nicht mehr ansprechbar, er war subikterisch, zeigte die für Hämochromatose typische rauch-graue Verfärbung der Haut sowie eine Leber- und Milzvergrößerung. Einen Tag später erfolgte der Tod im Coma hepaticum. Die Blutuntersuchung intra vitam ergab: Bilirubin 9,45 mg-% (direkt 5,73), Takata 100, Weltmann 8. R., Thymol negativ, Cholesterin 150 mg-%, Rest-N 120 mg-%!, Harnsäure 9,85 mg-%, Xanthoprotein 95, Serum-Kupfer 103 γ-%, *Serum-Eisen 1750 γ-%!* Im Harn Albumen negativ, Saccharum negativ. Sediment vereinzelt granulierte Cylinder, Epithelien, Leuko. u. Ery. Die histologische Untersuchung der Organe (Prof. Dr. BÜCHNER) ergab die eindeutigen Befunde einer Hämochromatose, nämlich hochgradige Eisenspeicherung in Leber, Pankreas, Lymphknoten, Herzmuskel. Zona glomerulosa der Nebennierenrinde, Nieren, Magen, Darm. In der Leber das Bild der schweren Cirrhose mit Pfortaderstauung sowie zahlreichen frischen Nekroseherden und Verfettung der Leberzellen. Auch im Herzmuskel und in den Nieren wurden die für CCl$_4$ typischen Befunde festgestellt. Unverständlich erschien uns zunächst der in der Weltliteratur wohl einzig dastehende Serumeisenwert von über 1700 γ-%. Da dieser Wert Zweifel an der Richtigkeit der Bestimmung erweckte, wurde er mehrfach kontrolliert und stets in ähnlicher Höhe (1750, 1771) wiedergefunden. Dieser Wert übersteigt die Bindungskapazität des im Serum sonst vorhandenen eisenbildenden Transferrins (Siderophilins) um ein Mehrfaches.

Zur weiteren Klärung wurde ein Elektrophoresediagramm nach GRASSMANN angefertigt und einmal mit Amidoschwarz, zum andern nach Vorbehandlung mit 6 n HCl und nach Trocknung bei 100° mit Kaliumferrocyanid behandelt (Abb. 4).

Man sieht einen starken Eisenstreifen, der sich mit dem α_2-Globulin deckt, das im Eiweißpherogramm vermehrt ist [11,0% (8,0 normal)]. Schwächere Eisenfärbungen zeigen sich im Bereich des Albumin- und γ-Globulin-Streifens [Albumin 50% (normal 61)] und γ-Globulin 22,7 (normal 15,5). Da Ferritin mit dem α_2-Globulin läuft, schien dieser Befund auf Anwesenheit von Ferritin im Plasma hinzudeuten. Es wurde nun versucht, durch Zusatz

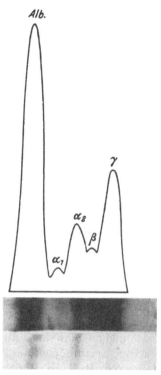

Abb. 4. Elektropherogramme von Hämochromatose-Serum nach Anfärbung mit Amidoschwarz und Kaliumferrocyanid. Die Ferritinfraktion liegt im α_2-Bereich.

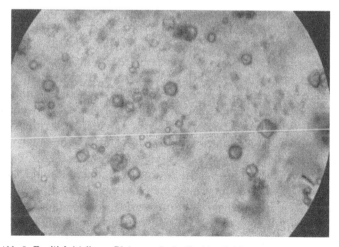

Abb. 5. Ferritinkristalle aus Blutserum des im Text beschriebenen Falles dargestellt.

von Cadmiumsulfat zu Serum und Stehenlassen bei Zimmertemperatur (24 Std.) Ferritin-Kristalle zu gewinnen. Dies gelang tatsächlich, wie Abb. 5 zeigt.

Die Abbildung zeigt die typische Form menschlicher Ferritinkristalle. Fügt man zu den Kristallen 6 n HCl + 2% Kaliumferrocyanid hinzu, so sieht man eine deutliche Eisenreaktion. Es kann nach diesen Befunden keinem Zweifel mehr unterliegen, daß in diesem Falle durch Auflösung eisenspeichernder Leberzellen Ferritin in größerer Menge in das Plasma ausgeschleust worden ist. Der Befund ist vielleicht nicht ganz uninteressant für die Frage der Serumeisenerhöhung bei Hepatitis epidemica, die bisher in ihrem Mechanismus ungeklärt war. Auch hier finden sich, wenn auch in viel bescheidenerem Umfange, Leberzelluntergänge. Auch hier könnte deshalb eine Ausschleusung von Depoteisen in das Plasma eine Rolle spielen.

Die vorgetragenen Beispiele mögen zeigen, daß die quantitative Bestimmung des Ferritins in den Organen uns neue Einblicke in die Pathologie des Eisenstoffwechsels ermöglicht.

Die Bedeutung des Ferritins für die Eisenübertragung von der Mutter zum Kind.

Von

Friedrich Wöhler (Freiburg i. Br./Deutschland).

Mit 2 Abbildungen.

Die Aufnahme von Eisen in den fetalen Organismus konnte durch die bisher bekanntgewordenen Untersuchungen nicht zufriedenstellend geklärt werden. Die Annahme, daß der Fetus seinen Eisenbedarf aus phagocytierten und hämolysierten Erythrocyten der Mutter deckt (R. Scholten und J. Veit; F. H. A. Marshall; H. J. Stander), mußte fallengelassen werden, nachdem von W. T. Pommerenke, P. F. Hahn, W. F. Bale und W. M. Balfour gezeigt werden konnte, daß schon 40 min nach oraler Gabe von radioaktivem Eisen an die Mutter dieses im Plasma des Neugeborenen aufzutreten begann. Daraus wurde geschlossen, daß die fetale Eisenversorgung aus dem mütterlichen Plasmaeisen erfolgt. Dabei kann es sich aber nicht um einen Diffusionsvorgang des Plasmaeisens durch die Placenta handeln, da die Serumeisenwerte der Neugeborenen entgegen dem Konzentrationsgefälle höher liegen als die der Mütter. Eine Tatsache, die von zahlreichen Untersuchern bestätigt wurde (L. Heilmeyer und H. Plötner; W. Neuweiler; H. Guthmann, Brückner, Ehrenstein und Wagner; S. Dahl; B. Fay, G. E. Cartwright und L. M. Wintrobe; F. Thoennes und R. Aschaffenburg; K. H. Schäfer; E. Vahlquist; H. Albers; S. Dahl; W. Brenner u. a.). Die latente Eisenbindungskapazität der Mütter wird außerdem erhöht, die der Neugeborenen stark erniedrigt gefunden (C. B. Laurell; B. Fay, G. E. Cartwright und L. M. Wintrobe; E. E. Smith; Schulman und Morgenthau).

Demnach wird durch die Placenta zur Versorgung des fetalen Organismus und zur Anlage von Eisendepots (Bunge) soviel Eisen aufgenommen wie notwendig, unabhängig davon, ob für die Mutter ein Eisenmangel entsteht.

Mit Interesse nahmen wir in diesem Zusammenhange die Mitteilung auf, daß A. Mazur und E. Shorr 1952 in der menschlichen Placenta Ferritin gefunden hätten. Es wurde daran gedacht, daß die Eisenaufnahme für den Fetus über das Ferritin in der Placenta erfolgen könnte.

Die Möglichkeit der elektrophoretischen Trennung des Ferritins von anderen eisenhaltigen Proteinen, wie sie bei der quantitativen Ferritinbestimmung vorgenommen wird (W. KEIDERLING und F. WÖHLER), erlaubte, mit Hilfe der intravenösen Gabe von radioaktivem Ferrosulfit an hochträchtige Kaninchen (Placenta haemochorialis) diese Frage weitgehend zu klären.

Auftragungsort
↓

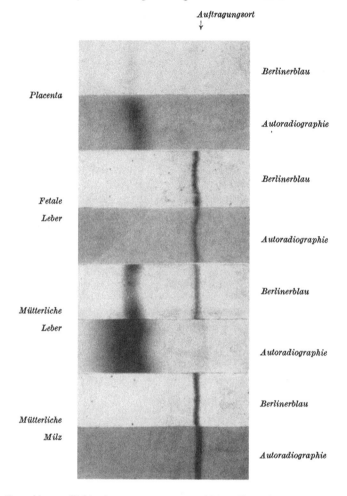

Abb. 1a. Autoradiographien von Elektropherogrammen aus angereicherten Ferritinlösungen aus Placenta fetaler Leber, mütterlicher Leber und mütterlicher Milz 40 min nach intravenöser Gabe von 1,25 mg radioaktivem Ferrosulfit enthaltend 100 μC Fe^{55+59}. (Anfärbung der Ferritin- und Hämosiderinbanden mit Kaliumferrocyanid; Berlinerblau-Reaktion).

Wie Abb. 1a zeigt, hatte nach 40 min nur das Ferritin als einziges eisenhaltiges Protein der Placenta radioaktives Eisen aufgenommen.

In derselben kurzen Zeit fand eine Aufnahme in den fetalen Organismus statt, wie das aus fetaler Leber gewonnene radioaktive Hämosiderin bestätigte. Die Speicherung des zugeführten Radioeisens in der Form des Hämosiderins in der fetalen Leber und mütterlichen Milz möchten wir dabei auf eine momentan ungenügende Bereitstellung von Apoferritin zurückführen. Daß nach 24 Std.

tatsächlich ein Aufbau zu Ferritin erfolgt, lassen die aus fetaler Leber und mütterlicher Milz gewonnenen Elektropherogramme und ihre Autoradiographien in Abb. 1b erkennen.

In weiteren tierexperimentellen Untersuchungen zur Klärung der Frage einer evtl. Resorptionssperre der Placenta für intravenös verabfolgtes Eisen fanden

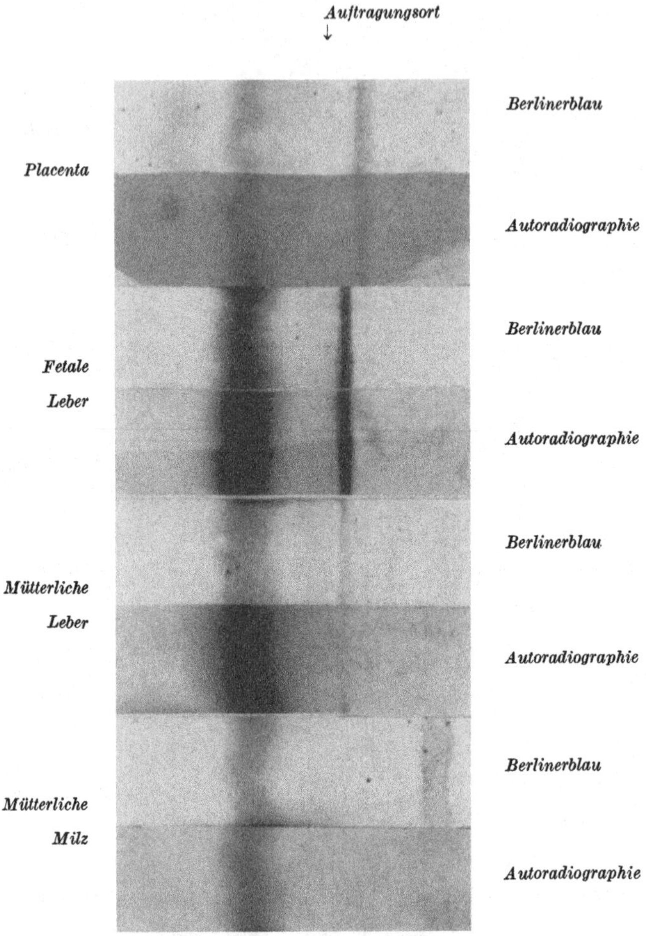

Abb. 1b. Autoradiographien von Elektropherogrammen aus angereicherten Ferritinlösungen aus Placenta, fetaler Leber, mütterlicher Leber und mütterlicher Milz 24 Std. nach intravenöser Gabe von 1 mg radioaktivem Ferrosulfit enthaltend 80 μC Fe^{55+59}. (Anfärbung der Ferritin- und Hämosiderinbanden mit Kaliumferrocyanid; Berlinerblau-Reaktion).

wir in Übereinstimmung mit den Befunden von W. Pribilla, daß eine solche nicht besteht. Die fetale Leber ließ histochemisch immer eine starke Eisenspeicherung erkennen. Die Untersuchung der entsprechenden Placenten mittels der Turnbullblau-Reaktion bzw. einer neuen Ferritin- und Hämosiderineisendarstellung in Gewebsschnitten durch Hydrolyse mit HCl und gleichzeitiger Kaliumferrocyanid-Reaktion bei 55° C Wärme (de Vinals; mod. n. Wöhler) zeigte einen Teil des zugeführten Eisens perivasculär der mütterlichen Blutgefäße und in den benachbarten Anteilen der Placenta. Die Chorionzellen wiesen dabei eine z. T. sehr erhebliche Eisenspeicherung auf. Ein direkter Übertritt des intravenös injizierten dreiwertigen Eisensaccharates in die fetalen Blutgefäße wurde nicht beobachtet.

Für diese Untersuchungen wurde Ferrum vitis in Dosierungen von 40—250 mg pro Tier verwandt.

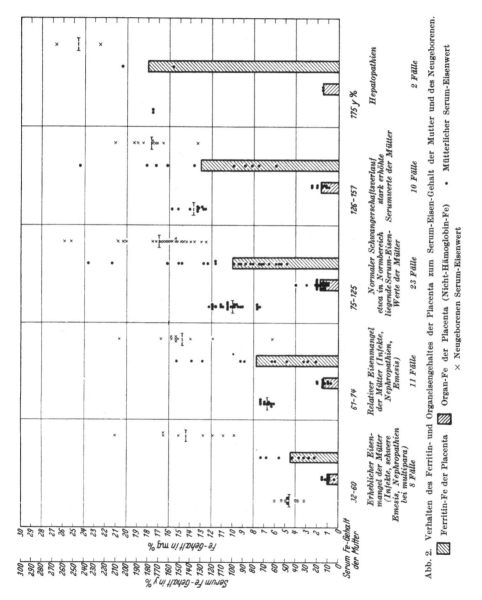

Abb. 2. Verhalten des Ferritin- und Organeisengehaltes der Placenta zum Serum-Eisen-Gehalt der Mutter und des Neugeborenen.
▨ Ferritin-Fe der Placenta ▨ Organ-Fe der Placenta (Nicht-Hämoglobin-Fe) • Mütterlicher Serum-Eisenwert
× Neugeborenen Serum-Eisenwert

Einen Einblick in den Eisenstoffwechsel von Mutter zu Kind gewährte die Untersuchung des Verhaltens von Ferritin- und Organeisengehalt (Nicht-hämoglobineisen) zum Serumeisengehalt der Mütter und der Neugeborenen (siehe Abb. 2).

Bei erheblichen Eisenmangelzuständen der Mütter kann es infolge des verminderten Eisenangebotes zu einer Erniedrigung der Ferritin- und Organeisenfraktionen kommen. Wie die graphische Darstellung zeigt, streuen die Serumeisenwerte der Neugeborenen erheblich, der Mittelwert liegt aber nicht wesentlich unter den Mittelwerten von Neugeborenen bei normalem Schwangerschaftsverlauf. Dieser Vorgang spricht dafür, daß durch die Ferritinbildung in der Placenta soviel Eisen dem mütterlichen Plasma entzogen wird wie der fetale Organismus braucht. Das Ferritin der Placenta übernimmt demnach für die Sicherstellung der Eisenversorgung des Fetus eine Art Schutzfunktion. Selbstverständlich kann es dabei aber auch zu Eisenmangelsituationen für den Fetus kommen, wenn das Eisenangebot zu gering wird. Doch tritt dieser Fall offenbar nur bei langdauernden und schweren Eisenmangelzuständen der Mutter auf.

Bei leichteren Eisenmangelsituationen der Mütter findet man vergleichsweise eine geringe Zunahme der Ferritineisenfraktion und eine erhebliche Zunahme des Organeisens als Ausdruck der Depotfunktion des Hämosiderins in der Placenta.

Die Serumeisenwerte der Neugeborenen weisen noch immer eine gewisse Streuung auf, ihr Mittelwert liegt bei 145 γ-% Eisen.

Bei normalem Schwangerschaftsverlauf finden wir bei den Müttern normale bis erhöhte Serumeisenwerte. Der Mittelwert von 23 Fällen liegt bei 101 γ-% und zeigte damit eine gute Übereinstimmung mit dem früher von L. Heilmeyer und H. Plötner angegebenen Durchschnittswert bei Schwangeren. Die Ferritineisenfraktion wies eine größere Streubreite der Einzelwerte auf. Der Mittelwert betrug etwa 1,77 mg-%. Der Organeisengehalt war vergleichsweise weiter angestiegen. Die histochemischen Untersuchungen mittels der Turnbullblau-Reaktion zeigten eindeutig, daß die Vermehrung des Organeisengehaltes im wesentlichen als eine Zunahme der Hämosiderinfraktion betrachtet werden muß. Diese Befunde weisen auf die Wichtigkeit der Speichereisenfraktion des Hämosiderins hin.

Noch deutlicher wird dies bei 2 Fällen von Hepatopathien mit Serumeisenwerten der Mütter um 175 γ-%. In diesen Fällen stieg der Organeisengehalt sehr stark an. Histochemisch war eine maximale Hämosiderinablagerung in den Chorionzotten nachweisbar. Die Serumeisenwerte der Neugeborenen waren sehr stark erhöht, d.h. die Eisenbindungskapazität des Transferrins weitgehend abgesättigt.

Zusammenfassend lassen diese Untersuchungen erkennen, daß für die praktische Beurteilung des Eisenstoffwechsels während der Schwangerschaft der Beachtung des mütterlichen Serumeisenspiegels als Gradmesser für die Eisenversorgung des Fetus große Bedeutung zukommt. Denn unsere Untersuchungen lassen deutlich die starke Abhängigkeit des Organeisengehaltes der Placenta und des Serumeisenspiegels des Neugeborenen von dem durch die Mutter angebotenen Eisen erkennen.

Das Ferritin, dem in der Placenta mit größter Wahrscheinlichkeit die Aufgabe der Eisenaufnahme aus dem mütterlichen Plasma zukommt und das damit für den fetalen Organismus von großer Wichtigkeit ist, weist demgegenüber nur verhältnismäßig geringe Schwankungen auf.

Die aufgeführten tierexperimentellen Untersuchungen und die Untersuchungsergebnisse beim Menschen machen es sehr wahrscheinlich, daß der intermediäre Eisenstoffwechsel der Placenta nach dem folgenden Schema vonstatten geht.

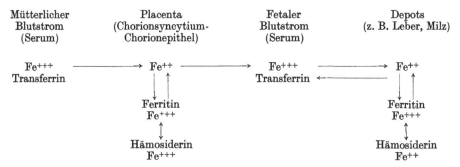

Die im Tierexperiment erhobenen Befunde bei exogener Eisenzufuhr finden eine gewisse Parallele in den beschriebenen Fällen von Hepatopathien. Sie scheinen zu bestätigen, daß eine eigentliche Resorptionssperre der Placenta für Eisen auch beim Menschen nicht besteht. Diese Möglichkeit sollte bei der intravenösen Eisentherapie während der Schwangerschaft Beachtung finden. Richtungweisend für die Eisentherapie könnte unseres Erachtens der Ausfall von Kontroll-Serumeisenbestimmungen sein. Sie erlauben, wie wir zeigen konnten, eine gute Beurteilung der Eisensituation des Fetus.

Für die freundliche Unterstützung der Untersuchungen sei der Universitäts-Frauenklinik Freiburg (derzeitiger Leiter: Prof. Dr. ELERT) an dieser Stelle gedankt.

Literatur.

ALBERS, H.: Eisen bei Mutter und Kind. Leipzig 1941.
BALFOUR, W. H.: Amer. J. Physiol., **137,** 164 (1942).
BRENNER, W.: Z. Kinderheilk. **65,** 727 (1948); **66,** 14 (1948).
BUNGE, G.: Z. physiol. Chem. **13,** 399 (1889); **16,** 173 (1892).
DAHL, S.: Mschr. Geburtsh. **119,** 291 (1945).
FAY, B., G. E. CARTWRIGHT and L. M. WINTROBE: J. Clin. Invest. **28,** 487 (1949).
GUTHMAN, H., A. BRÜCKNER, H. EHRENSTEIN u. WAGNER: Arch. Gynäk. **147,** 469 (1931).
HEILMEYER, L., u. K. PLÖTNER: Das Serumeisen und die Eisenmangelkrankheit. Jena 1937.
KEIDERLING, W., u. F. WÖHLER: Arch. exper. Path. u. Pharmakol. **218,** H. 5 (1954).
LAURELL, C. B.: Acta physiol. scand. (Stockh.) Suppl. 46, 14, 1 (1947).
MARSHALL, F. H. A.: The Physiology of Reproduction. London 1932.
NEUWEILER, W.: Schweiz. med. Wschr. **1938,** 68; Z. Geburtsh. **124,** 252 (1942).
POMMERENKE, W. T., P. F. HAHN, W. F. BALE and W. M. BALFOUR: Amer. J. Physiol. **137,** 164 (1942).
PRIBILLA, W.: Acta haematol. (Basel) **12,** 371 (1954).
SCHÄFER, K. H.: Erg. inn. Med. **4,** 706 (1953).
SCHOLTEN, R., u. J. VEIT: Z. Geburtsh. **49,** 210 (1903).
STANDER, H. J.: Williams Obstetrics New York Appleton C. D. 1941.
THOENNES, F., u. R. ASCHAFFENBURG: Abh. Kinderheilk. H. 35 (1934).
VAHLQUIST, B.: Acta paediatr. (Basel) **28,** Suppl. 5 (1941).
WÖHLER, F.: Dtsch. med. Wschr. **1955,** 30.

Quantität und Qualität des Milcheisens.

Von

K. H. Schäfer (Hamburg-Eppendorf/Deutschland)
(gemeinsam mit A. M. Breyer, W. Horst und H. Karte).

Mit 2 Abbildungen.

Für die Ernährung des jungen Säuglings ist die Quantität, aber auch die Qualität des Milcheisens von besonderer Bedeutung. Gleichwohl sind die bisher vorliegenden Untersuchungsergebnisse bezüglich der Quantität des Eisens in der Frauenmilch und in den für die menschliche Ernährung in Betracht kommenden Tiermilchen außerordentlich different. Untersuchungen über die Qualität des Milcheisens fehlen überhaupt.

Zur Lösung dieses Problems schien es uns zunächst wichtig festzustellen, daß fast das ganze Eisen der Milch durch Salzsäure aus seiner organischen Bindung zu lösen ist. Es war damit also möglich, sich auf die Analysen des säurelöslichen Eisens zu beschränken. Mit dieser relativ einfachen Methode konnten nahezu 1000 Frauenmilchproben und auch einige hundert Tiermilchproben untersucht werden. Wie die Abb. 1 ergibt, ist in der Frauenmilch das Eisen höher als beispielsweise in der Kuh-, Schaf- und Ziegenmilch. Bemerkenswert aber ist, daß das relativ hohe Frauenmilcheisen im Laufe der Stillzeit sich signifikant verringert, so daß gegen Ende der Stillperiode die Differenz zum Kuhmilcheisen erheblich zusammengeschrumpft ist. Dieses Absinken des Eisengehaltes der Frauenmilch im Laufe der Stillzeit schien während der Sommermonate geringer zu sein als im Winter, ohne daß sich dieser Eindruck bisher statistisch sichern ließ.

Zur *Festigkeit der Eisenbindung* in der Milch wurde bereits ausgeführt, daß das an sich nicht dialysable, also gebundene Eisen durch Säureeinwirkung nahezu vollständig ionisiert werden kann. Es bedarf aber der Einwirkung von 6-n-Salzsäure für mehr als 15 min, um diese offenbar organische Bindung vollständig zu lösen.

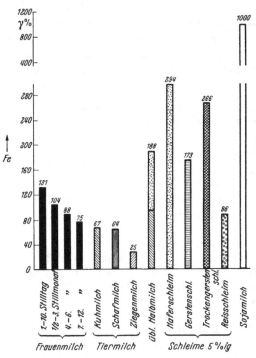

Abb. 1. Säurelösliches Eisen in der Frauenmilch während der verschiedenen Stillperioden, in Tiermilchen, Halbmilch, Schleimabkochungen und Sojamilch.

Die weitere Frage war nun, in *welcher Milchfraktion das Eisen* gebunden ist. Zu ihrer Beantwortung wurde das säurelösliche Eisen von Frauenmilch und Kuhmilch parallel in der Vollmilch, in der Magermilch, der Molke und im Rahm untersucht. Dabei zeigte sich überraschenderweise, daß nahezu die Hälfte des säurelöslichen Milcheisens in der Rahmfraktion zu finden und, wie weitere Analysen im Ätherextrakt gezeigt haben, offenbar fettgebunden ist. Der andere, etwas größere Teil des säurelöslichen Eisens findet sich in etwa gleicher Menge in der Magermilch und in der Molke, dürfte also nicht am Caseinogen, sondern an einem der Molkeneiweiße hängen.

Die nunmehr auftauchende Frage war, welcher Art die *Eisen-Protein-Bindung* in der Milch, speziell in der Milchmolke ist. Sie wurde mit der Ultrazentrifugierung und der Elektrophorese nach TISELIUS (gemeinsam mit KARTE) und in den letzten Jahren auch mit Hilfe der Papierelektrophorese mit und ohne Zusatz von radioaktivem Eisen (gemeinsam mit BREYER und HORST) angegangen. Dabei zeigte sich in guter Übereinstimmung, daß das Eisen nicht an das β-Lactoglobulin (= Lactalbumin), sondern offenbar an eines der sog. Immunglobuline gebunden ist, die im elektrischen Feld etwas langsamer wandern als das β-Lactoglobulin. Am klarsten ließ sich das mit Hilfe der Papierelektrophorese bei gleichzeitiger Verwendung von radioaktivem Eisen sowohl in der Kuhmilch als auch im Frauenmilch-Kolostrum und in der reifen Frauenmilch nachweisen.

Wie in Abb. 2 demonstriert, ist das zugesetzte radioaktive Eisen mit einer bestimmten, im Bereich der Immunglobuline wandernden Bande gelaufen. Das gilt sowohl für die Magermilch (durch Zentrifugieren gewonnen) als auch für die Molke der betreffenden Milchart (Kuhmilch, Frauenmilch-Kolostrum, reife Frauenmilch). Methodisch wurde hierbei so vorgegangen, daß das

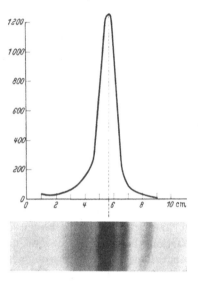

Abb. 2. Zentrifugierte Frauenmilch im Elektrophoresediagramm (unterer Teil der Abbildung) nach Zusatz von radioaktiv markiertem Eisen. Die auf dem Elektrophoresestreifen in Impulsen pro Minute gemessene Radioaktivität findet sich im oberen Teil der Abbildung als Kurve dargestellt. Das Kurvenmaximum findet sich über einer Bande im Bereich der sog. Immunglobuline. Näheres s. Text.

radioaktive Eisen als Ferrichlorid in vitro der betreffenden Milchflüssigkeit zugesetzt und dann die Papierelektrophorese durchgeführt wurde. Hinterher wurde der Elektrophoresestreifen mittels Autoradiographie, vor allem aber mittels eines Geiger-Zählrohres Millimeter für Millimeter auf seinen Gehalt von Radioaktivität ausgewertet. Danach wurde der Streifen in der üblichen Weise auf Eiweißkörper angefärbt.

Bei diesen Untersuchungen stellte sich heraus, daß — ähnlich wie im Blutserum und in einigen anderen Körperflüssigkeiten — die *Eisen-Protein-Verbindung* offenbar eine *rote Farbe* hat. Jedenfalls färbte sich unmittelbar nach Zusatz von Eisensalzen in adäquaten Mengen sowohl die Magermilch als auch die Molke der Frauenmilch, nicht dagegen die Caseinlösung, rötlich an. Unterzieht man in dieser Weise präparierte Milchflüssigkeits-Eisenlösung der Elektrophorese, so zeigt sich, daß sich auf dem nicht zusätzlich angefärbten Filterstreifen die rote Farbe in etwa der gleichen Bande sammelt wie vorher das radioaktive Eisen. Dieses rote Band ist allerdings so diskret, daß man es nur sehr schwer zur Abbildung bringen, sondern nur im Original feststellen kann. Dieses Original steht den Hörern zur Betrachtung zur Verfügung. Es läßt sich noch nicht mit Sicherheit sagen, ob das proteingebundene Milcheisen wirklich mit einer Immunglobulin-fraktion, oder aber doch mit einer Caseinkomponente etwa gleicher Wande-rungsgeschwindigkeit im elektrischen Feld läuft. Diese Frage wird noch durch weitere, im Gange befindliche Untersuchungen zu klären sein.

Die diesen·Ausführungen zugrunde liegenden Untersuchungsergebnisse können an folgenden Stellen in extenso nachgelesen werden:

Literatur.

Schäfer, K. H.: Mschr. Kinderheilk. 97, 142 (1949).
— Erg. inn. Med. 4, 705 (1953).
— A. M. Breyer u. H. Karte: Z. Kinderheilk. 76, 501 (1955).
— — W. Horst, H. Karte u. W. Lenz: Klin. Wschr. (im Druck).

Etudes expérimentales et cliniques des oligo-éléments.
I. Recherches sur l'action de fortes doses de cobalt sur la thyroïde.

Par

H. Dubois-Ferrière et R. Feuardent (Genève/Suisse).

Avec 2 figures.

Nous appliquons assez régulièrement depuis plusieurs années tant dans les affections hématologiques que dans les maladies non hématologiques diverses préparations contenant des oligo-éléments seuls ou associés à des vitamines, et nous avons pu constater les effets favorables qu'exercent les catalyseurs métalliques sur les conditions générales des sujets. A l'heure actuelle ou l'on constate journellement les actions secondaires provoquées par la chimiothérapie et par les antibiotiques, il nous paraît nécessaire de se tourner vers le «terrain» du malade et de chercher à renforcer les défenses naturelles de l'organisme. Pour ce but, les oligo-éléments représentent l'un des moyens à notre disposition pour stimuler les processus de biosynthèse.

Comme leur désignation l'indique, les oligo-éléments agissent à des doses très minimes, dépassant rarement l'ordre du milligramme, et si l'on élève les quantités d'oligo-éléments, on obtiendra un effet différent, voire indésirable. C'est notam-ment le cas pour le cobalt que l'on administre, pour combattre certaines anémies ferriprives, à des doses quotidiennes de 30 ou même 50 mg. Ces doses excessives ont produit chez des enfants, après quelques semaines de traitement, des symptômes cliniques d'hypothyroïdie, qui regressaient dans la règle après la cessation du traitement (1, 2).

C'est pour démontrer expérimentalement l'effet de doses importantes de cobalt sur la thyroïde de jeunes lapins que nous avons entrepris les recherches dont voici les résultats:

Nous avons pris deux lots de lapins dont le poids initial variait entre 1450 g et 1550 g.

Dans une première série, les lapins reçurent par voie intraveineuse 2 mg de chlorure de cobalt pendant 20 jours. Quinze jours plus tard un lot fut sacrifié dont le poids était sensiblement le même que celui des témoins, montrant un gain de 580 g. La thyroïde présentait de grandes vésicules bordées d'un épithélium bas et remplies de colloïde dense (cf. Fig. 1).

Chez les lapins qui ne furent pas sacrifiés, on préleva un lobe thyroïdien $2^1/_2$ mois après la fin du traitement. La coupe histologique montre encore la présence d'un adénome colloïde.

Dans une deuxième série, nous avons injecté par voie intraveineuse 2 mg de chlorure de cobalt additionné de 0,2 mg de chlorure de cuivre pendant 20 jours. Nous voulions voir si l'addition de cuivre exerçait un effet antagoniste à celui du cobalt. 15 jours après la fin du traitement, un groupe de lapins fut sacrifié et si la thyroïde montrait aussi des vésicules riches en colloïde avec un épithélium bas, ces vésicules étaient moins nombreuses que dans la série au cobalt seul.

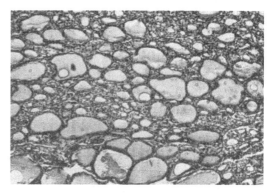

Fig. 1. Thyroïde d'un lapin traité pendant 20 jours par 2 mg. de chlorure de cobalt par jour: grandes vésicules, à épithélium bas et remplies de colloïde.

Deux mois et demi plus tard, nous avons prélévé un lobe thyroïdien dans le groupe survivant. L'image histologique était redevenue parfaitement normale. A noter que les animaux soumis au cobalt additionné de cuivre ont réalisé un gain de poids considérable: 1480 g dans un cas, contre 470 chez le témoin.

Ces expériences tendent à démontrer que des doses importantes de chlorure de cobalt ne sont pas inoffensives et qu'elles

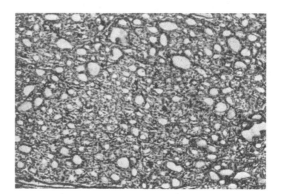

Fig. 2. Thyroïde d'un lapin «témoin»: vésicules petites, épithélium cubique, très peu de colloïde.

provoquent après quelques semaines un goître colloïde que est lent à disparaître. L'addition au cobalt de doses plus réduites de chlorure de cuivre semble exercer un effet de protection incomplète.

Nos expériences constituent des essais préliminaires, mais d'ores et déjà nous pouvons dire que des doses trop élevées de cobalt peuvent avoir une influence défavorable sur la thyroïde, que les oligo-éléments doivent être administrés à doses très réduites et qu'il peut être utile de les associer.

Bibliographie.

1. Kriss, J. P., W. H. Carnes and R. T. Gross: J. Amer. med. Assoc. **157**, 117 (1955).
2. Gross, R. T., J. P. Kriss and T. H. Spaet: Pediatrics **15**, 284 (1955).

Beurteilung der Reifung und Teilung der erythropoetischen Zellen mit Hilfe eines radioaktiven Eisens.

Von

Ugo Salera und Giacomo Tamburino (Rom/Italien).

Mit 2 Abbildungen.

Radioaktives Eisen (^{59}Fe), das an Serumproteine gebunden, endovenös zugeführt wurde, verschwindet exponential aus dem Plasma in der Weise, daß 50% des eingeführten Isotops sich in ungefähr 2 Std. wieder ausscheidet und nach Ablauf von 24 Std. nur noch 1% im Plasma nachweisbar ist. Anhand dieser Methode schätzen Huff und Mitarb. (4) den Eisenumsatz im Plasma um 1,25 mg pro Std. Im Verlauf von etwa 2 Wochen erscheint 80% des Radium-Eisens in den Erythrocyten des Kreislaufs. Der Umsatz des Plasmaeisens, in Verbindung mit der erythropoetischen Funktion, beläuft sich demnach auf ungefähr 1 mg pro Std. (1,25 × 0,8), bei einem Hämoglobineisenbestand von 3000 mg und einer mittleren Lebensdauer der Erythrocyten im Kreislauf von 120 Tagen (3000:120 = 25 mg pro Tag).

Bei der Untersuchung der Radioaktivität verschiedener Hautzonen am Lebenden in Abhängigkeit von der Zeit nach endovenöser Injektion von Radium-Eisen fanden Huff und Mitarb. (5) das Maximum der Speicherung im Knochenmark innerhalb 24 Std. nach der Zuführung. Eine gewisse Menge Radium-Eisen findet sich ferner in der Leber und der Milz. In unseren eigenen quantativen Untersuchungen (7) haben wir dagegen beobachten können, daß die prozentuale Menge des in diesen Organen nachweisbaren Radium-Eisens in Abhängigkeit von der Zeit immer sehr gering ist (kleiner als 20%) im Verhältnis zu der für die Erythropoese verbrauchten Gesamtmenge (etwa 80%). Zudem verschwindet es exponential aus den genannten Organen mit einer weit geringeren Geschwindigkeit als derjenigen, mit der es aus den Erythrocyten verschwindet.

Wenn also eine gewisse Menge, die anfänglich in Leber und Milz gespeichert wurde, im weiteren Verlauf an das erythropoetische Gewebe abgegeben wird, so kann diese Menge, im Verhältnis zu derjenigen, die direkt aus dem Plasma in das Knochemark übergeht, praktisch vernachlässigt werden. Das geht schon aus der geringen Menge Radium Eisen hervor, die 24 Std. nach der Zuführung noch im Plasma nachgewiesen wird (insgesamt weniger als 1% der zugeführten Dosis).

Die oben ausgeführten Tatsachen bilden die Voraussetzung, um in der Praxis die in den kreisenden Erythrocyten gefundene Höchstmenge Radium-Eisen der direkt aus dem Plasma in das erythropoetische Gewebe und von diesem in die Masse der Erythrocyten abgegebenen Menge gleichsetzen zu dürfen.

Die Art und Weise, mit der das Radium-Eisen in den kreisenden Erythrocyten auftaucht, gibt demnach mit ziemlicher Genauigkeit die Umstände wieder, unter denen es aus dem erythropoetischen Gewebe ausgeschieden wird, und kann daher zur Beurteilung für die erythropoetische Funktion selbst herangezogen werden.

Die Kurve, die als Funktion der Zeit beim erwachsenen normalen Menschen die im kreisenden Hämoglobin vorhandene Eisenmenge als Prozentsatz der für die Hämoglobinbildung insgesamt verbrauchten Quote wiedergibt, die sich ungefähr am Ende der zweiten Woche noch im Kreislauf befindet, bringt die Geschwindigkeit zum Ausdruck, mit der das gekennzeichnete Eisen in den kreisenden Erythrocyten erscheint. Diesen Vorgang kann man in Abb. 1 (Kurve a) beobachten. Die Geschwindigkeit, mit der das Radium-Eisen aus dem erythropoetischen Gewebe ausscheidet, kann demnach in einer Kurve ausgedrückt werden, die seine Abnahme im Knochenmark als Funktion der Zeit wiedergibt, was sich mit ziemlicher Genauigkeit durchführen läßt, wenn man 100% des Radium-Eisens bei $t = 0$ ansetzt, und davon die in den kreisenden Erythrocyten vorhandenen Prozentsätze im Verlauf der Zeit abzieht. Man erhält so eine Kurve, die das umgekehrte Bild der vorhergehenden darstellt.

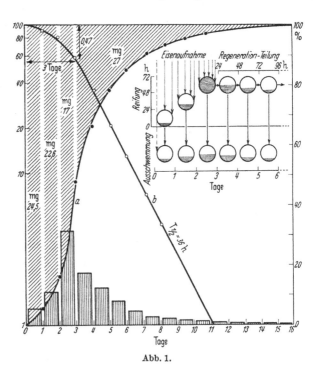

Abb. 1.

Wenn man von dem an jedem Tag in den kreisenden Erythrocyten vorhandenen Prozentsatz des Radium-Eisens den am vorhergehenden Tag darin anwesenden abzieht, so kann man die Prozentmenge berechnen, die jeden Tag aus dem erythropoetischen Gewebe ausgeschieden wird, um im peripheren Kreislauf zu erscheinen. In der Kurve der Abb. 1 kann man in den weißen Kolonnen beobachten, daß die erwähnten Sätze in den ersten drei Tagen fortlaufend zunehmen, um dann vom

4. Tage ab wieder abzunehmen. Diese Erscheinung findet ihre Erklärung durch die Kenntnisse [HEILMEYER (3), ROHR (6), BASERGA (2), ASTALDI und TOLENTINO (1)] über den Gang und die Zeitfolge der Reifungs- und Teilungsvorgänge der erythropoetischen Zellen. Zum besseren Verständnis bringen wir ein Schema (siehe Abb. 1), aus dem hervorgeht, wie das Eisen, das in jedem Augenblick dem Knochenmark zugeführt wird, zum großen Teil von den Zellelementen aufgenommen wird, die zwei bis drei Tage vor ihrer Ausschwemmung in den Kreislauf stehen, und zu einem kleineren Teil von denjenigen, die ein bis zwei Tage von diesem Zeitpunkt entfernt sind, und in noch kleineren Mengen von den Zellen, die in höchstens 24 Std. in die Peripherie gelangen. Der gestrichelte Pfeil zeigt an, daß ein minimaler Bruchteil des Eisens von den peripheren Reticulocyten aufgenommen wird, in Übereinstimmung mit den Untersuchungen WALSH und seiner Mitarb. (8). In der Annahme, daß die Teilungstätigkeit gerade der unreifsten Zellen einerseits die fortlaufende Ernährung der kreisenden Erythrocyten durch Reifung und Ausschwemmung, wie andererseits die konstante Erhaltung des erythropoetischen Gewebes gewährleistet, wird nur ein Teilsatz des von diesen Elementen aufgenommenen Eisens innerhalb des dritten Tages, und der Rest in

den darauffolgenden Tagen in den peripheren Kreislauf gelangen, und zwar in immer kleineren Mengen, gemäß einer exponentialen Abnahme.

In Abb. 1 (Kurve b) ist die Verminderung des Radium-Eisens im Knochenmark, d. h. die Geschwindigkeit, mit der es aus diesem verschwindet und in den kreisenden Erythrocyten auftaucht, auf Halb-Logarithmenpapier eingetragen. Man beachte besonders, wie vom dritten Tage ab die Prozentwerte in einer Geraden interpoliert werden können, was den exponentialen Verlauf der Erscheinung anzeigt. In einer derartigen Kurve müssen folgende Werte berücksichtigt werden:

1. Der Abschnitt der Abszisse zwischen dem Anfang und dem Punkt, in dem die Interpolante geradlinig wird, d. h. die mittlere Periode der Eisenaufnahme während des Cyclus der Reifungsevolution der Zellen, die beim erwachsenen normalen Menschen etwa drei Tage dauert.

2. Der Abschnitt der Ordinate zwischen 100% und dem obengenannten Punkt. Dieser Wert wird von uns auf 100 gebracht und als Maß genommen für die Aufnahme des Metalls durch die Zellelemente, die unmittelbar vor der Reifung stehen. Dieser Wert, von uns als Verteilungsindex des Eisens bezeichnet, beträgt beim erwachsenen normalen Menschen 0,47.

3. Die Halbzeit der interpolierten Geraden, d. h. die Zeit, in der ein beliebig gewählter Wert auf der Geraden auf die Hälfte absinkt. Bei der obengenannten Erklärung kommt ihr die Bedeutung als mittlere interkinetische Periode der Zellelemente zu, die die Konstanz des erythropoetischen Gewebes gewährleisten. Beim Menschen dauert diese Periode ungefähr 36 Std.

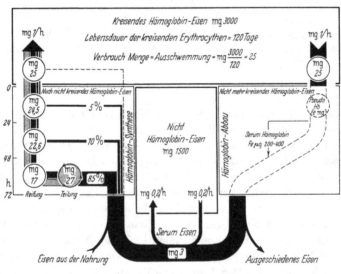

Abb. 2.

Das Integral der Funktion, die die Austrittsgeschwindigkeit des Radium-Eisens aus dem erythropoetischen Gewebe zum Ausdruck bringt, ergibt die im Augenblick in dieser vorhandenen Eisenmenge. Die Berechnung kann graphisch erfolgen, indem man das von der Kurve umfaßte Gebiet bestimmt, wie aus dem schraffierten Gebiet der Abb. 1 hervorgeht und als Maßeinheit die Gesamtmenge

des jeden Tag an den Eisenvorrat im kreisenden Hämoglobin (= 25 mg) abgegebenen Eisens nimmt, d. h. das Rechteck, dessen Basis von dem Abschnitt der
Abszisse für einen Tag und deren Höhe von dem Abschnitt der Ordinate für 100%
des Radium-Eisens gebildet wird. Die so ermittelte Menge beträgt etwa 90 mg.
In dieser ist auch die im Augenblick im Plasma vorhandene Menge (= etwa 3 mg)
enthalten, da die Kurve von ihrem Ursprung ab extrapoliert wird. Wenn man die
Teile ergänzt, so läßt sich feststellen, daß von den 90 mg, 24,5 in den Zellelementen
enthalten sind, die in spätestens 24 Std. in den Kreislauf ausgeschwemmt werden,
22,6 in denjenigen, die zwischen 24 und 48 Std. benötigen und 17 mg in den Zellen,
die noch 48—72 Std. gebrauchen. Der restliche Anteil (= 27 mg) ist die in an-
dauernder Erneuerung befindliche Fraktion innerhalb der Zellen, die infolge
ihrer Teilungstätigkeit die Konstanthaltung des erythropoetischen Gewebes
sichern.

Die genannten Daten ermöglichen in ihren Einzelheiten die mit der erythropoetischen Funktion verbundene Dynamik des Eisens zu rekonstruieren (Abb. 2).

Literatur.

1. ASTALDI, G., and P. TOLENTINO: J. Clin. Path. **2**, 217 (1949).
2. BASERGA, A.: Progr. Med. **2**, 363 (1946).
3. HEILMEYER, L., u. R. WESTHÄUSER: Z. klin. Med. **121**, 361 (1932).
4. HUFF, R. L., T. G. HENNESSY, R. E. AUSTIN, J. F. GARCIA, B. M. ROBERTS and J. H. LAWRENCE: J. Clin. Invest. **29**, 1041 (1950).
5. HUFF, R. L., P. J. ELMLINGER, J. F. GARCIA, J. M. ODA, M. C. COCKRELL and J. H. LAWRENCE: J. Clin. Invest. **30**, 1512 (1951).
6. ROHR, K.: Das menschliche Knochenmark. Stuttgart: Georg Thieme 1949.
7. SALERA, U., e G. TAMBURINO: Haematologica (Pavia). (Im Druck.)
8. WALSH, R. J., E. D. THOMAS, S. K. CHOW, R. G. FLUHARTY and C. A. FINCH: Science (Lancaster, Pa.) **110**, 396 (1949).

Die notwendigen Kostformen zur Prüfung von Eisen-, Kupfer- und Kobaltverbindungen bei der weißen Laboratoriumsratte.

Von

E. ROTHLIN, E. UNDRITZ und K. ZEHNDER (Basel/Schweiz).

Mit 2 Abbildungen.

Mit diesem Kurzvortrag beschränken wir uns auf die Erfahrungen mit drei
Standarddiäten, welche sich beim Studium der Wirksamkeit von Eisen-, Kupfer-
und Kobaltpräparaten bei der experimentellen Anämie der weißen Laboratoriums-
ratte als sehr geeignet erwiesen haben. Es sind das: Reine Kuhmilch, Kuhmilch
plus Grieß und Normalkost.

Wir verwenden in der Regel große Kollektive mit Untergruppen von nicht
weniger als 10 Tieren. Auch bevorzugen wir Versuche nur mit Männchen, da ihre
Erythropoese intensiver reagiert als jene der Weibchen.

Bei der *reinen Kuhmilchdiät* kommt eine Anämie mit einem Eisen- und Kupfer-
defizit zustande, erkennbar am tiefen Eisen- und Kupfergehalt des Blutserums und
der inneren Organe. Eisen allein ist nicht imstande diese Anämie zu beheben, es
muß Kupfer zugegeben werden (*1—12*). *Diese Diät ist daher zur Prüfung von
Kupferpräparaten geeignet.*

Alle von uns untersuchten anorganischen und organischen ein- und zweiwertigen Kupferverbindungen ergeben zwar eine gleich gute Wirksamkeit. Trotzdem bevorzugen wir eine organische Cu-Verbindung, die eine äußerst geringe
Wasserlöslichkeit besitzt und im Vergleich zu dem meist benützten Kupfersulfat
bedeutend weniger toxisch ist.

Die Kuhmilchdiät kann auch zur Prüfung von Eisenpräparaten verwendet
werden, wenn ein Kupferpräparat von bekannter Wirksamkeit zugegeben wird.

Die *zweite* Diätform, die *Kuhmilch-Grieß-Diät (13—15)*, eignet sich besonders
gut für das Testieren von *Eisenpräparaten*. Grieß enthält meistens genügend

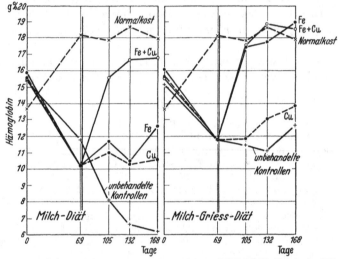

Abb. 1. Wirkung der Eisentherapie auf das Hämoglobin bei der mit Milch-Diät (links) oder Milch-Grieß-Diät
(rechts) anämisierten Ratte. Mittelwerte von Gruppen bis zu 30 Tieren. Dosierung: 67,5 µg Fe und 6,75 µg Cu/100 g
Körpergewicht/Tag. Bei reiner Milch-Diät (links) sind Eisen oder Kupfer allein verabreicht nur sehr wenig, zusammen verabreicht hingegen optimal wirksam. Diese Versuchsanordnung ist zur Testierung von Kupferpräparaten geeignet. Bei Milch-Grieß-Diät (rechts) ist Kupfer allein unwirksam, Eisen allein ist ebenso optimal wirksam
wie Eisen plus Kupfer, weil der Grieß schon genügend Kupfer enthält. Diese Diät ist zur Testierung von
Eisenpräparaten geeignet. Abscisse: Beobachtungsdauer in Tagen.

Kupfer, damit ein optimaler Hämoglobinanstieg schon mit Eisen allein zustande
kommt. Gelegentlich ist der Grieß zu kupferarm, daher ist es ratsam, von vorneherein Kupfer von bekannter Wirksamkeit zuzugeben. Diese Diät hat gegenüber
der reinen Kuhmilchdiät den Vorteil, daß der Allgemeinzustand der Tiere besser
ist und fast alle Tiere die lange Versuchsdauer überstehen.

Die Versuche mit Milch- und Milchgrieß-Diät werden sowohl prophylaktisch
als auch therapeutisch durchgeführt. Beim prophylaktischen Versuch werden die
Präparate mit Beginn der Diät verabfolgt. Wirksame Verbindungen verhindern
das Auftreten der Anämie. Im therapeutischen Versuch werden die Präparate
erst nach dem Auftreten einer Anämie von ungefähr 50% der Hämoglobin-
ausgangswerte verabreicht. Bei wirksamen Präparaten steigt das Hämoglobin in
wenigen Wochen zur Norm.

Die dritte Diät, *die sog. Normalkost*, ist am geeignetsten zur Prüfung von
Kobaltpräparaten allein oder in Kombination mit anderen Verbindungen wie Eisen
und Kupfer *(14)*. Wirksame Co-Präparate müssen schon bei *peroraler* Applikation
eine eindeutige Hämoglobin- und Erythrocytenvermehrung über die Norm zeigen.

Eventuelle Zusätze (Fe, Cu u. a.) dürfen die Kobaltwirkung nicht auslöschen. Die Prüfung von Kobaltverbindungen ist heikler als jene von Kupfer- und Eisensalzen. Viele sind an sich unwirksam, andere werden durch bestimmte Zusätze unwirksam oder sind unverträglich.

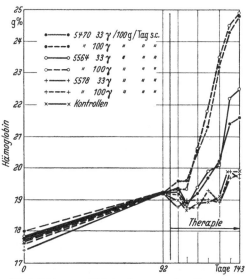

Bei der Prüfung der im Handel befindlichen Kobaltpräparate finden sich auch unwirksame Verbindungen. Ein geeigneter Tierversuch erscheint uns für die Beurteilung der Wirksamkeit von einfachen oder komplexen Kobaltverbindungen angezeigt.

Für die Beurteilung der Kobaltwirkung scheint uns der Grad des Hämoglobinanstiegs wichtiger zu sein, weil zuverlässiger, als der Anstieg der Erythrocytenzahl. Die Höhe des Hämoglobinanstieges steht in direktem Verhältnis zur zugeführten Kobaltmenge.

Für die Klinik dürfte diejenige Kobaltdosis empfehlenswert sein, welche bei abgestufter Verabreichung bei der Ratte gerade noch einen signifikanten Hämoglobinanstieg erkennen läßt. Bei gut wirksamen Kobaltpräparaten sind das 0,5 mg Co/kg peroral; dies entspricht zuverlässigen klinischen Erfahrungen.

Abb. 2. Wirkung von Kobaltpräparaten auf das Hämoglobin bei Ratten mit Normalkost. 5470, 5564 und 5578 sind verschiedene Kobaltpräparate. Mittelwerte von 23—26 Tieren. Die Präparate 5470 und 5564 sind optimal wirksam, wobei die Wirkung auf den Hämoglobinanstieg der verabreichten Co-Menge proportional ist. Präparat 5578 ist hingegen vollständig unwirksam. Subcutane Applikation. Peroral ist der Effekt im Prinzip derselbe. Die Normalkost eignet sich zur Testierung von Kobaltpräparaten. Abscisse: Beobachtungdauer in Tagen.

Zum Schluß führen wir in einer Tabelle die von uns im Rattenversuch festgestellten optimalen peroralen Eisen-, Kupfer- und Kobaltmengen an sowie die bei Kombinationspräparaten für den Menschen empfehlenswerten Mengen. Klinische Nachprüfungen in größerem Ausmaße erscheinen uns besonders für die Wirksamkeit von Cu- und Co-Präparaten als erforderlich.

Tabelle 1. *Für die perorale Therapie approximativ benötigte tägliche Mengen Fe, Cu und Co als Metall pro kg Körpergewicht von organischen Verbindungen mit optimalem Nutzeffekt.*

Species	Eisen mg	Kupfer mg	Kobalt mg
Ratte	1	0,05	0,5
Mensch . . .	2	0,05	0,5

Literatur.

1. HART, E. B., H. STEENBOCK, C. A. ELVEHJEM and J. WADDELL: Iron in nutrition. I.Nutritional anemia on whole milk diets and the utilization of inorganic iron in hemoglobin building. J. of Biol. Chem. **65**, 67 (1925).

2. ELVEHJEM, C. A., R. C. HERRIN and E. B. HART: Iron in nutrition. III. The effects of diet on the iron content of milk. J. of Biol. Chem. **71**, 255 (1927).

3. ELVEHJEM, C. A., and W. H. PETERSON: The iron content of animal tissues. J. of Biol. Chem. **74**, 433 (1927).
   PETERSON, W. H., and C. A. ELVEHJEM: The iron content of plant and animal foods. J. of Biol. Chem. **78**, 215 (1928).

4. WADDELL, J., C. A. ELVEHJEM, H. STEENBOCK and E. B. HART: Iron in nutrition. VI. Iron salts and iron-containing ash extracts in the correction of anemia. J. of Biol. Chem. 77, 777 (1928).

5. HART, E. B., H. STEENBOCK, J. WADDELL and C. A. ELVEHJEM: Iron in nutrition. VII. Copper as a supplement to iron for hemoglobin building in the rat. J. of Biol. Chem. 77, 797 (1928).

6. McHARGUE, J. S., D. J. HEALY and E. S. HILL: The relation of copper to the hemoglobin content of rat blood. J. of Biol. Chem. 78, 637 (1928).

7. ELVEHJEM, C. A., H. STEENBOCK and E. B. HART: Is copper a constituent of the hemoglobin molecule? The distribution of copper in blood. J. of Biol. Chem. 83, 21 (1929).

8. ELVEHJEM, C. A., and E. B. HART: The relation of iron and copper to hemoglobin synthesis in the chick. J. of Biol. Chem. 84, 131 (1929).

9. ELVEHJEM, C. A., and A. R. KEMMERER: An improved technique for the production of nutritional anemia in rats. J. of Biol. Chem. 93, 189 (1931).

10. ELVEHJEM, C. A., and W. C. SHERMAN: The action of copper in iron metabolism. J. of Biol. Chem. 98, 309 (1932).

11. ELVEHJEM, C. A.: The biological significance of copper and its relation to iron metabolism. Physiol. Rev. 15, 471 (1935).

12. MAASS, A. R., L. MICHAUD, H. SPECTOR, C. A. ELVEHJEM and E. B. HART: The relationship of copper to hematopoiesis in experimental hemorrhagic anemia. Amer. J. Physiol. 141, 354 (1944).

13. ROMINGER, E., H. MEYER u. C. BOMSKOV: Anämiestudien am wachsenden Organismus. I. Mitteilung: Über die Pathogenese der Ziegenmilchanämie. Z. exper. Med. 89, 786 (1933). ROMINGER, E., u. C. BOMSKOV: Anämiestudien am wachsenden Organismus. IV. Mitteilung. Experimentelle Erzeugung und Verhütung einer perniziösen Anämie bei jungen Ratten als Testmethode für Leberextrakte. Z. exper. Med. 89, 818 (1933).

14. ROTHLIN, E., ed E. UNDRITZ: Contributo allo studio dell'azione del rame sull'anemia sperimentale da dieta lattea nei ratti. Congr. Soc. Ital. Ematologia 7, 350 (1947).

15. ROTHLIN, E., y E. UNDRITZ: Contribución experimental al metabolismo del hierro. An. Sandoz 1954, 27.

Renale Eisenausscheidung bei Eisenmangelanämien nach intravenöser Eisenbelastung.

Von

K. PLÖTNER (Freiburg i. Br./Deutschland).

Mit 1 Abbildung.

Die Menge Eisen, die unter physiologischen Verhältnissen durch die Nieren ausgeschieden wird, ist außerordentlich gering und beträgt nach gemeinsam mit PETZEL durchgeführten Untersuchungen im Mittel 64 γ Eisen pro die. Eine renale Eisenausscheidung in gleicher Größenordnung haben CARTWRIGHT, GUBLER und WINTROBE festgestellt. Sie fanden 48 γ Eisen pro die. Auch NEUWEILER hat ähnliche Ergebnisse mitgeteilt. Die zum Teil recht hohen Harneisenwerte anderer Autoren können wir nicht bestätigen. Die physiologische Eisenausscheidung mit dem Harn ist also so gering, daß sie für Fragen des Eisenstoffwechsels mengenmäßig keine Rolle spielt.

Nach oralen Eisengaben, mit Eisenmengen, wie sie therapeutisch üblich sind, tritt keine vermehrte renale Eisenausscheidung auf. Es kommt hierbei nicht zu einer Überschreitung der Absättigung der Eisenbindungskapazität. Bei Vergiftungen mit größeren Ferrosulfatdosen kommt es zu einer Erhöhung des Eisens im Serum, die weit über die Gesamteisenbindungskapazität hinausgeht. Hierzu ist allerdings eine Verätzung der Darmschleimhaut Voraussetzung. In diesen Fällen ist auch eine vermehrte Eisenausscheidung im Harn zu erwarten.

Nach intravenösen Eisengaben kommt es sowohl nach Ferrosalzen (Ferroascorbinat) wie nach komplexen Ferrisalzen (Ferrisaccharat) zu einer Ausscheidung von Eisen im Harn. Diese Eisenausscheidung erfolgt sehr rasch.

Wir bestimmten die renale Eisenausscheidung nach intravenöser Gabe von 100 mg Ferrisaccharat. Diese Untersuchungen wurden gemeinsam mit FRERK ausgeführt. Wir fanden nach einer einmaligen Injektion von 100 mg Ferrisaccharat beim gesunden, sich im Eisenstoffwechselgleichgewicht befindenden Menschen, eine Ausscheidung von 4,5—5,5 mg Eisen.

SALERA und MAGNANELLI geben nach 100 mg Ferrisaccharat eine Ausscheidung bis 7 mg Eisen an. Ähnliche Untersuchungen wurden von NISSIM sowie von KUHNS, GUBLER, CARTWRIGHT und WINTROBE und anderen Autoren durchgeführt.

Diese Eisenausscheidung von 4,5—5,5 mg fanden wir aber nur beim gesunden Menschen. Bei schweren Eisenmangelzuständen ist, nach gleicher intravenöser Eisenzufuhr von 100 mg, die renal ausgeschiedene Eisenmenge erheblich geringer. Sie beträgt 0,9—2,2 mg.

Bei einem mittleren Eisenmangel fanden wir eine Ausscheidung von 2,2 bis 3,9 mg.

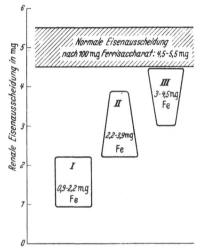

Abb. 1. Renale Eisenausscheidung bei verschieden starkem Eisenmangel nach intravenöser Eisenbelastung mit 100 mg Ferrisaccharat. *I* Schwerer Eisenmangelzustand, *II* mittlerer Eisenmangel, *III* larvierter Eisenmangel.

Bei larviertem Eisenmangel betrug die Eisenausscheidung 3—4,5 mg. Die Geschwindigkeit des Eisenabstroms aus dem Plasma in das Gewebe ist verschieden groß. Sie hängt von dem vorliegenden unterschiedlichen Eisenbedarf ab. Die Menge Eisen, die renal ausgeschieden wird, ist ein Maß für die Geschwindigkeit dieses Abstroms und damit auch ein Maß für den Schweregrad eines Eisenmangels (Abb. 1).

Zur Beurteilung eines Eisenmangels diente bisher unter anderem die Feststellung eines niedrigen Serumeisenwertes. Ein niedriger Serumeisenwert ist aber nicht ohne weiteres für einen Eisenmangel beweisend. Die rasche und stärkere Zunahme des Serumeisens im oralen Eisenbelastungstest ist ebenfalls als Nachweis eines Eisenmangels geeignet (JASINSKI und ROTH; GOLDECK und REMY). Ebenso spricht eine erhöhte Gesamteisenbindungskapazität für einen Eisenmangel (GISINGER). Die schnellere Abnahme des Eisens im Serum nach intravenöser Eisensaccharatgabe stellt ebenfalls einen bewährten Test zur Feststellung von Eisenmangelzuständen dar (GOLDECK und REMY). Diese raschere Abnahme des Eisens im Serum bei Eisenmangelanämien hatten bereits HEILMEYER und PLÖTNER nach intravenösen Ferroascorbinatgaben vor 20 Jahren festgestellt.

Wir glauben mit dem intravenösen Eisenbelastungstest und der Bestimmung der wechselnden renalen Eisenausscheidung die verschiedenen Schweregrade eines Eisenmangels erfassen zu können. Je größer ein Eisenmangel ist, um so weniger

Eisen wird bei einer intravenösen Belastung renal ausgeschieden. Natürlich spielt der Funktionszustand des R. E. S. hierbei eine Rolle. Auch bei chronischen Infekten und bei malignen Tumoren kommt es nach intravenöser Eisenbelastung zu einer Verminderung der Eisenausscheidung. Weitere Untersuchungen hierüber sind im Gang.

Alternsveränderungen des Eisenstoffwechsels.

Von

J. Rechenberger (Leipzig/Deutschand).

Mit 2 Abbildungen.

Die engen Beziehungen physiologischer und pathophysiologischer Vorgänge zu jenen des Alterns sind als eines der prägnantesten biologischen Phänomene mehr und mehr in das Blickfeld wissenschaftlicher Betrachtung gerückt. Das systematische Studium dieser aller lebenden Substanz eigenen irreversiblen Veränderung als eine Funktion der Zeit im Ablauf der Lebenskurve hat uns auf allen Gebieten neue Aspekte vermittelt. Von Bedeutung sind neben den statischen Alternsveränderungen jene der Dynamik funktioneller Abläufe im intermediären Stoffumsatz.

Im Verlauf des Lebens lassen sich an den Organen die bekannten Alternsveränderungen der Gewebe nachweisen, wobei neben einer Zunahme der bindegewebigen Intercellularsubstanz der Wasserverlust sowie eine Störung der Eukolloidität der Protoplasmastrukturen im Vordergrund stehen. Diese morphologischen und physikalisch-chemischen Änderungen der Gewebsstruktur zeigen naturgemäß ihre Folgen auf allen Gebieten der Organleistung.

Im Hinblick auf das Verhalten des Eisenstoffwechsels läßt zunächst das Gewebseisen, als Depoteisen in Leber und Milz berechnet, enge Beziehungen zum Lebensalter sowie zum Geschlecht erkennen. Wie *wir* (*6*) bereits früher zeigen konnten, lassen sich in der Neugeborenen- und Säuglingsperiode des Menschen charakteristische Verläufe des Eisenumsatzes nachweisen; das menschliche Neugeborene, mit einem Hämoglobineisendepot bei der Geburt ausgestattet, bestreitet seinen Eisenbedarf in der Wachstumszeit des ersten Halbjahres bis zur Zufütterung eisenreicher Beikost aus diesem Hämoglobineisendepot nach hämolytischem Abbau des überschüssigen fetalen Hämoglobins im ersten Trimenon. Im Verlauf des Lebens steigen die Depoteisenwerte bei Mann und Frau signifikant an (Abb. 1), wobei die durchschnittlichen Werte der Frauen in den einzelnen Altersgruppen deutlich unter die der Männer zu liegen kommen.

Diese Tatsache einer vermehrten Zunahme z. B. des Lebereisens in den höheren Altersstufen muß auf einen höheren prozentualen Gehalt der Leber an Eisen zurückgeführt werden. Auch histochemisch konnte diese vermehrte Eiseneinlagerung in Leber und Milz als Hämosiderin in den höheren Altersstufen nachgewiesen werden.

Dabei verschiebt sich das Verhältnis Ferritin:Hämosiderin im höheren Lebensalter in der Leber zugunsten des Hämosiderins (*12*).

Durch die verdienstvollen Untersuchungen von Heilmeyer und seinen Schülern (*3*) sind wir in der Lage, die dynamischen Änderungen des Eisenstoffwechsels anhand des zirkulierenden Plasmaeisens im Verlauf der verschiedensten

Lebensalter verfolgen zu können (Abb. 1). Es zeigt sich mit zunehmendem Alter eine Abnahme des Serumeisens, wobei sich in den höchsten Altersstufen ein allmähliches Verwischen der bekannten Geschlechtsdifferenz des Serumeisens (HEILMEYER) andeutet. Setzen wir voraus, daß das Serumeisen tatsächlich als Anzeiger des gesamten Eisenvorrates anzusehen ist, so muß auf Grund der Tatsache, daß im Laufe des Alterns eine Zunahme des in den Depotorganen vorhandenen Eisens statthat, geschlossen werden, daß die Verfügbarkeit des Vorratseisens im höheren Alter abnimmt, entweder durch Auftreten von Eisenverbindungen (Hämosiderine), die für den Organismus schwer oder nicht angreifbar sind,

oder durch eine festere Bindung an die Zellstrukturen der deponierenden Zelle. Die Vorstellungen von SCHWIETZER (14) im Hinblick auf die unterschiedlichen Alterungsformen des Hämosiderins bis zum reinen biologisch indifferenten Mineral sind hierfür ebenso bedeutungsvoll wie unser oben gegebener Hinweis über das Verhältnis Ferritin: Hämosiderin in der alternden Leber.

In innigem Zusammenhang hiermit steht naturgemäß die Eisenbindungskapazität des Serums. Untersuchungen hierüber (9) hatten ebenfalls, nach der

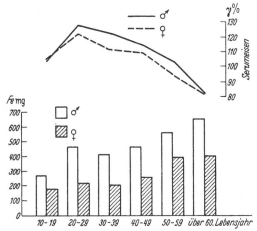

Abb. 1. Depoteisen in Leber und Milz sowie Verhalten des Serumeisens bei Mann und Frau in verschiedenen Altersgruppen.

Methode von LAURELL durchgeführt, eine Abhängigkeit vom Lebensalter in dem Sinne ergeben, daß mit zunehmendem Alter bei beiden Geschlechtern eine Abnahme der Eisenbindungskapazität des Serums ohne deutliche Geschlechtsdifferenz festgestellt werden konnte.

Analog den bekannten Altersverschiebungen der Serumeiweißkörper in Richtung einer Verminderung des Gesamteiweißes bei Vermehrung der Globulinfraktion findet dabei eine Abnahme des funktionell und strukturchemisch besonders differenzierten Siderophilins statt.

Auch die Tagesrhythmik des Serumeisens, nach unseren Vorstellungen durch die rhythmische Funktion der Leberzelle gesteuert (8), erfährt im Laufe des Lebens eine Änderung, indem mit zunehmendem Lebensalter sich die Amplituden mehr und mehr abflachen (8).

Des weiteren hat das Verhalten des Serumeisens nach oraler Belastung mit zweiwertigem Eisen in Form des von HEILMEYER (2) eingeführten Eisenresorptionsversuches weitere Einblicke in den Eisenstoffwechsel gestattet. Während sich bis zum 5. Lebensjahrzehnt eine deutliche Aufnahme des Eisens aus dem Darmkanal, gemessen am Verhalten des Serumeisens, zeigen läßt, findet sich nach oraler Darreichung jenseits des 5. Dezenniums eine immer flacher werdende Serumeisenresorptionskurve. Allerdings kann aus diesem negativen Befund nicht ohne weiteres auf eine mangelhafte Resorption geschlossen werden, da das aus dem Darmkanal resorbierte Eisen zunächst über die Portalvene der Leber zugeführt und dort möglicherweise bei negativem Ausfall des Resorptionsversuches vermehrt fixiert und abgelagert wird, ohne in der Peripherie in Erscheinung zu treten. Auch dies würde die im höheren Lebensalter auftretende Vermehrung des Depoteisens verständlich erscheinen lassen.

Bedeutungsvoll erscheint uns schließlich das Verhalten der Abwanderungsgeschwindigkeit intravenös verabfolgten dreiwertigen Eisens (Abb. 2). Während in den jüngeren Altersklassen das Eisen rasch aus der Blutbahn verschwindet, ist die Abwanderungsgeschwindigkeit in den höheren Altersstufen bedeutend geringer. Hierbei spielt sicher u. a. der Eisensog in die Gewebe (Leber) eine entscheidende Rolle neben jenen physikalisch-chemischen Faktoren, die bei der Eliminierung von in die Blutbahn eingebrachten Substanzen von Bedeutung sind.

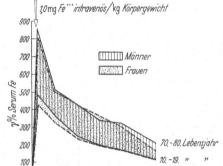

Abb. 2. Altersabhängigkeit der Abwanderungsgeschwindigkeit intravenös verabfolgten Eisens bei Mann und Frau. (1.0 mg Fe··· i.v. pro kg Körpergewicht.)

Die steten, durch die Alternsprozesse induzierten schicksalsmäßigen Wandlungen des Organismus lassen auch auf dem Gebiet des Eisenstoffwechsels ihren Einfluß erkennen.

Im allmählich schmaler fließenden Rinnsal des Serumeisens spiegelt sich das Trägerwerden aller intermediären Stoffumsätze ebenso wider wie die mit zunehmendem Alter fortschreitende Eisensättigung einzelner Organe. Welchen Einfluß eine altersbedingte Organdisposition zur Manifestierung eines Krankheitssyndroms haben kann, wird z. B. beim Krankheitsbild der Hämochromatose deutlich. Alle Untersucher, die sich mit der Altersverteilung der Hämochromatose befaßt haben, konnten übereinstimmend eine signifikante Erstmanifestation für das 6. und 7. Lebensjahrzehnt aufzeigen neben einer fast exzessiven Bevorzugung des männlichen Geschlechtes (11). Neben vielen anderen den Eisenumsatz betreffenden Faktoren spielt die altersbedingte Organdisposition zum Manifestwerden einer Hämochromatose eine nicht zu unterschätzende Rolle.

Zusammenfassung.

Für den Einfluß der Alternsvorgänge auf den Eisenstoffwechsel lassen sich eine Reihe wichtiger Tatsachen beibringen. Neben einer Zunahme des Depoteisens in den höheren Altersstufen finden sich Verschiebungen des Ferritin-Hämosiderin-Quotienten in der Leber zugunsten des Hämosiderins. Das Serumeisen nimmt im Laufe des Lebens kontinuierlich ab, wobei sich die bekannten Geschlechtsdifferenzen verwischen. Auch die Eisenbindungskapazität des Serums zeigt im Verlauf des Lebens eine allmähliche Abnahme in Richtung der höheren Altersstufen. Nach oraler Eisenbelastung läßt sich ein allmähliches Flacherwerden der Serumeisenresorptionskurve im Alter nachweisen. Weiterhin ist bedeutungsvoll, daß die Abwanderungsgeschwindigkeit intravenös verabfolgten Eisens aus dem Blut mit zunehmendem Alter langsamer wird. Schließlich wird anhand eines Hinweises auf den altersbedingten Manifestationsgipfel der Hämochromatose im 6.

und 7. Dezennium auf den Einfluß altersbedingter Organdispositionen für die Manifestierung eines Krankheitsbildes hingewiesen.

Literatur.

1. Bürger, M.: Altern und Krankheit. 2. Aufl. Leipzig: G. Thieme 1954.
2. Heilmeyer, L., u. H. Koch: Dtsch. Arch. klin. Med. **185**, 89 (1939).
3. Heilmeyer, L., u. K. Plötner: Das Serumeisen und die Eisenmangelkrankheit. Jena: G. Fischer 1941.
4. Heilmeyer, L., u. H. Begemann: Handbuch der inneren Medizin. Bd. II, 1951.
5. Laurell, B.: Acta physiol. scand. (Stockh.), Suppl. **46** (1947).
6. Lintzel, W., J. Rechenberger u. E. Schairer: Z. exper. Med. **113**, 591 (1944).
7. Rechenberger, J.: Z. Altersforsch. **7**, 109 (1953).
8. Rechenberger, J., u. G. Hevelke: Z. Altersforsch. **8**, 343 (1955).
9. Rechenberger, J., u. G. Hevelke: Z. Altersforsch. **9**, 98 (1955).
10. Rechenberger, J.: Z. Altersforsch. **9**, 92 (1955).
11. Rechenberger, J.: Z. Altersforsch. **9**, 238 (1955).
12. Rechenberger, J.: Unveröffentlicht.
13. Schairer, E., u. J. Rechenberger: Virchows Arch. **315**, 309 (1948).
14. Schwietzer, K.: Acta haematol. (Basel) **10**, 174 (1953); Arzneimittelforsch. **1**, 72 (1951).

Eine einfache Methode zur Bestimmung der Eisenbindungskapazität des Blutes und deren Verhalten bei Leberkrankheiten.

Von

Erich Klein (Würzburg/Deutschland).

Mit 1 Abbildung.

Im Dezember 1953 wurde von Feinstein und Mitarbeitern (*1*) ein neues Verfahren zur Bestimmung der Eisenbindungskapazität des Blutes mit Verwendung von Fe^{59} angegeben. Wir haben den Arbeitsgang für eine einfache chemische Analyse modifiziert und damit einige Erfahrungen sammeln können. Danach scheint uns die Methode derjenigen von Schade (*2*), die wegen Trübung oder höheren Bilirubingehaltes des Serums häufig nicht anwendbar ist, überlegen und der von Laurell (*3*) mindestens ebenbürtig zu sein.

Zu 1,0 cm³ Serum wird ein Tropfen einer mit Ascorbinsäure in Substanz reduzierten Eisenchloridlösung gegeben. Damit hierdurch die latente Eisenbindungskapazität voll abgesättigt wird, muß er etwa 6—10 γ Ferroeisen enthalten. Unsere Eisenchloridlösung ist deshalb 15—20 mg-%ig. Der Vergleichsstandard wird auf gleiche Weise mit 1,0 cm³ eisenfreiem Aqua bidest. angesetzt. Nach 15 min fügt man zu jedem Ansatz 4,0 cm³ einer gesättigten Lösung von Ammoniumsulfat. Diese muß eisenfrei und neutral sein. Uns hat sich das Reagens von Riedel-de Haën gut bewährt. Nach 6- oder mehrstündigem Stehenlassen filtriert man durch Schleicher & Schüll Nr. 1575 ab. 1,0 cm³ des Filtrates werden mit 0,5 cm³ 10%iger HCl und 1,0 cm³ 20%iger Trichloressigsäure versetzt und dann wie eine Serumprobe nach Heilmeyer und Plötner (*4*) weiter verarbeitet. Zur Farbentwicklung benutzten wir α-α-Dipyridil und füllen mit Aqua bidest. auf ein Gesamtvolumen von 5,0 cm³ auf. Die Messung erfolgt im Beckman-Spektralphotometer bei 515 mμ.

Die Differenz zwischen den so ermittelten Eisengehalten des Standardansatzes und der jeweiligen Probe, multipliziert mit 5, ergibt direkt den Wert für die latente

Eisenbindungskapazität. Trübung, Eigenfarbe und Bilirubingehalt des Serums stören die Reaktion nicht.

Die Abbildung gibt 4 von den zur Prüfung der Methode durchgeführten Vergleichsuntersuchungen nach dem radiologischen und chemisch modifizierten Arbeitsgang wieder. Hierzu wurde der Eisenlösung soviel Fe[59] von hoher spezifischer Aktivität (HARWELL, England) zugesetzt, daß in einem Tropfen eine Aktivität von 0,1—0,2 μC enthalten war. Der Eisengehalt wurde dadurch nur unwesentlich erhöht und außerdem bei der chemischen Analyse mit erfaßt. Die Aktivitäten wurden in flüssigen Ansätzen bei geeigneter Geometrie unter dem Beta-Zählrohr mit Tracerlab-Registriergeräten gemessen.

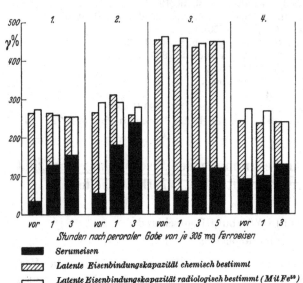

Abb. 1. Chemische und radiologische Vergleichsbestimmungen der Eisenbindungskapazität des Blutes bei 4 peroralen Eisenbelastungsversuchen.

Wie aus der Abbildung hervorgeht, stimmen die nach beiderlei Vorgehen ermittelten Werte praktisch überein. Im Durchschnitt liegen die chemischen Daten um 8 γ-% niedriger als die radiologisch festgestellten, wobei die Schwankungsbreite —35 bis +25 γ-% beträgt. Mit zunehmendem, durch erhöhte Resorption bedingtem Serumeisen sinkt die latente Eisenbindungskapazität ab.

Die Brauchbarkeit der Methode hat sich uns auch durch gut übereinstimmende weitere Vergleichs- sowie Kontrolluntersuchungen vor und nach Zugabe (in vivo und in vitro) von bestimmten Mengen chemisch verschiedener Eisenlösungen erwiesen.

Die Tabelle gibt die Ergebnisse bei den wichtigsten Leberkrankheiten wieder. Die Hepatitiskranken waren sämtlich stark ikterisch. Es sind auch die Serumeisenwerte mit angegeben. Die latente Eisenbindungskapazität ist bei akuten Hepatitiden und Cirrhosen im Durchschnitt etwa normal. Die große Streuung

Tabelle 1. *Serumeisen und Eisenbindungskapazität des Blutes bei Gesunden und Leberkranken.* (Angegeben sind Mittelwerte, mittlere Streuung und Schwankungsbreiten, Zahlen in γ-%.)

	Zahl der Fälle	Serumeisen	Eisenbindungskapazität	
			latent	total
Gesunde	45	94 ± 22 (75—140)	296 ± 60 (195—405)	390 (290—515)
Akute Hepatitis	22	171 ± 50 (105—292)	228 ± 106 (70—530)	399 (250—670)
Cirrhose	10	126 ± 65 (46—250)	203 ± 125 (45—450)	329 (247—500)
Hämochromatose	6	216 ± 35 (168—266)	28 ± 10 (20— 45)	244 (213—296)

zeigt jedoch, daß sehr häufig stark abweichende Werte vorkommen. Unter 100 γ-% lagen sie bei je 2 Hepatitiskranken und Cirrhosen, welche letztere mit einem Serumeisen von über 200 γ-% einhergingen und nur wegen des Fehlens stärkerer Eisenablagerungen im histologischen Leberpräparat nicht zu den Hämochromatosen gerechnet wurden.

Die 6 bioptisch und histologisch gesicherten Hämochromatosen zeigen neben ihrem stets hohen Serumeisen die nach den Literaturangaben zu erwartende Reduktion der latenten (5, 6, 7), aber auch der totalen Eisenbindungskapazität des Blutes.

Die Ergebnisse sollen hier nicht diskutiert werden, sondern lediglich die Brauchbarkeit der relativ einfachen Methode zur Bestimmung der Eisenbindungskapazität demonstrieren.

Literatur.

1. Feinstein, A. R., W. F. Bethard and J. D. McCarthy: J. Labor. a. Clin. Med. **42**, 907 (1953).
2. Schade, A. L., and L. Caroline: Science (Lancaster, Pa.) **100**, 14 (1944); **104**, 340 (1946).
3. Laurell, C.-B.: Acta physiol. scand. (Stockh.), Suppl. **46** (1947).
4. Heilmeyer, L., u. K. Plötner: Das Serumeisen und die Eisenmangelkrankheit. Jena 1937.
5. Gisinger, E., u. A. Neumayr: Wien. Z. inn. Med. **36**, 107 (1955).
6. Davies, G., B. Levin and V. G. Oberholzer: J. Clin. Path. **5**, 312 (1952).
7. Gitlow, St. E., and M. R. Beyers: J. Labor. a. Clin. Med. **39**, 337 (1952).

Untersuchungen über die siderophilen Einschlußkörperchen in den Erythroblasten und Erythrocyten.

Von

Effi Anagnostu und R. Bilger (Freiburg i. Br./Deutschland).

Mit 2 Abbildungen.

Siderocyten sind Erythrocyten, in denen sich mit Eisenreagentien siderophile Granula nachweisen lassen. Man kann die Zellen mit der Berlinerblau-Methode oder einer modifizierten Turnbullblau-Methode darstellen. Früher wurde von verschiedenen Autoren angenommen, daß es sich bei diesen Zellen um alternde Zellen handelt, in denen Eisen aus dem Hämoglobin freigesetzt wird. Der eine von uns ist auf die Gründe, welche gegen diese Ansicht sprechen, schon auf dem Amsterdamer Internationalen Hämatologenkongreß eingegangen und Herr Prof. Heilmeyer hat im letzten Jahre in Paris über weitere Untersuchungen berichtet. Ein Grund, der neben anderen gegen die Ansicht, daß die Zellen alte Elemente wären, sprach, war der Befund von *Sideroblasten*, d. h. von Erythroblasten, in denen sich in der gleichen Weise wie in den Siderocyten eisenpositive Granula finden. Ferner wurde darauf hingewiesen, daß sich im Knochenmarksblut sehr häufig Siderocytenzahlen nachweisen lassen, welche beträchtlich höher sind als im peripheren Blut.

In Fortsetzung unserer systematischen Untersuchungen über diese noch etwas rätselhaften Zellen haben wir neben der Zählung der Siderocytenwerte des peripheren Blutes bei einer Anzahl von hämatologischen Erkrankungen die Zahl der Siderocyten und Sideroblasten im Knochenmarksblut bestimmt. Der größte Teil der Ergebnisse ist auf Abb. 1 dargestellt. Die Werte der Sideroblasten sind in %, die der Siderocyten des Markblutes und des peripheren Blutes in ⁰/₀₀ angegeben. Sie wurden als Säulen aufgetragen, wobei die erste die Zahl der Sideroblasten, die zweite die Zahl der Siderocyten im Mark und die dritte die Siderocytenwerte in der Peripherie darstellt.

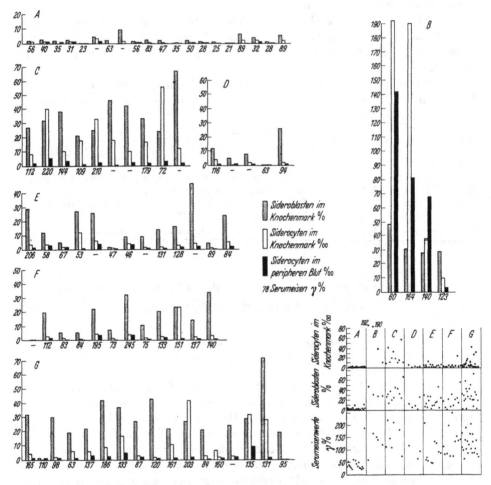

Abb. 1. Sideroblasten und Siderocytenwerte des Knochenmarks und Siderocytenwerte des peripheren Blutes nebst den zugehörigen Serumeisenwerten. *A* Eisenmangelanämien, infektiös-toxische Anämien, Tumoranämien mit erniedrigten Serumeisenwerten. *B* Hämolytische Anämien. *C* Perniziöse Anämien. *D* Polycythämien. *E* Leukämien. *F* Aplastische Anämien, Panmyelopathien, Agranulocytosen. *G* Patienten mit verschiedenen nicht hämatologischen Erkrankungen von links nach rechts angeordnet: Cholecystitis, Asthma bronchiale, Lungentuberkulose, Chron. Bronchitis, Cushing, Polyneuritis, Mesenterialtuberkulose, Nephrolithiasis, Ovarialcyste, Cholangitis, Hepatitis epidemica, Milzvenenthrombose, Nephritis, Gesundbefund, Bleiintoxikation, Lebercirrhose, Lebercirrhose.

Man erkennt leicht, daß unverhältnismäßig mehr Erythroblasten siderophile Granula enthalten als Erythrocyten. Zur Auszählung ist zu bemerken, daß jeweils 100 bzw. 200 Erythroblasten und 2000 bzw. 4000 Erythrocyten ausgezählt wurden. Aus der Abbildung geht auch hervor, daß die Siderocytenwerte des Markes häufig beträchtlich höher sind als im peripheren Blut. Nur bei einem Fall war es umgekehrt.

Diese Beobachtung beweist eindeutig, daß die Siderocyten nicht in der Peripherie entstehen, sondern daß sie im Knochenmark gebildet werden. Beim Vergleich der einzelnen Krankheitsgruppen ergibt sich folgendes:

1. Die Eisenmangelanämien, die infektiös-toxischen Anämien und die schweren Tumoranämien mit erniedrigten Serumeisenwerten zeigen ein einheitliches Verhalten derart, daß die Sideroblasten und Siderocyten im Knochenmark stark erniedrigt sind.

2. Die hämolytischen Anämien zeigen mit Ausnahme eines Falles deutlich erhöhte Werte. Auch die Perniciosa zeichnet sich durch eine Erhöhung aus. Die Sideroblastenwerte variieren zwischen den einzelnen Gruppen stärker als die Siderocyten.

3. In vielen Fällen geht die Höhe des Sideroblasten- bzw. Siderocytenwertes parallel der Höhe des Serumeisenwertes. Bei der Eisenmangelanämie scheint die Beziehung des Serumeisenwertes zur Zahl der siderophilen Zellen im Mark linear zu sein. Gelegentlich werden aber bei den anderen Gruppen Fälle gefunden, bei denen die Zellen trotz erhöhten Serumeisenwerten nicht erhöht sind oder bei denen bei erniedrigten Serumeisenwerten die Sideroblasten oder Siderocyten im Mark mehr oder weniger erhöht sind.

Die hier dargelegten mehr statistischen Untersuchungen können für dieses etwas regellose Verhalten keine Erklärung erbringen. Trotzdem wollten wir unsere Befunde an dieser Stelle mitteilen. Vielleicht können sie als Anregung zu einer Untersuchung der Siderocyten und in Kombination mit den modernen Untersuchungsmethoden des Eisenstoffwechsels dienen.

Als praktisches Ergebnis zeigt sich eindeutig, daß die Untersuchung der Siderocyten und Sideroblasten des Knochenmarks einen wichtigen Einblick in die im Knochenmark zur Verfügung stehenden Eisenmenge ergibt. Bei der ferripriven Anämie sind die Sideroblasten und Siderocyten stark ver-

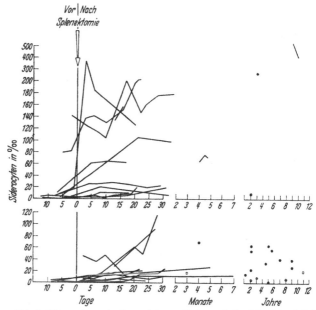

Abb. 2. Siderocytenwerte des peripheren Blutes nach der Splenektomie bei hämolytischen Anämien und nichthämolytischen Fällen.

mindert. Bei manchen — nicht bei allen — Erkrankungen mit einem erhöhten Eisenumsatz sind sie erhöht.

Wie sehr die Größe des Eisenumsatzes hinsichtlich der Siderocyten von Bedeutung ist, zeigen auch die Untersuchungen an Splenektomierten. Die Siderocyten des peripheren Blutes betragen bekanntlich normalerweise 0—3 ⁰/₀₀. Nach der Milzexstirpation steigen die Zellen in der Peripherie an. Abb. 2 zeigt die

Untersuchungen an Splenektomierten, wobei die früheren Werte, die Tetzner und Huber an der hiesigen Klinik erhielten, mit abgebildet wurden.

Man sieht, daß die Siderocyten schon wenige Tage nach der Splenektomie ansteigen und daß der erhöhte Siderocytenwert jahrelang bestehen bleiben kann. Interessanterweise steigen die Siderocytenwerte nach der Splenektomie bei hämolytischen Anämien viel stärker an als bei den Fällen, bei denen die Milzentfernung wegen einer Milzruptur, einer Milzvenenthrombose oder eines sonstigen Milztumors durchgeführt wurde. Nach der Splenektomie steigen auch die Siderocyten- und Sideroblastenwerte im Knochenmark an.

Cytochemische und quantitative Untersuchungen über den Schwermetallgehalt von Leukocyten.

Von

R. Amann und H. P. Wolff (Marburg a. d. Lahn/Deutschland).

Mit 3 Abbildungen.

Schwermetallvorkommen im Blut sind seit längerer Zeit bekannt. Im Serum konnten Eisen, Kupfer, Zink, Mangan und Blei nachgewiesen werden. In den roten Blutzellen finden sich Eisen, Kupfer, Zink und Blei. Das Eisen spielt eine wesentliche Rolle als Bestandteil des Hämoglobins, Kupfer ist wichtig für die Hämatopoese, das Zink ist bedeutend als Baustein der Carboanhydrase, während Blei bei recht wechselndem Vorkommen anscheinend als zivilisationsbedingt aufzufassen ist.

Über Schwermetalle in weißen Blutzellen ist bisher wenig bekannt, obwohl der Reichtum dieser Zellen an Fermentsystemen verschiedenartiger Funktion die Gegenwart von Schwermetallen mit katalytischen Eigenschaften vermuten läßt. Erste Hinweise finden sich bei Cristol (1) und Labbé (2), die auf den Zinkreichtum der Leukocyten aufmerksam wurden. Mit empfindlicheren Methoden konnten Vallee u. Mitarb. (3, 4) diese Befunde sichern und einen geringeren Zinkgehalt leukämischer Zellen gegenüber normalen Leukocyten feststellen. Beobachtungen von Barker (5), Petry (6), Prenant (7) und Neumann (8) weisen auf einen Eisengehalt eosinophiler Leukocyten hin, und eigene Untersuchungen ergaben unter bestimmten Bedingungen (Eosinophilie) das Vorkommen von Kupfer in weißen Blutzellen.

Um den Schwermetallgehalt der einzelnen Zellformen zu klären und die Frage, an welche morphologischen Strukturen gebunden dieselben vorkommen, wurden den Voraussetzungen des Blutausstriches gerechtwerdende cytochemische Nachweismethoden für Zink, Kupfer, Mangan, Kobalt, Eisen und Blei entwickelt. Verwendete Reagentien, Wasser und Glasgeräte entsprachen in ihrem Reinheitsgrad den zum Nachweis kleinster Metallspuren notwendigen Voraussetzungen.

Zum cytochemischen Kupfernachweis bedienten wir uns der Hämatoxylinmethode für Kupfer und Blei nach Mallory und Parker (9), mit der Kupfer sich blau-violett darstellt und Blei gräulich-blau. Besonders spezifisch für Kupfer ist eine Nachweisreaktion mit der Rubeanwasserstoffsäure, die von Okamoto (10) angegeben und von uns für die Bedingungen des Blutausstriches modifiziert wurde (Abb. 1). Mit Kupfer ergibt sich eine olivgrüne Färbung, während Kobalt einen gelblich-braunen Niederschlag bildet. Mit einer besonderen Dithizon-methode, welche die sonst unvermeidliche Diffussion des Dithizonates umgeht

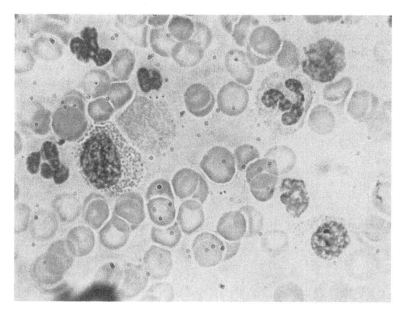

Abb. 1. Blutausstrich, chronische myeloische Leukämie. Rubeanwasserstoffsäure-Methode, eosinophile Granula olivgrün, Kerngegenfärbung mit 1%iger wäßriger Neutralrotlösung.

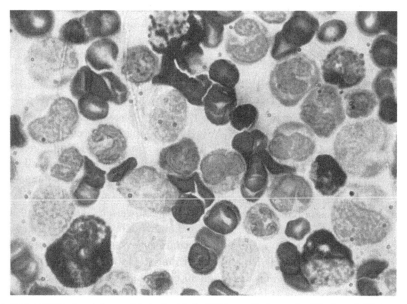

Abb. 2. Blutausstrich, chronische myeloische Leukämie. Dithizonmethode, neutrophile Granula blaß purpurrot, eosinophile Granula intensiv bräunlich-rot. Kerngegenfärbung mit 0,1%iger wäßriger Methylenblaulösung.

(Abb. 2), ergaben sich sehr deutliche Darstellungen von Kupfer und Zink. Bei dem gewählten schwach ammoniakalischen Milieu bildet sich mit Kupfer die braune Enolform, die sich von dem purpurfarbenen Keto-zinkdithizonat deutlich unterscheidet. Eluierungsversuche ergaben Zinkdithizonat von maximaler spektraler Absorption bei 535 mμ. Eine weitere cytochemische Zinknachweismethode entwickelten wir mit dem Na-Salz des 2-Carboxy-2'-Oxy-5-Sulfosäureformazylbenzols[1], mit dem sich Zink und Kupfer blau darstellen, wobei der Zinkkomplex durch seine geringere Säurebeständigkeit unterscheidbar ist. Für die cytochemische Darstellung von Kobalt ist die oben angeführte Rubeanwasserstoff-Methode geeignet, ferner ergibt Kobalt mit dem Formazyl-Reagens eine blau-grüne Färbung, die von dem Zinkkomplex deutlich verschieden ist. Auch Mangan reagiert mit dem Formazyl-Reagens und ergibt eine rein grüne Färbung. Für den Eisennachweis verwendeten wir die Turnbullblau-Methode nach TIRMANN und SCHMELZER (11) nach verschiedenartiger Vorbehandlung zur „Demaskierung" des Eisens.

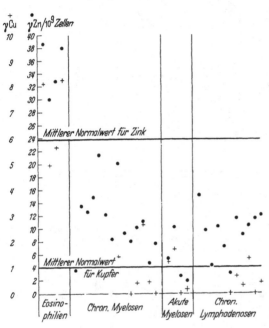

Abb. 3. Zink- und Kupfergehalt von Leukocyten in $\gamma/10^9$ Zellen.

Mit Hilfe dieser Methoden gelang es uns, in den Granula der neutrophilen Leukocyten und deren unreifen Vorstufen Zink nachzuweisen in dem Sinne, daß die unreifen Formen zinkärmer sind als ausgereifte Zellen (Abb. 2). Eosinophile und deren Vorstufen enthalten in ihren spezifischen Granula nebeneinander Zink in größeren Mengen sowie Kupfer (Abb. 1 und 2). Basophile Leukocyten und deren Vorstufen enthalten ähnlich wie die Eosinophilen in ihren Granulationen gleichzeitig Zink und Kupfer. Weder in Lymphocyten noch in Monocyten noch in Blutplättchen konnten mit den angewandten Methoden Schwermetalle cytochemisch nachgewiesen werden. Für das Vorliegen nachweisbarer Mengen von Mangan und Kobalt ergab sich uns kein Anhaltspunkt. Auch ist es uns nicht gelungen, in den eosinophilen Granula Eisen nachzuweisen. Ob dies an einem Scheitern der Demaskierung liegt, oder ob keine nachweisbaren Mengen vorhanden sind, läßt sich noch nicht mit Bestimmtheit sagen. Die präparativen Methoden NEUMANNs (8) und der anderen früheren Untersucher lassen bei den recht eingreifenden Maßnahmen die Möglichkeit offen, daß sich adsorptiv Eisen in ionisierter Form oder als Hämatin an die Granula gebunden hat.

Um das auf Grund der cytochemischen Beobachtungen festgestellte Nebeneinander von Kupfer und Zink in den eosinophilen und basophilen Leukocyten-

---

[1] Das Formazyl-Reagens wurde uns freundlicherweise von Herrn Prof. WIZINGER-AUST, Institut für Farbenchemie der Universität Basel, zur Verfügung gestellt.

formen zu überprüfen, wurden quantitative Untersuchungen auf Zink und Kupfer in weißen Blutzellen durchgeführt. Praktisch reine Leukocytenpräparate vom Menschen wurden nach einem von Wolff (12) beschriebenen Verfahren gewonnen. Zellpräparate, die in wechselnder Zusammensetzung aus monocytären Elementen und eosinophilen Leukocyten bestehen, erhielten wir nach einer von Bloom u. Mitarb. (13) angegebenen Methode nach intraperitonealer Einspritzung von sterilem Paraffinöl bei Ratten. Die Zinkbestimmungen wurden mit der von Wolff (12) angegebenen Dithizonmethode durchgeführt, während die Kupferbestimmungen mit einer noch zu veröffentlichenden Dithizonmethode durchgeführt wurden.

Der Zink- und Kupfergehalt weißer Blutzellen beim Menschen war bei Eosinophilien (s. Abb. 3) deutlich über die Norm erhöht. Bei Leukämien fand sich allgemein eine Erniedrigung des Zinkgehaltes, während die Kupferwerte mit der Anzahl der vorhandenen eosinophilen und basophilen Zellformen parallel gingen.

Kupfer- und Zinkgehalt der Zellpräparate von Ratten stiegen mit dem Prozentsatz der vorhandenen Eosinophilen. Die quantitativen Untersuchungen zeigen, daß der Kupfergehalt der Eosinophilen größenordnungsmäßig dem Zinkgehalt der neutrophilen Leukocyten entspricht, während der Zinkgehalt der eosinophilen Granula rund 10 mal so groß ist wie der der neutrophilen.

Literatur.

1. Cristol, P.: Progrés méd. 41, 581 (1927).
2. Labbé, H., et P. Nepveux: Progrés méd. 41, 577 (1927).
3. Vallee, B. L., and J. G. Gibson: J. of Biol. Chem. 176, 445 (1948).
4. Vallee, B. L., and M. D. Altschulte: Blood 4, 398 (1949).
5. Barker, L. F.: John Hopkins Bull. 5, 93 u. 121 (1894).
6. Petry, E.: Biochem. Z. 38, 92 (1912).
7. Prenant, M.: Arch. morph. gén. et exper. 5 (1922).
8. Neumann, A.: Fol. haemat. (Lpz.) 36, 95, 248 (1928).
9. Mallory, F. B., and F. Parker jr.: Amer. J. Path. 15, 517 (1939).
10. Okamoto, K., and M. Utamura: Acta Schol. med. Univ. Imp. Kioto 20, 573 (1938).
11. Tirmann, J., u. W. Schmelzer: Zit. nach B. Romeis: Mikroskop.Technik. Leibniz-Verlag 1948.
12. Wolff, H.: Biochem. Z. 325, 257 (1954).
13. Bloom, W. L., M. M. Cummings and M. Michael: Proc. Soc. Exper. Biol. a. Med. 75, 171 (1950).

Diskussion.

H. Rübsaamen (Freiburg/Deutschland):

Zur Frage der Hämochromatose.

In den vergangenen 4 Jahren konnten wir am Pathologischen Institut der Universität Freiburg, zum Teil mit der Medizinischen Klinik, 8 Todesfälle an Hämochromatose untersuchen.

In 5 dieser Fälle fand sich eine postdystrophische Lebercirrhose, 2 Fälle zeigten Laennec-Cirrhosen bei chronischem Alkoholismus und einmal bestand eine rezidivierende Miliartuberkulose der Leber mit Cirrhose.

Diese Befunde zeigen, daß Vorkrankheiten der Leber für das Zustandekommen der Eisenspeicherkrankheit ätiologisch bedeutsam sind. Wir glauben, daß diese Frage weiter untersucht werden muß und daß dann weitere Erkenntnisse über den Eisenstoffwechsel gewonnen werden können.

J. Lange (Bonn/Deutschland):

Wie Plötner und Petzel konnten auch wir größere Eisenmengen im Urin bei Gesunden und Anämie-Patienten nicht finden. Erhöhte Urineisenwerte wurden lediglich bei mit Protein-urie einhergehenden Nierenerkrankungen, vor allem also Nephrosen, festgestellt. In Über-einstimmung mit Cartwright und Mitarbeitern glauben wir aber, daß auch hier keine aktive renale Ausscheidung vorliegt, und man daher besser von Eisenverlusten sprechen sollte.

Bei der Hämochromatose ließen sich die sonst normalen Urineisenwerte durch intravenöse Gaben von Di-Natrium-Äthylendiamintetraessigsäure (Versuchspräparat der Firma Natter-mann, Köln) um ein Mehrfaches, auf 1,1 mg pro die maximal, erhöhen.

Bei unseren Untersuchungen über die Eisenbindungskapazität des Serums lagen die Normalwerte nicht so hoch wie die von Herrn Klein angegebenen, sondern in Übereinstim-mung mit Laurell, Schade und Caroline. Eine Geschlechtsdifferenz konnten wir nicht feststellen. Erhöht fanden wir die Eisenbindungskapazität außer beim Eisenmangel bei akuten Hepatitiden, von denen wir 25 Fälle zum großen Teil mehrfach während des ganzen Krank-heitsverlaufes untersucht haben. Bei Lebercirrhosen, Hämochromatose, aber auch bei Nephrosen und Infekten war die Eisenbindungskapazität, die wir nach der Methode von Laurell bestimmten, deutlich erniedrigt. Ihre Erhöhung in Verbindung mit einer Hyper-siderämie scheint danach ein für die Hepatitis recht typischer Befund zu sein.

St. Sandkühler (Heidelberg/Deutschland):

Demonstration von Reticulocytenkrisen bei Gesunden unter täglich 200 mg $CoCl_2$ (3 Tage lang). Reproduzierbarkeit der Krise bei Wiederholung des Versuchs mit 10 Tagen Abstand. Führte man diese zweimalige Untersuchung so durch, daß während der 2. Kobaltperiode und noch 7 Tage länger die 5 Gesunden dauernd im Sauerstoffzelt sind, so bleibt die zweite Reticulo-cytenkrise aus, die Werte liegen sogar teilweise niedriger als normal. Die Steigerung der Reticulocyten erreicht beim Gesunden gewöhnlich das Doppelte bis Vierfache des Ausgangs-wertes, also 70000—130000 pro mm^3.

M. G. Good (London):
Diskussion zum Vortrag von L. Donner

I fully agree with the preceding remarks of our President, that the level of ferritin in the serum does not permit a definite conclusion regarding the absorption by body cells.

It is pertinent to remind ourselves that the Fe level of the serum is not a *static* but a *dynamic* function, depending on the two variables: 1. quantity of Fe absorbed (from intestine, depots) entering the blood stream, 2. the amount taken up by the blood forming tissues at a corresponding period.

I wish to emphasize that the thyroid, being the premier or endocrine controlling the forma-tion of RBC and *haemoglobin* must needs play a decisive part in making the Fe available to the bone marrow for the production of haem and the synthesis of haemoglobin. Taking this fact into consideration, some amazing findings can be accounted for. Thus the starving of the cells for Fe in fever, and the absorption of Fe from the depots after bleeding are probably due to the depression of thyroid function in fever and the General Alarm Reaction, and its stimu-lation respectively by bleeding or any hypoxic stimulus. In fact Dr. Austoni reported that the serum Fe is materially diminished in thyroidectomised animals. It appears therefore advisable to test in every case of Fe deficiency anaemia the function by radioiodine or other methods. Such a test may show a slightly decreased thyroid function, otherwise not detectable by clinical signs of hypothyroidism. Should the test be positive, the administration of thyroi-din in small dosis will prove of great therapeutic value.

The therapeutic effect of thyroidin in these cases may due to increased *permeability*, favouring the absorption of Fe from intestine or from the Fe depots; or perhaps by reduction of $Fe^{\cdots}$ to $Fe^{\cdot\cdot}$, thus making it more soluble and available to the blood producing tissues.

Neurohumorale Regulation des Blutes.
Neuro-humoral Regulation of the Blood.
Régulation neuro-humorale du sang.
Regolazione neuro-umorale del sangue.

Die nervöse Regulation der Blutkörperchen.

Von

ETSUZO KOMIYA (Tokio/Japan).

Mit 5 Abbildungen.

Die Zahl der Blutkörperchen ist im physiologischen Zustand ungefähr bestimmt, nimmt aber im pathologischen bald zu, bald ab. Das ist zwar von früher her bekannt, aber wie solche Regulation geschieht, ist lange Zeit eine ungelöste Frage gewesen.

Die Meinung über den Sitz des die Blutkörperchen regulierenden Zentrums im Zwischenhirn, welche 1927—1928 von SCHULHOF und MATTHIES, ROSENOW, HOFF und LINHARDT, WATARI und OCHI u. a. veröffentlicht worden ist, hat die Aufmerksamkeit der Fachgelehrten erregt.

Für ihre Mitteilungen interessiere ich mich, besonders aber für die von HOFF und LINHARDT, daß die Blutkörperchen-regulierenden Nervenfasern durchs Halsmark laufen. So habe ich denn von 1934 bis jetzt hauptsächlich Verlauf und Verbreitung der regulierenden Nerven und den Regulationsmechanismus studiert. Dabei sind etwa folgende Forschungsergebnisse erzielt worden:

I. Das Zentrum der Blutkörperchen-regulierenden Nerven.

In meiner Forschung habe ich Gewicht auf Verlauf und Verbreitung der regulierenden Nerven sowie den Regulationsmechanismus gelegt. Dabei habe ich die Leistungen meiner Vorgänger über den Sitz des Zentrums nicht ohne weiteres übernommen, sondern sie zuerst nachgeprüft und ihre Richtigkeit bestätigt (Abb. 1).

II. Verlauf und Verbreitung der Regulationsnerven.

A. Die neutrophile Leukocyten beherrschenden Nerven.

Wenn man Kaninchen eine intravenöse Typhusvaccine-Injektion (TV-Injektion) gibt, so beginnt die Verminderung der Leukocyten (Leukopenie), aber es dauert nicht lange, dann kommt es zur Vermehrung derselben (Leukocytose) (Tab. 1, a).

Beim Durchschneiden des Rückenmarks oberhalb des 2. Dorsalsegments (das Durchschneiden des Rückenmarks in höherer Lage) folgt keine Leukocytose auf TV-Injektion. Aber weil die TV-Injektion beim Durchschneiden des Rückenmarks unter dem Austritt der 3. Dorsalnerven eine Leukocytose verursacht,

Tabelle 1. *Produktionsleukocytose und Verteilungsleukocytose.*

a) ist der Fall der TV-Injektion, wo nach Leukopenie eine bedeutende Leukocytose erfolgt und eine hochgradige Kernverschiebung in den neutrophilen Leukocyten zu bemerken ist.

b) ist der Fall der Pepton-Injektion, wo nach Leukopenie eine ungefähr so bedeutende Leukocytose wie bei a) erfolgt, aber fast gar keine Kernverschiebung in den neutrophilen Leukocyten zu bemerken ist.

Kaninchen-Körpergewicht	Verfahren	Zeit der Untersuchung	Leukocyten-zahl	Prozentsatz der Leukocyten								
				B	E	M	N			L	Mon	Pl
							J	St	S			
Nr. 7 2250 g	a) Injektion von Typhusvaccine	vor der Injektion	8500	4,3	1,0			4,7	18,3	69,7	1,7	0,3
		30 min nach der Inj.	4100	1,7					3,3	95,0		
		1 Std. nach der Inj.	3200	2,3				4,0	7,7	86,0	0,3	
		2 Std. nach der Inj.	1900	1,3			0,3	3,7	5,7	88,7		
		3 Std. nach der Inj.	2700	5,2				8,3	11,7	74,3		
		4 Std. nach der Inj.	3900	4,0			12,7	16,3	36,3	30,7		
		5 Std. nach der Inj.	7400				23,3	21,9	34,0	19,3	1,7	
		6 Std. nach der Inj.	14300	1,3			26,7	18,3	29,0	24,7		
		8 Std. nach der Inj.	23600	4,7			18,2	36,0	26,7	14,3		
		10 Std. nach der Inj.	10200	4,3	1,3		22,0	39,7	21,0	10,0	2,7	
		24 Std. nach der Inj.	17650	2,7	3,3		19,7	27,3	40,3	5,7	1,0	
Nr. 143 2080 g	b) Injektion von Peptonlösung	vor der Injektion	11150	1,0	0,5		0,5	20,5	58,5	19,0	0,5	
		direkt vor der Injektion	10600	0,5	1,0			19,5	58,5	18,0	3,0	
		1 Std. nach der Inj.	3400	1,0	0,5			17,0	26,0	54,0	1,0	
		2 Std. nach der Inj.	8800	1,0				30,5	58,0	12,5		0,5
		3 Std. nach der Inj.	15750		0,5			45,5	45,0	8,5	0,5	
		4 Std. nach der Inj.	19450		0,5		0,5	40,0	46,5	10,5	2,0	
		5 Std. nach der Inj.	21700	0,5				36,5	53,0	8,0	2,0	
		6 Std. nach der Inj.	22400	1,5				25,5	63,5	5,0	4,5	
		8 Std. nach der Inj.	23750	1,0				17,0	70,5	5,0	3,5	
		10 Std. nach der Inj.	20150	1,5				13,5	74,0	8,0	6,0	
		24 Std. nach der Inj.	15300	1,5	1,0			7,0	60,0	25,0	5,5	

Abb. 1. Das Schema des Verlaufes und der Verteilung der die Blutkörperchen regulierenden
Nervenfasern. ———— Die dicke Linie zeigt ihre
Verteilung, die durch Rückenmark hindurchgeht;
———— die dünne Linie zeigt die Verteilung, die
von N. vagus ermittelt wird; ········· die punktierte
Linie zeigt die Verteilung, die noch nicht sicher
festgestellt ist.

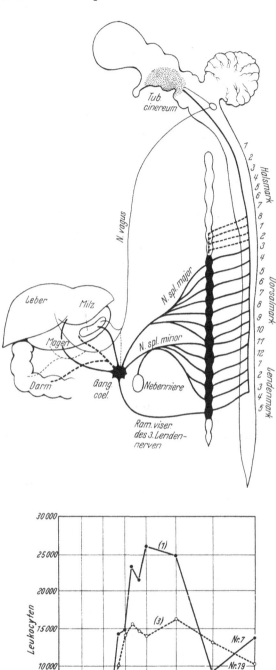

erfährt man, daß die regulierenden
Nerven durchs Rückenmark herun-
tergehen und zum Teil, von den
3. Dorsalnerven vermittelt, aus dem
Rückenmark gehen (Abb. 2). Ferner erfolgt eine Leukocytose, wenn
man nach dem Durchschneiden der
3. Dorsalnerven die 4. nicht beschädigt, sondern das Rückenmark
unmittelbar darunter durchschneidet. Es ist also klar, daß die regulierenden Nerven auch in den
4. Dorsalnerven enthalten sind. Es
hat sich auf diese Weise nach genauer Untersuchung herausgestellt,
daß 13 Rückenmarksnervenpaare,
von den 3. Dorsalnerven bis zu den
3. Lendennerven, die regulierenden
Nerven enthalten.

Wenn man nun den Nervus
splanchnicus major et minor (zusammen oder getrennt) und zugleich das Rückenmark in verschiedener Höhe durchschneidet,
um damit Beobachtungen anzustellen, so findet man, daß die
regulierenden Nervenfasern, welche
in den oberen 7 der vorgenannten
13 Rückenmarksnervenpaare enthalten sind, in den Nervus splanchnicus major und diejenigen in den
weiteren 5 Paaren in den Nervus
splanchnicus minor übergehen,
während solche im letzten Paar
ihren eigenen Verlauf nehmen. Damit ist auch bewiesen, daß der

Abb. 2. Die durch die TV-Injektion (1,0 cm³
pro kg) hervortretende Veränderung der Leukocyten. (1) beim normalen Kaninchen; (2) beim
Kaninchen, dessen Dorsalmark oberhalb des
3. Segments durchschnitten ist; (3) beim Kaninchen, dessen Dorsalmark unterhalb des 3. Segments durchschnitten ist. Bei (1) und (3) nimmt
die Leukocytenzahl zu, bei (2) nicht.

Nervus splanchnicus major et minor und der Eingeweideast der 3. Lendennerven zusammen in das Ganglion coeliacum hineinlaufen, und nebenbei ist bemerkt worden, daß der Nervus splanchnicus minor vor seinem Eingang in das Ganglion coeliacum einen Ast, der auch Blutkörperchen-regulierende Fasern enthält, in die Nebenniere hineinstreckt.

Es gibt Äste, die vom Ganglion coeliacum zu der Leber, der Milz, dem Magen und den Därmen führen. Wenn man unter diesen Ästen beim Durchschneiden den Leberast oder den Milzast nicht beschädigt, dann kann eine Leukocytose nach TV-Injektion erfolgen. Daraus ist zu ersehen, daß die regulierenden Nerven in Leber und Milz verbreitet sind.

Beim Normalkaninchen vermehren sich neutrophile Leukocyten mit der Steigerung der Temperatur durch Wärmestich, während bei Kaninchen, denen das Halsmark durchschnitten ist, die Steigerung der Temperatur auf diese Weise nicht erfolgt, aber die Vermehrung der neutrophilen Leukocyten doch nicht verhindert wird. Bei Kaninchen mit durchschnittenem Nervus vagus steigt die Temperatur, aber die Vermehrung der neutrophilen Leukocyten wird merklich gehemmt; bei solchen, bei denen zugleich das Halsmark und der Nervus vagus durchschnitten sind, erfolgt weder Steigerung der Temperatur durch Wärmestich noch Vermehrung der neutrophilen Leukocyten.

B. Die eosinophile Leukocyten beherrschenden Nerven.

Wenn man Normalkaninchen mit der Quarzlampe bestrahlt, so vermehren sich bei ihnen die eosinophilen Leukocyten. Diese Vermehrung wird durch das Durchschneiden des Rückenmarks in höherer Lage verhindert, wohl aber nicht unterhalb des 3. Dorsalmarksegments. Daher kann man annehmen, daß die eosinophile Leukocyten beherrschenden Nerven auf gleiche Weise verlaufen und verbreitet sind wie die neutrophile Leukocyten beherrschenden.

C. Die Monocyten-beherrschenden Nerven.

Wenn man Normalkaninchen Karmin unter die Haut der Ohrmuschel einspritzt, so vermehren sich die Monocyten, wenn man aber beim Durchschneiden des Halsmarks dasjenige des Nebennieren-Astes vom Nervus splanchnicus minor im Anschluß an die Abschneidung vom Ganglion coeliacum oder dasjenige des Nebennierenastes vom Nervus splanchnicus minor im Anschluß an das Durchschneiden des Leberastes u. dgl. vornimmt, so verursacht die Karmin-Injektion keine Vermehrung der Monocyten. Das beweist meines Erachtens, daß die Monocyten-beherrschenden Nerven gleichen Verlauf und gleiche Verbreitung haben wie die neutrophile Leukocyten beherrschenden.

D. Die Lymphocyten-beherrschenden Nerven.

Wenn man Normalkaninchen Keuchhusten-Vaccine einspritzt, so vermehren sich erst neutrophile Leukocyten und dann Lymphocyten. Ferner, bei Kaninchen mit durchschnittenem Halsmark erfolgt eine gleichgradige Vermehrung der neutrophilen Leukocyten nach derselben Vaccine-Injektion, nur daß sie sich mehr oder weniger verspätet, während die Vermehrung der Lymphocyten eben zu derselben Zeit und in gleichem Maße erscheint. Indessen gibt es zwar noch immer die Vermehrung der neutrophilen Leukocyten, wenn man den Nervus vagus im Bauche unter dem Zwerchfell oder den Leberast vom Nervus vagus durchschneidet, aber keine Vermehrung der Lymphocyten mehr. Bei weißen Ratten, die mit einer Temperatur von 55—60° C 5 min lang erwärmt werden, vermehren sich die Lymphocyten, und zwar auch nicht anders beim Durchschneiden des Rückenmarks, das wird erst durch das Durchschneiden des Nervus vagus verhindert. Daraus kann man den Schluß ziehen, daß die Lymphocyten vom Nervus vagus abhängig sind.

E. Die Erythrocyten-beherrschenden Nerven.

Bei Normalkaninchen, die in einen im Tiefdruck befindlichen Raum gesetzt werden, beginnt die Vermehrung der Erythrocyten; bei solchen, denen man zur Ader läßt, kommt die Zunahme der Reticulocyten vor, aber: bei Kaninchen, denen das Rückenmark über dem Austritt der 3. Dorsalnerven durchschnitten ist, bei denjenigen, denen der Eingeweideast der 3. Lendennerven zusammen mit dem Nervus splanchnicus major et minor durchschnitten ist, bei denjenigen, denen der Nebennierenast vom Nervus splanchnicus im Anschluß an die Abschneidung vom Ganglion coeliacum durchschnitten ist, und auch bei denjenigen, denen Leber- und Milzast vom Ganglion coeliacum durchschnitten sind, erfolgt weder Vermehrung der Erythrocyten durch Wirkung des Tiefdrucks noch die der Reticulocyten durch den Aderlaß. Daraus ergibt sich, daß die Erythrocyten-beherrschenden Nerven denselben Verlauf und dieselbe Verbreitung haben wie die neutrophile Leukocyten beherrschenden.

Nebenbei bemerkt: was die basophile Leukocyten oder Blutplättchen (Thrombocyten) beherrschenden Nerven betrifft, so haben anderweitige Versuche nach unseren erwähnten bestätigt, daß ihr Verlauf und ihre Verbreitung genauso beschaffen sind wie bei den neutrophilen Leukocyten und Erythrocyten beherrschenden Nerven, womit wir eine Bestätigung der Sache gefunden haben.

III. Der Mechanismus der nervösen Regulation der Blutkörperchen.

Die Veränderung der Zahl der Blutkörperchen wird in Zu- und Abnahme eingeteilt. Die Zunahme der Blutkörperchen wird durch die Förderung ihrer Bildung, das Zusammentreiben der Vorratsblutkörperchen und durch die Verminderung der zirkulierenden Blutplasmen bedingt, und die Abnahme der Blutkörperchen wird durch die Verringerung ihrer Bildung, ihre Zurückhaltung im Vorratsorgan, ihren übermäßigen Zerfall und durch die Vermehrung der zirkulierenden Blutplasmen nach unserer Meinung hervorgerufen. Die nervöse Regulation der Blutkörperchen bedeutet, daß das alles unter Wirkung der Nerven geschieht.

A. Die Förderung der Bildung der Blutkörperchen unter Wirkung der Nerven.

Wenn man Normalkaninchen eine TV-Injektion gibt, ihnen das Serum entzieht, sobald eine Leukocytose beginnt, und dann es anderen Normalkaninchen oder Kaninchen mit durchschnittenem Halsmark injiziert, so kommt die Leukocytose vor, während, wenn den Kaninchen, denen das Halsmark durchschnitten ist, die TV-Injektion benutzt wird, tritt keine Leukocytose bei ihnen in Erscheinung, so daß auch die Injektion ihres Serums bei anderen solche nicht mit sich bringt. Richtiger gesagt: die TV-Injektion bringt bei Normalkaninchen eigentlich erst eine Leukopenie hervor, aber das dabei gewonnene Serum kann immer dazu dienen, bei anderen durch Injektion eine Leukocytose von Anfang an entstehen zu lassen.

Das gleiche wurde auch bei dem Serum bewiesen, das gerade da gewonnen wird, wo die obengenannte Vermehrung von eosinophilen Leukocyten, Monocyten, Lymphocyten und Erythrocyten beginnt.

Ich bringe hier meine Meinung folgendermaßen vor, die Beachtung finden möchte.

1. Wenn man Normalkaninchen eine TV-Injektion gibt, so vermehren sich junge Zellen mit neutrophilen Leukocyten im Knochenmark, aber bei Kaninchen mit durchschnittenem Halsmark gibt es eine Vermehrung nach TV-Injektion nicht.

2. Wenn man Normalkaninchen eine Kollargol-Injektion gibt, so erfolgt die extramedulläre Blutbildung, aber nicht bei Kaninchen mit durchschnittenem Halsmark. Aber sie wird bei den letzteren dadurch ermöglicht, daß man ihnen das Serum einspritzt, das von obigen Normalkaninchen eben dann gewonnen wird, wenn eine Leukocytose nach TV-Injektion beginnt, wie eine derartige extramedulläre Blutbildung dann auch bei Normalkaninchen geschieht, denen man eine Kollargol-Injektion gibt.

Nach meiner vorstehenden Meinung ist anzunehmen, daß die Anregung des regulierenden Zentrums durch Reize für die Vermehrung der Blutkörperchen nicht unmittelbar in die blutbildenden Organe, sondern zuerst in Leber und Milz übermittelt wird, damit die Stoffe, welche die Bildung der Blutkörperchen bewirken, hier gebildet werden, durch humorale Übertragung auf die blutbildenden Organe einwirken und so die Bildung der Blutkörperchen beschleunigen. Ich habe einen Blutkörperchen erzeugenden Stoff, der in Leber und Milz gebildet wird, *Poetin* genannt, Poetine für allerlei Blutkörperchen, d. h. Neutropoetin für neutrophile Leukocyten, Eosinopoetin für eosinophile Leukocyten, Basopoetin für basophile Leukocyten, Monopoetin für Monocyten, Lymphopoetin für Lymphocyten, Erythropoetin für Erythrocyten und Thrombopoetin für Blutplättchen, haben sich alle schon bewährt.

B. Die Reduktion der Bildung der Blutkörperchen unter Wirkung der Nerven.

Wenn man Normalkaninchen eine Adrenalin-Injektion gibt, so entsteht erst die Leukocytose und dann die Leukopenie. Aber letztere geschieht bei den Kaninchen nicht, denen das Rückenmark in höherer Lage durchschnitten wurde. Wenn man Kaninchen das Blutserum einspritzt, das Normalkaninchen unmittelbar nach einer Adrenalin-Injektion, beim Eintritt der Leukopenie, entzogen wurde, so erfolgt die Leukopenie auch bei ihnen. Das Serum aber, das Kaninchen mit durchschnittenem Halsmark nach einer Adrenalin-Injektion entzogen ist, hat diese Wirkung nicht. Das bedeutet wohl, daß, wenn man Normalkaninchen eine Adrenalin-Injektion gibt, unter Wirkung der Nerven die Verminderung der Leukocyten beschleunigende Stoffe erzeugt werden, die auf das Knochenmark wirken und die Bildung der Neutrophilen Leukocyten verhindern.

Die Reduktion der Bildung der Blutkörperchen im Zusammenhang mit den regulierenden Nerven kann durch das Durchschneiden der Nerven, die die Erzeugung der Poetine übernehmen, noch klarer bestätigt werden.

Wenn man den Milzextrakt eines Kaninchens mit durchschnittenem Nervus splanchnicus einem anderen Kaninchen einspritzt, dann zeigt sich eine Anämie.

Die Einspritzung des Milzextraktes eines Kaninchens mit durchschnittenem Nervus vagus bewirkt die Vermehrung der Erythrocyten und Reticulocyten. Wenn man ferner Milzast oder Leberast eines Nervus splanchnicus (die Nerven, welche zwischen Ganglion coeliacum und Milz oder Leber verbreitet sind) durchschneidet, so vermindern sich Erythrocyten und Leukocyten, und auch Blutplättchen zeigen die Neigung dazu (Abb. 2; Tab. 2a). Das ist darauf zurückzuführen, daß die

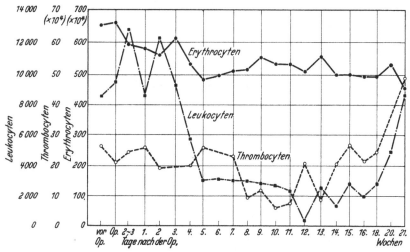

Abb. 3. Die Durchschneidung des Milzastes vom G. coel. ruft bei Kaninchen eine ziemlich lange Zeit dauernde Verminderung der Erythrocyten, Leukocyten und Thrombocyten hervor.

Tabelle 2a. *Während des Verlaufes der durch das Durchschneiden des Milzastes von G. coel. hervorgerufenen Anämie bei Kaninchen (Nr. 40) wurde das Blut bald im Stadium der starken Anämie, bald im Stadium der Erholung der Anämie entnommen.*
a Nr. 40.

Datum	Erythrocyten ($\times 10^4$)	Hb (%)	Reticulocyten (⁰/₀₀)	Blut-entnahme
Vor Operation	647	88	5	
Vor Operation	646	88	4	
Durchschneiden des Milzastes				
Nach 3 Tagen	625	80	6	
5 Tagen	564	73	4	
9 Tagen	556	71	3	
11 Tagen	618	79	21	A
13 Tagen	491	64	7	
16 Tagen	499	66	16	
18 Tagen	523	69	20	
20 Tagen	515	67	8	B
24 Tagen	488	64	17	
26 Tagen	449	56	12	
29 Tagen	440	55	18	
31 Tagen	401	52	57	
33 Tagen	464	58	111	C
37 Tagen	498	61	48	
41 Tagen	538	67	28	
44 Tagen	486	63	14	
47 Tagen	460	58	13	D
51 Tagen	441	56	21	

A und C Stadium der Erholung der Anämie.
B und D Stadium der starken Anämie.

Stoffe,welche die Entstehung der Blutkörperchen fördern, unter Wirkung des Nervus splanchnicus in Leber und Milz erzeugt werden. Wenn man Kaninchen, die durch das Durchschneiden des Leber- oder Milzastes vom Nervus splanchnicus anämisch geworden sind, das Serum entzieht und es anderen einspritzt, dann entsteht die Anämie auch bei diesen (Tab. 2 b). Das ist der Beweis, daß die

Tabelle 2 b. *Das Serum dieses Blutes wurde den anderen Kaninchen (Nr. 45) injiziert, damit wir untersuchen, ob nicht das Serum im Stadium der Anämie den Anämie-Stoff und im Stadium der Erholung das Erythropoetin enthalte. Das Resultat der Untersuchung war positiv.*
b Nr. 45.

Verfahren	Zeit der Untersuchung		Erythro-cyten ($\times 10^4$)	Hb (%)	Reticulo-cyten (%o)	Resultat
Serum-Inj. von A	Vor Inj.		630	83	3	Erythrocyten
	Nach Inj.	1 Std.	639	83	2	zugenommen
		2 Std.	687	86	7	
		4 Std.	724	89	13	
		6 Std.	621	82	4	
		8 Std.	617	83	2	
		10 Std.	633	84	3	
		24 Std.	611	81	4	
Serum-Inj. von B	Vor Inj.		533	70	32	Erythrocyten
	Nach Inj.	1 Std.	512	67	29	abgenommen
		2 Std.	494	65	30	
		4 Std.	453	62	23	
		6 Std.	512	66	28	
		8 Std.	525	67	31	
		10 Std.	515	65	35	
		24 Std.	469	63	18	
Serum-Inj. von C	Vor Inj.		460	64	19	Erythrocyten
	Nach Inj.	1 Std.	458	63	20	zugenommen
		2 Std.	463	65	25	
		4 Std.	491	66	32	
		6 Std.	478	66	44	
		8 Std.	467	64	33	
		10 Std.	452	63	18	
		24 Std.	452	62	23	
Serum-Inj. von D	Vor Inj.		483	72	26	Erythrocyten
	Nach Inj.	1 Std.	472	71	27	abgenommen
		2 Std.	429	67	22	
		4 Std.	403	65	16	
		6 Std.	441	67	19	
		8 Std.	456	66	25	
		10 Std.	458	67	23	
		24 Std.	503	74	18	

Anämie fördernde Stoffe in dem betreffenden Serum enthalten sind. Infolgedessen sollte man solche Erscheinung darauf zurückführen, daß nicht nur die Erzeugung der die Bildung der Blutkörperchen fördernden Stoffe durch das Durchschneiden des Nervus splanchnicus verhindert werden, sondern daß auch die Erzeugung der die Bildung der Blutkörperchen hemmenden Stoffe (Anämie fördernde Stoffe) durch Steigerung der Wirkung des fortbestehenden Nervus vagus verstärkt wird.

Es scheint mir, daß die Bildung der Blutkörperchen fördernden oder hemmenden Stoffe in der Leber in größerer Menge und in der Milz in kleinerer Menge

erzeugt werden. Die höhere und dauerndere Anämie erscheint durch das Durchschneiden des Leberastes vom Nervus splanchnicus als durch dasjenige des Milzastes vom Nerven. Überdies ist die Intensität im Verlaufe der Anämie in beiden
Fällen ziemlich schwankend, und diese Schwankung ist auffallend bei der Anämie
durch das Durchschneiden des Milzastes. Weiter, beim gleichzeitigen Durchschneiden des Leber- und Milzastes ist die Intensität der Anämie weniger schwankend
und dauernder.

**C. Die nervöse Regulation der Blutkörperchen, die durch die Ein- und Ausgabe
des Vorratsblutes vor sich geht.**

Es ist bekannt, daß Leber und Milz als Vorratsorgane des Blutes diese vom
Umlauf zurückhalten und nach Bedarf etwas vom Bestand an Blut ausströmen,
um den Blutumlauf zu regulieren, daß die Zurückhaltung des Blutes unter Wirkung des Nervus vagus geschieht und die Ausströmung des Blutes unter Wirkung
des Nervus splanchnicus im Gang ist, daß aber auch die Vorratsorgane bei der
Regulation des Blutumlaufs nicht allein das homogene Blut zurückhalten oder
ausströmen, sondern bald mehr Blutplasma, bald mehr Blutkörperchen in Bewegung setzen. Diese Tatsachen zeugen davon, daß die Ein- und Ausgabe des
Vorratsblutes in der Regulation der Zahl der Blutkörperchen eine große Rolle
spielen, und auch in unserer Forschung ist folgendes festgestellt:

1. Das Zusammentreiben der Leukocyten aus den Vorratsorganen.

Die Leukocytose nach Pepton-Injektion entsteht dadurch, daß die Leukocyten
im Vorrat aus der Leber zusammengetrieben werden. Genauer gesagt, gibt man
Normalkaninchen eine Pepton-Injektion, so entsteht unter Wirkung der Nerven ein
Stoff in der Milz, der im Gegensatz zum Pepton wirkt, zieht das Blutgefäß zusammen und vermehrt die Menge des Umlaufblutes. Hierbei kommt die Leukocytose zum Vorschein, indem die in der Leber aufgespeicherten Leukocyten zusammengetrieben werden. Dies wird bewiesen, wenn man einem Normalkaninchen
nach dem Beginn der Leukocytose das Serum entzieht und es einem anderen
Normalkaninchen oder einem Kaninchen, dem das Rückenmark in höherer Lage
durchschnitten ist, einspritzt; es tritt eine bedeutende Leukocytose ein, während
dieses Serum nach der Injektion bei einem Kaninchen, dem die Leber durch
Bildung einer Eckschen Fistel vom Blutumlauf ausgeschlossen ist, keine Leukocytose bewirken kann.

Nun, wir bemerken bei der Leukocytose, welche durch die Bildung des Poetins
erscheint, die linksseitige Verschiebung des Leukocytenkerns, weil der junge Typus
aus dem Knochenmark herauskommt, aber keine Verschiebung bei der durch die
Pepton-Injektion verursachten Leukocytose, weil sich die Vorratsleukocyten
zeigen (Tab. 1, b).

2. Die Zurückhaltung der Leukocyten in den Vorratsorganen.

Wenn das Medulan (Knochenmarkpräparat) das Knochenmark durchströmt,
so werden eine Menge Leukocyten zusammengetrieben. Aber die intravenöse
Injektion beim Ohr eines Normalkaninchens bewirkt keine Leukocytose im peripheren Blut, während sie bei einem Kaninchen, dem das Rückenmark in höherer
Lage durchschnitten ist, oder bei einem Kaninchen mit einer Eckschen Fistel
eine Leukocytose zur Folge hat. Die Leukocytose erfolgt im ersten Fall eben darum

nicht, weil die aus dem Knochenmark kommenden Leukocyten in der Leber zurückgehalten werden, wohl aber im zweiten und dritten Falle gerade deswegen, weil sie dort nicht zurückgehalten werden.

3. Das Zusammentreiben der Erythrocyten aus den Vorratsorganen.

Das einfachste Beispiel ist die Aderlaßanämie.

Wenn man nach dem Aderlaß das periphere Blut und das Leberblut vergleicht, so stellt es sich heraus, daß das letztere anämischer ist. Das beruht darauf, daß das Vorratsblut zusammengetrieben wird, um den Mangel am peripherischen Blut zu ersetzen. Wenn man ein Kaninchen unter Tiefdruck setzt, so vermehren sich die Erythrocyten im peripheren Blut, während sie sich im Vorratsorgan vermindern. Das ist eine Erscheinung, bei der der Bedarf der Peripherie mit dem Vorratsblut gedeckt wird.

Nur ist das Zusammentreiben des Vorratsblutes die Ersetzung eines einstweiligen Mangels, so daß, wenn es der Bedarfsmenge der Blutkörperchen nicht genügt, das Poetin erzeugt wird und auf das Organ der Blutbereitung wirkt, bis die Ergänzung erfolgt.

4. Die Zurückhaltung der Erythrocyten in den Vorratsorganen.

Wenn man im allgemeinen artfremde Suspensionen oder kolloidale Lösungen wie Tusche, Zinnober, Kollargol u. dgl. für die Injektion bei Normalkaninchen benutzt, so bewirken sie eine Anämie, weil die eingespritzten Fremdstoffe vom Vorratsorgan, dem reticuloendothelialen System, eingenommen werden, wobei das Blut stockt und die Erythrocyten zurückgehalten werden. Bei Kaninchen, denen das Rückenmark in höherer Lage durchschnitten wurde, oder bei solchen mit durchschnittenem Leberast des Nervus splanchnicus gibt es diese Zurückhaltung der Fremdstoffe nicht, und so kann diejenige der Erythrocyten nicht erfolgen.

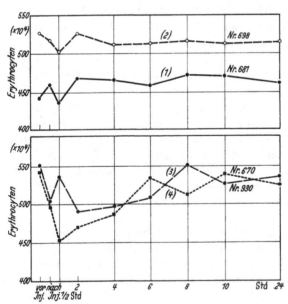

Abb. 4. Anämie-Stoff im Blutserum des durch Tusche-Injektion anämisch gewordenen Kaninchens.(1) Serum des Ohrvenenblutes; (2) Serum des Pfortaderblutes; (3) Serum des Lebervenenblutes, normalen Kaninchen injiziert; (4) Serum des Lebervenenblutes dem Kaninchen, dessen Rückenmark oberhalb des 3. Dorsalsegments durchschnitten ist, injiziert. Bei (1) und (2) findet sich nur eine geringe Menge von Anämie-Stoff, deswegen ist die Anämie nur angedeutet. Bei (3) und (4) findet sich Anämie-Stoff, daher tritt die Anämie deutlich auf.

Das Serum von Normalkaninchen, die nach der Tusche-Injektion anämisch geworden sind, ruft auch bei anderen nach der Injektion eine Anämie hervor (Abb.4).

Das ist also eine Art von Anämie fördernden Stoffen (A). Wie gesagt, entsteht eine Anämie auch bei Kaninchen mit durchschnittenem Leber- oder Milzast des Nervus splanchnicus, und ihr Serum hat die Kraft, die Anämie zu fördern (B). A ist also vorhanden bei Kaninchen mit unbeschädigtem Nervus splanchnicus und B bei solchen mit durchschnittenem (Tab. 3). Sowohl A als B haben nach der Injektion die Anämie zur Folge, indem A Erythrocyten im Vorratsorgan zurückhält und B die Funktion des Knochenmarks hemmt.

Tabelle 3. *Die 2 Arten des Anämiestoffes von der Zeitdauer des „aus dem Blut Verschwindens"*
der injizierten Tusche beobachtet.

Nr.	Verfahren	Untersuchungs-zeit	Erythro-cytenzahl (Millionen)	Hämo-globin (%)	Tuschefarbe in Plasma
(1) 82	Tuschelösung-Injektion vor dem Herausschneiden der G. coel.	vor Inj.	558	78	(—)
		1 Std. nach Inj.	496	70	(+++)
		2 Std. nach Inj.	490	70	(+)
		3 Std. nach Inj.	464	65	(—)
		5 Std. nach Inj.	472	68	(—)
		8 Std. nach Inj.	482	70	(—)
	Tuschelösung-Injektion nach dem Herausschneiden der G. coel.		511	70	(—)
			564	75	(+++)
		wie oben	568	75	(+++)
			552	72	(+)
			556	71	(—)
			536	69	(—)
(2) 87	Injektion von Tusche allein		669	98	(—)
			657	98	(+++)
		wie oben	680	105	(++)
			672	102	(+)
			635	100	. (—)
			641	95	(—)
	Injektion von Tusche und Serum zusammen		621	92	(—)
			600	89	(+++)
		wie oben	580	86	(++)
			572	85	(+)
			543	82	(—)
			561	85	(—)
(3) 83	Injektion von Tusche allein		553	81	(—)
			575	86	(+++)
		wie oben	562	84	(++)
			558	84	(+)
			548	81	(—)
			539	80	(—)
	Injektion von Tusche und Serum zusammen		512	78	(—)
			480	75	(+++)
		wie oben	459	70	(+)
			449	68	(—)
			446	67	(—)
			460	70	(—)

5. Die periphere Anämie durch das Zusammentreiben der Blutplasmen aus dem Vorratsorgan.

Bei Normalkaninchen tritt bei der Pepton-Injektion die Leukocytose ein, wie es oben erwähnt ist. Dabei vermindern sich Erythrocyten im peripheren Blut, und es kommt zur Anämie. Das hat seinen Grund darin, daß das Blut nicht als Ganzes, sondern nur mehr Blutplasmen mobilisiert werden.

6. Der übermäßige Zerfall der aufgespeicherten Blutkörperchen.

Wie oben gesagt, werden Erythrocyten im reticuloendothelialen System, d. h. dem Vorratsorgan des Blutes bei der Einspritzung der artfremden Suspensionen und der kolloidalen Lösungen zurückgehalten. Wenn die Injektion nur einmal vorgenommen wird, so ist die Zurückhaltung der Erythrocyten vorübergehend, nach 12—24 Std. wird sie eingestellt und die Anämie verschwindet. Wird aber die Injektion wiederholt, so erreicht die Anämie einen hohen Grad, sie dauert noch einige Tage nach der Einstellung der Injektion an und kann dann nur allmählich verschwinden. Denn diese Anämie ist von der Art, daß sie nicht bloße Abnormität der Verteilung ist, weil die Erythrocyten nach langer Zurückhaltung zerfallen müssen, sondern nach der Erledigung der Fremdstoffe bedarf sie der Ergänzung mit neugebildeten Erythrocyten, weil die ganze Menge der Erythrocyten kleiner geworden ist.

Daß die Erythrocyten durch wiederholte Einspritzung der Fremdstoffe übermäßig zerfallen, kann man aus dem Zustand der Absonderung des Gallenfarbstoffes schließen. Der Beweis dafür ist, daß die Absonderungsmenge der Galle nach wiederholter Einspritzung von Tusche u. dgl. erheblich vermehrt wird.

D. Organe, die zuerst die äußeren Reize empfangen, die die Zahl der Blutkörperchen verändern.

Wenn man Normal-Kaninchen die Emulsion von Ankylostoma injiziert, so erfolgt die Anämie, das Serum von solchen Kaninchen enthält einen die Anämie fördernden Stoff. Anders gesagt: mag die Emulsion von Ankylostoma auch das Knochenmark durchströmen, es gibt doch keinen Unterschied zwischen der Zahl der Erythrocyten der zuführenden Arterie und derjenigen der zuführenden Vene, wenn aber das obige Serum das Knochenmark durchströmt, so enthält das Blut der zuführenden Vene weniger Erythrocyten als das der zuführenden Arterie.

Nun wollen wir alle Milzvenen unterbinden, um die Milz vom allgemeinen Umlauf zu trennen, sodann eine Kanüle in die Milzvene einstecken, um das Venenblut in ein Reagenzglas zu leiten und in die Milzarterie die Emulsion von Ankylostoma einspritzen, um dann das Serum nach dem Verlauf einer bestimmten Zeit zu scheiden. Falls dieses Serum das Knochenmark durchströmt, erfolgt die Anämie in den zuführenden Venen. Wenn wir aber auch an den Kaninchen mit durchschnittenem Nervus splanchnicus oder mit durchschnittenem Milzast ähnliche Versuche machen, so kann das Serum, welches das Knochenmark durchströmt, doch keine Anämie in den zuführenden Venen herbeiführen.

Wenn man Normalkaninchen eine TV-Injektion gibt, so sieht man ein Neutropoetin entstehen, und wenn man auf obige Weise die Milz von TV durchströmen läßt und das Serum der Milzvene nach einer bestimmten Zeit gewinnt, so erfolgt beim Durchströmen des Serums durchs Knochenmark die Leukocytose in den zuführenden Venen (Abb. 5). Stellt man anderseits einen gleichen Versuch an Kaninchen mit durchschnittenem Milzast des Nervus splanchnicus an, so hat das diesmalige Serum bei der Durchströmung des Knochenmarks keine Kraft, eine Leukocytose zu verursachen.

Weil in diesen zwei Versuchen die Emulsion von Ankylostoma und TV, welche in die Milzarterien eingespritzt werden, nicht außerhalb der Milz sein können, empfängt kein anderes Organ als die Milz die von ihnen kommenden Reize auf unmittelbare Weise. Es ist also anzunehmen, daß in diesem Falle die Milz solche Reize, die von der Emulsion von Ankylostoma und TV herrühren, empfängt, und hier unter Wirkung der Nerven ein die Anämie befördernder Stoff, ein Neutropoetin, erzeugt wird.

Es ist schwer, ähnliche Versuche an der Leber anzustellen, aber aus obigen Experimenten ist ersichtlich, daß die hauptsächlichen Organe, welche zuerst äußere, die Zahl der Blutkörperchen verändernde Reize empfangen, Leber und Milz sind, und unter Wirkung des Zentrums, dem die empfangenen Reize übertragen werden, die regulierenden Stoffe in Leber und Milz hervorgebracht werden.

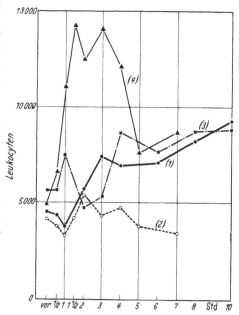

Abb. 5. Durchströmungsversuch durch das Knochenmark mit verschiedenen Substanzen. (1) mit dem physiologischen Kochsalzlösung; (2) mit dem Serum eines normalen Kaninchens; (3) mit dem Typhusvaccin; (4) mit dem Neutropoetin (Gesamte Häm.).

IV. Die nervöse Regulation und die Funktion der Blutkörperchen.

Bei meinen oben erwähnten Versuchsergebnissen handelt es sich ausschließlich um die Beobachtung in bezug auf die Veränderung der Zahl der Blutkörperchen. Es hat fast gar keine Untersuchung darüber gegeben, auf welche Weise die Veränderung der nervösen Regulation auf die Gestalt oder die Funktion der Blutkörperchen wirkt. Wir haben untersucht, was für einen Einfluß das Durchschneiden der Nerven auf die KURIHARAsche Indexziffer ausübt, daß bei Normalkaninchen und bei Kaninchen, denen das Rückenmark in einer niedrigen Lage durchschnitten wurde, die TV-Injektion eine Leukocytose bewirkt und die KURIHARAsche Indexziffer für eine Zeit zunimmt (kinetische Reduktion), aber endlich abnimmt (kinetische Steigerung), während bei Kaninchen mit durchschnittenem Halsmark keine Leukocytose eintritt, und die KURIHARAsche Indexziffer nicht abnimmt, sondern nur zunimmt. Wir haben dabei festgestellt, daß die Zahl der Leukocyten, welche am Deckglas kleben, bei den Normalkaninchen größer und bei den Kaninchen mit durchschnittenem Halsmark kleiner ist. Ferner erhielten wir dasselbe Ergebnis, als wir TV und Neutropoetin in die Suspensionen der Leukocyten mengten und Beobachtungen anstellten.

V. Die zentralnervöse Regulation der Blutkörperchen und die Bauchorgane.

A. Die Leber.

Schon aus obigen Experimenten wird klar, daß die Leber für den Mechanismus der nervösen Regulation der Blutkörperchen von großer Bedeutung ist. Wir haben aber noch einige interessante Tatsachen zu bemerken.

1. Die den Verbrauch des Sauerstoffs verstärkende Wirkung bei den Erythrocyten.

Wenn man das Leberextrakt in die Suspensionen der Erythrocyten mengt, so wird der Verbrauch des Sauerstoffs bei den Erythrocyten auf multiplizierende Weise verstärkt. Dagegen gibt es in dem Serum eines Normalkaninchens keine Kraft, den Verbrauch des Sauerstoffs bei den Erythrocyten auf gleiche Weise zu vermehren. Bei Kaninchen, die durch Aderlaß anämisch gemacht worden sind, wird die multiplizierende Wirkung des Leberextrakts vermindert und diejenige des Serums verstärkt. Bei Kaninchen mit durchschnittenem Halsmark aber fällt die Wirkung des Leberextrakts, die bei den Erythrocyten den Verbrauch des Sauerstoffs multiplizierend verstärkt, und auch nach dem Aderlaß ist der Übergang dieser Wirkung von der Leber ins Serum nicht bemerkbar.

2. Die Regulation der Blutkörperchen und die Ecksche Fistel.

Wenn man Normalkaninchen eine TV-Injektion gibt, so erfolgt eine Leukocytose, das ist aber nicht der Fall nach der TV-Injektion bei Kaninchen mit einer Eckschen Fistel. Jedoch kann die Neutropoetin-Injektion eine Leukocytose auch bei solchen Kaninchen bewirken. Das ist der Beweis dafür, daß die Erzeugung des Neutropoetins der Leber bedarf.

3. Die Regulation der Blutkörperchen und die Gallenfistel.

Die TV-Injektion verursacht wie gesagt eine Leukocytose bei Normalkaninchen, die Einspritzung des dabei gewonnenen Serums kann bei Normalkaninchen oder bei Kaninchen mit durchschnittenem Halsmark dieselbe Wirkung erzielen. Dagegen ist die Entstehung der Leukocytose, die bei Kaninchen mit einer Gallenfistel nach TV-Injektion und bei Normalkaninchen nach der Einspritzung des dabei gewonnenen Serums zu bemerken ist, bei Kaninchen mit durchschnittenem Halsmark nicht möglich. Wenn man Kaninchen mit einer Gallenfistel und mit Galle versieht und ihnen dann eine TV-Injektion gibt, so bewirkt die Einspritzung ihres Serums sowohl bei Normalkaninchen als bei Kaninchen mit durchschnittenem Halsmark eine Leukocytose ganz und gar in derselben Weise wie die Einspritzung von TV bei Normalkaninchen. Das gilt auch von der Erzeugung des die Anämie fördernden Stoffes, bei den durch die Tusche-Injektion anämisch gewordenen Kaninchen, wie wir es bemerkten. Mit anderen Worten, wenn man Normalkaninchen eine Tusche-Injektion gibt, so zeigt sich eine Anämie, die Einspritzung des dabei gewonnenen Serums bringt diese auch bei Normalkaninchen und bei Kaninchen, denen das Rückenmark in höherer Lage durchschnitten ist, mit sich, während die Tusche-Injektion bei Kaninchen mit einer Gallenfistel und ihr dabei gewonnenes Serum auch bei anderen Normalkaninchen die Anämie hervorrufen, aber nicht bei Kaninchen, denen das Rückenmark in höherer Lage durchschnitten wurde. Wenn man aber Kaninchen mit einer Gallenfistel nun mit Galle versieht und ihnen eine Tusche-Injektion gibt, so macht ihr Serum die Kaninchen, denen das Rückenmark in höherer Lage durchschnitten ist, anämisch wie die Tusche-Injektion bei Normalkaninchen.

Das alles beweist, daß die Erzeugung von Neutropoetin, die Anämie fördernden Stoffe u. dgl. des Umlaufes der Galle durch Därme und Leber bedarf.

4. Das Befinden des Leberastes des Nervus splanchnicus und die Regulation der Blutkörperchen.

Die Anämie, welche durch intravenöse Injektion von artfremden Suspensionen oder kolloidalen Lösungen wie Tusche u. dgl. erscheint, liegt daran, daß ein sie fördernder Stoff unter Wirkung des Leberastes vom Nervus splanchnicus in der Leber erzeugt wird, während diejenige, welche durch das Durchschneiden des Leberastes vom Nervus splanchnicus erfolgt, davon kommt, das die Erzeugung des Neutropoetins verhindert und zugleich diejenige eines die Funktion des Knochenmarks reduzierenden Stoffes (eines andern die Anämie fördernden Stoffes als oben erwähnt) belebt wird, wie schon beschrieben. Ferner ist die Anämie, hervorgerufen durch das Durchschneiden des Leberastes vom Nervus splanchnicus, von hyperchromer und makrocytärer Art, und zur Heilung dieser Art Anämie sind Folsäure und Vitamin B_{12} ganz wirkungsvoll. Wenn aber die Verordnung der Arzneimittel eingestellt wird, so wird die Anämie wieder stärker. Warum kann sie denn durch Verordnung von Folsäure oder Vitamin B_{12} nicht ganz geheilt werden? Weil es nicht allein am Mangel dieser Stoffe liegt, sondern die Stoffe, die infolge des Durchschneidens des Nervus splanchnicus an der Veranlassung der die Anämie beschleunigenden Wirkung teilnehmen, aufs Knochenmark wirken und dessen Funktion schwächen — soweit uns bekannt ist.

B. Die Milz.

Die Erzeugung von Poetin und von die vorstehenden zweierlei Anämien beschleunigenden Stoffe unter Mitwirkung der Nerven geht sowohl in der Leber als in der Milz vor sich, und zwar ist solche Erzeugung auch möglich nach Exstirpation der Milz. Derartige Stoffe befinden sich am meisten in den Lebernerven, sie können vielmehr als das Produkt der Leber betrachtet werden. Außerdem, wenn man TV in die Milzarterie einspritzt und das Serum des Milzvenenbluts durch das Knochenmark durchströmt, so enthält dieses Serum ein Neutropoetin, wenn man die Emulsion von Ankylostoma in die Milzarterie einspritzt und das dadurch gewonnene Serum des Milzvenenbluts das Knochenmark durchströmt, so schließt dieses Serum einen die Anämie befördernden Stoff in sich. Damit kann bestätigt werden, daß Neutropoetin und andere anämiefördernde Stoffe auch in der Milz erzeugt werden, und zwar wegen der Größe der Organe mehr in der Leber und weniger in der Milz.

Aber unter den regulierenden Stoffen gibt es auch solche, welche in der Milz erzeugt werden und auf die Leber wirken. Wenn man Pepton einspritzt, so wird das Vorratsblut aus der Leber, besonders aber Blutplasma und Leukocyten zusammengebracht, und es entstehen Anämie und Leukocytose im peripheren Blut, wie oben gesagt. Nur ist diese Erscheinung weder bei Kaninchen mit Milzexstirpation noch bei solchen mit durchgeschnittenem Milzast des Nervus splanchnicus zu beobachten.

Die Anämie, die bei Kaninchen mit durchschnittenem Milzast des Nervus splanchnicus hervortritt, zeigt sich leicht hypochrom und mikrocytär, und für ihre Heilung ist Eisen wirksamer als Folsäure und Vitamin B_{12}. Das ist im Gegensatz zu der Tatsache interessant, daß die Anämie bei Kaninchen mit durchschnittenem Leberast des Nervus splanchnicus hyperchrom und makrocytär ist und Leberpräparate, Folsäure und Vitamin B_{12} zu ihrer Heilung helfen.

C. Die Nebenniere.

Bevor der Nervus splanchnicus minor ins Ganglion coeliacum eintritt, streckt er einen Ast in die Nebenniere aus und enthält Blutkörperchen regulierende Nervenfasern. Das ist schon beschrieben worden, und Näheres soll jetzt noch untersucht werden.

D. Magen und Därme.

Wenn wir die Nervenäste zwischen Ganglion coeliacum und Magen oder Därmen durschneiden, so erfolgt die Anämie. Diese Art Anämie kann ungefähr nach einem Monate wieder heilen. In dem Serum dieses anämischen Kaninchens ist kein anämiefördernder Stoff enthalten. Das alles haben wir erkannt und sind am Werke, Näheres zu untersuchen.

VI. Die nervöse Regulation der Blutkörperchen und die Klinik.

Die obige Darstellung über den Regulationsmechanismus baut sich fast immer auf die Tierversuche auf, und die klinisch beobachtete Bewegung der Blutkörperchenzahl ist unseren künftigen Untersuchungen vorbehalten. Aber die Ergebnisse, die man in den Tierversuchen aufzuweisen hat, können wohl im großen und ganzen auch in der Klinik bei den Menschen Anwendung finden, wie derartige Beispiele dann auch auszuführen sind.

1. Die klinische Verwendung von Poetin.

Verordnet man den an der Anämie von hypochromer Art Leidenden Eisenmittel, so vermehren sich fürs erste Reticulocyten, und dann heilt die Anämie. Wollen wir nun Kaninchen das Serum der Leidenden vor ihrer Heilung (A), während derselben (B) und nach ihrer Genesung (C) injizieren und dabei den jeweiligen Wechsel der Reticulocyten beobachten! Es gibt keine erhebliche Veränderung der Zahl der Reticulocyten bei A und C, wohl aber eine bedeutende Vermehrung derselben bei B. Das beweist wohl, daß B das Erythropoetin, wie wir es nennen, in sich enthält. Bei den Patienten, welche durch Ankylostoma anämisch geworden sind, vermehren sich eosinophile Leukocyten. Wenn man Kaninchen das Serum solcher Blutarmen vor der Abtreibung der Würmer (A) und in der Zeit der Verminderung eosinophiler Leukocyten danach (B) injiziert, so findet man bei A die Vermehrung eosinophiler Leukocyten, wohl aber keine bei B. Das kommt wohl davon, daß A das Eosinopoetin enthält.

2. Die vorübergehende Anämie infolge der Verteilungsanomalie der Erythrocyten.

Bei den Malariaanfällen erfolgt eine Anämie. Man hat bisher geglaubt, diese entstehe dadurch, daß Erythrocyten um so weniger werden, als sie infolge der Ansiedlung von Plasmodien zerfallen. Aber derartige Anämie heilt mehr oder weniger nach jedem Anfall. Die Hauptursache dieser Anämie ist als Verteilungsanomalie der Erythrocyten aufzufassen, welche zugleich im reticuloendothelialen System zurückgehalten werden, wenn die heterogenen, beim Malariaanfall entstandenen Stoffe darin einer Erledigung bedürfen, wie bei der Anämie der Kaninchen nach Tusche-Injektion. Denn wenn die betreffende Anämie wirklich durch Zerfall der Erythrocyten entstünde, so würde sie gleich nach dem Ende des Anfalls nicht heilen können. Wenn der Anfall widerholt wird, so bedarf die Heilung der

Anämie naturgemäß einer bestimmten Zeit, weil die Erythrocyten durch lange Zurückhaltung übermäßig zerfallen, wie bei Kaninchen nach wiederholter Tusche-Injektion.

Wenn wir das Blutbild beobachten, welches bei zum therapeutischen Zweck künstlich hervorgerufenen Malariaanfällen und Fieberanfällen durch TV-Injektion erscheint, so vermindern sich beim ersten Anfall die Erythrocyten um 400 000—800 000, aber stellen sich nach 24 Std. auf ihren früheren Wert wieder ein. So haben wir beim Versuch von 10 aufeinanderfolgenden Malariaanfällen gefunden, wie sie da um 1 500 000—1 800 000 weniger geworden sind, um dann zur Wiederherstellung etwas über 20 Tage zu brauchen. Von der 4. Std. nach dem Beginn des Anfalls infolge der TV-Injektion haben sich die Blutmenge in geringem Maße und die Menge der Blutkörperchen merklich vermindert, die Menge der Blutplasmen dagegen vermehrt. Ebenso war es auch mit der Veränderung der Menge des Umlaufblutes beim Malariaanfall.

3. Die klinische Anämie und anämiefördernde Stoffe (die im Serum der Kranken enthaltenen anämiefördernden Stoffe).

Wenn man Kaninchen das Serum der an der durch Ankylostoma verursachten Anämie, an der BANTISchen Krankheit, an der WEILschen Krankheit, an der Lebercirrhose Leidenden unter die Haut injiziert, so erfolgt eine Anämie, die ganz anders als bei der Injektion des Serums von den Gesunden ist. In jenem Serum ist das Vorhandensein der anämiefördernden Stoffe zu bemerken. Und es ist auch bestätigt worden, daß die anämiefördernden Stoffe in den Seren der Kranken durch Abtreibung der Würmer bei Ankylostomaanämie und durch Exstirpation der Milz bei der BANTISchen Krankheit verschwinden. Welche der zwei Arten von anämiefördernden Stoffen, die durch Tierversuche klar geworden sind, den anämiefördernden Stoffen, die in der obigen klinischen Anämie bemerkbar sind, entsprechen, erbringen unsere jetzigen Untersuchungen. Aus der Dauerzeit der Anämie infolge der Injektion des Serums der Kranken kann man schließen, daß die betreffenden Stoffe denjenigen anämiefördernden bei der Anämie durch Durchschneiden des Nervus splanchnicus ähnlich sind, d. h. die Anämie hat a) eine kurze Zeit, wenn man die anämiefördernden Stoffe, die bei der Tusche-Injektion gewonnen worden sind, injiziert, während sie b) eine etwas längere Zeit hat, wenn man die anämiefördernden Stoffe injiziert, die durch das Durchschneiden des Nervus splanchnicus gewonnen worden sind, und c) eine lange Zeit bei der Injektion des Serums vom Ankylostoma anämisch Gewordenen. Ferner, im Serum des durch Ankylostoma anämisch gewordenen Menschen gibt es keine Wirkung, die das Einnehmen der Fremdstoffe ins reticuloendotheliale System steigert. Das hat eine Ähnlichkeit mit der Anämie bei Kaninchen mit durchschnittenem Nervus splanchnicus.

Außerdem ist die Anämie bei der Lebercirrhose von hyperchromer und makrocytärer Art, aber diejenige bei der BANTISchen Krankheit ist von hypochromer und mikrocytärer Art. Das ist sehr interessant im Vergleich mit den besagten Versuchsergebnissen, daß das Durchschneiden des Leberastes des Nervus splanchnicus die Anämie von hyperchromer und makrocytärer Art, dagegen dasjenige des Milzastes des Nervus splanchnicus solche von hypochromer und mikrocytärer Art hervorruft.

Die Regulierung des morphologischen Blutbildes.

Von

VIKTOR SCHILLING (Rostock/Deutschland).

Mit 14 Abbildungen.

Referat.

Die Vorstellung von einer „gesetzmäßigen Regulierung" des scheinbar so veränderlichen und labilen Blutbildes hat sich erst langsam durchgesetzt. Wohl kannten EHRLICH, NAEGELI, PAPPENHEIM und TÜRK schon den Wechsel zwischen Neutrophilie akuter Erkrankungen und den postinfektiösen Lymphocytosen, aber sie waren weit davon, darin eine feste Regel zu sehen. Man war damals mehr auf die Auffindung möglichst differenter diagnostischer Blutveränderungen bedacht. Der um 1910 unternommene Versuch von BERTELLI, FALTA und SCHWEEGER *(1)* das Blutbild durch die von EPPINGER aufgestellte Lehre von der gegensätzlichen Sympathiko- und Vagotonie zu erklären, war trotz guter Anfänge [BAYER *(2)*] mit der allgemeinen Ablehnung des Begriffes in der Klinik ohne Wirkung geblieben, zumal die Versuche mit entsprechenden Pharmaka wegen der Schwierigkeit der experimentellen Blutuntersuchungen zu widerspruchsvoll verliefen. Der führende Hämatologe NAEGELI *(3)* stand bis zuletzt (1931) auf einem ablehnenden Standpunkt. Er hatte seine Grundauffassung in dem oft wiederholten Satze 1912 festgelegt: „Echte Leukocytose ist eine Funktion des Knochenmarkes, echte Lymphocytose ist eine Funktion des lymphatischen Systems." Noch in der letzten Auflage 1931 hieß es: „Wir halten also die Leukocytose und Leukopenie als den morphologischen Ausdruck hochgradiger biologischer Änderungen in der Knochenmarkfunktion." Das Knochenmark habe nur Gefäßnerven. Man war auch allgemein der Ansicht, daß die verschiedenen Blutzellsysteme *unabhängig in absoluten Zahlwerten* reagierten. So konnte ARNETH *(4)* mit seinen von 1904—1920 etwa durchgeführten, peinlich genauen Blutzelluntersuchungen über die Links- und Rechtsverschiebung nach Kriterien am Kern und Protoplasma behaupten, daß er dadurch zuerst Ordnung in das „Chaos" der klinischen Blutbefunde gebracht hätte. Er basierte seine Beobachtungen auf die *Lehre vom Verbrauch und Ersatz*, die er direkt aus seinen qualitativen Blutbildern abzulesen vermeinte, doch berücksichtigte er meines Erachtens zu wenig die Bedeutung der *Degeneration*, d. h. der mangelhaften Funktion der hämatopoetischen Organe, und die degenerative Schädigung der kreisenden Zellen ohne Ersatz [SCHILLING *(5, 6, 7, 8)*]. Sicher aber hatte er eine Möglichkeit gefunden, die vielfach noch herrschenden Vorstellungen einer nur verschiedenen Verteilung der Leukocyten [JAKOB und GOLDSCHEIDER u. a. *(9)*], die auf bestimmte physiologische Reizzustände einzuschränken waren [SCHILLING *(10, 11)*], wirksam zu widerlegen, denn nun ließen sich die auftretenden Zellen als wirklich neue erweisen. Durch meine [SCHILLING *(12, 13)*] von 1908—1913 durchgeführte *Abtrennung der Monocyten*, die 1913 durch die großen Karminversuche ASCHOFF-KIYONOS *(14)*, KIYONOS *(15)* 1914 über das retikuläre Zellsystem ihre Bestätigung fand, wurde der NAEGELISCHE Dualismus der Blutsysteme, des myeloischen und lymphatischen, um einen neuen Stamm, den der Bluthistiocyten (Monocyten) zum *Trialismus* erweitert [SCHILLING *(16, 17)*], was sich bis in die neueste Zeit als sehr fruchtbar erwies [Übersichten: SCHILLING *(18, 19)*, 1950, 1951] und vielfache Anerkennung fand [u. a. ASCHOFF, SCHITTENHELM, Handbuch 1925 *(20)*;

HOFF (*21, 22*); HEILMEYER und BEGEMANN (*23*)], aber auch die Probleme komplizierte. Eine gegensätzliche Beziehung zwischen myeloischem und lymphatischem System war bereits von EHRLICH u. a. angenommen. SCHILLING trat stets für die Auffassung ein, *daß die relative Zusammensetzung des Blutbildes auf innerer Harmonie beruhte*, wie im Schnittbild eines Organes mit seinen relativen Verhältnissen zwischen Parenchym, Gefäßen, Bindegewebe, die nur pathologisch gestört wird.

Erst die vielhundertfache Erfahrung mit dem vereinfachten *Hämogramm* [SCHILLING (*7, 24, 25*) 1910—1912] gestattete es, 1922 die allgemeine Vorstellung einer „strengen Gesetzmäßigkeit des Blutbildes" [SCHILLING (*24*) 1911] in den ersten gesetzartigen Regeln für die Blutbildgestaltung festzulegen [SCHILLING (*26*)]:

1. (In Anlehnung an das ARNDT-SCHULTZsche biologische Grundgesetz.): „Geringe Reize bewirken nur funktionelle Änderungen im Leukocytenbilde, mittlere wirken formativ durch die leukopoetischen Organe, starke wirken auf die Ausbildung der Einzelzelle, stärkste hemmen durch Erlahmen der zentralen und Zerstörung der peripheren Zellen.

2. Bei den meisten Infektionsprozessen folgen dem Reiz zuerst die Neutrophilen, dann die Monocyten, zuletzt die Lymphocyten. Die Verschiedenheit der infektiösen Blutbilder beruht auf der zeitlichen Verschiebung dieser drei Phasen gegeneinander, und auf

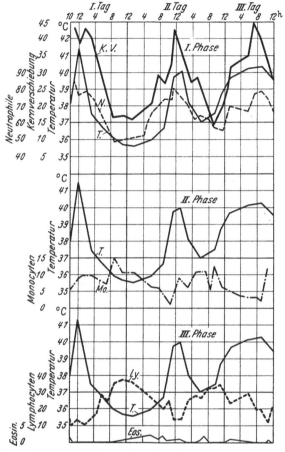

Abb. 1. *Biologische Leukocytenkurve bei Malaria tertiana*, zerlegt in die neutrophile Kampfphase I, monocytäre Abwehr- oder Überwindungsphase II, lymphocytär-eosinophile Heilphase III, bei 3 Anfällen, die den gesetzmäßigen Ablauf bei jedem Fieberstoß erweisen. [Nach SCHILLING, JOSSMANN, KARL HOFFMANN, RUBITSCHUNG und VAN DER SPEK: Z. klin. Med. **100**, 742 (1924).] Die Linien bedeuten in allen Biol.-Leuk.-Kurven: ——— Temperatur, unten Eosinophile; - - - - - absolute Zahl der Leukocyten (hier fehlend); — — — Neutrophile Leukocyten (gesamt); ——— Kernverschiebungskurve (M + Ju + Stabkernige); ••••• Lymphocyten; —•—• Monocyten.

der wechselnden Stärke der Reaktion in den einzelnen Gruppen, bzw. auf dem Auftreten seltener Zellformen neben ihnen."

Damit war eine im Prinzip *unspezifische, gleiche* Grundreaktion des Blutbildes auf *alle* Einwirkungen festgelegt, denn diese Regelung bezog sich, wie gezeigt wurde, auch auf die toxischen und physiologischen Leukocytosen.

„Das Blutbild ist ein Symptom einer allgemeinen und unspezifischen Alteration des Körpers durch den krankhaften Prozeß und reagiert an sich gleichartig und streng gesetzmäßig auf allerlei Einwirkungen ..." [SCHILLING (27), Blutuntersuchung in der Praxis, Sonderheft der Med. Klinik, Berlin 1925].

1923/24 erfolgte die Aufstellung der „*biologischen Leukocytenkurve*" in einer für klinische Zwecke geformten Technik (Abb. 1). Sie zerfällt in

a) eine schwankende und ungleiche *Vorphase*,

b) eine neutrophile (lympho- und eosinopenische) Kampfphase I,

c) eine monocytäre Abwehr- oder Überwindungsphase II,

d) eine lymphocytär-eosinophile Heilphase III [SCHILLING (28—31)].

Entschuldigen Sie, wenn ich trotz der Kürze der mir zur Verfügung stehenden Zeit auf diese Entwicklung eingegangen bin, denn *diese „biologische Leukocyten-kurve" ist heute noch das Grundphänomen, dem unsere ärztlich wertvollsten hämato-logischen Untersuchungen klinisch und experimentell gelten.*

Daß hier eine *zentrale Regulierung* vorliegen mußte, war uns klar.

Wir (*26*) formulierten 1922:

„Der Vorgang kann nur so gedacht werden: Reiz- oder Tonuserhöhung im vegetativen Nervensystem, sekretorische Funktion endokriner Erfolgsorgane, Anlockung oder Ausschwemmung der Leukocyten aus den Zentralorganen, bzw. veränderte Verteilung durch Verengerung oder Erweiterung der Gefäßsysteme."

Die Untersuchung der Zentralorgane, insbesondere des Knochenmarkes [SCHILLING (*32, 33*), YAMAMOTO (*34*), 1925], hatte die allgemeine Umstimmung parallel zum peripheren Blutbilde ergeben und war in einer allgemeinen Physiologie der hämatopoetischen Organe festgelegt [SCHILLING (*35, 36*), 1929]. Die auffällige gleiche Zellfolge im lokalen entzündlichen Prozeß führte zu der Vorstellung, daß sich in der B.L.K. eine „*Gesamtentzündung des Organismus*" widerspiegelte, wie auch HOFF (*31*) (1939) ausführte.

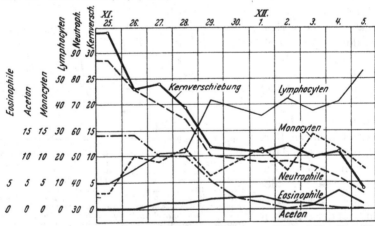

Abb. 2. Coma diabeticum. Die Kurve der Kernverschiebung verläuft ganz parallel zur *Acidose-Kurve* (hier — — — —). Die Lymphocyten sind hier als feine Linie angegeben. [Nach SCHILLING/BARNER (36).]

Die Beobachtung am Krankenbett hatte ergeben, daß das Blutbild oft parallel mit Puls, Fieber, Senkungsreaktion, sogar der Acidose des Coma diabeticum [neutrophile Kernverschiebung nach SCHILLING, BARNER (*38*), 1926/27] verlief (Abb. 2). Aber es hatten sich auch manchmal völlige Diskrepanz, z. B. fieberloser Verlauf bei starker Kampfphase (Tuberkulosen u. a.) oder hohe Senkungsreaktion mit fast fehlender Blutveränderung (rheumatische Prozesse, Pleuritis u. a.) ergeben.

Hier brachten fortlaufende Untersuchungen HOFFs (*39—41*) seit etwa 1927 eine wesentliche Erweiterung.

HOFF ging von der biologischen Regelung der Leukocytose aus: „Insbesondere hat SCHILLING das Verdienst, auf dieses Gesetz der ersten neutrophilen und der abschließenden rel. Lymphocytose (Infektion) hingewiesen zu haben. Er hat ferner betont, daß zwischen der ersten neutrophilen und der letzten lymphocytären Phase in der Mitte eine Phase mit Vermehrung der Monocyten nachweisbar ist. Wie viele Autoren (z. B. SCHITTENHELM) haben wir uns sehr oft von dem Auftreten dieser 3 Phasen von SCHILLING überzeugen können." Es handelt sich also um eine gesetzmäßige Reaktionsfolge der Leukocyten [HOFF (*41*) 1928].

Von HOFF konnten nun immer mehr vegetativ gesteuerte Funktionen des Organismus, u. a. Grundumsatz, Mineralhaushalt, Stoffwechsel, Blutdruck in ein „*Schema der vegetativen Gesamtumschaltung*" (Abb. 3), parallel zu den Blutvorgängen eingeordnet werden. Unter Wiederaufnahme der inzwischen klinisch fast abgelehnten Lehre von dem gegensätzlichen Sympathico- und Vagotonus (EPPINGER, HESS) unterschied er eine sympathisch gesteuerte Phase A und eine vagotonische Phase B, neuerdings nach HESS (*42*) ergotrop und trophotrop genannt, mit regelmäßiger Gegensätzlichkeit der genannten Funktionen, insbesondere Phase A myeloisch, Phase B lymphocytär-eosinophil im Blutbilde gekennzeichnet.

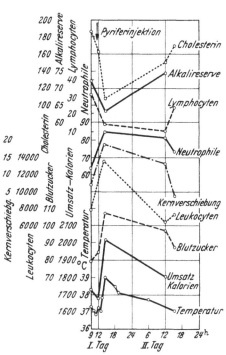

Abb. 3. Vegetative Gesamtumschaltung (nach HOFF).

1928 fand HOFF (*43*) in der *Encephalographie* ein adäquates, unspezifisches Reizmittel, das auf Beteiligung des Hirnstammes hindeutete, und gleichzeitig berichtete ROSENOW (*44*), daß ihm die Auslösung des myeloischen Komplexes durch Hirnstiche in die Hypothalamusgegend, und BORCHARDT (*45*) bei Katzen durch Stiche in das Tuber cinereum gelungen sei, bald bestätigt u. a. durch GINZBERG und HEILMEYER (*46*) 1933, die Japaner HAYASHIDA, MUTO, MAEDA u. a. [zit. nach MOESCHLIN (*47*)]. — HOFF und von LINHARDT (*48*) zeigten durch Halsmarkdurchschneidung beim Kaninchen, daß ein vegetatives Nervenbündel vom Diencephalon zum Rückenmark damit unterbrochen würde und mit ihm der Blutreflex, mindestens die schnelle akute Reaktion ausfiele. Hier setzten dann unter Führung KOMIYAS jene großartigen japanischen hämatologischen Studien ein, über die HOFF (*49*) (1938) auf Grund der Originalarbeiten berichten konnte und deren bisherige sehr wertvollen Ergebnisse uns Herr Prof. KOMIYA soeben vorgetragen hat. Das Bemerkenswerteste ist, daß der bis in alle Einzelheiten erforschte Nervenweg außer einigen direkten Verbindungen mit dem Knochenmark u. a. in den großen retikulären Organen Milz und Leber endigt und von dort aus die humoralen „*Hämatopoetine*" ausgehen, die die Blutzellen zur Vermehrung und Funktion aufrufen, aber auch zur Verminderung und Zerstörung bestimmen. Besonders überzeugend wirkten die von BEER (50, 51) (1942, 1948) durchgeführten Parabiose-Versuche an Kaninchen, und die Übertragungen der Japaner von Blutserum der Versuchstiere mit bestimmten Blutbildern auf gesunde Tiere, die dadurch die gleiche Blutform erhielten [KOMIYA und Mitarbeiter (52)].

Um 1935 begannen die Arbeiten SELYES (53, 54) und seiner großen Schule, die ohne Berücksichtigung des bereits Vorliegenden in einer Flut von Arbeiten die „Stress-Lehre" ausbildeten. Jede Schädigung des Organismus wirkt sich schlechthin ganz unspezifisch über den Vorderlappen der Hypophyse auf die Nebenniere aus, die in ihrer Rindenschicht hypertrophiert und vermehrt Corticoide abgibt. Für das Blutbild wirksam, nach HARLOW und SELYE, (55) DALTON und SELYE (56) (1937/39), nach DOUGHERTY, WHITE, CHACE (57, 58), FORSMAN (59), THORN und Mitarbeiter (61, 62) u. a. kommen das adrenocorticotrope Hormon, ACTH (ANDERSON und THOMPSON 1933, ANSELMINO, HOFFMANN und HEROLD 1934) und

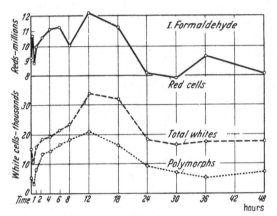

Abb. 4. Leukocytenkurven beim *Adaptations-Syndrom* nach DALTON und SELYE: Fol. haemat. (Lpz). 62, 397 (1939).

das Cortison in Frage, die eine so ausgesprochen blutregulierende Wirkung haben, daß gerade dieses Phänomen sich gut als Symptom für den ganzen ablaufenden Komplex, das *Adaptationssyndrom (AS)* SELYE's, gebrauchen läßt.

SELYE unterscheidet nach einer kurzen und unregelmäßigen Schock- und Gegenschock-Reaktion oder „*Alarmreaktion*", vergleichbar der CANNONschen (63) „Notfallsreaktion", mit häufiger starker Leukopenie und einer eher vagotonischen Einstellung eine sympathicotone, lympho- und eosinopenische hochneutrophile *Resistenzphase* und eine folgende *Ermüdungs- oder Erschöpfungsphase* mit Rückkehr der Eosinophilen und Lymphocyten zu den Normwerten oder darüber (Abb. 4). Während der ersten Phase können im Urin die vermehrten 11-, bzw. 17-Oxycorticosteroide nachgewiesen werden [SELYE 1950, KAISERLING und WESTPHAL (64), PFEIFFER und STAUDINGER (65)], wie dies meine Mitarbeiter HIRSCHER (66) und HAVEMANN (67) für die erste Phase der B. L. K. jetzt genau so bestätigen (Abb. 5). Von SELYE, DOUGHERTY, WHITE und Mitarbeitern u. a. wurde eine nachweisliche histologische Schädigung und teilweise Vernichtung des lymphatischen Systems und des Thymusgewebes festgestellt, was sich mit unserer stets als nicht nur relativ angesehenen Lymphcytopenie der Phase I deckt. UNDRITZ (zit. bei LAVES), LÜBBERS (68), LAVES (69) konnten während dieser Periode auch eine Zunahme der Abbauformen von Leukocyten im peripheren Blut feststellen. Daß die Zerstörung von Lymphgewebe zur Freimachung von Antikörpern dienen sollte, ist inzwischen widerlegt [FABRE, LUTHY und REYMOND (70) 1954]. Über die Ursache der Eosinopenie, die THORN als klinisches Zeichen einer normalen

Nebennierenrindenfunktion empfahl, ,,*Thorntest*'' (über 50% Abnahme nach ,,Stress''), sind die Ansichten noch geteilt. Man fand die Eosinophilen des Knochenmarks unbeeinflußt [Rosenthal und Mitarbeiter (*71*), Esselier und Wagner (*72*), Dustin und de Harven (*73*), Uhrbrand (*74*) u. a.]. Esselier und Mitarbeiter (*75, 76*) konnten durch Blockierung des Reticuloendothels die Eosinopenie verhindern. Es handelt sich also anscheinend um eine periphere Verteilungs- und Verbrauchserscheinung.

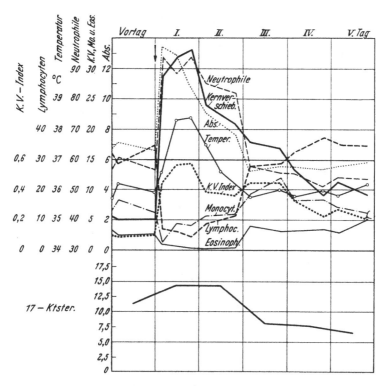

Abb. 5. Biolog. L. K. nach Pyrifer-Stress mit Ausscheidung von 17 Corticosteroiden im Urin. Paralleler Verlauf von Neutrophilen, K. V. und Nebennierenhormon. Nach Hirscher und Havemann (J. D. Rostock, 1955).

Böck, Fanti und Siedeck (*77*), Siede (*78*), Böwing (*79*), Thedering und Böwing (*80*), die neuerdings über die Blutbildkurve arbeiteten, haben entdeckt, daß im Hoffschen Schema die von mir schon 1924 erwähnte Vorphase oder Schockphase fehlt [Siedeck (*78*) schreibt Hoff die Entdeckung der Kampf- und Heilphase zu!]. Ich kann aber Hoff (*81*) (1953) zustimmen, daß diese Phase bei klinischen Blutuntersuchungen nur ganz ausnahmsweise zur Abgrenzung kommen kann, weshalb wir sie für den Routinegebrauch der B. L. K. fortließen (s. aber Abb. 5 u. 13); dagegen spielt sie für die Aufklärung der abweichenden Angaben E. Wachholders (*82*), Wachholder und Beckmanns (*83*) bei kurzfristigen Beobachtungen bis zu 1—2 Std. eine ausschlaggebende Rolle.

Wir haben daher [Schilling, Krueger und Mörer (*84*) 1955] diese *Vorphase* einem besonderem Studium nach der B. L. K. unterzogen und ihre große Labilität

nach Anwendung der üblichen Stressoren in 55 Tierversuchen wieder festgestellt
(Abb. 6). Dabei haben wir erneut die Frage der *Angabe in relativen und absoluten*
Werten nachgeprüft und eine so große Übereinstimmung hinsichtlich der angezeigten
Tendenz der Leukocytenbewegung, besonders deutlich auch für die Monocytose,
deren Feststellbarkeit Böwing (79) bezweifelt, gefunden, daß wir darin nur eine
Bestätigung unserer früheren Ansicht von der klinischen Brauchbarkeit der
viel einfacher und schneller zu erhaltenden relativen Werte sehen können.

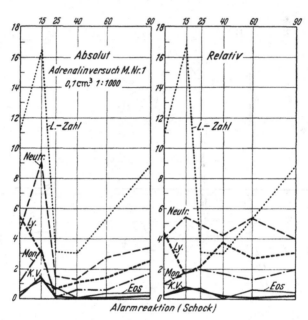

Abb. 6. *Vorphase* nach Adrenalininjektion (entsprechend der Alarmreaktion von SELYE).
Nach KRUEGER und MÖRER (Versuche mit Ref. 1955).

Statistik über 55 Stressversuche (Vorphase) am Kaninchen
von KRUEGER und MÖRER (*84*).

Hyperleukocytosen bei 33 Fällen (= 60%)
Hypoleukocytosen bei 22 Fällen (= 40%)

Lymphocytosen   bei 29 Fällen (= 52,7%)
Lymphopenien   bei 26 Fällen (= 47,3%)
Monocytosen   bei 27 Fällen (= 49,1%)
Monopenien   bei 28 Fällen (= 50,9%)
Eosinophilien   bei 35 Fällen (= 63,3%)
Eosinopenien   bei 20 Fällen (= 36,6%)

Übereinstimmung der relativen und absoluten Werte:

Lymphocytosen	bei Hyperleukocytose 18mal; bei Hypol. 2mal	
Lymphopenien	bei Hyperleukocytose 6mal; bei Hypol. 13mal	= 39mal (70,9%)
Monocytosen	bei Hyperleukocytose 17mal; bei Hypol. 8mal	
Monopenien	bei Hyperleukocytose 14mal; bei Hypol. 12mal	= 51mal (90,9%)
Eosinophilien	bei Hyperleukocytose 18mal; bei Hypol. 13mal	
Eosinopenien	bei Hyperleukocytose 11mal; bei Hypol. 5mal	= 47mal (85,4%)

KRUEGER (85) hat nach dem Stress-Verfahren mit Pyrifer 50 E bei einer Umstimmungsbehandlung eines Rheumatikers eine *Gesamtkurve* zuerst mit Minuten-

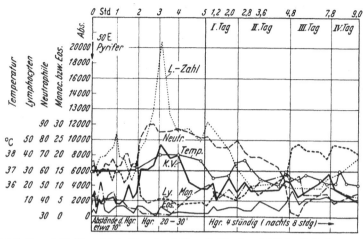

Abb. 7. Biol. L. K. nach Pyriferstoß beim Menschen („Stress"): Vorphase 5 Std. in Abständen von 10—30 min, die folgende Zeit 4 Tage 4 stündlich tagsüber, 8 stündlich nachts. Nach KRUEGER (Versuch mit Ref. 1955).

abständen für 5 Std., dann vierstündig (nachts achtstündig) über fast 4 Tage durchgeführt und *eine typische B. L. K.* erhalten, eine zweistündige schwankende Vorphase und 3 Hauptphasen (Abb. 7).

Ein Vergleich aller dieser Untersuchungen ergibt eine völlig übereinstimmende biologische Grundkurve mit verschiedenen Benennungen. (Abb. 8)

Trotzdem besteht zwischen diesen stark schematisierten experimentellen Feststellungen und der am größten natürlichen Material am Krankenbett gewonnenen und in 30 jähriger Anwendung erprobten biologischen Leukocytenkurve ein gewaltiger Unterschied: *die außerordentliche Mannigfaltigkeit der B. L. K.*, von der ich ihnen allerdings hier nur in wenigen Beispielen einen leidlichen Begriff geben kann [Weiteres Material: SCHILLING (82—91)].

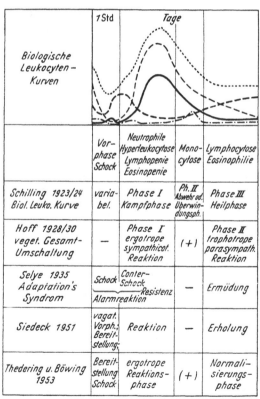

Abb. 8. Vergleich der Leukocytenkurven nach Referenten (Biol. L. K.), nach HOFF (vegetative Gesamtumschaltung), nach SELYE (Adaptationssyndrom), nach SIEDECK, THEDERING und BÖWING. Die Grundlage bildet bei allen neueren Untersuchungen die Biol.-Leuk.-Kurve.

Man hat wiederholt die aus rein praktischen Gründen gewählte Darstellung in relativen Werten beanstandet. Ich habe dazu bereits oben einige Ausführungen gemacht [auf Grund früherer Untersuchungen (Schilling (93, 94)]. Soeben hat auch mein Doktorand Wippermann (92) neue langfristige Untersuchungen am Kaninchen nach Milchinjektionen (Pentimalli) durchgeführt. Man kann auch bei diesen keinen wesentlichen Unterschied der viel einfacher zu gewinnenden relativen Kurven gegenüber den absoluten entdecken (erscheint als J.D.Rostock).

Wie unbequem die absoluten Werte im praktischen Gebrauch sind, hat Moschkowski (95) durch Ausarbeitung eines angeblich unumgänglichen „Leuko-cytenprofils" gegen seine Absicht gezeigt; unser Beispiel stellt nach seinem Schema die möglichen absoluten Zahlen *bei dem gleichen Relativbild* im „Normbereich" [Wachholder und Beckmann (96, 97)] in den länglichen Vierecken dar (Abb. 9). Es läßt sich auch leicht zeigen, daß innerhalb dieser angeblichen „Normbereiche" sich ein recht erheblicher Infekt in der B. L. K. abspielen kann, die dem Kliniker starken Zweifel an wirklicher „Norm"= Gesundheit erwecken müssen (Demonstration). Wollenberg (96) hat die mächtigen Tagesschwankungen der absoluten Zahlkurve gegenüber der fast gleichbleibenden Relativkurve bei verstärkter „Verdauungsleukocytose" dargestellt, wobei nur das relative Bild dem harmlosen klinischen Ablauf entspricht

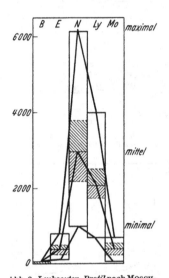

Abb. 9. *Leukocyten-Profil* nach Mosch-kowski: Dtsch. med. Wschr. **1923**, H. 51, zur Feststellung, ob die aus den Relativ-Werten errechneten absoluten Zahlen noch innerhalb der Norm-grenzen (hier nach Wachholder 1948) liegen. *Die Relativwerte bleiben dabei stets gleich.*

Noch schlagender läßt sich dies an der polemischen Arbeit Zangemeisters (99) am Rhesusaffen nachweisen. Während *relativ Mensch und Affe ein fast übereinstimmendes Leukocytenbild* haben, schwanken die absoluten Werte beim Affen zwischen 15000—30000 L. Bei einer leichten Erkrankung stimmt die klinische Tendenz absolut (in sehr hohen Zahlen) und relativ gut überein, aber durch den L.-Absturz bei starkem Infekt wird eine Besserung vorgetäuscht, die erst das relative Bild durch weitere Verschiebung der Prozentwerte zum Ungünstigen berichtigt. Diese Beispiele sollen nur darauf hinweisen, daß keineswegs der alte Satz Naegelis richtig ist: der Körper kennt nur absolute Zahlen. Diese haben an sich nur Wert, wenn sie auf einen relativen Wert zur herrschenden Gesamtzahl bezogen und die Störungen durch die hohen Zahlschwankungen mitberücksichtigt werden.

Im ganzen zeigt die jetzt von Wachholder und Kuhnke (100) gegebene neue Übersicht über den „Normbereich der Leukocyten" 1955, wie gering die durch

Tabelle 1. *Grenzwerte nach* Wachholder *und* Kuhnke *1955 (Normbereich der Leukocyten).*

	Leuko-cyten-Zahl	Bas.	Eos.	Neutrophile		Lymphoc.	Monoc.
				Stbk.	Segm.		
Alte Werte, Schilling 1922	6000—8000	0—1	2—4	3—5	58—67 51—67	21—25 21—35	4—8
W. u. K. { 1948	3500—7500	—	1—10	1,5—8,5	38—65	22—47	2—8,5
1951	3500—8000	—	0,5—8,5	2,0—7,5	41—65	21—42	3—9
1954	3400—8250	—	0,5—7,25	0,5—6,75	44—68	20—40	3,5—10,5
Im Examen	6980	—	1,95	5,05	60,5	24,75	7,2

Nachkriegsmilieu und andere äußere Umstände hervorgerufenen Blutbildänderungen trotz vieler klinischer Unruhe deswegen [DIEK, (101), SCHEID-
HAUER (102), TIETZE (103) u. a.] gewesen sind, denn die Werte steuern schon
1955 wieder den alten Normalwerten (mit dem bereits seit 1922 von mir erhöhten
Ly-Normalbereich) erkennbar zu.

Die Bedeutung der Monocytose, obwohl sie meines Erachtens ein Signal von
eintretender *Aktivierung des Reticulums* ist, die vielfach als *Folge* der Phase I

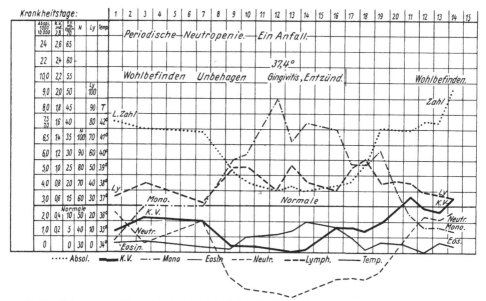

Abb. 10. Hohe relative *Monocytose* (absolut bei 4000 L.-Zahl, 2000 Monocyten, statt normal etwa 300) bei
periodischer Neutropenie [SCHILLING: Fol. haemat. (Lpz.) **71**, 3 (1951)].

angegeben und auch von uns durch direkte Serienpunktionen an der verlagerten
Milz [SCHILLING und WALTER (104)] 1954 in Paris nach ACTH direkt aufgezeigt
werden konnte, wird oft unterschätzt oder negiert. Es soll daher hier der gewaltige
Ausschlag alle 23 Tage bei einer jahrelang beobachteten periodischen Neutropenie
oder Agranulocytose beispielsweise gezeigt werden (Abb. 10). (In anderen Anfällen stiegen die Monocyten bis 57% und 3990 absolut, statt 5—8% und durchschnittlich 360.) Dabei fand sich völliges Fehlen einer monocytären Knochen-
markreaktion bei starker Reticulocytose der Milz. Noch gewaltiger sind die
Monocytosen bei Endocarditis lenta (Demonstration) [SCHILLING (106—108)].

Die beim Vortrag gezeigten Bilder des allmählichen Anstieges der B. L. K.
bei Impfmalaria über 5 Tage hin, die Dauerkampfphase I bei kavernöser Phthise
über Monate, die an der SAGELschen B. L. K. einer Impfrecurrensinfektion mit
3 Fieberwellen erwiesene Grundumstimmung des Körpers (Höchstwerte der
Neutrophilen im 1. Anfall, der Monocyten im 2. Anfall, der Lymphocyten im
3. Anfall) während einer 30tägigen 6stündlichen Hämogrammbestimmung Tag
und Nacht, seien der Vollständigkeit halber erwähnt. Wichtig ist aber die völlige
Ähnlichkeit der in Minuten ablaufenden Schockkurve beim sensibilisierten

Kaninchen im Vergleich zur 10tägigen menschlichen Agranulocytose (Abb. 11), die uns zuerst die allergische Natur dieses Phänomens erwies [Schilling (*109*), bestätigt von Bock, Plum (*110*) u. a.]. 3 min nach Injektion ist das Knochenmark ausgekämmt, leer, 4 Std. später in starker Regeneration (Abb. 12).

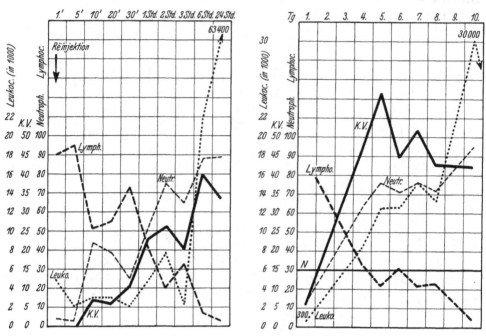

Abb. 11. Vergleich zwischen *Schockreaktion* beim sensibilisierten Kaninchen nach Injektion des Allergens (Hühnererythrocyten) mit menschlicher *Agranulocytose* durch Schock bei Otitis media. Größte Ähnlichkeit bis auf den zeitlichen Verlauf beim künstlichen Schock 24 Std., bei Krankheitskomplikation 10 Tage.

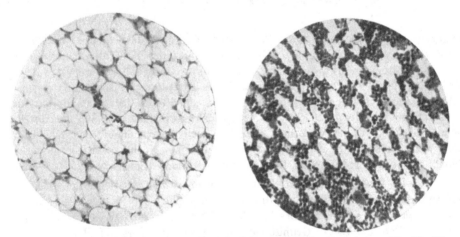

Abb. 12. a) *Knochenmark*, 3 min nach Allergen-Injektion beim sensibilisierten Kaninchen (s. Abb. 11), völlige Ausschwemmung des Markes; b) Starke Regeneration bereits nach 4 Std. [Nach Schilling (*31*).]

1940 konnte ich aus genügender Erfahrung heraus die Ursachen „*atypischer, biologischer Leukocytenkurven*" angeben [Schilling (*111*), 1940]:

1. Die allergischen Abwandlungen.

Beispiele sind bei sehr starkem Reiz die Schockphänomene (Abb. 11, Agranulocytose), die starke monocytäre Reaktion bei vikariierender Monocytose (Abb. 10) mit Eosinophilie von 10% beim Abklingen und die hohe Eosinophilie nach Wurminfektion (Abb. 14).

Die Sensibilisierung des Körpers wird angezeigt durch lympho-monocytäre Überlagerung schon im Beginn [SCHILLING und JOUSSEN, (112) 1944], durch Monocytosen und durch Eosinophilien, oft auch durch ungewöhnlich heftige Reaktion überhaupt [SCHILLING (113), 1939].

2. Die spezifischen Umgestaltungen durch die Eigenschaften und die Entwicklungsbedingungen des Erregers.

Als Beispiel hierzu Abb. 1, Malaria, die erwähnte Recurrenskurve von SAGEL (114); weiter wurden gezeigt: die lymphatische B. L. K. durch das Virus der infektiösen Mononucleose [SCHILLING (41), 1940] und eine unter der Decke einer Continua rezidivierende Typhusinfektion infolge neuer resistenter Bakteriengeneration [nach BUSCHE (115)].

3. Die pathologischen Umgestaltungen der hämatopoetischen Organe selbst.

Es ist einleuchtend, daß sich die Kurve nur typisch abspielen kann, wenn die Hämatopoese selbst gesund ist. Nach neuerer Erkenntnis wirken Störungen oder Verlust (Exstirpation) der beteiligten endokrinen Organe Hypophyse und Nebenniere im gleichen Sinne aufhebend, wobei dann die direkte Injektion von ACTH oder Cortison die Reaktion wiederherstellt, nicht dagegen von Adrenalin, das nur über die funktionierenden anderen Organe wirkt. Ebenso kann Schädigung des Diencephalon oder der vegetativen Nervenbahnen Ausfall bedingen (s. HOFF, KOMIYA).

Selbstverständlich gilt dies für die Leukämien, Aleukien, Agranulocytosen usw. (s. Abb. 11 u. 12).

Ein besonders schönes Beispiel ist die *Knochenmarkinsuffizienz bei Anaemia perniciosa* (Abb. 13) unter Lebertherapie [SCHILLING (111)].

Die obere Kurve zeigt, daß erst mit der eintretenden Gesundung durch Campolon (Leberextrakt) am 8. Tage der rapide Anstieg der Reticulocyten als Anzeichen der Erythroregeneration einsetzt. Ebenso geht erst am 9. Tage die hohe relative Lymphocytose in eine typische neutrophile Kampfphase I mit Fieber und deutlicher Kernverschiebung über, die dann regulär mit Monocytose und Lymphocytose abläuft.

(Es sei hier kurz bemerkt, daß auch für die Erythrocytenkurve der gleiche Regulierungsmechanismus gilt [SCHULHOF und MATTHIS (116) 1927, HAYASHIDA (117), KOMIYA, JUDINE, OKINAKA, MORIKAWA, BEER und BOHNE (118), BEER (119) u. a.]. DOCKHORN (120) konnte durch diathermische Reizung des Hirnstamms Reticulocytosen hervorrufen.)

M. H. Sie haben hiermit eine kurze unvollständige Demonstration der spezifischen *Vielseitigkeit des Leukocytenbildes* gegenüber den unspezifischen Grundreaktionen, die uns aber im Verstehen der Blutvorgänge außerordentlich gefördert haben, erhalten.

Diese „biologischen Kurven" spiegeln uns also das Blutbild trotz einer unzweifelhaft vorhandenen gleichen Grundreaktion in großer und *für die klinisch-ärztliche Verwendung überaus wichtiger Mannigfaltigkeit* (SCHILLING 1924, 1926).

Wo befindet sich nun dieser vielgestaltende Mechanismus?

Die Japaner haben gezeigt, daß man die gewünschten Neutro-, Eosino-, Lympho-, Mono-, Erythropoetine *durch geschickte Auswahl der „Stressoren"* erzielen kann, z. B. Monopoetin durch Carmininjektionen am Kaninchenohr.

Wer liefert es? Die Reticulumzelle von Leber und Milz. Woher erfährt die Reticulumzelle, was sie zu liefern hat? Etwa durch besondere Nervenfasern, die die Eigentümlichkeit des Stressors melden? Etwa wie eine Telefonzentrale auf

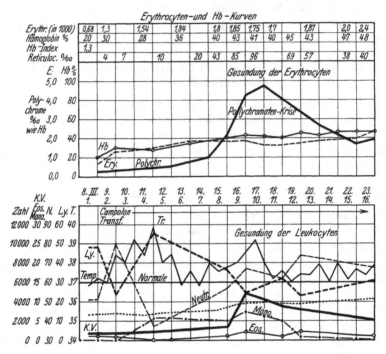

Abb. 13. *Normalisierung* eines schwer geschädigten Knochenmarkes *bei Anaemia perniciosa* durch Campolon. Erst mit der Wiederherstellung tritt die übliche Biol.-L.-Kurve und die Regeneration der Erythrocyten mit dem rapiden Anstieg der Reticulocyten ein. Nach SCHILLING: Fol. haemat. (Lpz.) **64**, 1 (1940). (Abb. 12 u. 13).

besonderen Leitungen melden würde: Feuer, Autounfall, Rohrbruch, Hochwasser, und jedes Mal damit einen ausgebildeten Spezialabwehrapparat zum Einsatz riefe?

Oder nehmen wir die SELYEsche Lehre: er meint, daß die Hypophyse neben ACTH auch durch STH noch andere Corticoide mobilisieren könnte. Wer aber sagt der Hypophyse, daß sie es und wie sie es zu tun hat? Doch wohl nur ein Sonderreiz vom Stressor! Andere Autoren nehmen die Mitwirkung anderer endokriner Organe an, z. B. der Schilddrüse für den Schlußteil der Kurve [GOOD (*121*), KRACHT (*122*)]. Für die Milz ist vielfach eine besondere Beziehung zur eosinophilen Reaktion behauptet worden MAYR, MONCORPS u. a. (*123*)]. RUHEN-STRODT-BAUER zieht für die Erythrocyten noch ganz andere Regulationen heran (*124, 125*).

Ich zeige nun die letzte Kurve, die bei einem durchbrechenden infizierten Leberechinococcus *mit zwei different wirkenden Infekten* entstand [SCHILLING (*126*)]: zunächst die übliche unspezifische „Alarmreaktion" durch einen augenscheinlich blande wirkenden Reiz des Echinokokken-Inhaltes, dann die peritonitische neutrophile Reizung durch Staphylokokken mit Niederhaltung der ansteigenden Eosinophilen, dann der Durchbruch der spezifischen Eosinophilie durch die zunehmende Ausbreitung von Tochterechinokokken. Hier wird jedesmal die Blutreaktion in charakteristischer Weise umgesteuert. *Sie haben damit ein Beispiel, welche Feinheiten der klinischen Beobachtung die biologische Leukocytenkurve ermöglicht.*

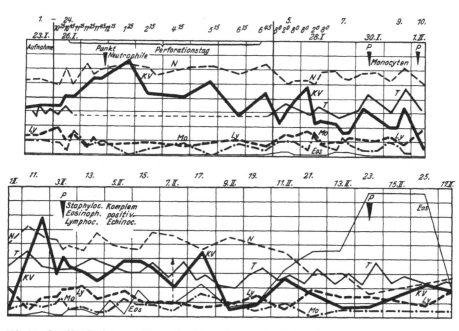

Abb. 14. *Durchbruch eines erweichten alten Leberechinococcus* in die Bauchhöhle (6. I., 10.25 Uhr), blande Peritonitis bis 1. II., Staphylokokkenperitonitis 9. II. und Tochterechinokokkose des Abdomens, anschließend mit hoher Eosinophilie.

Die 57 jähr. Patientin hatte vor 6 Jahren eine hartnäckige Gelbsucht, seit 2 Jahren zunehmende, bei Aufnahme apfelgroße Geschwulst im Epigastrium, eine Art Cyste, die sich in die Tiefe der vergrößerten Leber fortsetzte und seit Tagen unter leichten Temperaturen schmerzte. Nach plötzlichem Schwund der Geschwulst am dritten Tage nach der Aufnahme (damals schon 82% Neutrophile mit Kernverschiebungsindex von 18:64 und Aneosinophilie) zunehmender Ascites. Punktionen am 26. 1. ergeben *neutrophiles* Exsudat, am 30. 1. *monocytäres*, am 3. 1. *lymphocytär-eosinophiles* Exsudat. Hier zum ersten Mal einzelne Staphylokokken, die die vom 2. 1.—9. 2. auftretende neue Kampfphase erklärten (Staphylokokkenperitonitis). Ab 5. 2. steigen daneben die Eosinophilen langsam an, um nach Abklingen der septischen Komplikation am 8. 2. rapide 43% am 14. 2. zu erreichen (allergische Reaktion auf die zunehmende Echinikokkenaussaat). Die vorher negative Komplementreaktion war seit 5. 2. positiv geworden.

Nach SCHILLING, Festschrift für B. NOCHT. Hamburger Abh. der Univ. Reihe D., Bd. 2 (1926).

Meines Erachtens kann man die Mitwirkung *cellulärhumoraler Stoffe vom Stressor-Orte* aus gar nicht übersehen. Die erste Reaktion, besonders die nach der ARNDT-SCHULZschen Regel ablaufende Vorphase, trägt den Stempel örtlich ausgelöster nervöser Verteilungs- und Ausschwemmungsleukocytosen. Die Blutzellen selbst aber besitzen am Orte die Fähigkeit der Emigration mit gerichteter und qualitativ beeinflußter Chemotaxis. Vielfach werden Histamin oder Acetylcholin aus dem verletzten Gewebe selbst als die unspezifischen Reizstoffe angesehen. MENKIN (127—130) hat andere Reizstoffe aus Leukocyten- und Gewebszellen nachweisen können (Leukotaxin, leucocytosis producing factor, promoting, leucopenic. f., necrosin u. a.). FRITZE (131), WENDT, CRANSTON und SNELL (132) haben 1955 in Göttingen über Fieber und Granulocytose erzeugende Substanzen berichtet, die in den Leukocyten durch Verarbeitung pyrogener Stoffe sekundär entstehen. Es ist durchaus denkbar, daß diese in kleinsten Mengen (FRITZE) wirksamen Reizstoffe auch humoral direkt auf die hämatopoetischen Organe einwirken.

Vor allem aber ist die Reticulumzelle dafür bekannt, daß sie auf die verschiedensten Antigene die spezifischen Antikörper zu bilden vermag. Durch diese direkte Zellantwort würde die spezielle Einstellung einer allgemeineren Reaktion auf einen besonderen Fall ohne weiteres verständlich werden. Der SELYEsche grundlegende Mechanismus wäre geeignet, durch Umstimmung der normalen Korrelationen die Entstehung eines „pathologischen Milieus" zu ermöglichen, in dem die hämatopoetischen Organe die ihnen im normalen Milieu beschränkten Aktionen nun erst nach neuen Regeln auszuführen vermögen. Hierfür spricht, daß bei länger dauernden Schädigungen sich im Körper an ungewöhnlichen Orten extramedulläre Myelopoesen entwickeln können.

SCHAPER (133) konnte 1954 eine besondere Substanz nachweisen, die die von SCHILLING-SCHULZ (134) beschriebene (von TISCHENDORF (135) und FRITZE bestätigte) leukocytäre Ballung und Senkung besonders bei Infekten bewirkt, und die eine auffallende Parallelität mit der Kernverschiebung zeigt. Ob sie Zusammenhänge mit den von MOESCHLIN und WAGNER (136) entdeckten starken Leukocyten-Agglutininen hat, die die Agranulocytose der Pyramidonempfindlichkeit bewirken, müssen erst weitere Untersuchungen zeigen. BÖWING benutzte bei seinen Versuchen das von ABDERHALDEN (137) und ELSÄSSER (138) und BUSCH im Urin entdeckte Leukerethin, das ungewöhnliche Hyperleukocytosen (bis 130000 L.) auslösen kann. Von älteren Leukocytose steigernden Zerfallsprodukten aus Leukocyten- und Gewebszellen sind noch die von HOEKSTRA (139) 1928 und von NETTLESHIP (140) 1940 beschriebenen zu erwähnen. Daß die Gestalt der Blutzellen im hohen Maße von Erbfaktoren abhängt, lehrt die vergleichende Hämatologie der Tierreihe, die PELGER-HUËTsche Kernanomalie der Leukocyten, die veränderte Morphe der Erythrocyten bei den erblichen hämolytischen Anämien. Schließlich müssen auch die Möglichkeiten rein psychischer Beeinflussung der Blutregulierung erwähnt werden, wie sie WITTKOWER (141, 142), KLEINSORGE (143, 144), BOJANOWICZ (145), BECKMANN (146), WACHHOLDER und KUHNKE (100) erweisen konnten, wenn sie praktisch auch kaum eine Rolle spielen. Alle diese Dinge liegen aber nur am Rande unseres Themas.

HOFF neigt jetzt auch dazu, die von WESPI (147, 148) beschriebenen oberhalb des Hypothalamus und bis in das Großhirn hineinreichenden vegetativen Regulierungsgebiete nach HESS zum Verständnis der sich teilweise überschneidenden Funktionen der „vegetativen Gesamtumschaltung" statt scharf begrenzter Herde im Diencephalon heranzuziehen.

Nach der PAWLOWschen Theorie wirken alle Organe des Körpers ihrerseits auf die nervösen Zentralorgane, die unter diesem Einfluß die im Augenblick notwendigen Querverbindungen herstellen und dadurch den allgemeinen Nervenreiz zu einer angepaßten Gegenreaktion variieren. Daß es sich tatsächlich bei der Blutregulierung auch um Funktion höherer Hirngebiete handelt, macht die erwähnte erwiesene psychische Beeinflußbarkeit wahrscheinlich.

Mit diesen kurzen Andeutungen müssen wir diese begrenzte Übersicht über ein unbegrenztes Problem schließen. Die Fortschritte in seiner Aufklärung sind erstaunlich, aber sehr große neue Aufgaben stehen vor uns. Für unser ärztliches

Denken und Handeln erscheint mir aber besonders wertvoll, daß die „Biologische Leukocytenkurve" in allen ihren Abschnitten von so verschiedenen Gedankengängen aus sich immer wieder bestätigte. *Glücklicherweise haben wir in ihr ein relativ einfaches Untersuchungsmittel in der Hand, das es uns ermöglicht, dieses wunderbare Spiel tief im Organismus sich vollziehender Regulationen und wichtigster Lebensfunktionen zu verfolgen, in seinen Grundzügen zu verstehen und direkt für unser klinisches Urteilen und Handeln in immer wertvoller, manchmal in entscheidender Weise verwertbar zu machen.*

Zusammenfassung.

1922 verdichtete sich die Vorstellung einer zentralen, unspezifischen Steuerung in zwei Grundregeln des Ref.,

1. daß sich allgemein die Blutreaktionen im Sinne des ARNDT-SCHULTZschen biologischen Grundgesetzes vollzögen,

2. eine bestimmte Reihenfolge der Leukocyten unspezifisch nach kurzer Vorschwankung auf jeden adäquaten Reiz eingehalten würde:

„die Biologische Leukocytenkurve"

mit den Abschnitten labile Vorphase, neutrophile (lympho- und eosinopenische) Kampfphase I, monocytäre Abwehr- oder Überwindungsphase II und lymphocytär-eosinophile Heilphase III. Referent nahm eine übergeordnete Regelung durch „Reiz- und Tonuserhöhung im vegetativen Nervensystem, sekretorische Funktion endokriner Erfolgsorgane, Anlockung oder Ausschwemmung der Leukocyten aus den Zentralorganen, bzw. veränderte Verteilung durch Verengerung oder Erweiterung des Gefäßsystems" an. Nach der gleichen Reihenfolge im lokalen Entzündungsprozeß wurde der Vorgang als „Gesamtentzündung des Organismus" erklärt.

Diese Regelung erweiterte HOFF in den Jahren 1924/28 zur „vegetativen Gesamtumschaltung" parallel mit Säure-Basen-Gleichgewicht, Mineralhaushalt u. a., wodurch die zwangsläufige Einordnung in den ganzen Organismus noch fester begründet wurde. Seine erste sympathisch gesteuerte Phase entsprach meiner neutrophilen Phase I, die zweite parasympathische Gegenregulation der lymphocytär-eosinophilen Phase III. In der Encephalographie fand HOFF den leukocytoseauslösenden zentralen Reiz durch Einwirkung auf die subthalamische Region, und ROSENOW und BORCHARDT lokalisierten durch Hirnstiche entsprechende vegetative Regulationszentren im Tuber cinereum. HOFF und VON LINHARDT zeigten, daß man durch hohe Halsmarkdurchschneidung die vegetative Faserbahn trennen und die Regulation fast ganz aufheben konnte.

Die weitere Aufdeckung der vegetativen Nervenbahnen mit direkten Abzweigungen zu den hämatopoetischen Organen und einer überraschenden Hauptverbindung des Sympathicus über das Ganglion coeliacum zu Leber und Milz hat KOMIYA in seinem bewundernswerten Bericht über die Arbeiten seiner Schule dargelegt. Diese beiden reticulären Organe liefern die besonderen „Hämatopoetine", mit denen man auch im gesunden Tier oder nach BEER in dem Parabiosepartner rein humoral das gleiche pathologische Blutbild hervorrufen kann. Jede Unterbrechung des Nervenbündels hebt die Regulation auf.

Von 1936 an trat SELYE mit der Lehre vom „Stress" hinzu. Auf irgendwelchen adäquaten Reiz antwortet der Organismus mit einer Alarmreaktion des Blutes, einem „Adaptationssyndrom", einer absolut unspezifischen Abwehreinstellung. die hämatologisch in einer neutrophilen Hyperleukocytose mit Lympho- und Eosinopenie und einer späteren Rückkehr über Lymphocytose und Eosinophilie besteht. Daß Selye damit die „biologische Leukocytenkurve" wiederentdeckte. scheint ihm leider entgangen zu sein. In sehr umfangreichen Untersuchungen wurde klargelegt, daß durch einen bisher noch ungeklärten Reiz der Vorderlappen der Hypophyse das adrenocorticotrope Hormon ACTH abgibt und dadurch die Nebenniere zur Ausschüttung des 11-Oxyketosteroides der Zona fasciculata = Cortison veranlaßt. Fallen eines oder beide endokrinen Organe aus, unterbleibt die Regulierung mit solcher Konstanz, daß Thorn das Ausbleiben einer Eosinopenie nach einem Stress als klinischen Test für Nebennierenrindeninsuffizienz empfahl. Er deutet auf die Hypophyse, wenn auf ACTH-Injektion die Regulation wieder erscheint.

Man könnte beide Lehren vereinen, wenn man auf den Stress-Reiz die vegetativ-nervöse Aktivierung der Erfolgsorgane unter der endokrinen Milieuumgestaltung zur Abgabe humoraler Wirkstoffe annimmt.

Das große Problem bleibt die Entstehung der durch das große klinische Beobachtungsexperiment sicher erwiesenen *speziellen* Abwandlungen. Für solche „atypischen, biologischen Leukocytenkurven" stellte 1938/40 Referent folgende Ursachen zusammen:

1. Die Allergisierung des Körpers mit besonderer Wirkung auf Monocyten und Eosinophile.

2. Die zeitliche und evtl. spezifische Einstellung durch biologische Eigenheiten des Erregers oder Stressors.

3. Einen krankhaften Zustand der hämatopoetischen Organe.

Die Japaner haben gezeigt, daß auf einen sorgfältig gewählten Stressor auch das besondere passende Hämatopoetin in Leber und Milz gebildet wird. Hier aber sind es die Reticulumzellen, das dritte System, dessen Fähigkeit zur ganz spezifischen Reizbeantwortung aus der Immunlehre gut bekannt ist. Für die Erythropoese, die auf dem gleichen neurohumoralen Wege reguliert wird, ist die spezielle Reizbeantwortung so klar, daß sie nur erwähnt zu werden braucht.

Wie sehr man auch die bisher gewonnenen tiefen Einsichten in die unspezifische Blutregulierung begrüßen mag, sicher ist, daß auch im lokalen und allgemeinen Entzündungsprozeß die speziellen Eigenschaften der Blut- und Gewebezellen unter dem direkten Einfluß des besonderen Stressors, z. B. eines Malariaparasiten, Typhusbacillus, einer Filarie oder eines Eitererregers stark variieren, daß man auch eine neurohumorale Rückwirkung auf den Gesamtorganismus, eine parallele Beeinflussung der überall verteilten Blutzellsysteme, der Fernwerkzeuge der Entzündung (Rössle), annehmen muß und klinisch vielfach beobachten kann. Erst sie alle zusammen ergeben die für den Arzt so wichtige Gesamtblutregulation.

Literatur.

1. Bertelli, Falta u. Schweeger: Z. klin. Med. **71**, 23 (1910).
2. Bayer: Handbuch von Hirschfeld-Hittmair. Berlin-Wien 1934.
3. Naegeli: Lehrbuch, 2. Aufl., 1912; 5. Aufl. Berlin, 1931.
4. Arneth: Qualitative Leukocytose. Leipzig 1920.
5. Schilling: Kritik. Fol. haemat. (Lpz.) **12**, 130 (1911).
6. Schilling: Degen. Stabk. Fol. haemat. (Lpz.) **13**, 197 (1912).

7. SCHILLING: Blutbild, 1. Aufl. Jena 1912.
8. SCHILLING: Kernverschiebung. Z. klin. Med. **89**, H. 1/2 (1919).
9. JACOB u. Goldscheider: Z. klin. Med. **1894**, 25.
10. SCHILLING: Verteilungsleukocytose. Berl. klin. Wschr. **1921**, 181.
11. SCHILLING: Virchows Arch. **258**, 614 (1925).
12. SCHILLING: Mitosen in Exsudatzellen. Fol. haemat. (Lpz.) **7**, 477 (1908).
13. SCHILLING: Monoleukämie (mit RESCHAD). Münch. med. Wschr. **1913**, 36.
14. ASCHOFF u. KIYONO: Fol. haemat. Lpz. **1913**, 15.
15. KIYONO: Monographie. Jena 1914.
16. SCHILLING: Lenta-Monocytose. Z. klin. Med. **88**, 5/6 (1920).
17. SCHILLING: Trialismus der Monocyten. Med. Klin. **1926**, H. 15/16.
18. SCHILLING: Klinik der Retikulosen. Z. inn. Med. **5**, 506 (1950).
19. SCHILLING: Monocytose bei periodischer Neutropenie. Fol. haemat. (Lpz.) **71**, 1 (1951).
20. ASCHOFF: Handbuch von SCHITTENHELM, Bd. II, S. 473. Berlin 1925.
    SCHITTENHELM: Handbuch von SCHITTENHELM, Bd. II, S. 492. Berlin 1925.
21. HOFF: Dtsch. med. Wschr. **1928**, 41.
22. HOFF: Erg. inn. Med. **33**, 195 (1928).
23. HEILMEYER u. BEGEMANN: Handbuch der inneren Medizin, Bd. II, 4. Aufl. Berlin 1951.
24. SCHILLING: Hämogramm. Z. exper. Path. **9**, 687 (1911).
25. SCHILLING: Technik. Dtsch. med. Wschr. **1913**, H. 13.
26. SCHILLING: Erg. ges. Med. **3**, 358 (1922).
27. SCHILLING: Praxisverwertung. Sonderh. Med. Klin. **1925**, Nr. 32, 341.
28. SCHILLING: B. L. K. Z. klin. Med. **98**, 232 (1924).
29. SCHILLING: Z. klin. Med. **99**, 1 (1924).
30. SCHILLING: Dtsch. med. Wschr. **1924**, H. 46.
31. SCHILLING, JOSSMANN, HOFFMANN, RUBITSCHUNG u. v. D. SPEK: Z. klin. Med. **100**, 742 (1924).
32. SCHILLING: Knochenmark. Dtsch. med. Wschr. **1925**, 15.
33. SCHILLING: Naturwiss. **14**, 829 (1926).
34. YAMATO: Virchows Arch. **258**, 62 (1925).
35. SCHILLING: Wiesbaden, Dtsch. Ges. inn. Med. Verh., S. 100, 1926.
36. SCHILLING: Physiologie der blutbildenden Organe. Handbuch der Physiologie, Bd. 6, 2. Teil. Berlin 1929.
37. HOFF: Dtsch. Ges. inn. Med. Verh. 1927—1935.
38. BARNER: Z. klin. Med. **105**, 102 (1927).
39. HOFF: Krkh.-Forsch. **4**, 89 (1927).
40. HOFF: Z. exper. Med. **63**, 277 (1928); **67**, 615 (1929).
41. HOFF: Dtsch. med. Wschr. **1928**, 905.
42. HOFF: Erg. inn. Med. **33**, 195 (1928); **46**, 1 (1934).
43. HESS: Helvet. physica Acta **1**, 549 (1943).
44. ROSENOW: Dtsch. Ges. inn. Med. Verh. 1928 Dtsch. med. Wschr. **1928**, 385; Z. exper. Med. **64**, 452 (1929).
45. BORCHARDT: Arch. exper. Path. u. Pharmakol. **137**, 45 (1928).
46. GINZBERG u. HEILMEYER: Arch. f. Psychiatr. u. Z. Neur. **97**, 719 (1932).
47. MOESCHLIN: IV. Internat. Kongr. f. Hämatol., 41—48.
48. HOFF u. v. LINHARDT: Z. exper. Med. **63**, 277 (1928).
49. HOFF: Japan. Arbeiten. Klin. Wschr. **1938**, 638.
50. BEER: Fol. haemat. (Lpz.) **66**, 222 (1942).
51. BEER: Med. Klin. **1948**, 409.
52. KOMIYA u. Mitarb.: Handschr. Auszug aus Monogr. (im Druck). 1954/55.
53. SELYE: Med. Welt **1**, 46, 83 (1951).
54. SELYE: Münch. med. Wschr. **1953**, 426.
55. HARLOW and SELYE: Proc. Soc. Exper. Biol. a. Med. **36**, 141 (1937).
56. DALTON u. SELYE: Fol. haemat. (Lpz.) **62**, 397 (1939).
57. DOUGHERTY and WHITE: Science (Lancaster, Pa.) **18**, 367 (1943).
58. DOUGHERTY, CHASE and WHITE: Proc. Soc. Exper. Biol. a. Med. **38**, 135 (1945); **53**, 132 (1949).

59. DOUGHERTY, CHASE and WHITE: J. of Immun. **52**, 101 (1946).
60. FORSHAM: J. Clin. Endocrin. 8, 15 (1948).
61. THORN et al.: J. Amer. Med. Assoc. **137**, 1005 (1948).
62. THORN, FORSHAM and EMERSON: Monographie. Bern: Huber 1951.
63. CANNON, LEWIS and BRITTON: Amer. J. Physiol. 77, 326 (1936).
64. KEIDERLING u. WESTPHAL: Dtsch. Ges. inn. Med. **1951**, 66.
65. PFEIFFER u. STAUDINGER: Dtsch. Ges. inn. Med. **1952**, 417.
66. HIRSCHER: Fol. haemat. (Lpz.) **73**, 3 (1955).
67. HAVEMANN: Inaug.-Diss., Rostock 1954.
68. LÜBBERS: Ärztl. Forsch. 1, 147; 2, 194 (1947).
69. LAVES: Dtsch. Ges. inn. Med. **1952**, 777.
70. FABRE, LUTHY et REYMOND: Helvet. med. Acta **21**, 168 (1954).
71. ROSENTHAL u. Mitarb.: Acta haemat. (Basel) 6, 173 (1951).
72. ESSELIER u. WAGNER: Klin. Wschr. **1952**, 705.
73. DUSTIN et DE HARVEN: Rev. d'Hématol. 9, 387 (1954).
74. UHRBRAND: Acta haematol. (Basel) 2, 11 (1954).
75. ESSELIER, JEMINET and MORANDI: Blood 9, 531 (1953).
76. ESSELIER, MARTI and MORANDI: Acta haematol. (Basel) 11, 21 (1954).
77. BÖCK, FANTA u. SIEDECK: Z. inn. Med. **30**, 186 (1949).
78. SIEDECK: Wien. klin. Wschr. **1951**, 687.
79. BÖWING: Acta neurovegetativa (Wien) **10**, 4 (1955).
80. THEDERING u. BÖWING: Z. inn. Med. **195**, 1028 (1953).
81. HOFF: Klin. Wschr. **1953**, 417; Dtsch. med. Wschr. **1953**, 504, 600.
82. WACHHOLDER, E.: Fol. haematol. (Lpz.) **70**, 219 (1950).
83. WACHHOLDER u. BECKMANN: Fol. haemat. (Lpz.) **71**, 87 (1951).
84. KRUEGER u. MÖRER: Fol. haemat. (im Druck).
85. KRUEGER: Unveröffentl. 1955.
86. SCHILLING: Tuberkulose. Z. ärztl. Fortbild. **1949**, 512, 562.
87. SCHILLING: Verh. Ber. Internistentag Leipzig 1950.
88. SCHILLING: Med. Klin. **1951**, 161, 193.
89. SCHILLING: Dtsch. Ges. inn. Med., München **1954**, 346.
90. SCHILLING: Medizinische, **1954**, H. 35/36.
91. SCHILLING: Gazz. sanit. (Milano) **1954**, H. 7/8.
92. WIPPERMANN: Inaug.-Diss. Rostock 1955.
93. SCHILLING: Absolute und relative Zahlen. Dtsch. med. Wschr. **1926**, H. 24/25.
94. SCHILLING (zu ZANGEMEISTER): Dtsch. med. Wschr. **1926**, H. 49.
95. MOSCHKOWSKI: Dtsch. med. Wschr. **1923**, H. 51.
96. BECKMANN u. WACHHOLDER: Fol. haemat. (Lpz.) **69**, 163 (1950).
97. WACHHOLDER: Fol. haemat. (Lpz.) **71**, 536 (1952).
98. WOLLENBERG: Z. klin. Med. **91**, 236 (1921).
99. ZANGEMEISTER: Zit. unter Ziffer 94 (1926).
100. WACHHOLDER u. KUHNKE: Klin. Wschr. **1955**, 571.
101. DIEK: Inaug.-Diss. Jena 1941.
102. SCHEIDHAUER: Ärztl. Wschr. 1948, H. 29/30.
103. TIETZE: Fol. haemat. (Lpz.) **69**, 334 (1950).
104. SCHILLING u. WALTER: Europ. Kongr. f. Hämatologie, Paris 1954.
105. SCHILLING: Endocarditis lenta. Z. klin. Med. 88, H. 5/6 (1919).
106. SCHILLING: Dtsch. Ges. inn. Med. **1949**, 546.
107. SCHILLING: Period. Agranul. Fol. haemat. (Lpz.) **71**, 1 (1951).
108. SCHILLING: Thrombose u. Embolie, S. 1187. Basel 1954.
109. SCHILLING: Dtsch. Ges. inn. Med. **1935**, 213.
110. BOCK: Dtsch. Ges. inn. Med. Verh. **1935**, 213.
111. SCHILLING: Atyp. biol. Kurve. Fol. haemat. (Lpz.) **64**, 1 (1940).
112. SCHILLING u. JOUSSEN: Fol. haemat. (Lpz.) **68**, 1 (1944).
113. SCHILLING: Allerg. B. L. K. Dtsch. med. Wschr. **1939**, 1598.
114. SAGEL: Recurrens. Z. klin. Med. **101** (1925).
115. BUSCHE: Med. Welt **1935**, 1620.

116. Schulhof u. Matthis: J. Amer. Med. Assoc. **89**, 2093 (1927).
117. Hayashida: J. Kumamoto Soc. **12** (1936).
118. Bohne: Inaug.-Diss. (b. Hoff u. Beer) 1939.
119. Beer: Dtsch. Ges. inn. Med. **1939**, 399.
120. Dockhorn: Fol. haemat. (Lpz.) **54**, 248 (1936).
121. Good: Medizinische **1952**, 312; Indian Med. Rec. **75**, 6 (1955).
122. Kracht: Dtsch. Ges. inn. Med. **1953**, 110.
123. Mayr u. Moncorps: Virchows Arch.**269**, 774 (1927).
124. Ruhenstrodt-Bauer: Arch. exper. Path. u. Pharmakol. **211**, 32 (1950).
125. Ruhenstrodt-Bauer: Dtsch. Ges. inn. Med. **1952**, 775.
126. Schilling: Hamburger Abh. d. Universität, Medizin. Reihe D, Bd. 2, 1926.
127. Menkin: Physiol. Rev. **18**, 366 (1939).
128. Menkin: Arch. of Path. **30**, 363 (1940).
129. Menkin: Amer. J. Med. Sci. **205**, 852 (1943).
130. Menkin: Lancet **1946**, 252, 645, 660.
131. Fritze: Nordwestdtsch. Ges. inn. Med. Göttingen 1955.
132. Wendt, Cranston u. Snell: Nordwestdtsch. Ges. inn. Med. Göttingen 1955.
133. Schaper: Fol. haemat. (Lpz.) **72**, 3 (1954).
134. Schilling u. Schulz: Leukocytensenkung. Klin. Wschr. **1923**, 2198.
135. Tischendorf u. Fritze: Klin. Wschr. **1949**, H. 9/10.
136. Moeschlin u. Wagner: Dtsch. Ges. inn. Med. **1952**, 673.
137. Abderhalden: Experientia (Basel) **4**, 114 (1948).
138. Elsässer u. Busch: Z. klin. Med. **1947**, 431.
139. Hoekstra: Zit. nach Hoff Ziff. 42.
140. Nettleship: Amer. J. Clin. Path. **10**, 265 (1940).
141. Wittkower: Klin. Wschr. **1929**, 1082.
142. Wittkower: Monographie. Wien/Leipzig 1938.
143. Kleinsorge: Med. Klin. **1951**, 407.
144. Kleinsorge: Z. Psych., Neurol. u. med. Psychol. **1954**, H. 2.
145. Bojanowicz: Lodz, Wiss. Ges. Sect. 4, p. 68 (1953).
146. Beckmann: Fol. haemat. (Lpz.) **71**, 569 (1953).
147. Wespi: Fol. haemat. (Lpz.) **68**, 3 (1944).
148. Wespi-Waldvogel: Helvet. med. Acta **14**, 490 (1947).

Neurohumorale Regulation des Blutes.

Von

Ferdinand Hoff (Frankfurt a. M./Deutschland).

Mit 7 Abbildungen.

Korreferat.

Als wir vor reichlich 30 Jahren unsere Arbeiten über die neurohumorale Regulation des Blutes begannen, war die Hämatologie eine fast rein morphologische Wissenschaft. Über die Regulation des Blutes bestanden nur ganz vage, unbewiesene Vorstellungen und einige zunächst unzusammenhängende Einzelergebnisse. In wie großem Umfange diese Lehre von der Regulation des Blutes seitdem ausgebaut worden ist, haben Sie in den Referaten von Herrn Komiya und von Herrn Schilling gehört. Mein besonderes Anliegen in diesem kurzen Korreferat soll es sein, darauf hinzuweisen, daß die Regulation des Blutes eingebaut ist in viel umfassendere vegetative Regulationsvorgänge. Hiermit nehme ich das Grundthema wieder auf, das mich seit Beginn unserer Arbeiten besonders beschäftigt hat. Schon im Jahre 1926 habe ich die erste zusammenfassende Darstellung meiner experimentellen Ergebnisse mit dem Satze abgeschlossen: „Das Blutbild ordnet sich dem großen Komplex ein, der in der zwangsläufigen Verbindung von Abweichungen im *Säure-Basen-Haushalt* mit dem *Mineralstoffwechsel* sowie der *hormonalen* und *vegetativ-nervösen Regulation* besteht."

Ein wesentlicher Anteil dieser Steuerungen ist die *nervöse Regulation*. Als Beispiel zeige ich ihnen in Abb. 1 eine Kurve aus der Arbeit von HOFF und VON LINHARDT aus dem Jahre 1928, in der Sie sehen, daß die nach Einspritzung von Bakterienstoffen (Pyrifer) sonst regelmäßig erscheinende Leukocytose unterbleibt, wenn das Halsmark durchschnitten worden war. Die vom Zwischenhirn ausgehenden blutsteuernden Impulse verlaufen also über das Halsmark. Herr KOMIYA hat uns berichtet, daß seine Untersuchungen von diesem Befunde ausgegangen sind, und wir haben alle mit Bewunderung gehört, wie großartig Herr KOMIYA diese nervöse Regulation des Blutes weiter analysiert hat.

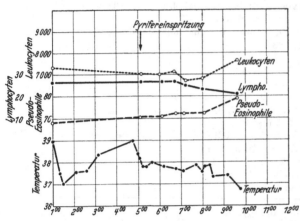

Abb. 1. Verhalten des Blutbildes nach Pyriferinjektion bei einem Kaninchen mit durchschnittenem Halsmark. Nach HOFF und VON LINHARDT 1928.

Ein anderer wesentlicher Anteil der Blutregulation kommt den hierbei mitwirkenden *humoralen Wirkstoffen* zu. Hierfür mag die Abb. 2 als Beispiel dienen. Sie entstammt unseren Parabioseversuchen mit meinem Mitarbeiter A. G. BEER im Jahre 1938, bei denen Kaninchen durch Vereinigung der Bauchhöhlen so miteinander verbunden waren, daß sie in der Blutzirkulation und im Nervensystem getrennt und nur durch den Säfteaustausch über die Parabiosebrücke verbunden waren. Bei zentralnervöser Reizung zeigte nicht nur das unmittelbar gereizte Tier eine Leukocytose, sondern auch der damit verbundene Parabiont, was nach der Versuchsanordnung nur durch den Übertritt humoraler Wirkstoffe von dem ersten auf das zweite Tier erklärt werden kann. Gleichartige Versuche machten wir auch für die bei der Regulation des roten Blutbildes vorkommenden Wirkstoffe. Das weitere Ergebnis unserer Experimente führte zu dem Schluß, daß für die Bildung dieser humoralen Wirkstoffe, welche Herr KOMIYA als *Poetine* bezeichnet, offenbar die *Leber* eine maßgebende Rolle spielt. Auch hierin stimmen wir also völlig mit Herrn KOMIYA überein.

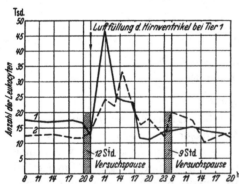

Abb. 2. Parabioseversuch an Kaninchen. Der zentralnervöse Reiz führt nicht nur bei dem unmittelbar gereizten Tier, sondern auch beim Parabionten zu einer Leukocytose. Nach HOFF und BEER 1938.

Diese Blutreaktionen, welche infolge der verschiedensten Reize auftreten, und welche im wesentlichen den biologischen Leukocytenkurven von Herrn Schilling entsprechen, sind nun, wie gesagt, nur ein Teilglied einer viel umfassenderen vegetativen Reaktion, welche wir als *vegetative Gesamtumschaltung* bezeichnet haben. Hierfür mag die Abb. 3,

welche die vegetative Gesamtumschaltung nach Luftfüllung der Hirnventrikel beim Menschen zeigt, ein Beispiel sein. Wir haben beschrieben, daß diese vegetative Gesamtumschaltung in der Regel in 2 Phasen verläuft, in einer *ersten sympathicotonen oder ergotropen Phase* und in einer *zweiten vagotonen oder trophotropen Phase*. Nicht selten kommt, besonders wenn der gewählte Reiz stark genug ist, um einen Schock auszulösen, vor der ersten Phase noch eine flüchtige *vagotone Vorphase* mit Leukopenie und relativer Lymphocytose zustande. Auf diese Vorphase, die wir auch bereits vor Jahren beschrieben haben, haben in den letzten Jahren Siedeck, Thedering, Böwing u.a. erneut hingewiesen. Man könnte demnach auch von drei aufeinanderfolgenden Phasen sprechen. Dann besteht Überein-

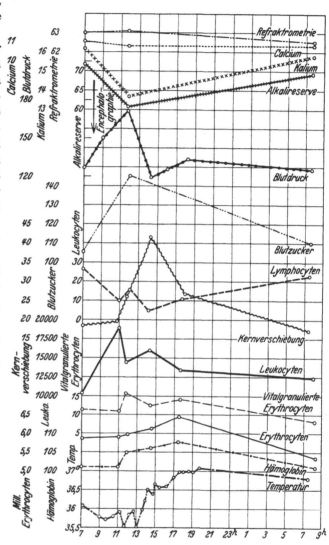

Abb. 3. Vegetative Gesamtumschaltung nach Luftfüllung der Hirnventrikel beim Menschen. Nach Hoff 1933.

stimmung mit der Phaseneinteilung, welche Selye für sein *Adaptationssyndrom* gibt. Offenbar handelt es sich bei dem von uns beschriebenen *unspezifischen Abwehrvorgang* bzw. der *vegetativen Gesamtumschaltung* grundsätzlich um dasselbe Phänomen, welches mehrere Jahre später Selye in seinen Arbeiten über *Stress* und *Adaptationsvorgang* studiert hat.

Dieser gesamte Vorgang stellt die *unspezifische Reaktion* des Organismus auf zahlreiche sehr unterschiedliche Reize dar, welche nur das Gemeinsame haben, daß sie als adäquate Reize auf die Zentren der Blutregulation wirksam sind. Wir finden diese vegetative Gesamtumschaltung bei kurzdauernden natürlichen Fieberzuständen, bei der Einspritzung der verschiedensten Wirkstoffe, sowohl von Bakterienstoffen und Proteinkörpern wie z. B. auch von Schwefel oder Terpentinöl, ebenfalls nach starken sportlichen Anstrengungen, nach zentralnervösen Reizen infolge Blutungen in die Hirnventrikel, Luftfüllung der Hirnventrikel, ja auch bei anfallsweisen psychiatrischen Störungen und selbst bei stärkeren seelischen Affekten. Die *Reizbeantwortung* ist also *im Prinzip immer gleichartig*. Die *Reize* selbst sind weitgehend *unspezifisch*. Da, wie gesagt, die verschiedensten eingespritzten Wirkstoffe bei geeigneter Dosis ziemlich gleichartig diese vegetativen Reaktionen einschließlich der Änderungen des Blutbildes hervorrufen, kann ich mich einer gewissen Skepsis nicht erwehren gegenüber den vielen Versuchen, eingespritzten Wirkstoffen eine spezifische Wirkung zuzuschreiben. Ich denke hier an Versuche etwa von MENKIN u. a., welche aus Bakterienstoffen und Entzündungsprodukten glauben, spezifische Wirkstoffe gewonnen zu haben. Wahrscheinlich sind die erzielten Wirkungen unspezifisch, oder handelt es sich vielfach um rein pharmakologische Wirkungen, welche den physiologischen Wirkungen im Organismus nicht ohne weiteres gleichgesetzt werden können.

Andererseits werden durch diese unspezifischen Reize nun im Organismus *echte Wirkstoffe* in Freiheit gesetzt, welche zwischen der zentralnervösen Reizung und der Reaktion der blutbildenden Organe eingeschaltet sind. Dies geht aus unseren Parabioseversuchen hervor, bei denen wir mit guten Gründen keine parenteralen Einspritzungen von Wirkstoffen benutzten, sondern nur zentralnervöse Reize anwandten. Diese durch den unspezifischen Reiz im Organismus freigesetzten Wirkstoffe kann man wohl mit Herrn KOMIYA als die eigentlichen *Hämopoetine* ansprechen. Auch hierin möchte ich mich grundsätzlich den Darlegungen von Herrn KOMIYA anschließen.

Die zentralnervösen Regulationen gehen zunächst wahrscheinlich vom *Zwischenhirn* aus, wie wir es 1927 dargelegt haben und wie es auch von ROSENOW, BORCHARDT und besonders von der Schule KOMIYAs angenommen wird. Die Zentren des Zwischenhirns können aber auch von *vorgeschobenen vegetativ-nervösen Regulationseinrichtungen*, also gewissermaßen von der *Peripherie* her, erregt werden. Hierfür spricht die Tatsache, daß auch von dem Apparat der *Kreislaufzügler* aus eine vegetative Gesamtumschaltung einschließlich der hämatologischen Reaktionen zustande kommen kann. Dies geht aus Untersuchungen hervor, die vor einer Reihe von Jahren LAMPEN an der Frankfurter Klinik gemacht hat. Abb. 4 zeigt derartige vegetative Reaktionen nach Novocainblockade der Carotissinus-Nerven beim Menschen.

Schließlich möchte ich darauf hinweisen, daß in prinzipiell der gleichen Weise das *individuelle Blutbild* des einzelnen Menschen ebenfalls nur ein *Teilglied seiner gesamten vegetativen Struktur* ist. Wenn man, wie ich es in den letzten Jahren gemeinsam mit LOSSE und anderen Mitarbeitern untersucht habe, bei vielen Menschen ein möglichst breites Spektrum der gesamten vegetativen Struktur untersucht, so findet sich eine klare Gliederung der verschiedenen in der Konstitution der einzelnen begründeten vegetativen Grundeinstellungen. Diese sehr weitgreifenden Zusammenhänge mögen hier nur kurz durch die Abb. 5. angedeutet werden. Es fanden sich bei großen Reihenuntersuchungen zwei polar entgegengesetzte Typen, von denen der eine in seiner Gesamtreaktion als *symphaticoton*, der andere als *parasympathicoton* bezeichnet werden kann; zwischen diesen beiden polaren Typen liegt eine zahlenmäßig größere Menge von Mischtypen, die keine

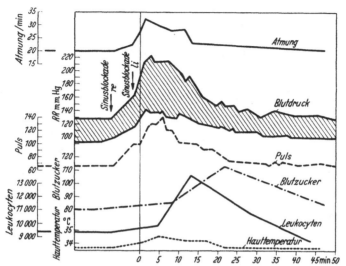

Abb. 4. Vegetative Reaktionen nach Blockade der Carotissinus-Nerven. Nach LAMPEN.

gesetzmäßige Ordnung, aber auch keine so großen Abweichungen von den Mittelwerten der „Norm" aufweisen. Die *parasympathicotonischen Typen* zeigen hämatologisch eine *höhere Zahl der Eosinophilen und der Lymphocyten*, als die Sympathicotoniker, wie es übrigens bereits EPPINGER und HESS angenommen haben. Diese Unterschiede gehen nun einher mit gesetzmäßigen Unterschieden auch in den

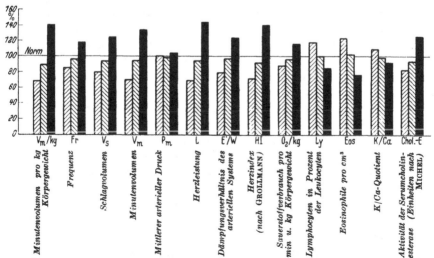

Abb. 5. Übersicht über die vegetative Einstellung nach Reihenuntersuchungen an gesunden Versuchspersonen. Nach HOFF und LOSSE.

Parasympathicotoniker; Mischtypen; Sympathicotoniker.

Ergebnissen der physikalischen Kreislaufuntersuchungen, der Gaswechselunter-
suchungen, des Mineralstoffhaushaltes und auch der Cholinesterase, wie es im
einzelnen auf der Abb. 5 abgelesen werden kann.

Diese verschiedenen vegetativen Einzelreaktionen sind nun in inniger Wechsel-
wirkung miteinander verbunden. Man kann keineswegs einen einzelnen vegetativen Faktor als *die* Ursache aller anderen Veränderungen herausstellen, sondern
es ist eher die von uns häufig benutzte Modellvorstellung angebracht, daß zahlreiche vegetative Einzelfaktoren wie Zahnräder zwangsläufig miteinander verbunden sind, so daß die Drehung eines Rades alle Räder in ihrer Stellung

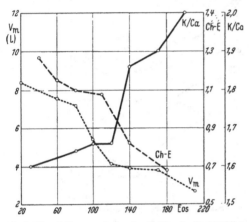

Abb. 6. Korrelationen zwischen den Zahlen der Eosinophilen,
dem K/Ca-Quotienten, der Cholinesterase und dem Herzminutenvolumen, nach Reihenuntersuchungen bei gesunden
Versuchspersonen.

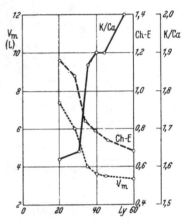

Abb. 7. Korrelationen zwischen den Zahlen
der Lymphocyten, dem K/Ca-Quotienten, der
Cholinesterase und dem Herzminutenvolumen,
nach Reihenuntersuchungen bei gesunden
Versuchspersonen.

verändert. Man kann freilich *Korrelationen* zwischen den Einzelfaktoren aufstellen,
als ob zwischen ihnen kausale unmittelbare Zusammenhänge bestünden. So lassen
sich Kurven aufstellen, welche Korrelationen etwa zwischen dem Mineralhaushalt
oder der Cholinesterase oder der physikalischen Kreislaufeinstellung einerseits
und dem Blutbild andererseits vor Augen führen. Hierfür mögen die Abb. 6 und 7
Zeugnis ablegen, aus denen ersichtlich ist, daß eine Korrelation zwischen einer
Erhöhung der Zahlen der Eosinophilen bzw. der Lymphocyten einerseits und einem
Anstieg des Kalium/Calcium-Quotienten oder einem Abfall der Cholinesterase bzw.
des Herzminutenvolumens andererseits besteht. Diese Korrelationen, die sich bei
unseren Reihenuntersuchungen an zahlreichen Personen ergeben haben, sollen nur
beweisen, wie komplex diese gegenseitigen Wechselwirkungen sind, und wie unrichtig
es wäre, irgendeinen Einzelfaktor als die allein maßgebende Ursache hinzustellen.

Bei einer solchen Betrachtungsweise wird die Hämatologie zu einem Teilglied
eines großen zusammenhängenden Systems der vegetativen Steuerungen. Die mit
den speziellen Einzelmethoden der morphologischen oder humoralen oder vegetativen Forschungsrichtung gewonnenen Einzelergebnisse zeigen erst ihre richtige physiologische Bedeutung, wenn sie im Rahmen einer solchen Gesamtbetrachtung ge-
würdigt werden. Die Forschung muß zunächst in analytischer Arbeit die Einzelergebnisse gewinnen. Der denkende Arzt muß am Krankenbett diese Einzelergebnisse zu einer Gesamtbetrachtung des Organismus synthetisch zusammenfügen.

Die Steuerung der Erythrocytenkonzentration im Blut.

Von

G. RUHENSTROTH-BAUER (Tübingen/Deutschland).

Korreferat.

Von der *Steuerung* einer Körperfunktion darf man nur reden, wenn u. a. der Nachweis erbracht worden ist, daß der Organismus sich des untersuchten Mechanismus wirklich bedient, um die Funktion bei einer Störung wieder zur Norm zurückzuführen. Fehlt dieser Nachweis, so darf — zumindest vorläufig — nur von einer *Beeinflussung* gesprochen werden, wenn sich durch die Änderung einer Größe eine Änderung einer zweiten Größe herbeiführen läßt. Unter diesem Gesichtspunkt soll im folgenden ein Teilabschnitt aus dem Steuerungsmechanismus des Blutes als Ganzem sehr gedrängt besprochen werden, nämlich die Steuerung der Erythrocytenkonzentration im Blut.

Der Körper hat 4 Möglichkeiten, diese Größe zu ändern:

    A. durch Veränderung der Erythropoeserate,

    B. durch Änderung der Hämolyserate,

    C. durch Verminderung der Gesamtplasmamenge (Bluteindickung),

    D. durch Vermehrung der Gesamtplasmamenge (Blutverdünnung).

Die ersten beiden Mechanismen haben eine langfristige Auswirkung, während die beiden letzten schon nach Minuten die Zellkonzentration verändern können. Sie setzen deshalb vor allem bei akuten Notlagen des Kreislaufs, z. B. bei Aderlaß ein. Dagegen spielen im allgemeinen die sog. Erythrocytendepots nur eine untergeordnete Rolle, wie aus zahlreichen Versuchen bei den meisten Säugern und beim Menschen mit radioaktiv markierten Erythrocyten hervorgeht: wenige Minuten nach Injektion solcher Zellen sind diese im gesamten Blut gleichmäßig verteilt und ihre Konzentration ändert sich auch im Verlauf von Tagen nicht. Erst bei extremen Belastungen kann es zu einer echten Ausschaltung von Blutmengen wechselnder Zellkonzentration aus dem Kreislauf kommen. — Im folgenden soll kurz über die wichtigsten Kenntnisse der 4 obigen Mechanismen berichtet werden.

A. Die Erythropoese.

Die genaue Auffüllung der Erythrocytenmasse nach Aderlaß sowie die Verminderung der Erythropoese beim Atmen von O_2-reichen Luftgemischen zeigt, daß die Erythropoese einer feinen Steuerung unterliegt. In diese Steuerungskette ist ein stoffliches Glied eingeschaltet. Dies läßt sich zwar nicht aus dem CARNOT-schen Versuch folgern, auf dessen irrige Deutung schon mehrfach hingewiesen worden ist, wohl zeigen das aber eine Reihe von Versuchen der letzten Jahre. Zuerst wurde 1950 gleichzeitig und unabhängig von 2 Seiten der Beweis mittels Parabiosetechnik erbracht. Später zeigte sich, daß Rattenjunge ihre Erythrocytenmasse stärker vermehren, wenn sie von Müttern gesäugt werden, die unter O_2-Mangel leben, als Kontrollen bei normalen Müttern. Auch wird die Teilungsrate von Erythroblasten in Knochenmarkskulturen durch Anämieseren weit über jene bei den Kontrollen mit Normalseren erhöht. Als Abschluß der Beweiskette gelang es kürzlich unabhängig mehrerer Forschungsgruppen, aus Aderlaßplasma einen Extrakt zu gewinnen, der bei Ratten nach mehrtägiger Injektion eine deutliche

Polycythämie verursacht. Der erythropoetische Faktor ist hitzestabil, vielleicht auch sauerstoffempfindlich.

In diesem Zusammenhang sei kurz auf den erythropoetisch wirksamen Hypophysenvorderlappenfaktor eingegangen, der in den letzten Jahren von Evans und seinen Mitarbeitern sehr weitgehend angereichert worden ist. Im Gegensatz zu den Versuchen mit den übrigen Hormonen des Körpers gelingt es mit diesem Faktor zweifelsohne, beim normalen Tier eine deutliche Polycythämie zu erzielen. Trotzdem erscheint es Referenten zweifelhaft, ob die Hypophyse in den Steuerungsmechanismus der Erythropoese eingeschaltet ist, bzw. ob dieser Hypophysenfaktor mit jenem aus dem Anämieserum identisch ist. Der Haupteinwand besteht darin, daß auch hypophysenlose Ratten auf einen Aderlaß mit einer deutlichen Erythropoesesteigerung reagieren. Die Evanssche Schule selbst zeigte auch, daß der Faktor unter Umgehung der Schilddrüse den Grundumsatz erhöht. Es wäre denkbar, daß er auf diese Weise auch unspezifisch die Erythropoesesteigerung mitbedingt.

Eine Reihe von Versuchen spricht dafür, daß bei der Erythropoese 2 getrennte Wirkungen zu unterscheiden sind: eine solche auf die Zellproliferation im Knochenmark und eine solche auf die Zellausstoßung. Die 1. braucht mindest einen bis mehrere Tage zur Auswirkung, während die 2. schon kurz nach dem Reiz wirksam ist. Damit dürften die Beerschen Parabioseversuche zu erklären sein: Die Reticulocytose nach Hirnventrikel-Luftfüllung tritt beim gereizten Tier schon in Stunden ein, und das gleiche gilt für den Parabiosenachbar. Diese Versuche betreffen also wahrscheinlich hauptsächlich den Mechanismus der Reticulocytenausstoßung aus dem Knochenmark.

Der spezifische Auslöser der Erythropoesesteuerung hängt zweifelsohne mit der Sauerstoffversorgung des Organismus zusammen, doch läßt sich vorläufig nicht angeben, um welche genaue physikalische Größe es sich dabei handelt. Sie muß sich jedenfalls sowohl bei einem Aderlaß, als auch bei einer Verminderung des Sauerstoffgehalts der Luft gleichsinnig ändern. Es kann weder der arterielle oder venöse Sauerstoffgehalt noch die arterielle Sauerstoffspannung im Blut oder die A.V.-Differenz sein. Weiter ist zu beachten, daß das normale Sauerstoffangebot im Körper etwa 4 mal größer ist als der normale Sauerstoffverbrauch, so daß ein wirklicher Sauerstoffmangel nur in Extremfällen auftreten kann. Sowohl bei Aderlaß als auch beim Atmen von sauerstoffarmen Luftgemischen vermindert sich demnach nur der Überschuß des Angebots über den Bedarf (relativer Sauerstoffmangel), und dies kann der Körper offenbar registrieren. Es läßt sich auch zeigen, daß schon eine Verminderung der gesamten Erythrocytenmasse während einiger Minuten genügen kann, den Erythropoesemechanismus anzuregen, selbst wenn die Blutmenge konstant bleibt. Dagegen bewirkt selbst eine länger dauernde Verdünnung des Blutes durch Periston *ohne* Verminderung der gesamten Erythrocytenmasse keine Erythropoesesteigerung. Vielleicht gleicht in diesem Fall das vermehrte Herzminutenvolumen die Konzentrationsminderung der Erythrocyten aus. Diese Versuche zeigen aber, daß die Erythropoesesteuerung nicht nach einer Art Zählkammerprinzip erfolgt. — Alle bisherigen Befunde stehen im Einklang mit der Annahme, daß im Körper ein spezifisches Feld existiert, das auf bestimmte Änderungen der Sauerstoffspannung reagieren kann. Eine Reihe von Versuchen ergibt, daß es sich hierbei nicht um das

Knochenmark selbst handelt. Die Steuerung der Erythropoese kann auch unabhängig vom nervösen Zentrum vor sich gehen, da ein hoher Rückenmarksquerschnitt die Erythropoesesteigerung nach Aderlaß beim Kaninchen nicht unterbindet, wenn es gelingt, das Tier genügend lang am Leben zu erhalten. Dies schließt allerdings nicht aus, daß cerebrale Einflüsse die Erythropoese beeinflussen können. Magen, Milz, Pankreas und die endokrinen Organe scheiden ebenfalls als Erzeugungsort des spezifischen erythropoetischen Hormons aus. Auch die Entfernung von $^2/_3$ der Leber verhindert bei der Ratte nicht die Aderlaßreticulocytose. Dies spricht eher dagegen, daß die Leber als spezifischer Receptor des relativen Sauerstoffmangels anzusehen ist, schließt dies aber nicht aus. — Das Receptorenfeld dürfte im Versorgungsbereich der Aorta *descendens* liegen, da eine mangelnde Arterialisierung ihres Bluts bei voller Arterialisierung der aufsteigenden Arterien schon genügt, eine Polycythämie herbeizuführen.

B. Hämolyse.

Unter Steuerung der Hämolyse ist zu verstehen, daß die Lebensdauer der Erythrocyten je nach Bedarf vom Organismus verändert werden kann. Es scheint, daß eine solche Steuerung besteht, denn bei einer Aderlaßanämie ist die Verminderung der Hämoglobinabbauprodukte größer, als der Verminderung des Hämoglobinbestands entspricht. Des weiteren dürfte der Abbau der Höhenpolyglobuline bei Hunden nach Rückführung auf Meereshöhe zu 21—39% auf einem beschleunigten Abbau der Erythrocyten zurückzuführen sein. Dieser Angabe wurde zwar auf Grund von Rattenversuchen widersprochen, die Größe der gefundenen Abweichungen spricht jedoch eher in dem genannten Sinn. Über Ort und Art der Steuerung läßt sich vorläufig wenig Gesichertes sagen. Fraglos ist die Milz in irgendeiner Weise an der Hämolyse beteiligt, wie viele pathologische Befunde zeigen, sie kann aber nicht das einzige Organ sein, das für die Hämolyse von Wichtigkeit ist, denn z. B. ändert die Milzentfernung bei einer experimentellen hämolytischen Anämie nichts an dem überstürzten Abbau der Erythrocyten. Erwähnt sei, daß die Erythrocytenlebensdauer von Urämiepatienten und nephrektomierten Hunden zum Teil sehr verkürzt ist. Sicher ist, daß das Pfortadergebiet für die Hämolysesteuerung eine besondere Bedeutung besitzt. Klemmt man den Milzabfluß zur Pfortader ab, so kommt es innerhalb kurzer Zeit zu einer starken Anämie, die durch eine Verkürzung der Lebensdauer der Erythrocyten auf etwa ein Drittel bedingt ist. Ebenso führt eine Abbindung der V. coron. ventric. zu einer Anämie, und zwar auch nach operativer Entfernung der Milz. Diese Tatsachen lassen daran denken, daß die Leber mit ihrem Bluteinzugsgebiet entscheidend für die Hämolysesteuerung ist, und daß manche Magen- und Milztumoren und Zwerchfellhernien über diesen gleichen unspezifischen Mechanismus einer mechanischen Behinderung im Pfortaderkreislauf zu einer starken Anämie führen.

C und D. Bluteindickung und -verdünnung.

Der Flüssigkeitsaustausch zwischen Blutbahn und Gewebe erfolgt in den Capillaren. Es ist anzunehmen, daß eine Steuerung der Blutflüssigkeitsmenge entweder in diesem Bereich angreift, oder die Quellungsbereitschaft der Gewebe ändert. Nach der LUDWIG-STARLINGschen Theorie, die von PAPPENHEIMER in den letzten Jahren in quantitativer Hinsicht eindringlich bestätigt wurde, ist für den Flüssigkeitsaustausch der hydrostatische Druck und der onkotische Druck des Bluts maßgeblich. Beide Größen bleiben jedoch bei einem mittelgroßen Aderlaß zuerst unverändert, so daß sie nicht die Auslöser der nachfolgenden Blutverdünnung sein können.

Im Parabioseversuch ergab sich, daß nach einem Aderlaß bei einem Partner auch das andere Tier eine Blutverdünnung erleidet, daß also ein stoffliches Prinzip an der Steuerung beteiligt ist. Der Erzeugungsort dieses Prinzips ist noch nicht sicher bekannt: nach der Entfernung des Duodenums, des Pankreas und des Magens tritt eine Aderlaßverdünnung ein, so daß diese Organe ausscheiden. Das gleiche gilt für die einzeitige Entfernung der Leber beim Kaninchen, für Nierenentfernung, für Exstirpation der Hypophyse oder der Nebenniere. Bei nebennierenlosen Tieren ist zwar bekannt, daß sie nach einiger Zeit eine Bluteindickung erleiden. Wird jedoch kurz nach Entfernung der Nebenniere oder nach Normalisierung durch Nebennierenrindenextrakt ein Aderlaß vorgenommen, tritt eine normale Blutverdünnung ein. Dies zeigt, daß die Nebenniere unmittelbar mit der Steuerung der Blutflüssigkeitsmenge nichts zu tun hat, sondern daß das Nebennierenrindenhormon nur vorhanden sein muß, damit sich der Blutverdünnungsmechanismus auswirken kann, bzw. die normale Zellkonzentration gehalten wird. Das Nebennierenrindenhormon spielt demnach keine steuernde, sondern nur eine bedingende Rolle. Versuche der letzten Zeit lassen es jedoch möglich erscheinen, daß im kardiopulmonalen Bereich ein Receptorenfeld für die Blutmenge vorhanden ist, das auf Dehnungsreize anspricht.

Aufbauend auf den Pappenheimerschen Angaben wurde eine Apparatur entwickelt, mittels der Rattenhinterleiber wechselweise mit „künstlichem" Kontrollblut und Testblut durchströmt werden können und die unter bestimmten Bedingungen gewisse Aussagen über den Flüssigkeitsaustausch durch die Capillaren gestattet. Die 1. vorläufigen Versuche zeigten, daß z. B. ATP in bestimmten niedrigen Konzentrationen eine Wirkung hat, die mit einer Blutverdünnung nach Aderlaß vergleichbar ist. Andere Purinkörper rufen eine gegenteilige Reaktion hervor. Diese Wirkungen sind aber sicher nur als Modelle für den eigentlichen Blutverdünnungs- und -eindickungsmechanismus anzusehen, da gezeigt wurde, daß im Blutplasma sogar während eines Aderlaßschocks keine Adeninkörper vorhanden sind.

Die Steuerung der Bluteindickung, wie sie z. B. bei Höhenaufenthalt, CO_2-Atmung oder nach Eingriffen am Peritoneum eintritt, ist vorläufig noch am wenigsten studiert worden. Namentlich ist noch nicht geklärt, ob bei ihr nur der Blutverdünnungsmechanismus in geringerem Maße wirksam ist als normal, oder ob es eine eigene Bluteindickungssteuerung gibt. Manche Experimente sprechen eher für die 2. Möglichkeit. Vielleicht ist die Leber dabei beteiligt.

Das normale Zusammenspiel der 4 Mechanismen ergibt die Normalkonzentration der Zellen im Blut. Diese dürfte dadurch gekennzeichnet sein, daß bei ihr die Summe der Reize, die auf die beschriebenen Mechanismen einwirken, ein Minimum besitzt.

Diese Übersicht sollte zeigen, daß zwar noch viele Lücken in unserer Kenntnis über die Steuerung der Erythrocytenkonzentration im Blut bestehen, daß jedoch der gesamte Bau langsam feste Formen anzunehmen beginnt.

Literatur.

Ruhenstroth-Bauer, G.: Handbuch der gesamten Hämatologie, Bd. I, 2 (im Druck).

A special report on the relationship between the plasma protein and the cellular constituents of the bone marrow. Particularly on the plasma cell and blood γ globulin.

By

Kazuo Miyoshi (Tokyo/Japan).

With 2 figures.

For more than ten years, plasma cell has been considered to be the special source of plasma globulin, although final conclusion was not drawn yet. With the progress of studies of blood protein on one hand and with the clarification of the close relationship between γ globulin and antibody on the other hand, the problem has become one of the most interesting one in this field.

We have also studied this problem clinically and experimentally for many years and in the present paper some of the clinical results are reported.

The report is divided in two parts.

1. The relationship between the blood γ globulin and the plasma cell of bone marrow.

The cases studied were as follows: infectious disease of various kinds 18, Kala azar 6, anemia of various types 32, disease with hepato-splenomegaly 13, carcinoma and related neoplasma 17, leukemia and related disorder 22, special hyperglobulinemia 3[1], and others 12.

In these cases, bone marrow punctures were performed in different sites of various bones and the cellular constituents were studied mainly Giemsa-straining of each sample. When the plasma cell was increased in the bone marrow, similar increase was also observed in other organs, such as spleen, liver and lymph nodes in many cases by biopsy or autopsy.

In each case plasma protein was studied electrophoretically.

Fig. 1 shows the results on the plasma cell percentage of the bone marrow and per cent of blood γ globulin. A high correlation is recognized between them.

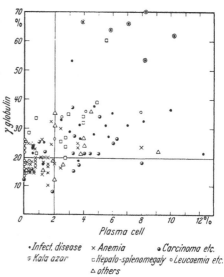

• Infect. disease   × Anemia   • Carcinoma etc.
⊛ Kala azar   □ Hepato-splenomegaly   ○ Leucaemia etc.
△ others

Fig. 1. Correlation between plasma cell in bone marrow and blood γ globulin. (5 cases with extremely high plasma cell count were omitted from this figure.)

On other cells which were studied in the same way, especially lymphocytes or reticulum cells, no such correlation was seen.

---

[1] These cases were reported in 1947 by the author as special hyperglobulinemia: two were named as lymphadenosis hyperglobulinemica and one was named as reticulosarcomatosis hyperglobulinemica at that time. Later, two of them were shown by the author to belong to the category of Makroglobulinemia (Waldenström, 1948), confirmed by ultracentrifugal method that the molecular weight of the γ globulin was far greater than normal.

2. A case which developed remarkable plasma cell reaction and hyperglobulinemia in the course of endocarditis lenta.

N. S., a 44 year old male was admitted to our hospital, suspected endocarditis lenta. He was suffered from rheumatoid arthritis at age 5. At the time of admission systolic murmur was present on the heart. Slight swelling of liver and spleen was observed. Blood culture revealed staphylococcus viridans. He was treated with penicillin and sulfur preparations for the basic disease and with blood transfusions of 6 times (each 100 ml.) for the anemia. After the fifth transfusion, he developed exanthem, fever, jaundice and unconsciousness with leucocytosis and remarkable plasma cell reaction in the blood (Fig. 2).

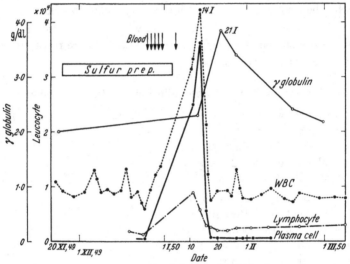

Fig. 2. Dynamic relationship of plasma γ globulin to plasma cell.

The number of leucocytes which was normal on Dec. 24, 1949 increased to 33,400 on Jan. 12, 1950 and almost all of them were plasma cells. The plasma cells were medium sized in general and round shaped. The nucleus was also round existing in the center of the protoplasma, which was stained rather dark purple. The structure of nucleus was fine, suggesting that the cells were still in young stadium.

The number of plasma cell reached to its maximum on Jan. 14, (42,500) and decreased rapidly thereafter, followed by myeloid leukemoid reaction of medium grade.

The cellular constituents of the bone marrow showed a quite similar change during the course.

This process was considered as a plasma cell reaction following agronulocytosis caused by sulfur drugs or by the side reaction due to the repeated blood transfusions.

The interesting problem is the relationship of plasma cells to blood γ globulin presented dynamically.

The level of γ globulin (electrophoretically measured) changed as follows: on Nov. 20, 1949 at the time of admission, 2.03 g./dl. (greater than normal level due to basic disease), on Jan. 13, 1950 at the time of maximum of plasma cell reaction, 2.21 g./dl., on Jan. 21, at the time when the plasma cell in the blood has decreased in number, 3.85 g./dl. and then γ globulin decreased gradually as shown in the figure 2.

The above mentioned data was discussed as follows.

1) The increased plasma cell in the blood decreased to the half in number after 2 or 3 days and disappeared almost completely after 4 or 5 days. The lifespan of plasma cell, therefore, is considered to be about 4 or 5 days.

2) The maximum of γ globulin level was observed 7 days after the highest plasma cell count (it might have been shorter if γ globulin was measured earlier). From this observation, the idea, expressed once by Waldenström, that plasma cell only stores the γ globulin, but not produces it, can not be considered to be the truth.

3) The increased plasma γ globulin decreased to the half level in 2—3 weeks. (The half life of γ globulin estimated by isotope method was also about 2 weeks by Schoenheimer).

4) The lymphocytes also showed a slight increase in the course of the reaction.

Die Beeinflussung des roten und weißen Blutbildes durch die Pressoreceptoren.

Von

W. Kalkoff (Halle, Saale/Deutschland).

Zwischen pressoreceptorischer Kreislaufregulation und der Erregung des Zentralnervensystems, insbesondere dem Erregungszustand der im Zwischenhirn und Stammhirn lokalisierten Funktionen bestehen enge Wechselbeziehungen. So hängt zwar einerseits die kreislaufregulierende Tätigkeit der Pressoreceptoren von dem jeweilig vorhandenen gesamten zentralen Erregungszustand ab, andererseits kann aber auch die zentrale Erregung und fast jede Funktion über die sog. Irradiation der pressoreceptorischen Reflexe im Tierexperiment ganz außerordentlich beeinflußt werden.

Die vorliegenden Untersuchungen befassen sich mit den Änderungen des roten und weißen Blutbildes von Hunden in Abhängigkeit von reflektorischen Änderungen der vegetativen Gleichgewichtslage, die durch Ausschaltung bzw. Reizung der Pressoreceptoren ausgelöst wurden. Der Erfolg dieser Änderungen wurde an Blutdruckhöhe und Herzfrequenz kontrolliert. Die Blutentnahmen erfolgten in kurzen Zeitabständen aus feinen Einschnitten am Ohr der Versuchstiere.

Nach Durchschneidung aller Pressoreceptoren, durch die eine Verschiebung des vegetativen Gleichgewichtes zur sympathikotonen Reaktionslage mit Blutdruck- und Herzfrequenzanstieg erreicht wird, beobachtet man als Sofortreaktion einen in vielen Fällen stark ausgeprägten Anstieg der Erythrocytenzahl mit nicht entsprechender Zunahme des Hämoglobingehaltes. Der sinkende Färbeindex deutet auf eine akute Ausschwemmung junger Erythrocyten aus den Depots hin. Dabei findet keine Reticulocytenvermehrung statt. Die Gesamtzahl der Leukocyten nimmt nach der Pressoreceptorendurchschneidung ebenfalls sofort zu. Besonders die Zahl der segmentierten neutrophilen Zellen steigt an, so daß im Prozentverhältnis ein Anstieg der segmentierten Neutrophilen mit gleichzeitigem relativem Abfall der stabkernigen Leukocyten resultiert. Während die Erythrocytenzahl in einer zweiten, nach 3—4 Std. einsetzenden Phase, offenbar dem Blutdruckabfall entsprechend, wieder etwas absinkt, aber gegenüber den Ausgangswerten noch deutlich erhöht bleibt, ändert sich die Gesamtleukocytenzahl nur unwesentlich. Sie bleibt dauernd erhöht, obwohl gleichzeitig der prozentuale und absolute Anteil der stabkernigen Zellen jetzt ansteigt und der segmentierten Neutrophilen abfällt. Oft werden neben den weißen Jugendformen auch Erythroblasten mehrere Stunden nach Durchschneidung der Pressoreceptoren im Ausstrich gefunden. Die Eosinophilen verschwanden in vielen Fällen kurz nach der Pressoreceptorenausschaltung. Auffallend ist das uncharakteristische Verhalten der Lymphocyten.

Ähnliche phasische Schwankungen, die aber in entgegengesetzter Richtung verlaufen, zeigen die cellulären Blutkonzentrationen während der nach unseren Erfahrungen wesentlich schwierigeren Einstellung einer vagotonen Reaktionslage durch pulsative, endosinuale Druckerhöhung nach Palme und Häussler. Direkt nach Beginn der Pressoreceptorenreizung durch pulsative, endosinuale Druckerhöhung erfolgt bei meist uncharakteristischem Verhalten der Erythrocyten nach einem oft beobachteten kurzen Anstieg ein mehr oder minder starker Abfall der Leukocytenzahl. Die Leukocytenveränderung ist vornehmlich auf akute Vermehrung mit folgendem tiefem Abfall der segmentierten Neutrophilen zurückzuführen. Im Gegensatz zum Verhalten nach Durchschneidung der Pressoreceptoren sinken die segmentierten Neutrophilen prozentual ab, während die stabkernigen Zellen prozentual ansteigen. Nach Stunden kommt es in einer Spätreaktion im Verlauf eines starken Anstieges der Gesamtleukocytenzahl wieder zum Ausgleich der prozentualen Verschiebung. Bemerkenswert ist, daß eine langdauernde tiefe Senkung von Blutdruck- und Herzfrequenz zur Auslösung der Blutbildänderung durchaus nicht erforderlich ist. Allgemein gesehen, bestand eine Parallelität zwischen Blutdruck- bzw. Herzfrequenzänderungen einerseits und den cellulären Blutänderungen andererseits weder nach Ausschaltung noch nach Reizung der Pressoreceptoren. Die Blutbildänderungen sind also keinesfalls als rein vasomotorische Reaktionen aufzufassen.

Nach Milzexstirpation treten die Leukocytenänderungen unverändert auf. Die Milz spielt, wenn überhaupt, nur bei den Erythrocytenänderungen der ersten Phase nach der Pressoreceptorenausschaltung eine gewisse Rolle. In der zweiten späteren Phase der Blutbildänderungen spielen außer den nervösen sicher auch humorale Faktoren und Anpassungsvorgänge eine Rolle, welche durch die Ausschaltung der Pressoreceptoren nur eingeleitet werden.

Literatur.

Palme, F.: Exper. Med. Surg. 9, 404 (1951).

Die Bedeutung von Leber und Milz für die neurohumorale Regulation der Leukocyten.

Von

A. Linke (Heidelberg) und K. T. Schricker (Erlangen/Deutschland).

Mit 4 Abbildungen.

Mit Hilfe von Tierversuchen hatte Beer per exclusionem wahrscheinlich gemacht, daß die Leber normalerweise auf nervöse Impulse hin einen leukerethischen

Stoff in die Blutbahn abgibt, der seinerseits erst auf die Myelopoese im Knochenmark wirkt. Muto und Mitarbeiter fanden, daß nach Anlegen einer Eckschen Fistel eine Reihe von Reizleukocytosen nicht mehr eindeutig auftraten.

Andererseits machen es eine Reihe von experimentellen und klinischen Beobachtungen wahrscheinlich, daß die Milz ein die Reifung und Ausschwemmung der Granulocyten im Knochenmark hemmendes humorales Prinzip bildet (Bock und Frenzel, Heilmeyer, Linke u. a.).

Diese beiden Theorien wurden aber bis heute beim Menschen noch nicht bewiesen.

Wir versuchten der Lösung dieser beiden Probleme durch Leukocytenregulationsversuche sowohl bei Patienten mit diffusen Lebererkrankungen als auch mit Milzerkrankungen näherzukommen.

Moeschlin hat die von Hoff und seiner Schule am Tier erhobenen experimentellen Befunde der Leukocytenregulation durch künstliches Fieber mit Pyrifer zur sog. Knochenmarkfunktionsprüfung beim Menschen erweitert. Mit Hilfe dieser Funktionsprobe untersuchten wir bei unseren Patienten die Frage, welche Bedeutung Leber und Milz für die neurohumorale Regulation der Leukocyten hat. Insgesamt stellten wir 146 Knochenmarkfunktionsprüfungen, 8 Kontrollen an gesunden Personen, 16 Proben bei Milzerkrankungen und 24 Proben bei Lebererkrankungen an. Der Rest entfällt auf 98 Patienten mit hämatologischen und inneren Erkrankungen, die im Rahmen dieser Fragestellung nicht interessieren.

Die *Ergebnisse* wurden in den Tab. 1 und 2 und in den Abb. 1—4 dargestellt.

Tabelle 1. *Mittelwerte der Leukocyten vor und auf dem Höhepunkt der Knochenmarkfunktionsprüfung.*

Laufende Nr.	Zahl der Patienten	Krankheit	Ausgangswert Leuko- cyten/mm³	Höchster Leukowert mm³	Prozentualer Anstieg %
1	8	Gesunde Probanden	7640	15488	+102
2	2	Isolierte Retothelsarkome der Milz	4500	2825	— 37
3	3	Milzvenenthrombose	2595	2903	+ 12
4	1	Erworb. hämolyt. Anämie mit depress. Hypersplenie	6325	7325	+ 15
5	1	Erworb. hämolyt. Anämie *ohne* depress. Hypersplenie	5050	10300	+104
6	2	Felty-Syndrom	3850	4600	+ 19
7	3	M. Boeck der Milz	4966	7016	+ 41
8	9	Lebercirrhosen	4160	5080	+ 22
9	14	Diff. Leberparenchymschädigung (Hepatitis epid: Ict. par.)	5562	7659	+ 37
10	1	Verschlußikterus	7650	12700	+ 66

Tabelle 2. *Mittelwerte der Knochenmarkfunktionsprüfung von 3 Patienten mit Hepatitis epidemica.*

	Höhepunkt der Erkrankung		Nach Heilung der Hepatitis	
	Leuko- cyten/mm³	Prozentualer Anstieg	Leuko- cyten/mm³	Prozentualer Anstieg
Vor Beginn des Fiebers	5200	—	4733	—
Höchster Leukocytenwert . . .	7666	+47%	10833	+129%

Bei der *Milzvenenthrombose* (Abb. 1) zeigte die Knochenmarkfunktionsprüfung vor der Milzexstirpation keinen Leukocytenanstieg und nach der Milzexstirpation eine fast überschießende Leukocytenregulation. Auch bei einem isolierten *Retothelsarkom der Milz* (Abb. 2) und bei einem *Felty-Syndrom* (Abb. 3) wurde die Knochenmarkfunktionsprüfung nach der Milzexstirpation normal. Diese

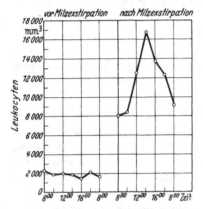

Abb. 1. Knochenmarkfunktionsprüfung bei
Milzvenenthrombose.

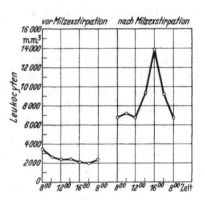

Abb. 2. Knochenmarkfunktionsprüfung bei
Retothelsarkom der Milz.

Ergebnisse bestätigen erstmalig beim Menschen die tierexperimentellen Befunde von ROSENOW. Dieser zeigte, daß Reize auf die Myelopoese durch Nucleinsäuren von milzlosen Tieren mit stärkerer Leukocytose beantwortet werden als von Normaltieren. ASHER u. MESSERLI erhoben die gleichen Befunde mit O_2-Mangel. Auch nach den experimentellen Untersuchungen von PALMER u. Mitarb. an Ratten kann wohl kein Zweifel mehr sein, daß die Granulopoese durch einen humoralen Milzfaktor gehemmt wird.

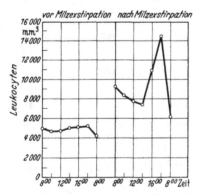

Abb. 3. Knochenmarkfunktionsprüfung bei
Felty-Syndrom mit Thrombopenie.

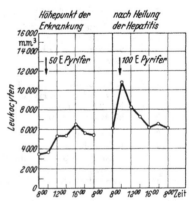

Abb. 4. Knochenmarkfunktionsprüfung bei
Hepatitis epidemica.

Während bei *Hepatitis epidemica* bzw. *parenchymatösem Ikterus* und bei *Lebercirrhose* durch das Pyrifer-Fieber nur ein geringgradiger Leukocytenanstieg (+37% bzw. +22%) beobachtet wurde, trat bei einem kurzdauernden Verschluß-ikterus ein normaler Leukocytenanstieg ein. Die Tabelle 2 zeigt die Mittelwerte der Leukocyten von 3 Patienten mit Hepatitis epidemica auf dem Höhepunkt der Erkrankung und nach Heilung der Hepatitis. Während auf dem Höhepunkt der Gelbsucht die Leukocyten nur von 5200 bis 7666 (+47%) ansteigen, findet nach Heilung der Hepatitis epidemica ein normaler Leukocytenanstieg von 4733 auf 10833 (+129%) statt. Auf der Abb. 4 sieht man, wie der nur geringgradige Leukocytenanstieg zur Zeit des stärksten Ikterus sich nach Heilung der Hepatitis normalisiert.

Zusammenfassung. Bei Patienten mit diffusen Leberparenchymschädigungen (Hepatitis epidemica und Lebercirrhose) und bei Patienten mit Milzerkrankungen (Milzvenenthrombose, Retothelsarkom, Felty-Syndrom, M. Boeck, vor und nach der Milzexstirpation) wurde der Einfluß des künstlichen Fiebers auf die Leukocytenregulation untersucht. Die Ergebnisse machen es erstmalig beim Menschen wahrscheinlich, daß die Leber normalerweise einen die Myelopoese im Knochenmark fördernden und die Milz einen hemmenden Wirkstoff produziert.

Literatur.

ASHER, L., u. F. H. MESSERLI: Biochem. Z. **97**, 49 (1919).
BEER, A. G.: Fol. haemat. (Lpz.) **66**, 222 (1942).
BOCK, H. E., u. B. FRENZEL: Klin. Wschr. **1938**, 1315.
HEILMEYER, L.: Klin. Wschr. **1955**, 689.
HOFF, F.: Erg. inn. Med. **33**, 195 (1928).
LINKE, A.: Fol. haemat. (Lpz.) **70**, 175 (1950).
MOESCHLIN, S.: Helvet. med. Acta **1945**, 229; Schweiz. med. Wschr. **1946**, 1051.
MUTO, and DOHI: J. Jap. Path. Soc. **25**, (1935).
MUTO, and TAKAHASHY: J. Med. Keijo **6.**
PALMER, J. G., J. KEMP, G. E. CARTWRIGHT and M. M. WINTROBE: Blood **6**, 3 (1951).
ROSENOW, G.: Zit. nach HEILMEYER.
SCHRICKER, K. T.: Inaugural-Diss. Erlangen 1950.
WIDMANN, Klin. Wschr. **1950**, 331; Arch. exper. Path. **200**, 428 (1949).

Contribution expérimentale à l'étude du rôle du poumon dans la régulation leucocytaire.

Par

JEAN BERNARD, G. MATHÉ et J. LISSAC (Paris/France).

Avec 2 figures.

Plusieurs expérimentateurs (WEISBERGER; LEAHY; JULLIARD, MAUPIN et J. BERNARD), utilisant le marquage par le phosphore radio-actif, ont démontré le phénomène de l'arrêt des leucocytes au niveau du poumon.

Ces expériences ont été conduites par hétéro- ou isotransfusions. Il est difficile d'en inférer sans réserves à la physiologie normale.

La présente note rapporte les expériences dans lesquelles sont étudiés les propres leucocytes de l'animal, marqués par la quinacrine, donc visibles directement en ultra-violet.

Matériel et méthodes.

Le marquage des leucocytes par la quinacrine a été antérieurement utilisé par FARR, chez le lapin, puis par WHITE, chez l'homme.

Les doses de quinacrine auxquelles nous avons eu recours ne sont pas toxiques pour les leucocytes. DE BRUYN a démontré qu'elles n'altéraient ni le chimiotactisme ni la phagocytose. White a noté que l'on peut, par injection veineuse de 300 mg de quinacrine chez l'homme, marquer tous les leucocytes sans anomalies quantitatives. Le marquage persiste in vitro et in vivo au moins 48 heures. Il est stable: nous avons vérifié qu'il demeurait satisfaisant après plusieurs centrifugations-lavages des cellules blanches. La nature de la liaison chimique est encore mal connue: les diaminoacridines, bases fortes, se combinent aux protéines acides du noyau et plus accessoirement du cytoplasme (Irvin, De Bruyn).

Nous avons conduit 31 expériences sur des lapins de 2 à 3 kg.

Une première série d'expériences (20 animaux) a consisté en auto-transfusions de 20 à 30 cm³: le sang est prélevé lentement dans l'artère fémorale (tandis que la même quantité de soluté salin isotonique est injectée par voie veineuse pour prévenir le choc hémorragique). Ce sang est recueilli dans une seringue héparinée contenant 2,5 à 3,5 mg de quinacrine. Il est immédiatement réinjecté par voie veineuse; on vérifie au microscope à fluorescence que tous les leucocytes sont marqués. Des prélèvements sanguins sont effectués dans l'artère fémorale toutes les 5 minutes d'abord, toutes les 10 minutes ensuite, pour numération et établissement du pourcentage de leucocytes fluorescents. Les animaux sont tués dans des délais variables: 10 minutes, 30 minutes, 1 heure, 2 heures, 4 heures, 24 heures, 48 heures. Des empreintes sont réalisées sur tous les viscères, qui permettent d'établir le pourcentage des leucocytes fluorescents.

On pourrait supposer que le séjour des leucocytes dans la seringue (8 minutes environ) suffit à altérer leurs fonctions. Aussi avons-nous comparé les résultats obtenus au cours d'une seconde série d'expériences dans lesquelles les leucocytes ne sortent pas des vaisseaux. Onze animaux ont été étudiés au cours de cette seconde série d'expériences. 1,5 cm³ d'une solution de quinacrine à 250 mg-% est injecté en 90 secondes dans la moelle tibiale. Le même protocole expérimental que précédemment est suivi. Il est supposé que se trouve réalisée dans ce secteur médullaire une solution de quinacrine sensiblement voisine de celle obtenue dans le sang auto-transfusé de la série précédente. Cette concentration est suffisante pour marquer les leucocytes circulants au moment de leur passage dans la moelle injectée. Une étude du flux sanguin médullaire chez le lapin nous permet de penser que cette concentration se maintient à un taux suffisant pendant au moins trois minutes. Cette expérience n'entraîne pas de passage dans le sang périphérique de cellules immatures.

Résultats.

1. Courbe des leucocytes fluorescents dans le sang périphérique. — La grande majorité des leucocytes marqués (80%) disparaît dans les 15 premières minutes; la quasi-totalité a disparu entre 30 et 40 minutes après le début de l'injection. A partir de ce moment, on trouve un taux inférieur à 1%.

2. Les leucocytes fluorescents dans les viscères. — Lorsque l'animal est sacrifié 10 minutes après le début de l'injection, on trouve un grand nombre de leucocytes marqués sur les empreintes pulmonaires; parfois, on les décèle en petit nombre sur les frottis hépatiques; il n'en a pas été observé dans les autres viscères. Vers la 20e et la 30e minutes (fig. 1) les constatations sont identiques.

Lorsque l'animal est tué deux heures après l'injection, on retrouve encore de nombreux leucocytes marqués sur les empreintes pulmonaires: on en décèle un nombre, notable dans la rate et d'autres viscères.

A la 4ème heure (fig. 2) le taux des leucocytes pulmonaires est notablement inférieur à celui des animaux sacrifiés plus tôt; par contre, on en décèle un nombre plus élevé sur les empreintes spléniques.

A la 24ème heure, quelques rares leucocytes sont décelés dans le poumon; la quasi-totalité est retrouvée dans la rate; quelques-uns épars dans les autres viscères.

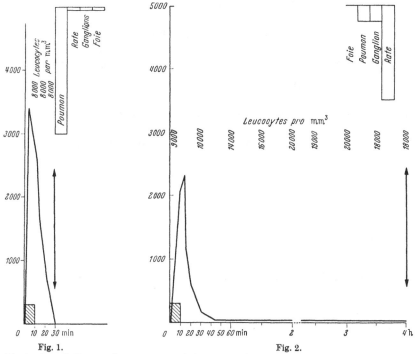

Fig. 1.   Fig. 2.

Fig. 1. *Autopsie 30 m.* après une auto-transfusion de 30 cm³ de sang contenant 3,75 mg de quinacrine.

Fig. 2. *Autopsie 4 H.* après une injection intramédullaire de 3,75 mg de quinacrine.

A la 48ème heure, les images sont peu différentes.

Il n'a pas été enregistré de différences significatives dans le destin des poly-nucléaires et des lymphocytes.

Discussion.

Le marquage par la quinacrine présente donc sur les autres méthodes plusieurs avantages; il permet de voir directement et de suivre dans les viscères le devenir des leucocytes; il permet un «automarquage» in vitro et in vivo, qui nous rapproche des conditions physiologiques.

Les leucocytes marqués quittent le sang périphérique en moins de 30 minutes, pour aller séjourner dans le poumon de 2 à 20 heures.

Les travaux de CLARCK, VEJLENS ont bien montré quel important réservoir leucocytaire constituait le poumon, l'emportant de loin sur le foie et la rate. BIERMAN, par des échantillons sanguins comparés obtenus dans le ventricule droit et dans une artère de la grande circulation, enregistre des différences significatives et incrimine le poumon dans la retenue physiologique des leucocytes.

Nos recherches établissent que ces leucocytes ne sont dans le poumon qu'en transit; ils le quittent pour aller se fixer dans la rate et les autres viscères; cette migration se fait par voie sanguine, bien qu'elle soit difficile à saisir dans nos expériences, probablement du fait de la dilution des leucocytes marqués dans le réservoir leucocytaire pulmonaire.

Le séjour pulmonaire des globules blancs invite à plusieurs réflexions.

a) Où se fait cet arrêt? Divers travaux (OSOGOE, MOESCHLIN) laissent à penser que les leucocytes demeurent dans les capillaires.

b) S'agit-il d'un arrêt non spécifiquement lié au poumon, les leucocytes injectés dans le système cave veineux étant immobilisés par le premier barrage capillaire rencontré? On peut répondre négativement à cette question, puisque, en 30 minutes, ils traversent plusieurs autres viscères, et le poumon plusieurs fois.

c) S'agit-il d'un phénomène dû à la propriété bien démontrée du poumon d'arrêter diverses substances et corps étrangers? On doit noter que les leucocytes désintégrés ne sont pas retenus, comme l'a montré WEISBERGER et que les leucocytes marqués à la quinacrine ont dans le foie et la rate un aspect normal.

d) Ce séjour pulmonaire étant transitoire, on est conduit à se demander quelle place il tient dans la vie de chaque leucocyte. Des expériences en cours s'efforcent de répondre à ces questions et de reconnaître si le stage des leucocytes dans les poumons dépend de fonctions leucocytaires ou pulmonaires.

Littérature.

BIERMAN, H. R., K. H. KELLY, F. W. KING and N. L. PETRAKIS: Science (Lancaster, Pa.) **114**, 276—277 (1951).
CLARCK, E. R., E. L. CLARK and R. O. REX: Amer. J. Anat. **59**, 123—173 (1936).
DE BRUYN, P. P. H., R. C. ROBERTSON and R. S. FARR: Anat. Rec. **108**, 279—307 (1950).
— R. S. FARR, H. BANKS and F. W. MORTHLAND: Exper. Cell Res. **4**, 174—180 (1953).
FARR, R. S.: Anat. Rec. **109**, 515—534 (1951).
— Anat. Rec. **106**, 194—195 (1950).
IRVIN, J. L., and E. M. IRVIN: J. of Biol. Chem. **210** 45—56 (1954).
— — and F. S. PARKER: Science (Lancaster, Pa.) **110**, 426—428 (1949).
JULLIARD, J., B. MAUPIN, R. CHARY, R. THEILLEUX, P. NAU et A. LOVERDO: Soc. de Biol. **164**, 211—214 (1952).
LEAHY, W. C. V., T. F. MCNICKLE and P. K. SMITH: Abstr. Federat. Proc. **13**, mars (1954).
MOESCHLIN, S.: Rev. d'Hématol. 8, 249—262 (1953).
MORTHLAND, F. W., P. P. H. DE BRUYN and N. H. SMITH: Exper. Cell. Res. **7**, 201—214 (1954).
VEJLENS, G.: Acta path. scand. (Copenh.), suppl. **33**, 1—239 (1938).
WEISBERGER, A. S., R. W. HEINLE and R. HANNAH: Proc. Soc. Exper. Biol. a. Med. **70**, 749—753 (1949).
— — J. P. STORAASLI and R. HANNAH: J. Clin. Invest. **29**, 336—341 (1950).
— R. A. GUYTON, R. W. HEINLE and J. P. STORAASLI: Blood **6**, 915—925 (1951).
WHITE, L.: Blood **9**, 73—82 (1954).

Über die Regulation der Granulocytenfunktion durch zelleigene Faktoren.

Von

EUGEN FRITZE (Göttingen/Deutschland).

Zur Abwehr bakterieller Infektionen mobilisiert der Organismus zwei Mechanismen: Vernichtung der Mikroben durch Phagocytose, Bildung spezifischer Antikörper.

Die experimentelle Bearbeitung des Problems „Phagocytoseaktivität der Granulocyten und ihre Steuerung" setzt die Möglichkeit dosierbarer Beeinflussung dieser Zellfunktion voraus. Dazu sind aus gramnegativen Bakterien isolierte Lipopolysaccharide geeignet, wie sie durch WESTPHAL unter anderem aus Salmonella abortus equi dargestellt und chemisch weitgehend definiert wurden. Die intravenöse Gabe von nur 0,1—1,0 μg dieser Substanz bewirkt neben Fieber und typischen Blutbildreaktionen Stimulierung der Phagocytoseaktivität der Granulocyten.

Diese Steigerung der Phagocytosefunktion beginnt etwa 1—2 Std. nach Gabe des bakteriellen Reizstoffs und hält über 24 Std. an. Zu Beginn dieser gesteigerten Funktion der Granulocyten, also 1—2 Std. nach Injektion von Lipopolysaccharid sind an den Granulocyten und in geringerer Ausprägung auch an Erythrocyten Veränderungen der Oberflächenstruktur festzustellen, die als Verminderung ihrer elektrophoretischen Wanderungsgeschwindigkeit zu erfassen sind. Gleiche Veränderungen treten an Granulocyten aus Bauchhöhlenexsudat auf, das sich durch intraperitoneale Gabe von bakteriellem Lipopolysaccharid bildet. Die verminderte elektrophoretische Wanderungsgeschwindigkeit ist stets nur relativ kurze Zeit, jedenfalls nicht über die Dauer der Phagocytoseintensivierung nachweisbar. Sie fällt zeitlich zusammen mit der initialen Leukopenie und Granulocytopenie und geht dem Fieberanstieg voraus.

Es läge nahe, diese Änderung der elektrischen Oberflächenstruktur der Zellen mit direkten Wirkungen der Lipopolysaccharide zu deuten. Gegen diese Deutung sprechen aber folgende Argumente: 1. die applizierte Menge an Reizstoff ist so gering, daß rechnerisch auf einen Leukocyten kaum ein Molekül der Substanz entfällt. 2. Außer der Wirkung auf die Funktionsaktivität der Granulocyten werden durch den Reizstoff noch zahlreiche andere Mechanismen in Gang gesetzt: Fieber, Fibrinolyse, quantitative Blutbildveränderungen usw. 3. Durch Fixierung der Lipopolysaccharide an Blutzellen in vitro wird die elektrische Struktur der Zelloberfläche nicht verändert. Die in vivo eintretende Verminderung der elektrischen Oberflächenladung der Granulocyten ist also offenbar nicht eine direkte Folge der Fixierung der Substanz.

Die Affinität der bakteriellen Lipopolysaccharide zur Oberfläche der Blutzellen ist außerordentlich groß. Mit niedrig konzentrierten Lösungen inkubierte Erythrocyten sind durch entsprechende Antiseren in hohen Verdünnungen agglutinabel. Überraschenderweise wird die elektrische Oberflächenladung der Zellen auch durch diese Antigen-Antikörper-Bindung mit Hämagglutination nicht verändert.

Es liegt nahe, die Verringerung der elektrischen Ladung der Granulocytenoberfläche, wie sie zu charakteristischer Zeit nach intravenöser Applikation von Lipopolysaccharid eintritt, mit einem sekundären Mechanismus zu deuten, der den Beobachtungen von EHRICH, MENKIN, KERBY, GRANT und anderen über die sekundäre Entstehung endogener Faktoren aus Leukocyten entspricht. Durch Bindung an die Zelloberfläche oder Eindringen in die Zelle entsteht entweder unter Abwandlung des Antigens oder als zelleigenes Produkt ein Faktor, der seinerseits die Ladung der Zelloberfläche vermindert oder dessen Freisetzung diesen Effekt bedingt. Nur mit der Annahme sekundärer Entstehung endogener Faktoren vielleicht durch Bindung der Lipoidkomponente des Lipopolysaccharids an Proteine der Leukocytenoberfläche — wofür experimentelle Hinweise bestehen — ist überhaupt die Vielzahl der durch diese Substanz im Organismus ausgelösten Reaktionen und die dazu ausreichende minimale Dosis zu verstehen.

Blutplasma, das eine Stunde nach intravenöser Injektion bakterieller Lipopolysaccharide, also z. Z. verminderter elektrischer Granulocytenladung von Kaninchen gewonnen wird, hat stimulierende Wirkung auf die Phagocytoseaktivität menschlicher Blutgranulocyten, ohne aber deren elektrische Oberflächenladung zu verändern. Früher oder längere Zeit nach der Injektion gewonnenes Blutplasma hat wie Plasma unbehandelter Kontrolltiere diese Wirkung nicht. Die Entstehung endogener Faktoren wird durch diesen experimentellen Nachweis ihrer Wirkung gestützt.

Wenn auch bei der Deutung unserer Untersuchungsergebnisse noch manche Frage unbeantwortet bleibt, so erscheinen doch folgende Schlußfolgerungen berechtigt: Lipopolysaccharide aus S. abortus equi haben große Affinität zur Oberfläche der Blutzellen. Nach ihrer Anwendung in vivo kommt es zur Alterierung der Granulocytenoberfläche, die als Änderung der elektrophoretischen Zellwanderung zu erfassen ist. Diese Reaktion an der Zelloberfläche entspricht aber nicht der direkten Wirkung der Substanz, sondern einem sekundären Mechanismus, dessen Zusammenhang mit der Entstehung endogener Wirkstoffe naheliegt. Diese stimulieren unter anderem die Phagocytosefunktion der Granulocyten.

Unsere Untersuchungsergebnisse und ihre Schlußfolgerungen ergänzen und stützen die Befunde von EHRICH über die Entstehung von Antikörpern und die Vorstellungen von MENKIN über die Bildung endogener Entzündungsstoffe.

Neurohumorale Leukocytenregulationen.

Von

ROBERT E. MARK (Rostock/Deutschland).

Mit 2 Abbildungen.

Für die Beurteilung des weißen Blutbildes bzw. der Leukocytenregulationen im ganzen ist sowohl das morphologische wie auch das funktionelle Verhalten von wichtiger Bedeutung. Die gesamte Granulocytenbewegung ist eng mit dem Funktionieren des gesamten vegetativen Nervensystems vom Diencephalon über Blutbildungsstätten (Knochenmark und Milz) und den beteiligten inneren Organen verbunden. Für das Blutbild ist eine neurohumorale vom vegetativen Nervensystem gesteuerte Regulation durch F. HOFF, BEER u. a. mehr als wahrscheinlich gemacht. Trotzdem hat sich in der unseres Erachtens unbegründeten Annahme einer rein neuralen Regulation der Lebensvorgänge im Anschluß an SPERANSKY eine sog. Neuralpathologie entwickelt. Sicher führt jeder vegetative Reiz zu einer Abgabe humoraler Wirkstoffe.

Während man schon in der Mitte des vorigen Jahrhunderts Beobachtungen über die Bewegungen von lebenden weißen Blutzellen angestellt hat, hat 1923 McCUTCHEON wohl als erster Unterschiede im funktionellen Verhalten von Leukocyten gesunder und kranker Menschen festgestellt. Er schreibt damals: "There is abundant evidence that leucocytes behave very differently in various conditions of health and disease and it is likely that their rate of "locomotion" is influenced by factors which are at present imperfectly understood". Es muß dabei durchaus für möglich angesehen werden, daß sowohl unter physiologischen als auch pathologischen Bedingungen die jeweils im Blut vorhandenen Mengen an Sympathikus- sowie Parasympathikuswirkstoffen die Bewegungen der Leukocyten beeinflussen.

Doch ist auch diese Beeinflussung durch Sympathikus und Vagus nur als Teilfaktor zu bewerten und Ionenantagonismus zwischen K und Ca, die H-Ionenkonzentration, hormonale und thermische Einflüsse wie auch der onkotische Druck der Bluteiweißkörper wirken ursächlich auf die Leukocytenbewegung ein.

Deshalb haben wir begonnen, die Auswirkung von Eingriffen ins vegetative Nervensystem und in den vitalen Ablauf überhaupt auf die Lebensänderungen einzelner Leukocyten bei vegetativen und pathologischen Zuständen des Stoffwechsels zu untersuchen. Das Phasenkontrastmikroskop hat das seit hundert Jahren bestehende Interesse an der Bewegung lebender Leukocyten durch die reizvolle und mühelose Betrachtung der tierischen Lebensäußerungen (FRANKE) von neuer Seite an das Problem der funktionellen Leukocytenforschung herangeführt. So hat 1951 Frau FÜHRUS an unserer Klinik ähnlich wie v. PHILIPSBORN mit Hilfe der phasenoptischen Beurteilung eine Methodik zur gleichzeitigen Messung der Geschwindigkeit der Formveränderung (F) mit einer Stoppuhr in Sekunden und der Wanderungsgeschwindigkeit (W) mit einem Okularmikrometer entwickelt. Zur Beurteilung der Vitalität der Leukocyten ist die Messung im Deckglaspräparat bei 37° die schonendste Methode. Dabei werden stets mehrere hintereinander folgende Formveränderungen abgestoppt, die mittlere Formveränderungszeit berechnet und in Sekunden angegeben. Gleichzeitig wird die Wanderung des Leukocyten mit dem Okularmikrometer durch Drehen desselben in der jeweiligen Bewegungsrichtung abgemessen notiert und in Okulareinheiten pro Minute (1 Okulareinheit = 1,1 μ) angegeben. In über der Hälfte der Fälle (57%) besteht dabei Gleichsinnigkeit von Formveränderungszeit und Wanderungsgeschwindigkeit. Bei vegetativen Dystonikern gelang FÜHRUS der Nachweis einer neurohumoralen Steuerung der Leukocytenbewegung durch Arbeitseinfluß bzw. Stammhirnnarkose. Eine offensichtliche Abhängigkeit von den Ausgangswerten zeigte sich bei den Formveränderungen für die täglichen Nüchternschwankungen. Bei schneller Bewegung geringere, bei langsamer Bewegung stärkere Schwankungen.

Bei Prüfung des Einflusses körperlicher Arbeit (20 tiefe Kniebeugen) sahen wir in ³/₄ aller Arbeitsversuche im Sinne einer sympathikotonen Erregung sowohl eine Beschleunigung der Formveränderungszeit als auch der Wanderungsgeschwindigkeit.

In je einwöchigem Haupt-, Vor- und Nachversuch zeigte der *Einfluß einer Stammhirnnarkose* (3 × 2 Luminaletten) bei der großen Mehrzahl (8—9) der Probanden eine Verlangsamung von F und W, in drei Fällen eine Andeutung von Beschleunigung derselben (Abb. 1 und 2).

Diese neurohumorale Steuerung konnten wir mit SEITZ durch *Einwirkung i. v. applizierter vegetativer Wirkstoffe* (Acetylcholin, Adrenalin) an vegetativen Dystonikern weiter belegen.

Gegenüber Leerversuchen zeigten Venenpunktionsversuche im Dreiminutenversuch eine Bewegungszunahme, die nach Adrenalin (30 γ) deutlicher in Erscheinung trat. Der Kurvenverlauf nach Acetylcholin (0,0125 g) war hinsichtlich der

Formveränderungszeit den Leerversuchen ähnlich. Das könnte eine Kompensation des mit der Venenpunktion gesetzten adrenergischen Reizes durch Acetylcholin bedeuten.

Seitz hat neuerdings diese Verhältnisse zunächst in *in vitro-Tastversuchen* mit Zusatz von größeren Konzentrationen von Acetylcholin (0,0065 g) bzw.

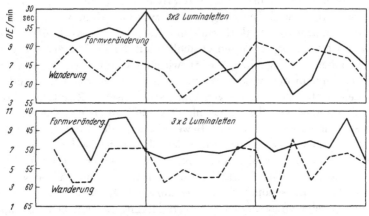

Abb. 1. Tägliche Nüchternschwankungen.

Adrenalin (15 γ) zu je 2 cm³ Citratblut geprüft. Bei *Acetylcholinzusatz* zeigten für *F* 23 und für *W* 20 von 31 Versuchen ein Langsamerwerden, und für *F* 5 und *W* 7 ein Schnellerwerden. Hingegen änderten von 31 Fällen *nach Adrenalinzusatz* 22 schneller die Form und 18 wanderten schneller, während *F* bei 8 und *W* bei 11 langsamer wurden.

Alle diese Beobachtungen lassen demnach eine Beeinflussung der Leukocytenbewegung durch die verschiedenartigsten Eingriffe am vegetativen Nervensystem (Arbeit, Stammhirnnarkose, Venenpunktion, Adrenalin- und Acetylcholingaben) erkennen.

Bei diesen Untersuchungen gingen wir immer von Morgennüchternwerten aus, die nach unseren Untersuchungen beim Stoffwechselgesunden anscheinend relativ geringen Schwankungen unterliegen, beim vegetativen Dystonus dagegen gewisse Schwankungen zeigen. Bei den bekannten verschiedenartigen vegetativen Reaktionen *auf*

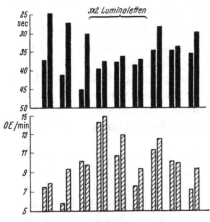

Abb. 2. Leukocytenbewegungen vor und nach körperlicher Arbeit.

Nahrungseinflüsse (Verdauungsleukocytose nach Fleisch, Kreislaufkollaps, Eosinopenien u. a. nach intrajejunalen Traubenzuckergaben, hypoglykämischer Schock usw.) haben wir endlich begonnen, die Leukocytenbewegung bei Stoffwechselkranken (Fettsucht, Diabetes) zu untersuchen.

Dabei fanden sich beim *verwilderten Diabetes* in der Mehrzahl der Fälle ohne Abhängigkeit von der Höhe der Hyperglykämie eher langsame Werte für *F* und *W*,

die beim leichten Diabetiker nach Erreichung von Normoglykämie und Aglykos-
urie eine Beruhigung der Leukocytenbewegung erkennen lassen. Dabei scheint bei
Diabetes im ganzen eine gewisse Abhängigkeit vom Ausgangswert zu bestehen:
Je langsamer F und W im verwilderten diabetischen Zustand, um so größer die
relative Zunahme der Werte nach Einstellung (Tab. 1).

Tabelle 1.

Ausgangswert		Zu- bzw. Abnahme nach Einstellung	
F''	$W\mu$	F''	$W\mu$
7,4 (1)	20—35 (5)	—1,4	—11
5,4—6,9 (20)	14—19 (16)	+0,37	—1,8
unter 5 (4)	unter 14 (4)	+2,7	+1

Die Verhältnisse bei der Fettsucht sind noch nicht spruchreif, auch sie scheinen
auf eine Verlangsamung der Leukocytenbewegung zu deuten.

Die folgende Tab. 2 zeigt die bisherigen Ergebnisse von 99 Erstuntersuchungen
für F. Sie läßt allerdings ohne Berücksichtigung des Alters einmal Schwankungen
der vegetativen Dystonie nach beiden Seiten gegenüber dem Diabetes auf der
einen und dem Gesunden auf der anderen Seite ersehen.

Tabelle 2.

Formveränderung	unter 5'' %	5''—6,9'' %	7'' und mehr %	Pat.-Zahl
Gesamtversuche .	9	55	36	99
davon:				
Diabetes	16	80	4	25
vegetative Dystonie	13	44	43	39
Gesunde	0	60	40	10

Zusammengefaßt zeigen diese ganzen Untersuchungen einen neuen, zwar sehr
subtilen Weg, der unter vielleicht noch verbesserten Versuchsbedingungen einer
eingehenden weiteren Bearbeitung und Sicherung bedarf, um neben der Untersuchung vegetativer Wirkstoffe auch Stoffwechsel- und endokrine Einflüsse auf
die neurohumorale Leukocytenregulation im menschlichen Organismus heraus-
zuarbeiten.

Demonstration of Humoral Factor (or Factors) in Experimental Hypersplenism by the Lactating Rat Technique.

By

MARIO BALDINI (Boston, Mass./USA).

(Introduced by Dr. WILLIAM DAMESHEK).

With 1 Figure.

The "macromolecular syndrome" (HUEPNER; PALMER) can be produced in
laboratory animals by repeated injections of various nonphysiologic macromolecular polymers. The storage of these substances in the macrophages of
the R.E.-system produces a histologic and hematologic picture which is similar
to that of Gaucher's disease and glycogen storage disease.

In our experiments the "macromolecular syndrome" was induced in rats by the intraperitoneal injection of methyl cellulose.

After seven weeks the "macromolecular syndrome" was already evident. There was massive splenomegaly and liver and kidney were also enlarged, even though to a much less degree. In the spleen the proliferation of methyl cellulose macrophages was very intense. On the contrary in the bone marrow these cells were very rare.

The blood changes were normochromic, normocitic anemia, leukopenia and thrombocytopenia. The reticulocytes were increased. The bone marrow showed

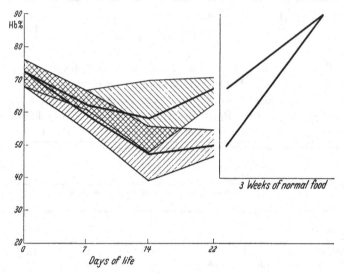

Fig. 1. Baby rats. Recovery from the anemia.

▨ Baby rats lactated by normal mothers, ▨ Baby rats lactated by "hypersplenic" mothers.

hyperplasia of all elements, and particularly of the normoblasts. The red cell osmotic resistance was normal. Futhermore, no methyl cellulose precipitins, nor red cell incomplete antibodies, could possibly be detected in the serum of the rats.

This picture, i.e. splenomegaly and pancytopenia in association with a hyperplastic bone marrow, resembles the clinical syndrome of "hypersplenism".

Pancytopenia did not develop in previously splenectomized rats although an equal degree of infiltration of the various organs with methyl cellulose macrophages was present.

Splenectomy of the "hypersplenic" animals induced the normalization of the blood picture within 3—4 weeks.

Whether the pancytopenia of "hypersplenism" is due to increased destruction of the various cellular components or to humoral factors resulting in marrow inhibition is not clear. The question of a humoral factor was studied with the lactating rat technique.

The physiologic development of the blood picture of the new born rat was first determined in a large number of animals, and the results were used as "normal control values" for further experiments.

Rats born of normal mothers but fed from "hypersplenic" mothers soon after birth, showed a slower body growth and developed anemia after 13 days of lactation. The anemia became progressively stronger until the 22nd day, which is the end of the maternal feeding. Following three weeks of normal feeding the blood picture became normal (Fig. 1). The anemia was normochromic and normocitic in character. The leukocyte values varied greatly, while thrombocytopenia appeared frequently. The reticulocytes were slightly increased.

Efforts to correct the anemia with the administration of iron, vitamin B_{12}, or a mixture of B vitamins (Solu-B; Upjohn Co.) were unsuccessful.

The organs of the anemic baby rats showed no distinct pathologic changes and no methyl cellulose could be demonstrated in the R.E. cells throughout the body.

Normal baby rats fed from "hypersplenic" mothers splenectomized soon after parturition, did not develop anemia, even though they showed slower body growth to the same degree as the baby rats fed by non splenectomized mothers.

Baby rats fed by lactating females with anemia due to repeated bleeding or with induced hemolytic anemia showed no abnormality of growth or anemia.

Conclusion. The anemia induced in baby rats fed by "hypersplenic" lactating females is due to the presence of a humoral factor residing in or at least related to the enlarged, pathologic spleen of the mothers. The nature of the humoral factor has not been elucidated.

With the projection of 14 slides.

The Response of the Eosinophil Leucocyte of the Horse to Injected Histamine, A. C. T. H. and Cortisone.

By

R. K. ARCHER (Newmarket, Suffolk/England).

With 2 figures.

The response of the eosinophil leucocyte was studied in a series of some twenty experiments upon the bone marrow of cross bred ponies. An injection of the agent under investigation was made into the red marrow of the external angle of the ileum on one side of a pony, an injection of an equivalent volume of normal saline being given at a similar site upon the other side. Biopsies were then made from both sides just prior to injection and 1, 4 and 24 hours thereafter. From this material both total nucleated cell counts and eosinophil cell counts were made. The results have been expressed as a change in eosinophil percentage of total nucleated cells, and have been plotted against time. By this means any changes in eosinophil cellularity of the bone marrow attributable to the inevitable variation in the total cellularity of repeated bone marrow biopsies has been discounted. Further, changes up to + or — 0,8% occur within the bone marrow in a period of 24 hours without the injection of any drug.

Using this technique, injections of histamine acid phosphate, A. C. T. H. and cortisone have been separately used and figure 1 shows the curves derived from these experiments. It will be seen that histamine produces a local eosinophilia within one hour which persists, while gradually diminishing, for 3 or 4 hours. Histamine acid phosphate titrated to a neutral p_H gives a similar curve. Neither

A. C. T. H. nor cortisone produced any local differential changes in eosinophil numbers, nor in total nucleated cellularity. In every experiment a peripheral eosinopenia, extending to about 60% of the original circulating eosinophils, occurred some 4 hours after the first injection.

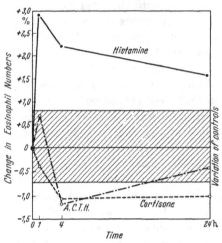

Fig. 1. Percentage Change in Eosinophil Leucocyte Numbers locally after Intramedullary injection of Histamine, A. C. T. H. and Cortisone.

In a further series of about a dozen experiments, intradermal injections of these agents were made at sites upon the lateral aspect of the neck, and small skin biopsies were made both one hour and 4 hours after injections. Within about 10 minutes weals appeared at sites of histamine injections, whether titrated to neutral p_H or not, but no such weals occurred with either A. C. T. H. or cortisone. The biopsy specimens were sectioned and stained with Leishman stain and figure 2a shows the result of intradermal histamine given 1 hour previously; from this it will be seen that the eosinophils tend to collect only in the subcuticular blood vessels. Figure 2b was made from a biopsy taken 4 hours after histamine injection and shows that the eosinophils were no longer confined to the blood vessels but were well spread

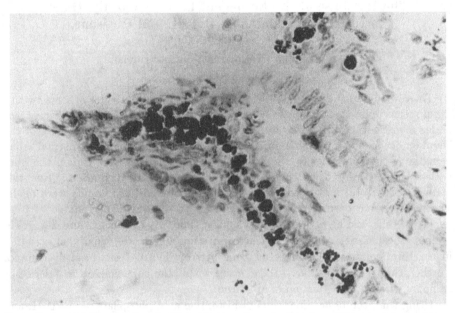

Fig. 2a. Eosinophil Infiltration of a Subcuticular Vessel one hour after Intradermal Histamine Injection. 320 ×. (Leishman stain.)

out into the subcuticular tissue. Biopsies made after intradermal injections of A. C. T. H. and of cortisone failed to reveal any collection of eosinophil cells.

It may be concluded that the equine eosinophil leucocyte is chemotactically responsive to histamine, but not to A. C. T. H. or to cortisone, when all three agents are given in a dose sufficient to cause a reduction of some 60% in the count of circulating eosinophils.

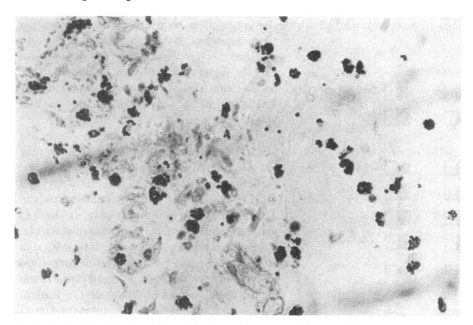

Fig. 2b. Eosinophil Infiltration of Subcuticular Tissue 4 hours after Intradermal Histamine Injection. 320 ×. (Leishman stain.)

Weitere Beiträge zum Mechanismus der Eosinopenie unter Corticosteroidwirkung.

Von

RUDOLF GROSS (Marburg a. d. Lahn/Deutschland).

Mit 2 Abbildungen.

In einem früheren Schema [GROSS (1952); s. auch bei WEISSBECKER (1954)] hatten wir die grundsätzlich möglichen Mechanismen der Bluteosinopenie unter endogener oder exogener Corticosteroidwirkung erörtert:

I. Abnahme der Eosinophilen im strömenden Blut,
    A. durch vermehrte Abwanderung in Organgewebe,
    B. durch direkte Zellzerstörung.

II. Drosselung des Nachschubs,
    A. durch Hemmung der Proliferation im Knochenmark,
    B. durch Störung der Ausreifung oder Ausschwemmung.

Methodische Schwierigkeiten bedingen, daß trotz vielseitiger Bemühungen um dieses Modell einer neurohormonalen Regulation des Blutes immer noch Fragen offenblieben, wobei unseres Erachtens die kritische, mosaikartige Zusammensetzung der verschiedenen Beobachtungen z. Z. am ehesten eine Klärung erwarten läßt.

Wir selbst konnten in gemeinsamen Untersuchungen mit ROMEISER zeigen, daß beim Meerschweinchen parallel mit einer starken, corticoidinduzierten Bluteosinopenie (4 Std.: 32%, 6 Std.: 10% des Ausgangsdurchschnitts) die Eosinophilen des Magen-Darm-Kanals, der Lungen sowie der Milz nicht nur keine Abnahme, sondern eine Zunahme auf 114—400% der Norm aufwiesen. Wir sehen in einer vermehrten Abwanderung in diese wahrscheinlichen Stätten der physiologischen Mauserung der Eosinophilen die Ursache der bekannten Bluteosinopenie. Die von ESSELLIER u. Mitarb. gefundene Rolle des Reticulo-Histiocytären-Systems ist unseres Erachtens mit diesen Organbefunden in Einklang zu bringen.

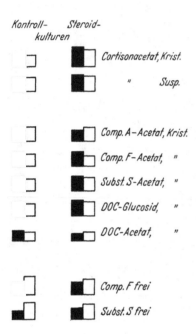

Abb. 1. Prozentualer Anteil der Gesamt-Eosinophilen (weißes Myelogramm) in unbehandelten Kulturen und entsprechenden Kulturen der gleichen Tiere (Meerschweinchen) mit Steroidzusätzen. Die schwarzen Säulen geben die Werte für die 6 Std.-Kulturen, die weißen Säulen die Werte für die 24 Std.-Kulturen an (Durchschnitte aus insgesamt 350 quantitativ ausgewerteten Kulturen).

Unsere heutigen Ausführungen dienen anhand neuer Versuche der Auseinandersetzung mit den unter I B [MUEHRKE u. Mitarb. (1952); GODLOWSKI (1953)] und II A [DUSTIN und DE HARVEN (1954)] genannten Mechanismen. Abb. 1 gibt einen Ausschnitt über die Eosinophilenprozentsätze in 350 Deckglaskulturen von Meerschweinchenknochenmark. Man sieht, daß im Mittel keines der angeführten 5 Corticosteroide — in veresterter oder freier Form — auch nur zu einer deutlichen Abnahme der Eosinophilen nach 6 oder 24 Std. führte. Abb. 2 zeigt als Einzelbeispiel Eosinophile, die 6 Std. lang bei 37° von einem mit Hydrocortison (frei) gesättigten Serum bedeckt waren. Von einer Lyse oder morphologisch faßbaren Schädigung kann keine Rede sein. Übereinstimmend damit nahm auch der Anteil der sog. Abbauformen der Eosinophilen in den Kulturen im Durchschnitt nicht zu. Auch zeigten mit Cortison oder Hydrocortison inkubierte eosinophile Leukocyten normales Phagocytosevermögen [BAER, ADORF und GROSS (1955)]. Wir arbeiteten die immer wieder für eine direkte Zerstörung der Eosinophilen durch Cortison und die Aufhebung dieses Vorgangs durch Heparin angeführten Versuche von MUEHRKE nach und konnten sie ebensowenig wie HUDSON (1954), der mit Hydrocortison (frei) arbeitete, bestätigen.

Im Hinblick auf die Bedeutung der Organe Milz und Lungen für die Entfernung der Leukocyten aus dem strömenden Blut sowie unsere eigenen Beobachtungen über die Eosinophilen in diesen Organen hatten wir schon früher Cortisonacetat mit Milzbrei inkubiert und gegenüber Knochenmarkkulturen geprüft [GROSS (1953)]. Ähnliche Versuche wurden jetzt mit Hydrocortison (frei) und zerkleinerten Lungen durchgeführt; sämtliche ohne Anhalt für eine lytische Wirkung dieser Gemische auf die Eosinophilen.

Daß Corticoide unter gewissen Bedingungen in vivo et vitro mitosehemmend wirken, wurde von zahlreichen Autoren beobachtet und soll hier keineswegs bestritten werden. Wir können aber der Vermutung von DUSTIN und DE HARVEN, daß die Mitosehemmung eine Rolle für das Zustandekommen der Eosinopenie im Thorntest spielt, aus folgenden Gründen nicht beipflichten:

1. Rein rechnerisch würde dies eine extrem kurze Lebensdauer der Eosinophilen von nur wenigen Stunden voraussetzen, was gegenüber zahlreichen Isotopenversuchen an Leukocyten und den speziellen Angaben von ESSELLIER und WAGNER für die Eosinophilen bisher nicht bewiesen wurde.

2. DUSTIN und DE HARVEN beschrieben eine Mitosehemmung der Eosinophilen unter Corticosteroidwirkung im Colchicintest, nicht aber mit Cortison allein,

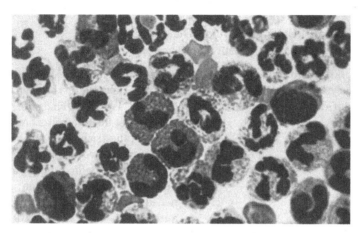

Abb. 2. Eosinophile in 6 Std. altem Knochenmarkexplantat (des Meerschweinchens), das mit einer gesättigten Lösung von Hydrocortison (frei) im eigenen Serum bedeckt war (May-Grünwald-Giemsa, 900mal).

was bei einem Mitoseindex der Eosinophilen an der Ratte von $4,4^0/_{00}$ [DE HARVEN (1953)] oder am Menschen von $23^0/_{00}$ [GROSS und SIECKE (1952)] hätte leicht nachweisbar sein müssen.

3. Wir zeigten schon 1952 quantitativ, daß die Eosinophilenmitosen im menschlichen Knochenmark 4 Std. nach ACTH nicht abnahmen [GROSS und SIECKE].

4. In Knochenmarkkulturen beobachteten wir, ebenso wie KRIPPAEHNE und OSGOOD (1955), Eosinophilenmitosen auch nach unphysiologisch hohen Corticosteroidzusätzen.

5. In diesen Kulturen zeigten die im Thorntest unwirksamen sog. Mineralocorticoide (Desoxycorticosteron, Substanz S von REICHSTEIN) eine stärkere Hemmung der Mitosen als die sog. Glucocorticoide. Auch waren die Neutrophilenmitosen ebenso stark betroffen wie die Eosinophilenmitosen. Es handelte sich demnach um einen im Hinblick auf die typischen Blutbildveränderungen unspezifischen Effekt.

Literatur.

BAER, B., A. ADORF u. R. GROSS: Ärztl. Forsch. 9, I/98 (1955).
DUSTIN, P., et E. DE HARVEN: Rev. d'Hématol. 9, 307 (1954).
ESSELLIER, A. F., H. R. MARTI u. L. MORANDI: Acta haematol. (Basel) 11, 21 (1954).
— u. K. F. WAGNER: Schweiz. med. Wschr. 1952, 526.
GODLOWSKI, Z. Z.: Encymatic concept of anaphylaxis and allergy, Edinburgh 1953.

GROSS, R.: Verh. dtsch. Ges. inn. Med. 58, 799 (1952).
— In Probleme des Hypophysen-Nebennierenrindensystems. S. 151. Berlin 1953.
— u. U. SIECKE: Klin. Wschr. 1952, 456.
— u. J. ROMEISER: In Vorbereitung.
HARVEN, E. DE: C. r. Soc. Biol. (Paris) 147, 911 (1953).
HUDSON, B.: Austral. J. Exper. Biol. 32, 601 (1954).
KRIPPAEHNE, M. L., u. E. E. OSGOOD: Acta haematol. (Basel) 13, 145 (1955).
MUEHRKE, R. C., J. L. LEWIS u. R. M. KARK: Science (Lancaster, Pa.) 115, 377 (1952).
WEISSBECKER, L.: Klinik der Nebenniereninsuffizienz und ihre Grundlagen. Stuttgart 1954.

Der Leukocytenabbau und seine Steuerung durch Steroidhormone.

Von

EBERHARD KOCH (Gießen/Deutschland).

Mit 4 Abbildungen.

Leukocytäre Abbauzellen sind durch ganz bestimmte Kennzeichen, wie Kernstrukturverlust, Kernpyknose und Protoplasmazerfall von den intakten Blutzellen auf den ersten Blick zu unterscheiden. Trotzdem sind die Blutzellen wegen ihres überaus seltenen Auftretens im Blutausstrich des Menschen erst 1941 entdeckt worden (UNDRITZ). Unter krankhaften Bedingungen und nach den verschiedensten Reizen aber können die Abbauzellen gehäuft im Blutausstrich nachgewiesen werden (HEILMEYER, LÜBBERS, KOCH).

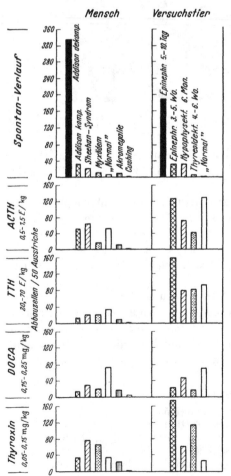

Das Auftreten der Abbauzellen folgt bestimmten Regeln und ist abhängig sowohl von der Stärke des den Organismus treffenden Reizes, als auch von der Ausgangslage des Menschen (geprüft an *Cushing-*, *Addison-*, *Myxödem-*Kranken sowie an Kranken mit *Sheehan-*Syndrom) bzw. Versuchstieres (gonadektomierte, epinephrektomierte, hypophysektomierte Ratten) (Abb. 1).

Zu den abbauzellauslösenden Reizen gehört die Gamma-Bestrahlung. Wir

Abb. 1. Die Abbauzellreaktion nach Steroidhormongabe in Abhängigkeit von der endokrinen Ausgangslage. Abszisse: die verschiedenen endokrinen Ausgangslagen beim Menschen und Versuchstier (Ratte). Ordinate: Anzahl der Abbauzellen in 50 Blutausstrichen, in jedem Ausstrich 500 Leukocyten ausgezählt (12—72 Std. nach Hormoninjektion). Während des Spontanverlaufes sowie nach Injektion von ACTH und Cortexon reagieren die Abbauzellen bei Mensch und Versuchstier recht gleichartig. Bemerkenswerterweise ruft die Injektion der Vorderlappenhormone (Corticotropin sowie Thyreotropin) vor und nach Entfernung des betreffenden endokrinen Erfolgsorganes (bzw. bei erwartbarem Nicht-Ansprechen des Erfolgsorgans) gleich starke Abbauzellreaktionen hervor (direkter Effekt der Vorderlappenhormone auf den Leukocytenabbau?).

haben am Beispiel der *Gammastrahleneinwirkung* den Einfluß der Reizstärke auf die Abbauzellreaktion tierexperimentell (bei der Ratte) nachweisen können. Die 6 Std. nach Applikation von 5—2000 r vorhandene Abbauzellzahl ist strahlendosisabhängig im Sinne einer logarithmischen Funktion:

$$\text{Abbauzellzahl in } ^0\!/_{00} = {}^1\!/_6 \, \sqrt{\text{r}}$$

Bei Bestätigung unserer Versuchsergebnisse an anderen Versuchstieren oder sogar am Menschen würde sich die Aussicht eröffnen, schon innerhalb der ersten Stunden nach Röntgen- oder Atomstrahleneinwirkung den klinischen Verlauf der gesetzten Strahlenschädigung voraussagen zu können (Untersuchungen mit HORNYKIEWYTSCH und STENDER).

Auch die Injektion von *Steroidhormonen* bewirkte Abbauzellreaktionen, und von allen 10 geprüften Steroidhormonen waren dosisabhängige Wirkungskurven aufzufinden. Zum Studium der Wechselwirkungen zwischen Reizstärke und Ausgangslage am Beispiel der exogen zugeführten Steroide und des endogen gebildeten Steroidhormonspektrums injizierten wir daher bei der Ratte verschiedene Steroide vor und nach operativer Entfernung der steroidbildenden Organe (Gonadektomie, Epinephrektomie, zum Vergleich Hypophysektomie). An einigen Oestradiolkurven sei der Einfluß der Steroiddosis sowie jener der endokrinen Ausgangslage demonstriert (Abb. 2).

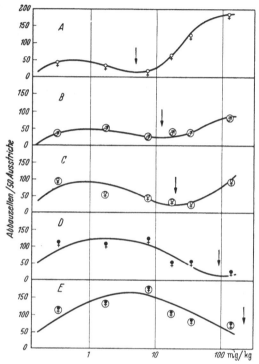

Abb. 2. Dosiswirkungskurven des Oestradiols bei unterschiedlicher endokriner Ausgangslage. A = weibliche Ratten, B = testektomierte, C = ovariektomierte, D = epinephrektomierte, E = hypophysektomierte Tiere. Die geprüften Dosierungen sind auf der Abszisse in logarithmischem Maßstabe aufgetragen. Ordinate = Anzahl der Abbauzellen in je 50 Blutausstrichen, angefertigt 12—120 Std. nach Steroidinjektion. Die kleinen, senkrechtstehenden Pfeile markieren das Ende des ersten „Kurvenberges", das durch die geänderte endokrine Ausgangslage in beträchtlichem Maße verschoben wird.

Ohne im einzelnen auf den komplizierten Ablauf dieser Kurven einzugehen, hat sich uns zur Beurteilung als ausreichendes Charakteristikum die Basisbreite der Kurvenberge ergeben. Auf diese Weise konnten die Ergebnisse umfangreicher Untersuchungen an 10000 Blutausstrichen in einer einzigen Tafel zusammengefaßt werden (Abb. 3). Von besonderer Tragweite ist der Umstand, daß ganz die gleichen Steroidwirkungskurven in derselben Reihenfolge von SELYE an den sog. klassischen Steroidsubstraten (z. B. Scheidenschleimhaut) aufgefunden und als systematische Tafel der Steroide dargestellt worden waren (Abb. 4).

Demnach kommt den Steroidhormonen neben ihren sog. spezifischen Hauptwirkungen eine große Zahl unspezifischer Effekte zu, die vielfache Überschneidungen aufweisen können. Auch auf den Leukocytenabbau wirken sowohl die zugeführten als auch die endogen gebildeten Steroidhormone in unspezifischer und dabei durchaus gesetzmäßiger Weise.

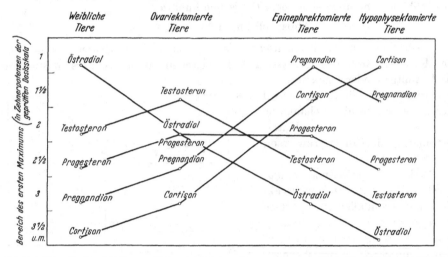

Abb. 3. Auf der Abszisse sind die verschiedenen endokrinen Ausgangslagen angeführt. Die Ordinate gibt für jedes Steroid den Umfang des Dosisbereiches an, in dem der erste Berg der Dosiswirkungskurven (vgl. Abb. 2) zur Darstellung kommt. (Zahlenangabe = Zehnerpotenzen der geprüften Dosierungsbereiche.)

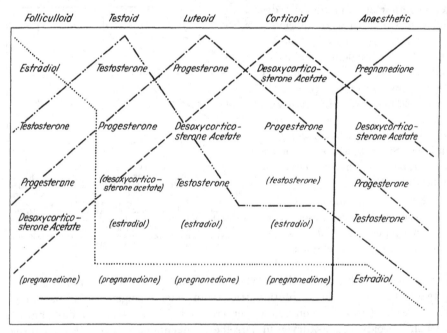

Abb. 4. Zum Vergleich: „Systematische Tafel der Steroidhormone" nach SELYE. Auf der Abszisse sind die „klassischen" Steroidsubstrate eingetragen. Die oberste Ordinatenreihe ist von dem Steroid mit dem jeweils stärksten Effekt besetzt, usw.

Zunächst bleibt dahingestellt, ob die durch Steroidhormone bewirkte Freisetzung von Leukocytenfermenten das Anpassungsbestreben des Organismus an wechselnde Lebensbedingungen beeinflussen kann. Die aufgefundenen Beziehungen zwischen Leukocytenabbau und Steroidhormonwirkung würden dann als Verknüpfung hormonaler mit cellulären Adaptationsmechanismen gedeutet werden können, ähnlich jenen, die TONUTTI bei örtlichen Entzündungsvorgängen mit Steroidhormonen nachgewiesen hat.

Literatur.

HEILMEYER, L., u. J. v. MUTIUS: Klin. Wschr. **1947**, 339.
KOCH, E.: Klin. Wschr. **1951**, 474; **1955**, 270.
—, TH. HORNYKIEWYTSCH u. H. ST. STENDER: Im Druck.
—, u. P. LÜBBERS: Dtsch. Arch. klin. Med. **196**, 268 (1949).
—, u. O. MECHOW: Ärztl. Wschr. **1951**, 1135.
— — Verh. dtsch. Ges. inn. Med. **58**, 810 (1952).
LÜBBERS, P.: Ärztl. Forsch. **1**, 147 (1947).
— Dtsch. Arch. klin. Med. **198**, 330 (1951).
SELYE, H.: Textbook of Endocrinology. Montreal 1949.
TONUTTI, E., u. K. H. MATZNER: Neue med. Welt **12**, 1361 (1950).
UNDRITZ, E.: Fol. haemat. (Lpz.) **65**, 195 (1941).
— Haematologische Tafeln (Sandoz) 1949.

Beitrag zur Analyse der leukopenischen Reaktion.

Von

F. HEŘMANSKÝ, P. PUDLÁK und V. PÖSSNEROVÁ (Prag/Tschechoslowakei).

Mit 2 Abbildungen.

Beim Studium der frühzeitigen Leukopenien, die laut der Ergebnisse verschiedener Arbeiten durch Retention der Leukocyten vor allem in den Lungen bedingt sind, haben wir unsere Aufmerksamkeit besonders dem Verhalten der Eosinophilen im Verhältnis zu den übrigen Leukocyten während dieser Phase zugewandt. Unsere Untersuchungen wurden an Ratten ausgeführt, die auf verschiedene Stressmomente mit verhältnismäßig geringerem Absinken der Leukocyten reagieren als andere Laboratoriumtiere. Gleichzeitig interessierte uns die Beteiligung des vegetativen Nervensystems an der Leukopenie in der Schockphase. Dabei verglichen wir auch den Verlauf dieser Leukopenie mit den Leukocytenkurven nach Injektion einer makromolekularen Substanz bei dieser Tierart.

Die Veränderungen der Leukocytenzahlen wurden ausgedrückt in Prozenten der absoluten Ausgangswerte. Die Durchschnittswerte dieser Veränderungen sind graphisch dargestellt (Abb. 1 und 2) und wurden statistisch ausgewertet. Die Blutproben wurden alle 15 min meistens während einer Stunde aus dem Schwanz entnommen, bevor sich die Glucocorticoide auswirkten. In jeder Gruppe wurden 6 Tiere untersucht.

Als Stressmoment wählten wir bei der 1. Gruppe auf Grund früherer Erfahrung 40% Glucose in einer Menge von 5 ml auf 200 g Tiergewicht intraperitoneal (i.p.). So läßt sich am konstantesten eine frühzeitige Eosinopenie mit einem Maximum nach 15 min hervorrufen, die später zurückgeht, während die anfängliche Lymphopenie eine ganze Stunde dauert. Die Neutrophilen verhalten sich nach anfänglichem Absinken im weiteren Verlauf individuell unregelmäßig.

In der 2. Gruppe verabreichten wir eine einmalige Dosis von TEAB 75 mg pro kg Gewicht i.p. Diese Ganglienblockade verursacht ebenfalls auffallend regelmäßig eine starke Eosinopenie nach 15 min, die schneller abklingt als die weniger ausgiebige Lympho- und Neutropenie. Die leukopenischen Veränderungen nach TEAB sind bei Ratten deutlicher als nach Glucose, Formol und anderen Stressmomenten.

Glucoseverabreichung 15 min nach TEAB (3. Versuchsgruppe) verursacht schon kein weiteres Absinken irgendeiner Leukocytenart, im Gegenteil, sie be-

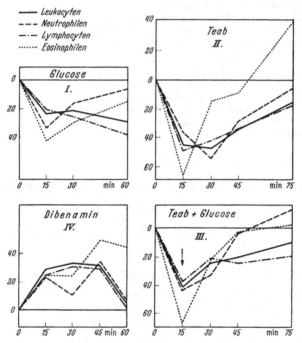

Abb. 1. Die Skizzen, die den einzelnen Versuchsgruppen entsprechen, sind mit römischen Ziffern bezeichnet. Auf der Abszisse sind die Zeiten der Blutentnahmen in Minuten, auf der Ordinate die Durchschnittswerte der prozentualen Veränderungen eingetragen.

schleunigt das Wiederansteigen der Neutrophilen. Sonst bleibt der Kurvenverlauf gleich wie nach TEAB allein.

Einmalige Gabe von Dibenamin (4. Gruppe) 125 mg pro kg Gewicht i.p. ruft in der ersten Stunde dagegen einen eindeutigen Anstieg aller Leukocytenarten hervor. Ähnlich wirkt bei Ratten Acetylcholin und Synthostigmin.

Die anfängliche Eosinopenie nach TEAB (5. Gruppe) läßt sich nur beschwerlich durch wiederholte kleinere Dosen von TEAB 10—15 mg/kg Gewicht i.p. in 5—7 minutlichen Intervallen eine Stunde lang aufrechterhalten. Auf gleiche Weise verabreichtes NaCl 0,9 % (6. Gruppe) bewirkt bei Kontrolltieren dagegen ein leichtes Ansteigen der Eosinophilen. Neutropenie und Lymphopenie treten auch hier auf, sind aber geringeren Ausmaßes.

Nach i.v. Verabreichung von 1 ml Gelatine 10% pro 200 g Gewicht (7. Gruppe) finden sich nach 15 min nur geringe und nicht eindeutige Veränderungen. Eine deutliche Leukopenie, die durch Lymphocytenabfall bedingt ist, tritt erst nach

60 min auf, wo die Eosinophilen eindeutig ansteigen. Das geringe durchschnittliche Ansteigen der Neutrophilen zu dieser Zeit ist statistisch nicht signifikant.

TEAB, verabreicht 60 min nach Gelatine (8. Gruppe), bewirkt eine starke Eosinopenie, Absinken der Neutrophilen und ein deutliches Zunehmen der Lymphopenie. Bei Kontrolltieren (9. Gruppe) kommt es zu einem spontanen

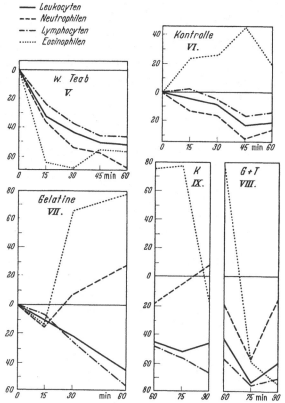

Abb. 2. Die Skizzen, die den einzelnen Versuchsgruppen entsprechen, sind mit römischen Ziffern bezeichnet. Auf der Abszisse sind die Zeiten der Blutentnahmen in Minuten, auf der Ordinate die Durchschnittswerte der prozentualen Veränderungen eingetragen.

Absinken der Eosinophilen erst nach 90 min und die Lymphocyten sinken zwischen der 60. und 90. min im Durchschnitt langsamer.

Nach den angeführten Ergebnissen kann geschlossen werden, daß bei der frühzeitigen Eosinopenie bei Ratten die Hemmung des sympato-adrenalen Systems eine Rolle spielt, die hier durch Hyperglykämie oder Ganglienblockade ausgelöst wurde. Die eigenartige Reaktion auf Dibenamin könnte man vielleicht durch eine überstürzte gegenregulatorische Sekretion von Adrenalin erklären, die die Wirkung von Dibenamin überlagert, ähnlich wie nach Acetylcholin oder Synthostigmin. Im Vergleich mit den anderen Leukocytenarten ist die Retention der Eosinophilen ausgeprägter, ihre Dauer aber ist kürzer. Der Mechanismus der Leukopenien nach Verabreichung makromolekularer Stoffe ist wohl bei Ratten im Vergleich mit der Leukopenie nach TEAB mit Hinsicht auf den andersartigen Verlauf der Lymphopenie und das abweichende Verhalten der Eosinophilen verschieden.

Hämatopoetische Reaktionen bei stereotaktischen Hirnoperationen.

Von

F. Mundinger und K. L. Scholler (Freiburg i. Br./Deutschland).

Mit 2 Abbildungen.

Die zentrale Steuerung der einzelnen Bestandteile des hämatopoetischen Systems wird auf Grund tierexperimenteller Untersuchungen insbesondere von japanischer Seite — wir nennen Aburaya, Hajashida (2a, b), Sakurai (11), Tomazo — einzelnen spezifischen Kerngebieten des Hypothalamus zugesprochen. Demgegenüber sprechen Hess (5) und seine Mitarbeiter Wespi (13) und Waldvogel (14) lediglich von einer dem Hypothalamus innewohnenden Koordinierung niedriger Zentren in bezug auf eine sinnvolle Gesamtleistung.

Mittels stereotaktischer Eingriffe in subcorticale Substrate können wir heute auch am Menschen zentrale hämatopoetische Reaktionen näher untersuchen.

Wir haben bisher bei 51 Patienten während und nach stereotaktischen Eingriffen mit dem Zielgerät von Riechert und Wolff die Blutzusammensetzung und morphologischen Veränderungen im Sofort-Effekt kontrolliert. Wir bestimmten das komplette rote und weiße Blutbild mit Reticulocyten nach Heilmeyer und absolut die Eosinophilen mit der Lösung nach Dungern im Abstande von 30 bis 40 min, dies bei Eingriffen in einzelnen Kernen des Thalamus (v. o., med. und v. c. pc. nach Hassler), im Fornix, in den fronto-thalamischen Faserarealen und der Hypophyse. Eine Korrelation der Blutbildbefunde mit vegetativen Effekten war nur bedingt möglich, da alle Patienten durch die potenzierte Narkose weitgehend zentralnervös stabilisiert oder gedämpft waren. Andererseits ist diese Tatsache für unsere Beurteilung der morphologischen Blutveränderungen um so bedeutungsvoller, da wir das ,,Blut als absolut regulierten Körperbestandteil wie jedes andere Organ" — wie Schilling (12) sagt, betrachten können und zunächst keinen zwingenden Bezug auf seine vegetative Steuerung zu nehmen brauchen.

Im folgenden seien zwei charakteristische Kurvenverläufe herausgegriffen (Abb. 1 und 2).

Bei diesem Patienten mit einem Morbus Cushing wurde eine Hypophysen-Coagulation durchgeführt. Unmittelbar nach der Coagulation tritt in 94% all dieser Fälle eine starke Granulocytose der myeloischen Reihe mit relativer Lymphopenie und manchmal einer leichten Linksverschiebung auf. Den gleichen Vorgang finden wir, nur meist nicht so stark ausgeprägt, nach Eingriffen am Liquorsystem in Übereinstimmung mit Heilmeyer (4) und Ginzberg (1a, b); Hoff und Linhardt (6a, b, 7) und Rosenow (10) und bei offenen Hirnoperationen, wie es Kodolny (8) und Rombach (9) bereits beschrieben haben, und nach Einführung der Zielnadel ins Gehirn. Die Erythrocyten fallen ab, ebenso oft sehen wir jedoch einen Anstieg. Inwieweit hierfür evtl. vegetative Verteilungsmechanismen ursächlich sind, können wir vorerst nicht entscheiden. Sicher wohl ist der jeweils gleichzeitige Anstieg der Reticulocyten auf den thermischen Reiz als zentral ausgelöste Funktionsänderung des Knochenmarks anzusehen. Der Anstieg liegt bei unseren Fällen zwischen 4 und 33$^0/_{00}$.

Der Abfall der Eosinophilen ist bei den bekannten Beziehungen zur Hypophyse nicht verwunderlich. Der zweite Anstieg, diesmal aller Zellelemente, tritt gewöhnlich nach etwa 5 Std. auf. Er ist der Schillingschen Heilphase gleichzusetzen und leitet zur Normalisierung über.

Zunächst tritt nach der Encephalographie der bekannte Granulocytenanstieg auf. Nach der Reizung des caudalen Ventralkernes des Thalamus erfolgt jedoch

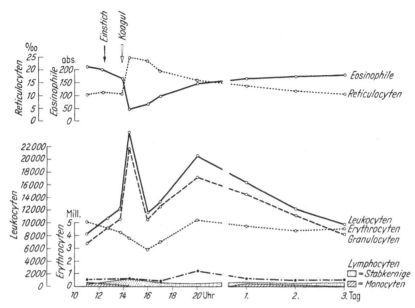

Abb. 1. Nr. 23. S. H. Eosinophiles Adenom. Stereotaktische Hypophysen-Coagulation am 2. 12. 1954.

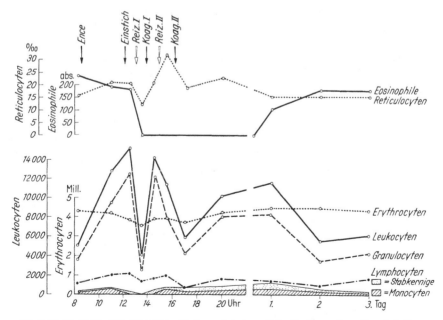

Abb. 2. Nr. 31. K. W.   Ein Eingriff im Thalamus bei einem Pat. mit einer andersartig unbehebbaren Trigeminus-Neuralgie. Stereotaktische Thalamotomie im v. c. pc. am 10. 3. 1955.

minutiös empfindlich ein Sturz sämtlicher Zellelemente mit Verschwinden der Eosinophilen und Monocyten. Bei der nachfolgenden Hochfrequenz-Coagulation kommt es zu einem massiven Anstieg, insbesondere der Granulocyten und Reticulocyten und auf die neuerliche Reizung und Coagulation wieder zu einem Sturz der Zellelemente.

Gleiche Kurvenverläufe erhalten wir bei den Eingriffen im rostraler gelegenen Medialkern und oralen Ventralkern des Thalamus, im Pallidum und im Fornix, und zwar insgesamt in 79%. Nur in der geringsten Anzahl verlaufen die Reaktionen umgekehrt.

Man könnte bei diesen an- und absteigenden Kurvenverläufen einen Kompensationsvorgang mit nachfolgender Überkorrektur nach HOFF (6a) annehmen, dagegen spricht jedoch der unmittelbare zeitliche und insbesondere reproduzierbare Zusammenhang mit der Reizung oder Coagulation. Man ist auch versucht, einen *Wirkungsunterschied* und nicht nur einen Intensitätsunterschied [HASANA (3)] zwischen Reizung und Coagulation anzunehmen. Wahrscheinlich setzt der elektrische Reiz umschriebener und deshalb spezifischer am Ort, in unserem Falle an den thalamischen Substraten an, zumal die Thyratron-Entladungen von 0,5—1 msec Dauer bipolar mit 6 mm Elektrodenabstand und mit maximal nur 4—5 Volt vorgenommen werden. Die unipolaren Hochfrequenz-Coagulationen von 6—10 sec Dauer hingegen reichen mit ihrem ausgedehnten thermischen Durchflutungsreiz, abgesehen von den Faserverbindungen, caudalwärts und führen so zu einer unspezifischen Irritation nicht nur der Stammganglien, sondern auch der basalen Kerne.

Wir fassen zusammen:

1. Die indirekt und indifferent ansetzenden Reize wie Encephalographie, Kraniotomie, Einführen der Zielnadel ins Gehirn, und außerdem die Hypophysen-Coagulation leiten eine geordnete Reizbeantwortung vom zentralnervösen Regulationssystem in Form eines unspezifischen Anstieges aller Zellelemente, wahrscheinlich in Parallele mit der ergotropen Phase nach HESS, ein.

2. Reize in den thalamischen Substraten und deren unmittelbarer Umgebung haben, unabhängig von ihrer Lagebeziehung zum Hypothalamus, überwiegend auf die elektrische Reizung einen Sturz und auf die thermische H. F.-Reizung einen Anstieg der Zellelemente zur Folge. Inwieweit hier eine unterschiedliche Ansprechbarkeit der trophotrop-endophylaktischen Funktionsgruppe nach HESS auf Schwachreize (Thyratron) oder der ergotropen auf Starkreize (H. F.-Coagulation) gegeben ist, kann noch nicht eindeutig unterschieden werden; denn Eingriffe im Hypothalamus selbst haben wir aus begreiflichen Gründen nicht vorgenommen. Sicherlich sind auch die Stammganglien und nicht nur der Hypothalamus in das regulatorische Steuerungssystem für die morphologische Blutzusammensetzung einzubeziehen, und Irritationen an irgendeiner Stelle dieses Systems führen zu einem Einbruch in seine koordinativen Leistungen.

Literatur.

1a. GINZBERG, R., u. L. HEILMEYER: Arch. f. Psychiatr. **97**, 719—782 (1932).
1b. GINZBERG, R., u. L. HEILMEYER: Klin. Wschr. **1932**, 1991—1992.
2a. HAJASHIDA: J. Kumamoto Med. Soc. **11** (1935).
2b. HAJASHIDA: J. Kumamoto Med. Soc. **12** (1936).
3. HASANA, B.: Arch. exper. Path. u. Pharmakol. **146**, 129 (1929).

4. Heilmeyer, L.: Handbuch der inneren Medizin, II. Göttingen: Springer 1942.
5. Hess, W. R.: Das Zwischenhirn und die Regulation von Kreislauf und Atmung. Stuttgart: Georg Thieme 1938.
6a. Hoff, F.: Klinische Probleme der vegetativen Regulation und der Neuralpathologie. Stuttgart: Georg Thieme 1952.
6b. Hoff, F.: Verh. Kongr. inn. Med. **43**, 1931.
7. Hoff, F., u. v. Linhardt: Z. exper. Med. **63**, 277—297 (1928).
8. Kodolny, J.: J. Labor. a. Clin. Med. **14** (1929).
9. Rombach, O.: Inaug.-Diss. S. 1—78. Freiburg 1950.
10. Rosenow, G.: Zit. nach G. Dennecke: Münch. med. Wschr. **1936**, 636—639.
11. Sakurai: Ikwaderi-Gaken-Zasski **26** (1931).
12. Schilling, V.: Verh. Kongr. inn. Med. **38**, 170 (1926).
13. Wespi, H.: Fol. haemat. (Lpz.) **68**, 176—182 (1944).
14. Wespi, H., u. H. Waldvogel: Helvet. med. Acta **14**, 490—501 (1947).

Die Veränderungen des Hirnstrombildes bei malignen Hämoblastosen.

Von

J. E. Krump (Heidelberg/Deutschland).

Mit 3 Abbildungen.

Weit häufiger als neurologische Ausfälle finden sich bei Kranken mit malignen Hämoblastosen unspezifische nervöse Allgemeinsymptome, wie Müdigkeit, Schwäche, Schwindel und Kopfschmerzen. Diese Störungen begleiten — in ihrer Intensität wechselnd — den ganzen Krankheitsverlauf. Manifeste Bewußtseinstrübungen stellen sich erst präterminal ein (vgl. Heilmeyer und Begemann). Die Antwort auf die Frage, inwieweit dem veränderten Befinden und Verhalten der Kranken corticale Funktionsstörungen bzw. Schädigungen der sensitiven Stoffwechselbedürfnisse des cerebralen Gewebes zugrunde liegen könnten, war Ziel und Zweck unserer elektroencephalographischen Untersuchungen.

Die pathologisch-anatomischen Veränderungen des Hirngewebes sind wohlbekannt: Bei allen *Leukämie*formen kommen dissiminierte Blutungen, Infiltrationen und degenerative Substanzveränderungen sowie reaktive Gliawucherungen vor (Bodechtel, Bracali 1953, Dreyfus, Leidler und Russell, László, Ludwig, Meo, Sparling, Schwab und Weiss, Ulbrich, Volland u. a.). Meist entspricht den häufigen histopathologischen Veränderungen kein oder ein nur wenig auffälliger klinisch-neurologischer Befund (Bodechtel, Diamond, Trömner-Wohlwill). In Einzelfällen kann für das terminale Koma ein Hirnödem ohne Blutungsherde verantwortlich sein (Heilmeyer und Begemann). Nach Schwab und Weiss fand sich kein Unterschied in der Verteilung der nervösen Komplikationen auf akute, chronische, myeloische und lymphatische Leukämien. Dies wird nur verständlich, wenn man die Entstehung der nervösen Komplikationen vornehmlich in die allen Formen ähnliche Endstrecke verlegt.

Bei der *Lymphogranulomatose* fand Ginsberg in 27%, Heinrich in 7,4% eine Beteiligung des Nervensystems. Eugénis sah in seinen 54 Fällen 12mal intrakranielle Läsionen. Neben Hirnnerveninfiltrationen kommen selten encephalitische und meningoencephalitische Bilder vor, zum Teil mit jahrelangem remittierendem Verlauf. Außer perivasculären Infiltraten findet man intrakranielle Herde ohne Beziehung zum Gefäßsystem (Luce, Sparling und Adams, Serebranjik u. a.). Wesentlich für unsere Fragestellung ist es, daß funiculäre Myelitiden „toxischen Ursprungs" (Johnsson, Konowalow) beschrieben wurden. Környey konnte für eine periphere degenerative Schädigung mit einem Korsakow eine „tiefgreifende periphere Stoffwechselstörung" verantwortlich machen. — Jackson und Parker wiesen auf die Häufigkeit neurologischer Komplikationen beim *Lymphosarkom* hin.

Daß toxische Stoffwechselprodukte bei schweren Allgemeinerkrankungen das Nervensystem schädigen, wurde seit Neubürger und Nonne auch beim allgemeinen Krebsbefall immer wieder diskutiert, obgleich derartige Toxine noch nie nachgewiesen oder definiert werden konnten. Jüngst berichtete BRACALI 1954 über regressive Erscheinungen an Nerven und Gliazellen des Hypothalamus bei kachektischen Magenkrebskranken. Von angloamerikanischen Autoren wurden kürzlich für die „Neuropathie" beim Bronchialcarcinom und für die manchmal histologisch nachweisbare degenerative Nervenzellschädigung eine multifaktorielle Störung des „Stoffwechsels" ursächlich angenommen (HEATHFIELD und WILLIAMS, HENSON und Mitarbeiter).

Krankengut und Methodik.

Wir haben an der Medizinischen Universitätsklinik Heidelberg (Dir. Prof. Dr. K. Matthes) Routine-EEG-Untersuchungen mit einem 6-Kanäler der Fa. Schwarzer, Alfeld/Leine, bei 143 Patienten durchgeführt. Die Aufgliederung der Fälle auf die einzelnen Krankheitsgruppen zeigt Tab. 1. Nachträglich wurde der EEG-Befund mit dem klinischen Bild verglichen. Kontrolluntersuchungen im Krankheitsverlauf wurden nur dann gezählt, wenn sie eine Veränderung gegenüber dem Ausgangsbefund ergaben. Die so erhaltene Gesamtuntersuchungszahl betrug 210. Die Auswertung der Kurven erfolgte nach den von R. JUNG u. a. angegebenen Grundsätzen. Leicht bis schwer pathologisch bezeichnet — in Anlehnung an Grade der Allgemeinveränderung von R. JUNG — die Stärke der Verlangsamung und Dysrhythmie im Gesamtbild der Kurve; die Schwere der Allgemeinveränderung steht in Beziehung zur Störung der Hirnfunktion. Ergänzend wurde bei den Verlaufsuntersuchungen eine Frequenzanalyse der occipitalen Aktivität nach ENGEL und Mitarbeitern (1944) vorgenommen. MF ist die Durchschnittsfrequenz, S bedeutet überwiegende Beta-Aktivität im Sekundenintervall.

Ergebnisse.

Eine summarische Übersicht der erhobenen EEG-Befunde soll Tab. 1 vermitteln. Die hirnelektrischen Alterationen waren im allgemeinen vielfältig und nicht spezifisch. Die episodische oder generalisierte Verlangsamung lag in den

Tabelle 1. *Summarische Übersicht der Untersuchungsergebnisse.*

Diagnose	Gesamtzahl (Untersuchungen)	normal	Grenzbefund	leicht pathol.	deutl. pathol.	schwer pathol.	Durchschnittsalter Jahre
Chron. lymph. Leukämie .	15 (16)	6 (38%)	4 (25%)	4 (25%)	2 (12%)		62,5
Chron. myel. Leukämie . .	18 (23)	3 (13%)	10 (44%)	7 (30%)	2 (9%)	1 (4%)	45,8
Akute Leukämie	23 (35)	3 (8%)	5 (15%)	6 (17%)	13 (37%)	8 (23%)	48,5
Lymphogranulomatose	42 (78)	8 (10%)	11 (14%)	31 (40%)	20 (26%)	8 (10%)	35,2
Carcinomatose .	35 (37)	7 (19%)	10 (27%)	15 (40%)	4 (11%)	1 (3%)	55,4
Maligne Reticul.	2 (4)			1	3		36,5
Leukosarkomatose	3 (6)	1		3	2		54,3
Retoth.- u.Lymphosarkomat.	5 (11)	3		3	4	1	52,5
Summe . . .	143 (210)	31	40	70	50	19	

pathologischen Fällen meist innerhalb des Thetabandes, nur bei akuten Leukämien und Lymphogranulomatosen kam eine häufigere Deltaaktivität vor; sie erschien bei chronischen Leukämien und Carcinosen nur im Terminalstadium. Ein paroxysmales Entladen steiler Wellenformationen (paroxysmale Dysrhythmie) fand sich auffällig oft bei malignen Lymphogranulomatosen. Hohes Fieber führte zu einer Abnahme der Amplituden, die Verlangsamung nahm dabei nur unbedeutend zu. — Beim Vergleich der Häufigkeit abnormer EEG-Befunde in den einzelnen Krankheitsgruppen zeigten sich deutliche Unterschiede (vgl. Abb. 1). 1. Die *chronischen lymphatischen Leukämien* hatten die geringsten EEG-Veränderungen. Auch bei einer symptomatischen Trigeminusneuralgie, also bei basalen Infiltrationen blieb der Befund normal. Nur bei Patienten mit stärkster lymphatischer Metaplasie und deutlicher Hinfälligkeit trat eine generalisierte Thetaaktivität auf.

Bei einem Patienten waren neue Schübe von leukämischen Hautinfiltrationen jeweils mit einer deutlichen Verlangsamung der bioelektrischen Aktivität verknüpft (MF 7,36), gleichzeitig stellte sich unabhängig von einer konstanten mäßigen Anämie eine stärkere Verlangsamung der Psychomotorik ein, Bluttransfusionen normalisierten das EEG und die Wesensveränderungen (MF 8,3). Andererseits beobachteten wir in einem anderen Fall noch 7 Wochen vor dem Tode an hämorrhagischer konfluierender Pneumonie nur eine etwas vermehrte Theta-Aktivität. (Autoptisch: Hirnödem mit Fibrose der Leptomeninx.) Eine gesteigerte hirnelektrische Erregbarkeit mit paroxysmalen Entladungen kam zweimal bei weniger schwer Kranken vor. Gröbere neurologische Ausfälle fehlten bei allen Patienten.

2. Die *chronisch myeloischen Leukämien* gehören auch nach ihren EEG-Befunden zu den ,,benignen Hyperplasien" (MOESCHLIN und ROHR). Etwas häufiger als in der ersten Untersuchungsgruppe fanden sich Grenzbefunde und leicht pathologische Hirnstromkurven, aber auch hier war oft noch $2^1/_2$—$1^1/_2$ Monate vor dem Tode das EEG nur wenig verlangsamt. Eine gleichmäßige corticale Funktionsstörung (5—$7^1/_2$ Hz), teilweise auch Theta-Paroxysmen zeigten die Patienten mit leukämischen Fundusveränderungen und mit noch reversiblen akuten Krankheitsschüben. Bereits zu Beginn des terminalen Paramyeloblastenschubes — oft schon kurz vor dem plötzlichen klinischen Verfall — traten abrupt langsamere Frequenzen auf, die Deltaaktivität nahm rasch zu, der terminale EEG-Befund entsprach dem Muster des ,,endotoxischen" Komas. (Hypersynchrone Deltaaktivität mit angedeuteten Suppressionsphasen).

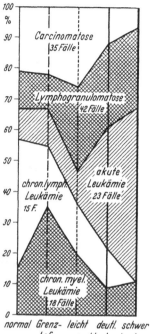

Abb. 1. Illustration der prozentualen Verteilung abnormer EEG-Befunde bei den verschiedenen Krankheitsgruppen. (189 Einzeluntersuchungen an 133 Patienten.)

Nicht Einzelwerte des humoralen oder morphologischen Blutbildes, sondern das ,,Befinden" und die Prozeßhaftigkeit bzw. Malignität wiesen die beste Korrelation zur bioelektrischen Störung auf. So konnte eine langsam entstehende Verdrängungsanämie bei einer sehr chronischen Myelose auch bei deutlicher Kollapsneigung (Hb von 25%, 4 g) ein völlig physiologisches EEG haben. $^1/_2$ Jahr später trat trotz niederer Leukozahlen und besserer Hb-Werte anläßlich eines Ausschwemmens unreifer Zellen eine vorübergehende Verlangsamung auf. Die absoluten Leukozahlen ergaben keine Beziehungen zum EEG-Befund: Bei einem 36jährigen Patienten wurde bei 292 400 Leuko ein Frequenzmittelwert von 11,3 und nach $8^1/_2$ Monaten — anläßlich einer kompensierten TEM-Agranulocytose mit 950 Leuko — ein solcher von 11,1 festgestellt.

Auch der *Para-*, *Dys-* und *Hypoproteinämie*, deren pathogenetische Bedeutung für die Entstehung der Schrankenstörungen im zentralen und peripheren Nervensystem durch die morphologischen Untersuchungen von G. PETERS und KRÜCKES erwiesen wurde, kommt dem EEG nach nur die Rolle eines beigeordneten Teilfaktors zu. Zwei vorweggenommene Beobachtungen mögen dies in diesem Zusammenhang zeigen: Bei einer Plasmazellenleukämie

eines 67jährigen Patienten mit leichten leukämischen Fundusveränderungen, geringen
Paraesthesien der Beine, bestand anfangs — bei einem Gesamteiweiß von 9,07 bei 5,63 g-%
γ-Globulin und einem Hb von 6,5 g — eine flache gleichmäßige Theta-Aktivität (MF 6,42).
6 Wochen später nach Urethanbehandlung und nach Rückbildung der diffusen Plasmazell-
wucherungen im Sternalmark war bei einem Hb von 12 g, trotz noch deutlicher Paraproteinämie (Gesamteiweiß 7,28, γ-Globulin 3,26 g-%) dem guten Allgemeinbefinden entsprechend
bereits eine weitgehende Normalisierung der Hirnstromkurve erfolgt (nur geringe Verlangsamung über den vorderen Hirnabschnitten bei einem occipitalen Frequenzmittelwert von
8,28). — Bei einem weiteren Patienten war zur Zeit eines abklingenden Lymphogranulomatose-
schubes (Gesamteiweiß von 5,4 g und BKS von 46/92) ein deutlich pathologischer EEG-
Befund nachzuweisen. 7 Monate später war trotz schwerer dysproteinämischer Ödeme bei
Nephrose (Gesamteiweiß 3,1 g und BKS 126/130) die Verlangsamung der Hirnstromkurve
geringer. Gegen eine einfache Hydrationsschädigung scheint das Gehirn weitgehend gesichert
zu sein.

3. Die stärksten und häufigsten bioelektrischen Störungen zeichnen die *akuten
Leukämien* aus. Zwei Drittel der erhobenen Befunde waren pathologisch. —
Neben einer gleichmäßigen Verlangsamung kamen steile frontale Wellenformationen, paroxysmale Theta- und Deltaentladungen, in 2 Fällen Krampfstromgruppen
vor. Wechselnde Seitenunterschiede fanden sich häufig, umschriebene corticale
Herde jedoch ließen sich — bei dem dissiminierten bzw. allgemein corticalen
Charakter der Hirnschädigung — nicht nachweisen. Die Verlangsamung der
neuronalen Aktivität nahm in allen Fällen im Verlauf zu, Remissionen konnten
nicht registriert werden. Nach Austauschtransfusionen (2 Fälle) war trotz Minderung der Bluteiweißentgleisung und trotz höherer Hb-Werte sowie im Gegensatz
zu dem etwas besseren subjektiven Befinden das EEG noch stärker verlangsamt,
die cerebrale Schädigung hatte bei diesen Schwerkranken bereits einen eigenen
Krankheitswert (vgl. Abb. 2).

In einigen Fällen mit normalen Ausgangsbefunden stellte sich mit Wandlung des klinischen
Bildes abrupt eine bioelektrische Störung (Zunahme der Amplituden und der Verlangsamung,
Irregularität) ein: So beobachteten wir z. B. im Verlauf einer gutartigen Paramyeloblasten-
leukämie erstmals nach einer Kontrolle über 10 Monate eine irreguläre Theta-Aktivität
anläßlich einer ambulanten Untersuchung. Wenige Tage danach fanden sich einzelne Blutungen am Fundus, beide Vestibulares fielen aus, das plötzlich erschienene Terminalstadium
dauerte 3 Wochen. Bezeichnenderweise traten die dissiminierten Petechien offensichtlich
erst am „absteigenden Gipfel" der letzten Akuitätswelle auf. Eine morphologische Schädigung
oder Blutungsneigung durch die Erschöpfung des hämatopoetischen Apparates (SCHULTEN)
bzw. eine Anämie waren keine Voraussetzungen für das Auftreten cerebraler Funktionsstörungen: So hatten nur 4 von 23 Patienten petechiale Blutungen am Fundus, einmal kam
eine Stauungspapille vor. Bei nur 2 Kranken bestand eine manifeste Trübung des Bewußtseins, bei je einem Patienten eine leichte Facialisparese, Extremitätenparaesthesien und
angedeutete Pyramidenzeichen. Bei 8 Hirnsektionen kam einmal ein Hirnödem, in einem
anderen Fall eine Hirnschwellung vor.

Die Schwere der EEG-Veränderungen steht hier offensichtlich in Beziehung zur „Toxicität"
des Krankheitsprozesses: Zur Erklärung der Entstehung des Hirnödems wurde der vermehrte
Anfall von Eiweißschlacken infolge des gesteigerten Zerfalls unreifer Blutzellen schon früher
angeführt (HEILMEYER, BEGEMANN, VOLLAND). Die Funktionsstörungen im EEG bilden
unserer Meinung nach eine Brücke zu den späteren morphologischen Schädigungen. Es sei
nur daran erinnert, daß den qualitativen Veränderungen des Blutes, die früher zu den Begriffen
der „im Blut kreisenden Noxe", der leukämischen Dyscrasie (ROSENKRANZ) führten, seit
langem auch eine führende Rolle in der Pathogenese der cerebralen Blutungen und Zir-
kulationsstörungen zugeordnet wurde (vgl. HAMBURGER, DREYFUS, SINGER-NEVINNY,
BODECHTEL, VOLLAND). In diese Vorstellungen passen weiterhin gut die Befunde DIAMONDs,
der bei subtiler histologischer Diagnostik reaktive parenchymatöse und gliöse Veränderungen
fast durchgehend in seinen Leukämiefällen fand, ferner die Beobachtungen, daß Glia- und

Ganglienzellveränderungen auch einmal scheinbar beziehungslos auftreten können (vgl. STODTMEISTER-WEICKER).

4. Trotz der kleinen Untersuchungszahl bedürfen die EEG-Befunde bei *Leukosarkomatosen, malignen Reticulosen* und beim *metastasierten Lymphosarkom* noch einer besonderen Erwähnung. Nimmt man die Stärke der Verlangsamung

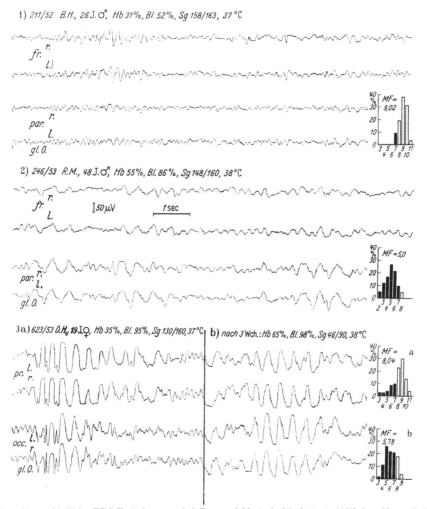

Abb. 2. Unterschiedliche EEG-Veränderungen bei Paramyeloblastenleukämien. 1. 26 jähriger Mann (B. H.). Klagen über Kopfschmerzen und Müdigkeit. Verdrängungsmyelophthise, erhöhter Mitoseindex. EEG (211/52): Irreguläre Thetaaktivität über der vorderen Schädelhälfte, z. T. steile Gruppen. — 21 Tage später verstorben. Hirnsektion o. B. — 2. 48 jähriger Mann (R. M.). Verdrängungsmyelophthise. Schwindel beim Aufstehen, starkes Schwitzen. Im EKG Linksschädigung. Fleckig verschleierte Lunge. Fundus o. B. EEG (246/53): Neben einer generalisierten Thetaaktivität bilateral symmetrische Deltagruppen. (Toxische Hypoxydose?). 14 Tage später erst moribund. — 3. 19 jähriges Mädchen (D. H.) ohne epileptische Familienbelastung. 10 Tage vor der 1. Abl. bei der Arbeit ohnmächtig geworden. EEG (623/53): Neben einer allgemeinen Verlangsamung Absence-krampfströme ohne klin. Äquivalent. b) 3 Wochen später nach $6^1/_2$ l Austauschtransfusion, fühlt sich wohler. Im EEG stärkere Verlangsamung. Verschiebung des Frequenzbandes in den pathologischen Bereich (schwarze Säulen), wieder Krampfwellenvarianten. 1 Tag später erster generalisierter Anfall, pos. Gordon rechts.

der Hirnaktivität zum „Maße" der Intensität der peripheren „toxischen Stoff-wechselstörung", so gleichen sich hier die Befunde der einzelnen Kranken: In schweren Krankheitsfällen bestand eine generalisierte Thetaaktivität, die in allen

Beobachtungsfällen — weitgehend unabhängig von den humoralen Veränderungen und vom Röntgenbefund — dann durch einen rascheren Hirnrhythmus ersetzt wurde, wenn durch die Behandlung mit TEM und ACTH oder aber durch eine

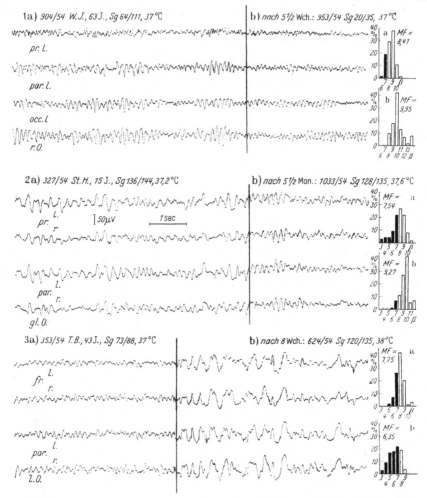

Abb. 3. EEG-Verlaufsausschnitte bei verschiedenen Lymphogranulomatosen. 1. W. J., 63jährige Frau, seit 2 Jahren krank, multiple Lymphknoten, starker Juckreiz. Weltmann ²/₁₃. EEG (904/54): Hochgespannter, etwas verlangsamter Alpharhythmus. b) n. 5¹/₂ Wochen. TEM behandelt, Rückbildung der Drüsenschwellungen, ambulante Kontrolle. EEG (953/54): Physiologisch, rascher als bei a), Abnahme der Amplitudenhöhe. — 2. St. H., 15jähriges Mädchen, seit 8 Monaten krank. Neben Drüsen am Kieferwinkel und in der Axilla glanduläre und extraglanduläre Veränderungen in den Lungen. Hb 55%. EEG (327/54): Irreguläre, z. T. steile Thetaaktivität. b) n. 5¹/₂ Monaten, z. Z. Remission nach cytostat. Behandlung. Gutes Allgemeinbefinden trotz gleicher röntgen. Veränderungen. Hb 60%. Im EEG (1033/54): Besserung der toxischen Hirnstoffwechselstörung. Rückgang der langsamen Wellenformen. — 3. T. B., 43jähriger Mann, seit 1¹/₄ Jahren krank, generalisierte Form mit Lungen- und Skeletbeteiligung. Zur Zeit Remission. Hb 9,6 g = 60%. EEG (353/54): Neben unregelmäßigem Alpharhythmus öfter Zwischenwellen. b) 8 Wochen später: Kopfschmerzen, Doppelbilder, Hb 75%. EEG (624/54): Schwer pathologisch. Steile Deltawellenparoxysmen, Zunahme der Verlangsamung. Meningoencephalitis? Die quantitativen occipitalen Frequenzanalysen zeigen die jeweiligen Verschiebungen des Frequenzbandes in den normalen (weiße) bzw. pathologischen Wellenbereich (schwarze Säulen).

Röntgenbestrahlung eine objektive klinische Besserung erreicht werden konnte: Die Frequenzzunahme der Hirnaktivität war bereits nach wenigen Wochen, eine weitgehende Normalisierung z. T. erst nach einem ¹/₂ Jahr zu beobachten.

5. Die Untersuchungsergebnisse bei den *Lymphogranulomatosen* stützen sich auf Beobachtungszeiten bis zu 2 Jahren: Der unterschiedliche Malignitätsgrad der Fälle (MOESCHLIN, SCHWARTZ, WANG) ließ unterschiedliche Ergebnisse erwarten: Streng isolierte oder leichte Lymphogranulomatosen hatten keine EEG-Veränderungen. In fortgeschrittenen Fällen mit deutlichem Krankheitsgefühl, Fieber, Hautjucken und Veränderungen des Eiweißspektrums fanden sich dagegen weitgehend obligat vermehrt langsame Wellenformen, teils isoliert über den vorderen Hirnabschnitten, teils über der ganzen Konvexität. Bei einer echten Remission im Verlauf der Behandlung besserte sich prompt das EEG. Dem neuen Schub entsprach jeweils eine Zunahme der Verlangsamung. In der Regel waren die Patienten bettlägerig, ausnahmsweise wurde auch bei ambulanten Kranken ein leicht bis deutlich pathologischer Befund, teilweise mit steilen Paroxysmen festgestellt. In den letzten Krankheitsmonaten und Wochen nahm die Verlangsamung und Dysrhythmie, trotz cytostatischer Behandlung, meist stetig zu. In Einzelfällen (3 Kranke) konnten darüber hinaus Kurven wie bei der Encephalitis— bei nur geringen oder fehlenden neurologischen Ausfällen — registriert werden (2 Patienten hatten Hirnnervenparesen und Pyramidenzeichen). Nicht selten glichen die EEG-Befunde den Veränderungen einer Epilepsie, ohne daß Anfälle vorkamen. Wurde das Frequenzspektrum trotz scheinbarer Remission nicht rascher, so handelte es sich um schwere Fälle und maligne Verläufe (vgl. Abb. 3). War andererseits die Lymphogranulomatose mehr oder weniger auf ein Organ beschränkt, so veränderte sich das EEG nur wenig, dies galt auch für eine Verdrängungsanämie (vgl. KRUMP). Erfolgte der Tod letztlich durch den Ausfall eines Organs, konnte auch eine Woche vor dem Tode das EEG die Zeichen der Remissionsphase zeigen.

6. Vergleicht man abschließend die Schwere der bioelektrischen Störung bei den Lymphogranulomatosen mit der Untersuchungsgruppe der Patienten mit meist generalisiert metastatierten *Carcinomen* — es wurden nur Fälle ohne cerebrale Metastasen verwendet — so fällt auf, daß hier — obgleich es sich im Gegensatz zu den Lymphogranulomatosen durchweg um sehr schwer Kranke nahe dem Terminalstadium handelte — keine oder nur geringe Störungen der bioelektrischen Aktivität typischerweise vorkamen.

Eine mäßige Verlangsamung (leichte bis deutliche Allgemeinveränderung) sahen wir manchmal bei rasch wachsenden Bronchialcarcinomen, bei diffuser Lebermetastasierung, sie kam bei Magen-Darm-Neoplasmen nur dann vor, wenn eine extreme Kachexie vorlag. Ovarialtumoren, das Chorionepitheliom und Prostatacarcinom hatten trotz stärkstem Körperbefall noch weitgehend physiologische Hirnstromkurven.

Diskussion.

Die häufigen pathologischen Hirnwellenbilder bei den malignen Hämoblastosen sind nur ein Zeichen dafür, daß im intracerebralen Stoffwechsel etwas Abnormes geschieht, sie sagen nichts über die Art dieses Geschehens aus. Die an der relativ geringen Zahl gewonnenen Unterschiede bei den einzelnen Untersuchungsgruppen sind nicht exakt erklärbar. — Bei den akuten Leukämien dürfte der vermehrte Anfall von Eiweißschlacken, bei den Carcinosen das Vorhandensein von Tumorabbauprodukten — die Vorgänge sind bisher im einzelnen ungeklärt (vgl. PETERS u. v. SLYKE) — die Hauptursache für das Auftreten einer „histiotoxischen" Nervenzellstoffwechselstörung sein. Dafür, daß bei Lymphogranulomatosen

weit früher und bei geringer Beeinträchtigung des Allgemeinbefindens und insbesondere bei malignen Verläufen EEG-Veränderungen vorkommen, müßte eine besonders deutliche „Endotoxikose" verantwortlich sein. Die Neigung zu paroxysmalen Entladungen bei diesen Fällen legt die Annahme nahe, daß es sich um eine
Störung im cerebralen Acetylcholinesterasesystem, dem wesentlichen Vermittler
der Synapsenfunktion, handeln könnte. Man weiß, daß die meisten primär
neurotoxischen Substanzen ihre Wirkungen durch Unterbrechung des Acetyl-
cholinsystems ausüben (ELLIOT, vgl. NACHMANSOHN, BULLOCK et al., AUGUSTINS-
SON) und weiß andererseits, daß Störungen in diesem Gleichgewicht zu Epilepsie-
ähnlichen Kurvenbildern führen (DAVIDSON und LOMBROSO). Der schubweise
phasische Verlauf der Funktionsstörung ohne gestaltige „Engramme" wäre so gut
zu erklären (vgl. PETERS, 1955). Grundsätzlich wird man bei allen Krankheitsgruppen
vornehmlich funktionelle Störungen mit minimaler Pathologie für die Befunde
ursächlich annehmen müssen. Erst bei hoher Intensität und Dauer einer neurotoxischen Schädigung wird im intracellulären Stoffwechsel „die Maschine nicht
nur gestoppt, sondern auch die Maschinerie zerstört" (BARCROFT).

Die Einzelfaktoren der „Stoffwechselstörungen" sind nicht überschaubar: Grundsätzlich
stammt die freiwerdende Energie innerhalb der Nervenzelle gänzlich von der Oxydation der
Glucose und Glutaminsäure her, ein Prozeß, der durch Störungen der spezifischen Enzymsysteme, durch Mangel an Substrat oder durch Anoxie gestört werden kann (FAZEKAS und
BESSMANN, 1953). Neben der histiotoxischen Hypoxydose durch die Anwesenheit schädlicher
Metaboliten und unerwünschter Substanzen, wären Störungen des Eiweißstoffwechsels
denkbar. Die hohen Glutaminsäurespiegel im Blut bei Patienten mit vieler Art von zehrenden
Krankheiten, insbesondere von malignen (BEATON et al.) weisen auf eine möglicherweise
fruchtbare Beziehung des Amoniums zu den allgemein cerebralen Symptomen dieser Erkrankungen, ähnlich wie dies beim Leberversagen der Fall ist (BESSMANN und BESSMANN). Miß-
verhältnisse im Aminosäuregleichgewicht sind möglich (GELLHORN und HOLLAND); zudem
finden sich bei Carcinomen mit Lebermetastasen und beim Lymphom auffällig niedrige Serum-
cholinesterasespiegel, die mit der Behandlung und klinischen Besserung bei einigen Patienten
zur Norm zurückkehren (MOLANDER et al.). — Eine weitere mögliche Ursache stellt der Thiamin-
mangel dar, der bei zehrenden Krankheiten verschiedenster Ursache festgestellt wurde
(CAMPBELL et al.). Wesentlich scheint noch, daß Unterschiede der biochemischen Störungen
zwischen myeloischen und lymphatischen Leukämien gefunden wurden (vgl. HEILMEYER,
BEGEMANN). — Zur Erklärung der bioelektrischen Veränderungen ist die Annahme letztlich
wichtig, daß verschiedene Substanzen, die die nervöse Tätigkeit betreffen, ihre Wirkungen
hauptsächlich durch Wechsel der Permeabilitätscharakteristika der Membranen ausüben, indem sie die Zutrittsfähigkeit der Gewebe, Zellen oder Enzyme für Elektrolyte und andere
Substanzen, die normalerweise im Organismus vorhanden sind, verändern (ELLIOT).

Abschließend ein Wort zum seelischen Erscheinungsbild der Kranken: Trotz
erheblicher Verlangsamung der Hirnaktivität — d. h. Verzögerung des Erholungs-
cyclus, niedriger corticaler Energiespiegel (vgl. JUNG, 1953, ROMANO und ENGEL,
1944) — fehlen meist manifeste Beeinträchtigungen des Bewußtseins. Definiert man
jedoch Bewußtsein im Sinne COBBs als Wachheit gegenüber der Umgebung und gegenüber sich selbst und mißt den seelisch-geistigen Zustand der Patienten mit Aus-
drücken wie Frische, Fröhlichkeit, Konzentrationsfähigkeit und Aufgeschlossenheit gegenüber der Umgebung, so zeigen sich typischerweise doch erhebliche
Defekte bei den Schwerkranken.

Zusammenfassung.

Bei 143 Patienten wurden meist wiederholt im Krankheitsverlauf elektro-
encephalographische Untersuchungen vorgenommen (insgesamt 210). *Akute*

Leukämien wiesen weitgehend regelmäßig deutliche z. T. schwere EEG-Veränderungen (Verlangsamung, Dysrhythmie, Gruppen symmetrischer Deltawellen, vereinzelt Krampfpotentiale) auf, auch wenn keine neurologischen Symptome vorlagen. Die zugrunde liegenden Störungen des Nervenzellstoffwechsels sind weitgehend unabhängig vom Hb-Gehalt, der Leukozahl und anderen Einzelwerten: Die Malignität des Krankheitsprozesses zeichnet sich in der Schwere der Allgemeinveränderung ab. Bei *chronischen Myelosen* und *lymphatischen Leukämien* kamen pathologische Hirnwellenbilder während akuter Schübe und im Terminalstadium vor. Die *Leukosarkomatose* und *maligne Reticulose* zeigten bereits bei gutem Allgemeinbefinden erhebliche hirnelektrische Störungen. — Das Muster der bioelektrischen Veränderungen bei *Lymphogranulomatosen* (40 Fälle) ähnelte teilweise epileptischen EEG-Abläufen. Die Schwere der „toxischen Zellstoffwechselstörung" ließ sich im letzten Krankheitsdrittel hier deutlich erfassen; die klinische Remission wurde von einer Normalisierung des Frequenzspektrums begleitet. Die zunehmende Verlangsamung der Hirnwellen — trotz cytostatischer Behandlung war ein sicherer Hinweis auf einen besonders malignen Verlauf. Daß der toxischen Nervenzellschädigung in Einzelfällen auch eine vitale Bedeutung zukommen kann, war aus Verlaufsuntersuchungen ersichtlich. — Demgegenüber wiesen metastasierte Carcinome keine oder nur eine geringfügige Beeinflussung des Elektroencephalogramms auf.

Literatur.

AUGUSTINSSON, K.: Acta physiol. scand. (Stockh.) Suppl. **15**, 182 (1948).

BARCROFT, J.: Zit. nach S. S. KETY: Amer. J. Med. **8**, 205 (1950).

BEATON, J. R., W. J. McGANITY and E. W. McHENRY: Canad. Med. Assoc. J. **65**, 219 (1951).

BESSMANN, S. P., and A. N. BESSMANN: J. Clin. Invest. **34**, 623—628 (1955).

BODECHTEL, G.: In Bumke-Förster, Handbuch der Neurologie 13, Bd. VIII, S. 986—1008, 1936; Z. Neur. **158**, 48—78 (1937); Ther. Gegenw. **79**, 444—449 (1938).

BRACALI, G.: Arch. ital. Anat. **26**, 385—412 (1953); **27**, 50—105 (1954).

BULLOCK, T. H., H. GRUNDFEST, D. NACHMANSOHN and M. A. ROTHENBERG: J. of Neurophysiol. **10**, 11 (1947).

CAMPBELL, A. C. P., and J. H. BIGGART: J. of Path. **48**, 245—262 (1939).

COBB, S.: Foundations of Neuropsychiatry, p. 89. Baltimore: Williams & Wilkins 1948.

DAVIDSON, D. T., and C. LOMBROSO: New England J. Med. **251**, 853 (1954).

DIAMOND, J. B.: Arch. of Neur. **32**, 118—142 (1934).

DREYFUS, A.: Inaug.-Diss. Basel 1939.

ELLIOT, K. A. C.: Res. Nerv. Ment. Dis. Proc. **32**, 422—432 (1953).

ENGEL, G. L., J. ROMANO, E. B. FERRIS, J. P. WEBB and C. D. STEVENS: Arch. of Neur. **51**, 134—136 (1944).

EUGÉNIS, C.: Les Manifestations cérébro-médullaires de l'adénie éosinophilique prurigène. Thèse de Lyon 1929.

FAZEKAS, J. F., and A. N. BESSMANN: Amer. J. Med. **15**, 806 (1953).

GELLHORN, A., and J. F. HOLLAND: Annual Rev. Med. **5**, 183—206 (1954).

GINSBERG, S.: Arch. Int. Med. **39**, 571—595 (1927).

HAMBURGER, W.: Frankf. Z. Path. **46**, 257—273 (1934).

HEATHFIELD, K. W. G., and J. R. B. WILLIAMS: Brain **77**, 122—137 (1954).

HEILMEYER, L., u. H. BEGEMANN: Handbuch der inneren Medizin. Bd. II, S. 575 ff. Berlin-Göttingen-Heidelberg; Springer-Verlag 1951.

HEINRICH, A.: Fortschr. Neur. **15**, 329—352 (1943).

HENSON, R. A., D. S. RUSSELL and M. WILKINSON: Brain **77**, 82—121 (1954).

JACKSON H., JR., and F. PARKER: New England J. Med. **233**, 369—376 (1945).

JOHNSSON, V.: Hygiea (Stockh.) **93**, 39—54 (1931); Ref. Zbl. Neur. **60**, 833—834 (1931).

Jung, R.: Med. Klin. **1950**, 257—266 u. 289—295; Handbuch der inneren Medizin. 4. Aufl. Bd. V/1, S. 1206ff. Berlin: Springer-Verlag 1953.

Konowalow, N. W., u. O. A. Chondkarian: Arch. f. Psychiatr. **95**, 350—363 (1931).

Környey, St.: Dtsch. Z. Nervenheilk. **125**, 129—141 (1932).

Krump, J. E.: Arch. klin. Med. **201**, 730—744 (1954); Langenbecks Arch. u. Dtsch. Z. Chir. **279**, 574—580 (1954).

László, J., L. Kalabay et M. Gaál: Acta morph. (Budapest) **2**, 145—166 (1952).

Leidler, F., and W. O. Russell: Arch. of Path. **40**, 14—33 (1945).

Luce, H.: Dtsch. Z. Nervenheilk. **78**, 346—377 (1923).

Ludwig, L.: Beitr. f. Path. **110**, 518—543 (1949).

Meo, L.: Riv. Anat. Pat. **3**, 1060—1088 (1950).

Moeller, J., u. O. R. Mantz: Klin. Wschr. **1951**, 400—406.

Moeschlin, S., u. K. Rohr: Zit. nach Heilmeyer u. Begemann.

— E. Schwartz u. H. Wang: Schweiz. med. Wschr. **1950**, 1103—1104.

Molander, D. W., M. M. Friedman and J. S. Ladue: Ann. Int. Med. **41**, 1139—1151 (1954).

Nachmansohn, D.: Dtsch. med. Wschr. **1955**, 196—198.

Neubürger, K.: Z. Neur. **135**, 159—209 (1931).

Nonne, M.: Mschr. Psychiatr. **79**, 360—369 (1931).

Peters, G.: Dtsch. Z. Nervenheilk. **168**, 281—304 (1952); **169**, 446—478 (1953); Dtsch. med. Wschr. **1955**, 433.

Peters, J. P., and D. D. van Slyke: Quantitative clinical chemistry. Interpretations, Vol. I. Baltimore: Williams & Wilkins 1946.

Romano, J., and G. L. Engel: Arch. of Neur. **51**, 356—377 (1944).

Rosenkranz, G.: Frankf. Z. Path. **35**, 359—373 (1927).

Serebranjik, L.: Dtsch. Z. Nervenheilk. **129**, 103—130 (1933).

Singer, L., u. H. Nevinny: Virchows Arch. **268**, 576—605 (1928).

Sparling H. J., jr., and R. D. Adams: Arch. of Path. **42**, 338—344 (1946).

— — and F. Parker jr.: Medicine **26**, 285—332 (1947).

Schilling, V.: Z. Neur. **158**, 8—36 (1936).

Schulten, H.: Lehrbuch der klinischen Hämatologie. 1943.

Schwab, R. S., and S. Weiss: Amer. J. Med. Sci. **189**, 766—778 (1935).

Stodtmeister, R., u. H. Weicker: Erg. inn. Med. **65**, 246—351 (1945).

Tarnower, S. M., H. J. Wheelwright and F. K. Paddock: Dis. Nerv. Syst. **15**, 232—235 (1954).

Trömner, E., u. F. Wohlwill: Dtsch. Z. Nervenheilk. **100**, 233—259 (1927).

Ulbrich, J.: Beitr. Path. **110**, 15—45 (1949).

Volland, W.: Dtsch. Z. Nervenheilk. **168**, 418—426 (1952).

Erfolge in der auf pathogenetischer Grundlage durchgeführten Therapie der Polycythämie.

Von

F. Gráf (Budapest/Ungarn).

Die hämatologischen Veränderungen, die sich häufig zu den Funktionsstörungen des Hypophysis-Hypothalamus-Systems gesellen, machten schon vor Jahren auf die zentrale Regulation der Blutbildung aufmerksam. Heute finden wir schon zahlreiche klinische Beobachtungen und experimentelle Untersuchungen (in jüngster Zeit Evans u. Mitarb., als auch Crafts u. Mitarb.), welche die enge Beziehung zwischen dem Hypothalamus-Hypophysen-System und der Erythropoese beweisen.

Zusammen mit Dr. E. Haynal und mit Dr. E. Matsch untersuchten wir bereits vor einigen Jahren, ob die Funktionsstörung dieses Systems eine Rolle in der Pathogenese der Polycythämie spielt. Mit klinischen Untersuchungsmethoden

(Blutzuckerbelastung, Insulinempfindlichkeit, Adrenalinblutzuckerkurve, spezifische dynamische Wirkung usw.) wie auch mit tierexperimentellen Untersuchungen haben wir festgestellt, daß sowohl bei Polycythaemia vera, als auch bei symptomatischen Polyglobulien ein gesteigerter Funktionszustand des Hypothalamus-Hypophysen-Systems besteht, und daraus haben wir auf die pathogenetische Rolle dieses Systems in der Entstehung der mit gesteigerter Erythropoese einhergehenden Zuständen geschlossen [Orv. Hetil. **32** (1948) und **34** (1950); Semaine Hôp. 1949, 84; Wien. klin. Wschr. **1950, 11**; Acta med. scand. (Stockh.) **139**, 1 (1950)]. Diesen Feststellungen entsprechend versuchten wir bei der Polycythämie und einigen mit gesteigerter Funktion der Hypophyse einhergehenden Polyglobulien die Erythropoese durch Bremsung der Hypophyse bzw. des Hypothalamus herabzusetzen.

Während der Behandlung von 10 an Polycythämie leidenden Kranken haben wir festgestellt, daß mit der Gabe von großen Mengen von weiblichen und männlichen Sexualhormonen (täglich 50—100000 E. Oestronacetat oder 25—100 mg Testosteronacetat durch 5—17 Tage), als auch mit Vitamin B_1, oder mit der Röntgenbestrahlung der Hypophyse die Zahl der roten Blutkörperchen, der Hämoglobinwert und die zirkulierende Blutmenge nicht, oder nur in geringem Maße und nur vorübergehend zu beeinflussen war.

Mit Parahydroxypropiophenon (PHP), welches als halbes Molekül des Stilboestrols anzusehen ist und dessen bremsende Wirkung auf die Hypophysenfunktion durch zahlreiche klinische und experimentelle Untersuchungen sichergestellt wurde, haben wir 29 Fälle von Polycythämie behandelt. Bei 8 konnten wir die Behandlung nicht beenden bzw. einige von diesen stehen gegenwärtig noch in Behandlung. Von den vollständig behandelten 21 Patienten hat sich bei 10 Kranken das Blutbild und die zirkulierende Blutmenge vollständig normalisiert. Von diesen 10 Kranken waren bei 5 deutliche endokrine Veränderungen festzustellen: cushingoide, akromegaloide Zeichen, Obesitas usw. Der Zustand dreier Kranker besserte sich, bei 7 war das Ergebnis nicht ausreichend. Bei einem Kranken mußte die PHP-Therapie wegen Intoleranz (Magenbeschwerden) unterbrochen werden. Die verabreichte PHP-Menge war im allgemeinen 6—9 g täglich (in 4—5 Teilen verabreicht), doch in einigen Fällen konnten wir mit viel kleineren Mengen (täglich 1 g) günstige Erfolge erzielen. Die Gesamtmenge des PHP betrug 23—1500 g, die zwischen 21 und 200 Tagen verabfolgt wurde. Die Resorption des PHP haben wir mit Hilfe einer von E. MATSCH ausgearbeiteten Methode durch die Messung der Ausscheidung im Urin quantitativ kontrolliert.

Aus der Beobachtung, daß die an ausgesprochenen endokrinen Veränderungen leidenden Kranken (cushingoide, akromegaloide Züge, Obesitas usw.) schon auf kleinere Mengen und schneller reagieren als jene, die diese Symptome nicht zeigen, im weiteren, daß in einigen Fällen mit PHP-Behandlung die Zahl der roten Blutkörperchen nur bis zu einem gewissen Niveau zu bringen war und auch durch eine nachfolgende größere Dosierung keine weitere Senkung erzielt werden konnte, konnten wir schließen, daß das PHP tatsächlich über die Hypophyse, also auf pathogenetischer Grundlage seine therapeutische Wirkung ausübt. Dies unterstützt auch das Fehlen toxischer Veränderungen des Knochenmarks wie auch das Fehlen der Zeichen einer gesteigerten Hämolyse. Im Laufe der Behandlung haben wir in der Mehrzahl der Fälle eine Verschiebung in der Richtung der Makrocytose beobachtet, und dies scheint zu beweisen, daß das PHP in erster Linie die Stroma-bildung hemmt. Das Serumeisen hat sich in der Mehrzahl der Fälle während der Behandlung erhöht.

In solchen Fällen, in denen mit PHP-Behandlung eine Besserung nur schwer und nur bis zu einem gewissen Grade erzielt werden konnte, haben wir die Behandlung mit diencephalen Schlafmitteln ergänzt (Phenyläthylbarbitursäure, Amyläthylbarbitursäure) und eine 14—16 Tage während Dauerschlafbehandlung durchgeführt. In 5 Fällen haben wir die Behandlung mit Dauerschlaf begonnen und festgestellt, daß diese Behandlung bei an Polycythämie leidenden Kranken die Zahl der roten Blutkörperchen bis zu einem gewissen Grade vermindert; diese Verminderung kann aber durch die Wiederholung des Dauerschlafes nicht gesteigert werden. Demgegenüber konnten wir feststellen, daß in Fällen, in denen mit PHP-Behandlung keine weitere Besserung mehr erzielt werden konnte, dies mit der Kombination von PHP und Dauerschlaf zu erreichen war. Von den 10 Fällen, in denen wir vollständige Remission erzielen konnten, erreichten wir dies in 3 Fällen nur so, daß wir die PHP-Behandlung mit Dauerschlaf kombinierten. Zur Aufrechterhaltung der mit PHP-Behandlung erzielten Remission ist eine Erhaltungsdosis von täglich 1—3 g PHP notwendig.

In neuester Zeit versuchten wir bei der Behandlung der Polycythämie die Funktion der Hypophyse durch die gleichzeitige Verabreichung von Follikel- und Luteumhormon zu vermindern (2,5 mg Oestradiolmonobenzoat + 12,5 mg Progesteron i.m. täglich in Form von Di-Pro-Injektionen Organon). Die ersten Ergebnisse sind sehr erfolgversprechend, obwohl mit der Verabreichung von Follikel- bzw. Luteumhormon allein die Polycythämie nicht zu beeinflussen ist. Diese Feststellung gleicht der Beobachtung von Meites und Sgouris, daß die Wirkung des lactotropen Hormons mit Oestron oder Progesteron allein nicht zu beeinflussen ist, aber durch die gleichzeitige Gabe beider Hormone erreicht werden kann.

Thyroid, Hypoxia and Haemopoiesis.

By

M. G. Good (London/England).

With 4 Figures.

It is a most interesting fact, well known to anatomists, that a small gland like the thyroid was provided by Nature with an abundant and relatively enormous blood supply. More impressive is the study of the *blood flow* of the gland at rest.

From the table 1 it is clear that the thyroid has the *highest blood flow (and oxygen supply)* of the body. It is generally known that the Central Nervous System is the most sensitive organ to lack of Oxygen: acute anoxia leads in *less than one minute* to loss of consciousness, which is soon followed by death; but Table 1. shows clearly that the thyroid has an almost treble blood flow compared with the brain. It must hence be concluded that the thyroid has many more biochemical functions than the production of thyroxin, which in the opinion of many physiologists, biochemists and physicians is considered to be the main function of the gland.

However, it has been known for several decades that *Hypoxia* — a *relatively* diminished oxygen supply — is the *physiological stimulus* for the increased activity, *hyperergic function of the thyroid*; the *Hyperergia* of the thyroid is responsible for a rapid increase of RBC and haemoglobin, i. e. the increase of the *inner* respiratory surface of the organism, as a compensatory adjustment to its needs. It is pertinent to underline that Hyperergia of the thyroid is defined as the increased activity in a *physiological* way, by strict contrast to hyperthyroidism which is generally considered to imply a pathological overfunction! In a recent review (2) "The Physiology of the Thyroid Gland" it was categorically stated: "the thyroid controls the blood-forming organs in a manner that is not clearly understood", which is certainly contradicted by the publications in reputable medical periodicals. The fact that the thyroid is the most important endocrine responsible for the regeneration of RBC and haemoglobin, and influences the differential *white blood* count in a *specific* way, apperas to have escaped the attention of modern textbook writers and haematologists.

Table 1. *Volume flow per 100 Gm tissue, resting condition of man.*

Thyroid	560 cc.
Liver	250 cc.
Kidney	150 cc.
Brain	200 cc.
Intestine	70 cc.
Spleen	40 cc.
Stomach	25 cc.
Forearm	3 cc.
Skeletal muscle	3—5 cc. (*1*)

I propose to report first on the behaviour of the *Erythron* and *Leucon* in *artificial pneumothorax*, and in subjects wearing a respirator with an adjustable air entry.

Artificial Therapeutic Pneumothorax.

In a systematic investigations of the blood in 20 cases of therapeutic pneumothorax (induced for pulmonary Tuberculosis) considerable changes of the red and white blood cells were regularly observed. In all cases favourably influenced by collapse therapy

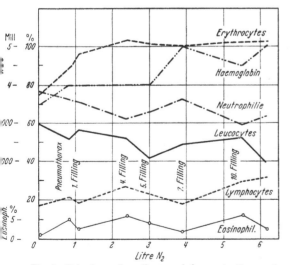

Fig. 1. Behaviour of erythron and leucon in therapeutic pneumothorax (man).

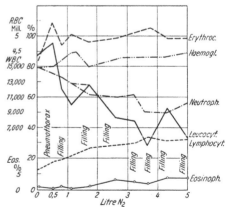

Fig. 2. Behaviour of erythron and leucon in therapeutic pneumothorax (man). After GOOD.

the typical changes consisted in: *rapid increase* of R. B. C. and *haemoglobin*; more interesting and surprising was the differential white cell count in these cases: relative and absolute *increase* of *lymphocytes*, decrease of neutrophils; total number of leucocytes was moderately diminished, the eosinophils were mostly considerably increased, but monocytes (large and transitory forms) showed no appreciable changes (3). It is noteworthy that in few cases with complication, e. g. spontaneous pneumothorax a reverse effect on the Leucon, i. e. polynucleosis, lymphopenia and eosinopenia was observed (Fig. 1, 2).

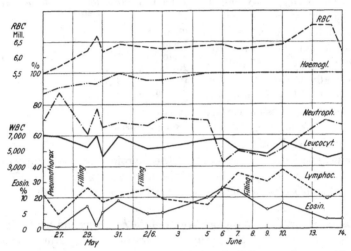

Fig. 3. Experimental pneumothorax in female dog, weighing 7.8 kg. Influence on haemo- and leucopoiesis.

Experimental Pneumothorax in Dogs.

In order to exclude the possibility that the typical changes of the white cells were caused by the considerable improvement in the general and pulmonary condition of the patients, a unilateral pneumothorax was induced in healthy dogs under local anaesthesia by insufflation of N_2, as in human subjects.

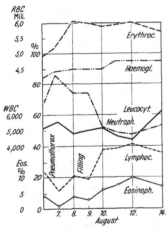

Fig. 4. Experimental pneumothorax (unilateral) in female dog. Changes in erythron and leucon. After GOOD.

Results. After a transitory polynucleosis, lymphopenia and eosinopenia 5 hrs after the operation, probably due to the trauma, the typical changes of the erythron and leucon were found after 24 hrs, which became more pronounced with continuation of the fillings. It is noteworthy that a high eosinophilia up to 12% was observed. (Fig. 3, 4).

It is worthy of mentioning that when in another animal the pneumothorax was induced by insufflation of O_2 the same changes of RBC, haemoglobin and differential blood count were found, but with the exception of the eosinophils, which remained unaltered (4). I'll refer to this interesting observation again, when discussing the possible explanation for the eosinophilia induced by hypoxia.

Hypoxia Produced by KUHN's Respirator.

A simple method of inducing a mild form of oxygen deficiency consists in letting the subject breath through a respirator with a slide-valve permitting the restriction of the inspired air to be adjusted to the requirements of the experiment and of the subject (so-called KUHN's Saugmaske) (5). In a number of trials on anemic patients the subjects wore the respirator daily under supervision for 1—1¹/₂ hrs, and the sliding valve was adjusted as to give rise to no discomfort worth mentioning to the patient. The treatment was continued for up to 6 weeks.

A considerable increase of RBC and haemoglobin was observed; the number of leucocytes decreased moderately, the nutrophils decreased, e. g. in one case from 62 to 33% (!), the lymphocytes increased from 32 to 63%, but monocytes and transitory cells were unchanged; the eosinophils were sometimes increased (4).

It has been known for a long time that oxygen deficiency leads to erythrocytosis and increase of haemoglobin. In addition it was found by the writer that it produces at the same time characteristic changes of the formed elements of the white cells, the Leucon. Based on the review of the literature (see Table 2) and his own investigations in therapeutic and experimental pneumothorax, by KUHN's respirator the writer concluded (GOOD, 1921 (4)] that Hypoxia from any cause leads to a typical behaviour of the Erythron and Leucon, consisting in: *erythrocytosis, hyperhaemoglobinia, relative leucopenia, neutropenia, lymphocytosis and eosinophilia*; it is also worth mentoining that the monocytes (large lymphocytes and transitory form) showed no characteristic changes.

Thyroid and Hypoxic Effect on Erythron and Leucon.

In the literature even of recent years one comes across the statement that Hypoxia acts on the bone marrow directly by stimulating the production of RBC and haemoglobin; the explanation is however contradicted by the inhibition of the neutrophil leucocytes, produced regularly by the same stimulus! But apart from these theoretical considerations, there is conclusive evidence that the hypoxic effects on the formed elements of the blood are mediated by the *thyroid*, despite the assertions of some textbooks of Haematology to the contrary.

In 1913 G. MANSFELD (6) showed for the first time that animals kept at 1500 m for a few weeks showed erythrocytosis and increased haemoglobin, but in thyroectomized both were decreased; in toxic anemia by phenylhydrazine the regeneration of the RBC was much slowed down by thyroidectomy. He further proved that injection of thyroid extracts produced a considerable erythrocytosis in normal animals. These clear cut findings were confirmed by other workers (DUBOIS (7), WASER (8), FURUYA (9), EGGERT (10), SHARPE & BISGARD (11), WADI & LOEWE (12), YOU et al. (13), GORDON et al. (14).

Thyroid and Leucopoiesis. Short hypoxia (injection of 1 mg HCN, breathing of 12% O₂ containing air) produced in animal a pronounced lymphocytosis, but not after thyroidectomy (ASHER-DUBOIS (15), ASHER-MENERLI (16)]. After Jodothyrin feeding, absolute lymphocytosis and Neutropenia was found in humans [TURIN] (17) and in experimental animals, associated with inhibition of granulocytes in the bone marrow (BLUMENTHAL (18, 19)]. In rabbits thyroidectomy reduced RBC and haemoglobin, but total white corpuscles *increased* by 33%, with relative neutrophilia (YOU et al. 1946 (13)]. The same authors observed after feeding thyroidin to intact animals: total white corpuscles decreased by 36—47%, with relative lymphocytosis. Lastly KOCHER (20) and collaborators have established that in Grave's Disease the total white corpuscles were diminished, the lymphocytes relatively increased with corresponding diminished neutrophils, but eosinophils were mostly increased (43). Kocher also described increased leucocytes and diminished lymphocytes after *partial thyroidectomy*. Recent divergent results of no consistent alterations of the differential white cell count, were probably due to prolonged treatment with thyroxin, as correctly recognised by the authors [Gordon & Charipper, 1947 (14)].

Table 2. *Effects of Hypoxia on the Differential WBC Count.*

Type of Hypoxia	Leucopenia	Neu-tropenia	Lympho-cytosis	Eosino-philia	Author
High altitude	+	+	++		Staebli, 1910 (44)
Pilots			+++	+	Meyer and Seyderhelm (45)
Pneumothorax (man)	++	++	+++	++	Good, 1916 (3)
High Altitude (mice, rabbit)			+++		Kaulen, 1917 (46)
Face mask (Kuhn)	+		+++		Gudzent, 1909 (47)
Ditto	+	++	++	+	Good, 1921 (4)
Pneumothorax (dog)	++	++	+++	++	Good, 1921 (4)
HCN-injection			+++		Asher-Dubois, 1917 (7)
High altitude	++		+++		Rappaune, 1920 (48)
High altitude		++	+++		Clark, 1922 (49)
High altitude		++	+++		Hartmann, 1931 (50)
High altitude		++	+++	+	Peterson, 1934 (51)
High altitude	++				Meyer et al., 1935 (52)
High altitude		++	++		Sturgis et al., 1943 (53)
Pernicious anaemia	++	+	++	+	Wintrobe, 1954 (54)

Thyroid and bone marrow. After injections of thyroid extracts a strong stimulation of the bone marrow was established [Ollino, 1912 (21)]; after feeding with large doses of Jodothyrin the formations of granules in white cells of bone marrow was *inhibited* (Blumenthal); in Grave's disease the bone marrow of femur was found red, instead of the normal fat marrow [Pettavel (22), Rautmann and Mattis (23)]. After hypophysectomy the bone marrow appeared aplastic, did not react any more to various stimuli but reacted promptly to thyroid preparations [Overbeck (24)]. Lastly the demonstration that the lizard Lacerta vivipara after removal of the thyroid died from "aregenerative" anaemia [Eggert, 1933 (10)] shows conclusively that the *thyroid is the premier endocrine controlling the Erythron* and *partly the Leucon*.

Pituitary and erythropoetic response to Hypoxia. In a very recent publication [Van Dyke et al. 1954 (25)] it was claimed that the ant. pituitary plays an important role in erythropoiesis, and hypophysectomy causes severe anaemia by interference with the erythropioetic response to hypoxia. The conclusions of these workers from their experiments must be emphatically denied, because contradicted by several former publications: the hypoxic stimulus is not brought about by the thyrotropic hormone of pituitary, but is due to direct action on the thyroid [Kempelmann and Schulze, 1937 (26)]; in post-pituitarectomy anaemia hypoxia applied within 10 days after operation led to incease of RBC and haemoglobin

[MEYER et al. 1937 (27)]. Lastly the results of OVERBECK: the aplastic bone marrow after hypophysectomy did not react any more to various stimuli, but reacted promptly to thyroid preparations. From the evidence presented above on the premier role of thyroid in Erythro- and Leucopoiesis, it is fairly obvious that the erythropoietic effects of VAN DYKE and coworkers are mediated predominantly through the tyroid.

It may not be out of place to mention that stimulation of the thyroid by hypoxia was also proved histologically: after short poisoning with CO the colloid diminished and fully disappeared; in long continued poisoning the increased function of thyroid was proved [PEISACHOWITSCH, 1929 (28)], and O_2 consumption was increased [REPLOH, 1932 (29)]; subacute CO poisoning has a direct activating action on the thyroid in the mouse [SCHULZE (30)]. In humans cases of GRAVE's disease were described directly following CO poisoning [RAAB (31), VANOTTI (32)).

Divergent Results on Haemopoietic Function of Thyroid.

To the unprejudiced and critical scientific observer there is overwhelming evidence for the conclusion (arrived at by the writer in 1921) that

1. Hypoxia of a *certain degree* is the physiological stimulus for increased functional activity of the thyroid — *hypoxic reactor par excellence* to O_2 changes of the environment,

2. Hypoxia of *any origin results* in a *typical behaviour* of the formed elements of the blood, both *Erythron* and *Leucon,*

3. These typical changes of the blood by Hypoxia are *mediated* through the thyroid.

However a number of divergent clinical and experimental publications are frequently cited to confuse the issue, while the fundamental researches of G. MANSFELD on the function of the thyroid, recently summarized in book form [1943 (33), 1949 (34)], and the typical behaviour of the Leucon under hypoxia are being persistently ignored to date. In order to avoid further confusion on the well established functions of the thyroid it appears most pertinent to give, if possible, a reasonable explanation for the contradictory factual observations. After a very thorough study of the relevant divergent publications I came to the conclusion that the overlooking of a main scientific principle was mostly responsible. It is the essence of the scientific experiment, well known to natural scientists, to choose the *optimal* conditions under which the experiment is performed, in order to obtain conclusive positive results confirming or refuting the effect in question. If a worker obtains a negative or contradictory result, he has to show that his experimental conditions were optimal before he can claim to have disproved his predecessor's published positive evidence.

Viewed in this critical light, it would appear that most of the published divergent observations may be accounted for by the following principal points:

1. The *hypoxia* must be of a *moderate degree* in order to produce a hyperergia of thyroid, i. e. an increased function in *physiological* limits; however, a high degree of O_2 deficiency may *temporarily depress* the function; if the hypoxia is continued for a longer period, hypothyroidism, myxoedema and atrophy of thyroid may result. In his classical experiments MANSFELD used 1,500 m altitude as hypoxic

stimulus; but the Californian workers (25) subjected the rats to a simulated altitude of 15,000 feet = 4,500 m (!) for 14 days; similarly GORDON et al. (1943)(35) used 280—250 mm Hg (6 hrs daily for 14—20 days), which is equivalent to about of 7% of oxygen of the air. Such high degrees of O_2 deficiency are highly patholo-gical, and in man severe symptoms of a serious nature occur, which may lead to stupor and unconsciousness [SOLLMANN, 1948 (36)]. It is no doubt that the results from such experimental conditions are absolutely inconclusive.

The great significance of an appropriate O_2 supply and consumption for the optimal function of the thyroid can be concluded from the fact that *thyrotropic* hormone *increases* the O_2 consumption of the thyroid itself, whereas *thyroxin* has the *reverse effect* [GALLI, 1941 (37)]. This would seem to indicate that *physiologically thyroid activity is regulated by its own* O_2 *saturation*, viz., by the antagonism between TSH and thyroxin. In this connection it is noteworthy that *hyperoxia*, i. e. if the inspired air contains 50 % oxygen, reduced the RBC by one million [TINSLEY et al., 1940 (38)]. I am inclined to make a decreased thyroid activity responsible for this paradoxical erythropoetic effect. It was shown [PASHKIS, 1945 (39)] that thiuracil inhibits paraphenylen-diamine oxydase of the thyroid. This interesting finding would appear to suggest that this group of *thyrostatics* owe *their specific effect* to the mechanism of *diminishing the oxydative processes* of a gland which is known to be the most sensitive tissue to hypoxia.

2. The *biphasic effects* of hormones and pharmaca. According to the ARNDT-SCHULZ's law unphysiological large doses of thyroidin will impair the thyroid activity. This was proved experimentally in rabbits, and clinically in normal females [VIDGOFF (40), 1950]. Large doses of thyroidin, e. g. 250—450 mg in rabbits were applied by some workers [KUNDE, 1932 (41), SIMS, 1951 (42): 0,2 gm/kilo daily in dogs]. There is no doubt that the divergent results published in the literature were due to overdosage.

3. It is rather doubtful whether thyroxin is directly responsible for the haemopoietic function, as it is implied by some experimental workers. There are some indications that its metabolic action is mediated via the thyroid and by antagonizing the thyrotropic hormone. More important are the findings of the MANSFELD school: "thyroxin was completely ineffective with regard to blood formation in thyroidectomized animals".

4. Some experimental workers take it for granted that GRAVE's disease is due to hyperthyroidism. However the theory and mechanism are unknown, and in recent years MANSFELD has advanced some suggestive evidence in favour of *dysthyroidism*, a concept favoured by MOEBIUS a long time ago. I was much impressed by his (MANSFELD) report on the results of the clinical experiment in a Budapest Hospital: severest case of GRAVE-BASEDOW's disease in a man (ae. 53), metabolism +200, resting pulse 280 p. m., severest circulatory decompensation, operation declined by surgeon, the implantation of a piece of a struma "rich in colloids" under the abdominal skin (resected from a healthy young girl) brought rapidly a miraculous disappearance of all signs and complaints, so that after 12 days he was discharged with a normal pulse and almost normal metabolic rate! MANSFELD (34) suggests that lack of colloid is responsible for toxic goitre. Some of the divergent haematological findings in toxic goitre described in the literature cannot therefore be considered conclusive as to doubt the fact established long ago that the *thyroid is the premier endocrine regulating the regeneration of the erythron and controlling some of the cells of the leucon.*

The Role of the Thyroid in the Economy of the Organism.

In conclusion I should like to say that the significance of the thyroid has in the past been much *underestimated*. It is my considered opinion that it plays a most decisive role, under physiological and pathophysiological conditions, in Biology and Medicine. The present concept of pituitary-adrenocortical axis is only partly correct, and is not warranted by the experimental and clinical observations available to date. Contrary to the present evaluation of thyroxine, the thyroid appears to have more biochemical functions. MANSFELD and his collaborators have in recent years isolated in crystalline form *Thermothyrin A and B* which are capable of adjusting the metabolism to *changes* of the *external temperature*. They have characterised another *"myelotropic hormone"* of the thyroid concerned with its important haemopoetic functions, in response to changes of the O_2 contents of the surroundings. The outstanding researches of the Hungarian physiologist have lent support to my concept of *multiple steerage of endocrines in general*. I need only mention here briefly the recent discoveries of Glucagon and Noradrenaline of pancreas and adrenomedulla respectively. As in the last mentioned endocrines, the isolation of several sterohormones from the adrenocortex are partly antagonistic in their physiological and patho-physiological effects on the organism. It would thus appear that *each endocrine* not only *influences* and sometimes *controls* the *other glands*, but in addition, *has at its disposal more than one hormone*, which by means of a *highly sensitive automatic mechanism maintain the equilibrium of its functions*, and *automatically adjusting them to the momentary requirements of the whole organism*.

Summary.

The thyroid has the highest O_2 saturation of the body, and is the most sensitive reactor to changes of the O_2 contents, and of temperature of the surroundings.

Hypoxia of any origin, if not overexcessive is the *physiological stimulus* for inducing increased activity of the thyroid. This physiological hyperactivity is responsible for the typical behaviour of the formed blood cells under any form of hypoxia; erythrocytosis, hyperhaemoglobinia, leuco- and neutropenia, but lymphocytosis and eosinophilia.

The concept is advanced that the thyroid is "the primus inter pares" or the first violin, if not the leader of the endocrine orchestra.

Attention is drawn to the *multiple steerage of endocrine in general:* each endocrine influences and to some extent controls the other glands; each endocrine produces more than one hormone, which by means of automatic mechanisms maintain the equilibrium of its funtions in conformity with the momentary requirements of the whole organism.

References.

1. BEST, C. H., and N. B. TAYLOR: Physiological basis of Medical Practice. 5. ed., p. 180. Balliere 1950.
2. LERNER, J.: Physiology of the thyroid gland. J. Amer. Med. Assoc. 117, 349 (1941).
3. GOOD, M. G.: Die Wirkung des künstlichen Pneumothorax auf das Blut. Z. Tbk. 26, 336—366 (1916).
4. GOOD, M. G.: Über ein typisches Verhalten des Blutes unter dem Einfluß des Sauerstoffmangels. Fol. haemat. (Lpz.) 26, 211 (1921).
5. KUHN, E.: Lungensaugmaske und Höhenklima. Münch. med. Wschr. 1907 II, 1713.
6. MANSFELD, G.: Blutbildung und Schilddrüse. Pflügers Arch. 152, 23 (1913).

7. Asher, L., and M. Dubois: Biochem. Z. 82, 141 (1917).
8. Waser, A.: Z. Biol. 147, 390 (1918).
9. Furuya, K.: Einfluß der Ovarien und der Schilddrüse auf die Regeneration der weißen und roten Blutkörperchen. Biochem. Z. 147, 390 (1924).
10. Eggert, B.: Zool. Anz. 105, 1 (1933).
11. Sharpe, J. C., and J. D. Bisgard: Experimental thyroidectomy in the rabbit. J. Labor. a. Clin. Med. 21, 335 (1936).
12. Wadi, W., and S. Loewe: Klin. Wschr. 1919 II, 1583.
13. Yon, S. S., D. R. Kwang and J. P. Chu: Influence of thyroid gland on the blood picture in rabbits. Chem. Abstr. 40, 938 (1944).
14. Gordon, A. S., P. C. Kadow, G. Finkelstein and H. A. Charipper: The thyroid and blood regeneration in the rat. Amer. J. Med. Sci. 212, 385 (1946).
15. Asher, L., and M. Dubois: Biochem. Z. 82, 141 (1917).
16. Asher, L., and Fr. H. Messerli: Biochem. Z. 97, 40 (1919).
17. Turin, F.: Thesis, Bern, 1910; quoted by Naegeli.
18. Blumenthal, F.: Fol. haemat. (Lpz.) 9, 165 (1904).
19. Staehelin, W.: Med. Klin. 1912, 994.
20. Kocher, Th.: Arch. klin. Chir. 99, 403 (1912).
21. Ollino, A.: Acc. Med. Genova. Feb. 1912.
22. Pettavel, C. A.: Mitt. Grenzgeb. Med. u. Chir. 27, 694 (1914); cit. by Kocher.
23. Rautmann and Mattis: Cit. by A. Kocher: Morbus Basedowii in Kraus-Brugsch. Spezielle Pathologie und Therapie innerer Krankheiten, Vol. 1. Berlin 1919.
24. Overbeck, G. A.: Acta brev. neerl. Physiol. 7, Nos. 2/3 (1937); cit. by Mansfeld.
25. Van Dyke, D. C., et al.: Hormonal factors influencing erythropoiesis. Acta haematol. (Basel) 2, 203 (1954).
26. Kampelmann, F., u. E. Schulze: Arch. exper. Path. u. Pharmakol. 184, 152 (1937).
27. Meyer, O. O., G. E. Stewart, L. W. Thewls and H. P. Rusch: Hypophysis and Haematopoiesis. Fol. haemat. (Basel) 57, 99 (1937).
28. Peisachowitsch, J. M: Kohlenoxyd und inkretorische Drüsen. Virchows Arch. 274, 223 (1929/30).
29. Reploh, H.: Stoffwechselveränderungen bei chron. CO-Inhalation. Arch. f. Hyg. 107, 283 (1932).
30. Schulze, E.: Arch. exper. Path. u. Pharmakol. 180, 639 (1936).
31. Raab, W.: Morbus Basedow nach Kohlenoxydvergiftung. Klin. Wschr. 1934, 1482.
32. Vanotti, A. D.: Arch. klin. Med. 178, 610 (1935).
33. Mansfeld, G.: Die Hormone der Schilddrüse und ihre Wirkungen. Basel: Benno Schwabe 1943.
34. Mansfeld, G.: The thyroid hormones and their action. Transl. by·E. Pulay. London: Muller 1949.
35. Gordon, A. S., F. J. Tornutta, S. A. D'Angelo and H. A. Charipper: Effects of low atmospheric pressure on the activity of thyroid, reproductive system and ant. pituitary. Endocrinology (Springfield, Ill.) 33, 366 (1943).
36. Sollmann, T.: Manual of Pharmacology. 7. ed. Saunders 1948.
37. Galli-Mainini, C.: Effect of thyroid and thyrotropic hormones on oxygen consumption of the thyroid in the guinea pig. Endocrinology (Springfield, Ill.) 29, 674 (1941).
38. Tinsley, J. C., C. V. Moore, R. Dubach, V. Minnich and M. Grinstein: The role of oxygen in the regulation of erythropoiesis. J. Clin. Invest. 28, 1544 (1949).
39. Pashkiss, K. E., A. Cantarow, T. Eberhard and D. Boyle: Thyroid function in the Alarm Reaction. Proc. Soc. Exper. Biol. a. Med. 73, 116 (1950).
40. Vidgoff, B., and J. Stamper: Effects of long continued administration of thyroid. West. J. Surg. etc. 58, 20 (1950).
41. Kunde, M. M., M. F. Green and G. Burns: Blood changes in experimental Hypo- and Hyperthyroidism. Amer. J. Physiol. 99, 469 (1932).
42. Simms, E., M. Pfeiffenberger and P. Heinbecker: Neuro-endocrine and endocrine influences on the circulating blood elements. Endocrinology (Springfield, Ill.) 49, 45 (1951).
43. Bistroem, O.: On the morphology of blood and bone marrow in thyrotoxicosis. Acta chir. scand. (Stockh.) 44, Suppl. 114 (1946).

44. STAEUBLI, C.: Beitrag zur Kenntnis des Einflusses des Hochgebirgsklimas. 27. Kongr. inn. Med. Wiesbaden 1910. Z. Baln. **32**, 94 (1910),
45. MEYER, E., and E. SEYDERHELM: Blutuntersuchungen bei Fliegern. Dtsch. med. Wschr. **1916**, Nr. 41.
46. KAULEN, Dr.: Flying and blood picture (man, rabbit, mice). Dtsch. med. Wschr. **1917**, 1562.
47. GUDZENT, F.: Berl. klin. Wschr. **1909**, 5.
48. RUPPAUNE, E.: 1920; cit. by W. E. GAREY and W. R. BRYAN: Variation of blood cell counts. Physiol. Rev. **15**, 595 (1935).
49. CLARK, J. H.: 1922; cit. by C. C. STURGIS and F. H. BETTEL: Qualitative and quantitative variation in normal leucocytes. Physiol. Rev. **2**, 277 (1922).
50. HARTMAN, H.: 1931; cit. by C. C. STURGIS et al. l. c.
51. PETERSON, R. F., and W. G. PETERSON: The differential count at high altitudes. J. Labor. a. Clin. Med. **20**, 723 (1934/35).
52. MEYER, O. O., M. H. STECOERS and S. R. BEATTY: The effect of reduced atmospheric pressure on the leucocyte count. Amer. J. Physiol. **113**, 166 (1935).
53. STURGIS, C. C., and F. H. BETTEL: Qualitative and quantitative variation in normal leucocytes. Physiol. Rev. **23**, 277 (1943).
54. WINTROBE, M. H.: Clinical Haematology, 3. ed. 1951.

Der Einfluß von Elektroschocks und Liquorinjektionen.

Von

HANNS FLEISCHHACKER (Wien/Österreich).

Es ist bekannt, daß schon geringgradige Einwirkungen auf die Hypophysen-Zwischenhirngegend Leukocytenbewegungen auslösen, die sich in einer kurz dauernden Verringerung und einem in den nächsten Stunden erfolgenden Wiederanstieg auf normale, meist sogar vorübergehend erhöhte Werte äußern. Solche V-Kurven finden sich nach der Applikation von Röntgenkleinstdosen (PAPE), nach Kurzwellendurchflutungen der Zwischenhirnregion und nach einem E-Schock.

Überträgt man 10 cm³ Liquor eines Gesunden, den man suboccipital entnommen hat, einer Versuchsperson, nach Entnahme der gleichen Menge, schonend intralumbal, dann stellen sich keinerlei Leukocytenveränderungen im Blute ein. Injiziert man den Liquor intravenös, dann sind geringfügige, aber nicht eindeutige Bewegungen festzustellen. Verbringt man den Liquor aber intramuskulär, dann stellt sich innerhalb der nächsten 2 Std., meist schon nach 30 min, eine deutliche Leukocytose ein, die nach 6 Std. wieder abzuklingen beginnt und nach 24 Std. den normalen Ausgangswerten Platz macht.

Entnimmt man 10 cm³ Liquor etwa $^1/_2$—1 Std. nach Verabfolgung einer Kurzwellendurchflutung auf die Hypophysen-Zwischenhirngegend oder nach einem E-Schock und verbringt ihn einem Gesunden schonend intralumbal, dann erhält man die gleichen Leukocytenschwankungen wie sie der Liquorspender zeigt, nur mit einer zeitlichen Verschiebung. Die intramuskuläre Injektion des Liquors, der einem durchfluteten oder geschockten Patienten entnommen wurde, hat eine stärkere und anhaltendere Leukocytose zur Folge, wie der Liquor des gleichen Patienten ohne vorhergehende Behandlung. Daraus ist zu entnehmen, daß die durch zentrale Einwirkungen ausgelösten Leukocytosen zumindest teilweise humoral bedingt sein müssen.

Da sich zeigte, daß der Liquor von myeloischen Leukämien mitunter, aber nicht regelmäßig eine wesentlich stärkere Leukocytose auslöst, haben wir getrachtet, nach der Methode von BRUCKER und QUANT den Einfluß des Liquors auf das Wachstum des Phycomyces blacesleeanus zu prüfen und konnten feststellen, daß dem Liquor von Myelosen eher eine wachstumshemmende Wirkung zukommt, während Normalliquor in der Regel eine leichte Förderung zeigt. Trotz großer Versuchsserien sind wir aber noch nicht in der Lage, sichere Ergebnisse zu verzeichnen, da die Unterschiede bei diesem Verfahren oft recht geringfügig sind und der subjektiven Beurteilung unterliegen.

Verabfolgt man einem Leukämiker E-Schocks, dann zeigen sich im wesentlichen die gleichen Schwankungen der Leukocyten, doch ist die Größe der Ausschläge von der Gesamtzahl abhängig. Die Leukocytenbewegungen sind um so geringer, je niedriger die periphere Leukocytenzahl ist, während bei hohen Werten Anstiege um 100000 und mehr zustande kommen. Die Grundreaktion auf die erste E-Schockverabfolgung ist in der Regel die gleiche, wie bei Gesunden, nur wird bei hohen Zahlen die initiale Verminderung häufig vermißt. Zwischen Myelosen und Lymphomatosen besteht in dieser Hinsicht kein faßbarer Unterschied.

Wenn man den weiteren Verlauf bei Leukämien nach mehreren E-Schocks, die 2—3mal wöchentlich verabfolgt wurden, verfolgt, dann erkennt man vor allem, daß bei den schwersten und kachektischen Fällen eine auffallende Umstimmung und Besserung des gesamten Zustandes einsetzt. Der Appetit hebt sich, es stellt sich eine gewisse Euphorie ein und die Patienten können wieder einer Therapie zugeführt werden, wobei sich nunmehr oft ein wesentlich besseres Ansprechen auf Röntgenbestrahlungen und Cytostatica, vor allem auf N-Lost, feststellen läßt.

Der Einfluß des E-Schocks auf den weiteren Verlauf der Leukocytenwerte ist uneinheitlich. Neben der Tendenz zur Ausreifung und Normalisierung, die vor allem nach den ersten E-Schocks fast regelmäßig festzustellen ist, kommen in der Folge auch Zunahmen zur Beobachtung.

Den leukocytoseauslösenden Einfluß des Normalliquors haben wir in der Behandlung von Agranulocytosen und Panmyelopathien ausgenützt. Dabei erhielten die Patienten längere Zeit hindurch 2—3mal wöchentlich 10 cm³ Normalliquor intramuskulär. Wir konnten dabei recht gute, in einzelnen Fällen sogar ausgezeichnete Besserungen feststellen. Durch die Liquorinjektionen wird nicht nur eine geringe Anregung der Leukocytenneubildung bewirkt, sondern vorwiegend die Lebensdauer der Leukocyten erhöht, was durch eine Beeinflussung der die leukocytenabbauenden Organsysteme zustande kommt. Bei aplastischen Anämien und Panmyelopathien ließ sich der eindeutige Nachweis erbringen, daß auch die Lebensdauer der Erythrocyten, vor allem die der transfundierten, verlängert werden kann. Durch zusätzliche Liquorinjektionen konnten wir bei solchen schweren Krankheitsbildern die Anzahl der Frischblutübertragungen wesentlich herabsetzen und das Allgemeinbefinden in einzelnen Fällen grundlegend beeinflussen. Bei hämolytischen Anämien und Granulocytopenien infolge Antikörperwirkung war der Einfluß von Liquorinjektionen in der Regel gering.

Rhythmische Belichtung der Netzhaut und periphere Leukocytenverteilung.

Von

W. Kosenow und G. Schaper (Münster i. W./Deutschland).

Mit 2 Abbildungen.

In unserer Klinik wird seit einigen Jahren die *Photostimulation durch rhythmische Belichtung der Netzhaut* mit gutem Erfolg zur Diagnostik kindlicher Krampfkrankheiten angewandt. Bei gleichzeitiger Registrierung eines Elektroencephalogramms lassen sich dabei 2 Reaktionen unterscheiden:

1. In dem einen — *normalen* — Falle werden die optischen Reize auf dem Weg der Sehbahn fortgeleitet. Sie bewirken im Bereich der Sehrinde eine Synchronisation der Aktionsströme mit der Lichtblitzfrequenz (*Abb. 1*).

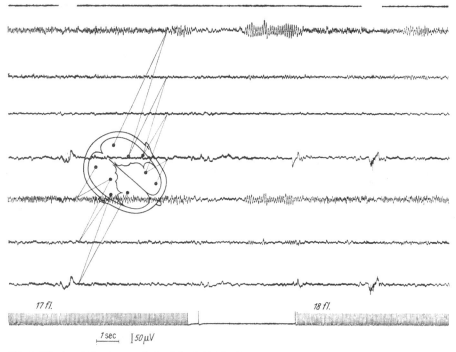

17 fl.   18 fl.

1 sec   50 µV

Abb. 1. Hirnstrombild mit *normaler* Reaktion bei Lichtstimulation. Die über der Sehrinde occipital ableitbaren Potentiale (Zeile 1 und 5) haben die gleiche Frequenz wie das Flickerlicht (untere Zeile!).

2. Bei *pathologischer* Reaktion bleibt dagegen die Erregungsausbreitung nicht auf die eigentliche Sehbahn beschränkt, sondern irradiiert in verschiedene *subcorticale* Strukturen (z. B. Thalamus, Hypothalamus, Formatio reticularis), wodurch Krampfpotentiale, Krampfanfälle, Myoklonien oder verschiedene vegetative Veränderungen ausgelöst werden. Wir sprechen dann von einer „*Photosensibilität*", die sich im Hirnstrombild in diffus ausgebreiteten, generalisierten Veränderungen als Zeichen der Erregung subcorticaler Bezirke äußert (*Abb. 2*).

Angesichts dieser eindrucksvollen cerebralen Befunde legten wir uns die Frage vor, *ob und wie weit hierdurch eventuell Zahl und Verteilung der Blutleukocyten beeinflußt werden.*

Eine Beschäftigung mit diesem Problem erschien auch schon deshalb lohnend, weil 1. *anatomische Untersuchungen* der letzten Jahre (BECHER) erneut eine vegetative Faserverbindung zwischen Retina und Hypophysen-Zwischenhirn-System nahegelegt haben, und 2. weil experimentelle Prüfungen des Ophthalmologen HOLLWICH an Erblindeten und auch an Tieren zeigten, daß Lichtreize über den „energetischen Anteil der Sehbahn" ändernd auf den *Wasser- und Zuckerhaushalt* sowie auf die *Blutbildung* selbst einwirken. Auch 3. die seit langem bekannten *zentralnervösen Einflüsse* auf die Leukocytenverteilung und die von APPEL und HANSEN geäußerte Ansicht, daß das Licht eine wesentliche Ursache für die *tagesrhythmischen Schwankungen der Eosinophilen* darstellt, erschienen uns in diesem Zusammenhang bedeutungsvoll.

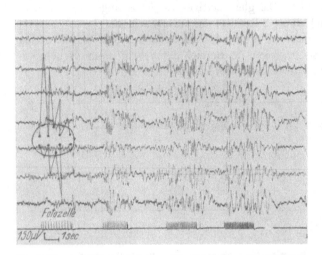

Abb. 2. Hirnstrombild eines „photosensiblen" Patienten mit *pathologischer* Licht-Reaktion: Krampfpotentiale bei verschiedenen Flickerfrequenzen, die in strenger Abhängigkeit zur Lichteinwirkung auftreten.

Im Rahmen der *eigenen* Untersuchungen wurde die Netzhaut beider Augen *serienweise,* und zwar jeweils 10 sec lang mit gleichgroßen Pausen, durch ein *Stroboskop* rhythmisch belichtet *(Diapositiv).* Insgesamt kamen auf diese Weise 28 Belichtungsserien mit Frequenzen von 3—50, insgesamt also *5500 bis 6000 Lichtblitze.* zur Anwendung, wobei der einzelne Blitz jeweils eine 30 millionstel Sekunde dauerte. Gleichzeitig wurde an 9 Stellen der Kopfhaut ein *Elektroencephalogramm* abgeleitet.

Die *Blutentnahmen* (mittels Pipette aus der Fingerbeere) erfolgten unmittelbar *vor* der Belichtung gegen 12 Uhr mittags und *danach* in zunächst halbstündlichen, dann einstündlichen Abständen bis 17 Uhr nachmittags. Sämtliche Leukocytengruppen wurden *direkt in der Kammer* gezählt, und zwar die *Gesamtzahl,* die *Mononucleären* und die *nicht-eosinophilen Granulocyten* mit Acridinorange im Fluorescenzlicht, die *Eosinophilen* nach RANDOLPH im Hellfeld-Mikroskop.

Insgesamt wurden auf diese Weise *80 Kinder* im Alter von 1—14 Jahren untersucht. *50* von ihnen wurden *belichtet, 30* dagegen *zur Kontrolle* unter gleichen Bedingungen zwar elektroencephalographiert, aber nicht belichtet.

Die Ergebnisse waren etwas überraschend und in dieser Form nicht ohne weiteres vorauszusehen. Der Verlauf der Gesamtleukocytenzahl zeigte nämlich auch der Belichtung — ebenso wie derjenige der Mononucleären und der nicht-eosinophilen Granulocyten — keinerlei Abweichung gegenüber der Kontrollgruppe, und zwar unabhängig davon, ob es sich um photosensible Patienten oder um solche mit normaler EEG-Reaktion handelte *(Diapositiv)*. Lediglich bei den *Eosinophilen* schien hier in beiden Gruppen ein leichter Abfall vorhanden zu sein, zumal unsere Untersuchungen von 12—17 Uhr stattfanden, also zu einer Zeit, wo die Tages-kurve normalerweise wieder leicht anzusteigen pflegt *(Diapositiv)*. Im Gegensatz zu ähnlichen Untersuchungen FAUREs läßt sich jedoch dieses Absinken bei unseren Probanden statistisch keineswegs ausreichend sichern.

Wir müssen also feststellen, daß bei der von uns geübten Versuchsanordnung durch die *rhythmische Netzhautbelichtung* in den Mittagsstunden *kein meßbarer Einfluß auf die periphere Leukocytenverteilung* erfolgt ist, und zwar auch nicht bei Patienten mit pathologischer EEG-Reaktion. Wenn man daraus folgern darf, daß die Belastung vegetativer Zentren bei der Stroboskopie — jedenfalls in der genannten Dosierung — nicht sehr groß ist, so wäre das — angesichts der Bedeu-tung dieser Methode in der praktischen Krampfdiagnostik — zweifellos ein wichtiges Ergebnis.

Hormonale Wirkung des Lichtes und sein Einfluß auf die Hämatopoese.

Von

A. López Borrasca und J. Peláez Redondo (Salamanca/Spanien).

Mit 2 Abbildungen.

Im Laufe der Untersuchungen, die einer von uns machte über die Wirkung des Lichtes, ausgehend von den Anweisungen von FREY, SCHARRER, ANDREU usw., haben wir mit besonderer Aufmerksamkeit die Änderungen im Blut und im Knochenmark betrachtet.

Diese Änderungen sind weniger ausgeprägt im Menschen, welcher während einer kurzen Zeit Lichtreizungen ausgesetzt ist. Wir haben keine bemerkens-werten Unterschiede zwischen Gesunden und Kranken, bei welchen eine dience-phalische Schädigung anzunehmen war, beobachten können. Wir haben auch probiert, den möglichen Einfluß einer längeren und starken Aktion des Lichtes durch Betrachtung der Durchschnittswerte einer größeren Zahl von Blutstatus während der Monate mit wenig Tageslicht (Dezember und Januar) und während derjenigen mit der höchsten Luminosität (Juli und August) festzustellen.

Wo der ausschlaggebende Unterschied in der Eosinophilenzahl bemerkt wurde, haben wir sämtliche Fälle, die auf Grund einer allergischen oder parasitären Erkrankung eine hohe Eosinophilie hatten, zur Seite gelassen. Die Durchschnitts-werte, die wir gefunden haben, sind folgende:

	Leukocyten pro mm³	Eosino-philen (abs. Zahl)
Winter	7,378	130
Sommer	7,827	148

Die Wirkung des Lichtes auf die Hämatopoese war viel ausgeprägter bei den Versuchstieren, vielleicht nur weil diese während längerer Zeit dem Lichtreize aus-gesetzt werden können.

Bei einem Vorversuch an sechs Hunden, die während 5 Std. dem Sonnenlicht ausgesetzt waren, fanden wir folgendes:

1. Eine geringe Verminderung der Erythrocyten.

2. Bei fünf Tieren eine bedeutende Vermehrung der Leukocytenzahl.

3. Einen bemerkenswerten Anstieg der absoluten Eosinophilenzahl bei sämtlichen Tieren.

Bei dem Versuch, die ersten Erfolge zu bestätigen und den Wirkungsvorgang zu studieren, haben wir eine Anzahl Meerschweinchen einem dauernden Lichtreize ausgesetzt mit zwei Lampen von je 40 Watt während Perioden von 9 und 15 Tagen. Außer einer Bestätigung der vorherigen Resultate im Blut haben wir im Knochenmark folgendes gefunden:

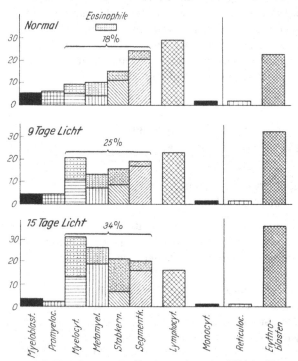

1. Einen Anstieg der Erythroblasten, berechnet auf 100 Leukocyten.

2. Eine relative Verminderung der Lymphocytenzahl.

3. Eine ausgeprägte Zunahme der Myelocyten und Metamyelocyten, mit Linksverschiebung der Granulocytenreihe.

4. Eine sehr deutliche Vermehrung der Eosinophilen in der ganzen Granulocytenreihe. Bei normalen Meerschweinchen finden wir eine Durchschnittszahl von 18% Eosinophilen. Unter Einfluß von Licht steigt diese Zahl bis 25% nach 9 Tagen und bis 34% nach 15 Tagen (Abb. 1).

Abb. 1. Die Veränderungen des Knochenmarks unter Lichteinwirkung.

Zu gleicher Zeit haben wir bei diesen Tieren das Verhalten der Zellen der Hypophysenvorderlappen studiert. Wir versuchten Änderungen zu finden, die die Eosinophilie des Knochenmarkes durch eine hormonale Wirkung erklären könnten. Die Ergebnisse stimmen im allgemeinen überein mit denen, die Stutinski (1936) beim Frosch („rana esculenta") fand, zumal was die Verminderung der eosinophilen Zellen betrifft.

Beim Studium der Hypophyse nach der Methode von Rasmussen und Herrick haben wir bei normalen Tieren folgende Proportionen gefunden:

Eosinophile Zellen   61,55%
Chromophobe Zellen   41,90%
Basophile Zellen   6,55%.

Bei den Tieren, die einer dauernden Lichtwirkung ausgesetzt sind, erscheint eine Reihe von Änderungen in den Proportionen, die wir in der nächsten Abbildung erklären (Abb. 2). Hier bemerkt man zuerst eine progressive Vermehrung der basophilen und chromophoben Zellen mit einer Verminderung der Eosinophilen. Während einer zweiten Phase neigt die cytologische Propor- tion zur Normalisierung, obwohl die Basophilen vermehrt bleiben.

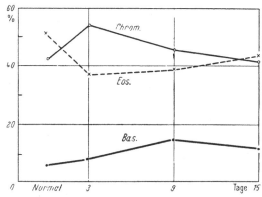

Abb. 2. Die Verschiebung innerhalb der Proportionen der einzelnen Zellarten der Hypophyse.

Bei dem heutigen Stand un- serer Kenntnisse können wir die beobachteten Änderungen im Blut und im Knochenmark der Tiere, die einem dauernden Lichteinfluß ausgesetzt waren, nicht genügend erklären auf Grund der Änderun- gen, die gleichzeitig im Hypo- physenvorderlappen wahrgenom- men wurden.

Neurohumorale Regulation nach der Bluttransfusion.

Von

H. Möller (Berlin/Deutschland).

Die Bluttransfusion löst neben ihrer spezifischen Substitutionswirkung un- spezifische Reaktionen aus. Wie Stahl es ausdrückt, ist die Wirkung keine „wahllos leistungssteigernde, sondern eine regulierende". Wir haben Verände- rungen nach der Bluttransfusion in Beziehung gesetzt zu bekannten Regulations- systemen, dem Adaptationssyndrom von Selye und der vegetativen Gesamt- umschaltung von Hoff. Danach lassen sich folgende Veränderungen nach der Bluttransfusion in die genannten Syndrome eingliedern:

I. Phase Selyes.

Eosinopenie: in 12 von 15 untersuchten Fällen.

Hypochlorämie: in 19 von 20 Fällen.

Hypocalcämie: in 18 von 20 Fällen.

Blutzucker-Abfall: in 5 von 7 untersuchten Fällen und nach anderen Autoren (Bürger und Klotzbücher, Aldo, Bagdassarov).

Acidose: bei p_H-Bestimmungen im Blut nach der Transfusion anfänglich Nei- gung zur Verschiebung nach der sauren Seite.

Gesteigerte Membrandurchlässigkeit: schnelles Verschwinden des übertra- genen Eiweißes aus der Blutbahn des Empfängers (Bennhold, Jung, Bock, Seavers, Potvin, Boycott u. a.).

Temperatursenkung und Hypotonie sind nach der Bluttransfusion nicht fest- zustellen.

II. Phase Selyes.

Vermehrte Aktivität der NNR: in 5 von 7 untersuchten Fällen Anstieg der 17 Ketosteroid-Ausscheidung.

Alkalose: in 9 von 10 Fällen p_H-Verschiebung nach der alkalischen Seite.

Zunahme des Blutvolumens: nach der Transfusion häufig festgestellt.

Anstieg der Diurese: bei 14 von 18 Fällen Neigung zur Diurese nach vorausgehender Neigung zur Retention.

Temperaturerhöhung: bei rectaler Messung bei 20 Fällen Temperaturanstieg um durchschnittlich 0,2° C bei störungsfreier Transfusion.

Hyperchlorämie und Hyperglykämie: bis 24 Std. nach der Transfusion nicht festgestellt.

I. Phase HOFFs.

Fieberanstieg: Temperaturerhöhung wie beschrieben.

Eosinophiler Abfall: wie beschrieben.

Acidose: wie beschrieben.

Anstieg Gesamt-Eiweiß: in 6 von 9 Fällen mit Elektrophorese-Bestimmung.

Abfall Alb./Glob.-Quotient: in 8 von 9 Fällen, viermal nach anfänglichem Anstieg sofort nach der Transfusion.

Cholesterin-Abfall: in 19 von 20 Fällen.

Änderung K/Ca-Quotient: Calciumabfall in 18 von 20 Fällen.

Leuko-Anstieg: unregelmäßig.

Reticulocyten-Anstieg: mehrfach beschrieben (SEAVERS und PRICE).

Anstieg des Gesamtstoffwechsels und des Blutzuckers nach der Transfusion nicht beobachtet.

II. Phase HOFFs.

Eosinophilen-Anstieg: Wiederanstieg der Eosinophilen bei 7 von 15 Fällen bis 3 Std. nach der Transfusion.

Übrige typische Erscheinungen nach der Transfusion nicht deutlich.

Es sind also fast alle Veränderungen, die für die I. und II. Phase des Adaptationssyndroms und für die I. Phase der vegetativen Gesamtumschaltung angegeben werden, nach der Bluttransfusion nachweisbar. Die meisten Veränderungen zeigen dabei ein biphasisches Verhalten. Die II. Phase der vegetativen Gesamtumschaltung ist wahrscheinlich bei unseren Untersuchungen nicht erfaßt worden, weil die Beobachtungszeit von meist 3 Std. zu kurz war. Ein Ansprechen der neurohumoralen Regulation durch die Bluttransfusion ist nach unseren Untersuchungen anzunehmen.

Zur neurohumoralen Regulation
der plasmatischen Gerinnungsfaktoren.

Von

EBERHARD PERLICK (Magdeburg/Deutschland).

Mit 2 Abbildungen.

Über die neurohumoralen Regulationen des Blutzellbildes und der Bluteiweiße liegen eingehende Studien vor (1—7), jedoch über das Verhalten der gerinnungsaktiven Plasmaproteine wissen wir außer durch die grundlegenden Arbeiten von CANNON und Mitarbeitern noch relativ wenig. Die späteren Arbeiten anderer Autoren weisen widersprechende Ergebnisse auf. Dies zeigt, daß es recht schwierig ist, eine sympathicotrope oder vagotrope Reaktionsphase herbeizuführen.

Andererseits war außerdem bei all diesen Beobachtungen die Frage offengeblieben, ob diese neurohumorale Regulation der Gerinnungsfaktoren direkt auf nervösem Wege oder nur durch eine Irradiation autonomer Reflexe ausgelöst wird.

Zur Klärung dieser Fragen bieten die pressoreceptorischen Reflexe eine günstige experimentelle Eingriffsmöglichkeit zur Auslösung neurohumoraler Regulations-änderungen, da von hier aus die vegetativen Zentren der Medulla und des Hypothalamus adäquat erregt und gehemmt werden können.

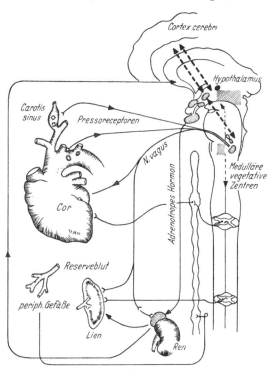

Auch die Erregung und der natürliche Winterschlaf, die zu cortico-visceralen und hypothala-mischen Regulationen führen, bieten weitere Möglichkeiten, um das Verhalten der Gerinnungs-faktoren zu studieren.

Schließlich überprüften wir die Blutgerinnung unter dem Einfluß von vegetativ wirken-den Pharmaka, die eine mehr oder weniger ausgeprägte Neu-roplegie hervorrufen.

Ergebnisse.

Unsere eingehenden tierexpe-rimentellen Untersuchungen zei-gen, daß eine Hemmung der Vasomotorenerregung, die über eine endovasale Reizung der Pressoreceptoren im Carotissinus

Abb. 1. Schematischer Überblick über das Reflex-System, ausgehend von den pressoreceptorischen Kreislaufnerven.

ausgelöst wird, eine Erhöhung des Heparin-Antithrombins eintritt. Bei einer zentralen Erregung der Vasomotoren wird eine deutliche Steigerung der Ge-rinnungsfaktoren V, VII und des Prothrombins erreicht. In dieser Phase ist das Heparin-Antithrombin vermindert.

Die Erhöhung des zentralen Vagotonus im natürlichen Winterschlaf führt zu einer Verminderung der Gerinnungsfaktoren und zu einer deutlichen Erhöhung des Heparin-Antithrombins. Bei einer durch corticale Erregung ausgelösten sympathicotonen Reaktionslage wird demgegenüber eine Minderung des Heparin-Antithrombins und eine Erhöhung der Faktoren V, VII sowie des Prothrombins beobachtet (8—11).

Soweit unsere tierexperimentellen Erfahrungen.

Wie wirken nun bei der klinischen Durchführung einer einfachen und einer tiefergreifenden Neuroplegie die Sympathicolytica und Phenothiazine ?

Bei der *einfachen* Neuroplegie mit Pendiomid und Tetraäthylammonium-bromid wird eine Steigerung des Heparin-Antithrombins sowie der Fibrinolyse und ein Abfall des Fibrinogens hervorgerufen. Die beiden Substanzen, wie auch andere, führen u. a. über eine Hemmung der Vasomotorenerregung zu einer Blutdrucksenkung.

Bei der Erhöhung des Heparin-Antithrombins reagieren die Hypertoniker gegenüber den Normo- und Hypotonikern umgekehrt proportional zu den beobachteten Blutdrucksenkungen. Man beobachtet eine Regulationsstarre im Hinblick auf die Mobilisierung des körpereigenen Heparins (12—13).

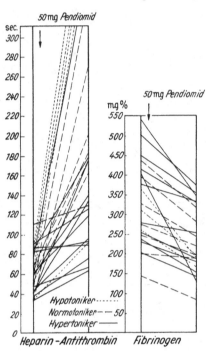

Abb. 2. Verhalten des Heparin-Antithrombins und Fibrinogens nach i.m. Verabfolgung von Pendiomid bei Hypo-, Normo- und Hypertonikern.

Bei *tiefergreifenden* Neuroplegien peripherer und zentraler vegetativer Regulationen durch die Verwendung von Phenothiazinen wird eine Erniedrigung der Faktoren V, VII und des Prothrombins erreicht (14—15). Eindrucksvoll ist die Hemmung der Fibrinolyse im Verlauf der potenzierten Narkose. Dies tritt besonders klar in Erscheinung im Verlauf von thoraxchirurgischen Eingriffen, die einmal unter der Endotrachealnarkose und dann unter Einwirkung der potenzierten Narkose durchgeführt wurden (16).

Durch Megaphen-Dauertropfinfusionen gelingt es, die extrem gesteigerte Fibrinolyseaktivität des Blutes, die gelegentlich im Verlauf der Präeklampsie und der Eklampsie zu beobachten ist, entscheidend abzuschwächen bzw. zu hemmen.

Nach Megaphenvorbehandlung bleibt sowohl die blutdrucksenkende Wirkung von Pendiomid als auch die körpereigene Mobilisierung des Heparin-Antithrombins aus.

Alle hier kurz aufgezeigten klinischen und experimentellen Ergebnisse sind ein entscheidender Hinweis, daß auch die gerinnungsaktiven Plasmaproteine einer neurohumoralen Regulation unterliegen. Jedoch lassen die einzelnen Untersuchungen erkennen, daß eine direkt nervale Regulation der Blutkonzentration gerinnungsaktiver Plasmaproteine nicht stattfindet, sondern daß dies als Folge einer Irradiation autonomer Reflexe auf die Depot- und Regenerationsorgane zu deuten ist, da die Veränderungen der Gerinnungsfaktoren keineswegs der nervalen Reizgröße parallel verlaufen (17).

Literatur.

1. Hoff, F.: Unspezifische Therapie und natürliche Abwehrvorgänge. Berlin: J. Springer 1930.
2. Beer, A. G., u. G. Bedacht: Klin. Wschr. 1941, 1000.
3. Agostini, L.: Perugia Rass. neurol. vegetat. (Firence) 7, 1—25 (1949).
4. Siedeck, H.: Wien. klin. Wschr. 1951, 87.
5. Schilling, V.: Kongreßband des 5. Europ. Hämatologenkongresses, Freiburg 1955.
6. Komiya, E.: Kongreßband des 5. Europ. Hämatologenkongresses, Freiburg 1955.
7. Emmrich, R., u. R. Becker: Plasma 1, 49 (1953).
8. Perlick, E.: Kongreßband Internat. Tagung Thrombose und Embolie. S. 142—150. Basel 1954.

9. PERLICK, E., u. W. KALKOFF: Kongreßband Internat. Tagung Thrombose und Embolie. S. 58—61. Basel 1954.
10. PERLICK, E., P. RATHS u. A. BERGMANN: Z. inn. Med. **9**, 400—404 (1954).
11. RATHS, P., u. E. PERLICK: Z. Biol. **106**, 305—318 (1953).
12. PERLICK, E.: Z. inn. Med. (Im Druck.)
13. WENDT, H., u. E. PERLICK: Z. Urol. (Im Druck.)
14. PERLICK, E.: Verh. dtsch. Ges. inn. Med. München 1954.
15. PERLICK, E.: Arbeitstagung über kortiko-viszerale Regulationen. Leipzig 1954.
16. PERLICK, E., O. DIESNER u. F. FLEMMING: Z. inn. Med. **10**, 480—483 (1955).
17. PERLICK, E., u. W. KALKOFF: Z. inn. Med. **10**, 763—770 (1955).

Cytochemische Untersuchung über die „azurophilen" Leukocyten-Granula in Fällen von ALDERscher konstitutioneller Granulationsanomalie der Leukocyten und von Gargoylismus.

Von

C. MAURI und M. SOLDATI (Modena/Italien).

Vom histochemischen Standpunkt sind unsere Kenntnisse über die dunkelvioletten Leukocyten-Granula der ALDERschen Leukocytenanomalie und des Gargoylismus heute noch sehr mangelhaft. Wir wissen eigentlich nur, daß es sich um eine Azur- und nicht um eine basophile Granulation handelt, was UNDRITZ (1) nachweisen konnte. Die Azur-Granulation gibt mit Toluidinblau keine oder nur eine schwache Metachromasie. Die echte basophile Granulation gibt aber eine starke Metachromasie. LAVES (2) behauptet, daß die Granula Hyaluronsäure-Ester und vielleicht auch Proteide und Ribonucleinsäure enthalten. Aus methodologischen Gründen scheint uns diese Annahme unwahrscheinlich zu sein. Wir haben daher eine Reihe von cytochemischen und cytoenzymatischen Untersuchungen gemacht, um einen Beitrag zur Kenntnis der cytochemischen Merkmale der ALDERschen Substanz zu bringen.

Unsere Untersuchungen wurden auf Blutausstriche zweier Vollträger der ALDERschen Leukocyten-Granulationsanomalie und auf Blut und Knochenmarks-Ausstriche eines Falles von Gargoylismus ausgeführt[1].

Tabelle 1.

M.G.G. p_H 7	M.G.G. p_H 5,4	Methanol 3 min H_2O 1 Std. M.G.G.	Methanol 3 min Kollodium H_2O 1 Std. M.G.G.	Methanol 30 min M.G.G.	Äthanol 30 min M.G.G.	Formoldämpfe 10 min H_2O 1 Std. M.G.G.
dunkel-violett +++	dunkel-violett +++	—	∓	∓	±	rötlich-dunkellila ++—

Methanol 3 min HOTCHKISS	Methanol 3 min Kollodium HOTCHKISS	Methanol 3 min Alkohol HOTCHKISS	Methanol 3 min Wäßriges Toluidinblau 1:10 000	Methanol 3 min Alkohol. Toluidinblau 1:10 000	Formoldämpfe 10 min HOTCHKISS	Formoldämpfe 10 min H_2O 1 Std. HOTCHKISS
∓	∓	±	∓	±	+++	++—

---

[1] Die Blutausstriche der zwei ALDERschen Fälle sind uns von Herrn Prof. ALDER freundlichst zur Verfügung gestellt worden. Der Fall von Gargoylismus konnte von uns in der Kinderklinik der Universität von Modena, dank der Liebenswürdigkeit von Direktor Prof. PACHIOLI, untersucht werden. Es freut uns, auch an dieser Stelle beiden Herren unseren verbindlichsten Dank aussprechen zu können.

Unsere drei Fälle unterscheiden sich in ihren hämatologischen Eigenschaften nicht von den schon bekannten Fällen (*1, 3, 4, 5*). Es ist nur zu erwähnen, daß wir *im Fall von Gargoylismus die grobe Azur-Granulation auch in den Plasmazellen beobachtet haben,* was unseres Wissens bisher noch nicht beobachtet worden ist.

Das Grundproblem unserer Untersuchungen war die *Fixation* der Alderschen Granulation, da dieselbe sich nicht nur *höchst wasserlöslich,* sondern auch *zum Teil alkohol-löslich* erwies. Folglich waren die wäßrigen Fixierungsmittel ungeeignet. Selbst das in der Blutcytochemie häufig verwendete Methanol ist kein gutes Fixationsmittel der Alderschen Substanz, da es schon teilweise von sich aus die Substanz auflöst und deren Lösung in den wäßrigen Reagentien nicht verhindert.

Gute Fixationseigenschaften zeigen hingegen die Formoldämpfe, da sie größtenteils die Wasser- und Alkohol-Löslichkeit der Azur-Granula verhindern, wenn nur der nachträgliche Aufenthalt im Lösungsmittel nicht über eine Stunde dauert.

Aus diesem Grunde haben wir die Fixation in Formoldämpfen in allen Fällen, wo es die cytochemische Reaktion erlaubte, angewandt.

Tabelle 2.

Formoldämpfe 10 min Hotchkiss	Formoldämpfe 10 min Wäßriges Toluidinblau 1:10000	Formoldämpfe 10 min Alkohol. Toluidinblau 1:10000
+++	Metachromasie +−−	Metachromasie +±−
Formoldämpfe 10 min Toluidinblau p_H 1	Formoldämpfe 10 min Alkohol. Toluidinblau Gummisirup nach Apathy	Bleiacetat Wäßriges Toluidinblau 1:10000
Metachromasie +−−	Metachromasie +−−	Metachromasie +−−
Formoldämpfe Speichel 1 Std. Hotchkiss	Formoldämpfe Hoden-Hyaluronidase 1 Std. Hotchkiss	Formoldämpfe Blutegel-Hyaluronidase 1 Std. Hotchkiss
Partielle Hydrolyse +−−	Keine Hydrolyse ++−	Keine Hydrolyse ++−

Folgende Reaktionen geben *positive Befunde:* 1. Hotchkiss-*Reaktion* mit Perjodsäure-Schiff (PSS), 2. *Metachromasie mit Toluidinblau,* 3. *Reaktion für das Arginin* nach Perugini und Soldati (*6*).

Die Aldersche Substanz ist *stark positiv mit der Perjodsäure-Leukofuchsin-Schiff* und zeigt mit Toluidinblau, sowohl in wäßriger (1:10000) als auch alkoholischer Lösung sowie bei saurem p_H (p_H 1) *schwache Metachromasie.* In beiden letzten Reaktionen ist die Metachromasie resistent gegenüber der Wirkung des Gummisirups von Apathy. Es handelt sich somit um eine echte Metachromasie.

Die Differenzierung der verschiedenen Polysaccharide durch Hydrolyse mit Speichel, mit Testis-Hyaluronidase (Vister) und mit Blutegelkopf-Hyaluronidase (in Tyrode-Lösung) zeigt, daß *ein großer Teil der Alderschen Substanz vom Speichel hydrolisiert wird,* während ein kleinerer Teil teilweise resistent ist.

Wir konnten dagegen *keine Hydrolyse der* ALDER*schen Substanz durch die beiden angewandten Hyaluronidasen* feststellen. Man muß jedoch bedenken, daß wir in Anbetracht der Wasserlöslichkeit der ALDERschen Granula — auch wenn dieselben in Formoldämpfen fixiert werden — den Kontakt mit dem Enzym (in wäßriger Lösung) nicht länger als eine Stunde hinausdehnen konnten: bei länger dauernden Behandlungen beobachtet man zwar eine partielle Negativität gegenüber der nachher vorgenommenen Reaktionen mit PSS oder mit Toluidinblau, aber auch die im einfachen destillierten Wasser oder in Tyrode-Lösung vorgenommenen Kontrollen ergeben in einem derartigen Falle gleiche Resultate.

Tabelle 3.

−SH-Gruppen (nach MAURI und Mitarbeitern) 24 Std.	Arginin (nach PERUGINI und SOLDATI)	Methylen-Azur (nach CERIOTTI)
—	+	—
UNNA-PAPPENHEIM	Sudanschwarz B	Alkalinische Phosphatasen (nach KABAT und FURTH)
—	(+ in den neutrophilen und eosinophilen Leukocyten)	—

Negative Befunde geben *Sudanschwarz B, Pyronin-Methylengrün* nach UNNA-PAPPENHEIM, *Methylen-azur* nach CERIOTTI (7), *Sulphydrilreaktiv* nach MAURI und Mitarbeitern (8) sowie die KABAT- *und* FURTH-*Methode* für die alkalischen Phosphatasen.

Diese negativen Ergebnisse müssen kurz erklärt werden.

Ein Lipoidmangel in der ALDERschen Substanz ist auf Grund des negativen Ausfalls der Sudanschwarz-Färbung in den Granula der Lymphocyten, Histiocyten, Plasmazellen und in den meisten Monocyten bestimmt vorhanden. Die Sudanpositivität der Granula der neutrophilen und eosinophilen Leukocyten beruht offensichtlich nicht auf der ALDERschen Substanz als solche, sondern auf dem Lipoidbestandteil der spezifischen Granulation, in der die ALDERsche Substanz im gewissen Sinne einverleibt ist.

Der Mangel an Ribonucleinsäure, —SH-Gruppen, alkalischen Phosphatasen kann hingegen mit gleicher Sicherheit nicht behauptet werden. Erstens hätte das langdauernde Verbleiben der Blutausstriche in den wäßrigen Reagentien, die von den angewandten Methoden verlangt werden, die Lösung der ALDERschen Granula und somit auch den negativen Befund bei den Reaktionen verursachen können. Zweitens ist es bekannt, daß die gewöhnlichen von uns angewandten qualitativen Reaktionen für die Ribonucleinsäure (UNNA-PAPPENHEIM, Methylen-Azur) nicht alle Formen von Zellribonucleinsäure zum Vorschein bringen (9, 10).

Auf Grund der Ergebnisse, die wir mit den obengenannten Reaktionen sowie mit den cytoenzymatischen und Löslichkeitsprüfungen erhalten haben, schließen wir, daß die ALDER*sche Substanz keinesfalls einheitlicher Natur ist.* Sie besteht hauptsächlich aus einem *Protein*, mit welchem ein *Polysaccharid-Komplex* verbunden ist. Darunter befindet sich bestimmt auch *Glykogen*, teils in sehr labiler und leicht löslicher, teils in stabiler Form, sowie *ein anderer ebenfalls* *mit Perjodsäure-Schiff-Reagens-positiver Stoff*, dessen histochemische Eigenschaften nicht genau bestimmt werden können. *Zur Zeit kann man deswegen nicht feststellen, ob es sich um ein Muco- oder Glyko-Protein, oder um ein saures Mucopolysaccharid handelt.* Hingegen ist das Vorhandensein von Hyaluronsäure-Ester auszuschließen.

Die Alder-Granulation der Leukocyten und der Zellen mesenchymaler Abstammung entspricht also wohl einer Protein- und Polysaccharid-Speicherung, nicht aber — wenigstens in unseren Fällen — einer Hyaluronsäurespeicherung.

Literatur.

1. Undritz, E.: Sang 25, 296—324 (1954).
2. Laves, W.: Acta haematol. (Basel) 8, 1—28 (1952).
3. Ullrich, O., u. H. R. Wiedemann: Klin. Wschr. 1953, 107—115.
4. Wiedemann, H. R.: Z. Kinderheilk. 70, 81—112 (1951).
5. Jelke, H.: Ann. paediatr. (Basel) 184, 101—107 (1955).
6. Perugini, S., e M. Soldati: Riv. Istochim. Normale e Patol. 1, 217—226 (1954).
7. Ceriotti, G.: Atti Soc. Lomb. Sci. Med. e Biol. 7, 169 (1952).
8. Mauri, C., F. Vaccari e G. P. Kaderavek: Haematologica (Pavia) 38, 263—282 (1954).
9. Ceriotti, G.: Ric. Sci. 25 (Suppl.), 93—115 (1954).
10. Himes, M. B., R. Rizski, J. Hoffman, A. W. Pollister and J. Post: Arch. of Path. 58, 345—353 (1954).

Intrinsic Factor Activity of Normal Serum after Intravenously Administered Heparin.

By

Ragnar Berlin (Falköping/Sweden).

With 3 Figures.

From some theoretical considerations it was postulated that normal serum could possibly exhibit intrinsic factor activity after the administration of heparin in vivo. Cox, Ross and Ungley have already show, that normal serum *per se* has no effect in this respect.

The experiment was performed as follows. To seven untreated cases of pernicious anemia vitamin B 12 in doses of 50 μg. daily was given orally during a period of 8—10 days. No hematological response followed this treatment in six cases. Subsequently B 12 with 20 ml normal serum was administered daily for another 8 days. No response could be noted in these cases either. Finally postheparin serum with B 12 was given orally in the same amount. Significant hematological response with reticulocyte peaks, shift in the marrow from megaloblastic to normoblastic erythropoiesis, increasing red cells, a considerable drop in serum iron values and finally increasing values of B 12 in serum (determined with the Euglena gracilis-method) were obtained in all six cases.

In order to get an explanation of this effect of postheparin serum with vitamin B 12 a further series of experiments was done. Heat stabilization tests according to Bergenhem and Fåhraeus were performed on blood from normal persons before and after 50 mg. heparin intravenously. It could be shown that the degree of heat stabilization was considerably increased after heparin administration.

Fundamentally, the effect of increased stability of the blood at body temperature for some hours in vitro is dependent on the formation of lysolecithin.

Direct determination of the lysolecithin content of serum before and after heparin was given (modified SINGER-method) has shown in a great number of experiments that the values rose from 400 — 800 to 1200—3000 $\mu g./100$ ml. After incubation at 37° C. this amount could be further increased to 6000—8000 $\mu g./100$ ml.

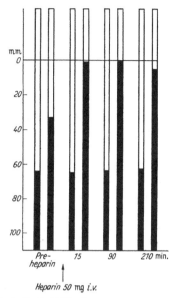

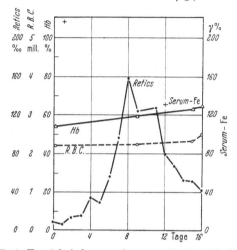

Fig. 1. Hematological response in a p. a. patient treated with post-heparin serum + vitamin B 12 orally.

Fig. 2. Heat stabilization tests before and after heparin administration. Odd numbers: +4° C. samples. Even numbers: +37° C. samples.

As to whether the increased amount of lysolecithin in postheparin serum is responsible for the reported intrinsic factor activity of this serum or not can not

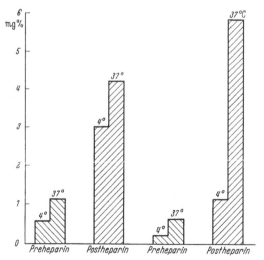

Fig. 3. Lysolecithin in normal serum before and after heparin administration.

be proved as yet, but further experiments are in progress in order to confirm these observations and if possible to demonstrate the still hypothetical assumption of the promoting effect of lysolecithin on B 12 absorption.

Die Ultraschallresistenz der Leukocyten, eine Möglichkeit der Erfassung regulativer Vorgänge.

Von

W. Dietz (Freiburg i. Br./Deutschland).

Mit 2 Abbildungen.

Die Untersuchung des Ultraschallresistenzwertes (USRW) der Leukocyten ist eine Möglichkeit der objektiven Erfassung regulativer Vorgänge im Blut. Die Methode ist aufgebaut auf der Tatsache, daß sich im Blut Leukocyten verschiedener Resistenz gegen Ultraschall in einem labilen Gleichgewicht zueinander befinden, das durch alle Einflußnahmen auf den Organismus systematisch verändert wird. Mit Türkscher Lösung wie zur Leukocytenzählung versetztes Blut einer nüchternen, körperlich noch nicht belasteten Versuchsperson wird einer physikalischdefinierten US-Strahlung im Wasserbad ausgesetzt. Ein Teil der Leukocyten geht dabei zugrunde. Durch Zählung der Leukocyten vor und nach der Beschallung und prozentuale Beziehung der beiden Werte zueinander, wird der von uns sog. USRW, der also die Prozentzahl der nach der Beschallung noch vorhandenen Leukocyten ist, erhalten. Der Wert ist unter gleichen Bedingungen gewonnen, mit geringer Schwankungsbreite konstant und kann in wenigen Minuten erarbeitet werden.

Alle physiologischen und pathologischen Einflußnahmen auf den Organismus verändern den USRW der Leukocyten oft schon im Ablauf von Minuten, verändern also die Zusammensetzung der Gesamtleukocyten aus US-anfälligeren und US-resistenteren Blutkörperchen. Diese Störung des Gleichgewichtes kann auch zustande kommen durch direkte Einflußnahme auf die Leukocyten in der Peripherie, zahlreiche unserer Untersuchungsergebnisse aber machen es wahrscheinlich, daß die Leukocyten über das morphologisch faßbar unterschiedliche Alter hinaus, abhängig vom Zeitpunkt ihrer Einschwemmung aus dem Knochenmark in die Blutbahn, eine verschiedene Resistenz gegen US haben. Es sind wahrscheinlich die jüngeren, frisch aus den Blutbildungsstätten in das strömende Blut eingeschwemmten, morphologisch aber nicht als jünger faßbaren und die ohnehin auf dem Absterbeetat stehenden „alten" Leukocyten, die weniger resistent gegen US sind. Es kann demnach sowohl durch eine verstärkte Einschwemmung eine Störung des labilen Gleichgewichtes zwischen US-anfälligeren und US-resistenteren Leukocyten zustande kommen, als auch durch eine Verteilungsänderung. In extramedullären Blutdepots vorhandene, vor längerer Zeit schon aus den Marklagern ausgeschwemmte Leukocyten gelangen bei einer solchen Verteilungsänderung in das strömende Blut und erhöhen den Prozentsatz der relativ älteren Leukocyten.

Die verschiedenen Lebensaltersgruppen: Neugeborener, Säugling, Kleinkind, Pubertät, geschlechtsreifes Alter, Klimakterium und Senium haben signifikant voneinander verschiedene USRW der Leukocyten. Bei der Frau im geschlechtsreifen Alter hat das hormonelle Geschehen systematische Änderungen der USRW im Verlauf des Cyclus zur Folge, wie die Abbildung 1 zeigt.

Nahrungsaufnahme, Genußmittel, körperliche Belastung und Schlaf verändern den USRW, wie die Abbildung 2 zeigt, systematisch.

Auch Luftdruck und Temperaturveränderungen haben systematische, wenn auch nur geringgradige Veränderungen des USRW der Leukocyten zur Folge.

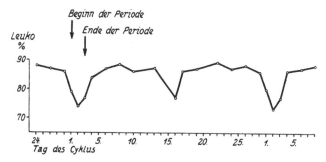

Abb. 1. Mittelwerte aus 10 Einzeluntersuchungen. Es ist das Absinken der USRW zum Zeitpunkt des Follikelsprunges sowohl als zum Zeitpunkt der Menstruation deutlich zu erkennen.

Blutungen, alle Krankheiten — wir haben akute Infekte, Tuberkulose, Carcinom und Blutkrankheiten untersucht —, physikalisch therapeutische Maßnahmen und Medikamente verändern den USRW der Leukocyten schnell und systematisch.

Der USRW der Leukocyten ist also ein sicherer Ausdruck regulativer Maßnahmen im Blut als Antwort auf alle möglichen, den Organismus treffenden Reize und damit eine neue, biologische Größe, die in der Lage ist über die bisherigen

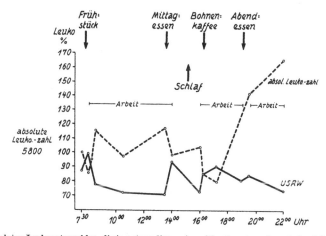

Abb. 2. Die absoluten Leukocytenzahlen, die ja notwendigerweise mitbestimmt werden, sind auf den Ausgangswert prozentual bezogen, als gestrichelte Kurven eingezeichnet.

Untersuchungsmethoden des Blutes hinaus, diagnostisch und therapeutisch verwertbare Aussagen zu machen. Zusammen mit den Siemens-Reiniger-Werken, Erlangen, wurde ein Zusatzgerät zum normalen Ultraschall-Therapiegerät entwickelt, das die Anwendung der Methode klinik- — vielleicht wie wir glauben —, sogar praxisreif macht.

The Effect of Adrenalin on Leucocytes in Hypophysectomized Patients.

By

H. Hortling and G. af Björkesten (Helsingfors/Finland).

With 1 Figure.

The late effect of adrenalin on the white blood picture is a complex problem. One assumes that this effect for instances regarding the eosinophil cells in the blood may be indirect and we don't know which cell adrenalin attack primarily. It is known that the presence of the adrenal cortex is not necessary for the adrenalineosinopenia when cortisone is available by other means.

The following graphs intend to illustrate the direct role of the pituitary gland in the development of the adrenalin effect on the leucocytes in the blood. The observations were done on patients who underwent hypophysectomy because of advanced metastasizing mammary cancer.

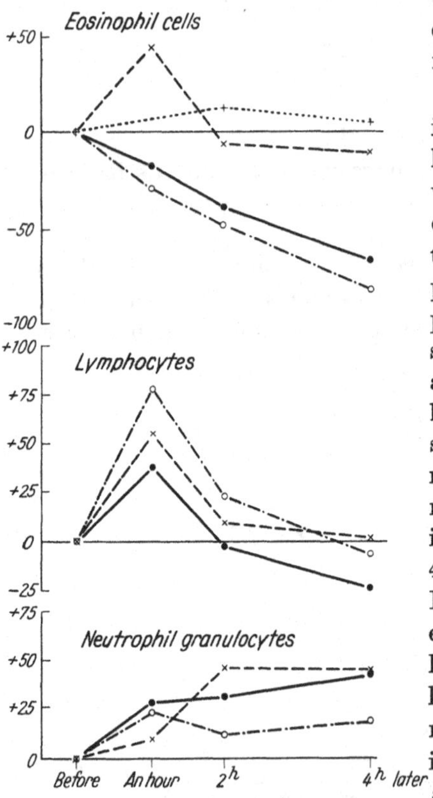

After administration of 0.4 ml adrenalin intramuscularly the eosinophil cells prior to hypophysectomy showed a distinct fall that was abolished after the operation. When 50 mg. cortisone was adminstered orally 4 hours before the adrenalin injection a very clear drop — 82 per cent — was again seen, whereas after hypophysectomy cortisone alone given at the same time of the day did not cause any drop at all during the corresponding hours. The lymphocytes showed in the same tests a slight drop before the hypophysectomy but no drop after this operation. Cortisone was not able to reproduce a similar or bigger drop in the number of the lymphocytes when given 4 hours before the adrenalin administration. It has earlier been shown that 4 hours is an enough long time to demonstrate the adrenalin effect on the number of the cirulating lymphocytes. The effect of adrenalin on the neutrophil granulocytes — a slight increase in their number — was about the same before and after the hypophysectomy regardless of the cortisone supply.

Fig. 1. The effect of adrenalin on the leucocytes in the peripheral blood of 9 patients with advanced mammary cancer. Mean changes in per cent. ●——● prior to hypophysectomy; ×——× after hypophysectomy; ●—·—● after hypophysectomy with cortisone. +·····+ cortisone alone.

In summary it is shown that the pituitary gland is not an obligate link in the chain of events that results in eosinopenia in the blood after administration of adrenalin. The lymphocytes do not behave in the same way as the eosinophils do. It means that cortisone is not able to reproduce the regular lymphocytopenia in the peripheral blood in hypophysectomized patients but does reproduce the eosinopenic reaction.

Diskussion.

E. WOLLHEIM (Würzburg/Deutschland):

Die Bemerkung von Herrn RUHENSTROTH, daß nicht jede „Beeinflussung" der Blutzusammensetzung als „Regulation" anzusehen sei, scheint mir im Hinblick auf manche Ausführungen dieses Vormittags sehr beherzigenswert. Ich möchte auch an den Unterschied
von echter Leukocytose und Verteilungsleukocytose erinnern. Manche periphere Leukocytosen
oder Leukopenien im Zusammenhang mit vegetativen Reizen oder Veränderungen des
Kalium-Calcium-Quotienten sind nur solche Verteilungsänderungen der Leukocyten in der
Blutbahn, wie ich in einer alten Arbeit aus der KRAUSschen Klinik (1924) zeigen konnte.
Herr HOFF hat seinerzeit diese Beobachtungen auch ausführlich berücksichtigt.

Sehr erfreulich scheint mir, daß nunmehr die Bedeutung der Größe der Blutmenge für viele
hämatologische Probleme allgemein anerkannt wird. Als auf dem Kongreß in Rom 1951
Herr LAWRENCE über seine Erfahrungen mit der Isotopenmethode, ich gemeinsam mit meinem
Mitarbeiter SCHNEIDER über unsere Ergebnisse mittels der Farbstoffmethode bei Anämien
berichteten, schien dies noch nicht der Fall zu sein. Aber um so notwendiger ist jetzt eine
gründliche Diskussion der Methodik und damit eine begriffliche Klärung, was mit den verschiedenen Verfahren bestimmt wird. In vergleichenden Untersuchungen mit P^{32} und T 1824
(gemeinsam mit SCHNEIDER und KLEIN) finden wir bei etwa der Hälfte der Untersuchten
übereinstimmende Werte beider Methoden, beim Rest die auch von anderen beobachteten um
5—10% niedrigeren Werte der Erythrocytenmenge bei Anwendung der Isotopenmethode. Es
scheint mir notwendig, diese Unterschiede noch näher zu verfolgen. Besonders betont sei,
daß nach unserer Meinung nur kurzfristige Analysenzeiten zu vergleichbaren Werten führen.
Bei Ausdehnung der Analysenzeiten über 15 min und Extrapolation auf den Wert 0 entstehen
unübersehbare Fehler infolge der verschieden raschen Abwanderung der Testsubstanzen in
Blutdepots und aus der Blutbahn.

Für den Depotbegriff habe ich seit 1927 die Auffassung vertreten, daß die von BARCROFT
am Hund entwickelte Vorstellung eines abgeschlossenen Reservoirs nicht für den Menschen
zutrifft. Hier haben wir es vielmehr mit Depots im Nebenschluß zur Hauptstrombahn, mit
lokal stark verlangsamter Strömungsgeschwindigkeit des Blutes, zu tun. Wir bezeichnen
daher die in raschen Zirkulation befindlichen und unter Anwendung kurzer Analysenzeiten
(4—10 min) erfaßbaren Blutteile als aktive Blutmenge. Zwischen dieser und dem Reservoir-
blut findet dauernd ein Austausch in funktionell wechselnder Größe statt. Für die Existenz
derartiger Depots z. B. in den subpapillären Plexus der Haut konnten wir kürzlich neue
Belege liefern (2. Weltkongreß für Cardiologie, Washington 1954).

Auch die klinischen Untersuchungen (mit meinen Mitarbeitern SCHNEIDER und ZISSLER)
an Patienten mit Herzinfarkten, mit großen intestinalen Blutungen und nach der Transfusion
von Plasma oder Blut ergaben eindeutige Hinweise auf die möglichen kurzfristigen Veränderungen der aktiven Blutmenge. Diese Größenänderungen können allein das Plasma oder gleichzeitig die Erythrocyten und das Plasma betreffen. Diese Untersuchungen zeigten uns auch,
wie wichtig es vorerst ist, noch weiter Material zu sammeln und nicht zu frühzeitig zu schemati-
sieren.

H. M. KELLER (Bern/Schweiz):

Wir haben an der Medizinischen Klinik in Freiburg Untersuchungen über erythropoetisch
wirksame Stoffe bei der Polycythaemia vera gemacht. Es zeigte sich dabei, daß solche Stoffe
nachweisbar sind und daß sie O_2-empfindlich sind. Über die chemische Natur kann noch
nichts ausgesagt werden. Man weiß auch nicht, ob es sich um einen einheitlichen Stoff oder um
ein Stoffsystem handelt. Eine gleiche Reaktion erhält man beim Testtier (Ratten), auch bei
symptomatischer Polyglobulie und bei Höhenpolyglobulie. Nach Therapie der Polycythaemia
vera mit P^{32} ist die erythropoetische Wirksamkeit des Serums unverändert.

G. RUHENSTROTH (Tübingen/Deutschland):

Schlußwort.

Auf die Bemerkung von Herrn WOLLHEIM möchte ich erwidern, daß es im Körper sicher
*Blut*depots gibt, wenn man die eben erläuterte Definition zugrunde legt. Diese sind jedoch für
die Frage der Erythrocytenkonzentration nur von untergeordneter Bedeutung. Wichtiger

wären allein echte *Erythrocyten*depots. Aber solche sind, soviel ich sehe, nur in Extremfällen (Schock und andere pathologische Verhältnisse) in nennenswertem Maße nachgewiesen worden. So glaube ich, daß sie für die physiologische Steuerung der Erythrocytenkonzentration keine wesentliche Rolle spielen.

Auf die Frage von Herrn KELLER möchte ich antworten, daß bei seinen Versuchen sowohl die Erythrocytenkonzentrationssteigerung als auch die Vermehrung der Reticulocyten innerhalb 1—2 Tagen nach der Injektion eintritt. Die Vermehrung der Erythrocyten ist infolge quantitativer Verhältnisse sicher nicht als Erythropoesesteigerung zu werten und auch die Schnelligkeit des Reticulocytenanstiegs läßt es fraglich erscheinen, ob es sich hierbei um jenes erythropoetische Prinzip handeln kann, von dem ich vorher berichtet habe.

H. LAMPEN (Bielefeld/Deutschland):

Bei mehreren therapeutischen Carotis-sinus-Blockaden an Patienten mit chronischer Polyarthritis haben wir eingehend das Verhalten des Blutstatus studiert. Wir sind dabei zu Ergebnissen gekommen, die sich nicht ganz mit denen von Herrn KALKOFF decken. Regelmäßig tritt bei der Entzügelung eine Leukocytose mit Abfall der absoluten Eosinophilen auf. Die aktive Blutmenge bleibt dabei praktisch unverändert. (Sie sahen heute morgen die entsprechende Kurve im Correferat von Herrn Prof. HOFF.) Abweichend sind unsere Beobachtungen bezüglich des roten Blutbildes. Hier gelang es selbst bei maximalem Entzügelungseffekt in keinem Falle, signifikante, d. h. über 10% hinausgehende Änderungen der Erythrocytenzahl zu konstatieren.

Wir schließen daraus, daß beim Menschen die Erythrocyten-Regulation wesentlich stabiler ist als die der Leukocyten und daß eine bemerkenswert geringe Empfindlichkeit gegenüber nervalen Reizen besteht. Diese experimentellen Ergebnisse haben ihr Analogon in der Klinik, wo Leukocytosen alltäglich, passagere Polyglobulien aber selten sind.

N. GERLICH (Bielefeld/Deutschland):

Die Frage der Beeinflussung der Leukopoese durch die Milz war Gegenstand langjähriger Untersuchungen, die wir zusammen mit Prof. WOLF, Bielefeld, durchführten. Es ergab sich dabei, daß in der Milz nicht nur ein physikalisch-chemisch gut definierter, eiweißfreier Wirkstoff enthalten ist, der eine Hemmung der Leukopoese im Knochenmark bedingt, der vor allem in der hypersplenen Milz in verstärktem Maße vorhanden ist und der bei akuten und chronischen myeloischen Leukämien eine Regularisierung der Myelopoese herbeiführt. Darüber ist bereits auf dem Internistenkongreß in Wiesbaden von uns berichtet worden. Darüber hinaus aber läßt sich aus normalen Milzen ein weiterer, ebenfalls physikalisch-chemisch gut definierter, von dem Hemmstoff unterscheidbarer Wirkstoff darstellen, der eine Förderung der Leukopoese herbeiführt. Dieser Effekt läßt sich auch therapeutisch ausnutzen, indem nämlich die intravenöse Injektion dieses Wirkkörpers bei leukopenischen Zuständen in einigen Tagen zur Proliferation des Knochenmarks führt. Gleichzeitig bestehendes Fieber (trotz reichlicher Gaben von Antibioticis) fällt ab. Wird der die Leukopoese fördernde Stoff bei chronischen myeloischen Leukämien appliziert, so kommt es in wenigen Tagen zu erheblichen Verschlechterungen, das Knochenmark wird immer unreifer, im peripheren Blut sieht man oft enorme Erhöhungen der Zellzahlen. Auch der die Leukopoese fördernde Wirkstoff aus der Milz ist eiweißfrei, eine Allergisierung ist nicht möglich.

J. LILLE-SZYSZKOWICZ (Warschau-Varsovie/Polen):

Zur Frage der Lungenregulation der Leukopenie.

Nach intravenöser Bakterieninjektion stellt sich beim Kaninchen innerhalb von $1/_2$—1 Std. Leukopenie ein, die hauptsächlich auf Verschiebung der Leukocyten in den Lungenkreislauf beruht. Man kann beweisen, daß bei dieser Verschiebung die spezifischen Eigenschaften leukergischer Leukocyten (vermutlich deren Adhäsiosität) eine Rolle spielen (FLECK). Es verschwinden nämlich regelmäßig aus dem peripheren Kreislauf in erster Linie leukergische Leukocyten: nimmt man ein Versuchstier mit z. B. 60% klebriger Leukocyten und spritzt i.v. etwa 100 Millionen Bac. coli, so findet man in der Leukopeniephase nur 5—10% solcher Leukocyten. Gibt man dem Tier in diesem Moment Adrenalin i.v. (etwa 0,02 mg), so stellen sich fast sofort im peripheren Blute die klebrigen Leukocyten auf wenige Minuten wiederum ein.

Man kann noch auf eine andere Weise beweisen, daß es hauptsächlich (aber nicht allein!) die leukergischen klebrigen Leukocyten sind, die in die Lungengefäße verschoben werden: leukergische Leukocyten besitzen während der ersten 5—7 Std. nach ihrem Erscheinen im peripheren Blute einen besonders großen Glykogengehalt. Nimmt man ein Kaninchen in der entsprechenden Leukergiephase, also z. B. ein Tier mit 60% stark glykogenhaltigen Granulocyten im peripheren Blute, und spritzt Bakterien, so verschwinden größtenteils solche Zellen aus dem peripheren Blut und können in Lungenklatschproposoten massenhaft gefunden werden. Da leukergische Leukocyten besonders energisch phagocytär tätig sind, besitzt ihr Verschieben in die Lungengefäße eine immunologische Bedeutung.

F. Reimann (Istanbul/Türkei):

Die Punktion verschiedener Gefäße und Organe und vor allem die Katheterisierung von tiefliegenden Körpervenen und Gefäßhöhlen bietet die Gelegenheit, nicht nur die chemische, sondern auch die celluläre Zusammensetzung des Blutes in differenten, sonst schwer oder gar nicht zugänglichen Kreislaufabschnitten des Körpers zu untersuchen und auf diese Weise einen Einblick zu gewinnen, in welcher Weise der Zellgehalt des Blutes bei der Passage durch bestimmte Organe beeinflußt wird. In erster Linie interessierte es, Auskunft über die cellulären Verhältnisse im splenoportalen Kreislauf bei den Zuständen der sog. ,,Hypersplenie" zu erhalten. Die bis jetzt gewonnenen Resultate ergaben neben der Leukopenie im rechten Atrium, in der Cubitalvene und im Fingerbeerenblut eine noch stärkere Verminderung des Leukocytengehaltes im Blut der Lebervenen bei einer gleichzeitigen relativen und absoluten Vermehrung im Blut der Milz und in der Vena portae. Im Verein mit der stark verlangsamten Zirkulationsgeschwindigkeit des Blutes im splenoportalen Kreislauf, die mittels Decholinmethode festgestellt wurde, konnte daraus auf eine erhöhte Retention der Leukocyten im spleno-portalen Gefäßgebiet und auf einen verstärkten Verschleiß der weißen Blutzellen in den betreffenden Organen geschlossen werden. Es ist anzunehmen, daß diese starke ,,Gleichgewichtsverschiebung" einen beachtlichen Beitrag zu der sog. ,,hypersplenischen Leukopenie", die im peripheren Kreislauf gefunden wird, liefert. Ein abschließendes Urteil soll aber noch nicht gegeben werden. Die Untersuchungen werden weitergeführt und auch auf die anderen Zellarten des Blutes ausgedehnt.

R. E. Mark (Rostock/Deutschland):

Auf der Stoffwechseltagung in Homburg werde ich in Kürze auch über die biologische Leukocytenkurve im Verlaufe von Saftfastenkuren bei Fettsucht berichten. Während des Saftfastens arbeitet der Organismus im Spargang. Das äußert sich vor allem in den ersten 10 Tagen häufig in einem Überwiegen des Parasympathicotonus am Kreislauf (Bradykardie, Elektrokardiogrammveränderung, Hypotonie usw.). Der Verlauf der biologischen Leukocytenkurve zeigt in dieser Zeit ein ausgeprägtes Hin- und Herschwanken der einzelnen Zellelemente, sogar fallweise deutlich Steigerung der Kernverschiebung, so daß am Blutbild nur von einer Dysregulation während des Saftfastens als Ausdruck der geänderten neurovegetativen Steuerung gesprochen werden kann. Neben diesem Mechanismus läuft aber in einzelnen Fällen der typische Mechanismus der Phasen Schillings ab. Hier handelte es sich um Fälle mit chronischer Tonsillitis oder latenter Gallenblasenerkrankung. Interessant erscheint, daß nach Ablauf dieser Schübe gegen Ende der Kur oder nachher es zu einem Absinken von KV und KV-Index unter den Ausgangswert kommt. Teleologisch würde das auf eine Heilwirkung des Fastens hindeuten. In der biologischen Leukocytenkurve laufen also beim Saftfasten neurovegetative Regulation und Infektabwehr gegebenenfalls zusammen ab.

Hepatolienale Erkrankungen in ihrer Beziehung zur Hämatologie.

Hepatolienal Diseases and their Relations to Hematology.

Affections hépato-liénales en relation avec l'Hématologie.

Malattie epatolienali in relazione con l'Ematologia.

Sintesi attuale sui «complessi epato-splenici»
- 35 anni dopo EPPINGER -.

Di

ENRICO GREPPI (Firenze/Italia).

Con 1 figura.

Referat.

In confronto con le «Malattie epato-lienali» del classico libro di EPPINGER, l'esperienza e le conoscenze attuali possono cosi sintetizzarsi:

1) nel campo delle sindromi emolitiche, pur confermando il significato del Reticolo-endotelio come strumento di eritrofagia ed eritrolisi, con la milza come sede quantitativa spesso dominante secondo la prima idea di BANTI, il complesso degli itteri atipici con *aumento della resistenza globulare* (tipo GREPPI RIETTI) ha preso ampio sviluppo come «anemia mediterranea». In questo senso ha preso nuova importanza la sofferenza morfo-funzionale del midollo come «deviazione» primitiva ereditaria, rispetto alla quale il fattore splenico è associato: tuttavia la splenectomia, operata oggigiorno in limiti minimi di rischio, merita forse nuova attenzione pratica anche contro i segni di infantilismo psicosomatico nei medesimi soggetti (osservazioni in atto di GREPPI e R. DI GUGLIELMO).

2) I complessi misti iperplastico-emolitici del Reticolo endotelio spleno-epatico offrono oggi minor frequenza ed interesse che nel passato, quando letteratura e pratica di affaccendavano intorno alla sindrome di EPPINGER-CESA BIANCHI, alle cirrosi ipertrofiche tipo HANOT, più in genere ai quadri di Epato-colangite cronica splenomegalica itterogena descritti da GREPPI, da MELLI ecc. (ittero misto, colangico ed emolitico). La sindrome di EPPINGER-CESA BIANCHI si riferisce anche a quadri ascitogeni, sulla falsariga delle vecchie cirrosi epatiche ipertrofiche e perciò più vicino alle spleno-epatiti croniche produttive o sclerotiche.

La minor frequenza odierna di questi complessi, già frequenti e gravi come caratteri anatomo-funzionali e clinici, secondo l'A. dipende dal venir meno di molte noxae tossinfettive che un tempo, sia direttamente sia come *substrato*, colpivano il Reticolo-endotelio dei grandi visceri ipocondriaci.

Tutto il campo già ricchissimo delle sepsi epato-biliari, delle colangiti dei rami minori o intraepatici, delle infezioni intestinali «epatotrope» (gruppo Salmonella, enterococco, dissenterico) è straordinariamente diminuito di frequenza in confronto del «dopoguerra» 1918—1930 circa. Il prevalere attuale dei Virus e delle epatosi virali mostra chiaramente attitudini patogene diverse e quasi opposte e cioè verso il parenchima epatico e le eventuali successioni cirrotiche assai più che verso le vie biliari ed il Reticolo-endotelio spleno-epatico.

Se è diminuito questo insieme di azioni dirette, altrettanto può valere — e forse con maggior significato — per alcuni *cofattori patogeni ad azione mediata aspecifica*, operanti come substrati disreattivi spesso multipli, su cui si crea e si sviluppa il singolo complesso clinico di disfunzioni e di lesioni con esito grave verso l'ittero o l'ascite o l'insufficienza epatica sempre minacciosa come conclusione. Basti pensare alla lue nelle sue forme dissimulate tardive, alla dissenteria amebica che già interessava anche le regioni continentali del centro-Europa oltre la zona mediterranea. In quest'ultima chiaramente predominava come endemia patogena ad effetti mediati o indiretti l'infezione malarica cronica, e sta il fatto che nelle stesse zone figuravano ad alto livello i motivi classici della nosologia produttiva spleno-epatica, cellulare e reticolare. In grado molto minore devono qui esser citate anche le leismaniosi e le bilarziosi, sul cui ritmo endemico l'A. non ha però conoscenze.

L'A. pensa che lo stesso Morbo di BANTI nei suoi limiti anatomo-clinici e d'ambiente dipendesse in buona parte — contro la prima, teorica idea del Maestro — dall'intervento di siffatti substrati: donde la evidente, odierna diminuzione di casistica nuova e sicura sopratutto laddove infierivano la malaria la dissenteria e la lue. La stessa tubercolosi considerata come substrato iperergico ad azioni sclerogene, posta da GREPPI e GRECO fra le etiologie «bantiane» nostrane, verosimilmente è già in diminuzione.

Bisogna anche considerare, in parallelo, il beneficio aspecifico dell'igiene alimentare, dell'uso largo di vitamine, della lotta vittoriosa contro tutte le anemie e carenze, come insieme di azioni preziose contro la patologia del midollo, della milza, del fegato parenchimale e sopratutto interstiziale o reticolo-endoteliale.

Il motivo attuale più notevole e preoccupante è invece — come si è già accennato — quello delle virosi e forse di altre azioni tossiche o tossiniche: che vuol dire in clinica il motivo delle epatosi acute o subacute e dei loro esiti.

3) Piena attualità — qui pure come esiti di pregresse noxae che non forse come lesioni nuove — spetta invece alla Splenomegalia tromboflebitica tipo CAUCHOIS-EPPINGER-FRUGONI. Considerando non tanto l'episodio iniziale (spesso ignorato o confuso nella patologia infettiva dell'infanzia) e neppure i periodi di riacutizzazione con «febbre-ascite», quanto piuttosto *il più comune decorso cronico di Splenomegalia con accidenti emorragici gastro-intestinali e con frequenti successioni di ascite*, non possiamo a meno di ammettere ancora una volta lo stretto avvicinamento clinico di siffatte sindromi da «pileflebite cronica» (con o senza trombo occlusivo nella vena splenica) con il Morbo di BANTI.

E' noto che questo tema ha offerto straordinari sviluppi negli anni fra le due guerre, quando l'A. dimostrò per il primo l'esistenza di voluminosi tumori di milza cronici da forte replezione sanguigna riducibile sotto adrenalina e propose il termine di «Splenomegalie congestizio-sclerotiche» con riferimento alla varia casistica produttiva e vascolare a sede milza-vena porta-fegato.

Si può dire che caso per caso l'ambiguità di siffatte sindromi in margine al Morbo di BANTI sia apparsa quasi inevitabile, proprio in un'epoca in cui l'esperienza chirurgica si estendeva in tutto il campo delle splenectomie, delle legature dell'arteria splenica ecc. Si è creato ampio dibattito fra «dualisti» (Splenomegalie vascolari estranee al Morbo di BANTI) e «unicisti» (evoluzioni sclerotiche, spleniche o spleno-epatiche, di lesioni o disfunzioni vascolari come ragione stessa del complesso BANTI).

L'A. stesso, dopo aver posto a lato l'una dopo l'altra — nel trattato di Ematologia del FERRATA 1933 — la Splenomegalia tromboflebitica vascolare e la Splenomegalia primitivamente fibrosa tipo BANTI, in seguito ha tenuto conto della ricca esperienza di molti studiosi fra cui CESA-BIANCHI e CELLINA in Italia e dei documenti lasciati dal BANTI (reperti di noduli sclerosiderotici nella raccolta di milze a Firenze ripresa in istudio da PATRASSI; episodi emorragici nel decorso splenoprivo degli stessi casi riconosciuti da GREPPI) per arrivare ad ammettere nel morbo di BANTI una quota di lesioni vascolari sia del tipo venoso (da pileflebite con o senza trombo) e sia di tipo arterioso a sede più intima intrasplenica.

4) La *quota vascolare arteriosa*, nelle Splenopatie croniche, proposta allo studio dall'A. nel 1936—1938 e ripresa in questi anni, ha una portata non soltanto anatomica (arteriopatie degenerative del tipo jalino con sclerosi avventiziali) ma anche funzionale come esistenza di Splenomegalie da primitiva replezione atonica del viscere secondo GREPPI (Splenomegalie da «atonia»). D'altra parte, riconosciuta la facilità di processi reticolari sclerotici a sede para-arteriolare, si torna ad ammettere una fibrosa splenica «primitiva» nel senso classico del BANTI, tanto più che il BANTI stesso pur con diverso orientamento aveva per il primo descritto nelle milze da lui prese come base alterazioni intra — ed extra — arteriolari (in sede sia penicillare sia pulpare).

In epoca recente (1949—1954) l'A. è venuto alla conclusione che nel Morbo di BANTI anche inteso in senso stretto — e cioè come fibroadenia pura primitiva — una componente vascolare esiste sempre come intima struttura, come «angiopatia» diffusa alle arteriole ed al reticolo pulpare, e che d'altra parte l'etiopatogenesi del processo non ha alcuna probabilità di autonomia ma si crea verosimilmente, caso per caso, per noxae lente aspecifiche interessanti la rete vasale e reticolare dell'organo, favorite per l'appunto da substrati disreattivi come quelli già qui descritti.

La nuova esperienza radiologica e chirurgica odierna (splenoportografia e interventi di anastomosi vasale contro asciti croniche) viene chiaramente ad appoggiare il classico tema della trombosi venosa come cause di splenomegalie e di asciti disgiunte da schietto interessamento epatico (modici fatti di arteriosclerosi senza tendenza cirrotica). Però la esistenza di Splenomegalie congestizio sclerotiche senza trombo spleno-portale non può essere negata, mantenendo il suo significato di reticolo-endoteliosi paravascolare cronica ad orientamento fibroso, con sviluppo preferito in sede splenica ed epatica.

Realisticamente l'A. pensa che anche questi complessi splenici o splenoepatici con o senza anemia od emorragie o ascite, dipendendo sostanzialmente da tossinfezioni, da carenze, da substrati multipli interessanti la morfologia e la funzionalità del reticolo-endotelio, siano oggigiorno in curva di diminuzione statistica. Una riserva tuttavia va fatta per le tromboflebiti spleniche o portali, dato che la patologia venosa infiammatoria, trombigena e sclerotica, figura sempre in misura notevole nella casistica clinica (p. es. a livello del piccolo circolo e nelle età senili).

Per ciò che si riferisce alla «Anemia splenica» del Banti, isolata o come fase anemica della sindrome spleno-epatica, è ormai sicuro che dipendeva da carenza di ferro, tant'è vero che con le moderne terapie anticarenziali e antianemiche è scomparsa del tutto o viene decisamente corretta dall'uso del ferro. In questi stessi casi, ormai rari e riconducibili in buona parte a pauperismo sociale in certi ambienti (Dalla Volta), la cura marziale ha effetto anche sulle note d'infantilismo psicosomatico, come Schiassi già vent'anni fa aveva osservato.

Un altro motivo che può ancora giustificare la comparsa di complessi vascolo-reticolari splenici tipo Banti anche al di fuori della pileflebite e della «patologia venosa» in senso lato, consiste per l'appunto — secondo idee già espresse dall'A. nella seduta dedicata dall'Accademia Fiorentina al centenario di Guido Banti nel 1952 — nella «patologia arteriosa» or ora citata: patologia, per meglio dire, dei rami minori, dell'avventizia e del reticolo, che nel caso della milza costituiscono la struttura attiva del viscere fino ai seni sanguigni considerati come elemento specifico o «splenone» (McKenzie, Knisely, Snook). Orbéne, se da un lato queste strutture possono d'ora in poi svincolarsi da molte azioni tossinfettive e carenziali, d'altro lato possono risentire altre influenze morbose d'ordine più sottile e attuale per eccellenza, azioni «sensibilizzanti» sui vasi in terreno generale o di apparato o di viscere, con fatti discreti graduali di flogosi fibrinosa, di jalinosi e amiloidosi, ingrossamento del reticolo, partecipazione parallela dell'elemento cellulare in senso sia iperplastico sia e sopratutto — nel Banti — atrofico e quasi soffocato dalla prevalente fibrosi.

L'osservazione anatomo-clinica odierna è ricca di questi aspetti, di «angioiti» circoscritte o multiple con varia partecipazione di visceri e frequente grave decorso per lesione renale: lupus eritematoso e dermatovisceriti maligne, endocarditi tipo Libmann-Sachs o sindromi reumatiche atipiche, forse anche granulomi e tumori linfatici (forme evolutive di «linfoblastoma» tipo Brill-Symmers). Non si può escludere un'etiopatogenesi di questa natura per complessi Bantiani splenici o spleno-epatici, per quanto il decorso resti assai lontano dalle malattie or ora ricordate: in queste la milza partecipa quasi sempre al quadro morboso ma per fatti evidenti di vasculite, di infarto, di iperplasia dell'endotelio, come nel classico quadro dell'endocardite lenta.

5) La partecipazione iperplastica e reticolo-fibrosa del Reticolo-endotelio in senso immunitario, posta or ora in discussione, si ricollega a movimenti metabolici d'ordine «disreattivo» operanti nei tessuti e nel sangue stesso. Parlando di «angioiti», di flogosi fibrinoide, di lesioni arteriolo-avventiziali, l'A. vuole riferirsi alla biochimica del sangue e particolarmente al quadro quantitativo e qualitativo delle proteine come indice espressivo per processi e malattie di quel genere. Infatti l'esperienza dell'A., sugli studi di Antonini e Salvini nella Clinica di Firenze, parla decisamente per riflessi concreti e misurabili che alcune splenopatie e sindromi spleno-epatiche esercitano sul «protidoplasma».

Per es. nelle Splenomegalie pileflebitiche, con o senza trombo ma comunque «infiammatorie», il quadro proteico si caratterizza in senso flogistico schietto ad ogni episodio subacuto, in parallelo a fasi flebitiche trombogene o emorragiche o ascitiche. Invece nelle fasi di latenza, spesso lunghe o addirittura definitive per l'estinguersi non raro del processo flebitico primario, suole mancare ogni segno di disprotidemia: se questa compare, è già spia di una sclerosi interessante il fegato.

L'accenno alla disprotidemia di tipo epatico o più esattamente epato-cirrotico — diminuzione dell'albumina e aumento di gamma globulina a larga base nella figura elettroforetica — porta l'A. a toccare sotto questo moderno aspetto le

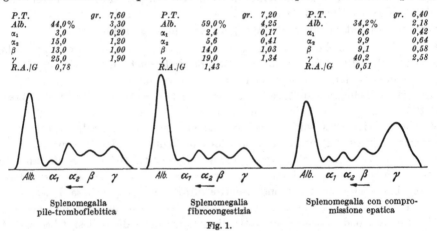

P.T.		gr. 7,60	P.T.		gr. 7,20	P.T.		gr. 6,40
Alb.	44,0%	3,30	Alb.	59,0%	4,25	Alb.	34,2%	2,18
α_1	3,0	0,20	α_1	2,4	0,17	α_1	6,6	0,42
α_2	15,0	1,20	α_2	5,6	0,41	α_2	9,9	0,64
β	13,0	1,00	β	14,0	1,03	β	9,1	0,58
γ	25,0	1,90	γ	19,0	1,34	γ	40,2	2,58
R.A./G	0,78		R.A./G	1,43		R.A./G	0,51	

Splenomegalia pile-tromboflebitica

Splenomegalia fibrocongestizia

Splenomegalia con compromissione epatica

Fig. 1.

successioni epatosclerotiche delle Splenopatie, che vuol dire ancora il concetto del BANTI come stadio terminale della sindrome da lui descritta.

In verità sui documenti clinici e biologici sarebbe sempre più corretto parlare di complesso spleno-epatico produttivo o Spleno-epatite cronica senza impegnare una più decisa diagnosi di BANTI, comunque le osservazioni nostre sono istruttive. Ogni qualvolta clinicamente figura una sindrome del genere, anche prima di ogni ascite o anemia, ogni qualvolta c'è un fegato un po' grosso e consistente, il «protidogramma» è di tipo epatocirrotico.

Questo rilievo è significativo: va d'accordo — si noti — con il rilievo chirurgico e biopsistico di lesione epatica iniziale o meglio in fase di compenso, tale perciò da sfuggire alle prove funzionali d'insufficienza parenchimatosa dell'organo. La disprotidemia, — a parere dell'A. — supera dunque le altre prove epatiche, e ciò ha evidente importanza clinica per valutare l'opportunità di eventuale splenectomia; ma sopratutto si distingue — come si è detto — dal silenzio umorale delle Splenomegalie vascolari croniche come anche dal quadro "flogistico" di vascolopatie in atto (eventualmente in seno al fegato stesso come rete vasale e interstiziale).

Distinzione dunque netta — su indici umorali facili — *fra spleno-epatiti croniche e splenopatie congestizie o congestizio-sclerotiche a fegato indenne.*

Ciò non può dir molto sulla eventuale primitività o «precessione» splenica in senso BANTI: bisognerebbe seguire — e si dovrà farlo d'ora in poi — il decorso del singolo caso. L'A. afferma che varie Splenomegalie vascolari (tipo pileflebitico schietto, a giudicare dagli episodi emorragici) restano negative come interessamento epatico anche dopo molti anni: ciò fa pensare — come Cesa-Bianchi e Gamna avevano già notato clinicamente prima e dopo splenectomie — a scarsa aggressività per il fegato. Nel vero Banti si dovrebbe invece arrivare — sia pure con lento decorso e con lunga fase anascitica — alla cirrosi epatica di tipo Laennec: a questo punto però, ancora una volta e come riconosceva il Banti stesso, ci manca ogni criterio differenziale fra cirrosi primitive comuni e cirrosi d'origine splenica.

Nell'esperienza dell'A. e dei collaboratori, il complesso spleno-epatico cronico, relativamente benigno come decorso per quanto con facile esito in ascite o in insufficienza epatica, biochimicamente «marcato» da disprotidemia del tipo cirrotico, è frequente corrispondendo in fondo — come si è già detto — alla vecchia «cirrosi ipertrofica» ed all'interpretazione reticolo-endoteliale che Eppinger e Cesa-Bianchi ne hanno dato 30 anni fa. I dati qui forniti dall'A. parlano caso mai per una più schietta cirrosi con il suo quadro umorale: e di fatto alla splenectomia o in biopsia epatica, si constata per lo più non senza delusione che il processo degenerativo e sclerotico del fegato è più avanzato di quanto si era supposto.

6) A questo punto ritroviamo in pratica e in dottrina il quesito che ha sempre assillato gli studiosi del complesso Bantiano: conviene attuare la splenectomia quando la cirrosi epatica è già presente, sia pure prima della comparsa di ascite ?

Il problema è ormai affrontabile prima dell'intervento, dalle odierne biopsie per laparocele o per puntura alle note funzionali e umorali ricordate. A milza voluminosa, remota nella storia individuale, con segni epatici non troppo decisi e in soggetto adatto, considerando anche il grande progresso attuale della tolleranza operativa, l'A. pensa convenga insistere nella splenectomia avendo esperienza personale di fasi di arresto della malattia epatica dopo tolto il distretto splenico congestizio-sclerotico con le sue influenze dismetaboliche sul fegato. E ancora, in sostanza, il nocciolo primo originale del Banti, anche se non vi è alcun motivo per supporre un agente attivo specifico cirrogeno in seno alla milza.

Si capisce d'altronde che oggigiorno, caso per caso, medico e chirurgo faranno in fase preoperatoria ogni indagine *sulla quota vascolare della Splenopatia*, dalla riduzione adrenalinica alla splenoportografia, e ciò naturalmente tanto più se c'è storia di gastrorragie e presenza di ascite a rapido ritmo — a sua volta contrastante con note umorali lievi di cirrosi. E' la nuova, ricca esperienza chirurgica su Splenomegalie e asciti, che ha riportato al primo piano l'occlusione del sistema portale come esito di pileflebiti o di deviazioni estrinseche dei grandi vasi spleno-portali.

In conclusione: pur accettando come statistica la maggior frequenza di trombosi e stenosi portali in confronto con le idee abituali, l'A. pensa che si debbano ancora ammettere splenomegalie congestizio-sclerotiche più strettamente primitive e cioè non dipendenti da ostacoli venosi ma invece legate ad etiopatogenesi sui generis, a processi arteriolo-reticolari con replezione sanguigna attiva del viscere. E' la tesi che l'A. ha proposto e difeso dalle sue prime ricerche sulla splenoriduzione in clinica, e sotto questo aspetto risponde ancora all'idea-Banti ed ai motivi che il vecchio studioso aveva egli stesso trovato nel suo materiale pur non valutando sul piano interpretativo *la quota vascolare della splenopatia*.

Bantisyndrom und Bantikrankheit.

Von

G. Gelin (Oran/Algerien).

Mit 1 Abbildung.

Referat.

Seitdem Alexander der Große den gordischen Knoten durchgehauen hat, ist der menschliche Geist in Versuchung gefallen, den verwickeltsten Fragen eine einfache Lösung zu verleihen. Die große Debatte, die vor mehr als 60 Jahren um die sog. Bantischen Splenomegalien eröffnet wurde, und die ärztliche Meinung so tief aufgeteilt hat, ist auf keine andere Ursache zurückzuführen. Bantis großer Irrtum, der eher ein psychologischer war, bestand darin, daß er La Rochefoucaulds Rat: „Ein Tor ist der, der allein weise sein will", vernachlässigt hatte. Nachdem der florentinische Pathologe von der „Splenomegalie mit Leberzirrhose" die wohlbekannte meisterhafte bis ins einzelne gehende anatomo-klinische Beschreibung dargelegt hatte, bekam er unrecht, über der Pathogenese dieser neuen Krankheit einen dichten Nebelstreifen voller Ungewißheit schweben zu lassen. Indem er seiner Intuition freien Lauf ließ, stellte er aufeinanderfolgende Behauptungen auf, deren Nachprüfung der damalige Zustand der Wissenschaft nicht gestattete. Das geschah eben, als er sich über die Rolle der Milz in der Entwicklung der Krankheit und die Ausarbeitung von Giftstoffen durch das Milzparenchym verbreitete. Solche Behauptungen erregen immer Anstoß in dem nach Einfachheit begierigen menschlichen Geist und rufen, solange sie nicht klipp und klar bewiesen wurden, im Schoß der zur Kritik neigenden ärztlichen Meinung lebhafte Reaktionen hervor. So meinten einige, die neue Krankheit sei äußerst verbreitet, während andere deren Dasein in Zweifel zogen. Zu bekennen ist zwar, daß Banti seinen Verkleinerern Waffen in die Hände gab, indem er die Ätiologie und Pathogenese seiner Krankheit als unbekannt betrachtete. Eine solche Ansicht, die in der Tat der Ausdruck einer bewundernswerten geistigen Redlichkeit ist, wird immer scharf kritisiert. Daraus erging, daß Banti vielleicht nicht allein recht gehabt hatte, aber sein Unrecht hatte darin bestanden, daß er allzufrüh im Recht gewesen war.

Obgleich ich nicht beabsichtige, im nachstehenden alle Wechselfälle eines langen Streits wieder vor Augen zu führen, so schickt es sich doch, die Reaktion der amerikanischen Schule, die insbesondere von Whipple und Rousselot vertreten ist, mit einigen Worten zu erwähnen. Als jene Verfasser feststellten, daß die von ihnen beobachteten Tatsachen nicht mit Bantis Beschreibung übereinstimmten, gelang es ihnen, den alten Begriff: „portale Hypertension" wieder zu Ehren zu bringen, deren Wirklichkeit durch manometrische Messungen nachzuweisen, und die Milzvergrößerung, die Verdauungstraktblutungen und den Ascites als jener portalen Hypertension nachfolgend zu betrachten. Indem sie so verfuhren, kehrten sie die Glieder des Problems um, und ihre Hypothese war nach Rousselots Ausdruck „eine vollständige Umkehrung von Bantis ursprünglicher Auffassung". In den folgenden Jahren verliehen die von zahlreichen Chirurgen (besonders Linton und Blakemore) verwirklichten Shunt-Anastomosen dem, was bisher nur noch eine pathogenische Hypothese war, ein beträchtliches Gewicht, und die Chirurgen legten den Nachdruck darauf, daß die Anastomosen der einfachen

Splenektomie überlegen waren. Es entstand eine echte Begeisterung, und auf der Brüsseler Tagung im Jahre 1952 meinten die Referenten, die über das sog. Bantisyndrom witzelten, BANTIs Auffassung liege tief in der Erde, auf ewig begraben.

Jedoch erhob die insbesondere von DI GUGLIELMO, PATRASSI, GREPPI, SIGNORELLI, GAMBIGLIANI-ZOCCOLI usw. vertretene italienische Schule, lebhaften Protest gegen diese vollständige Zerstörung, und indem sie in gewissen Punkten wich, behauptete sie nachdrücklich ihre Stellung über das Wesentliche in der Auffassung des florentinischen Meisters. So wichtigen Abweichungen gegenüber waren einige medizinisch-chirurgische Mannschaften bestrebt, das Problem von Grund aus wieder durchzunehmen, und indem sie die Nachforschungs- und Behandlungstechniken benutzten, die jenseits des Atlantiks verwirklicht worden waren, bemühten sie sich, sich mit unvoreingenommenem Geist in die Erörterung einzulassen. Solche Forschungen wurden in Italien, aber auch in Frankreich, vor allem in Lyon von SANTY und CROIZAT verfolgt. Auch wir, die wir mit den Chirurgen COUNIOT und GROSS ähnliche Forschungen in einer Gegend verfolgten, wo die Bantischen Syndrome erstaunlich gewöhnlich sind, kamen allmählich auf den Gedanken, daß die portale Hypertension bei unseren Kranken viel weniger häufig sei als in Nordamerika, daß also die Theorie des intra- und extrahepatischen Blocks, die manche Verfasser als einen Glaubenssatz betrachteten, nicht alles erklären könne. So lautete der Schluß, den wir im Monat Mai 1954 vor der chirurgischen Gesellschaft von Algier zogen, wo wir mit COUNIOT eine Kasuistik von 60 Fällen von Bantischen Syndromen vorzeigten, unter denen 25 operiert worden waren. In derselben Zeit zog die Schule von Lyon ähnliche Schlußfolgerungen, die SANTY und MARION vor dem internationalen Kongreß für Gastro-Enterologie in Paris mit folgenden Worten zum Ausdruck brachten: „Wir selbst, die wir vorher die amerikanische Klassifikation, den extrahepatischen Block und die Cirrhose mit Begeisterung angenommen und verteidigt hatten, mußten kehrt machen, und nachdem wir die Präparate zur Hand genommen hatten, mußten wir das wieder ausfindig machen, was BANTI so meisterhaft beschrieben hatte." Selbstverständlich handelt es sich hier nicht darum, die Wirklichkeit der von den amerikanischen Verfassern beobachteten Tatsachen zu beanstanden. Aber unsere Beobachtungen entsprechen gleichfalls solchen Tatsachen, die trotz gewissen Ähnlichkeiten sehr verschieden von den ihrigen sind und folglich nicht mit demselben Wort bezeichnet werden können. Was die Amerikaner Bantisches Syndrom nennen, ist nichts anderes als die portale Hypertension, die, welches ihr intra- oder extrahepatischer Ursprung auch sein mag, ein ähnliches Bild erzeugt, wobei nur die postoperative Prognose verschieden ist, und zwar ziemlich günstig beim extrahepatischen Block, immer trüb beim intrahepatischen Block. Im Gegenteil, die in unseren Gegenden beobachteten Syndrome gehören meistens zur echten Bantikrankheit. Da diese Unterscheidung noch nicht allgemein anerkannt ist, ist es also nicht unnütz, im Licht der heutigen Kenntnisse die verschiedenen Glieder des Problems kurz aber systematisch durchzunehmen.

Schon läßt das Studium der Ätiologie abgrundtiefe Unterschiede zwischen Bantisyndrom und -krankheit zum Vorschein kommen. So klar und genau die Ursachen des portalen Überdrucks auch sind, so verschieden und streitig sind diejenigen der Bantikrankheit.

Der portale Überdruck ist überhaupt auf eine chronische intra- oder extra-
hepatische Verstopfung des Pfortadersystems zurückzuführen. Der intrahepa-
tische Block ist am öftesten einer Lebercirrhose anzurechnen, was viele Arbeiten,
namentlich die neueren vollständigen Forschungen von CHILD und dessen Mitarbeitern bewiesen haben. Was den portalen Überdruck durch chronischen extrahepatischen Block betrifft, welchen SANTY und MARION mit dem Ausdruck:
„portale Verstopfung" bezeichnen, so ist er nach der Meinung jener Verfasser auf
eine gewisse Anzahl von Faktoren zurückzuführen. Jene Faktoren sind je nach
ihrer Erscheinungshäufigkeit: die kongenitalen Stenosen der Pfortader und ihrer
Äste (die meistens die Ursache des portalen Überdrucks beim Kind sind), die immer
äußeren Entzündungsstenosen (Adenitis des Leber- oder Milzhilus), wozu auf die
Dauer eine venöse Thrombose hinzutreten kann, endlich die schon lange eingetretenen Thrombosen der Pfortader oder ihrer Äste.

Im Gegenteil, die Ätiologie der Bantikrankheit wird bestritten. Wir wissen ja,
BANTI hatte den Grundsatz aufgestellt, daß die Ursache seiner Krankheit unbekannt war und die Splenomegalie mit bekannter Ätiologie folglich keine Bantikrankheit sein konnte. Wir selbst sind zur Überzeugung gelangt, dieses Postulat
kann nicht mehr aufrechterhalten werden. Die Bantikrankheit ist auf eine gewisse
Anzahl von Ursachen zurückzuführen, die manchmal einzeln oder auch öfter
gruppenweise auftreten. In unseren Gegenden ist der wichtigste Faktor unbestreitbar die chronische Malaria. Diese Meinung hatten wir schon auf der medizinischen Tagung von Frankreich im Jahre 1954 verfochten, als wir von den Forschungen Kenntnis nahmen, die DUMOLARD, SARROUY, LAFFARGUE und PORTIER
aus Algier auf die chronischen Splenomegalien des algerischen Eingeborenen verwendet hatten. In jener zwar vollständigen Arbeit, die während des Krieges
herausgegeben und folglich nicht genügend verbreitet wurde, schreiben die Verfasser wortwörtlich: „Die Erfahrung zeigt einwandfrei, daß in der Malaria und besonders in der chronischen Malaria die Tatsache, daß das Hämatozoon nicht hervorgehoben wird, keineswegs beweisen könnte, die malarische Infektion sei nicht mit
im Spiele. Auch hier soll die klinische Untersuchung alle ihre Rechte bewahren.
Nun aber, was ersehen wir aus der klinischen Erfahrung? Von vornherein hebt sie
eine wesentliche Tatsache hervor: die chronischen Splenomegalien des algerischen
Eingeborenen, die auf die chronische Malaria zurückzuführen sind, wobei das Vorhandensein des Hämatozoons herausgestellt werden kann, stimmen, was ihre
Semiologie, ihre Entwicklung und ihre anatomischen Veränderungen betrifft, mit
den anscheinend primitiven Splenomegalien überein." Und die Verfasser aus
Algier stützen dann ihre Behauptungen durch genaue und wertvolle Beweisgründe.
Wir möchten einfach hinzufügen, daß in unserer 60 Fälle umfassenden Kasuistik
57 Landleute aber nur 3 Städter verzeichnet sind. Aber wir wissen, daß in Al-
gerien die malarische Infektion unendlich häufiger auf dem Lande ist (wo es den
Kranken widerstrebt, den Arzt zu Rate zu ziehen, da sie lieber das Ende der
Fieberanfälle abwarten) als in den Städten. Außerdem ist es auffällig, daß die geo-
graphische Ausdehnung der Malaria solche Gegenden einschließt, wo die Bantikrankheit am häufigsten beobachtet wird. Soll das heißen, daß wir die Malaria als
den einzigen Faktor der Bantikrankheit betrachten? Wir denken im Gegenteil,
daß in Nordafrika die Verbindung mehrerer Faktoren, die weniger bedeutend sind
als die Malaria, z. B. die Lebensweise, die Ernährung, notwendig ist, damit eine

Bantikrankheit entstehen könne. Andererseits haben zahlreiche Arbeiten, insbesondere GREPPIs, SIGNORELLIs und TAPIEs Forschungen klar an den Tag gelegt,
daß andere chronische Infektionen wie das Maltafieber oder die Tuberkulose
splenische Anämien veranlassen können, die sich genau wie die echte Bantikrankheit entwickeln können.

Die anatomischen Veränderungen waren einst und sind heute immer noch der
Gegenstand leidenschaftlicher Erörterungen und ein ganzer Band wäre fast notwendig, um die Beweisgründe umständlich darzulegen, die für oder gegen die
Spezifität der zentrofollikulären Fibroadenie vorgebracht wurden. Gewisse Verfasser und namentlich einige von Format wie DI GUGLIELMO, GRETILLAT, HOUCKE
meinen, das mikroskopische Bild der echten Bantikrankheit sei ganz und gar eigen-
artig und demjenigen der fibrösen Splenomegalien, die auf einen portalen Überdruck zurückzuführen sind, vollkommen entgegengesetzt. Andere Verfasser wie
MAURI, PATRASSI und vor kurzem noch CROIZAT meinen, die Fibroadenie sei nur
eine Begleiterscheinung, die man der Hyperplasie der roten Milzpulpa zuschreiben
solle, die aber keineswegs als ein unbestreitbares anatomisches Kennzeichen
betrachtet werden könne. CROIZAT hat insbesondere auf Milzen, die von Kranken,
welche mit einer echten Laenneccirrhose, also mit intrahepatischem Block behaftet
waren, vorweggenommen worden waren, echt typische Fibroadenien beobachten
können.

Die Beobachtung unserer eigenen Präparate macht uns dazu geneigt, diese
Ansicht zu teilen: auf einigen Milzen, die von Kranken vorweggenommen wurden,
unter denen einige von der Bantikrankheit ohne portalen Überdruck, andere von
portalem Überdruck befallen waren, haben wir Fibroadenie mit Hyalinose der
zentrofollikulären Arterie beobachtet. Wir denken also, daß die Pulpahyperplasie
und die zentrofollikuläre Fibroadenie gar nicht spezifisch sind. Eben das bekannte
BANTI selbst, als er 1922 an ASCHOFF schrieb: „Außer der Bantikrankheit kann ja
eine Fibroadenie bestehen, aber es gibt überhaupt keine Bantikrankheit ohne
Fibroadenie."

Wir sind also der Meinung, daß die anatomischen Veränderungen, die auf der
Höhe der Milz oder der Leber beobachtet werden, bei dem heutigen Zustand unserer
Techniken gar nicht ausschlaggebend sein können in der Disputation über die
Einheit oder Doppelheit der Bantischen Splenomegalien.

Aber nun möchten wir die allgemeine Aufmerksamkeit auf einen Punkt lenken,
der uns von der höchsten Wichtigkeit zu sein scheint, und zwar auf die großen
Schwierigkeiten, auf die man stößt, wenn man bei dem gegenwärtigen Zustand
der histopathologischen Techniken Milzpräparate deuten will. Auf der Pariser
Tagung für Hämatologie im Jahre 1954 haben wir einen merkwürdigen Versuch
mitgeteilt: da wir acht hervorragenden Pathologen Milzpräparate zugesandt
hatten, die von demselben Kranken vorweggenommen worden waren, haben wir
acht verschiedene Diagnosen erhalten, und zwar vom Retothelsarkom bis zur
Bantikrankheit über das maligne Granulom. Es ist bemerkenswert, daß im Gegenteil zu anderen wissenschaftlichen Fächern, die histopathologischen Techniken
seit der Zeit der Bahnbrecher der pathologischen Anatomie: VIRCHOW, BANTI
oder LETULLE nur wenige Fortschritte gemacht haben. Wenn man aber feststellt,
daß KNISELY dank einer vollkommen neuen Technik („Transillumination") das
Problem des intralienalen Blutkreislaufs hat lösen können, das von MALPIGHI an

immer wieder vorgenommen, aber bisher noch nie aufgeklärt worden war, ist es nicht verpönt zu denken, daß uns eines Tages eine besondere Technik die Möglichkeit geben wird, in der Bantikrankheit ein unbestreitbares anatomisches Substrat besser zu sehen und zu entdecken.

Das klinische Bild des portalen Überdrucks mit extrahepatischem Block ist oft dem der Bantikrankheit sehr ähnlich, so daß Santy und Marion den Ausdruck: „Doppelgänger-Erkrankungen" benutzen konnten. Diese semiologische Ähnlichkeit hat die Verwechslung, die lange zwischen beiden Erkrankungen bestand, offenbar verursacht.

Wenn wir die Unterschiede zwischen Bantikrankheit und -syndrom sowie auch den Grund, weshalb die beiden Erkrankungen oft miteinander verwechselt wurden, besser verstehen wollen, so scheint es notwendig, die beiden Gesichtspunkte des diagnostischen Problems, namentlich den theoretischen und den praktischen Gesichtspunkt, einzeln in Betracht zu ziehen.

Theoretisch sind die Elemente des klinischen Bildes und besonders die Entwicklung des portalen Überdrucks sehr verschieden von denen der Bantikrankheit.

In der Tat, für Santy und Marion wird die portale Verstopfung von folgender Trias: Splenomegalie, Verdauungstraktblutungen durch Bruch von Oesophagusvaricen, Vollständigkeit der Leberfunktion gekennzeichnet.

Die Bantikrankheit ist im Gegenteil an ihren drei Stufen: Splenomegalie mit Anämie (ohne portalen Überdruck), Splenomegalie mit Cirrhose ohne Blutung und ohne portalen Überdruck, schließlich Splenomegalie mit Cirrhose und klinischem Zeichen eines portalen Überdrucks (Verdauungstraktblutungen, Bauchwassersucht, die einzeln oder zusammen beobachtet werden können), leicht zu erkennen.

Es scheint also, als sollte irgendeine Verwechslung zwischen zwei Erkrankungen unmöglich sein, die während einer langen Zeit ihrer Entwicklung nur ein Symptom gemeinsam haben, namentlich: die Splenomegalie.

Praktisch verhält sich die Sache ganz anders, da das Kardinalsymptom oft von einer wichtigen Verdauungstraktblutung vertreten wird. Wenn sie zutritt, hat das klinische Bild in beiden Fällen an Klarheit viel verloren.

Bei portaler Verstopfung veranlaßt die seit langen Jahren eingetretene Splenomegalie einen Hypersplenismus und folglich eine Veränderung des Hämogramms: Anämie, Leukogranulopenie, Thrombocytopenie. Außerdem kann auch eine Veränderung der Leber entstehen. Im Gegensatz zu dem, was die amerikanischen Verfasser (namentlich Whipple) behauptet hatten, haben Santy und Marion in 8 Fällen von 40 (20%) bei Kranken, die eine unbestreitbare portale Verstopfung hatten, mehr oder weniger fortgeschrittene Veränderungen einer Lebercirrhose festgestellt. Endlich können die Oesophagusvaricen, besonders wenn die Röntgen- oder Endoskopuntersuchung kurz nach einer Hämatemese stattfindet, abwesend oder wenigstens unsichtbar sein.

Was die Bantikrankheit betrifft, so kommt es noch ziemlich häufig vor, daß die Kranken erst untersucht werden, nachdem sie schon zur dritten Stufe gelangt sind, wobei die Lebercirrhose wichtig genug ist, um eine portale Hypertension zu verursachen. Die vorhergehenden Stufen werden oft vom Kranken nicht beachtet, und ein noch so sorgfältiges Befragen kann die echte Zeitfolge der Tatsachen unmöglich wiederherstellen.

Zwar können einige semiologische Nuancen von einem Fall zum anderen abwechseln und die Diagnose nach dieser oder jener Hypothese richten, aber öfters sind prä- und besonders postoperative Forschungen notwendig, um das Problem endgültig zu lösen.

Die präoperativen Forschungen gehören hauptsächlich zum Gebiet der Röntgenologie und bestehen in der Suche nach Oesophagusvaricen so wie auch in der Splenoportographie.

Ohne das Problem der Oesophagusvaricen, dem seit mehr als 50 Jahren zahlreiche Arbeiten gewidmet wurden, ganz und gar behandeln zu wollen, dürfen wir uns selbst über den diagnostischen und folglich praktischen Wert eines Studiums befragen, seitdem neue Techniken aufgekommen sind. Im Jahre 1953 haben PAPILLON, PINET und MARION aus Lyon in einer beträchtlichen Arbeit den klassischen Parallelismus zwischen portalem Überdruck und Oesophagusvaricen bestätigt. Bei unseren nordafrikanischen Kranken haben wir erst in der letzten Stufe der Krankheit Oesophagusvaricen beobachtet. Jedoch haben die Verfasser aus Lyon die Tatsache hervorgehoben, daß jene Regel nicht unbedingt war, denn einerseits können die durch Röntgenstrahlen oder Oesophaguskopie festgestellten Varicen außer dem portalen Überdruck beobachtet werden, andererseits bedeutet ihre Abwesenheit oder Unsichtbarkeit nicht notwendig, daß der portale Blutdruck normal ist. Die Schlußfolgerung, die aus jenen Tatsachen erfolgt, ist sehr klar: die Anwesenheit oder Abwesenheit von Oesophagusvaricen ermöglicht es nicht, daß die Diagnose zwischen Bantikrankheit und -syndrom auf ausschlaggebende Weise gestellt wird, folglich kann sie gar nicht auf das therapeutische Gebiet zurückwirken. Es kommt uns also vor, daß die Suche nach jenen Varicen, deren theoretischen Wert wir nicht mißkennen, nicht unentbehrlich ist, manchmal kann sie mühsam, ja gefährlich sein (dabei denken wir an die Oesophagoskopie). Darum haben wir gegenwärtig darauf verzichtet.

Viel größer ist der Wert der Splenoportographie, die 1951 von ABEATICI und CAMPI erfunden und dann von LEGER, SOTGIU, LEBON und dessen Schülern sorgfältig studiert wurde. Nun wollen wir nicht auf die Einzelheiten einer gut geregelten Technik zurückkommen, die es ermöglicht, vor einer Operation das gesamte portolienale Netz sichtbar zu machen. Wir wollen einfach wiederholen, daß die Seriographie den von DIODON befolgten Weg Schritt für Schritt überblicken läßt von der Milz aus bis in die feinen intrahepatischen Zweige. Hat man aber keinen Seriographen zur Verfügung, so kann man ganz gut die von LEBON beschriebene Technik der drei Momentaufnahmen benutzen: das erste Bild wird am Ende der ersten Diodon-Einspritzung gemacht (also in der 4. sec), das zweite 2 sec nach dem Ende der zweiten Einspritzung, das dritte 4 sec nach dem Ende der dritten Einspritzung. Zwischen zwei aufeinanderfolgenden Einspritzungen wird die Filmkassette gewechselt, wobei man langsam eine physiologische Kochsalzlösung hindurchfließen läßt, damit die Nadel sich nicht verstopfe. Außerdem benutzt man die Gelegenheit, um den intralienalen Blutdruck zu messen. LEBONs Arbeiten, die insbesondere von LEGER und den italienischen Verfassern bestätigt wurden, haben klar an den Tag gelegt, daß dieser Blutdruck den portalen Blutdruck treu widerspiegelt. So kann man vor einer Operation wissen, ob das Syndrom von portalem Überdruck begleitet ist oder nicht.

Es ist unbestreitbar, daß diese neue Untersuchungstechnik den Verfechtern der Bantikrankheit wichtige Beweisgründe zur Verfügung stellt. In den meisten Fällen gibt sie allerdings die Möglichkeit, zwischen portaler Verstopfung und Bantikrankheit die Diagnose zu stellen.

Die portale Verstopfung schließt zwar auf gut hergestellten Aufnahmen ein offenbares radiologisches Kennzeichen mit ein. Die voriges Jahr in Paris von Dogliotti, Abeatici und Campi, Santy und Marion vorgezeigten Bilder haben

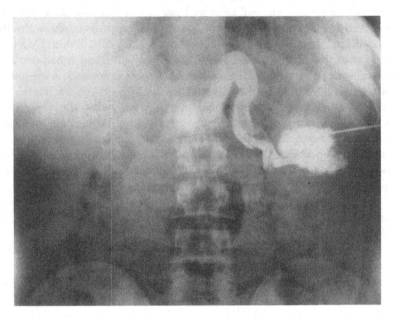

Abb. 1. Splenoportographie. Bantikrankheit.

mit aller wünschenswerten Deutlichkeit die Stenosen so wie auch die inneren und äußeren Verstopfungen der Pfort- und Milzader hervor. In allen Fällen hat die chirurgische Untersuchung die Treue der hergestellten Bilder bestätigt.

Im Gegenteil, bei echter Bantikrankheit sind das Kaliber der Milzader und das der Pfortader vollkommen regelmäßig. Die Aufnahme, die wir vorzeigen, beweist es ganz und gar. In den meisten Fällen, wo bei unseren allergischen Kranken ein Bantisches Syndrom bestand, wurden ähnliche Aufnahmen hergestellt. In solchen Fällen darf man keineswegs namens einer pathogenischen Hypothese das Vorhandensein eines extrahepatischen Blocks vermuten, dessen Anwesenheit eine so treue Technik wie die Splenoportographie unmöglich bestätigen kann. Es wäre zwecklos hinzuzufügen, daß wir im Laufe einer Operation einen solchen Block niemals festgestellt haben.

Die Behandlung der Bantischen Syndrome wurde seit einigen Jahren zum Gegenstand so zahlreicher und sorgfältiger Forschungen, daß es unnütz ist, hier alle Einzelheiten aufzuzählen. Obwohl wiederholte Adrenalin-Einspritzungen (Ascolische Technik) in gewissen Anfangsformen zu ausgezeichneten Ergebnissen führen können (wie Piovella es noch vor kurzem gezeigt hat), muß am häufigsten ein chirurgischer Eingriff vorgenommen werden. Aber das Heilverfahren ist verschieden, je nachdem es sich um das Bantisyndrom durch portale Verstopfung oder um die Bantikrankheit handelt.

Die beste heutige Behandlung der portalen Verstopfung besteht in einer lienorenalen End-zu-Seit-Anastomose. Es handelt sich hier um einen nun gut geregelten Eingriff, dessen hohen Wert als Vorbeugungsmittel der Verdauungstraktblutungen, der höchsten Komplikation des portalen Überdrucks, die umfangreichen Kasuistiken von BLAKEMORE, LINTON, SANTY und MARION, D'ALLAINES und DUBOST zur Genüge hervorheben. Es ist klar, daß bei einem Kranken, der mit einer radiologisch und manometrisch unbestreitbaren, von bedeutender Hämatemese begleiteten portalen Verstopfung behaftet ist, das Verhalten des Chirurgen einfach ist. Sobald es ihm durch die intra-oesophageale Technik von BLAKEMORE gelungen ist, den Blutfluß selbst zum Stehen zu bringen, und durch bedeutende Blutübertragungen den Blutverlust ausgeglichen hat, muß er sogleich eine Shunt-Anastomose herstellen.

Bei den von der echten Bantikrankheit befallenen Kranken ist das Heilverfahren manchmal sehr schwierig zu bestimmen, und es kann zuweilen vorkommen, daß man während einer Operation die chirurgische Taktik wechseln muß. Man weiß wohl, daß BANTI schon in seinen ersten Forschungsarbeiten die Splenektomie als einzige logische Behandlung der Splenomegalie mit Lebercirrhose betrachtet hatte. Bei der seither erworbenen Erfahrung und der allmählichen Besserung der chirurgischen und Wiederbelebungstechniken dürfen wir folgende Fragen aufwerfen:

— Ist die Splenektomie in allen Fällen notwendig ?

— Genügt die Splenektomie, um zur Heilung zu führen, oder muß man sie durch eine zweite Operation ergänzen ?

— Welchen Operationstypus soll man im Bejahungsfalle vorziehen ?

Die erste Frage können wir, nachdem wir die Angaben der Literatur mit der Beobachtung unserer eigenen Kranken verglichen haben, mit Ja beantworten. Nur die Milzexstirpation ermöglicht es, die Erscheinungen eines Hypersplenismus (hauptsächlich Pancytopenie durch Markhemmung), die bei jenen Kranken immer, obwohl in veränderlichem Grade anwesend sind, von Grund aus zu verbessern. Im Jahre 1953 haben McPHERSON und INNES, die sich auf eine persönliche Kasuistik von 46 operierten Fällen stützten, die Tatsache betont, daß die porto-cavalen Anastomosen ohne Splenektomie die hämatologischen Störungen der Bantischen Syndrome unmöglich verbessern können. In einigen, zwar außergewöhnlichen Fällen können dichte und ausgebreitete Verwachsungen, bei Kranken, deren Allgemeinzustand mißlich ist, die Splenektomie unmöglich machen. In solchen Fällen soll man die Milzarterie und manchmal auch die Leberarterie unterbinden. Bei einem unserer Kranken sind wir durch dieses Verfahren zu einem ausgezeichneten Ergebnis gekommen. Aber, laßt es uns wiederholen, solche Fälle treten nur ausnahmsweise ein und am häufigsten wird es dem Chirurgen gelingen, den Milzpol loszumachen, obwohl die eigentliche Technik Meinungsverschiedenheiten unter den Chirurgen veranlaßt. Während SANTY der Thorakotomie abhold ist, die nach ihm den Durchbruch der Ascitesflüssigkeit in den Brustkorb begünstigen könnte, denkt COUNIOT, aus Oran, dieser Unfall könne durch eine gute Naht des eingeschnittenen Zwerchfells an die Wandmuskeln verhindert werden, und jedenfalls

sei die Gefahr eines Einbruchs der Ascitesflüssigkeit geringer als die einer unvoll-
ständigen Hämostase und einer ungenügenden Öffnung auf den voluminösen und
angewachsenen Milzpol.

Ist die zwar notwendige Splenektomie genügend? Die Antwort auf diese Frage
kann nur der anatomische Zustand der Leber geben. Im Laufe der Bantikrankheit
ist sie immer verändert, aber in veränderlichem Grade. Es ist ganz klar, daß die
Splenektomie genügt, solange die hepatischen Veränderungen schwach sind (d. h.
im großen und ganzen während der zwei ersten Stufen der Krankheit), um zur
wirklichen Heilung zu führen. Das Problem ist viel schwieriger zu lösen, sobald
wichtige Verdauungstraktblutungen eingetreten sind, oder ein starker portaler
Überdruck durch die präoperative Radiomanometrie oder die Splenoportographie
nachgewiesen wird. Unter solchen Verhältnissen soll man zwischen zwei Operationen, der lieno-renalen Anastomose und der Unterbindung der Leberarterie
wählen. Die Wirksamkeit der Shunt-Anastomose ist nicht mehr zu beweisen.
Jedoch handelt es sich hier um eine lange und schwierige Operation: um sich
davon zu überzeugen, darf man nur einige Berichte lesen, die von Santy in der
Inaugural-Dissertation des Fräuleins Lanternier mit bewundernswerter Redlichkeit abgefaßt wurden. Obwohl der Prozentsatz der postoperativen Sterblichkeit
in den Kasuistiken von Fachchirurgen, wie Blakemore, Linton, Santy, nicht
hoch ist, sind die Folgen oft sehr bewegt und erfordern die Bildung einer geübten
Mannschaft. Darum gewinnt gegenwärtig die Unterbindung der Leberarterie
oberhalb der Arteria gastroduodenalis, eine einfachere und unendlich weniger
schockerzeugende Operation, eine Anzahl Verteidiger. Unser Kollege Couniot
hat sie bei fünf Kranken hergestellt, die von der Bantikrankheit in der dritten
Stufe befallen waren, und er hat ausgezeichnete Ergebnisse auf lange Sicht er-
langt. Zwei von diesen Kranken haben sich nachher einen Bruch mit Austreten
der Eingeweide zugezogen, und der Chirurg hat diese neue Operation benutzt, um
wiederum den venösen Blutdruck im Pfortadersystem zu messen; so konnte er die
Abnahme des portalen Überdrucks feststellen. Obwohl so eine Operation von
vielen Verfassern (insbesondere Desforges und Madden) strengen Kritiken unterzogen wurde, so scheint es doch, wenn wir Albot und Leger glauben, daß sie die
Bedingungen des intrahepatischen Blutkreislaufs bessert; der im Lauf der Cirrhosen, welches ihr Ursprung auch sein mag, tief gestört ist. Ohne ein ausschlag-
gebendes Urteil zu fällen, legen Child und seine Mitarbeiter den Nachdruck auf
die Tatsache, daß eine solche Unterbindung von einer cirrhotischen Leber besser
ertragen wird als vom gesunden Parenchym.

Wie dem auch sei, der anatomische Zustand der Leber ist das wichtigste Element in der Erörterung über das Heilverfahren der Bantikrankheit mit portalem
Überdruck. Da aber die sog. Leberfunktionsproben leider sehr untreu sind, da
auch das makroskopische Aussehen der Drüse, besonders wenn ein Ascites vorhanden ist, oft trügt, so wäre es erwünscht, im Laufe der Operation die histo-
pathologische Untersuchung eines durch Biopsie vorweggenommenen Leberstücks
unverzüglich erhalten zu können. Man darf denken, daß die Vervollkommnung
der histopathologischen Techniken, demnächst dem Chirurgen die Möglichkeit
geben wird, so schnell und bequem wie eine Portographie, das anatomische Bild der
Veränderungen vor Augen zu bekommen, das seine Hand lenken wird und in der
Wahl der Operation von ausschlaggebendem Gewicht sein wird.

Wenn die Pathogenese des Bantisyndroms jetzt aufgeklärt ist und sich in zwei Worten: „portale Verstopfung" zusammenfassen läßt, so ist diejenige der echten Bantikrankheit kaum besser durchforscht als zur Zeit, wo der florentinische Meister deren Geheimnis betonte. Es fehlte uns an Zeit, um die verschiedenen Theorien auseinanderzulegen, von denen GAMBIGLIANI-ZOCCOLI im Jahre 1951 eine weitgehende Synthese dargelegt hat. Je weiter wir selbst aber in der Erkenntnis jener seltsamen Krankheit fortschreiten, desto offenbarer erscheinen uns mit jedem Tage der Vorangang und die Verantwortlichkeit der lienalen Veränderungen, die man „den Schlußstein des Bantischen Gebäudes" nennen könnte. Wir teilen also die von den Meistern der italienischen Schule DI GUGLIELMO, PATRASSI, GREPPI, SIGNORELLI und in Frankreich von CROIZAT, HOUCKE, OLMER zu wiederholten Malen ausgedrückte Ansicht.

Wie kann aber eine lienale Veränderung eine Lebercirrhose, mit portalem Überdruck oder nicht, verursachen? In unserem Buch wie auch in anderen Schriften haben wir unsere Überzeugung zum Ausdruck gebracht, *das Bantische Problem solle unter dem Gesichtspunkt der Immunohämatologie aufs neue durchdacht werden*, die eine noch neue Wissenschaft ist, deren Gebiet sich jeden Tag immer mehr verbreitet.

Die Tatsache daß die Milz, jener ungeheure Behälter von reticulo-endothelialem Gewebe, ein auserwählter Ort ist für die Erzeugung von Antikörpern, wird gegenwärtig allgemein anerkannt, insbesondere seit den beträchtlichen klinischen und experimentellen Forschungen von KING und SCHUMACHER, ROWLEY, TAGLIAFERRO, JACOBSON und MARKS, JEAN-BERNARD und MATHÉ.

Übrigens haben wir zwei Beobachtungen von RAYNAUD-Syndrom, mitgeteilt, das in beiden Fällen durch Splenektomie geheilt wurde, und CATTAN, CARASSO, FRUMUSAN haben unter dem Namen „splenogene Cirrhose mit Gallensteinkrankheit" solche Tatsachen beschrieben, die den unseren ziemlich ähnlich sind und mit den Syndromen verwandt sind, die von ABRAMI und FRUMUSAN „cirrhogene Splenopathien", von EPPINGER „hepatolienale Erkrankungen" und von OLMER „cirrhogene Splenomegalien" benannt wurden. All diese Krankheiten haben trotz schwachen Ungleichheiten eine unbestreitbare Familienähnlichkeit.

In demselben Gedankenkreis hat PATRASSI, der mit seinen Schülern dem portolienalen Blutkreislauf eine ganze Reihe von tüchtigen Forschungen gewidmet hat, auf die Störungen der Protidogenese und die γ-Hyperglobulinämie im Laufe der Bantikrankheit den Nachdruck gelegt. Jetzt aber kennen wir die innigen Beziehungen, die zwischen den γ-Globulinen und den Antikörpern bestehen.

Endlich ist es höchst bemerkenswert, daß die Splenektomie in vielen von der Bantikrankheit scheinbar entfernten immunohämatologischen Erkrankungen, die aber das Vorhandensein von Agglutinen gemeinsam haben, genau in derselben Richtung wirkt wie Cortison, dergestalt daß die essentielle Thrombocytopenie durch Cortison, und im Falle eines Mißerfolges, durch die Splenektomie behandelt wird. Ein unbestreitbares, zwar unvollständig aufgeklärtes Band scheint zwischen der Allergie, der Bildung von Antikörpern, dem lienalen Gewebe und den Hormonen der Nebennierenrinde zu bestehen.

Darum kann man sich die Grundlinien der Physiopathologie der Bantikrankheit auf folgende Weise ausdenken. Da wiederholte Angriffe (z. B. Blutparasiten, Bakterien) durch die Blutbahn in die Milz gelangen, veranlassen sie darin eine

Hyperplasie des lienalen reticulo-endothelialen Gewebes (ist doch die wichtigste
Veränderung bei echter Bantikrankheit, wie Mauri, Patrassi, Cassano es gezeigt
haben, eine intensive Sprossenbildung der roten Milzpulpa) und eine arterioläre
Hyalinose (vasculäre Splenopathie von Greppi, primitive regionäre Vasculopathie
von Signorelli). Die Überarbeit des reticulo-endothelialen Gewebes, dessen
Elemente, wie es Knisely gezeigt hat, in dem vorläufig von den Blutkörperchen
getrennten Serum baden, ist von einer übertriebenen Erzeugung von Antikörpern
begleitet, die, nachdem sie direkt in die Leber gelangt sind, dort wiederum die Bildung einer zuerst einfach mesenchymatösen, dann schließlich durch Erstickung
des Edelgewebes parenchymatös werdenden Lebercirrhose herbeiführen. So
können bei echter Bantikrankheit die histologischen Besserungen nach einer
Splenektomie erklärt werden. Was die zwar seltenen aber unbestreitbaren Miß-
erfolge der Splenektomie betrifft, so sind sie der Tatsache zuzuschreiben, daß eine
reaktionelle Mesenchymatose, die sich selbst zu lange überlassen wurde, sich immer
noch für eigene Rechnung weiter entwickeln kann, selbst wenn jeder „Stress-
Faktor" verschwunden ist.

So lauten, kurz auseinandergelegt, einige Betrachtungen, die uns durch die
Vergleichung des portalen Überdrucks mit der echten Bantikrankheit eingegeben
wurden. Zum Schluß möchten wir unseren Wunsch zum Ausdruck bringen, daß
das Wort: Bantisyndrom aus der Nosologie ausgestrichen werde, da es auf der
theoretischen so wie auch auf der praktischen Ebene sehr ungleichartige Tatsachen
einschließt und außerdem von den amerikanischen und europäischen Verfassern
mit verschiedenen Bedeutungen benutzt wird.

Die Bantikrankheit, wie sie von dem großen florentinischen Pathologen beschrieben wurde, ist eine lebende Wirklichkeit. Weit davon entfernt, so außer-
gewöhnlich zu sein, wie einige es behaupten, so ist sie doch, wenigstens in unseren
Gegenden, und welches ihr Ursprung auch sein mag, die wichtigste Ursache der
Splenomegalien mit Pancytopenie und Lebercirrhose.

Was den portalen Überdruck betrifft, so beabsichtigen wir keineswegs, dessen
Wirklichkeit abzuleugnen, welches die Tiefe und Ausdehnung der ihn umhüllenden
Dunkelheit auch sein mag. Aber im Licht der uns von der Splenoportographie, den
Shunt-Anastomosen und den immunologischen Forschern verschafften Angaben,
so glauben wir, dieser Begriff verdiene es nicht, als der unbedingter Glaubenssatz betrachtet zu werden, den einige auferlegen wollten. Die Zukunft wird uns
lehren, ob dieser neue Abgott es verdient, auf seinem Sockel stehen zu bleiben,
oder im Gegenteil, ob er nicht im Begriffe ist, nach einer Art Götterdämmerung
fortzuschreiten.

Literatur.

In unserer Monographie:

G. Gelin: La rate et ses maladies. Paris: Masson Ed. 1954,
wird man zahlreiche Referenzen finden. Seit dem Druck dieses Buches wurden folgende
Forschungsarbeiten nachgeschlagen:

Albot et Leger: Presse méd. **1954,** 1794—1798.

Arsov: XXIXe Congrès Français de Médecine, p. 123—128. Paris: Masson Ed. 1953.

Bahnson, Sloan and Blalock: Bull. Johns Hopkins Hosp. 92, 331—345 (1953).

Barros, Dantos and Rocha: J. Amer. Med. Assoc. 153, 1376 (1953).

Bell u. Alton: Acta haematol. (Basel) 13, 1—7 (1953).

Bendani: Orientamenti diagnostici e terapeutici attuali nella chirurgia della milza. E. M. E. S.
    Roma 1954.

BERK: Calif. Med. **78**, 518—520 (1953).
BERNARD, JEAN, et MATHÉ: XXXe Congrès français de Médecine. Paris: Masson Ed. 1955.
BLAKEMORE: New York State J. Med. **54**, 2057—2065 (1954).
BRANCABORO e ESPOSITO: Giorn. ital. Chir. **9**, 729—749 (1953).
BREU, REIMER u. SCHNEIDER: Med. Klin. **47**, 1176—1179 (1952).
BRICK and PALMER: Gastroenterology **25**, 378—384 (1953).
CACCIARI: Acta med. Patavina **14**, 457 (1954).
CASSANO, TRONCHETTI et FIASCHI: IVe Congr. Internat. Gastro-Entérol. Paris 1954.
— — — Odierni orientamenti in tema di splénectomia. Roma: L. Pazzi ed. 1954.
CATTANEO, SACCO e COTTINO: Med. Sperim. **22**, 194 (1950).
CHILD: The hépatic circulation and portal hypertension. Philadelphia: W. Saunders 1954.
CHILES, BAGGENSTASS, BUTT and OLSEN: Gastroentérology **25**, 565—573 (1953).
CREMER: Schweiz. med. Wschr. **1953**, 125—128.
— Die Erkrankungen der Milz. Stuttgart: F. Enke 1948.
CROIZAT, REVOL et MARION: Rev. Lyon. Méd. **3**, 443—452 (1954).
DAGRADI: Acta med. Patavina **14**, 495 (1954).
DEL BELLO e BANDIERA: Giorn. ital. Chir. **10**, 110—127 (1954).
DEL MORO: Sett. Med. **42**, 552 (1954).
DI GUGLIELMO: Gazz. Sanit. **1954**, 10.
DI LOLLO: Acta med. Patavina **14**, 551 (1954).
DOGLIOTTI, ABEATICI et CAMPI: IVe Congr. Intern. Gastro-Entérol. Paris: Masson Ed. 1954.
DUMOLARD, SARROUY, LAFFARGUE et PORTIER: Algérie Méd. **1941**, 313—322.
EWERBECK: Dtsch. med. Wschr. **1953**, 1340.
GALLUS: IVe Congr. Intern. Gastro-Entérol. Paris: Masson Ed. 1954.
GELIN e COUNIOT: Sett. Med. **42**, 408 (1954).
— — Acta med. Patavina **14**, 623 (1954).
GHIOTTO: Acta med. Patavina **14**, 543 (1954).
GIBERT-QUERALTO, NOLLA-PANADES y COLL-STAMPOL: Rev. Asoc. med. argent. **67**, 523—526 (1953).
GREPPI: Acta med. Patavina **14**, 413 (1954).
— Ve Congr. Intern. Hématol. Paris 1954.
HEILMEYER: Rev. Hématol. **9**, 267—290 (1954).
HERRMANN, CRANLEY et PREUNINGER: Lyon Chir. **49**, 142—151 (1954).
HITTMAIR: Atti Giron. Med. Triestine 1949.
— Schweiz. med. Wschr. **1950**, 963.
HUNT: IVe Congr. Intern. Gastro-Entérol. Paris: Masson 1954.
— and WHITTARD: Lancet **1954**, 281—284.
JAHNKE, PALMER, SBOROV, HUGUES and SEELEY: Surg. etc. **97**, 46, 471—482 (1953).
JENNINGS and BLANCHARD: West. J. Surg. etc. **61**, 569 (1953).
KIMOTO: 7e Congr. Soc. Jap. Hématol. 30. oct. 1953.
LEGER: La splénoportographie. Paris: Masson 1955.
— et PROUX: Presse méd. **1954**, 469—472.
— — Arch. des Mal. Appar. digest. **43**, 641—660 (1954).
LEONARDI et RUOL: La Clinica **13**, 191—200 (1954).
LINTON: Maryland State Med. J. **2**, 400 (1954).
MADDEN, LORE, GEROLD and RAVID: Surg. etc. **99**, 385—391 (1954).
MALLET-GUY et DEVIC: IVe Congr. Intern. Gastro-Entérol. Paris 1954.
MARION: IVe Congr. Intern. Gastro-Entérol. Paris 1954.
MARKOFF: IVe Congr. Intern. Gastro-Entérol. Paris 1954.
MATHÉ, AUVERT et JEAN BERNARD: XXIXe Congrès Français de Médecine. Paris 1953.
MAURI: Haematologica (Pavia) **23**, 356 (1941).
— Boll. Soc. Med. Chir. Pavia **52**, 5 (1938).
MITHOEFFER: J. Amer. Med. Assoc. **153**, 1097 (1953).
MUNTONI: Sett. Med. **42**, 552 (1954).
PALMER: Arch. Otolaryng. **59**, 536—542 (1954).
PATEL, LATASTE et HIVET: Presse méd. **1955**, 269.

Patrassi: Acta med. Patavina 14, 1—20 (1954).
— D'Agnolo e Galan: Acta med. Patavina 14, 173—240 (1954).
Paulovsky: IVe Congr. Intern. Gastro-Entérol. Paris 1954.
Pedro-Pons: Gaz. Hôp. (Paris) 127, 205—211 (1954).
Piovella, Weisberger et Bonte: Ve Congr. Intern. Hématol. Paris 1954.
Popper, Jefferson and Necheles: J. Amer. Med. Assoc. 153, 1095 (1953).
Redaelli e Mauri: Haematologica (Pavia) 20, 160 (1939).
Ripstein: Surgery (St. Louis) 34, 570—579 (1953).
Rousselot, Ruzicka and Dochner: Surgery (St. Louis) 34, 557—569 (1953).
Ruol, Servello e Dal Palu: Chir. e Patol. Sperim 2, 230—236 (1954).
Russi: Sett. Med. 41, 635—645 (1953).
Sacca, Cattaneo e Cottino: Med. Sperim. 22, 192 (1950).
Salvidio e Cheli: Haematologica (Pavia) 38, 695—706 (1954).
Santy et Marion: IVe Congrès Intern. Gastro-Entérol. Paris: Masson 1954.
Servello, Dal Palu e Ruol: Chir. e Patol. Sperim. 2, 237—246 (1954).
Severi: Sett. Med. 12, 543—548 (1953).
Steimle: Rev. Gastroenterol. (Mexico) 18, 67 (1953).
Tapie: Bull. Mem. Soc. Med. Hôp. (Paris) 70, 574—579 (1954).
Tomoda: 7e Congr. Soc. Jap. Hématol. 30 oct. 1953.
Tronchetti, Fiaschi e Caltabiano: Rass. Fisiopat. clin. e Terap. 26, 157—272 (1954).
Ungeheuer: Chirurg 24, 394—399 (1953).
Vachon, Marion, Morel et Dissard: Arch. des Mal. Appar. digest. 43, 747—750 (1954).
Vasconcellos: Acad. Chir. Séance du 30 Juin 1954.
Vossschulte u. Boerger: Langenbecks Arch. u. Deutsch. Z. Chir. 275, 453 (1953).
Zanotto: Acta med. Patavina 14, 525 (1954).

Die Indikationen zur Splenektomie.

Von

A. Hittmair (Innsbruck, Österreich).

Referat.

Die Indikationen zur Splenektomie ergeben sich aus der Frage, welchen Zweck die Entfernung eines so wichtigen Organes wie der Milz, welchen Zweck eine doch mit Gefahren verbundene Operation haben soll. Es wird ja die Gesamtmortalität nach Splenektomie mit 30—40% angegeben (A. Gütgemann u. Mitarb.: Dtsch. med. Wschr. 1953, 31/32), wovon etwa 10—15% auf den Eingriff selbst entfallen dürften. Dazu kommt, daß ihm eine Phase gefährlich verminderter Abwehrfähigkeit folgt, entfernt man doch den Großteil des RES, des Verteidigungssystems des Organismus gegen Infekte und des Regenerationssystems, so daß über frühzeitiges Altern oder vorzeitige Alterserscheinungen bei Splenektomie berichtet wird. Da wir über die Funktionsbereitschaft des restlichen RES vor der Operation keinen sicheren Anhalt erhalten können, veranlassen wir sie lediglich in der Hoffnung, es werde das Rest-RES die wichtigsten Tätigkeiten der entfernten Milz mit der Zeit voll oder doch ausreichend zu ersetzen vermögen.

Die Entscheidung der Frage, Splenektomie oder nicht, ist daher keine leichtzunehmende therapeutische Aufgabe.

Von den lebensbedrohlichen Zuständen der Milzruptur, des Milzabscesses oder der primären Milzerkrankungen, wie etwa Milzcysten, Milzarterien-Aneurysma usw., sowie der primären Milztumoren, z. B. Sarkom, isoliertes Lymphogranulom, Lymph-Hämangiom, als absoluter Indikation zur Splenektomie soll hier nicht die Rede sein.

Lediglich erwähnt seien die Erfolge, welche mit der Entfernung der Milz als Fokalherd, z. B. bei der Endocarditis lenta und bei schwerem chronischem Gelenkrheuma erzielt wurden. Ebenso die wesentlichen Besserungen chronischer interner Leiden, die mit Milzvergrößerungen einhergehen, z. B. bei Leberleiden, Hypogenitalismus oder portaler Hypertension.

Es wird die Splenektomie dann von therapeutischem Erfolg begleitet sein, wenn dadurch eine Überfunktion ihres Re-Anteils beseitigt oder zirkulatorische Störungen behoben werden können. Das gilt daher auch für Milzvenenthrombosen oder -stenosen, für Milztorsion oder Wandermilz u. a. m. Auch aus rein mechanischen Gründen kann die Milzexstirpation indiziert erscheinen, und zwar vor allem dann, wenn ein übermäßig großer Milztumor den linken Ureter zu komprimieren beginnt und damit die Entstehung einer Hydronephrose einleitet.

Schließlich können noch Überfunktionen des RES der Milz und Dysfunktionen desselben die Splenektomie angezeigt erscheinen lassen.

Hypofunktionen pflegen sich nicht in solcher Weise auszuwirken, daß ein operativer Eingriff nötig würde.

Hypersplenismus, d. h. die Vervielfältigung normaler Milzfunktionen (DAMESHEK, Innsbruck, Milzsymposion 1954, Basel-New York 1955: Karger) zeigt sich

1. im beträchtlichen Milztumor [Ausnahmen beschrieb u. a. OLMER u. Mitarb. (29. Congr. franç. méd. Paris 1953)],

2. in gesteigerter Hämolyse bzw. als hämolytische Anämie,

3. als Hemmung der Myelopoese bei hyperregeneratorischem Markbefund.

Die Frage, ob dies tatsächlich nur gesteigerte physiologische Funktionen oder doch Dysfunktionen des RES der Milz sind, mag dahingestellt bleiben und nur daran erinnert sein (HITTMAIR, Innsbruck, Milzsymposion 1954 l. c.), daß es in der Milz auch zum Wiederaufleben nur beim Embryo normaler, im postfetalen Leben aber stillgelegter Funktionen, vor allem Wachstum, myeloischer Blutbildung und Markhemmung mit Zellbildungshemmung (nicht nur Reifungs- oder Ausschwemmungshemmung) kommen kann.

Es ist bekannt, daß bei Hypersplenismus sensu strictori die Milzexstirpation den gewünschten therapeutischen Erfolg zeigt, d. h. wenn der Erfolg sich nicht einstellen will, war es eben kein Hypersplenismus. Diese gute Ausrede ist besonders notwendig bei den hämolytischen Anämien.

Schon beim familiären Icterus haemolyticus, einer „absoluten" Indikation zur Splenektomie, sind die Erfolge dieses Eingriffes, z. B. was Mikrocytose und Erythrocytenresistenz anlangt, keineswegs absolut gleichmäßig.

Die schwere Elliptocytenanämie wird zu den absoluten, die Sichelzellanämie lediglich zu den relativen Indikationen der Milzexstirpation gerechnet.

Akute, fieberhafte Hämolysekranke haben von vornherein nur geringe Erfolgsaussichten. Die wesentlichen Schwierigkeiten der Indikationsstellung zu diesem Eingriff beginnen bei den chronischen ‚erworbenen, hämolytischen Anämien. Es liegen nämlich Berichte über alle Möglichkeiten vor, zwischen Dauerheilung und gänzlichem Mißerfolg. Am interessantesten sind die Beobachtungen von Heilung auf beschränkte, z. T. recht lange Zeit (DACIE).

Das zeigt, daß einmal lediglich das RES der Milz erkrankt ist und übermäßig Erythrocyten schädigt, ein andermal das gesamte RES des Organismus; wieder

ein anderes Mal kann das Rest-RES (Tage bis Jahre nach Splenektomie) neuerlich
befallen werden und im Übermaß zu hämolysieren beginnen. In solchen Fällen
ist an heranwachsende Nebenmilzen zu denken [EVANS u. Mitarb.; WELCH u.
DAMESHEK, New Engl. J. Med. 242 (1950)]. Wir kennen weder die Bedingungen,
unter welchen es zur vermehrten Hämolyse bzw. Antikörperbildung in
der Milz kommt, noch wissen wir, wann lediglich das RES der Milz und
wann auch das des übrigen Organismus von der „Überfunktion" befallen
wird. Kalte und warme Antikörpertypen zeigen diesbezüglich keine Unterschiede.
Die Antikörperbildung wird nach Splenektomie vermindert oder sistiert gänzlich,
obwohl die Erythrocyten des Patienten sensibilisiert bleiben (DACIE). Man hat
bisher vergeblich versucht, beim erworbenen chronischen, afebrilen, hämolytischen
Ikterus Regeln für die Splenektomie aufzustellen. Man sagt, daß eine große Milz
und eine (splenogene) Markhemmung bei hämolytischer Anämie zur Milzexstirpation berechtigen, ebenso wenn alle therapeutischen Versuche, auch der
mit Cortison und ACTH, vergeblich waren.

Von Versuchen mit Acaprin [PIOVELLA: Haematologica (Pavia) 36 (1952)],
welches eine längerdauernde Milzverkleinerung zur Folge hat, lassen sich auch
keine brauchbaren Hinweise auf die Indikation zur Splenektomie erwarten.

Bei den hämolytischen Hämoglobinurien kann man von dieser Operation
eigentlich keine Erfolge erhoffen, trotzdem empfehlen sie einzelne Autoren, u. a.
sogar CROSBY, wenn der Milztumor sehr groß und selbst wenn er myeloisch
metaplastisch verändert ist, und ANDERSSON, wenn man nicht zu spät operiert
[Acta med. scand. (Stockh.) 143 (1952)]; ähnlich WALDENSTRÖM bei Porphyrien.

Auch die Lymphadenose mit hämolytischer Anämie wird heute als absolute
Indikation zur Splenektomie angesehen, da bereits eine Reihe guter Erfolge
vorliegen. Ob dabei die „Lymphadenose", sofern sie der Hauptsache nach auf
die Milz beschränkt bleibt (lienale Lymphadenose), als „Hypersplenismus", als
bloße Überfunktion der normalen Lymphopoese angesehen werden darf, ist noch
völlig ungeklärt.

Die Indikation zur Milzexstirpation bei splenogener Markhemmung ist leichter
abzustecken. Solange das Knochenmark noch regenerativ ist und keine Reifungshemmung erkennen läßt, ist von der Splenektomie ein voller Erfolg zu erwarten.
Ob sie in jedem Falle bereits indiziert ist, mag jedoch dahingestellt bleiben. Das
gilt für alle splenogenen Cytopenien und ihre Kombinationen, also für die splenogene (nicht hämolytische) Anämie, Thrombopenie und Granulocytopenie, gleichgültig ob sie essentiell oder sekundär sind. Eine Schlüsselstellung nimmt hier
der Morbus maculosus Werlhofi ein. Die Milzexstirpation pflegt ebensogut und
mit ganz ähnlichen Vorbehalten zu wirken wie beim familiären hämolytischen
Ikterus. Trotzdem der Milztumor keineswegs beträchtlich ist, trotzdem die
Mark-Megakaryocytose eine schwere Reifungsstörung erkennen läßt und trotzdem
die Krankheit als Allergose aufgefaßt wird.

Damit erhebt sich sofort die Frage, ob nicht auch z. B. Allergosen mit Granulo-
cytopenie, etwa die cyclische Agranulocytose, durch die Entfernung der Milz
geheilt werden könnten. Die diesbezüglichen Versuche hatten bereits günstige
Ergebnisse [DOAN, FULLERTON, DUGUID: Blood 4 (1949); RAUBITSCHEK:
Wien. klin. Wschr. 1955, 4], teils schlugen sie völlig fehl [COVENTRY: J. Amer.
Med. Assoc. 153 (1953)].

Es erhebt sich damit weiter die Frage, ob man sich bei der Indikationsstellung tatsächlich auf Fälle beschränken soll, in denen das Mark regenerativ und ohne Reifungshemmung befunden wird.

In diesem Punkt gibt uns der Morbus BANTI die Antwort. In seinem ersten wie im zweiten Stadium ist die Splenektomie absolut indiziert, ja geboten; also auch dann noch aussichtsreich quod sanationem, wenn die Markhemmung bereits zur allerdings noch reparablen Markschädigung geworden ist. Das Myelogramm ist dann nicht mehr normal regenerativ, sondern bereits aregenerativ, gehemmt im Sinne einer Bildungshemmung. Alles kommt nun darauf an, ob diese Mark-hemmung noch behebbar oder bereits irreparabel geworden ist. Das ist der Kern-punkt der Indikation zur Splenektomie und nicht die Krankheit als solche oder der regenerative oder aregenerative, cytologisch normale oder abweichende Markpunktionsbefund.

Der Morbus BANTI ist das Paradigma für die Indikation zur Milzexstirpation bei Krankheiten, die nicht mit Hypersplenismus sensu strictori verbunden sind wie das FELTY-Syndrom. Dabei ist charakteristisch die große Milz und das hypoplastische bzw. sogar aplastische Mark. Trotzdem wird das FELTY-Syndrom bei den absoluten Indikationen zur Splenektomie angeführt (GÜTEMANN u. Mitarb.: Dtsch. med. Wschr. 1953, 31/32). FELLINGER (Lehrbuch der inneren Medizin, 1954) ist allerdings nicht so optimistisch und sieht den Hauptwert des Eingriffes in der Herdsanierung, so wie bei der Endocarditis lenta.

Jedenfalls ist eine hypoplastische Markhemmung keine Kontraindikation für die Milzexstirpation. Das gilt für die septischen wie für die chronisch infek-tiösen Milztumoren mit Markhemmung, wie z. B. bei Tuberkulose, Morbus Bang, Lues, Malaria, Kala-Azar u. a. m. Sie leiten über zu den chronischen persi-stierenden, meist postinfektiösen Milztumoren, welche — auch wenn die Ausgangs-krankheiten abgeheilt sind — krankheitsdominant und Ausgangspunkt werden können, nicht nur für Milzdysfunktionen, sondern meines Erachtens auch für eine Reihe von wohldefinierten Krankheitszuständen bzw. Krankheiten der blut-bildenden Systeme. Die Milzdysfunktion besteht in der Hauptsache in einem Wiederaufleben embryonaler Tätigkeiten. Unter diesen muß die lineale Myelo-poese besonders hervorgehoben werden, da sie vielfach noch ausnahmslos als vikariierende Tätigkeit der Milz und daher als absolute Kontraindikation gegen die Splenektomie angesehen wird. Mit größtem Nachdruck muß darauf aufmerk-sam gemacht werden, daß diese Einstellung falsch ist. MOESCHLIN wies lienale Myelopoese bereits bei entzündlichen Vorgängen in der Milz nach und man trifft sie auch oft an, wenn für eine vikariierende Blutbildung keinerlei Anlaß besteht. Ich habe das auf eine metaplastische Blutbildung in der Milz hinweisende em-bryonale Blutbild bei wachsendem Milztumor sogar als ein zur Splenektomie mahnendes Symptom der krankheitsdominanten Milz (HITTMAIR: Fol. Clin. Int. 1951, 2; Bull. Schweiz. Akad. Med. Wiss. 1950, 5/6; Schweiz. med. Wschr. 1950, 36; Fol. haemat. (Lpz.) 70 (1950); Med. Rdsch. 1948, 8) hingestellt. Dies ist wichtig, da wie beim Morbus Banti alles darauf ankommt, die Milz als den Krankheitsherd rechtzeitig zu entfernen, ehe sie an anderen Organen oder Syste-men irreparable Schäden setzt.

So gibt es heute eigentlich keine Kontraindikation für die Splenektomie, die allgemeine Gültigkeit hätte. Ich erinnere daran, daß seinerzeit EPPINGER sogar bei der Anaemia perniciosa gewisse Erfolge verzeichnen konnte, daß die italienische Schule die Milz bei chronischer Myelose mit Erfolgen entfernte, die neuerdings Stefanovic und Bukurov (Presse méd. 1952) sowie Fischer, Welch und Dameshek [New England J. Med. 246, 13 (1952)] ihrerseits an geeigneten Kranken bestätigen konnten. Bei der lienalen Form der Lymphadenose berichtet Hittmair (Schweiz. med. Wschr. 1952, 43) über beachtliche Erfolge der Splenektomie. Morbus Gaucher zählt ebenfalls als Anzeige zu diesem Eingriff. Gelin [Algérie méd. 58 (1954)] bezeichnet ihn dabei sogar als die Therapie der Wahl.

Eine weitere Systemerkrankung, bei der die Milzentfernung heute in Frage gezogen wird, ist der Morbus Hodgkin, und zwar nicht nur die isolierte Lymphogranulomatose der Milz, sondern auch generalisierte Fälle entweder mit hämolytischer Anämie oder splenogener Thrombopenie, bzw. mit Beschwerden verursachendem großem Milztumor [Chamberlein: Ann. Roy. Coll. Surg. 6 (1950); Sykes u. Mitarb.: Blood 9 (1954)].

Auch die stets wieder erhobene Warnung vor der Milzexstirpation bei Osteomyelosklerose ist nicht unbedingt richtig. Die lienale Myelopoese bei dieser Krankheit ist keineswegs immer eine vikariierende und der Erfolg der Splenektomie daher oft ein recht befriedigender, wie nicht nur die Fälle von Hittmair (Innsbruck, Milzsymposion 1954 l. c.; Fol. Clin. Int. 1951, 2), Schmidt, E. (Diss. Zürich 1951) und Dameshek u. Lange; Panel [Blood 10 1955)] (Innsbrucker Milzsymposion 1954) zeigen.

Indikation und Kontraindikation der Splenektomie sind rein individuell in jedem Einzelfall gegeneinander abzuwägen. Man muß sich von vornherein klarzuwerden trachten, was man von dem keineswegs gleichgültigen Eingriff erwarten kann. Heilung, Aufhalten eines fortschreitenden Krankheitsprozesses, Behebung, Verhütung und Vorbeugung sekundärer durch Milzüber- oder -dysfunktion drohender Schäden oder bedrohlicher mechanischer bzw. zirkulatorischer Störungen.

Für eine wesentliche Schuld der Milz am Krankheitsprozeß und für die Indikation zur Splenektomie sprechen: ein sehr großer oder wachsender Milztumor mit Zeichen des Hyper- oder Dyssplenismus, also 1. gesteigerte Hämolyse, 2. Hemmung eines, mehrerer oder aller Stränge der Myelopoese mit reaktivem, aber auch mit hypoplastischem Markbild, 3. lienale Myelopoese, gekennzeichnet durch das embryonale Blutbild und 4. vielleicht auch hyperplastische, lienale Lymphopoese.

Es wäre sehr wünschenswert, wenn jede Splenektomie nach ihrem Soforterfolg und Spät- bzw. Dauererfolg und diese wieder nach der Güte des Erfolges, wie von mir (Hittmair: Med. Klinik 50, 1955) vorgeschlagen, beurteilt würden, damit man die Erfolge der Splenektomie doch einmal untereinander objektiv vergleichen kann.

L'autonomie histologique de la maladie de Banti.

Par

E. Houcke et J.-F. Merlen (Lille, Frankreich).

Avec 2 figures.

Depuis la première description qu'en a donné Banti en 1894, il n'est pas d'affection dont l'existence ait été plus contestée. Périodiquement elle est rayée du cadre de la nosologie, néanmoins la splénectomie maintes fois pratiquée a guéri et guérit encore de nombreux malades. En introduisant la notion de pseudo-banti, de syndromes bantiens, nous croyons que les auteurs ont compliqué la question au lieu de la simplifier. La maladie de BANTI aujour-d'hui encore est à peu près telle qu'elle a été décrite par l'auteur florentin, ou elle n'existe pas.

Il n'est pas question de discuter ici les travaux des auteurs américains qui ont rappelé après les auteurs français le rôle capital de la stase dans la génèse de certaines splénomégalies et en ont tiré les conclusions thérapeutiques que tout le monde connaît.

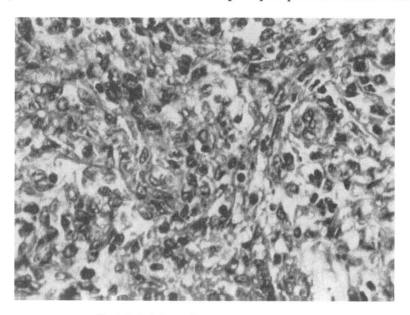

Fig. 1. Rate de BANTI. Hypertrophie du S. R. E.

Volontairement nous négligerons le côté clinique et biologique du problème, ne nous réclamant pour établir l'autonomie de la maladie de BANTI que d'un seul critère: l'examen histologique.

Après avoir depuis plus de vingt cinq ans étudié au microscope plusieurs centaines de grosses rates, nous sommes arrivés à la conception suivante:

la rate de la maladie de BANTI est une splénomégalie vraie entrainant:

1° une hypertrophie du système réticulo-endothélial portant sur les cellules réticulaires bordant les sinus (Fig. 1).

2° une collagénisation et une hypertrophie du reticulum lui-même qui est à son maximum sur les fibres cordonales (Fig. 2).

3° la fibro-adénie péri-artérielle qui si elle n'est pas spécifique ne se rencontre dans aucune autre affection avec la même netteté.

4° les sinus dans la maladie de BANTI sont toujours aplatis par la densification des cordons.

Tel est le tableau anatomo-pathologique de la maladie de BANTI d'évolution relativement récente.

Dans les formes avancées, on peut observer des lésions veineuses ainsi que des nodules sidéro-fibreux de GANDY GAMMA, d'observation fréquente dans de nombreuses splénomégalies.

Enfin, l'examen des biopsies de foie, chirurgicales ou à l'aiguille que nous avons pu pratiquer ne met généralement en évidence qu'une cirrhose péri-portale discrète et longtemps réversible.

Le bilan de nos recherches personnelles nous a, en appliquant ces critères, permis de décrire environ vingt cinq grosses rates, toutes observées dans le nord de la France, où la splénomégalie est primitive, l'hépatomégalie secondaire et qui correspondent à la description princeps de Banti.

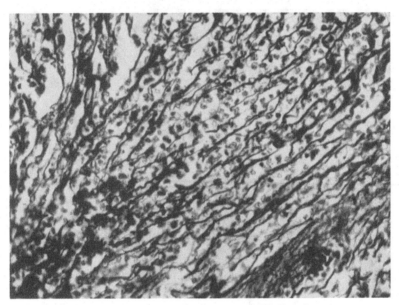

Fig. 2. Hypertrophie du reticulum dans un cas de Maladie de Banti.

A ce type bien défini, rare peut-être, s'oppose la rate de stase, consécutive à un blocage extra-hépatique au niveau de la veine porte.

Dans ce cas, le reticulum loin d'être hypertrophié est éclaté. Il n'y a pas de fibro-adénie. Les sinus sont béants, gorgés de sang.

La rate des cirrhoses du foie est elle aussi une rate congestive, souvent compliquée de sclérose.

Nous en arrivons au dernier type englobant sous le vocable syndrome de Banti des rates tuberculeuses, bilharziennes, syphilitiques. Hypertrophie réticulaire, atteinte veineuse et fibro-adénie sont ici associées donnant un tableau complexe, qui n'a guère contribué à clarifier le problème.

En conclusion l'attrait des théories nouvelles ne doit pas faire oublier qu'il existe des fibroses de la rate d'origine encore mal connue, infectieuse probable, évoluant primitivement en dehors de toute lésion hépatique ou veineuse. La génèse de cette fibrose demeure obscure: l'hypertension portale et la stase qui en résulte ne l'expliquent pas. Jamais en effet on n'a pu reproduire une fibrose par ligature veineuse.

Il convient donc à notre avis de conserver à la maladie de Banti sa place dans le cadre des splénomégalies. Elle est peut-être plus rare qu'on ne le croyait autrefois, mais si l'on est sévère dans l'appréciation des lésions que nous venons d'énumérer, on ne peut pas ne pas lui reconnaître une existence propre.

Recherches sur les aspects hystopathologiques et sur l'hémodinamique portale dans la maladie de Banti et dans les splénomégalies fibro-congestives.

Par

F. Tronchetti et E. Fiaschi (Pisa/Italia).

Selon un avis aujourd'hui très répandu, particulièrement parmi les auteurs anglo-saxons, les «syndromes bantiens» comprennent soit les splénomégalies chroniques anhémopathiques cliniquement primitives, du type congestif ou fibreux-congestif, qui s'annoncent d'habitude avec des gastro-entérorrhagies précoces, soit les splénomégalies chroniques fibroadéniques non congestives — ou seulement modérément congestives — avec anémie par miéloinhibition maturative et avec hépatopathie cirrhogène (M. de Banti).

Contre cette façon de voir plusieurs fois se sont opposé les auteurs italiens, en particulier Di Guglielmo, qui ont affirmé la necessité de maintenir distinctes ces deux splénomégalies chroniques.

Il faut préciser, avant tout, que dans le diagnostic de fibroadénie nous devons respecter les classiques conceptions de Banti: épaississement fibreux à forme de ruban de la paroi des seins, dont le jour apparaît souvent réduit à une mince fissure; extrême pauvreté de sang, réduction des cellules de la pulpe, fibroadénie folliculaire partant de l'artériole, dont la paroi est épaissie et peut se jaliniser. Ces lésions doivent être précoces et se répandre rapidement dans la pulpe rouge et au contraire elles peuvent se montrer développées de façon variée dans la pulpe blanche.

A l'égard de l'hystogénèse de la fibroadénie nous avons considéré surtout le poids que peut avoir l'hypertension portale dans la génèse de celle-là, justement car aujourd'hui de plusieurs côtés on soutient que la fibroadénie n'est que le fruit de l'hypertension portale. Notre casistique nous a au contraire convaincus qu'on peut avoir la fibroadénie diffuse en régime d'hypertension portale et qu'une hypertension portale, même si vieille des plusieurs années, peut rester détachée de la fibroadénie splénique. Pourtant l'hypertension portale n'est pas la cause nécessaire ni suffisante de la fibroadénie splénique. Au contraire on a remarqué un rapport de correspondance étroite entre hypertension portale et hyperplasie du tissu élastique splénique, correspondance déjà illustrée par Mauri.

L'hypertension portale primitive par obstacle extrahépatique s'accompagne habituellement à une splénomégalie congestive ou fibreux-congestive, avec fibrose menue, avec un aspect alvéolaire de la pulpe rouge, qui n'a aucune analogie avec la typique rate fibroadénique.

Dans les splénomégalies congestives chroniques par hypertension portale due à un obstacle extrahépatique, le foie peut se maintenir indemne même pour longtemps. L'intégrité anatomique et fonctionnelle du foie repérée chez les infirmes splénomégaliques qui montrent des signes cliniques d'hypertension portale, ne fait que prouver l'origine extrahépatique de l'hypertension portale elle-même, selon l'affirmation si pertinente de Santy et Marion.

A propos des splénomégalies congestives nous avons observé chez quelques malades que l'exploration manométrique et angiographique de la circulation portale nous a révélé un état d'hypertension portale, mais n'a décélé aucun obstacle organique extrahépatique; le foie était anatomiquement indemne.

Dans ces observations le fait plus saillant était représenté par l'accroissement du calibre de l'artère et de la veine spléniques; on pourrait alors envisager l'hypothèse que la splénomégalie congestive ait été le fruit de quelque anomalie hémodinamique dans la circulation splénique; ce premier facteur pathogénétique aurait produit un hyperafflux sanguin dans la rate et dans la veine splénique et enfin hypertension portale, selon la conception de Greppi. Pour cette variété de splénomégalie, Benedetti a souligné la valeur pathogénétique des désordres de la régulation végétative de la circulation intrasplénique.

La splénomégalie fibroadénique, relevant de la traditionelle conception de Banti, s'accompagne à une typique hépatopathie chronique, qui débute par l'hyperplasie collagène des espaces de Kiernan, évolue par une progressive accentuation des travées fibreuses périlobulaires et trouve sa conclusion dans l'encerclement fibreux des lobules, dans la lente transformation de l'architecture lobulaire qui conduit à la cirrhose annulaire.

Il est certain en outre qu'un rapport de correspondance étroite se présente entre les splénomégalies fibroadéniques et l'hépatopathie dont on a parlé, soit que la fibroadénie résulte comme un phénomène précoce, soit qu'elle intervienne tardivement dans des rates congestives, et qu'elle s'y répande ensuite.

Nos recherches nous ont conduit à remarquer quelques faits, que sur le terrain morphologique paraissent confirmer l'expèriénce clinique qui a mûri autour des syndromes bantiens et que Di Guglielmo à réunie en deux entités distinctes:

— les splénomégalies chroniques accompagnées d'anémie leucopénique par arrêt médullaire et d'hépathopathie cirrhogène à évolution extrêmement retardée, dans lesquelles ne paraissent des signes cliniques ou radiologiques d'hypertension portale (hémorrhagies gastrointestinales, varices oesophagiennes) que dans les dernières periodes de la cirrhose du foie;

— les splénomégalies précocement accompagnées de signes d'hypertension portale, dans lesquelles le syndrome hémopathique semble être en prévalence le fruit des pertes hématiques et dans lesquelles le foie reste habituellement indemne.

Les cas qui se rapportent au caractère clinique, anatomique, évolutif de la traditionelle maladie de Banti devraient appartenir à la première catégorie de splénopathies; toutefois la question de la responsabilité première splénique ou de simultanéité de la souffrance splénohépatique reste sous jugement, soit dans le sens de la splénohépatite de Patrassi et de Messimy, soit dans le sens de la mésenchymopathie bihypocondriaque de Gambigliani-Zoccoli ou de la réticulose de Croizat.

Nous réservons le terme de *splénohépatopathie fibroadénique de* Banti à les splénomégalies dans lesquelles se produit précocement une anémie leucopénique par arrêt médullaire, et dans lesquelles se présente une fibroadénie splénique et le foie évolue lentement vers la cirrhose annulaire. Dans ces syndromes l'hypertension portale n'est pas un élément de prémière importance physiopathologique; mais elle peut apparaître quand l'obstacle intrahépatique ait atteint une entité adéquate.

Il faut au contraire détacher de la splénohépatopathie de Banti les splénomégalies congestives et fibreux-congestives, qui sont habituellement accompagnées de gastroentérorrhagies précoces et très fréquemment determinées par hypertension portale due à obstacle mécanique extra- ou intrahépatique.

Nous tenons aussi à signaler les premiers résultats de nos études (FIASCHI et ANDRES) qui démontrent une altération de la fonction du rein gauche dans certains cas d'hypertension portale (clearances urinaires, élimination de la substance radio-opaque et de la bromphtaléine, etc.). Ces premières données semblent indiquer que en régime d'hypertension portale peut se produire un hyperafflux sanguin du système portale au système de la veine cave, capable de modifier le débit sanguin rénal gauche.

Dans notre Clinique, tout récemment, on a conduit des recherches autour du flux sanguin hépatique avec la méthode de BRADLEY (BASCHIERI et coll.). On a observé que le flux sanguin hépatique est toujours inférieur aux valeurs normales dans la cirrhose hépatique, mais aussi dans les splénomégalies congestives avec hypertension portale, et cela sans aucun rapport avec le siège de l'obstacle portale. On a encore observé que de la détermination de la tension dans les veines sur-hépatiques avec cathétèr en position d'occlusion on peut tirer des critères autour de la tension portale. Quand dans le foie se soient déjà produites des lésions du type cirrhotique, le gradient de tension entre les valeurs obtenues avec le cathétèr en position d'occlusion et celles enregistrées avec le cathétèr en position libre est bien plus grand du gradient normal. Chez les malades avec altérations hépatiques (cirrhose de LAENNEC, m. de BANTI), la noradrenaline modifie très peu les valeurs du flux sanguin hépatique; au contraire ces valeurs s'accroissent même de trois fois dans les splénomégalies congestives avec hypertension portale, dans lesquelles le foie soit indemne ou quasi indemne.

Controllo del circolo portale dopo splenectomia mediante cateterismo delle vene sovraepatiche. Considerazioni preliminari e prime osservazioni.

Di

C. DAL PALÙ e A. RUOL (Padova/Italia).

Al moltiplicarsi degli interventi chirurgici volti a modificare ed a migliorare le condizioni del circolo splancnico negli stati di ipertensione portale (i. p.) non ha fino ad ora corrisposto un altrettanto fruttuoso studio delle modificazioni fisio-patologiche indotte dagli stessi sul distretto circolatorio in questione. Noi siamo abituati perciò a giudicare dell'efficacia di un intervento in base alle modificazioni delle condizioni cliniche del malato da esso provocate; ma un criterio di giudizio del genere ci sembra quanto mai infido, soprattutto perchè noi non sappiamo ancor oggi con esattezza a quali fattori patogenetici possano essere ricondotti i principali sintomi della i. p., quali per es. l'ascite, l'entità della circolazione collaterale e le emorragie digestive. Trarre indicazioni di ordine fisiopatologico dal loro comportamento prima e dopo operazione, non conoscendo l'esatto meccanismo fisio-patologico che li genera, equivale pertanto ad aggirarsi in un cerchio chiuso.

Il controllo diretto del circolo splancnico, prima e dopo intervento per i. p., consente invece di valutare gli effetti emodinamici dell'operazione e di trarne utili deduzioni sulla patogenesi dei sintomi cui si è accennato. Il metodo più adatto per uno studio del genere sembra essere il cateterismo delle vene sovraepatiche — da noi ormai largamente sperimentato — mediante il quale si può studiare la pressione sovraepatica occludente (= pressione sinusoidale = portale ?), il consumo di ossigeno del fegato e l'estrazione da parte dell'organo di sostanze introdotte in circolo (per es. bromosulfaleina).

Nei presupposti dell'intervento di splenectomia nelle sindromi Bantiane, c'è non soltanto la necessità di asportare un organo che ha azione nociva sul fegato e sulla crasi sanguigna, ma anche il desiderio di modificare il flusso sanguigno nel territorio portale, alleviandone la congestione e lo stato ipertensivo. Dai casi finora giunti alla nostra osservazione e controllati dopo splenectomia, due presentavano, prima dell'intervento — giustificato da una splenomegalia bantiana in assenza di cirrosi clinicamente avanzata — una pressione occludente s. e. piuttosto elevata. I dati del cateterismo prima e dopo intervento (a distanza rispettivamente di 26 e di 14 gg. da esso) nei due casi in questione, possono essere così riassunti:

		Pressione sovraepatica (cm. H$_2$O)			Pressione cava inferiore		Pressione atrio Dx.
		occludente	media	all'imbocco	livello v. renali	livello v. sovraepatiche	
Caso 1°	prima	27,5—28,5	15,8 (—12,4)	11,0 (—16,7)		10,0 (—17,7)	2—4 (—24,7)
	dopo	25,0—26,0	9,0 (—16,5)	4,0 (—21,5)	9,0 (—16,5)	3,5 (—22,0)	0 (—25,5)
Caso 2°	prima	31		12 (—19)			3 (—28)
	dopo	33	12 (—21)	10 (—23)			1,5-3 (—31)

Nota: I valori fra parentesi rappresentano la differenza rispetto alla pressione sovraepatica occludente.

Come si vede, la sola modificazione degna di rilievo è stata la diminuzione cospicua, in un caso, della pressione nella cava inferiore, con aumento del gradiente porto-cavale e conseguente, probabile, miglioramento del deflusso venoso dal territorio splancnico; la pressione sinusoidale epatica è rimasta invece in entrambi i casi immutata. Degno di nota il fatto che in tutti e due i pazienti il reperto bioptico intraoperatorio ha messo in evidenza una lesione cirrotica più avanzata di quanto non facessero pensare i dati preoperatori. Nel primo caso si è notato anche una aumentata differenza artero—s. e. in ossigeno dopo l'intervento (da 4,2 a 6.2 vol.%), forse dovuta alla soppressione di una elevata quota di sangue portale riccamente ossigenato; nel secondo invece anche l'estrazione di ossigeno è rimasta invariata (3 vol.% sia prima che dopo l'intervento). Questi dati, anche se ancora frammentari e relativi a pochi casi, ci sembrano tuttavia sufficienti per dimostrare l'interesse clinico di ricerche del genere e la necessità che esse vengano applicate su larga scala in tutti i casi di i. p.

Vergleich der Erythrocytendurchmesser in Milz und peripherem Blut bei Splenomegalien.

Von

F. Leibetseder (Innsbruck/Österreich).

Mit 2 Abbildungen.

Es ist eine allgemein anerkannte Tatsache, daß zwischen Milz und Blutzellumsatz enge Beziehungen bestehen. Abgesehen von der humoralen Fernwirkung der Milz auf die Zellbildung im Knochenmark läßt der besondere anatomische Bau

dieses Organes eine Beeinflussung der Blutkörperchen in seinen weiten Blut-
räumen vermuten. Die Milz wird vielfach in Zusammenhang mit der Erythro-
cytenzerstörung gebracht, wenn auch der Mechanismus noch reichlich dunkel
ist und in letzter Zeit berechtigte Zweifel aufgetaucht sind, ob die normale Milz
überhaupt an der Zerstörung der roten Blutkörperchen wesentlich beteiligt ist.
Verschiedene Untersuchungen weisen darauf hin, daß in der Milz quantitative
und qualitative Veränderungen der Erythrocyten erfolgen. BERGENHEM und
FARHAEUS führen diese Veränderungen auf eine Lysolecithinbildung in der Milz
zurück, die durch die Stase des Blutes befördert werden soll. Nach ihren Untersuchungen sind die roten Blutkörperchen in der Milz abgerundeter und weisen
eine unregelmäßigere und lockere Aggregation sowie verminderte Geldrollenbildung auf, als im peripheren bzw. strömenden Blute. Die Blutsenkung ist beim
Pferd im Milzvenenblut niedriger als im Arterienblut (GAWRILOW). HEILMEYER
kommt durch seine Untersuchungen bei hämolytischen Anämien zur Auffassung,
daß die Kugelzellbildung in der Milz erfolgt; bei 3 Fällen von hämolytischen
Anämien fand er im Milzvenenblute kleinere Durchmesser und einen größeren
sphärischen Index als im Milzarterienblute. GASSER bestätigte diese Befunde.
Die Ergebnisse dieser Untersuchungen wurden vielfach verallgemeinert, so daß
die Auffassung entstand: In der Milz würde durch die Stase des Blutes und
mögliche fermentative Einflüsse als Vorbereitung der Hämolyse eine Quellung
der Erythrocyten stattfinden.

Wir haben nun bei 50 Fällen mit Splenomegalien die Erythrocytendurchmesser
im peripheren Capillarblute aus der Fingerbeere und im Milzpunktat gemessen.

Methodik.

Bei den Patienten wurde gleichzeitig ein Blutausstrich aus dem Fingerbeeren-
blute angefertigt und eine Milzpunktion durchgeführt. Die Punktion erfolgte
am Ort der intensivsten Milzdämpfung mit einer dünnen, langen Nadel, so daß
Material aus dem Milzinneren gewonnen wurde. Die Punktion wurde nur bei
Kranken ausgeführt, bei denen die Milz vergrößert und deutlich tastbar war.
Die Präparate wurden rasch luftgetrocknet und gleichzeitig nach MAY-GRÜN-
WALD-GIEMSA gefärbt. Es wurde auf eine möglichst gleichmäßige Ausstrich- und
Färbetechnik geachtet.

In zwei verschiedenen Präparaten von Blut und Milz wurden jeweils 100 Zellen
mit dem Okularschraubenmikrometer der Firma *Reichert*, Wien, gemessen und
daraus der mittlere Durchmesser, die mittlere Abweichung und der mittlere
Fehler errechnet. Die Meßmethode ist genügend genau, um eine statistisch gesicherte Beurteilung von signifikanten Unterschieden des mittleren Durchmessers
zu gestatten. Bei einer gesunden Person betrug der methodische Fehler des
mittleren Durchmessers, wenn 5mal 100 Erythrocyten gemessen wurden, im
gleichen Präparat 0,033 μ, wenn in 5 verschiedenen Präparaten je 100 Zellen gemessen wurden, bei Entnahme des Capillarblutes an 5 verschiedenen Körper-
stellen (Finger und Ohrläppchen) 0,1 μ. Die 3 σ-Grenze liegt bei 0,14 μ.

Ergebnisse.

Die Tabelle gibt unsere Befunde wieder. Bei allen chronischen Splenomegalien, gleichgültig welcher Genese, zeigt sich eine signifikante Vergrößerung

des mittleren Durchmessers im Milzblute. Besonders bei allen splenomegalen
Lebercirrhosen, bei allen Fällen von Lymphogranulomatose fanden wir die Erythrocyten in der Milz signifikant größer, als im Capillarblute. Auch bei den
chronischen Infektmilzen, die zum größten Teil eine Granulocytopenie zur Folge

Tabelle 1.

	Zahl der Fälle		
	+	+/—	—
A. Lebererkrankungen:			
1. Hepatitis epidemica	—	2	—
2. Verschlußikterus bei Carcinom	1	—	—
3. Lebercirrhosen	3	—	—
B. Bluterkrankungen:			
1. essentielle hypochr. Anämie	—	1	—
2. hämolytische Anämien	—	1	1
3. Polycythaemia vera	1	1	—
4. Salvarsanagranulocytose	—	1	—
5. chron. Myelose	3	2	—
6. chron. Lymphadenose	5	2	1
7. Lymphogranulom	8	—	—
C. Infektiöse Milztumoren:			
1. Paratyphus B	—	1	—
2. Morbus Bang	—	1	—
3. Morbus Felty	1	1	—
4. Chronische Malaria	2	—	—
5. Milztuberkulose	1	1	—
6. Chron. persistierende Infektmilz, „krankheitsdominante Milz"	7	2	—

+ = signifikant größerer mittlerer Durchmesser in der Milz.
+/— = kein signifikanter Unterschied.
— = signifikant kleinerer mittlerer Durchmesser in der Milz.

hatten, war in der überwiegenden Zahl der Fälle diese Vergrößerung nachzuweisen.
Zum Unterschied von diesen chronischen Milztumoren zeigten die akuten Infekte, bei denen der Milztumor erst kurze Zeit bestand und nicht sehr erheblich
war, keinen signifikanten Unterschied des mittleren Durchmessers der Erythrocyten, wenn auch in allen diesen Fällen eine geringe Vergrößerung des Durchmessers in der Milz nachzuweisen war. In diese Gruppe zählen die Fälle von Hepatitis epidemica, Morbus Bang und Paratyphus B. Die Standardabweichung zeigt zwischen Milz und peripherem Blute kaum eine Änderung, so daß der Unterschied im mittleren Durchmesser nicht durch eine extreme Verschiebung der Randwerte, sondern durch eine parallele Verschiebung der gesamten Price-Jonesschen Kurve bedingt ist. Aus dieser Tatsache ergibt sich, daß die Änderungen der Erythrocytengrößen den tatsächlichen Verhältnissen entsprechen und nicht durch technische Unterschiede der Präparatherstellung bedingt sind.

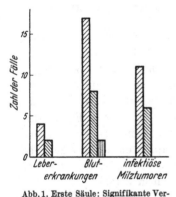

Abb. 1. Erste Säule: Signifikante Vergrößerung des Erythrocytendurchmessers im Milzblute; zweite Säule: Kein signifikanterUnterschied; dritteSäule: Signifikante Verkleinerung des Erythrocytendurchmessers im Milzblute (nur bei Bluterkrankungen!).

Tabelle 2.

Fall Nr.	Diagnose	Milz			Blut			Δ_M	$3\sigma_{Diff}$
		M	σ_M	σ	M	σ_M	σ		
	*A. Lebererkrankungen*
1.	Hepatitis epid.	7,70	0,06	0,64	7,50	0,06	0,55	0,20	0,26
2.	Hepatidis epid.	8,01	0,06	0,83	7,89	0,06	0,79	0,11	0,18
3.	Verschlußikterus	8,40	0,04	0,59	8,01	0,04	0,62	0,38	0,17
4.	Lebercirrhose	7,89	0,04	0,62	7,56	0,04	0,63	0,33	0,17
5.	Lebercirrhose	7,65	0,03	0,47	7,42	0,04	0,57	0,23	0,10
6.	Lebercirrhose	8,17	0,04	0,59	7,84	0,04	0,61	0,33	0,12
	*B. Bluterkrankungen*
7.	ess. hypochr. A.	7,10	0,05	0,67	6,89	0,05	0,65	0,21	0,21
8.	hämolyt. Anämie	7,13	0,06	0,89	7,06	0,06	0,84	0,06	0,19
9.	hämolyt. Anämie	7,75	0,07	0,93	8,16	0,05	0,74	—0,41	0,20
10.	Polycythämie	7,64	0,04	0,63	7,31	0,04	0,61	0,33	0,17
11.	Polycythämie	7,49	0,05	0,76	7,51	0,05	0,73	0,02	0,16
12.	Agranulocyt.	7,26	0,04	0,59	7,28	0,04	0,61	—0,015	0,13
13.	chron. Myelose	8,34	0,07	0,95	8,03	0,06	0,80	0,31	0,20
14.	chron. Myelose	7,96	0,06	0,81	7,69	0,05	0,72	0,27	0,17
15.	chron. Myelose	7,74	0,05	0,75	7,67	0,04	0,64	0,08	0,16
16.	chron. Myelose	7,72	0,07	0,99	7,54	0,06	0,93	0,18	0,21
17.	chron. Myelose	7,69	0,06	0,90	7,31	0,04	0,58	0,39	0,19
18.	chron. Lymphaden.	8,10	0,05	0,76	7,99	0,05	0,77	0,11	0,16
19.	chron. Lymphaden.	7,84	0,05	0,67	7,47	0,04	0,61	0,37	0,14
20.	chron. Lymphaden.	7,66	0,04	0,42	7,42	0,04	0,56	0,24	0,17
21.	chron. Lymphaden.	7,59	0,05	0,77	7,78	0,05	0,69	—0,19	0,16
22.	chron. Lymphaden.	7,57	0,03	0,49	7,32	0,04	0,57	0,25	0,10
23.	chron. Lymphaden.	7,47	0,05	0,65	7,57	0,04	0,63	—0,10	0,14
24.	chron. Lymphaden.	7,45	0,05	0,68	7,27	0,04	0,64	0,18	0,14
25.	chron. Lymphaden.	7,38	0,04	0,52	7,15	0,05	0,65	0,24	0,18
26.	Lymphogranulom	8,01	0,07	0,93	7,73	0,06	0,79	0,29	0,20
27.	Lymphogranulom	7,98	0,05	0,74	7,75	0,06	0,79	0,23	0,16
28.	Lymphogranulom	7,92	0,05	0,70	7,34	0,05	0,65	0,58	0,14
29.	Lymphogranulom	7,87	0,06	0,85	7,52	0,05	0,67	0,36	0,18
30.	Lymphogranulom	7,64	0,04	0,64	7,21	0,05	0,65	0,43	0,13
31.	Lymphogranulom	7,61	0,04	0,61	7,40	0,05	0,67	0,21	0,13
32.	Lymphogranulom	7,42	0,04	0,59	6,85	0,04	0,57	0,57	0,12
33.	Lymphogranulom	7,38	0,04	0,52	7,15	0,05	0,65	0,24	0,11
	*C. Infektiöse Milztumoren*
34.	Paratyphus B	7,61	0,06	0,89	7,51	0,05	0,77	0,10	0,19
35.	M. Bang	7,34	0,06	0,84	7,52	0,05	0,75	0,18	0,18
36.	M. Felty	7,90	0,05	0,71	7,82	0,05	0,65	0,09	0,19
37.	M. Felty	7,53	0,04	0,59	7,30	0,04	0,59	0,23	0,13
38.	chron. Malaria	7,89	0,04	0,50	7,20	0,04	0,55	0,69	0,17
39.	chron. Malaria	7,56	0,04	0,59	7,38	0,04	0,54	0,18	0,12
40.	Milztbc.	7,75	0,04	0,58	6,91	0,04	0,51	0,84	0,17
41.	Milztbc.	7,39	0,06	0,90	7,35	0,06	0,84	0,06	0,19
42.	chron. Infektmilz	8,26	0,04	0,60	7,72	0,04	0,57	0,54	0,13
43.	chron. Infektmilz	7,79	0,05	0,69	7,29	0,04	0,57	0,50	0,15
44.	chron. Infektmilz	7,62	0,04	0,57	7,54	0,04	0,55	0,08	0,12
45.	chron. Infektmilz	7,59	0,04	0,58	7,34	0,04	0,56	0,24	0,12
46.	chron. Infektmilz	7,57	0,04	0,59	7,27	0,04	0,60	0,31	0,13
47.	chron. Infektmilz	7,52	0,04	0,60	7,28	0,05	0,69	0,24	0,13
48.	chron. Infektmilz	7,47	0,04	0,61	7,52	0,04	0,56	—0,06	0,13
49.	chron. Infektmilz	7,37	0,04	0,61	7,06	0,04	0,54	0,31	0,13
50.	chron. Infektmilz	7,33	0,05	0,67	6,98	0,04	0,61	0,35	0,14

M = Mittelwert der Durchmesser. Δ_M = Differenz der Mittelwerte.
σ_M = mittlerer Fehler des Mittelwertes. $3\sigma_{Diff}$ = dreifacher Wert des mittleren
σ = mittlere Abweichung.   Fehlers der Differenz.

Lediglich bei zwei Fällen war der mittlere Durchmesser in der Milz signifikant kleiner als im peripheren Blute. Bei einem Falle handelte es sich um eine erworbene hämolytische Anämie mit positivem Coombs-Test; beim 2. Falle bestand eine chronische Lymphadenose, gleichzeitig eine deutliche Hämolyse mit vermehrtem indirekten Bilirubin im Blute und verminderter osmotischer Resistenz der roten Blutkörperchen. Der Patient hatte eine ausgeprägte Anämie und wir müssen wohl auch in diesem Falle Antikörper im Serum annehmen, obwohl der Coombstest nicht geprüft wurde und der direkte Beweis somit aussteht.

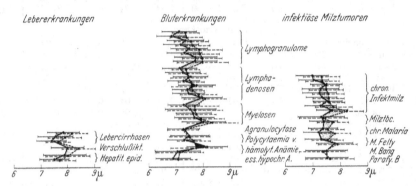

Abb. 2. Mittlerer Durchmesser der Erythrocyten in Milz und peripherem Blute sowie Standardabweichung. Die Vergrößerung in der Milz ist durch die schraffierte Fläche dargestellt.

Diskussion.

Unsere Befunde widersprechen der allgemein üblichen Auffassung, daß in der Milz die Erythrocyten durch Quellung zur Zerstörung durch Hämolyse vorbereitet werden. Die bisher vorliegenden Untersuchungen in dieser Richtung, auf die sich diese Ansicht stützt, wurde durch den Vergleich der Erythrocytendurchmesser in Milzarterien und -venenblute gewonnen. Heilmeyer berichtet von 3 Fällen, einer erworbenen hämolytischen Hypersplenie und 2 Fällen von konstitutionellem hämolytischen Ikterus, bei denen die Erythrocyten in der Milzvene kleiner und dicker waren, als in der Milzarterie. Bei einem dieser Fälle, einem konstitutionellen hämolytischen Ikterus, ist der Unterschied allerdings so gering, daß er nicht signifikant sein dürfte. Gasser sah ähnliche Veränderungen bei hämolytischen Anämien. Diese Befunde decken sich mit unseren Untersuchungen, denn auch wir fanden bei immunologisch bedingten hämolytischen Anämien in 2 Fällen eine Verkleinerung des mittleren Erythrocytendurchmessers in der Milz. Diese Ergebnisse dürfen jedoch nicht verallgemeinert werden und stellen nach unseren Untersuchungen eine Ausnahme dar. Die Kugelzellbildung in der Milz scheint eine mit den Antikörpern zusammenhängende und in der Milz stattfindende Formveränderung der Erythrocyten zu sein. In allen anderen Fällen ist keine Quellung der Erythrocyten in der Milz festzustellen; die Blutstase spielt somit in diesem Zusammenhang keine Rolle. Es kommt im Gegenteil in der Milz sogar zu einer Makroplanie, wobei dahingestellt bleiben muß, ob dieselbe durch eine Abflachung der Erythrocyten oder durch eine tatsächliche Vergrößerung zustande kommt. Untersuchungen in dieser Richtung sind noch im Gange. Es ist auch nicht sicher zu entscheiden, ob die Makroplanie tatsächlich schon in der Milz vorhanden ist oder irgendwelche chemischen bzw. fermentativen Einflüsse eine stärkere Abplattung der Erythrocyten beim Ausstrich bedingen. Sicher ist die Vergrößerung des Durchmessers nicht rein methodisch bedingt, denn auch in der Umgebung von Milzbröckelchen, wo jede Quetschung ausgeschlossen ist, kann sie festgestellt werden. Auf die Möglichkeit einer fermentativen Wirkung deuten die Untersuchungen von BERGENHEM und FAHRAEUS hin, die in der Milz eine verminderte Geldrollenbildung fanden, was sie durch eine Lysolecithinbildung infolge der „Endopause" des Blutes in der Milz erklären. Die von GAWRILOW festgestellte verminderte Senkung im Milzvenenblute kann teilweise durch eine Vergrößerung der Erythrocyten erklärt werden.

Aus unseren Untersuchungen geht somit hervor, daß eine Quellung und Kugelzellbildung in der Milz nur bei hämolytischen Anämien vorkommt, während in allen anderen Fällen mit Splenomegalie Mechanismen vorhanden sind, die eine Vergrößerung des Durchmessers der Erythrocyten bedingen. Diese Vergrößerung ist um so ausgeprägter, je länger der Milztumor besteht und ist unabhängig von seiner Entstehungsursache.

Literatur.

BERGENHEM, B., u. R. FAHRAEUS: Z. exper. Med. **97**, 555 (1936).
GAWRILOW, R.: Virchows Arch. **269**, 340 (1928).
HEILMEYER, L.: Dtsch. Arch. klin. Med. **179**, 292 (1937).

Über die Wirkung der Splenektomie bei aplastischer Anämie.

Von

YASUO KAWAKITA (Kumamoto/Japan).

In unserer Klinik übten wir von 1939—1955 bei 19 Fällen von aplastischer Anämie die Splenektomie aus, diese erwies sich bei 10 Fällen als wirksam. Bei 6 Fällen sind die Wirkungen der Splenektomie wegen der kurzen Zeitdauer nach der Operation jetzt noch nicht festzustellen. Die übrigen 3 Fälle starben kurz nach der Splenektomie, die in den Jahren vor 1942 vorgenommen wurde. Bei 5 von jenen uns mit gutem Erfolg gelungenen 10 Fällen ist die Anämie fast ausgeheilt. Wir sprechen hier von den Kranken, die kaum noch subjektive Symptome zeigen, bei denen das Blut- und Knochenmarksbild fast normal ist, die bei längerer Beobachtung keine Tendenz zur Verschlimmerung mehr haben, bei denen der Hämoglobingehalt sich zwar innerhalb des Normalwerts befindet, aber die Erythrocytenzahl ungefähr 3 000 000—4 000 000 beträgt, so daß der Färbeindex über normal ist. Bei den übrigen 5 Fällen ist die Anämie mäßig gebessert. Es ist hier von den Kranken die Rede, bei denen der Hämoglobingehalt bis auf 70% hergestellt ist, und die zwar fast ausgeheilt sind, aber wegen der kürzeren Beobachtungsdauer in jene Gruppe nicht eingeteilt werden konnten. Einer von den fast ausgeheilten Kranken starb 4 Jahre und 8 Monate nach der Splenektomie an einer Blutung, die vom Magengeschwür zu kommen schien, einer von den mäßig gebesserten starb nach Ablauf von 7 Jahren und 5 Monaten nach der Splenektomie an der Lungentuberkulose. Die übrigen haben seit der Splenektomie 8 Monate bis 15 Jahre hinter sich und sind noch am Leben.

Bei den durch die Splenektomie fast ausgeheilten oder mäßig gebesserten Kranken betrug vor der Behandlung der Hämoglobingehalt mit Ausnahme von 2 Fällen etwa 20%, waren die Leukocyten bei allen Fällen auf 1400—5000, meistens auf 1000—2000 vermindert und waren die Thrombocyten bis unter 20000 gesunken. Das Knochenmarksbild stellte bei 4 Fällen die aplastische Form dar (es handelt sich hier um den Fall, bei dem die Zahl der kernhaltigen Zellen im Knochenmarkspunktat unter 50000 beträgt) und bei 6 Fällen die hypoplastische Form dar (es handelt sich hier um den Fall, bei dem die Zahl der kernhaltigen Zellen im Knochenmarkspunktat zwar den Normalwert, d. h. 50000—250000, aufweist, bei dem aber die Knochenmarksschwäche mit der Ausreifungshemmung zu bemerken ist). Im ganzen genommen: wir konnten 3 Fälle von schwerer Form und 7 von mittelschwerer Form unterscheiden.

Bei dem ersten der 3 Fälle, die durch die Splenektomie starben, ist die Unzulänglichkeit der vor und nach der Operation vorgenommenen Bluttransfusion Ursache des Todes, die sich durch die wirtschaftlichen Verhältnisse ergab. Der zweite starb nach der Operation an Herzschwäche, weil er vorher Peritonitis wahrscheinlich tuberkulöser Natur durchgemacht hatte und wohl dadurch seine Baucheingeweide so stark verwachsen waren, daß die Operation schwierig wurde. Der letzte von ihnen starb an Pneumonie, die kurz nach der Operation noch hinzukam. Diese drei Fälle fallen in die Jahre vor 1942.

Durch die Splenektomie hatten wir folgende gute Erfolge:

1. Die Anämie war nach der Splenektomie erleichtert oder nicht mehr zu bemerken. Der Färbeindex war bei den durch Splenektomie mäßig gebesserten Kranken bisweilen normal, aber er blieb schließlich bei den meisten Fällen etwas höher als normal. Er konnte bei einigen Fällen zu einem gewissen Zeitpunkt (meistens innerhalb 1—3 Jahre nach der Operation) beträchtlich hoch steigen. Und dabei war das Volumen der Erythrocyten größer als das normale (d. h. makrocytär). Die durchschnittliche Hämoglobinkonzentration in den Erythrocyten, die vor der Behandlung etwas kleiner war, näherte sich nach der Splenektomie allmählich dem normalen Wert.

2. Nach der Splenektomie wurde die Leukocytenzahl nach und nach größer und näherte sich dem normalen Wert, und die neutrophilen Leukocyten vermehrten sich sowohl relativ als auch absolut. Der durchschnittliche Durchmesser der Lymphocyten, der vor der Splenektomie kleiner war als normal, war nach der Splenektomie bei sämtlichen 7 Fällen wiederhergestellt, die nach der Splenektomie 3 Monate bis 15 Jahre hinter sich hatten. Die Tusche-Körner phagocytierende Tätigkeit und die Schnelligkeit der Fortbewegung der neutrophilen Leukocyten verbesserte sich nach der Splenektomie, wenn auch noch nicht zum normalen Zustand, so doch um ein beträchtliches.

3. Die Veränderung des Knochenmarksbildes nach der Splenektomie. Die Vermehrung der Zahl der kernhaltigen Zellen im Knochenmarkspunktat trat nicht unmittelbar nach der Splenektomie ein, sondern sie nahm mehr als 3 Jahre nach der Splenektomie in Anspruch bei 4 Fällen von aplastischer Form mit dem Fettmark, um doch endlich den normalen Wert wiederzugewinnen. Bei einem Fall von hyperplastischer Form verminderte sich die Zahl der kernhaltigen Zellen schon nach 2 Tagen auf den Normalwert und sie blieb noch nach 3 Monaten dieselbe. Die Zellen in der Megakaryocytenreihe erfuhren nach der Splenektomie

die bedeutendste Veränderung. Sie vermehrten sich bei einigen Fällen schon 2 Tage nach der Operation, vor allem die Thrombocytenausbildungsfähigkeit wurde wiederhergestellt. Bei einigen Fällen war wieder ausschließlich die Vermehrung der Megakaryocyten nachzuweisen. Bei einem beider Fälle, bei denen nach der Splenektomie mehr als 3 Jahre vergangen waren, waren nun 3 Jahre nach der Operation die Megakaryocyten fast wieder normal, die doch vor der Operation bedeutend vermindert waren, und auch bei dem anderen Fall war die ziemliche Verbesserung zu bemerken. Der Prozentsatz der Erythroblastenzahl erhöhte sich bei 4 von 8 Fällen in kurzer Frist nach der Splenektomie und die Ausreifungshemmung ließ nach, bei einem Fall zeigten sie sich als unveränderlich. Bei 3 Fällen, die auf längere Zeit nach der Splenektomie beobachtet wurden, war von Anfang bis Ende keine Veränderung zu bemerken. Die Reticulocyten im Knochenmarkspunktat zeigten vor der Splenektomie den Normalwert $(17-64^0/_{00})$ oder eine beträchtliche Vermehrung. Bei einem Fall verminderten sich die Reticulocyten, die vor der Operation vermehrt waren, einige Tage nach der Operation auf den Normalwert. Und sie wiesen bei den meisten Fällen, die nach der Operation auf längere Zeit beobachtet wurden, den normalen Wert auf. Die Ausreifungshemmung, die an den Leukocyten in der Granulocytenreihe vor der Operation zu beobachten war, ließ schon einige Tage nach der Operation nach. Und die Zellen in der Granulocytenreihe zeigten bei den meisten Fällen, die nach der Operation auf längere Zeit beobachtet wurden, das normale Bild. Die Reticulumzellen hatten innerhalb einiger Monate die Tendenz zur allmählichen Vermehrung.

4. Die hämorrhagische Diathese erleichterte sich schnell nach der Splenektomie, d. h. die Blutgerinnungs- und Blutungszeit wurde verkürzt, und das RUMPEL-LEEDEsche Phänomen ließ nach. Die hämorrhagische Diathese wurde meistens 2 Jahre nach der Splenektomie in den fast normalen Zustand wiederhergestellt. Auch die Resistenz der Blutcapillaren (nach der BORBERYschen Methode), die vor der Operation bedeutend vermindert war, verstärkte sich wieder nach der Splenektomie und gewann schon einige Tage danach den normalen Zustand wieder.

5. Die zirkulierende Blutmenge, die vor der Splenektomie vermindert war und durch Bluttransfusion allein nicht wiederhergestellt werden konnte, fing an, sich mit der Splenektomie zu vermehren, und gewann nach 3 Jahren den annähernd normalen Wert wieder.

6. Das Serumeisen, das vor der Splenektomie hohen Wert zeigte, fing an, etwa ein halbes Jahr nach der Splenektomie sich allmählich zu erniedrigen und zeigte fast normalen Wert nach Verlauf etwa eines Jahres.

7. Der Urobilinmauserungsindex, der vor der Behandlung einen höheren als normalen Wert zeigte, erniedrigte sich durch die Splenektomie schnell auf den Normalwert.

8. Mittels der Adrenalinprobe war bei den Gesunden zweiphasische Leukocytose mit der Neutrophilie und Lymphocytose nachzuweisen. Durch Adrenalininjektion ist vor der Splenektomie auch bei den Kranken mit aplastischer Anämie die Vermehrung der Leukocyten festzustellen, die doch nicht so groß war wie bei den Gesunden; hier vermehrten sich hauptsächlich nur Lymphocyten, während sich die neutrophilen Leukocyten nur wenig vermehrten, und hier war die Leukocytose zweiter Phase kaum zu bemerken. Nach der Splenektomie aber war die

Leukocytose erster Phase weit deutlicher als vorher, d. h. der Grad der Vermehrung war höher und auch die Zeitdauer länger. Die Leukocytose zweiter Phase war aber kaum zu bemerken. Das oben Erwähnte beweist meines Erachtens die Tatsache, daß durch die Splenektomie die die Neutrophilen bildende Funktion des Knochenmarks wiederhergestellt wird.

9. Die oben erwähnten Untersuchungsergebnisse zeigen das, was als günstige Wirkung der Splenektomie zu betrachten war. Hier sei aber bemerkt, daß die übrigen Untersuchungsergebnisse vor und nach der Splenektomie dieselben blieben und kein Zeichen der Verschlimmerung durch die Splenektomie zu finden war.

Als wir den 5%igen Extrakt der Milz (in physiologischer Kochsalzlösung), die wir durch Operation einem Kranken mit aplastischer Anämie exstirpierten, einem Kaninchen subcutan einspritzten und die Veränderung der Erythrocytenzahl und des Hämoglobingehalts stundenweise verfolgten, fanden wir, daß an ihm in wenigen Stunden eine beträchtliche Anämie eintrat, und diese in 24 Std. wiederhergestellt wurde. Als wir dagegen den Milzextrakt eines Magenkrebskranken einem Kaninchen subcutan einspritzten, trat die Anämie nicht ein. Der histologische Befund des Kaninchens, dem der Extrakt der exstirpierten Milz des Kranken mit aplastischer Anämie subcutan eingespritzt wurde, zeigte zwar bei manchem Fall ein hyperplastisches Bild, aber bei einem Fall war die Degeneration und der Zerfall der myeloischen Zellen, das ist das histologische Bild, dessen Knochenmark sehr geschädigt war, zu finden. Aus diesen Ergebnissen ist zu folgern, daß in der Milz des Kranken mit aplastischer Anämie eine gegen den Organismus, insbesondere gegen das Knochenmark sich toxisch auswirkende Substanz enthalten ist.

Auf Grund des Vorhergehenden möchte ich behaupten, daß die Splenektomie gegenwärtig bei uns die vorzüglichste Therapie gegen die aplastische Anämie ist.

Zusammenfassung.

In unserer Klinik wandten wir von 1939 bis heute die Splenektomie bei 19 Fällen mit aplastischer Anämie an und hatten bei 10 Fällen guten Erfolg. Bei 6 Fällen sind die Wirkungen der Splenektomie jetzt noch nicht festzustellen wegen der kurzen Zeitdauer nach der Operation. Die übrigen 3 Fälle starben kurz nach der Splenektomie, die in den Jahren vor 1942 angewandt wurde. Von jenen uns mit gutem Erfolg gelungenen 10 Fällen starb einer an Magengeschwür und der andere an Lungentuberkulose. 8 Fälle haben seit der Operation 8 Monate bis 15 Jahre hinter sich und sind noch am Leben. Bei jedem durch die Splenektomie geheilten Fall zeigte das Blutbild schwere Anämie, Leuko- und Thrombopenie, das Knochenmarkbild stellte bei 4 Fällen eine aplastische Form und bei 6 eine hypoplastische dar.

Durch die Splenektomie wurden die folgenden Wirkungen nachgewiesen:

1. Die Anämie wurde mäßig gebessert oder fast ausgeheilt; der Färbeindex war meistens höher als normal.

2. Das Leukocytenbild näherte sich nach und nach dem normalen Wert; die die Tusche-Körner phagocytierende Tätigkeit und die Schnelligkeit der Fortbewegung der Neutrophilen wurden erheblich gebessert.

3. Die Zahl der kernhaltigen Zellen im Knochenmarkpunktat steigerte sich allmählich noch bei dem Fall von aplastischer Form; der Zellenbefund in der

Megakaryocytenreihe, das Erythroblastenbild, die Reticulocytenzahl und das Granulocytenbild näherten sich dem normalen Zustand.

4. Die hämorrhagische Diathese wurde schnell gebessert.

5. Die zirkulierende Blutmenge, die vor der Splenektomie vermindert war, vermehrte sich nach der Operation allmählich und gewann nach 3 Jahren den annähernd normalen Wert wieder.

6. Das Serumeisen, das vor der Splenektomie hohe Werte zeigte, verminderte sich allmählich etwa ein halbes Jahr nach der Splenektomie und hatte fast normalen Wert nach Ablauf etwa eines Jahres.

7. Der Urobilinmauserungsindex der vor der Splenektomie hohe Werte zeigte, erniedrigte sich mäßig schnell auf den Normalwert.

8. Durch die Adrenalinprobe wurde nachgewiesen, daß die die Neutrophilen bildende Funktion des Knochenmarks einigermaßen wiederhergestellt war.

Als wir den 5%igen Extrakt von der Milz in physiologischer Kochsalzlösung, die wir durch Operation bei einem Patienten mit aplastischer Anämie exstirpierten, einem Kaninchen subcutan injizierten, traten an ihm die Anämie und die Veränderungen des Knochenmarks (d. h. die Hyperplasie oder die deutliche Schädigung) ein. Aus diesen Ergebnissen ist zu schließen, daß in der Milz des Kranken mit aplastischer Anämie eine die Anämie verursachende Substanz enthalten ist.

Auf Grund des Vorhergehenden möchte ich behaupten, daß die Splenektomie gegenwärtig bei uns die vorzüglichste Therapie gegen die aplastische Anämie ist.

Knochenmarksfunktion bei Lebererkrankungen und Splenomegalien, untersucht mit unspezifischem Reizstoff.

Von

H. M. KELLER (Bern/Schweiz — Freiburg/Deutschland).

Mit 1 Abbildung.

Im Jahre 1945 hat MOESCHLIN eine Methode veröffentlicht, die Aussagen über die Funktion des Knochenmarks gestattet. Er verwendete damals für seine Untersuchungen Pyrifer in einer Dosis von 25—50 E, von dem bekannt ist, daß es neben der Fieberwirkung auch zu einem Anstieg der Leukocyten führt. Die Methode hat sich in der Klinik offenbar nicht durchgesetzt, weil die regelmäßig eintretende, oft beträchtliche Temperaturerhöhung vielen Patienten nicht zugemutet werden konnte.

Von O. WESTPHAL, E. EICHENBERGER und Mitarbeitern[1] wurde in den letzten Jahren ein unspezifischer Reizstoff entwickelt, der in kleiner Dosierung praktisch keine temperatursteigernde Wirkung besitzt, dabei aber beim Gesunden doch noch zu einer erheblichen Leukocytose mit Linksverschiebung führt. Es handelt sich bei diesem Reizstoff um ein acetyliertes Lipopolysaccharid[2].

Mit diesem Reizstoff haben wir in den letzten Monaten umfangreiche Untersuchungen in bezug auf die Blutbildveränderungen an normalen und pathologischen Fällen angestellt. Die zur Verfügung stehende Zeit gestattet mir leider nicht auf alle bisherigen Untersuchungen einzugehen. Vieles deutet darauf hin,

---

[1] Untersuchungen in den Forschungsinstituten der Firma Dr. A. Wander AG., Bern und Säckingen.

[2] Versuchspräparat 1083 II.

daß diesem Stoff eine echte Wirkung auf das granulopoetische System des Knochenmarks zukommt, und daß die Leukocytose weder auf einer Stresswirkung noch auf regulativen Verschiebungen der Leukocyten im Organismus beruht.

Aus der Zahl von untersuchten Kranken will ich nur eine kleine Gruppe herausgreifen. Es handelt sich einmal um Patienten mit Lebererkrankungen einschließlich Cirrhosen, dann um solche mit Splenomegalien, die nicht auf dem Boden einer Lebercirrhose entstanden sind.

Methodisch gingen wir so vor, daß wir morgens nüchtern einen vollständigen Blutstatus machten, dann den Patienten 20 γ des erwähnten Reizstoffes i.v. spritzten und anschließend nach 2, 4, 8 und 24 Std. wiederum Blut für Blutstaten abnahmen.

Die Fälle teilte ich in folgende 5 Gruppen ein:

Gruppe I: Frische, meist unbehandelte Hepatitiden.

Gruppe II: Posthepatitische Zustände; beginnende oder leichte Lebercirrhosen ohne portale Stauung.

Gruppe III: Dekompensierte Lebercirrhosen mit portaler Stauung (Ascites, Oesophagusvaricen) aber ohne nachweisbare Milzvergrößerung.

Gruppe IV: Dekompensierte Lebercirrhosen mit portaler Stauung und vergrößerter Milz.

Gruppe V: Milzvergrößerungen ohne nachweisbare Lebercirrhosen.

Bei den Patienten der Gruppen II—V wurde die Diagnose laparascopisch mit Leberbiopsie und evtl. Milzpunktion gesichert.

Abb. 1 zeigt ihnen für jede Gruppe die Leukocytenkurven der bisher untersuchten Fälle. Sie sehen, daß bei den nichtdekompensierten Lebererkrankungen keine wesentlichen Unterschiede gegenüber den Normalpersonen bestehen. Die dekompensierten Lebercirrhosen mit portaler Stauung dagegen zeigen eine starke und signifikante Abflachung der Kurven. In vielen Fällen sieht man sogar negative Leukocytenbewegungen. Analog verhalten sich auch die Fälle der Gruppe V.

Die hemmende Wirkung der erkrankten Milz auf das Knochenmark ist schon lange bekannt. Die Gruppe V, die reine Milzerkrankungen erfaßt, zeigt das sehr deutlich. Bekannt sind auch die Leukopenien bei vielen chronischen Lebererkrankungen. Die vorliegenden Untersuchungen ergeben, daß es nicht die Lebererkrankung an sich ist, die zu der mangelhaften Knochenmarksfunktion führt, sondern daß es dazu wahrscheinlich der portalen Stauung, also auch der Milzstauung bedarf. Die Milz braucht dabei, wie Gruppe III zeigt, gar nicht merklich vergrößert zu sein. Für die Blutbildveränderungen ist demnach die Milz und nicht die Leber verantwortlich. Dies wird noch bewiesen durch einen Fall von jugendlicher Lebercirrhose, bei der wegen starker portaler Stauung mit Oesophagusvaricenblutung eine Splenektomie mit spleno-renalem Shunt gemacht wurde. Der 17jährige Knabe hatte vor der Operation bei normal zellhaltigem uncharakteristischem Knochenmark eine Leukopenie und eine ganz flache Leukocytenkurve. 4 Wochen nach Splenektomie bestand eine leichte Leukocytose. Die Leukocytenkurve nach 20 γ Reizstoff fiel jetzt ganz normal aus.

Etwas komplexer liegen wohl die Verhältnisse bei den frischen Hepatitiden. Ich möchte auf diese Gruppe nicht näher eingehen, lediglich erwähnen, daß es sich um einen Infekt handelt, bei dem es meist zu einer ausgesprochenen

Lymphocytose kommt. Untersuchungen über die Knochenmarksfunktion während dieser Erkrankung sind gegenwärtig noch im Gange.

Nach dem Gesagten gestattet die beschriebene Methode unter anderem alle Fälle von splenopathischer Markhemmung objektiv zu erfassen. Dem kommt

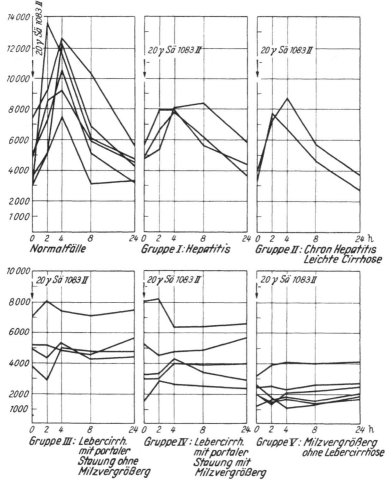

Abb. 1. Gesamtleukocytenwerte nach 20 Gamma Sä 1083 II.

besondere Bedeutung zu, da die Knochenmarkspunktion hier oft ganz uncharakteristische Befunde ergibt. Weiter gestattet die Methode das funktionelle Verhalten des Knochenmarks nach Splenektomie zu verfolgen. Nach den bis heute vorliegenden Untersuchungen scheint eine weitgehende Proportionalität zu bestehen zwischen dem Zellreichtum des Marks vor der Operation und der Möglichkeit einer Wiedereinstellung der normalen Knochenmarksfunktion.

Der besprochene Reizstoff führt neben der Leukocytose auch zu einer deutlichen Linksverschiebung im Differentialblutbild. Ob ihm auch eine Wirkung auf die Thrombocyten oder auf das erythropoetische System zukommt, wird gegenwärtig untersucht.

Literatur.

MOESCHLIN, S.: Helvet. med. Acta 12, 228 (1945).

Rilievi flebografici e manometrici prima e dopo legatura dell'arteria splenica (l.a.s.).

Di

B. D'Agnolo (Padova/Italia).

Con 2 figure.

I pareri sulle indicazioni e sui risultati della l.a.s. nelle sindromi epatolienali "primitive" sono tuttora discordi. Considerata da alcuni un presidio chirurgico d'ordine inferiore, rappresenta per altri il trattamento preferenziale di molte situazioni ipertensive portali offrendo il vantaggio, sull'asportazione del viscere, di rispettare tutto il sistema venoso di derivazione, di conservare il "serbatoio di sicurezza" del bacino splancnico e di non precludere la possibilità di un'eventuale ulteriore intervento di anastomosi spleno-renale.

La l.a.s. troverebbe inoltre una recente indicazione nella moderna terapia chirurgica della cirrosi epatica mediante disarterializzazione del fegato; è invalso l'uso infatti in questo particolare tipo d'intervento di associare la legatura dell'arteria splenica a quella dell'epatica comune, nell'intento di eliminare anormali shunts artero-portali extraepatici.

Un'obbiettiva valutazione del significato fisiopatologico della l.a.s. presuppone anzitutto la conoscenza delle modificazioni emodinamiche indotte dall'intervento sulla circolazione splancnica. A tal fine sono stati studiati 6 casi di splenomegalia cronica "primitiva" con ipertensione portale, prima e dopo l.a.s., mediante splenoportografia e splenomanometria, associate a cateterismo e flebografia di altri distretti venosi splancnici.

Prima di esporre i dati salienti delle nostre esperienze anteponiamo alcune precisazioni: l'eziopatogenesi della malattia non è univoca in tutti i casi; il tempo intercorso tra intervento e successivi controlli varia dai 16 giorni ai 3 anni; nei casi 5° e 6° il primo controllo è stato eseguito mediante radiomanometria intraoperatoria della vena splenica; nel caso 2° è stata legata anche la vena coronaria stomacica; nel caso 4° alla l.a.s. è stata associata la legatura dell'arteria epatica comune.

Per quanto riguarda il rilievo delle pressioni si è ricorsi all'impiego di un manometro ad acqua a flusso continuo; la tensione intrasplenica è stata determinata in almeno tre diversi punti del parenchima (oscillazioni massime ± 4 cm. H_2O). Non esistendo valori assoluti della pressione portale, ma dipendendo questa in larga misura da quella regnante nella cava inferiore, si è stabilito — in alcuni casi — mediante cateterismo della vena cava e dei suoi affluenti il gradiente pressorio spleno-sistemico.

Caso 1°— Ragazzo di 12 anni. Sindrome di Cruveilhier-Baumgarten. Intervento di l. a. s. Prima dell'intervento: Pressione intrasplenica media 48 cm. H_2O. Splenoportografia (Fig. 1): anastomosi porto-sistemiche gastro-esofagee e attraverso una enorme vena ombelicale persistente, fiancheggiata da due paraombelicali; rapido svuotamento del tronco splenoportale, più torpido quello dei vasi anastomotici.

30 giorni dopo l'intervento: Volume splenico immodificato. Pressione intrasplenica media 27 cm. H_2O. Splenoportografia (Fig. 2): notevoli variazioni morfologiche ed emodinamiche rispetto al primo esame; iniezione di un vasto settore del circolo intrasplenico e di un fitto plesso vascolare angiomatoso a livello dell'ilo lienale che si anastomizza col sistema della cave attraverso i vasi gastro-esofagei, le vene lombari ascendenti e la vena renale sinistra che

risulta opacizzata per breve tratto; gran parte del liquido di contrasto ristagna nel plesso venoso dell'ilo splenico, mentre i vasi ombelicali si opacizzano con ritardo e meno intensamente; circolo sensibilmente rallentato.

(Le Fig. 1 e 2, corrispondenti alle splenoportografie prima e dopo l'intervento, sono state riprese con gli stessi tempi: 6° radiogramma, a 8″ dalla fine dell'iniezione.)

Caso 2°— Uomo di 59 anni. Ematemesi recidivante da grave stenosi portale acquisita extra- ed intraepatica. Intervento di l. a. s. e legatura della vena coronaria stomacica. Prima

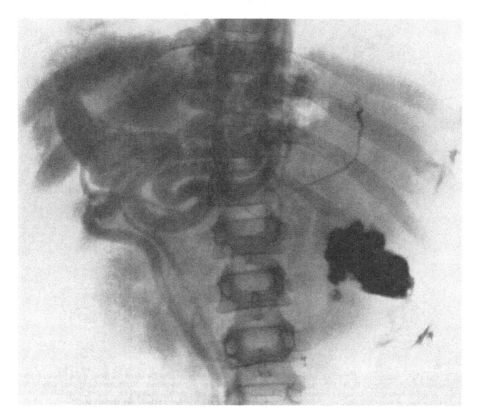

Fig. 1. Caso 1°. Sindrome di CRUVEILHIER-BAUMGARTEN. Splenoportografia prima dell'intervento. Splenomanometria 48 cm. H_2O. VI° radiogramma a 8″ dalla fine dell'iniezione. Completo svuotamento dell'albero portale extra- ed intraepatico; intensa opacizzazione del circolo ombelicale e paraombelicale.

dell'intervento: Pressione intrasplenica media 32 cm. H_2O. Pressione sovraepatica occludente 18 cm. H_2O. Splenoportografia: la vena porta, di calibro estremamente ridotto in tutta la sua lunghezza, si biforca a livello dell'ilo in due esilissimi rami; trasformazione cavernomatosa delle vene porte accessorie del piccolo epiploon; colossali anastomosi spleno-gastro-esofagee, perispleniche, colecisto-freniche e del sistema di RETZIUS; circolo rallentato.

Gravissima ematemesi insorta 20 giorni dopo l'operazione.

37 giorni dopo l'intervento: Volume splenico immodificato. Pressione intrasplenica media 20 cm. H_2O. Pressione sovraepatica occludente 18 cm. H_2O (immodificata). Splenoportografia: non si è eseguita l'introduzione massiva del liquido opaco ma solo due iniezioni di prova in punti differenti del viscere (complessivamente 30 ml.); il mezzo di contrasto, distribuitosi nel parenchima in due caratteristiche chiazze opache, non inietta vasi in nessun momento; dopo 20′ le due chiazze intraspleniche conservano immodificata la loro opacità e forma.

Caso 3°— Donna di 50 anni. Splenomegalia cronica con stenosi portale acquisita extra- e intraepatica. Intervento di l. a. s.

Prima dell'intervento: Pressione intrasplenica media 30 cm. H_2O. Splenoportografia: il calibro della vena porta va restringendosi progressivamente fino all'ilo epatico da cui si dipartono esili vasellini diretti al fegato; angiomatosi del piccolo epiploon; anastomosi spleno-gastro-freniche; intensa epatografia capillare; normale velocità di circolo.

60 giorni dopo l'intervento: Volume splenico immodificato. Pressione intrasplenica media 38 cm. H_2O. Splenoportografia: quadro morfologico e dinamico pressochè immutato.

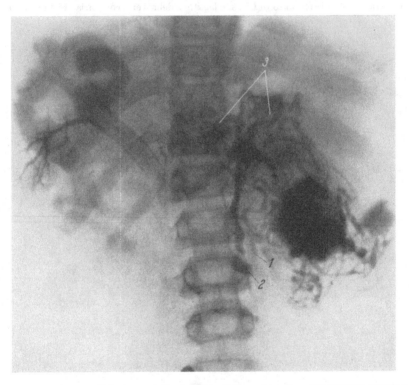

Fig. 2. Caso 1°. Sindrome di CRUVEILHIER-BAUMGARTEN. Splenoportografia eseguita un mese dopo l'intervento Splenomanometria 27 cm. H_2O. VI° radiogramma a 8″ dalla fine dell'iniezione. Ristagno del mezzo opaco nel plesso vascolare formatosi in corrispondenza dell'ilo splenico e nei vasi gastro-esofagei (3); anastomosi con la vena renale (2) e con le vene lombari ascendenti (1); persiste, attenuata, l'opacizzazione del tronco portale e di alcuni rami intraepatici di aspetto ipoplasico; scarsa iniezione dei vasi ombelicali.

Caso 4°— Ragazzo di 12 anni. Gastrorragie da aplasia della vena porta. Intervento di l. a. s. e legatura dell'arteria epatica comune.

Prima dell'intervento: Pressione intrasplenica media 38 cm. H_2O. Pressione sovraepatica occludente 14 cm. H_2O. Splenoportografia: non riconoscibile il tronco della vena porta; discreta irrorazione epatica di supplenza attraverso le vene porte accessorie del primo gruppo (trasformazione cavernomatosa del piccolo epiploon); la vena splenica è ampiamente anastomizzata con le cave attraverso i plessi gastro-esofageo, parieto-frenico, paravertebrale e con la vena renale sinistra; tempo di circolo ai limiti superiori della norma.

16 giorni dopo l'intervento: Volume splenico immodificato. Pressione intrasplenica media 23 cm. di H_2O. Pressione sovraepatica occludente 12 cm. di H_2O. Splenoportografia: il quadro angiografico ha subito notevoli modificazioni: l'iniezione vascolare si arresta a livello del profilo sinistro del rachide per trombosi della vena splenica; conseguente mancata opacizzazione di tutto il circolo situato a valle dell'interruzione; angiomatosi spiccata dell'ilo splenico; il mezzo opaco, iniettato nella milza, devia rapidamente nel circolo venoso generale per mezzo di vasi gastrici brevi molto dilatati, ma soprattutto attraverso ampie anastomosi profonde con le lombari ascendenti, il plesso vertebrale e con la vena renale sinistra, opacizzando per lungo tratto anche la cava inferiore; circolo rallentato.

Caso 5°— Uomo di 36 anni. Epatite cronica splenomegalica con ematemesi. Intervento di l. a. s.; radiomanometria portale intraoperatoria attraverso la vena splenica: pressione 32 cm. di H_2O; vasi pervi di calibro aumentato.

Due anni dopo l'intervento: non si sono più ripetute le ematemesi; volume splenico immodificato; progressiva compromissione epatica, con insorgenza di ittero grave ed ascite da 4 mesi. Pressione intrasplenica media 51 cm. di H_2O. Pressione cavale a livello dello sbocco delle sovraepatiche 19,5 cm. H_2O. Splenoportografia: mancata opacizzazione del sistema portale extra- ed intraepatico; iniezione di una colossale vena dell'ilo splenico che si continua a pieno canale con la renale sinistra anch'essa molto dilatata; successiva iniezione della vena cava inferiore fino all'atrio destro e di canali anastromotici reno-azigos-lombari. Cateterismo della vena renale sinistra: pressione venosa media 30 cm. H_2O; la flebografia di questo vaso conferma nei particolari i dati splenoportografici.

Caso 6°— Donna di anni 30. Splenomegalia iperplastico-congestizia con ematemesi recidivanti. Intervento di l. a. s.: radiomanometria portale intraoperatoria attraverso la vena splenica 36 cm. H_2O; tronco portale e vasi intraepatici normalmente pervi, presenza di ampie anastomosi gastro-esofagee.

Tre anni dopo l'intervento: persistono frequenti e gravissime ematemesi; volume splenico immodificato; pressione intrasplenica media 52 cm. H_2O. Splenoportografia: sistema portale extra- ed intraepatico di calibro molto rilevante; presenza di circoli collaterali attraverso la vena mesenterica inferiore, la loggia splenica, ma sopratutto mediante enormi anastomosi gastro-esofagee.

Nove mesi fa è stata operata di deconnessione azigos-portale; da quel tempo le ematemesi sono cessate.

L'esiguità della casistica e le pregiudiziali avanzate nell'introduzione di questa nota non consentono di esprimere giudizi definitivi; i dati acquisiti dal nostro materiale di studio si prestano tuttavia a qualche commento.

In nessun caso il volume splenico ha subito apprezzabili influenze ad opera dell'intervento.

Il comportamento della pressione intrasplenica è risultato variabile: si è constatata una sensibile deflessione dei valori pressori nei casi 1°, 2° e 4°, controllati a breve distanza dall'intervento (5 settimane al massimo); lieve incremento nel caso 3° (esaminato dopo 9 settimane); marcato aumento nei casi 5° e 6°, controllati rispettivamente a distanza di 2 e 3 anni.

Nei casi caratterizzati dalla riduzione postoperatoria della pressione intrasplenica si è osservato costantemente una minore ossigenazione e un rallentamento dello stillicidio del sangue splenico dall'ago e inoltre una notevole inerzia di assestamento e una minore sensibilità alle variazioni pressorie intraddominali, artificialmente provocate, della colonna d'acqua del manometro.

In alcuni soggetti il rilievo delle pressioni venose dei vari settori splancnici ha fornito dati di signifivativo interesse fisiopatologico. Così ad esempio in due casi di blocco portale extraepatico (2° e 4°) si è potuto constatare un elevato gradiente pressorio spleno-sovraepatico che si ridusse dopo l'intervento parallelamente alla diminuzione della tensione intrasplenica; la pressione sinusoidale epatica invece rimase immutata nel caso 2° (legatura arteria splenica e vena coronaria stomacica) e diminuì di poco anche nel caso 4°, operato 16 giorni prima, di legatura delle arterie epatica e splenica.

In un caso (5°) di enorme shunt spontaneo spleno-renale, pur esistendo una notevole ipertensione a livello di quest'ultima vena, si è constato un alto gradiente pressorio tra vena splenica e vena renale (21 cm H_2O). Verosimilmente l'elevato dislivello di potenziale venoso rappresenta una delle cause efficienti della formazione e della pervietà di questa particolare anastomosi.

Nei controlli postoperatori si è osservato un certo parallelismo tra comportamento della pressione intrasplenica e quadro splenoportografico. Nei casi con persistenza o ulteriore incremento dello stato ipertensivo (3°, 6°) non si sono notate sensibili modificazioni angiografiche. Nei casi invece dominati dalla riduzione del livello pressorio (1°, 2° e 4°) i flebogrammi hanno documentato importanti variazioni, consistenti morfologicamente in una trasformazione di tipo angiomatoso dell'ilo vascolare della milza, ampiamente comunicante con il sistema della cave attraverso formazione o incremento di numerose anastomosi, e caratterizzate, dal punto di vista dinamico, dalla stasi ematica in corrispondenza del letto venoso del parenchima e dell'ilo splenico.

Il meccanismo fisiopatologico dei fenomeni osservati consiste verosimilmente nell'intorpidimento della corrente splenica di deflusso, determinato dallo smorzamento della carica pressoria dell'arteria splenica e dal persistere — a valle della milza — di una situazione ipertensiva portale. In virtù di questa stasi, di quest'aumento di carico sulle pareti venose, si determina una progressiva dilatazione dei vasi splenici e una graduale permeabilizzazione e distensione di numerose collaterali. Il plesso vascolare dell'ilo splenico può acquistare, in tal modo, funzione di ampia via di diversione del sangue ristagnante nel bacino splancnico.

I contrastanti risultati ottenuti da vari A. A. con intervento di l. a. s. dipendono dal complesso interferire di numerosi fattori tra i quali rivestono significativa importanza — a pare nostro — le caratteristiche funzionali e topografiche del circolo collaterale. A questo proposito le nostre esperienze segnalano, dopo l'intervento, la frequenza e l'importanza di utili anastomosi spleno-renali e spleno-azigos-lombari (casi 1°, 4° e 5°), l'incremento di pericolosi shunts gastro-esofagei (casi 1° e 6°) e la presenza di trombosi della vena splenica in due casi (4° e 5°). L'intervento può avere eventualmente influito sul determinismo di questa trombosi sia direttamente, mediante un'azione traumatica sui vasi, sia indirettamente attraverso le conseguenze della stasi circolatoria indotta nel bacino spleno-portale.

Limitatamente all'esiguità ed al tipo della casistica studiata si possono ritenere i seguenti dati pratici:

La frequente trasformazione angiomatosa e le eventuali complicanze trombotiche postoperatorie dei vasi splenici limitano la validità dell'asserto secondo il quale la l. a. s. consentirebbe la possibilità di effettuare un successivo intervento di anastomosi spleno-renale.

A causa della persistenza o dell'incremento postoperatorio delle collaterali gastro-esofagee va presa in considerazione l'opportunità — specialmente nelle splenomegalie emorragipare — di associare alla l. a. s. un intervento di deconnessione azigos-portale.

Data la frequenza di importanti anastomosi spontanee spleno-sistemiche in corso di splenomegalie primitive, lo studio flebografico di questi distretti venosi costituisce un indispensabile preliminare nei casi candidati a interventi di derivazione del sangue portale, allo scopo di evitare l'adozione di presidi chirurgici tendenti a un fine cui la natura può avere già sufficientemente provveduto.

Hämolytische Syndrome bei Lebercirrhosen.

Von

H. H. Hennemann (Berlin/Deutschland).

Unsere bisherigen Kenntnisse von der Einwirkung hepatolienaler Krankheiten auf das Blut sind in jüngster Zeit durch das Studium der hämolytischen Veränderungen im Verlaufe derartiger Erkrankungen wesentlich erweitert worden. Ich möchte auf die Beziehung dieser beiden Syndrome zueinander anhand des Beispieles der Lebercirrhose eingehen und dabei die mit Leber- und Milzvergrößerung einhergehende Verlaufsform der atrophischen Cirrhose gegenüberstellen (Tab. 1).

Tabelle 1.

	20 atrophische Lebercirrhosen		26 hypertrophische splenomegale Lebercirrhosen	
	(Anzahl der untersuchten Fälle)		(Anzahl der untersuchten Fälle)	
Hämoglobin < 70%	(20)	3	(26)	9
gesteigerte Erythropoese	(7)	6	(10)	9
Serum-Fe > 120 γ-%	(16)	5	(20)	7
Reticulocyten > 25 $^0/_{00}$	(10)	5	(17)	8
Urobilinogenausscheidung vermehrt . . .	(7)	1	(11)	2
osmotische Minimalresistenz				
< 0,46%	(7)	2	(15)	6
mechanische Resistenz				
> 15% Hämolyse	(5)	2	(10)	4
Kälteagglutinintiter > 1:64	(19)	9	(24)	8
Autoagglutination bei 20°		1		6
bei 34°		1		2
bei 37°		∅		1
Coombs-Test	(12)	∅	(19)	1 direkt ++
Wa.R. ohne Lues positiv	(20)	1	(26)	1
Wa.R. Eigenhemmung		3		5
Mikro-Meinicke		1		3
Meinicke-Klärung		4		5
Cito		2		2
Kahn		1		∅
Gesamteiweiß > 8 g-%	(20)	2	(26)	6
< 6 g-%		2		3
Elektrophoretische Vermehrung der				
Serumeiweißfraktionen	(16) α_1:— α_2:— β:4 γ:14		(21) α_1:— α_2:1 β:4 γ:14	

Stärkere Anämien fanden sich bei beiden Gruppen gelegentlich. Hierbei handelte es sich zumeist um Blutungsanämien nach Oesophagusvaricenblutungen oder es lagen cholangitische Cirrhosen vor. Bei fast allen sternalpunktierten Fällen bestanden die Zeichen einer gesteigerten Erythropoese. Etwa ein Drittel der Patienten beider Gruppen hatte einen erhöhten Serumeisenspiegel und bei der Hälfte der Fälle bestand eine Reticulocytose. Die Urobilinogenausscheidung im Stuhl und Urin war jedoch nur in wenigen Fällen vermehrt. Die osmotische

Minimalresistenz der Erythrocyten war gelegentlich herabgesetzt und ihre mechanische Verletzlichkeit gesteigert.

Im Gegensatz zu diesen bei relativ vielen Fällen auf eine gesteigerte Hämolyse weisenden Veränderungen steht das Ergebnis unserer Untersuchungen auf irreguläre Antikörper, die als hämolytische Faktoren in Frage kommen. Zwar fanden sich bei etwa der Hälfte der atrophischen und bei einem Drittel der hypertrophischen splenomegalen Form gesteigerte Kälteagglutinationstiter, die auch gelegentlich mit verbreiterter Wärmeamplitude einhergingen. Jedoch war nur in einem Falle von hypertrophischer splenomegaler Lebercirrhose der direkte Coombs-Test positiv, so daß die damit nachgewiesenen sog. inkompletten antierythrocytären Antikörper zur Erklärung der hämolytischen Veränderungen herangezogen werden konnten. Der Patient hatte keine Bluttransfusionen erhalten. Elektrophoretisch wies sein Serum aber eine deutliche Vermehrung der β- und γ-Globulinfraktion auf, die wir bei einem großen Teil von Patienten beider Gruppen beobachtet haben. Wir möchten annehmen, daß diese irregulären antierythrocytären Antikörper qualitativ abartige Eiweißkörper darstellen, die im Rahmen der die Lebercirrhose begleitenden Eiweißstoffwechselstörung entstehen können. Am häufigsten kommt es dabei anscheinend zum Auftreten von gesteigerten Kälteagglutinintitern und nur in Einzelfällen zur Bildung inkompletter antierythrocytärer Antikörper, ebenso wie übrigens auch nur in vereinzelten Fällen unspezifische Antilipoid-Antikörper auftreten können (hier ist die häufige Eigenhemmung bei der Wa.R. Hinweis für den starken Einfluß der Dysproteinämie auf den Reaktionsausfall).

Bei der Beurteilung der Häufigkeit dieser irregulären Antikörper sowie des Ausmaßes der Dysproteinämien ist zwischen beiden Krankheitsgruppen keine verwertbare Differenz zu erkennen, so daß vom serologischen Standpunkt aus zwischen ihnen kein Unterschied besteht, die palpatorisch festgestellte Milzgröße daher ohne Einfluß auf die Serumeiweißstruktur und das Antikörperprofil zu sein scheint. Ebenso läßt das Ausmaß der eingangs zitierten hämatologischen Veränderungen keine Unterscheidung beider Verlaufsformen zu, wie schon früher von Fellinger und Klima (1) festgestellt wurde. Unsere Untersuchungsbefunde stimmen auch mit den Ergebnissen der Isotopenstudien und der Anwendung der Ashbytechnik zur Bestimmung der Lebensdauer der Erythrocyten bei Lebercirrhosen überein, die in über der Hälfte der Fälle eine verkürzte Lebensdauer der Erythrocyten ergaben (Jones und Mitarbeiter (2), Jandel (3)). Auch hier wurden keine hämolytisch wirkenden irregulären Antikörper gefunden, so daß die Milz für den vorzeitigen Erythrocytenabbau verantwortlich gemacht wurde. Unsere Untersuchungen lassen ebenfalls annehmen, daß nur in einzelnen Fällen auch serologische Faktoren hierfür in Frage kommen, so daß neben die elektrophoretische Analyse der Serumeiweißkörper auch ihre immunbiologische Charakterisierung gehört, um derartige Beziehungen aufdecken zu können.

Literatur.

1. Fellinger, K., u. R. Klima: Z. klin. Med. 126, 547 (1934).
2. Jones, P. N., I. M. Weinstein, R. H. Ettinger and R. B. Capps: Arch. Int. Med. 95, 93 (1955).
3. Jandl, J. H.: J. Clin. Invest. 34, 390 (1955).

Über die Beziehungen zwischen dem angeborenen hämolytischen Ikterus, dem Morbus Meulengracht und der posthepatitischen Hyperbilirubinämie.

Von

H. KALK (Kassel/Deutschland).

Das nach einer durchgemachten Hepatitis epidemica in manchen Fällen auftretende klinische Syndrom einer indirekten Hyperbilirubinämie, verbunden mit dyspeptischen Störungen und neurasthenisch-hypochondrischen Klagen, das ganze offenkundig in Schüben verlaufend, wurde von uns neuerdings als *posthepatitische Hyperbilirubinämie* bezeichnet. Früher hatten wir diese Erscheinung „erworbener hämolytischer Ikterus nach Hepatitis" genannt. Es hat sich aber gezeigt, daß es nach einer Hepatitis zu Zuständen kommen kann, bei denen eine echte Hämolyse viel stärker im Vordergrund steht mit serologischen Veränderungen in Form von Autoantikörpern, Kälteagglutininen, Hämolysinen und einem positiven Coombstest und oft schwerem Leberschaden (HIRSCHER, TISCHENDORF, FRANK und PUNIN, HENNEMANN, MÖLLER und GILLBERT; HEILMEYER, SCHUBOTHE und HAHN, CHRISTENSEN). Bei diesen Fällen kann man mit einer größeren Berechtigung von einem „erworbenen hämolytischen Ikterus" sprechen als bei unserem Krankheitsbild, bei dem sich zwar auch in einem Drittel der Fälle hämolytische Erscheinungen finden, die aber viel diskreter ablaufen als bei den eindrucksvollen, oben erwähnten posthepatitischen Anämien.

Wir haben deshalb das von uns beschriebene und an über 150 Fällen beobachtete Krankheitsbild (KALK und WILDHIRT) nach dem Hauptsymptom als „posthepatitische Hyperbilirubinämie" bezeichnet.

Die Hauptkennzeichen dieser Krankheit sind:

1. eine indirekte Hyperbilirubinämie mit Leber- und Milzvergrößerung,

2. Verlauf mit dyspeptischen, neurasthenisch überwerteten Beschwerden in Schüben,

3. auffallend langsame Blutkörperchen-Senkungsgeschwindigkeit,

4. auffallende hohe Titrationswerte bei der GROSSchen Reaktion bei sonst normalen Leberfunktionsproben,

5. starke Retention von Gallenfarbstoff bei der Bilirubinbelastungsprobe,

6. im histologischen Bild Fehlen jeglicher Entzündungs- und Umbauerscheinungen, dagegen Aktivierung der Capillarwandzellen (KUPFFERsche Sternzellen) und Ablagerung eines charakteristischen braunen Pigmentes, z. T. auch mit vermehrter Eisenablagerung (am besten im Hepatogramm nachweisbar).

Auf Einzelheiten des Nachweises, wie weit hier eine verstärkte Hämolyse vorliegt, kann hier nicht eingegangen werden. Sicher ist, daß eine verstärkte Hämolyse allein zur Erklärung des Krankheitsgeschehens nicht ausreicht und daß dabei eine Kombination mit einer Störung der Bilirubinausscheidung vorliegen muß.

Vergleicht man nun die oben erwähnten Befunde mit denen, wie sie bei der „intermittierenden Hyperbilirubinämie Meulengracht" und dem angeborenen hämolytischen Ikterus vorliegen, so zeigt sich, daß diese beiden Krankheitsbilder genau die gleichen Befunde aufweisen, nur daß beim angeborenen hämolytischen Ikterus die Herabsetzung der Erythrocytenresistenz, die Mikrocytose, die Zeichen der Hämolyse stärker ausgeprägt sind.

Wir bringen dafür ein Beispiel, bei dem die Befunde bei der posthepatitischen Hyperbilirubinämie und dem angeborenen hämolytischen Ikterus bei 2 Patienten gegenübergestellt sind.

Tabelle 1. *Gegenüberstellung eines Falles von familiärem hämolytischem Ikterus und posthepatitischer Hyperbilirubinämie nach Hepatitis.*

	Famil. hämolyt. Ikterus H. Di., 18 J., ♀	posth. Hyperbilirubinämie M. Heu., 27 J., ♂
Anamnese	Vater u. mehrere Geschw. d. Vaters haben hämolyt. Ikt.	Familie o. B. Vor 8 Jahren Hepatit. epidem.
schubweiser Verlauf	+	+
äußerl. Degen.-Zeichen	keine	keine
Leber	2 Qf., weich	2 Qf., weich
Milz	0—2 Qf., weich	2 Qf., mittelhart
Serumbilirubin	2,35 mg-%, direkt neg.	4,0 mg-%, direkt neg.
Leberfunktionsproben	alle neg.	alle neg.
dabei Gros	1,67—2,70	1,75—2,85
Bromsulfalein	−0,75 (mäßigbeschl. Ausscheid.)	−1,24 (stark beschl. Ausscheid.)
Bilirubinbelastung	30% Retention	70% Retention
Serumeiweißfraktionen	normal	normal
Blutsenkung	2/4 mm	1/2 mm
Gallenfarbstoffe im Urin	nicht vermehrt	nicht vermehrt
Duodenalsondierung	starke Pleiochromie der A- und B-Galle	Pleiochromie der Lebergalle (cholecystektomiert)
Osmot. Resistenz der Ery	0,64—0,36% NaCl	0,48—0,28% NaCl
Ery-Durchmesser im Mittel	6,85 μ	6,8 μ
Reticulocyten	156 °/₀₀	32 °/₀₀
Coombs-Test	neg.	neg.
Kälte-Agglutinine	neg.	neg.
Sternalpunktat	starke Steigerung der Erythropoese	deutl. Steigerung der Erythropoese
Laparoskopie	Leber äußerlich o. B.	nicht durchgeführt
Leberpunktat	normaler Läppchenaufbau, keine Entzündung, leichte Verfettung, starke Pigmentablagerung, eisenfrei, starke Aktivierung des RES.	normaler Läppchenaufbau, keine Entzündung, keine Verfettung, starke Pigmentablagerung, eisenfrei, mäßige Aktivierung des RES.

Aus der Gleichheit der Befunde entnehmen wir die Berechtigung zu der Annahme, daß es sich bei der posthepatitischen Hyperbilirubinämie und dem Morbus Meulengracht um identische Krankheiten und dem angeborenen hämolytischen Ikterus um ein verwandtes Krankheitsbild handelt.

Literatur.

KALK, H., u. E. WILDHIRT: Vortrag auf der 40. Tagg. der Nordwestdtsch. Ges. inn. Med. **1953**, 17.
— — Med. Klin. **1955**, 1289.
— — Z. klin. Med. **153**, 354—387 (1953).
WILDHIRT, E.: Acta hepatol. **3**, I/157 (1955).

Serumeisenspiegel bei Lebercirrhose und Siderophilie (Hämochromatose).

Von

E. WILDHIRT (Kassel/Deutschland).

Mit 1 Abbildung.

Die Bestimmung des Serumeisenspiegels gehört heute zu den wichtigen Untersuchungsmethoden bei Leberkrankheiten. Für die Differentialdiagnose zwischen akuter Hepatitis und Verschlußikterus kann sie von wesentlicher Bedeutung sein. Für die Siderophilie (Hämochromatose) wurde angegeben, daß sie stets mit einem erhöhten Eisenspiegel einhergeht (HEILMEYER, BÜCHMANN und SCHENZ). Für die Diagnose der Lebercirrhose, die Feststellung, ob eine Cirrhose aktiv oder inaktiv ist, sowie für die Abgrenzung zwischen Cirrhose und Siderophilie ist die Rolle des Serumeisens noch nicht voll geklärt.

Wir haben in blutchemischen und bioptischen Untersuchungen versucht, einen Beitrag zu dieser Frage zu leisten. Es standen uns hierzu 91 Fälle von Lebercirrhose und 21 Fälle von Siderophilie zur Verfügung. Bei sämtlichen Patienten wurden zum Teil mehrmals im Verlauf von 3 Monaten bis zu 3 Jahren neben den üblichen Leberfunktionsproben Bestimmungen des Serumeisens in der Methode nach HEILMEYER und PLÖTNER und Laparoskopien mit gezielter Leberpunktion und histologischer Untersuchung einschl. Hepatogramm und Eisen-Spezialfärbungen durchgeführt.

Dabei kamen wir zu folgenden Ergebnissen:

1. Erniedrigtes Serumeisen kommt bei Cirrhosen in 17,5% der Fälle vor, (auch bei Fällen, bei denen man sich den niedrigen Eisenspiegel nicht durch eine vorhergegangene Oesophagusvaricenblutung erklären kann). Aber auch bei Siderophilie fanden wir in 5% einen erniedrigten Serumeisenspiegel, für den sich keine Erklärung in Form interkurrenter Infekte o. ä. fand.

2. Normaler Serumeisenspiegel kommt bei Cirrhosen in 32% der Fälle vor, bei Siderophilie in 5%.

3. Mäßig erhöhter Serumeisenspiegel (140—200 γ-%) findet sich bei Cirrhosen in 26,5%, bei Siderophilie in 30%.

4. Stark erhöhter Serumeisenspiegel findet sich bei Cirrhosen in 18,5%, bei Siderophilie in 45%.

5. Extrem erhöhter Serumeisenspiegel findet sich bei Cirrhosen in 5,5%, bei Siderophilie in 15% (Vgl. Abb. 1).

Es ist also so, daß Cirrhosen zusammengenommen in rund 50% einen normalen bzw. niedrigen Serumeisenspiegel haben, während Siderophilien erniedrigte und normale Serumeisenwerte nur in 10%, erhöhte (über 140 γ-%) dagegen in 90% haben. Aus der Höhe des Serumeisens läßt sich somit nur bedingt eine Differentialdiagnose zwischen Cirrhose und Siderophilie stellen, zumindest aber der Hinweis entnehmen, daß man mit Hilfe der Leberbiopsie eine genaue Differentialdiagnose herbeiführen muß.

Für die Lebercirrhose ergibt sich jedoch aus der Höhe des Serumeisenspiegels kein Hinweis dafür, ob der entzündliche Prozeß noch aktiv ist oder nicht. Im Rahmen von Verlaufsbeobachtungen chronischer Hepatitiden mit Übergang in Cirrhose konnten wir keine sichere Beziehung zwischen der Höhe des Serumeisenspiegels einerseits und der Aktivität des Prozesses andererseits finden. Auch ist der Serumeisenspiegel nicht geeignet dazu, eine Trennung der Cirrhosen nach ihrer Ätiologie zu ermöglichen. Zwar hat die cholangitische Cirrhose im Durchschnitt niedrigere Serumeisenwerte als die toxisch-degenerative und die posthepatitische Cirrhose, bindende Aussagen wollen wir aber bei der kleinen Zahl unseres Materials nicht machen. Zwischen posthepatitischer und toxisch-degenerativer Cirrhose findet sich in der Höhe des Serumeisenspiegels kein Unterschied, ebenfalls nicht zwischen kompensierter und dekompensierter Cirrhose. Im Gegensatz zu den Untersuchungen von CHRISTIAN ließen sich auch aus der Höhe des Serumeisenspiegels bei Cirrhose keine Hinweise dafür ableiten, ob sich auf dem Boden der Cirrhose nekrotisierende Prozesse abspielen. Die Verfolgung des Serumeisenspiegels im Verlauf chronischer Hepatitiden ist somit nach unseren bisherigen Erfahrungen kein sicherer Maßstab dafür, ob ein Entzündungsprozeß in der Leber noch floride ist oder nicht. Dies ist nach wie vor nur mit Hilfe der Leberbiopsie möglich.

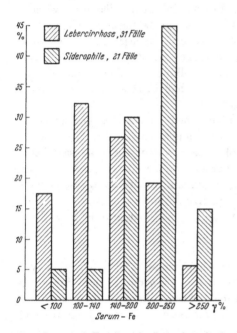

Abb. 1. Prozentuale Verteilung des Serumeisenspiegels bei Lebercirrhose und Siderophilie.

Bei Cirrhosen mit leichter Siderose der Leber, die als Begleitsiderose angesprochen werden muß, fand sich keine Übereinstimmung zwischen der Menge des abgelagerten Eisens und der Höhe des Serumeisenspiegels. Dasselbe gilt auch für die Siderophilie.

Bei der Siderophilie konnten wir jedoch Beziehungen zwischen der Höhe des Serumeisens und den übrigen klinischen und bioptischen Befunden dann feststellen, wenn eine Aderlaßbehandlung nach dem Vorschlag von DAVIS und ARROWSMITH durchgeführt wurde. Mit dem Absinken des Serumeisens (das jedoch niemals zu normalen Werten absank) gingen Rückgang der Leberschwellung, Besserung der Leberfunktionen, Gewichtszunahme mit subjektivem Wohlbefinden und leichter Rückgang der Eisenablagerung in der Leber Hand in Hand.

Zusammenfassend hat somit die Bestimmung des Serumeisenspiegels für die Lebercirrhose nur geringen Wert, für die Siderophilie ist sie von Wichtigkeit besonders für die Verlaufsbeobachtung.

Literatur.

CHRISTIAN, E. R.: Arch. Int. Med. **94**, 22 (1954).
DAVIS, W. D., and W. R. ARROWSMITH: J. Labor. a. Clin. Med. **39**, 526 (1952).
BÜCHMANN, P., u. G. SCHENZ: „Hämochromatose und Eisenstoffwechsel." Stuttgart: Wiss. Verlagsges. 1948.
HEILMEYER, L.: 17. Verh. dtsch. Ges. Verd. u. Stoffwechselkrkh. **1953**, 32.

Die sog. Vorfraktion im Serum und ihre Korrelation zu Störungen der Leberfunktion bei hämatopoetischen Erkrankungen.

Von

FRIEDRICH-WILHELM ALY (Marburg an der Lahn/Deutschland).

Mit 1 Abbildung.

Unter bestimmten Elektrophoresebedingungen, auf die an anderer Stelle eingegangen worden ist (ALY), findet sich bei gesunden Personen eine vor dem Albumin wandernde Fraktion in der Größenordnung von 0,2—0,3% des Gesamteiweißes im Serum. Der Berechnung zugrunde gelegt wurde die Anfärbbarkeit eines Albuminstandards mit der hierzu verwandten Bromphenolblaufärbung (DURRUM).

Untersuchungen an der aus Serum elektrophoretisch isolierten Vorfraktion zeigen, daß es sich um ein Proteinmolekül mit einheitlicher Sedimentationskonstante — etwas kleiner als die des Albumins — handelt (SCHULTZE). Der Hexosamingehalt liegt unter 1% und der Tryptophangehalt ist zum Unterschied vom Albumin größer. Die gewonnenen Untersuchungsergebnisse an isolierter Vorfraktion aus Liquor cerebrospinalis stimmen gut hiermit überein (ALY).

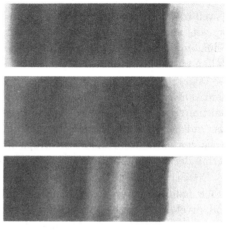

Abb. 1. Quantitative Bestimmung der Vorfraktion mit Bromphenolblau und anschließender Elution in 1/100 n-Natronlauge und Photometrie im Elko II, 1 cm Schichtdicke, Filter S 59. Korrektur des Färbefehlers mit Hilfe eines Albuminstandardes. Berechnung bezogen auf die Gesamtserumextinktion. Korrekturfaktor für die Globuline 1,6. Statistische Sicherung der Ergebnisse durch Berechnung der T-Funktion.

Es stellte sich heraus, daß bei Leberschäden, wie sie bei der Virushepatitis oder bei Lebercirrhosen vorhanden sind, die Vorfraktion vermindert ist oder ganz fehlt. Bei Querschnitts- und Verlaufsuntersuchungen dieser Erkrankungen zeigen sich Beziehungen zwischen einer Verminderung der Vorfraktion und den zur Beurteilung herangezogenen Leberfunktionsproben, von denen die Galaktoseprobe (LUDWIG, STREHLER), der Bromsulphaleintest (FREY), die TAKATAsche Reaktion (MANCKE-SOMMER) und die Papierelektrophorese des Serums (GRASSMANN und HANNIG) zur Anwendung kamen.

Die Sicherung der Diagnosen erfolgte durch bioptische Leberuntersuchungen, die in der Mehrzahl der zum Vergleich herangezogenen Fälle von Herrn Prof. BOCK durchgeführt worden sind.

Bei systematischen Untersuchungen des in der Klinik anfallenden Krankengutes auf das Vorkommen der Vorfraktion zeigte sich weiterhin eine Verminderung oder ein Fehlen der Vorfraktion

1. bei lymphatischen und myeloischen Leukämien, wenn diese Erkrankungen nach längerer klinischer Behandlung schicksalsmäßig in ein sehr fortgeschrittenes Stadium treten oder sich interkurrent verschlechtern,

2. bei akuten und subakuten myeloblastotischen Erkrankungen,
3. bei Panmyelopathien,
4. bei Agranulocytosen,
5. bei mittelschweren und schweren Formen von maligner Lymphogranulomatose (HODGKIN-STERNBERG).

Auf Grund unserer Beobachtungen der Verminderung der Vorfraktion bei histologisch und funktionell nachgewiesenen Leberschäden interessierte uns die Frage, ob die Verminderung der Vorfraktion bei den zuletzt genannten hämatologischen Erkrankungen einem durch die Galaktoseprobe und den Bromsulphaleintest erfaßbaren Leberparenchymschaden parallel läuft oder nicht.

Beziehungen der Vorfraktion zu einer bestimmten elektrophoretischen Eiweißfraktion, zum Eiweißgehalt, zum Hämoglobin, zur Blutsenkungsgeschwindigkeit, zur Erythro-, Granulopoese und Reifungszahl ließen sich nicht finden. Bilirubin im Serum und Gallenfarbstoffe im Urin waren nur in ganz vereinzelten Fällen positiv, in keinem Falle die alkalische Phosphatase.

Dagegen fand sich mit Ausnahme der myeloischen und lymphatischen Leukämien bei Sternalmarkuntersuchungen in 30 von 35 Fällen mit Vorfraktionverminderung eine Reticulumzellvermehrung. Bei 28 Fällen waren bis auf 3 Abweichungen Vorfraktion und Reticulumzellanteil normal. In sechs vorliegenden Fällen von Hepatitis und Lebercirrhose mit Vorfraktionsverminderung fand sich in Übereinstimmung eine Reticulumvermehrung.

Ein sicher pathologischer Ausfall des Bromsulphaleintestes und der Galaktoseprobe fand sich nur bei den untersuchten, klinisch schweren Agranulocytosen und myeloblastotischen Erkrankungen mit einer Dysproteinämie vom subakut chronischen Konstellationstyp und etwas weniger deutlich bei Panmyelopathien.

Bei 10 vorliegenden Leberpunktaten von 32 Fällen myeloischer und lymphatischer Leukämie beeinflußten die bioptisch nachgewiesenen zelligen Infiltrationen und Verbreiterungen der periportalen Felder die normale Vorfraktion und die Leberfunktionsproben nicht.

Tabelle 1. *Virus hepatitis* (36 Fälle).

| | n | V. Fr. | Krankh. Tag | Bilir. mg-% | Broms. Test (n. FREY) Mittelw. | Galak-tose pr. (n. LUDWIG) positiv | Elektrophorese | | | | | | TAKATA |
| | | | | | | | Alb. | α_1 | α_2 | β | γ | G. E. | |
							Mittelwerte						
Frische	(10)	∅	25	12,9	35%	75%	42,5	5,5	8,2	13,9	29,9	7,6	40
Abkling.	(8)	+	65	2,0	15%	70%	44,6	5,6	8,2	13,8	27,8	8,0	60
Zust. nach	(18)	++	95	1,0	<5%	30%	48,5	4,5	8,6	13,5	24,9	7,5	70
Normal		++	—	0,6	<4	—	56,0	5,0	8	12	19	7,6	100

n Anzahl der untersuchten Fälle; ∅ Fehlen; + Verminderung; ++ normale Vorfraktion. Die Ordnung der Fälle erfolgte nach der Vorfraktionsbeurteilung. Der Übersicht halber sind nur die Mittelwerte der gefundenen Ergebnisse angegeben.

Häufiger nachgewiesen wurden Leberschäden bei mittelschwerer bis schwerer Lymphogranulomatose. Der Bromsulphaleintest war in 13 Fällen zehnmal deutlich, die Galaktoseprobe elfmal nach der Konzentrationsbeurteilung positiv. (Galaktosekonzentration in der $1^1/_2$-Stunden-Urinportion über 0,35% positiv.)

Tabelle 2.

| V. Fr. | n | Krankheits-Dauer Jahre | Bromsulf.-Test | | | | Galaktoseprobe | | | Elektrophorese | | | | | |
| | | | 0-5 | 5-15 | >15 | n | neg. Konz. | pos. über 0,35% | n | Alb. | α₁ Glob. | α₂ | β | γ | G.E. |
			Retention in %							Mittelwerte					
Myeloisch. ++	(10)	<2	4	1	—	(5)	4	1	(5)	50,1	5,2	9,9	12,4	22,4	6,9
Leukämie <+	(6)	2—4	2	2	—	(4)	4	—	(4)	49,9	6,7	9,5	12,2	22,5	6,8
Lymphat. ++	(13)	3	4	1	—	(5)	4	1	(5)	52,2	6,7	10,9	13,9	16,3	6,5
Leukämie <+	(3)	4—5	1	—	—	(1)	1	—	(1)	53,1	7,8	10,8	14,9	13,2	6,0
Akute +	(3)	<1	2	—	—	(2)	2	—	(2)	53,1	5,5	7,7	11,3	22,1	7,3
Myelo-blastose <+	(3)	<1	—	2	1	(3)	—	2	(2)	36,6	7,0	10,6	11,3	34,5	7,2
Panmyelo-pathie <+	(5)	1—5	—	3	—	(3)	(3)	—	(3)	51,2	5,6	8,9	11,8	22,7	7,0
Agranulo-cytose <+	(7)	akut	—	—	3	(3)	—	—	—	33,6	13,1	16,6	11,2	25,0	6,9
Hodgkin <+	(20)	½—4	3	10	—	(13)	3	11	(14)	39,8	7,0	12,1	15,6	25,5	7,2

++ normale Vorfraktion; <+ Verminderung bis Fehlen der Vorfraktion. Beurteilung der Galaktoseprobe nach den von Ludwig aufgestellten Kriterien. — Ein positiver Ausfall wurde angenommen, wenn die Galaktosekonzentration in der $1^1/_2$ Std.-Urinportion über 0,35% liegt.

Zusammenfassend läßt sich sagen, daß in guter Übereinstimmung bei mittelschweren und schweren Leberschäden eine Verminderung der Vorfraktion besteht, daß aber bei den klinisch leichten Lebercirrhosen und posthepatitischen Zuständen die angewandten Leberfunktionsproben etwas empfindlicher als die Beurteilung der Vorfraktion sind. Andererseits ist bei bestimmten hämatologischen Erkrankungen eine Vorfraktionsverminderung zu finden, ohne daß die angewandten Leberfunktionsproben und erhobenen Elektrophoresebefunde pathologische Werte anzeigen. Auffallend ist die häufige Reticulumzellvermehrung bei Vorfraktionsverminderung.

Literatur.

Aly, F. W.: Kongreßber. dtsch. Ges. inn. Med. 1955 (im Druck).
— Biochem. Z. 505, 325 (1954).
Durrum, E. L.: Amer. J. Chem. Soc. 1950, 2943.
Frey, E.: Dtsch. med. Wschr. 1952, 1622.
Grassmann, W., K. Hannig u. M. Knedel: Dtsch. med. Wschr. 1951, 333.
Ludwig, H.: Z. klin. Med. 141, 758 (1942).
Schultze, H. E.: Behring-Werke, persönliche Mitteilung.
Strehler, G.: Dtsch. Arch. klin. Med. 193, 743 (1948).

Atypische monocytäre Reaktionsformen.

Von

L. M. Kugelmeier (Saarburg/Deutschland).

Mit 2 Abbildungen.

Victor Schilling hat als erster das Phänomen der Monomakrophagocytose beschrieben. In 2 Fällen von Endocarditis ulcerosa fand er neben zahlreichen Makrophagen eine ungewöhnliche Monocytose. Schilling bezeichnete diese Reaktionsform als eine funktionelle Abart der typischen Monocytose.

Die Deutung dieses später wiederholt beschriebenen Phänomens blieb indes umstritten wie die Genese und Zuordnung der Monocyten überhaupt, von denen man sagen könnte, daß ihr Charakterbild „von der Parteien Haß und Gunst verwirrt" in der Geschichte der Hämatologie schwankt. Die mesenchymale Herkunft der genannten Zellformen dürfte jedoch heute kaum mehr angezweifelt werden.

Wir hatten mehrfach Gelegenheit, derartige atypische monocytäre Reaktionen zu beobachten. In unseren Fällen handelte es sich um chronisch-septische Zustände wie Endokarditis bzw. Cholangitis lenta. Es zeigte sich, daß jeweils bei

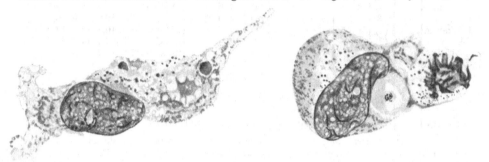

Abb. 1. Endotheloide Makrophagen = phagocytierende Reticulumzellen.

Absinken der Granulocyten im Blut zunächst Zellen auftraten, die wir wegen ihrer besonderen Form und Funktion als endotheloide Makrophagen bezeichnen (Abb. 1). In diesen z. T. abnorm großen Zellen fanden sich fast immer mehr oder weniger angedeute Zelleinschlüsse. Im weiteren Verlauf erschienen mehr und mehr monocytoide Zellen, die wir ebenfalls im Milzpunktat und Knochenmark antrafen, während das Markbild im übrigen bis auf gelegentliche promyelocytäre Umwandlung nicht verändert war (Abb. 2). Beide Zellarten reagierten stets

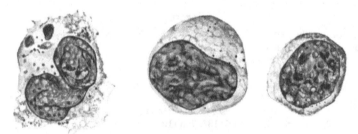

Abb. 2. Monocytoide Reticulumzellen.

oxydase-negativ. In der 2. Phase, d. h. mit Auftreten der monocytoiden Zellen, schwanden die endotheloiden Zellformen aus dem Blut. In einem unserer Fälle erreichte die Zahl der monocytoiden Zellen bei einer Leukocytose von 60400 und nur 18% Granulocyten einen maximalen Prozentgehalt von 47%.

Mit Auftreten der abnormen Reaktion fühlten sich die Patienten besonders hinfällig, objektiv war eine Zunahme der Anämie, Beschleunigung der Blutsenkung und stärkere Milzschwellung zu beobachten. Nach Abklingen dieser „Blutkrise" erholten sich die Patienten wieder, wobei mit Schwinden der blutpathologischen Zellen die Leukocytenzahl auf normale, bisweilen subnormale Werte absank und wieder Granulocyten in regelrechter Verhältniszahl auftraten. In einem Fall konnten wir zweimal im Abstand von etwa 4 Wochen den geschilderten Ablauf beobachten, in 2 weiteren Fällen nur einmal.

Aus diesen Beobachtungen glaubten wir, wie auch andere Autoren, zunächst auf eine Ersatzleistung des durch die myeloische Insuffizienz zur Blutbildung angeregten reticuloendothelialen Systems (RES) schließen zu sollen, zumal ja auch bei der Agranulocytose als prognostisch günstiges Zeichen bisweilen eine Monocytenvermehrung (histiocytäre Reticulumreaktion) beobachtet wird. In Anbetracht aber der Seltenheit der genannten Reaktion im Vergleich zur Häufigkeit der myeloischen Insuffizienz verschiedenartigster Genese ist die Annahme eines Kompensationsvorgangs unwahrscheinlich.

Vielmehr scheint es sich hier um den gleichen Vorgang zu handeln, wie ihn F. Hoff tierexperimentell durch Bakterienstoffe auslösen konnte. Hoff beobachtete dabei eine reichliche Ausschwemmung von endothelialen Elementen sowie von Makrophagen, meist gleichzeitig mit einer ausgesprochenen Monocytenvermehrung, daneben die bekannten toxischen Veränderungen an den Leukocyten. Die von Hoff gefundenen Zellen entsprechen morphologisch völlig den oben erwähnten. Die genannten Reaktionen schienen abhängig zu sein von der Stärke des durch das Bakteriengift gesetzten Reizes. Eine spezifische Wirkung des für das Experiment gewählten Bakterienstoffes (Pyrifer) wurde schon von Hoff abgelehnt. Er nahm vielmehr an, daß auch durch andere Stoffe, insbesondere durch Eiweißstoffe, die sich nicht von Bakterien herleiten, die genannte Reaktion ausgelöst werden kann, was sich später auch bestätigen ließ.

Es mußte überraschen, daß außer bei einigen tropischen Infektionskrankheiten die atypische monocytäre Reaktion speziell und am häufigsten bei einer bestimmten Verlaufsform des visceralen Rheumatismus, bei der Endocarditis lenta, beobachtet wird, ferner, daß trotz der in den letzten Jahren beträchtlichen Zunahmen derartiger Erkrankungen die genannte Reaktion zu den selteneren Beobachtungen gehört. Es war demnach auch klinisch unwahrscheinlich, daß ein bestimmter Erreger oder sein Toxin diese Reaktion auslöst.

Nun sind in den letzten Jahren vereinzelt Reticulosen beschrieben worden, die im Verlauf einer generalisierten chronisch-rheumatischen Erkrankung auftraten. Bei diesen rein reaktiven, durch bekannte Infektionen ausgelösten Erkrankungen des RES wurden interessanterweise nicht nur im Knochenmark, sondern auch im Blut Zellen vor allem unseres Typus 1 gefunden und als phagocytierende Reticulumzellen erkannt; neben diesen fiel die Vermehrung der „Monocyten" auf. Es dürfte kaum zweifelhaft sein, daß es sich um dieselben monocytoiden Zellen handelt, wie oben gezeigt, und daß auch hier keinesfalls Entwicklungsstufen des normalen Monocyten vorliegen.

Auch im Tierexperiment konnte durch chronische Allergisierung der Zustand der reaktiven Reticulose hervorgerufen werden.

Es ist nun bemerkenswert, daß in den klinisch beobachteten Fällen reaktiver aleukämischer Reticuloendotheliose wie auch in unseren Fällen eine Hyperglobulinämie gefunden wurde. Die bereits von Wefelscheid geäußerte Ansicht, daß der gleiche pathologische Eiweißkörper, dem RES entstammend, nicht nur eine Behinderung der normalen Eiweißsynthese bewirkt, sondern auch bei der Entstehung dieser Reticulosen als Allergen wirksam ist, dürfte auch für die Entstehung der atypischen monocytären Reaktion zutreffen.

Wir sehen somit in den genannten Reticulosen nur eine graduelle Variante der oben beschriebenen Reaktionsform.

Zusammenfassung.

Die von Victor Schilling erstmalig beschriebene „Monomakrophagocytose" wird auf Grund mehrfacher eigener Beobachtungen als allergische Reaktionsform des reticuloendothelialen Systems gedeutet.

Der Vorgang scheint identisch zu sein mit dem von F. Hoff experimentell durch Bakterienstoffe erzeugten, wobei ebenfalls neben den Merkmalen der toxischen Schädigung des Knochenmarks, speziell der Leukopoese, Endothelformen und Makrophagen sowie z. T. beträchtliche Monocytosen beobachtet werden. In beiden Fällen handelt es sich nicht um Entwicklungsphasen des normalen Blutmonocyten, sondern um atypische Produkte des reticuloendothelialen Systems: endotheloide Makrophagen — monocytoide Reticulumzellen.

Die besonderen Bedingungen, die zu der atypischen monocytären, bisweilen leukämoiden Reaktionsform führen, sind noch zu erforschen.

Beobachtungen von reaktiven Reticulosen im Verlaufe chronisch-rheumatischer Erkrankungen mit gleichartigen Blut- und Knochenmarksbefunden lassen annehmen, daß es sich hierbei nur um eine graduelle Variante der geschilderten Reaktionsform handelt. Auf die Allergenwirkung bestimmter Eiweißkörper in beiden Fällen wird hingewiesen.

Literatur.

Hoff, F.: Über den Einfluß von Bakterienstoffen auf das Blut. 1929.
Kugelmeier, L. M.: Arch. inn. Med. 1, H. 1 (1949).
Schilling, V.: Med. Klin. 1926, 563; Z. klin. Med. 88, 377 (1919).
Wefelscheid, H.: Med. Mschr. 1953, H. 3.

Cytologische Veränderungen der Kaninchenmilz unter dem Einfluß des Cortisons.

Von

Fritz Heckner (Göttingen/Deutschland).

Mit 2 Abbildungen.

Zur Ergänzung der bisher bekannten histologischen Befunde über den Einfluß des Cortisons auf das lymphatische Gewebe wurden cytologische Untersuchungen am Milz-Tupf-Präparat von Kaninchen vorgenommen, welche mit unterschiedlich hohen Cortisondosen behandelt worden waren. Die tägliche Cortisongabe betrug 2×25 mg. Nach 150—200 mg Cortison zeigt das Splenocytogramm eine auffallende Vermehrung der Lymphoblasten gegenüber dem Zellbefund bei unbehandelten Tieren. Diese Veränderung spricht für eine Reifungshemmung der Lymphopoese, die nach höheren Cortisondosen zu einem weitgehenden Schwund aller lymphatischen Zellelemente führt. Nach 950 mg Cortison sind nur noch wenige alte Lymphocyten als Reste des lymphatischen Gewebes vorhanden. Dagegen entwickelt sich eine beträchtliche Reticulose, wobei die Reticulumzellen in ihrer Funktion durch das Cortison nicht gehemmt, sondern eher stimuliert werden. Eine Phagocytose absterbender Lymphocyten gelangt nicht zur Beobachtung.

Zur cytologischen Analyse der Cortisonwirkung auf das Zellsubstrat der Antikörperbildung wurden Kaninchen mit artfremdem Serum sensibilisiert. Unmittelbar nach Gabe von 6 cm³ Fremdserum zeigt das Splenocytogramm eine

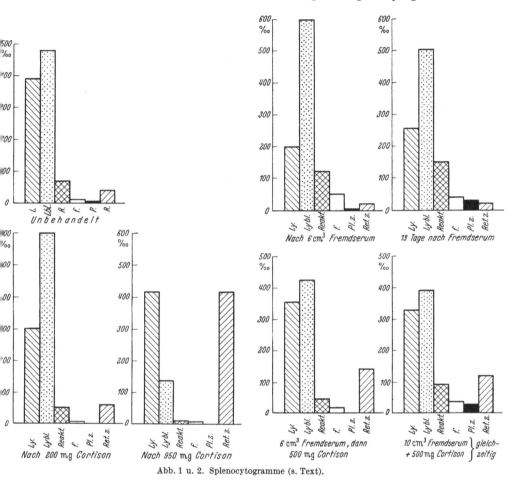

Abb. 1 u. 2. Splenocytogramme (s. Text).

erhebliche Vermehrung der Lymphoblasten und lymphatischen Reaktionsformen. 13 Tage nach Abschluß der Sensibilisierung hat diese lymphatische Reaktion unter gleichzeitiger Entwicklung zahlreicher Plasmazellen noch zugenommen. Verabfolgt man nun im Verlauf dieser 13 Tage in unmittelbarem Anschluß an die Fremdserumgabe 500 mg Cortison, so läßt sich eine weitgehende Unterdrückung der lymphatischen Reaktion im Splenocytogramm nachweisen. Die großen Reaktionsformen sind stark reduziert, die Plasmazellen fast völlig geschwunden. Als Ausdruck einer direkten Beeinflussung ihrer globulinsezernierenden Funktion sind die restlichen Plasmazellen von Eiweißtropfen erfüllt, die einer vorzeitigen Proteinerstarrung und damit einer tiefgreifenden Störung der Plasmazellfunktion entsprechen. Wird jedoch das Cortison von vornherein zusammen mit dem

Fremdserum verabfolgt und die Sensibilisierung durch weitere Serumgaben fortgesetzt, so ist das Cortison nicht mehr in der Lage, die der Antigen-Antikörper-Reaktion entsprechende lymphatische Zellreaktion zu unterdrücken. Die Cortisonwirkung wird in diesem Falle durch den Reiz der chronischen Sensibilisierung aufgehoben. Dementsprechend findet sich im histologischen Bild ein gut erhaltener und regelrecht aufgebauter lymphatischer Apparat ohne Zeichen eines Cortisoneffektes auf die Gestalt der Follikel.

Zusammenfassend gestatten die durchgeführten Untersuchungen folgende Aussage: 1. Die Involution des lymphatischen Gewebes unter dem Einfluß des Cortisons erfolgt auf dem Wege über eine Reifungshemmung der Lymphopoese. 2. Im entgegengesetzten Sinne entwickelt sich mit zunehmender Cortisondosis eine echte Stimulierung des reticulohistiocytären Zellsystems, wobei die Reticulumzellen in ihrer Funktion durch das Cortison nicht beeinträchtigt werden. Diese Beobachtung stützt die früher vertretene Auffassung einer weitgehenden funktionellen und genetischen Selbständigkeit des lymphatischen und retothelialen Zellsystems. 3. Das Zellsubstrat der akuten Antigen-Antikörper-Reaktion wird durch Cortison nachhaltig im depressorischen Sinne beeinflußt. 4. Dieser Cortisoneffekt läßt sich jedoch nicht mehr erzielen, wenn die Bedingungen einer chronischen Antigen-Antikörper-Reaktion vorliegen. Damit können unterschiedliche Ergebnisse der klinischen Cortisontherapie möglicherweise erklärt werden.

Diskussion.

H. S. BAAR (Birmingham/England):

The variety of clinical symptoms which have been described as BANTI's disease, BANTI's syndrome or splenic anaemia, some authors emphazising the splenomegaly with oesophageal varicosities, others the hypoplastic anaemia, panhaemocytopenia or splenic inhibition have only one feature in common, namely the histopathology of the spleen. Hyperplasia and dilatation of venous sinuses and a more or less advanced fibrosis of BILLROTH's cords are constant, fibroadeny of Malpighian follicles, which has been stressed by BANTI, may be absent or even replaced by hyperplasia with large germinal centres. Fraying of trabeculae is common and important for the haemodynamics of splenic circulation, the trabecular veins having in contradistinction to trabecular arteries no own elastic tissue only that scattered within the trabeculae. All factors and particularly the "walling in" of BILLROTH's cords change the splenic circulation from an alternatively open and closed into a permanently closed one. According to the pathogenesis we may distinguish four forms. — I do not say morbid entities because of the presence of mixed forms: (1) the hypersplenomegalic cirrhosis of EPPINGER; (2) the splenic and/or portal vein thrombosis, including stenosis and the so called cavernoma of portal vein; (3) what I call "angiopathic splenomegaly" of which one example has been described by ROGERS in thrombophlebitis migrans and one observed by myself with endarteritis obliterans of myocardial and splenic arteries. The portal phlebosclerosis belongs to this group but the differentiation of primary from secondary hypertensive changes is often difficult. (4) Splenomegaly of chronic infection to which belongs that of malaria. The thrombocytopenia which accompanies many but not all of these cases is particularly interesting because of the association with thrombagglutinins. In one case of WILSON's disease with a "Banti-spleen" we observed a rapid disappearance of thrombagglutinins after splenectomy. We believe that in such a case thrombagglutinins are not the cause of thrombocytopenia but rather the result of a thrombolytic action of the spleen resulting in autoimmunisation against platelets.

P. CROIZAT (Lyon/France):

Nous avions dans une statistique avec SANTY et MARION réuni 70 observations de syndrôme dit de BANTI, vérifié opératoirement par prise de tension portale et portographie. Sur ces 70 observations se rencontraient celles de 22 enfants et 48 adultes.

La majorité des maladies dites de Banti infantiles sont en réalité des hypertensions portales d'origine le plus souvent venieuse en particulier par malformation congénitale.

Sur les 48 observations d'adultes une partie et difficile à classer vu les imprécisions de la portographie; celles qui peuvent être classés se divisent en trois groupes. Une moitié environ conserve des hypertensions portales par obstacles extra-hépatiques; la moitié de ces dernières relèvent de thrombose venieuse, la moitié de compression extrinseque d'origine peut être lymphatique. Un quart du contingent relève d'hypertension d'origine intrahépathique, en particulier secondaire à des cirrhoses non alcooliques métaicteriques. Le dernier quart du contingent est représenté par des maladies de Banti proprement dites sans hypertension portale ni obstacle portal.

Les lésions de fibro-adenie ne sont pas spécifique de l'une ou l'autre cause. Il est d'ailleurs difficile souvent de savoir quelle a été à l'origine le primum-movens devant les lésions constituées.

Parmi les hypertensions d'origine extrahépathiques se chiffre un certain nombre de malades ayant subi des interventions abdominales peut-être suivi de phlébites ayant passé inaperçues.

Les maladies Banti authentiques se recrutent en particulier dans notre statistique chez le malades ayant eu un passé tropical. Elles s'accompagnent rarement d'hémorragies digestives.

La pathogénie de la fibroadénie est encore mystérieuse; on peut soulever l'hypothèse de l'influence des spasmes artériel prolongés comme à propos de la pathologie artériolaire en général.

On trouvera tous les détails complémentaires dans un article écrit avec Revol et Marion dans Rev. Lyonnaise méd. **1954,** n° 11, 443.

G. Di Guglielmo (Roma/Italia):

Non volevo prendere la parola sulla relazione del dott. Gelin, perchè le conclusioni alle quali egli è arrivato corrispondono esattamente a quelle che io sostengo da molti anni e in molti paesi per difendere l'esistenza e l'autonomia del vero morbo di Banti. Mi ha fatto piacere sentire adesso ripetere dal prof. Croizat quello che io avevo già letto in una sua relazione e in quella di Santy e Marion sulla esistenza di casi di vera malattia di Banti senza ipertensione portale; questa compare soltanto quando si manifesta la cirrosi epatica della terza fase.

Ma ho preso la parola per dire, a proposito dell'intervento in discussione del dott. Baar, che l'anatomia patologica descritta non è quella descritta da Guido Banti. Egli aveva già riconosciuto, e l'aveva scritto ad Aschoff, che la fibroadenia non è specifica del morbo di Banti, perchè si può trovare anche in altre malattie della milza, ma che non esiste morbo di Banti senza fibroadenia.

A proposito della relazione del prof. Hittmair e precisamente della controindicazione della splenectomia nella osteomielosclerosi devo dire che soltanto nei casi nei quali il danno prodotto dalla milza con la sua attività iperemolitica è maggiore del vantaggio prodotto dalla milza con la sua attività vicariante si può asportare la milza con la speranza che il fegato e le linfoghiandole sostituiscano la milza asportata.

Ma di questo argomento parlerò nella relazione che terrò sabato prossimo.

E. E. Reimer (Wien/Österreich):

Die Erfahrungen an über 70 splenektomierten Patienten zeigen, daß den Indikationen zur Operation nur wenige Kontraindikationen gegenüberstehen. Bereits vor mehreren Jahren wiesen wir darauf hin, daß Nachuntersuchungen am splenektomierten Patienten, die das Organ infolge eines Traumas verloren, nur geringe von der Norm abweichende Resultate boten. Kontraindiziert scheint uns die Splenektomie bei der akuten Immunothrombopenie zu sein; hier soll erst mit extrem hohen Cortisondosen eine Beeinflussung des Pathomechanismus versucht werden, wie wir erst kürzlich aufzeigten.

Nicht der gleichen Meinung wie meine Herrn Vorredner bin ich bei der Indikationsstellung bei osteomyelosklerotischen Anämien mit extramedullärer Blutbildung. Liegt hier eine komplette Phthise der Knochenmarksblutbildung vor, hat die Entfernung der Milz schwerwiegende Folgen. Neben der diagnostischen Erfassung durch polytope Punktion hat sich gezeigt, daß dann, wenn eine einmalige Röntgenbestrahlung der Milz mit geringen Dosen einen unmittelbaren Leukocytensturz auslöst, von der Splenektomie abzuraten ist.

L. HEILMEYER (Freiburg/Deutschland):

  Wenn ich auch grundsätzlich der Meinung bin, daß eine erworbene hämolytische Anämie als Nachfolgekrankheit einer Hepatitis epidemica möglich ist (ich habe selbst einen solchen Fall vor 10 Jahren beobachtet und beschrieben), so ist dieses Ereignis doch außerordentlich selten. Die im Gefolge der Hepatitis epidemica häufig auftretende Bilirubinvermehrung ist sicherlich nicht durch eine gesteigerte Hämolyse, sondern durch eine Ausscheidungsstörung des Bilirubins bedingt. Das haben eingehende Untersuchungen des Hb-Stoffwechsels und der Erythrocytenlebensdauer in solchen Fällen ergeben.

Die Therapie und Prophylaxe der arteriellen Thrombosen mit Anticoagulantien.

Anticoagulant Therapy and Prophylaxis of Arterial Thromboses.

La thérapeutique et la prophylaxie des thromboses artérielles à l'aide des Anticoagulants.

Terapia e profilassi delle trombosi arteriose con Anticoagulanti.

Genetical Aspects of the Haemorrhagic Diatheses.

By

H. Harris (London/England).

With 2 figures.

Referat.

It is now known that a number of quite distinct inherited abnormalities may lead to the development of a haemorrhagic disorder. In many of these conditions it appears that there is an absence or relative deficiency of one or other substance which is necessary for blood coagulation to proceed in the normal way.

The genetics of these diseases present many problems of interest. One would like to know the answers to three kinds of questions.

1) How far can the distribution of these diseases among different members of the same family be understood in terms of current genetical concepts? How many genes are involved, and where are they located in the chromosomes?

2) What are the frequencies of these genes in human populations? What are their mutation rates? What is their effect in terms of biological fitness?

3) How does a particular abnormal gene give rise to a specific haemorrhagic tendency, and what is the role of its normal counterpart or allele in normal physiology?

At present answers to most of these questions can only be given in a preliminary and rather speculative way.

Sex linked genes.

Although the main features of the pattern of inheritance of haemophilia were clearly recognised more than a hundred years ago, a satisfactory explanation of its biological basis was not forthcoming till the discovery of the sex chromosomes and of sex linkage in the first decade of the present century.

The disease is almost entirely confined to males, but is transmitted by females. The sons of a male haemophilic do not develop the disease nor do they transmit it. The daughters of a male haemophilic are, however, carriers. Among their progeny approximately half the sons may be expected to have the disease, and half the daughters to be carriers like their mothers.

This highly characteristic familial distribution may be readily understood on the hypothesis that haemophilia is determined by a rare sex linked recessive gene. The gene is presumed to be located on that part of the X chromosome which has no homologue in the Y chromosome. If we call the normal gene at this locus H and the abnormal gene h, then five genetically distinct types of individual may be expected to occur in the population. They can be represented schematically in the following way (Fig. 1).

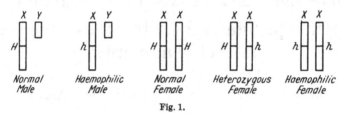

| Normal Male | Haemophilic Male | Normal Female | Heterozygous Female | Haemophilic Female |

Fig. 1.

The disease will occur in all males carrying the abnormal gene h, but only in homozygous females (hh). The vast majority of females carrying the abnormal gene h will be heterozygous (Hh). They will not have the disease but will nevertheless be capable of transmitting the abnormal gene to their offspring.

Since a male receives his X chromosome from his mother and his Y chromosome from his father, affected males must receive the abnormal gene from their mothers. They will pass the gene on to all their daughters but to none of their sons. A heterozygous female carries the abnormal gene on one X chromosome and the normal gene on the other. If, as is usually the case, she marries a normal male, half her male offspring will on the average, receive the gene and be affected, and half the female offspring will be heterozygous.

A female haemophilic could arise from a mating between a haemophilic male, and a female heterozygote. In this case approximately half the daughters would be homozygous for the abnormal gene and consequently show the disease. This type of mating would be expected to be extremely rare for the following reason. If the frequency of haemophilia among all male children born is about 1 in 10,000 (Andreassen, 1943) this is the same as saying that 1 in 10,000 of human X chromosomes carry the abnormal gene h. Since a female has two X chromosomes, she has twice the chance of carrying the gene, and so the frequency of heterozygotes is about 1 in 5000 of all females. Thus a male haemophilic if he survives to adult life is about 5000 times more likely to marry a normal female (HH) than a heterozygous female (Hh). Inbreeding in the population will tend to make this type of mating a little commoner, but even allowing for this it would still be extremely rare. Nevertheless what appear to be authentic examples of such matings giving rise to a female haemophilic have been described (Merskey, 1951a; Israels, Lempert & Gilbertson, 1951).

A method which would enable us to detect quite unequivocally among the female relatives of haemophilics those who are carrying the abnormal gene, would be of great clinical importance. So far no satisfactory test has been devised, although studies of the coagulation process in known heterozygotes indicate that it may, on occasion, be slightly abnormal (MERSKEY & MACFARLANE, 1951).

Haemophilia may occur in children from families where there has been no previous history of the disease. Such sporadic cases account for about 30% of all cases of the condition and most of them may be attributed to mutation.

The mutation rate of the normal gene H to the abnormal gene h causing haemophilia can be estimated using the following argument (HALDANE, 1935, 1947). Haemophilia results in a severe disability and only a fraction (about 1/4) of affected individuals survive to adult life and have children. On the average they therefore contribute less offspring to the next generation than do normal individuals. There is thus a steady loss of the abnormal gene at each generation by a process of natural selection. This loss is, however, offset by periodic mutations from the normal gene to the abnormal one. An equilibrium will tend to be established, the loss due to selection being balanced by the occurrence of fresh mutations. Assuming such an equilibrium, the rate of mutation is given by

$$\mu = 1/3 \, (1 - f) \, x$$

where μ = mutation rate per chromosome per generation
x = frequency of haemophilia in male children at birth
f = the mean number of progeny of all haemophilics compared with that of the population in general.

The factor 1/3 is introduced because for every abnormal gene that manifests itself in males there are two in heterozygous females, and selection only acts against the affected individuals. HALDANE (1947) using ANDREASSEN's data based on an extensive survey of haemophilia in Denmark estimated $x = 1.33 \times 10^{-4}$, $f = 0.28$, $\mu = 3.2 \times 10^{-5}$. In other words the abnormal gene causing haemophilia arises by a fresh mutation in about 1 in 30,000 X chromosomes per generation.

Recent research necessitates elaboration of the classical account of the genetics of haemophilia in at least two directions. It has been known for a long time that there may be considerable variation in the degree of severity of the haemorrhagic tendency in haemophilia. In clinically severe haemophilia, anti-haemophilic globulin appears to be completely absent or nearly completely absent from the plasma. Mild cases occur however in which appreciable amounts of anti-haemophilic globulin may be demonstrated in the plasma though much less than is the case in normal people (GRAHAM MCLENDON & BRINKHOUS, 1953) These mild forms of the disease appear to run true to type in individual families. (MERSKEY, 1951b; GRAHAM et al., 1953) and this supports the suggestion first put forward by HALDANE (1935) that mild haemophilia is determined by a gene different from that determining severe haemophilia. It is possible that a whole series of allelic genes may occur at this locus causing different grades of severity of the condition.

Another important finding that necessitates some revision of earlier views, is the discovery that not all the patients classified as haemophilics have a deficiency of anti-haemophilic globulin. In a proportion of them anti-haemophilic globulin is present in normal amounts but there is a deficiency of another factor necessary for normal coagulation. This is called Christmas factor (BIGGS et al., 1952) or plasma thromboplastin component (AGGELER et al., 1952). Christmas disease or P. T. C. deficiency appears to be clinically indistinguishable from classical haemophilia, and shows the typical sex linked pattern of inheritance. Each condition runs true to type in individual families and it must be concluded that they are determined by different abnormal genes located on the X chromosome. The question arises as to whether these two abnormal genes are alleles or at different loci on the X chromosome. In view of the well defined qualitative differences in the normal plasma components AHG and PTC which are necessary to correct the coagulation defect in the two diseases, GRAHAM and BRINKHOUS (1953) suggest that two quite distinct loci are involved. However the recent reports of occasional patients with a combined deficiency of these two factors (HILL and SPEER, 1955; VERSTRAETE & VANDENBROUCKE, 1955) perhaps suggest that they may be more intimately connected than was at first envisaged. Direct evidence on this point might be obtained by linkage studies using a marker gene such as the one responsible for red-green colour blindness. The general situation is further complicated by the finding that mild forms of the Christmas disease (P. T. C. deficiency) occur, in the same way as they do in the classical haemophilia (BERGSAGEL, SETNA, CARTWRIGHT & WINTROBE, 1954).

The estimate of the mutation rate for haemophilia was made before the discovery of Christmas disease. Clearly it will require re-evaluation when the proportion of cases attributable to Christmas disease has been established. It should also be noted that the estimate was based mainly on cases showing the severe form of the disease.

Autosomal genes.

A number of inherited haemorrhagic disorders are known in which the familial distribution is quite different from that found in haemophilia, and in which both sexes are equally liable to be affected. They can be attributed to genes located on one or other of the twenty-three pairs of autosomal chromosomes.

We can represent the genetical situation in the following way. If at a particular chromosomal locus there may occur in a population either the normal gene A or the abnormal gene a, then since each person will carry two such genes, one derived from one parent and one from the other, three genetically distinct types of individual may be found; AA, Aa, and aa.

In certain conditions it appears that the gross haemorrhagic disorder is found only in the abnormal homozygotes (aa). The heterozygotes (Aa) are generally quite healthy but they may show some quantitative reduction in the amount of the particular coagulation factor involved in the disease state in the homozygote. This gives rise to a characteristic pattern of inheritance. The haemorrhagic disease will be found in one or more of a group of brothers and sisters. Their parents, children, uncles, aunts, cousins and grandparents will appear quite healthy. That both parents, and a proportion of the other relatives carry the abnormal gene may be revealed, however, by appropriate studies on their blood coagulation processes. This seems to be the case for example in para-haemophilia or OWREN's disease. Fig. 2 shows part of the pedigree of a large family studied by KINGSLEY (1954). He determined the amount of Factor V (Ac globulin, labile factor, proaccelerin) activity, both in the patients with the frank haemorrhagic disorder and in their apparently normal relatives. The findings can be readily explained on the hypothesis that an abnormal autosomal gene influencing Factor V formation is segregating in the family. Individuals who carry the abnormal gene in double dose show a complete deficiency of Factor V. The heterozygotes who carry the gene in single dose show a partial deficiency of this factor. On the average they have about 50% of normal Factor V activity. However there is much variation and values as low as 24% and as high as 68% were observed. In view of this marked variability in the heterozygote it might be expected that occasionally inviduals would occur with a sufficiently low Factor V activity as to lead to haemorrhagic symptoms and others at the other extreme of the distribution would have sufficiently high values as to make their recognition difficult by available methods.

A similar situation is found in afibrinogenaemia (FRICK & McQUARRIE, 1954). Homozygous individuals for the abnormal gene have a complete absence of fibrinogen and a

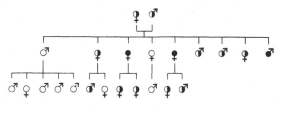

Fig. 2. Pedigree showing segregation of complete and partial factor V deficiency (after KINGSLEY 1954).

severe haemorrhagic disease. The heterozygotes have on the average less fibrinogen in their plasma than normal people, but this does not lead in most cases to any untoward consequences.

Factor VII (proconvertin, S. p. c. a., cothromboplastin, stable factor) deficiency, also appears to show the same type of familial distribution (QUICK, PISCIOTTA & HUSSEY, 1955).

In such conditions the abnormal homozygote (aa) will be derived almost entirely from matings between two heterozygotes ($Aa \times Aa$), because the other possible matings which could give rise to them ($Aa \times aa$, and $aa \times aa$), would be expected to occur very much less frequently.

The relative frequencies of the three genotypes in a population mating at random approximate to

$$AA:Aa:aa$$
$$p^2:2\,pq:q^2$$

where $p =$ gene frequency of A

$q =$ gene frequency of a

and $p + q = 1$.

For example if the homozygote aa occurs only in 1 in 40.000 of the population, about 1 in hundred people are heterozygotes. Such genes therefore are usually much commoner than the sex linked genes causing haemophilia or Christmas disease.

Although the haemorrhagic disease occurring in the abnormal homozygotes may be very rare, heterozygotes carrying the abnormal gene in single dose can constitute an appreciable fraction of the normal population. Clotting defects due to a partial deficiency of a particular coagulation factor may for this reason be occasionally encountered by chance, in a randomly selected healthy person. QUICK et al. (1955) has described one probable instance of this phenomenon, in a medical student with a peculiar form of hypoprothrombinaemia (Type II).

Where a rare disease only occurs in individuals homozygous for an abnormal gene one expects to find an increased frequency of cousin marriage among the parents of affected patients. This is because a cousin of an individual carrying an abnormal gene is more likely to be a carrier of the same gene, than is an unrelated individual. The incidence of parental consanguinity in such cases will depend on the frequency of cousin marriage in the population as a whole and on the gene frequency of the abnormal gene. The less frequent the disease the higher is the incidence of cousin marriage to be expected. Where a condition is very rare a substantial proportion of cases will be the result of consanguineous marriage. In congenital afibrinogenaemia, for example, out of a series of twenty cases reported in the literature, the parents were first cousins in five cases, and somewhat less closely related in three (FRICK & McQUARRIE, 1954).

Sometimes an abnormal gene even in single dose will lead to quite a marked haemorrhagic diathesis. The affected individuals are heterozygotes, and characteristic pedigrees are observed. The disease is found in several generations of the same family. One or other parent of an affected patient is similarly affected and so are on the average half his children. An example of this is the rare disorder VON WILLEBRAND's disease (MACFARLANE and SIMKISS, 1954) a condition thought to be due to some abnormality of the capillaries. In this case the homozygous condition has not been observed. The mating from which it could arise ($Aa \times Aa$) must be excessively rare. On general grounds however one would expect that the homozygote would have a disorder similar to the heterozygote but present in a greatly accentuated form. It is possible that it might be so severe that the foetus would not be viable.

The problem of gene action.

It is apparent that a haemorrhagic diathesis may be produced by a number of different abnormal genes. Some are located on the X chromosome, others on autosomal chromosomes. In most of these disorders there is an absence or relative deficiency of one specific factor necessary for normal blood coagulation to take place and it appears that the degree of the abnormality is dependent in the case of autosomal genes and of sex linked genes in females, on whether the gene is present in single or double dose. (i. e. whether the individuals are heterozygous or homozygous.)

How far can these findings be understood in terms of current ideas about the nature of gene action?

A gene may be regarded as a highly differentiated segment of a chromosome with a specific structure and specific properties. Chemically it appears to be a desoxyribosenucleoprotein. It is thought that each gene plays a specific role in the biochemical economy of the cell and hence in the physiology of the body as a whole. In general, genes at different chromosomal loci are presumed to have different intracellular functions. There are probably thousands of such loci on the 24 pairs of chromosomes.

Mutation probably involves a subtle change in the structure and hence in the properties of the gene, so that the particular intracellular process it subserves may be expected to be affected in some way. The mutant gene may not be able to carry out this normal function at all, or it may carry it out at a different rate, or conceivably it may carry it out in some qualitatively different way.

The simplest hypothesis to account for many of the inherited haemorrhagic disorders is that the gene at the particular chromosomal locus is normally concerned more or less directly in the synthesis of a specific substance necessary for blood coagulation to proceed in the normal manner. The abnormal gene, resulting originally from a mutation at this chromosomal locus, may be presumed to be unable to perform this normal function, or to do so relatively inefficiently. In consequence the necessary coagulation factor would not be formed at all or would be formed only in limited amounts in individuals homozygous for the abnormal gene, or if it is sex linked, males hemizygous for it. Whether heterozygotes would show any deficiency would depend presumably on whether the synthesis was less efficient in the presence of one normal gene than in the presence of two. In the case of Factor V synthesis it appears that two normal genes produce on the average twice as much product as one, although the quantity formed in the heterozygote is usually sufficient to maintain normal coagulation. In the case of formation of antihaemophilic globulin in females, one normal gene appears to be nearly as good as two. Probably these different relationships depend on the detailed character of the reactions involved and on how far the availability of substrate limits the reaction.

While this kind of concept provides a useful working hypothesis with which to approach these problems, it is evident that much more work requires to be done on the details of the formation of the coagulation factors in individuals of different genotypes, before any clear idea can be obtained of what is going on.

References.

AGGELER, P. M., S. G. WHITE, M. B. GLENDENNING, E. W. PAGE, T. B. LEAKE and G. BATES: Proc. Soc. Exper. Biol. and Med. N. Y. **79**, 692 (1952).
ANDREASSEN, M.: Haemophili i Danmark. Opera ex domo biologiae hereditariae humanae Universitatis Hafniensis, **6**, Copenhagen 1943.
BERGSAGEL, D. E., S. S. SETNA, G. E. CARTWRIGHT and M. M. WINTROBE: Blood **9**, 866 (1954).
BIGGS, R., A. S. DOUGLAS, R. G. MACFARLANE, J. V. DACIE, W. R. PITNEY, C. MERSKEY and J. R. O'BRIEN: Brit. Med. J. **2**, 1378 (1952).
FRICK, P. G., and I. McQUARRIE: Pediatrics **13**, 44 (1954).
GRAHAM, J. B., W. W. MCLENDON and K. M. BRINKHOUS: Amer. J. Med. Sci. **255**, 46 (1953).
— and K. M. BRINKHOUS: Brit. Med. J. **2**, 97 (1953).
HALDANE, J. B. S.: J. Genet. **31**, 317 (1935).
— Ann. Eug. Lond. **13**, 262 (1947).
HILL, J. M., and R. J. SPEER: Blood **10**, 357 (1955).
ISRAELS, M. C. G., H. LEMPERT and P. GILBERTSON: Lancet **1951**, 1375.
KINGSLEY, C. S.: Quart. J. Med. N. S. **23**, 232 (1954).
MACFARLANE, R. G., and M. J. SIMPKISS: Arch. Dis. Childh. **29**, 483 (1954).
MERSKEY, C.: Quart. J. Med. **20**, 299 (1951a).
— and R. G. MACFARLANE: Lancet **1951**, 487.
— Brit. Med. J. **1**, 906 (1951b).
QUICK, A. J., A. V. PISCIOTTA and C. V. HUSSEY: Arch. Int. Med. **95**, 2 (1955).
VERSTRAETE, M., and J. VANDENBROUKE: Lancet **1955**, 869.

Die Genetik der hämorrhagischen Diathesen.

Von

Wolfgang Lehmann (Kiel).

Mit 1 Abbildung.

Referat.

Herr Harris hat uns in sehr dankenswerter Weise mit einer Reihe von genetischen Problemen bei den hämorrhagischen Diathesen bekannt gemacht, die noch der Lösung harren und die in gleicher Weise für den Genetiker wie für den Kliniker von Interesse sind. Ich möchte mir erlauben, zu der einen und der anderen aufgeworfenen Frage einige Bemerkungen anzufügen.

Mit der Entdeckung eines zweiten antihämophilen Faktors, des Christmas-Faktors, den man zweckmäßiger mit Cramer et al. (*1*) als *antihämophiles Globulin B* bezeichnen sollte, läßt sich nunmehr die auf den Mangel des antihämophilen Globulins B beruhende Hämophilie B gerinnungsphysiologisch, wenn auch nicht klinisch, von der klassischen Hämophilie [mit Koller (*2*) als Hämophilie A zu bezeichnen], die durch den Mangel des antihämophilen Globulins A verursacht wird, trennen. Beide Hämophilieformen werden geschlechtsgebunden vererbt; beide pathogenen Gene, die ihnen zugrunde liegen, befinden sich also in X-Chromosomen. Herr Harris hat darauf hingewiesen, daß sich die Frage erhebt, ob diese pathogenen Gene Allele sind, oder ob sie verschiedene Orte im X-Chromosom einnehmen. Für die letztere Annahme haben sich insbesondere Graham und Brinkhous (*3*) ausgesprochen. Kürzlich haben Hill und Speer (*4*) sowie Verstraete und Vandenbroucke (*5*) das Vorkommen eines kombinierten Mangels des antihämophilen Globulins A und B bei ein und demselben Mann beobachtet, was auf eine engere Verbundenheit dieser beiden Faktoren, als man bisher annahm, hindeutet. Herr Harris meint, daß die beiden Gene etwa so beieinander gelagert seien wie die Rhesusfaktoren.

Nun gibt es Familien mit dem alleinigen Vorkommen der Hämophilie A und solche mit nur Hämophilie B. Aber auch beide, Hämophilie A und B, können in derselben Familie bei verschiedenen männlichen Angehörigen in Erscheinung treten, wie z. B. in der von Koller (*6*) untersuchten Blutersippe im Züricher Oberland. Schließlich kann ein und derselbe Mann infolge des kombinierten Mangels des antihämophilen Globulins A und B hämophil sein. Hieraus geht hervor, daß es bezüglich der Hämophilie A und B einmal einen unabhängigen und zum anderen einen gekoppelten Erbgang geben muß. Wir werden hierbei an jene Beobachtungen von Bluter- und Rotgrünblindheits-Familien erinnert, in denen sich in analoger Weise jeweils die eine bzw. die andere Anlage unabhängig für sich oder in derselben Familie nebeneinander getrennt bei verschiedenen männlichen Angehörigen findet, wie aber auch beide Anlagen bei ein und demselben Mann.

Wenn man nun von der Vorstellung ausgeht, daß die beiden pathogenen Hämophiliegene an verschiedenen Orten im X-Chromosom liegen, dann wäre das Zusammentreffen von Hämophilie A und B bei demselben Mann denkbar, wie es schematisch auf der Abbildung dargestellt ist.

Bei der Annahme der Koppelung der Hämophilie-Gene A und B müßte in dem Fall I der Abbildung die Mutter des betreffenden Probanden, der beide Gene kombiniert besitzt, diese Gene in dem X-Chromosom tragen, das sie von ihrem

Vater bekommen hat. Sie würde dann die gekoppelte Gene auf ihren Sohn übertragen haben, bei dem ein kombinierter Mangel des antihämophilen Globulins A und B vorhanden ist.

Im selteneren Fall II der Abbildung würde die Probandenmutter das eine Gen von ihrem Vater und das andere von ihrer Mutter erhalten haben. Bei der Reifung der Keimzellen könnte es dann zu einem *Faktorenaustausch* zwischen den beiden X-Chromosomen gekommen sein, so daß nunmehr bei dem einen Sohn die Hämophilie A und B in Erscheinung tritt. Es sollte nun die weitere Aufgabe der Forschung sein, ähnlich, wie es v. VERSCHUER (7) bei der Hämophilie und Rotgrünblindheit geglückt ist, bei Brüdern jeweils getrennt den Mangel des antihämophilen Globulins A bzw. B und beide kombiniert festzustellen, wodurch ein wesentlicher Hinweis auf die Möglichkeit des Faktorenaustausches dieser Gene gegeben werden würde. Herr HARRIS hat ja gerade auf die Notwendigkeit von Koppelungsuntersuchungen aufmerksam gemacht.

Andererseits weisen aber die Beobachtungen verschiedener Schweregrade der Hämophilie auf eine Serie von allelen Genen, d. h. von Genmutationen an demselben Genort im X-Chromosom, hin. Durch intensive Familienforschung gilt es, diese angeschnittenen Fragen weiter zu klären.

Herr HARRIS ist am Schluß seines Referates kurz auf das Problem der Genwirkung bei den hämorrhagischen Diathesen eingegangen. Hier eröffnet

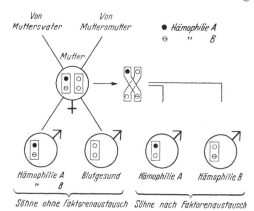

Fall I

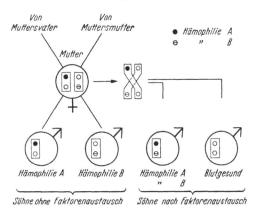

Fall II

Abb. 1. Die beiden denkbaren Wege eines Faktorenaustausches bei einer Mutter und vier Söhnen mit Hämophilie A- und B-Genen bzw. den normalen Allelen (in Anlehnung an O. v. VERSCHUER).

sich in der Tat ein aussichtsreiches Forschungsgebiet, nachdem uns die biochemische Genetik schon einige Hinweise über Genwirkungen überhaupt vermittelt hat. Es liegt nahe, die Vorstellungen über Genwirkungen, die bei Drosophila oder Neurospora und anderen Objekten gewonnen wurden, auch für die hämorrhagischen Diathesen anzuwenden, da ja neben der Kenntnis des Erbganges, der Manifestation der Gene, die den erblichen hämorrhagischen Diathesen zugrunde liegen, ihre Mutationsrate usw. uns vor allem die Frage *wie* und *an welcher Stelle* die pathogenen Gene wirken, die eine erbliche hämorrhagische Diathese verursachen, interessiert. Natürlich würde hiermit auch die Frage der die Blutgerinnung steuernden, normalen Allele berührt.

Die Grundlagen über unsere Vorstellungen über Genwirkungen bei der normalen Blutgerinnung sowie bei den Gerinnungsstörungen beruhen insbesondere auf den Untersuchungen des Zoologen A. KÜHN (8) in Gemeinschaft mit dem Biochemiker A. BUTENANDT (9) über Genwirkketten, die der Bildung des Augen- und Körperpigmentes bei Insekten zugrunde liegen. In gebotener Kürze sollen diese zum Verständnis angeführt werden.

Die Erkenntnisse über Genwirkungen bei der Ausbildung der Augen- und Körperpigmentbildung wurden durch Implantationsexperimente bei der Mehlmotte, Ephestia kühniella, gewonnen. Die Wildform der Mehlmotte besitzt dunkelbraun pigmentierte Raupen- und Falteraugen und eine dunkel pigmentierte Raupenhaut. Die Pigmentierung beruht auf bestimmten Pigmenten, den sog. Ommochromen. Bei einer Mutationsrasse der Wildform der Mehlmotte unterbleibt weitgehend die Bildung dieses Pigments. Die Mutante hat hellrote Augen, die Raupen sind ziemlich unpigmentiert. Wenn man nun Hodengewebe der Wildform einer sich im letzten Raupenstadium befindlichen, unpigmentierten Mutante implantiert, dann kann man bei der Mutante die Fähigkeit zur Pigmentbildung auslösen. Die Raupenhaut ist nunmehr pigmentiert und die Falteraugen sind dunkelbraun ausgefärbt, genauso wie bei der Wildform. Dasselbe kann man auch erreichen, wenn man einen alkoholisch-wäßrigen Extrakt aus den Geweben der Wildform der Mutante einspritzt.

BUTENANDT gelang die chemische Analyse dieses genabhängigen Wirkstoffes und weiterhin die Beziehungen des Wirkstoffes zum Gen einerseits wie auch zum Pigment andererseits aufzuklären. Es erwies sich, daß der die Pigmentbildung verursachende, genabhängige Wirkstoff identisch ist mit der Aminosäure Kynurenin, die durch Genwirkung aus dem Tryptophan entsteht. Aber damit nicht genug. auf dem Wege zur Ommochrombildung ist das Kynurenin nur ein Zwischenprodukt. Wiederum unter der Wirkung eines Gens kommt es zur Abwandlung des Kynurenins zu Oxy-kynurenin. Die weiteren Vorgänge bis zur Ablagerung der Ommochrome in den Falteraugen der Mehlmotte sollen uns hier nicht beschäftigen.

BUTENDANDT konnte jedenfalls klarlegen, daß unter der Wirkung bestimmter Gene die Zelle imstande ist, ein aktives Ferment zu entwickeln, das Kynurenin zu Oxy-kynurenin abwandelt. Somit wurde sehr wahrscheinlich gemacht, daß nahe Beziehungen zwischen den Erbfaktoren und den Fermenten bestehen, und zwar in dem Sinne, daß Gene über Fermente wirken. Um ein Merkmal, in diesem Falle die Bildung des Augenpigmentes bei der Mehlmotte, hervorzurufen, bedarf es genabhängiger, fermentativer Reaktionsschritte, für die diese Experimente einen schlüssigen Beweis erbracht haben und somit zeigen, daß bis zur Ausbildung des Phäns eine Anzahl von ineinandergreifenden, von Genen gesteuerte spezifische Fermentprozesse notwendig sind. So gelang es, Genwirkketten aufzustellen.

Eine der Mehlmotte analoge Genwirkung ließ sich gleichfalls bei Drosophila feststellen [BEADLE und EPHRUSSI (10)]. Auch bei anderen tierischen (z. B. bei der Melaninpigmentierung der Kaninchenhaare) und pflanzlichen Objekten ergaben sich Genwirkketten, die der phänischen Ausprägung des Merkmals zugrunde liegen. Sehr eindrucksvoll sind z. B. die Genwirkungen bei der Argininsynthese bei Neurospora. Auf dem Wege von der Vorstufe über Ornithin zum Citrullin und schließlich zum Arginin sind mehrere Gene eingeschaltet, die für die Bildung eines bestimmten Fermentes, das für die Argininsynthese notwendig ist, verantwortlich sind. Genmutationen an irgendeiner Stelle unterbrechen die Synthese, genau so wie das bei der hellrotäugigen Mutationsrasse der Mehlmotte der Fall ist. (Ob Gene selbst Fermentcharakter haben, oder das Ferment produzieren usw. soll hier im einzelnen nicht erörtert werden. Es wird auf BUTENANDTs Ausführungen hierzu verwiesen).

Diese Ergebnisse der biochemischen Genetik sind auch für den Menschen von Bedeutung und geben eine Erklärung z. B. für den Ablauf normaler und krankhafter Stoffwechselvorgänge. So wird beispielsweise die Phenylbrenztraubensäure schrittweise über Hydroxy-Stufen, Homogentisinsäure, Acetessigsäure zu CO_2 und H_2O abgebaut. Jede Abbaustufe erfordert die Anwesenheit eines spezifischen Fermentes, das normalerweise vorhanden ist. Schon lange hat man angenommen, daß diese spezifischen Fermente gengesteuert sind. Bei einer Genmutation an irgendeiner Stelle wird dann die Abbaureihe unterbrochen und es kommt zur krankhaften Störung, wie z. B. bei der Phenylketonurie, wenn der Kranke nicht in der Lage ist, die Phenylbrenztraubensäure in die Parahydroxyphenylbrenztraubensäure umzuwandeln. Dasselbe ergibt sich für die Entstehung der Tyrosinose und für die Alkaptonurie. Es kann mit großer Wahrscheinlichkeit angenommen werden, daß bei anderen Stoffwechselleiden, wie z. B. bei der Glykogenspeicherkrankheit oder der Amaurotischen Idiotie usw. jeweils die fermentativ regulierten Umsetzungen durch Genmutationen eine Unterbrechung erfahren.

Wir haben unlängst (11) die Meinung vertreten, daß der normale Blutgerinnungsablauf beim Menschen in ähnlicher Weise genabhängig ist. Wir kennen ja eine ganze Anzahl von einzelnen Faktoren, die nebeneinander bzw. miteinander den normalen Gerinnungsablauf in seinen einzelnen Phasen bewirken. Wenn wir nun die begründete Annahme machen können, daß die verschiedenen Gerinnungsstörungen wie die Hämophilie oder die Thrombopathien usw. auf einzelnen pathogenen Genen beruhen, dann müssen normale Allele vorhanden sein, die den regelrechten Gerinnungsablauf regulieren. Es ergibt sich somit eine Parallele zu den Genwirkketten bei Insekten und Säugetieren. Die fermentative Wirkung der einzelnen Gerinnungsfaktoren ist als von einzelnen Genen abhängig zu denken. Einzelne Gene — wieviel wissen wir nicht — dürften für den Ablauf der normalen Blutgerinnung notwendig sein. Kommt es nun zu einer Mutation an irgendeiner Stelle in dieser Genwirkkette, dann resultiert hieraus eine Gerinnungsstörung. Da wir für viele Gerinnungsstörungen den Faktor kennen, dessen Fehlen oder dessen Mangel die Ursache ist, so ist die Annahme berechtigt, daß eine Mutation des normalen Allels das Fehlen des betreffenden Gerinnungsfaktors bewirkt. Wenn z. B. JÜRGENS (12) für die Entstehung der konstitutionellen Thrombopathie eine Bildungsstörung des normalen Thrombocytenfaktors annimmt, und zwar wahrscheinlich des Plättchenfaktors der Thrombokinase, dann ist zu vermuten, daß eine Mutation des diesen steuernden Gens die Thrombopathie hervorruft. Auf ähnlicher Grundlage wird die Entstehung anderer erblicher hämorrhagischen Diathesen zu denken sein.

Wie wir beim Studium des Schrifttums nachträglich feststellten, haben BRINKHOUS und GRAHAM (13) 1954, fußend auf den Ergebnissen der biochemischen Genetik, für die Hämophilie eine ganz ähnliche Vorstellung entwickelt. Auch sie nehmen an, daß ein genabhängiges Fermentsystem dem Gerinnungsablauf normalerweise zugrunde liegt, und daß speziell die Hämophilie durch eine Genmutation hervorgerufen wird. Die Autoren geben, wenn auch noch hypothetisch, in konkreter Weise an, wie und in welcher Art das mutierte Gen eine Hämophilie bewirkt.

Wir bewegen uns zwar noch auf hypothetischen Bahnen, aber doch nicht mehr auf spekulativen. Die bisherigen Ergebnisse der biochemischen Genetik haben hierzu die Grundlage geschaffen und geben uns neue und tiefe Einblicke in bisher noch ungeahnte biosynthetische Lebensvorgänge.

Im Hinblick auf das Referat von R. JÜRGENS über die hereditären Thrombopathien gehe ich noch auf die Genetik der *konstitutionellen Thrombopathie* (v. WILLEBRAND u. JÜRGENS) ein. Dieses Blutungsübel wurde erstmalig von A. v. WILLEBRAND, R. JÜRGENS und U. DAHLBERG (*14*) in zwei großen Familien auf den Alands-Inseln (Ostsee) und in einer Familie in Finnland als erbliche hämorrhagische Diathese beobachtet. Gelegentlich von weiteren Untersuchungen 1949/50/54 und 1955 durch JÜRGENS gemeinsam mit H. FORSIUS, J. FORSELL, O. WEGELIUS, Helsingfors, und W. LEHMANN, Kiel, wurde die Thrombopathie noch in einer weiteren großen und zwei kleineren Sippen angetroffen. Bis jetzt läßt sich das Leiden in 5 Generationen verfolgen und beruht auf einem einzigen dominanten, pathogenen Gen, das sich im heterozygoten Zustand äußert und sich zumeist regelmäßig manifestiert. Die gelegentlich zu beobachtende unregelmäßige Manifestierung des Gens wird wahrscheinlich durch Nebengene bewirkt, da andere Ursachen für das Latentbleiben der Anlage nicht nachweisbar sind. In den Familien wurden bisher 90 Kranke, die sich auf 46 Männer und 44 Frauen verteilen, festgestellt. Eine inter- bzw. intrafamiliäre Variabilität der klinischen Symptome findet sich nicht. Erbtypen in den Familien ließen sich nicht erkennen. Von den Erkrankten sind 15 zumeist in jüngeren Jahren an Verblutung gestorben, wobei sich unter den Verstorbenen nur 3 Männer, aber 12 Frauen befanden. In einer Sippe mit 12 Kindern sind allein 5 Mädchen verblutet. Beide Eltern sind manifest kranke Anlageträger. Im homozygoten Zustand scheint sich das krankhafte Gen besonders im weiblichen Geschlecht letal auszuwirken. (Befunde usw. erscheinen ausführlich an anderer Stelle.)

Literatur.

1. CRAMER, R., M. MATTER u. A. LOELIGER: Helvet. paediatr.. Acta 8, 185 (1953).
2. KOLLER, F.: Internat. Symposion über Hämorrhagische Diathesen, 4.—5. Febr. 1955, Wien.
3. GRAHAM, J. B., and K. M. BRINKHOUS: Brit. Med. J. 2, 97 (1953).
4. HILL, J. M., and R. J. SPEER: Blood 10, 357 (1955).
5. VERSTRAETE, M., and J. VANDENBROUKE: Lancet 1955, 869.
6. KOLLER, F.: Blood 9, 286 (1954).
7. VERSCHUER, O. v.: Erbarzt 5, (1938).
8. KÜHN, A.: Grundriß der Vererbungslehre. 2. Aufl. Stuttgart 1950.
9. BUTENANDT, A.: Jahrb. Max-Planck-Ges. 1951.
10. BEADLE, G. W., and B. EPHRUSSI: Genetics 22, 76 (1937).
11. LEHMANN, W.: Verh. Internat. Symposion über hämorrhagische Diathesen, 4. u. 5. Febr. 1955, Wien.
12. JÜRGENS, R.: Verh. Internat. Symposion über hämorrhagische Diathesen, 4. u. 5. Febr. 1955, Wien.
13. BRINKHOUS, K. M., and J. B. GRAHAM: Blood 9, 254 (1954).
14. WILLEBRAND, A. v., R. JÜRGENS u. U. DAHLBERG: Finska Läk. sallkap. Hdl. 76, 193 (1934).

Hereditäre Koagulopathien.

Von

Erwin Deutsch (Wien/Österreich).

Mit 7 Abbildungen.

Referat.

Ein Mangel an plasmatischen Gerinnungsfaktoren kann symptomatisch im Rahmen anderer Erkrankungen oder erblich als Krankheitsbild sui generis auftreten. Diese Koagulopathien sensu strictiori werden am zweckmäßigsten pathogenetischen Prinzipien gehorchend dem jetzt gültigen Gerinnungsschema folgend eingeteilt, wobei jedem einzelnen Gerinnungsfaktor ein genau umschriebenes durch seinen Mangel bedingtes Krankheitsbild entspricht. Jede dieser Erkrankungen kann prinzipiell bei einem einzigen Familienmitglied in einer sonst von hämorrhagischen Diathesen verschonten Familie oder innerhalb einer Familie gehäuft auftreten. In letzterem Falle läßt sich meist ein für die betreffende Erkrankung typischer Erbgang nachweisen. Ist bei einem sporadischen und einem familiären Krankheitsfall derselbe Gerinnungsfaktor in gleichem Ausmaß vermindert, so besteht kein wesentlicher Unterschied in der Art der Gerinnungsstörung und der durch diese bedingten klinischen Symptomatologie. Im allgemeinen ist es für die Stellung der Diagnose gleichgültig, ob es sich um einen sporadischen oder einen familiär bedingten Krankheitsfall handelt; doch gibt es anscheinend Ausnahmen (Beller). Ein Vergleich der erbbiologischen Gegebenheiten zeigt auffällige Beziehungen zwischen Erbgang und Zugehörigkeit der Koagulopathien zu den einzelnen Phasen der Gerinnung. Darüber hinaus kann man bei einem Teil der Koagulopathien eine sehr weitgehende erbmäßige Verankerung einzelner klinischer Symptome oder Symptomenkomplexe beobachten. Auf diese Zusammenhänge soll im folgenden besonders eingegangen werden.

Die am längsten bekannte und erbmäßig am besten untersuchte hämorrhagische Diathese ist die Hämophilie. Seit den grundlegenden Untersuchungen von Bauer (*9*) und Schloessmann (*82*) weiß man, daß bei der Hämophilie ein recessiv geschlechtsgebundener Erbgang vorliegt, bei dem die Erkrankung von manifest kranken Vätern durch phänotypisch gesunde Töchter auf ihre Söhne übertragen wird, von denen 50% erkranken, die übrigen phänotypisch und genotypisch gesund sind. Bei den meist klinisch gesunden Konduktorinnen ist es häufig auch mit den modernen Untersuchungsmethoden nicht möglich, gerinnungsmäßig Auswirkungen ihrer krankhaften Erbanlage nachzuweisen. Bei einzelnen Fällen konnte allerdings eine Verminderung des Prothrombinverbrauches (*32, 50, 64*) oder eine Verlängerung der Gerinnungszeit (*86, 87*) gefunden werden. Es waren jedoch bereits Schloessmann (*82*) einzelne Konduktorinnen aufgefallen, bei denen eine gewisse Blutungsneigung bestand, die durch besonders häufiges Nasenbluten, Menorrhagien oder Ekchymosen charakterisiert war. Seine weiteren Untersuchungen haben ergeben, daß ein derartiges Verhalten für bestimmte Blutersippen charakteristisch ist und sich in diesen bei den Konduktorinnen immer wiederholt. Gleichzeitig beobachtete er, daß in diesen Sippen die Erkrankung bei den Männern in besonders leichter Form aufzutreten pflegt, ein Befund, der neuerdings von Brinkhous u. Mitarb. (*41*) bestätigt wurde, und seine Erklärung in dem Nachweis einer Verminderung, aber keines vollkommenen

Fehlens des antihämophilen Faktors bei diesen Patienten gefunden hat. Die genannten deutschen Autoren haben bereits auf das Bestehen familiärer Krankheitstypen bei Hämophilie hingewiesen, die sich in einem besonderen Manifestationsalter, in dem gehäuften Auftreten oder Fehlen bestimmter Blutungen, in dem Verhalten der Konduktorinnen, in der Dauer der Gerinnungszeit und — wie Brinkhous neuerdings gezeigt hat — in einem charakteristischen, vererbbaren, konstanten Ausmaß des Mangels an antihämophilem Faktor manifestiert. Als beste Erklärung für dieses eigentümliche Verhalten haben bereits Bauer (9) und Schloessmann (82) auf die Möglichkeit hingewiesen, daß es sich beim Hämophilie-Gen nicht um ein einzelnes Allel, sondern um eine Serie von multiplen Allelen handle, eine Annahme, die auch von Just (51) eine Zeitlang vertreten und neuerdings von Brinkhous (41) aufgegriffen wurde. Nach dieser Ansicht bestehen zwischen den multiplen Allelen Quantitätsunterschiede, die das Ausmaß der Gerinnungsstörung und der klinischen Symptomatologie bei den manifesten Blutern sowie das Auftreten von Symptomen bei den heterozygoten Konduktorinnen bestimmen.

Von diesen blutenden Konduktorinnen sind manifeste weibliche Bluter strenge zu unterscheiden. Die ursprüngliche Annahme Bauers, nach der der Hämophiliefaktor in homozygotem Zustand ein Letalfaktor sein sollte, kann heute als widerlegt gelten. Züchtungsversuche mit hämophilen Hunden, die von Brinkhous und seinen Mitarbeitern (17, 18) durchgeführt wurden, haben ergeben, daß homozygote hämophile Hündinnen durchaus lebensfähig sind. Kurze Zeit später haben Merskey (66) und Israel (46) bei je einer Familie den erbbiologischen Nachweis des Vorkommens homozygoter Anlageträgerinnen erbringen können. Hierzu ist erforderlich, daß der Vater Bluter und die Mutter Konduktorin, und daß sämtliche Töchter aus dieser Ehe Konduktorinnen oder Bluter und 50% der Söhne Bluter sind. Gegen den von Merskey mitgeteilten Stammbaum sind allerdings Einwände möglich, da durch mehrere Generationen offenbar eine Übertragung der Erkrankung vom Vater auf den Sohn erfolgte, ein Befund, der mit unseren heutigen Ansichten über die Vererbung der Hämophilie nicht vereinbar ist und eher für Vorliegen eines PTA-Mangels spricht.

Völlig hiervon zu trennen ist das Auftreten eines angeborenen Mangels von Faktor VIII bei Mädchen, in deren Familien hämorrhagische Diathesen bisher nicht vorgekommen sind, wie wir dies bei 2 Fällen beobachten konnten. Bei diesen Mädchen finden sich abweichend von der Hämophilie neben der verlängerten Gerinnungszeit auch eine stark verlängerte Blutungszeit und Störungen einzelner Thrombocytenfunktionen. Klinisch kann man auch purpura-artige Blutungen beobachten. Dieses Krankheitsbild dürfte trotz des Mangels an Faktor VIII in keiner Beziehung zur Hämophilie stehen. Unseres Wissens ist über Nachkommen dieser Patienten noch nichts mitgeteilt worden, so daß noch keine Rückschlüsse auf den Erbgang möglich sind.

In den letzten Jahren wurde ein zweites Krankheitsbild beschrieben (1, 13), welches in seiner klinischen Symptomatologie und in seinem Erbgang in keiner Weise von der Hämophilie unterschieden werden kann, und auch gerinnungsmäßig sehr weitgehend der echten Hämophilie gleicht. Die Unterschiede werden erst beim Studium der Verweildauer und des Verhaltens des Faktor IX beim Gerinnungsablauf sowie bei Anwendung physikalisch-chemischer Adsorptions- und

Fällungsmethoden deutlich. Dieses Krankheitsbild wird als PTC-Mangel oder Christmas Disease bezeichnet. Von SOULIER und LARRIEU (*88*) sowie von CRAMER (*24*, *25*) und anderen wurde die Bezeichnung *Hämophilie B* vorgeschlagen, während die klassische Hämophilie das Suffix A erhalten soll. Die Fälle können wie bei der echten Hämophilie sporadisch oder familiär auftreten, wobei der Erbgang ein recessiv geschlechtsgebundener ist. RAMOT und SINGER (*77 a*) haben in letzter Zeit darauf hingewiesen, daß auch bei diesem Krankheitsbild familiäre Krankheitstypen bestehen und das Ausmaß der Verminderung des Faktor IX vererbt wird. Diese Autoren konnten bei einer klinisch gesunden Konduktorin eine Verminderung von Faktor IX nachweisen.

Mangel an AHF und PTC werden nicht durch multiple Allele desselben Gens verursacht. Es gibt nämlich Patienten (*45*, *88*, *92 a*), bei denen beide Faktoren gleichzeitig fehlen. Wichtig wäre es zu wissen, ob beide Defekte in diesen Fällen gemeinsam vererbt werden. Leider handelt es sich bei den beiden Fällen von HILL und SPEER (*45*) um Brüder in jugendlichem Alter, in deren Familie bisher hämorrhagische Diathesen noch nicht vorgekommen sind. Über den Stammbaum des Falles von SOULIER und LARRIEU (*88*) sind unseres Wissens Einzelheiten nicht mitgeteilt worden. In der Familie des Patienten von VERSTRAETE und VANDENBROUCKE (*92 a*) fanden sich 2 Cousins mit reiner Hämophilie A. Fälle mit Mangel an AHF oder PTC sind bisher innerhalb derselben Sippe nicht beobachtet worden. Lediglich in der Bluterfamilie des Zürcher Oberlandes konnte KOLLER (*54*) neben einem Fall mit AHF-Mangel auch einen solchen mit PTC-Mangel beobachten, doch vereinigen sich die Stammbäume dieser Patienten erst im 16. Jahrhundert, so daß die Verwandtschaft eine sehr entfernte ist und die andersgeartete Störung von einer Seitenlinie eingeschleppt worden sein könnte.

VOGEL (*92 b*) spricht in diesem Zusammenhang von Pseudoallelie, wobei er annimmt, daß die beiden differenten Gene an sehr nahe benachbarten Loci im X-Chromosom gelegen sind. Koppelungsuntersuchungen mit anderen geschlechtsgebundenen Genen, z. B. der Rotgrünblindheit, könnten zur Klärung dieser Frage beitragen.

Auf Grund der zur Zeit verfügbaren Daten muß man die sich klinisch als Hämophilie manifestierende Merkmalsgruppe als auf mindestens 2 verschiedenen Genen beruhend ansehen, wobei jedes der beiden bisher bekannten Gene die Bildung eines genau definierten Eiweißkörpers, der zur Bildung der aktiven Thrombokinase erforderlich ist, bewirkt.

Wir (*30*) haben bereits vor einem Jahr auf das auffällig häufige Vorkommen einer Verminderung von Faktor VII bei Patienten mit manifestem PTC-Mangel hingewiesen und sehen darin eine Parallele zu der von KOLLER u. Mitarb. (*69*) beschriebenen Begleithämophilie bei Faktor V-Mangel. BELL und ALTON (*11*) haben bei ihren Patienten mit PTC-Mangel die gleiche Beobachtung gemacht und konnten bei anderen, klinisch gesunden Familienmitgliedern beiderlei Geschlechts einen Faktor VII-Mangel ohne PTC-Mangel nachweisen. Dies spricht dafür, daß beide Defekte getrennt vererbt werden bzw. die Penetranz beider Gene eine verschiedene sein kann.

Wir haben daraufhin auch bei unseren Familien mit PTC-Mangel den Faktor VII bei den nichtblutenden Familienmitgliedern untersucht und konnten tatsächlich bei einem Teil der Konduktorinnen ebenfalls eine geringfügige Verminderung des Faktor VII nachweisen (Abb. 1). Dies erweckt den Anschein, als ob eine Verminderung von Faktor VII in den Familien mit PTC-Mangel ein relativ konstanter Befund wäre.

Der Mangel eines weiteren zur Thrombokinasebildung erforderlichen Faktors, der Plasma-Thromboplastin-Vorstufe, konnte ebenfalls als familiär vorkommendes

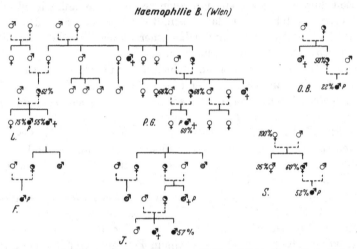

Abb. 1. Stammbäume der in Wien beobachteten Familien mit Hämophilie B. ♂ manifester Bluter, untersucht. ♂ anamnestisch als Bluter ermittelt. ♀ Konduktorin. P Propositus. Die Prozentzahl gibt die Konzentration des Faktor VII an.

Krankheitsbild beobachtet werden. Dieses unterscheidet sich jedoch klinisch von der Hämophilie durch eine viel geringere Blutungsneigung, durch seltenes Vorkommen bzw. Fehlen von Hämarthrosen sowie durch eine nur geringe Verlängerung der Gerinnungszeit.

Die Stellung der Diagnose ist auch gerinnungsphysiologisch schwierig. Die Angaben in der Literatur sind widersprechend. Nach einer Ansicht ist der Throm-

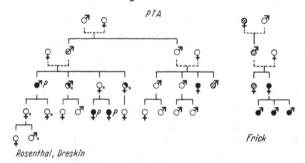

Abb. 2. Stammbäume der Familien mit PTA-Mangel nach Angaben der Literatur. ● manifest blutender Patient. ◉ Blutung anamnestisch nachgewiesen, Patient nicht untersucht. ◑ Teilanlageträger (nur geringe klinische Symptome oder Verminderung eines Gerinnungsfaktors ohne klinische Erscheinungen). ◇ Geschlecht unbekannt. × : untersucht.

boplastin-Generation-Test nur dann pathologisch, wenn Plasma *und* Serum der Patienten verwendet wird, während Normalplasma wie Normalserum den Ausfall normalisieren. Nach der anderen Ansicht ist die Thrombokinasebildung auch bei

Verwendung von Normalplasma und Patientenserum pathologisch und wird erst durch weiteren Zusatz von $BaSO_4$-adsorbiertem Normalserum normalisiert. Es ist durchaus möglich, daß Patienten mit verschiedenen Krankheitsbildern in diese Gruppe eingeordnet werden. Erbbiologisch unterscheidet sich der PTA-Mangel dadurch, daß in den beiden bisher beschriebenen Stammbäumen eine eindeutige autosomale dominante Vererbung vorliegt (35, 77b, 81) (Abb. 2). Hierzu kommen noch 2 sporadische Fälle (55a, 77b). Männer und Frauen erkranken manifest und vererben die Erkrankung auf ihre Kinder, welche wieder manifest erkranken. Diese Unterschiede sind so grundlegend, daß die von verschiedenen Seiten vorgeschlagene Bezeichnung als Hämophilie C abgelehnt

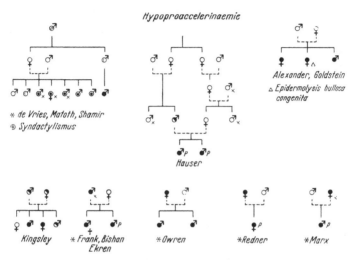

Abb. 3. Stammbäume der Familien mit Hypoproaccelerinämie aus der Literatur. Legende wie Abb. 2; * bedeutet, daß der Stammbaum nach den Angaben der Originalmitteilung so gut wie möglich gezeichnet wurde, aber nicht als solcher vom Autor abgebildet wurde.

werden sollte. Bezüglich der 4. Plasma - Thromboplastin - Komponente liegen noch zu wenig gesicherte Angaben vor, so daß hier nicht darauf eingegangen werden muß.

Die *Erkrankungen der 1. Phase* zeigen einen völlig andersartigen Erbgang. Diese Erkrankungen sind viel seltener als die Hämophilien, so daß jeder Autor nur über eine sehr begrenzte Anzahl von Beobachtungen verfügt. Ganz allgemein scheinen die familiären Krankheitstypen, wie wir sie bei der Hämophilie gewohnt sind, zu fehlen. Eine *Hypoproaccelinämie* (Faktor V-Mangel, Parahämophilie) wurde bisher bei 12 Familien gefunden, in denen 61 erkrankte Familienmitglieder untersucht werden konnten (3, 16, 29, 33, 34, 43, 52, 63, 71, 78, 81a, 93). 25 weitere Familienangehörige müssen auf Grund der Anamnese als manifest erkrankt angesehen werden. Bei 4 Patienten konnte keine familiäre Belastung nachgewiesen werden (15, 63, 71, 90) und bei 2 Fällen fehlen entsprechende Angaben (65, 84). Es werden Männer wie Frauen befallen, beide Geschlechter können die Erkrankung auf die Kinder übertragen.

Die Vererbung zeigt ein ziemlich wechselndes Bild (Abb. 3, 4), da die Übertragung manchmal von der Mutter, manchmal vom Vater auf die Kinder erfolgt,

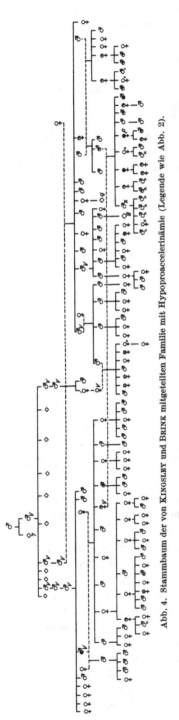

Abb. 4. Stammbaum der von Kingsley und Brink mitgeteilten Familie mit Hypoproaccelerinämie (Legende wie Abb. 2).

mitunter aber nur dann Krankheitserscheinungen auftreten, wenn Verwandtenehen geschlossen wurden. So fehlt bei einem von Field und Ware (33) beschriebenen wahrscheinlich homozygoten Mädchen, der Tochter von Cousins I. Grades, der Faktor V vollkommen, während die übrigen heterozygoten Familienmitglieder nur eine Verminderung auf etwa 50% aufweisen. Blutsverwandtschaft liegt auch in den Familien von Hauser (43) und von Brink und Kingsley (16) vor. Die Vererbung erfolgt also offenbar autosomal. Das Gen dürfte dominant, vielleicht heterogen sein, wobei die Penetranz infolge Wirkung verschiedener Modifikatoren von Familie zu Familie schwankt; in einzelnen Familien kann sie so gering sein, daß der Anschein von Recessivität erweckt wird.

Die klinischen Erscheinungen sind weniger schwer als bei der Hämophilie. Bei den Frauen stehen die Menorrhagien im Vordergrund, weiter finden sich Ekchymosen, Epistaxis, Hämaturien, Rückenmarkblutungen sowie Blutungen nach Traumen, Operationen und Zahnextraktionen. Es scheint kein familiärer Blutungstyp zu bestehen, auch das Ausmaß der Verminderung des Faktor V dürfte innerhalb einer Familie nicht konstant sein. Vielmehr kann der 5. Gerinnungsfaktor bei den selbst nicht blutenden Vorfahren und Geschwistern in geringerem Ausmaß vermindert sein, während er bei den manifest blutenden fast vollkommen oder vollkommen fehlt. In derselben Familie finden sich häufig auch Zeichen anderer erblicher Erkrankungen. So zeigt die Familie von de Vries, Matoth und Shamir (93) einen Syndaktylismus, der häufig, aber nicht immer mit der Gerinnungsstörung gemeinsam vorkommt; in der von Alexander u. Mitarb. (3) beschriebenen Familie leidet ein blutendes Kind an einer Epidermolysis bullosa congenita.

Die *Hypoprokonvertinämie* (Faktor VII-Mangel) verhält sich weitgehend ähnlich. Diese Erkrankung wurde bisher bei insgesamt 12 Familien beschrieben, in denen bei 61 Patienten eine Verminderung des Faktor VII nachgewiesen werden konnte; bei 18 weiteren Familienmitgliedern muß eine solche auf Grund anamnestischer Daten angenommen werden (5, 12, 36, 38, 45a, 53, 59, 60, 72a, 94, 95). Ferner wurden 9 sporadische Fälle beobachtet (10, 27, 47a, 49, 53, 89, 94), einmal fehlen entsprechende Angaben über das Verhalten der Familie (94). Blutsverwandtschaft findet sich nur in einem einzigen Fall (12). Beide Geschlechter werden betroffen. Es erkranken aufeinanderfolgende

Generationen manifest, allerdings kann manchmal eine Generation scheinbar übersprungen werden, was durch einen geringen, anamnestisch nicht nachweisbaren Mangel an Faktor VII vorgetäuscht sein kann. Es handelt sich hier offenbar um eine autosomale, dominante Vererbung (Abb. 5).

Die schwer erkrankten Familienmitglieder weisen einen weitgehenden bis vollkommenen Mangel an Faktor VII auf, während man bei ihren Vorfahren und

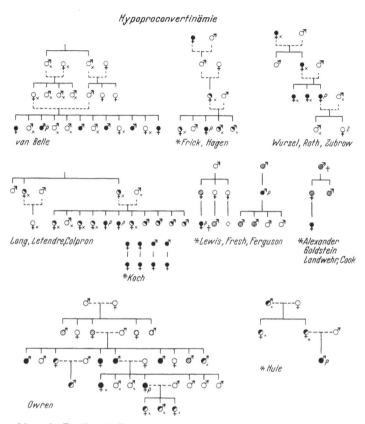

Abb. 5. Stammbäume der Familien mit Hypoprokonvertinämie nach Angaben der Literatur. Legende wie in den vorangegangenen Abbildungen.

Geschwistern eine Verminderung von Faktor VII bei fehlenden oder nur geringen klinischen Symptomen findet. Die Schwere der klinischen Symptome scheint in den einzelnen Familien unterschiedlich zu sein, da einige Autoren darauf hinweisen, daß die Hypoprokonvertinämie eine leichte hämorrhagische Diathese darstelle (49, 53, 55), während andere über sehr schwere Krankheitsbilder mit tödlichem Verlauf berichten (5, 59). In der klinischen Symptomatologie treten im Vergleich zu der Hypoproaccelerinämie die Menorrhagien bei den Frauen an Bedeutung zurück. Hingegen finden sich sehr häufig schwere Nabelblutungen, Hämarthrosen, Ekchymosen, Blutungen nach Traumen, Zahnextraktionen und Operationen, Hämaturie, Melaena und Hämatemesis, subdurale und cerebrale Blutungen sowie Epistaxis. Bezüglich der Ergebnisse der Gerinnungsuntersuchungen finden sich sehr unterschiedliche Angaben: Der Prothrombinverbrauch wird von einem Teil der Autoren als normal (*5, 36*), von anderen als vermindert (*10, 12, 59*) angegeben und auch die Thrombokinasebildung mit Patientenserum soll bei einzelnen Fällen normal (*53, 55*) erfolgen und bei anderen fehlen (*89, 94*). Auch die Verlängerung der Gerinnungszeit ist stark wechselnd und steht oft nicht in Übereinstimmung mit dem Ausmaß der Verminderung des Faktor VII, so daß Bedenken bezüglich der Richtigkeit der Einordnung dieser Krankheitsfälle bestehen. Die Erklärung für dieses Verhalten könnte darin bestehen, daß bei den besonders schwer verlaufenden Fällen sowie bei den Fällen mit vermindertem Prothrombinverbrauch und gestörter Thrombokinasebildung eine gleichzeitige Verminderung des Faktor IX besteht. Wie aus den Ausführungen über den PTC-Mangel hervorgeht, ergibt sich bei diesem ebenfalls ein dominanter Erbgang, wenn man nur den begleitenden Faktor VII-Mangel verfolgt. Bei den meisten Fällen von Hypoprokonvertinämie sind jedoch Bestimmungen des Faktor IX nicht durchgeführt worden, so daß über sein Verhalten bei diesen Fällen nichts Sicheres bekannt ist.

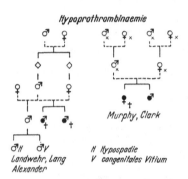

Hypoprothrombinaemie

Murphy, Clark

♂H   ♂V   *H Hypospadie*
Landwehr, Lang   *V congenitales Vitium*
Alexander

Abb. 6. Stammbäume der Familien mit echter Hypoprothrombinämie. Legende wie Abb. 2.

Da im älteren Schrifttum auch Fälle mit Hypoproaccelerinämie und Hypoprokonvertinämie als *Hypoprothrombinämie* bezeichnet wurden, ist bei der Beurteilung der letzteren besondere Vorsicht am Platze. Bei einer großen Zahl der Fälle sind die mitgeteilten Angaben so unvollständig, daß eine sichere Differentialdiagnose gegenüber den anderen Erkrankungen der I. Phase nachträglich nicht mehr durchgeführt werden kann. Das Vorliegen einer Hypoprothrombinämie konnte lediglich bei den Fällen von Johnson und Fronmeyer (*48*), Landwehr, Lang und Alexander (*56*) sowie Murphy und Clark (*67*) mit Sicherheit angenommen werden, so daß im folgenden nur diese berücksichtigt werden können. Selbst die von Quick (*76*) beschriebenen Fälle können wegen der abweichenden Nomenklatur des Autors nicht sicher eingeordnet werden. Da bei dem Fall von Johnson (*48*) über die Familie keine Mitteilungen gemacht sind, stehen nur 2 Stammbäume zur Verfügung (Abb. 6). In der von Landwehr (*56*) beschriebenen Familie handelt es sich um die beiden Söhne aus einer Ehe von Cousins I. Grades, in der Familie von Murphy (*67*) um ein Mädchen und einen Knaben, die Kinder gesunder Eltern und Großeltern. Wenn auch ein recessiver Erbgang in diesen Fällen wahrscheinlich ist, so reicht das vorliegende Material zu einer bindenden Beurteilung nicht aus.

Das Verhalten der *Afibrinogenämie* ist bereits seit den Untersuchungen von Schönholzer (*83*) bekannt. Seine Ergebnisse haben durch zahlreiche neue Stammbäume ihre Bestätigung erfahren. Die Afibrinogenämie bedingt ein meist sehr schweres Krankheitsbild mit einer hämorrhagischen Diathese, die bereits in den ersten Lebenstagen mit einer schweren Nabelblutung beginnt. Später finden sich Blutungen nach Traumen, Zahnextraktionen, ferner Ekchymosen, Epistaxis, Hämoptysen, Melaena, Hämatemesis, seltener Gelenkblutungen, bei Frauen Menorrhagien. Es verdient betont zu werden, daß trotz völliger

Ungerinnbarkeit des Blutes Blutungen lange Zeit fehlen können, sich aber bei Störung der Kontinuität der Gefäßwandung durch Traumen oder Beeinflussung der Permeabilität durch Infekte sofort manifestieren. Die meisten Patienten sterben bereits in jungen Jahren. Während bei den schwer erkrankten Familienmitgliedern das Fibrinogen vollkommen fehlt, findet man bei gesunden Geschwistern und Vorfahren der Patienten mitunter eine Verminderung des Fibrinogens verschieden starken Aus-

maßes. In der uns zugänglichen Literatur sind insgesamt 15 Familien beschrieben, in denen 28 Patienten mit vollkommenem oder teilweisem Fibrinogenmangel untersucht wurden (2, 6, 7, 8, 20, 21, 44, 57, 61, 62, 73, 77, 79, 83, 85, 91). Bei weiteren 6 Angehörigen dieser Familien konnten anamnestisch Blutungen nachgewiesen werden. In 9 Familien erfolgten Verwandtenehen, meist zwischen Cousins I. Grades (2, 6, 7, 21, 44, 61, 62, 77, 83, 91) (Abb. 7). Bei 14 Fällen konnte in den Familien kein Zeichen einer Afibrinogenämie oder Fibrinogenopenie nachgewiesen werden, so daß diese als sporadisch aufgefaßt werden müssen (21, 23, 26, 37, 39, 58, 68, 70, 74, 75, 85, 92). Bei einem Fall fehlen entsprechende Angaben (19).

Neben diesen Fällen von Afibrinogenämie scheint es Familien mit geringfügiger Fibrinogenopenie zu geben, wie die von RISAK (80) beschriebenen mit Verminderung des Fibrinogens

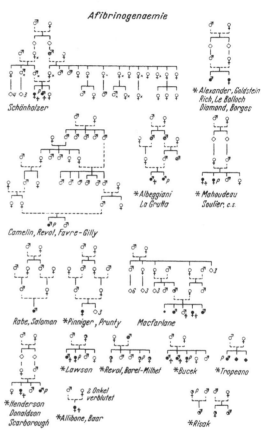

Abb. 7. Stammbäume der Familien mit Afibrinogenämie bzw. Fibrinogenopenie nach Angaben der Literatur. Legende wie Abb. 2.

auf etwa 100 mg-%, sowie solche mit schweren Fibrinogenopenien mit Werten von etwa 50 mg-%, wie die Familie von REVOL, BOREL-MILHET und PERRIN (79). In diesen Familien scheinen aufeinanderfolgende Generationen zu erkranken.

Bei der Afibrinogenämie liegt ein autosomaler recessiver Erbgang vor, bei dem die heterozygoten Anlageträger keine Veränderungen oder eine Fibrinogenopenie geringen Grades, die homozygoten ein vollkommenes Fehlen des Fibrinogens aufweisen. Die Fibrinogenopenie scheint dominant vererbt zu werden. Dies entspricht der ziemlich allgemein gültigen Regel, daß schwere Erbleiden einen recessiven, leichte einen dominanten Erbgang aufweisen.

Faßt man die Ergebnisse dieser Übersicht zusammen, so hat man den Eindruck, als ob den Gerinnungsstörungen der einzelnen Phasen ein besonderer Vererbungsmechanismus zukomme. Die Erkrankungen der Vorphase weisen mit Ausnahme des PTA-Mangels einen recessiv-geschlechtsgebundenen Erbgang auf, die Erkrankungen der I. Phase einen autosomalen dominanten, wobei die Penetranz eine wechselnde ist; die Erkrankungen der II. Phase schließlich sind durch einen autosomalen recessiven Erbgang gekennzeichnet.

Literatur.

1. Aggeler, P. M., S. G. White, M. B. Glendening, E. W. Page, T. B. Leake and G. Bates: Plasma thromboplastin component (PTC) deficiency: A new disease resembling hemophilia. Proc. Soc. Exper. Biol. a. Med. **79**, 693 (1952).

2. Albeggiani, A., e A. La Grutta: Contributo alla conescenza della afibrinogenemia primitiva. Haematol. Arch. **38**, 1171 (1954).

3. Alexander, B., and R. Goldstein: Parahaemophilia in three siblings. With studies on certain plasma components affecting prothrombin conversion. Amer. J. Med. **13**, 255 (1952).

4. Alexander, B., R. Goldstein and G. Landwehr: Pseudohypoprothrombinemia and parahemophilia. Deficiency of different components essential for rapid prothrombin conversion. J. Clin. Invest. **30**, 627 (1951).

5. Alexander, B., R. Goldstein, G. Landwehr and C. D. Cook: Congenital SPCA-deficiency: A hitherto unrecognized coagulation defect with hemorrhage rectified by serum and serum factors. J. Clin. Invest. **30**, 596 (1951).

6. Alexander, B., R. Goldstein, A. G. Le Bolloch, S. K. Diamond and W. Borges: Trans. XIX. Internat. Congr. Physiol. **1953**, 155; Third Ann. Symp. on Blood, Detroit 9. 1. 1954.

7. Alexander, B., R. Goldstein, L. Rich, A. G. Le Bolloch, L. K. Diamond and W. Borges: A study of some basic aspects of coagulation. Blood **9**, 843 (1954).

8. Allibone, E. C., and H. S. Baar: Fibrinogen deficiency as a factor in hemorrhagic disease. Arch. Dis. Childh. **18**, 146 (1943).

9. Bauer, K. H.: Zur Vererbungs- und Konstitutionspathologie der Hämophilie. Dtsch. Z. Chir. **176**, 109 (1922).

10. Beaumont, J. L., et J. Bernard: Hypoconvertinémie congénitale hémorragipare. Syndrome hémorragique constitutionnel avec allongement du temps de Quick, lié au défaut du facteur de coagulation récemment isolé sous les noms de convertine, facteur VII, SPCA. Presse méd. **1952**, 1496; Acta med. scand. (Stockh.) **145**, 200 (1953).

11. Bell, W. N., and H. G. Alton: Christmas disease associated with factor VII deficiency. Brit. Med. J. **1955 I**, 330.

12. Belle, C. G. van: Parahemophilia. Diss. Utrecht 1952.

13. Biggs, R., A. S. Douglas, R. G. MacFarlane, J. V. Dacie, W. R. Pitney, C. Merskey and J. R. O'Brien: Christmas disease. Brit. Med. J. **1952 II**, 1378.

14. Breckoff, E.: Zur Kenntnis der Pseudohämophilie. Mschr. Kinderheilk. **28**, 232 (1924).

15. Brennan, M. J., R. W. Monto and H. C. Shafer: Hemorrhagic diathesis due to Ac-Globulin deficiency. Amer. J. Clin. Path. **22**, 150 (1952).

16. Brink, A. J., and C. S. Kingsley: A familial disorder of blood coagulation due to deficiency of the labile factor. Quart. J. Med. **21**, 19 (1952).

17. Brinkhous, K. M.: Canine hemophilia. Studies on the inheritence of the disease and the clotting defect. 3rd Internat. Congr. Hematol. Cambridge 1950, S. 439.

18. Brinkhous, K. H., and J. B. Graham: Hemophilia in the female dog. Science (Lancaster, Pa.) **111**, 723 (1950).

19. Brönnimann, R.: Kongenitale Afibrinogenämie. Mitteilung eines Falles mit multiplen Knochencysten und Bildung eines spezifischen Antikörpers nach Bluttransfusionen. Acta haematol. (Basel) **11**, 40 (1954).

20. Bucek, A.: Ein Fall der angeborenen familiären Afibrinogenämie. Ann. paediatr. (Basel) **177**, 111 (1951).

21. CAMELIN, A., L. REVOL, J. FAVRE-GILLY, J. VAILHE, R. ARDRY et R. MIERAL: Afibrinogenémie congénitale. A propos de deux nouveaux cas et leur traitement par une solution de fibrinogène. Bull. méd. Soc. Hôp. Paris 71, 124 (1955).

22. CASTEX, M. R., A. PAVLOVSKY u. A. BONDUEL: Fibrinopenie congénita. Medicina (Buenos Aires) 4, 46 (1953); zit. nach div. Autoren.

23. CORBETT, W. H.: A case of congenital afibrinogenemia. Med. J. Austral. 34, 114 (1947).

24. CRAMER, R., P. FLÜCKIGER, C. GASSER, F. KOLLER, A. LOELIGER and M. MATTER: Hemophilia B. Two cases of hereditary hemophilia due to a deficiency of a new clotting factor (Christmas factor). Acta haematol. (Basel) 10, 65 (1953).

25. CRAMER, R., M. MATTER u. A. LOELIGER: Die Haemophilie B. Zwei familiäre Fälle der Bluterkrankheit bedingt durch den Mangel eines neuen Gerinnungsfaktors (Christmas Factor). Helvet. paediatr. Acta 8, 185 (1953).

26. CREVELD, S. V. VAN: Sporadic hemophilia and pseudo-hemophilia. Acta paediatr. (Stockh.) 29, 37 (1941); Nederl. Tijdschr. Geneesk. 84, 3446 (1940).

27. CROCKETT, CH. L., D. SHOTTON, CH. G. CRADDOCK and B. S. LEAVELL: Hypoprothrombinemia: Studies of a case of the idiopathic type and the effect of serum administration. Blood 4, 1298 (1949).

28. CROIZAT, P., et J. FAVRE-GILLY: Les fibrinopénies hémorragiques. J. Méd. Lyon 28, 717 (1947).

29. DEUTSCH, E., u. H. FLEISCHHACKER: Zur Differentialdiagnose der Parahämophilie. Z. klin. Med. 149, 493 (1952).

30. DEUTSCH, E., K. KUNDRATITZ, H. FRISCHAUF, J. JURKA u. W. SCHADEN: Zur Problematik der Diagnose und Differentialdiagnose der PTC-Deficiency. Arch. Kinderheilk. 148, 115 (1954).

31. DIAMOND, L. K., and W. BORGES: Congenital afibrinogenemia; zit. nach C. L. CONLEY, R. C. HARTMANN and O. D. RATNOFF: Bull. John Hopkins Hosp. 88, 402 (1951).

32. FERLIN, A.: Der Wert des Prothrombinkonsumptionstestes für die Erkennung von Hämophilie und Konduktorinnen. Helvet. chir. Acta 18, 374 (1951).

33. FIELD, J. B., and A. G. WARE: Studies in parahemophilia. J. Clin. Invest. 33, 933 (1954).

34. FRANK, E., N. BISHAN u. H. EKREN: Die Parahämophilie (OWREN), eine neue Form der hämorrhagischen Diathese. Acta hämatol. (Basel) 3, 71 (1950).

35. FRICK, P. G.: The relative incidence of antihemophilic globulin, plasma thromboplastin component and plasma thromboplastin antecedent deficiency. A study of fifty-five cases. J. Labor. a. Clin. Med. 43, 860 (1954).

36. FRICK, P. G., and P. S. HAGEN: Congenital familial deficiency of the stable prothrombin conversion factor. Restudy of a case, originally reported as idiopathic hypoprothrombinemia. J. Labor. a. Clin. Med. 42, 212 (1953).

37. FRITZSCHE: Zit. nach SCHÖNHOLZER.

38. GIORDANO, A. S.: Idiopathic hypoprothrombinemia. Amer. J. Clin. Path. 13, 285 (1943).

39. GLANZMANN, E., H. STEINER u. H. KELLER: Konstitutionelle angeborene Afibrinogenämie und Fibrinopenie im Kindesalter. Schweiz. med. Wschr. 1940 II, 1243, 1261.

40. GRAHAM, J. B., and K. M. BRINKHOUS: Christmas Disease. Brit. Med. J. 1953 II, 97.

41. GRAHAM, J. B., W. W. MCLENDON and K. M. BRINKHOUS: Mild hemophilia. An allelic form of the disease. Amer. J. Med. Sci. 225, 46 (1953).

42. HAGEN, P. S., and C. J. WATSON: Idiopathic familial hypoprothrombinemia. J. Labor. a. Clin. Med. 33, 542 (1948).

43. HAUSER, F.: Familiäre, Vitamin-K-resistente Hypoprothrombinämie. Ann. paediatr. (Basel) 165, 142 (1945); Idiopathische Hypoprothrombinämie und hämorrhagische Diathese. Ann. paediatr. (Basel) 168, 34 (1947); Idiopathische Hypoprothrombinämie versus Mangel an Faktor V. Ann. paediatr. (Basel) 174, 19 (1950).

44. HENDERSON, J. L., G. M. M. DONALDSON and H. SCARBOROUGH: Congenital afibrinogenemia. Report of a case with review of the literature. Quart. J. Med. 14, 101 (1945).

45. HILL, J. M., and R. J. SPEER: Combined hemophilia and PTC-Deficiency. Blood 10, 357 (1955).

45a. HULE, V., J. ŠABACKY u. O. SAXL: Ein Fall von angeborenem Mangel an Faktor VII. Helvet. paediatr. Acta 10, 419 (1955).

46. ISRAEL, M. C. G., H. LEMPERT and E. GILBERTSON: Haemophilia in the female. Lancet 1951, 1375.
47. JEANNERET, H., et E. RUTISHAUSER: Fibrinogènopénie intermittente et thromboses récidivantes. Helvet. med. Acta 13, 369 (1946).
47a. JENKINS, J. S.: Haemorrhagic diathesis due to deficiency of factor VII. J. Clin. Path. 7, 29 (1954).
48. JOHNSON, B. K., and W. B. FRONMEYER: Idiopathic congenital hypoprothrombinemia: Comparative effects of plasma, water soluble vitamin K, fat soluble vitamin K_1 oxide and emulsion of vitamin K_1. Amer. J. Med. 14, 512 (1953).
49. JÜRGENS, J.: Kongenitaler Faktor VII-Mangel. Ges. klin. Med., Berlin, 11. 3. 1953; Z. inn. Med. 8, 63 (1953).
50. JÜRGENS, R., u. A. FERLIN: Über den Prothrombinconsumptionstest bei Hämophilie und bei konstitutioneller Thrombopathie. Schweiz. med. Wschr. 1950, 1098.
51. JUST, G.: Über multiple Allelie beim Menschen. Arch. Rass. u. Ges. biol. 24, 208 (1930).
52. KINGSLEY, C. S.: Familial factor V deficiency. The pattern of heredity. Quart. J. Med., N. S. 23, 323 (1954).
53. KOCH, J.: In R. JÜRGENS u. E. DEUTSCH: Hämorrhagische Diathesen. Symposion, S. 120, Wien: Springer 1955.
54. KOLLER, F.: Is hemophilia a nosologic entity? Blood 9, 286 (1954).
55. KOLLER, F.: In Hämorrhagische Diathesen. Symposion, S. 89, Wien: Springer 1955.
55a. KOSAKI, G., T. TERAZAWA, R. TANAKA, H. MOGAMI, F. MURAKAMI, K. ARAI, H. HIGASHI u. K. FUJII: A case of hemophilia-like disease, presumably PTA-deficiency. Med. J. Osaka Univ. 5, 571 (1954).
56. LANDWEHR, G., H. LANG and B. ALEXANDER: Congenital hypoprothrombinemia. A case study with particular reference to the role of non-prothrombin factors in the conversion of prothrombin. Amer. J. Med. 8, 255 (1950).
57. LAWSON, H. A.: Congenital afibrinogenemia. New England. J. Med. 248, 552 (1953).
58. LEWIS, J. H., and J. H. FERGUSON: Afibrinogenemia. Amer. J. Dis. Childh. 88, 711 (1954).
59. LEWIS, J. H., J. W. FRESH and J. H. FERGUSON: Congenital hypoprothrombinemia. Proc. Soc. Exper. Biol. a. Med. 84, 651 (1953).
60. LONG, L. A., P. LETENDRE et G. COLPRON: Hypoproconvertinémia congénitale. Acta hämatol. (Basel) 13, 242 (1955).
61. MACFARLANE, R. G.: A boy with no fibrinogen. Lancet 1938, 309.
62. MAHOUDEAU, D., J. P. SOULIER, J. DUBRISAY, M. J. LARRIEU et M. B. PRINGUET: Afibrinogènémie totale d'origine congénitale. Bull. Hôp. méd. Paris 70, 409 (1954).
63. MARX, R.: Konstitutionelle Pseudohypoprothrombinämien. Ärztl. Forsch. 4, 567 (1950).
64. MARX, R., H. BAYERLE u. H. JÖRGENS: Zur Methodik der hämatologischen Diagnose der hämophilen Anlageträgerinnen. Dtsch. Arch. klin. Med. 194, 294 (1949).
65. MASCART, PH.: A propos d'une forme rare de trouble de l'hémostase. Arch. chir. belg. 44, 251 (1952).
66. MERSKEY, CL.: The occurrance of hemophilia in the human female. Quart. J. Med. 20, 299 (1951).
67. MURPHY, F. D., and J. K. CLARK: Idiopathic hypoprothrombinemia. Amer. J. Med. Sci. 207, 77 (1944).
68. NUFFEL, E. VAN, et M. VERSTRAETE: Un syndrome hémorragique rare: L'afibrinogénie. Présentation clinique d'un cas. Acta paediatr. belg. 7, 185 (1953).
69. OERI, J., M. MATTER, H. ISENSCHMID, C. HAUSER u. F. KOLLER: Angeborener Mangel an Faktor V (Parahämophilie) verbunden mit echter Hämophilie A bei zwei Brüdern. Moderne Probleme der Pädiatrie I, 575 1954.
70. OPITZ, H., u. M. FREI: Über eine neue Form der Pseudohämophilie. Jb. Kinderheilk. 94, 374 (1921).
71. OWREN, P. A.: Parahämophilia. Haemorrhagic diathesis due to absence of a previously unknown clotting factor. Lancet 1947, 446.
72. OWREN, P. A.: In Trans. 5th Josiah Macy Jr. Conf. on Blood Coagulation and relied problems. New York 1952.
72a OWREN, P. A.: Prothrombin and accessory factors. Amer. J. Int. Med. 14, 201 (1953).

73. PINNIGER, J. L., and F. T. G. PRUNTY: Some observations on the blood clotting mechanisms. The rate of fibrinogen and platelets with reference to a case of congenital afibrinogenemia. Brit. J. Exper. Path. 27, 200 (1946).
74. PRENTICE, A. I. D.: A case of congenitale afibrinogenemia. Lancet 1951, 211.
75. PRICHARD, R. W., and R. L. VANN: Congenital afibrinogenemia. Amer. J. Dis. Childh. 88, 703 (1954).
76. QUICK, A. J., F. C. FLOOD and C. V. HUSSEY: Classification of the hypoprothrombinemias. Amer. J. Clin. Path. 23, 951 (1953).
77. RABE, F., u. E. SALOMON: Faserstoffmangel im Blute bei einem Falle von Hämophilie. Dtsch. Arch. klin. Med. 132, 240 (1920).
77a RAMOT, B., B. ANGELOPOULOS and K. SINGER: Variable manifestations of Plasma thromboplastin component deficiency. J. Labor a. Clin. Med. 46, 80 (1955).
77b RAMOT, B., B. ANGELOPOULOS and K. SINGER: Plasma thromboplastin antecedent deficiency. Arch. Int. Med. 95, 705 (1955).
78. REDNER, B., H. SCALETTAR and M. WEINER: Parahemophilia (OWREN's disease). Pediatrics 12, 5 (1953).
79. REVOL, L., F. BOREL-MILHET et M. PERRIN: Grande hypofibrinémie familiale. Considérations génétiques et thérapeutiques. Sang 22, 747 (1951).
80. RISAK, E.: Die Fibrinopenie. Z. klin. Med. 128, 605 (1935).
81. ROSENTHAL, R. L., O. H. DRESKIN and N. ROSENTHAL: Plasma thromboplastin antecedent (PTA) deficiency: Clinical, coagulation, therapeutic and hereditary aspects of a new hemophilia-like disease. Blood 10, 120 (1955).
81a. SACKS, M. S., and G. RACCUGLIA: Hereditary deficiency of proaccelerin (parahemophilia): a family study. J. Labor a. Clin. Med. 46, 98 (1955).
82. SCHLOESSMANN, H.: Die Hämophilie in Württemberg. Arch. Rass. u. Ges. biol. 16, 29 (1924).
83. SCHÖNHOLZER, G.: Die hereditäre Fibrinogenopenie. Dtsch. Arch. klin. Med. 184, 496 (1939).
84. SEEGERS, W. H.: Factors in the control of bleeding. Cincinnati J. Med. 31, 395 (1950).
85. SILVA, C. C. DE, and R. S. THANABALASUNDARAM: Congenital afibrinogenemia. Brit. Med. J. 1952 II, 86.
86. SJOLIN, K. E.: On demonstration of the haemophilic conductor, especially by determination of the coagulation time. Acta path. scand. (Copenh.) 35, 512 (1954).
87. SKÖLD, E.: Blood coagulation in conductors of haemophilia. Acta genet. et statist. med. 3, 101 (1952).
88. SOULIER, J. P., and M. J. LARRIEU: Differentiation of hemophilia into two groups. A study of thirty-three cases. New England J. Med. 249, 547 (1953).
89. STEFANOVIC, ST., A. MILOSAVLIJEVIC et R. STEFANOVIC: Deux cas d'hypoconvertinémie congénitale. Sang 26, 315 (1955).
90. STOHLMAN, F., W. J. HARRINGTON and W. C. MOLONEY: Parahemophilia. J. Labor. a. Clin. Med. 38, 842 (1951).
91. TROPEANO, L.: La ipofibrinogenemia nel quadro delle malattie da prolungato di coagulazione del sangue. Rev. clin. Med. 48, 316 (1948).
92. VANDENBROUCKE, J., M. VERSTRAETE et R. VERWILGHEN: L'afibrinogénémie congénitale. Présentation d'un nouveau cas et revue de la littérature. Acta haematol. (Basel) 12, 87 (1954).
92a. VERSTRAETE, M., and J. VANDENBROUCKE: Combined antihemophilic globulin and Christmas factor deficiency in hemophilia. Lancet 1955, 869.
92b. VOGEL, F.: Vergleichende Betrachtungen über die Mutationsrate der geschlechtsgebenden-recessiven Hämophelieformen in der Schweiz und in Dänemark. Blut 1, 91 (1955).
93. VRIES, A. DE, Y. MATOTH and Z. SHAMIR: Familial congenital labile factor deficiency with syndactylism. Acta haematol. (Basel) 5, 129 (1951).
94. VRIES, S. I. DE, H. K. KETTENBORG en E. T. VAN DER POL: Haemorrhagische diathese door tekork aan factor VII. Nederl. Tijdschr. Geneesk. 98, 2987 (1954). Acta haematol. (Basel) 14, 43 (1955).
95. WURZEL, H. A., K. ROTH and S. ZUBROW: Mild familial hypoproconvertinemia. J. Labor. a. Clin. Med. 44, 403 (1954).

Transmission de l'hémophilie. Remarques tirées de l'étude de 151 cas.

Par

J. P. SOULIER* (Paris/France).

Avec 5 figures.

Referat.

En l'espace de 9 ans, nous avons examiné 161 sujets que nous avons considérés comme étant hémophiles; 10 de ces cas ont été exclus de la statistique faute de renseignements cliniques ou biologiques suffisants.

Parmi 151 hémophiles incontestables, 49 ont été examinés avant 1952 et n'ont pu être classés en hémophilie A ou B.

A partir de 1952, nous avons, avec M. J. LARRIEU, décrit et utilisé une méthode permettant de subdiviser l'hémophilie en 2 groupes A et B (*1*). 102 hémophiles ont pu être étudiés par cette méthode: 83 sont du type A et 19 du type B.

Nous ne retiendrons pour chaque hémophile que l'âge, la notion d'hérédité (autres cas d'hémophilie parmi les ascendants ou collatéraux), le temps de coagulation[1], le temps de consommation de prothrombine[2], le temps de tolérance à l'héparine[3], le dosage de facteur anti-hémophilique A et B[4].

Nous examinerons successivement la transmission de l'hémophilie A, puis de l'hémophilie B, la fréquence respective de ces 2 catégories, le problème de l'hémophilie C, l'hémophilie sporadique et le problème des mutations, les tests de coagulation chez les conductrices, l'hémophilie fruste ou latente, enfin l'hémophilie féminine.

Transmission de l'hémophilie.

Bien qu'on ait, jusqu'en 1953, confondu les deux variétés d'hémophilie A et B, on peut admettre, étant donné sa fréquence, que la plupart des descriptions classiques concernaient l'hémophilie A.

La transmission de la «grande» hémophilie est connue depuis plus d'un siècle. L'étude de vastes familles comme la famille Mampel ou de famille dont chaque membre peut être facilement suivi comme celle de la reine Victoria, a mis en évidence les faits suivants:

L'hémophilie est liée à un gène récessif taré porté par le chromosome sexuel X. On sait que la paire de chromosome sexuel est formée de deux chromosomes dissymétriques, le chromosome Y étant de taille plus réduite que le chromosome X. Le gène taré est supporté par la partie impaire du chromosome X et, chez l'homme, il ne se trouve pas neutralisé par un allélomorphe sain. Chez la femme, au contraire, la présence d'un allélomorphe sain empêche la tare de se manifester.

Les *croisements* théoriques offrent les 4 possibilités suivantes: la plus fréquente est le croisement entre un homme normal et une femme conductrice. Appelons x le chromosome taré et X le chromosome sain. La descendance d'un homme normal (XY) et d'une conductrice (xX) est composée statistiquement d'1/4 de filles normales (XX), d'1/4 de filles conductrices (xX), d'1/4 de garçons normaux (XY) et

---

* Nous remercions Mlle O. WARTELLE de sa précieuse assistance technique.
[1] Méthode de LEE et WHITE.
[2] Méthode de J. P. SOULIER (*2*).
[3] Méthode de J. P. SOULIER et A. G. LE BOLLOCH (*3*).
[4] Méthode de J. P. SOULIER et M. J. LARRIEU (*1*).

d'1/4 d'hémophiles (xY) (figure 1). L'union d'un hémophile (xY) et d'une femme normale (XX) donne naissance à des garçons tous sains (XY) et à des filles toutes conductrices (xX) (figure 2). Restent deux possibilités exceptionelles: l'une qui

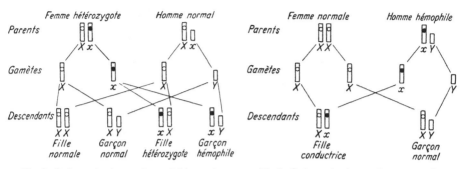

Fig. 1. Croisement entre une femme hétérozygote
et un homme normal.

Fig. 2. Croisement entre une femme normale
et un homme hémophile.

est le croisement entre un hémophile (xY) et une conductrice (xX): la moitié des fils est hémophile, l'autre moitié est normale; la moitié des filles est constituée de conductrices, l'autre moitié, homozygote pour la tare, donnera naissance à des filles hémophiles (figure 3).

La dernière éventualité est le croisement entre homme et femme tous deux hémophiles (xY et xX). Dans ce cas, toute la descendance serait uniformément hémophile sans considération de sexe.

Cette dernière éventualité ne s'est jamais rencontrée dans la race humaine. L'existence même de *femmes hémophiles* a été longtemps contestée et l'on pensait que la double tare (xx) était léthale (BAUER). En fait 3 observations dues à MERSKEY (5) et à ISRAELS et al. (6) font état de filles hémophiles dans des familles d'hémophiles.

D'autre part, BRINKHOUS et GRAHAM (7) ont étudié la transmission de

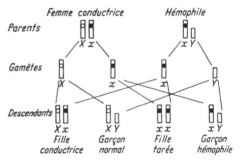

Fig. 3. Croisement entre une femme conductrice
et un hémophile.

l'hémophilie canine qui est en tous points comparable à l'hémophilie humaine (tare liée au chromosome sexuel x). Les auteurs ont pu démontrer par des croisements non seulement la réalité de l'hémophilie chez la femelle mais encore la possibilité après croisement d'un chien et d'une chienne tous deux hémophiles d'une portées uniformément tarée.

Statistique personnelle.

1. Transmission de l'hémophilie A.

Parmi les 83 cas d'hémophilie A que nous avons observés et parmi les 49 cas d'hémophilie inclassée, tous les sujets atteints sont de sexe masculin. Il en est de même pour les membres atteints parmi les ascendants: oncles, grand-oncles, grand-pères. Nous n'avons jamais rencontré, dans ces familles d'hémophiles, de filles

Tableau 1.

Nom	Age ans	Ascendants	Collatéraux	Temps de coagulation	Consommation prothrombine	Tolérance héparine	F. A. H. —A—	F. A. H. —B—
Tre.	9	—	+	28'	6''	∞/10'	17' 30''/5' 30''	4' 30''/4' 45''
Cai.	4	—	—	11'	5''	25'/8'	11' 30''/4' 40''	
Lec.	19	+	+	12'	15''	9' 30''/6' 15''	10' 45''/3' 50''	4' 05''/3' 30''
Rig.		+	+	9'	8'' 50	13' 15''/10' 30''	7' 40''/6' 40''	
Des.	37	+	+		12''	12' 30''/8'	6'/4'	
Fav.	4	—	—	47'				12'/4' 15''
Pie.	2	+	—	26'	7''		5' 15''/2' 30''	
Maz.	32	+	+	11'	9''	24' 30''/13'	4' 40''/3'	1' 15''/1' 40''
Bon.	42	+	+	15'	3'' 50	26'/10' 30''	5' 15''/3'	3' 30''/2' 30''
Bon.	40	+	+	12'	5''	26'/8'	7' 30''/3'	5' 45''/4'
Dej.	40	—	+	40'	4''	>45'/6'	8' 45''/3' 45''	4' 45''/4' 45''
Aud.	10	+	+	60'	5''	∞/4'	5' 30''/3'	3' 45''/3'
Ren.		+	+	55'	4'' 50		14' 45''/4' 45''	3' 30''/3' 30''
Per.	9	+	+	90'	9''		6' 45''/3' 30''	2' 45''/2' 40''
Per.	4	+	+	90'	12''		8'/3' 30''	2' 45''/2' 40''
Dan.	34	+	+	30'	6''	21'/6' 45''	13' 30''/4' 15''	5' 30''/4' 40''
Bou.	7	+	+	30'	10''	45'/8'	6' 30''/3'	4' 30''/3' 45''
Rig.	27	—	+	12'	7''		6' 30''/3' 30''	4' 30''/4' 15''
Bul.	8	—	—	57'	6''	30'/5' 30''	14'/4' 30''	4' 40''/4' 50''
Pez.	44	+	—	18'	6''	22'/9'	6' 45''/3' 45''	4'/4'
Maz.	1½			24'	6''	18' 30''/6' 45''	9' 30''/3' 15''	4' 40''/3'
Bau.	1	+	—	90'	6''	∞	12' 15''/3'	5'/4' 25''
Hou.	2	—	—	9'30''	7''	>60'/8'	10' 45''/3'	6' 10''/4'
Leg.	7	—	—	21'	6'' 50		9' 30''/3' 45''	4' 15''/3' 15''
Ler.	23	—	—	12'	28''	10'/7' 30''	5' 15''/2' 30''	4'/4' 05''
Bon.	35	+	+		9''		4' 45''/2' 30''	3' 50''/3' 30''
Cha.					14''		4' 35''/2' 50''	3' 25''/2' 50''
Ser.	12	+	+	120'	7''		9'/3'	4'/4'
Est.	18	+	+	30'	6''	>60'/8'	10' 30''/3' 40''	4' 20''/4'
Est.	31	+	+	>120'	9''	31'/11' 30''	9' 45''/3' 45''	2' 20''/3'
Cas.	4	—	—	22'	6''	29'/5' 45''	8'/3' 15''	2' 45''/2' 45''
Cha.	13	+	+		6''		12'/5' 15''	3' 30''/3' 50''
Bon.	29	+	+		15''		9' 30''/3' 30''	3' 15''/2' 40''
Bro.				45'	9''		13' 30''/3' 55''	3' 55''/3' 30''
Cam.	7					>28'/6'	10'/3' 30''	5' 45''/4' 45''
Cha.	39	—	—	75'	5''	∞	13' 50''/4' 05''	3' 55''/4' 20''
Ler.				120'		∞	13' 50''/4' 05''	4' 45''/4' 20''
Cha.	70				28''		5' 10''/2' 45''	3' 30''/2' 45''
Ayf.	31	+			6''	>20'/14'	16' 20''/4' 15''	4' 20''/5'
Gyo.				5'30''	11''	16'/11'	6' 30''/3' 55''	3' 25''/3' 45''
Gal.	2	+	+	4'30''	6''		5'/2' 50''	3' 55''/3' 40''
Mul.				6'	8''	5' 30''/3'	9' 55''/5' 45''	6' 50''/8' 20''
Rig.	30	—	+	7'30''	20''	17' 30''/10'	8' 40''/4' 40''	4' 45''/4' 50''
Lep.	8	+		12'	25''		>10'/4' 15''	3' 55''/3' 50''
Rod.	8	+		10'	11''	27'/10' 15''	10' 10''/4'	5' 35''/4' 25''
Pic.	21	—	+	38'	15''	>45'/9' 15''	8' 45''/4' 45''	3' 45''/3' 45''
Des.	46	+	+	41'	6''	18' 45''/6' 45''	8' 30''/3' 30''	3' 45''/3' 45''
Tib.	105 jours			7'	9''	27'/7' 30''	7' 10''/4' 35''	4' 50''/5' 10''
Emi.		+	—	34'	8''		11' 45''/5' 45''	7' 30''/6' 25''
Zel.	6	—	—	67'	6'' 50	>30'/6'	12' 30''/4'	5' 50''/4' 50''
Van.						45'/11'	>16'/5' 35''	5' 45''/4' 05''
Car.	8	—	+	36'	4'' 50	20'/3'	19'/5' 10''	5' 45''/4' 30''
Vau.	7	+	+	44'	7''	30'/3' 15''	>18'/5'	5' 30''/5'
Mai.	21	—	+	75'	6'' 50	>60'/5'	13'/3' 40''	4' 10''/3' 50''
Rou.							15'/3' 25''	4' 30''/3' 40''
Puy.							15'/4' 10''	4'/4' 10''
Bon.	8	—	—	32'	5''	>30'/5' 15''	10'/3' 25''	4'/3' 15''

Tableau 1. (Suite.)

Nom	Age ans	Hérédité Ascendants	Hérédité Collatéraux	Temps de coagulation	Consommation prothrombine	Tolérance héparine	F. A. H. —A—	F. A. H. —B—
Del.	7		—	60'	7''	45'/11' 15''	14'/5'	4' 45''/4' 45''
Fol.	3	+	+	60'	7''		10'/3' 45''	3' 45''/3' 45''
Kri.				25'		>30'/12'	6' 25''/2' 30''	3' 45''/3' 45''
Ler.	3	+	—	20'	9''	>10'/4' 15''	6' 30''/2' 10''	3' 55''/3' 55''
Esc.								3' 05''/2' 35''
Fra.	8	—	—	75'	8''	21'/4'	8'/4' 30''	4' 30''/4' 30''
Bou.				50'		20'/9'	5' 10''/2' 20''	3' 10''/3' 10''
Cou.	25	—	—	35'	10''	23'/4'	10'/4' 30''	5'/4' 35''
Gof.							11' 45''/4' 10''	4' 30''/3' 30''
Bel.				18'	21''	6'/4'	7'/2' 30''	3'/2' 30''
Jac.					6''	>30'/5'	12' 30''/3' 45''	4' 30''/3' 45''
Gra.	5	—	—	90'	5''		13'/4'	5'/4' 30''
Arn.	31		—	22'	4''		14' 30''/4' 30''	3' 50''/3' 50''
Cai.	26		—	>60'	4''	16'/7' 30''	15' 15''/5' 05''	3' 45''/4' 05''
Lec.	2	—	—	22'	5''	120'/10'	9'/4' 15''	
Die.	45	+		12'	9''	31'/10'	7' 45''/3' 45''	
Bra.	10	+		95'	5''	∞	7'/3' 15''	
Bel.	7	—	—	27'	14''	32'/10'	6' 15''/3' 45''	
Vau.	10	+	+	80'	6''	∞	7' 30''/2' 45''	
Lec.	11			45'	8''	90'/10'	8'/3' 30''	
Cai.	4	—	—	15'	5''	25'/10'	11' 30''/4' 40''	
Pou.	22	+		180'	5''	∞	>30'/7' 15''	
Aub.	25	+	+				14'/5' 35''	4'/4' 05''
Heu.	46	+		65'	14''	32'/10'	6' 15''/3' 45''	
Ver.	24	—	—	36'	5'' 50	>60'/6' 30''	11' 50''/3' 40''	4' 40''/3' 55''
Cal.	43	—	—	12'	10''	>30'/10' 45''	6'/3' 20''	3' 35''/3' 45''

Les chiffres au numérateur sont ceux des malades, les chiffres au dénominateur ceux des témoins.

atteintes de la tare. Par contre, nous avons observé un déficit en facteur anti-hémophilique chez deux sujets de sexe féminin sans antécédents familiaux d'hémophilie (cf. plus loin).

Une ascendance hémophile est retrouvée 36 fois parmi 83 cas d'hémophilie et 9 fois dans 22 cas inclassés.

Parmi 83 cas d'hémophilie A et 22 cas d'hémophilie inclassée, 8 cas et 3 cas sont apparus secondairement dans la *fratrie*. Nous reprendrons ces cas au problème de l'hémophilie sporadique.

2. Transmission de l'hémophilie B.

Rappelons brièvement les faits qui ont abouti à isoler une hémophilie B:

PAVLOVSKY, en 1947, note que deux hémophiles sont susceptibles de se corriger réciproquement.

En 1952, 3 groupes de chercheurs, aux-Etats-Unis, en Grande-Bretagne et en France, distinguent 2 variétés d'hémophilie sous des vocables différents: PTC d'AGGELER et WHITE (8), "Christmas disease" de BIGGS et al. (9) hémophilie B de SOULIER et LARRIEU (1 et 10).

En 1953 et 1954, un grand nombre de publications sont venues confirmer la validité de cette distinction.

Les plasmas des hémophiles A et B se corrigent mutuellement. Le facteur A est absent du sérum; il est présent dans la fraction I de COHN et dans le plasma

Tableau 2. *Hémophilies B.*

Nom	Age ans	Hérédité Ascendants	Colla- téraux	Temps de coagulation	Consom- mation prothrom- bine	Tolérance héparine	F. A. H. —A—	F. A. H. —B—
Mal.							3' 15"/3' 15"	5' 15"/3' 40"
Hen.	21	—	—	4 h.	5"	∞	4'/2' 45"	>25'/3'
Gou.	19	—	+				4' 40"/4' 10"	18'/1' 45"
Lem.	16	—	+	3 h.	6"	14' 30"/3' 45"	3' 45"/3' 45"	>10'/3'
Gue.	24	—	—	20'	9"	16'/11' 30"	2' 45"/2' 25"	6'/3' 30"
Mor.	42	+	+	12'	7" 50	16' 15"/9'	2' 30"/2' 30"	5'/2' 25"
Pou.		+	+	10'	8" 50	37'/9' 45"	3' 50"/3' 50"	5' 30"/3'
Pai.	1¹/₂					>25'/9'	3'/4'	9' 45"/4'
Foc.		—	—	35'	9"	>1 h/9' 30"	5' 45"/5' 30"	16'/5' 55"
Jav.	9	+	—	8'	45"	25' 30"/9' 30"	3' 45"/2' 30"	7' 40"/3'
Cor.	1	—	—	10' 30"	7"	40'/5' 30"	4' 50"/4' 50"	12'/4' 50"
Dor.	4	+	—				3' 20"/2' 55"	8' 10"/3'
Tai.	26	+	+	1 h.	7"	>30'/3' 45"	2' 30"/3' 30"	>10'/4'
Pet.				11'	20"	19'/10'	5' 45"/4' 50"	14'/5' 45"
Cai.	17 mois	—	—	1 h.	8"	>30'/3' 30"	3' 45"/3' 45"	14'/3'
Cha.		—	—				3' 50"/3' 50"	6' 55"/4' 05"
Hug.	20	—	+	23'	6"	>30'/11' 30"	5' 10"/5' 10"	>15'/5' 45"
Dan.	25	+	+	7'	>60"	13'/8' 45"	3' 30"/4' 30"	7' 15"/4' 35"
Gui.	6	+	—	7'	>60"		4' 35"/4' 35"	6' 55"/3' 40"

adsorbé (au contraire du facteur B qui possède des caratéristiques inverses). Enfin, le facteur B est beaucoup plus stable à la température ordinaire que le facteur A.

La transmission de l'hémophilie B ne se distingue en rien de celle de l'hémophilie A. Il s'agit d'une tare liée au chromosome sexuel X atteignant le sexe masculin et transmise par les femmes.

Parmi les 19 cas d'hémophilie B que nous avons observés en 2 ans, 7 possèdent des ascendants familiaux et 3, bien que n'ayant pas d'ascendants hémophiles, ont des frères tarés.

Il nous est impossible d'apporter ici les arbres généalogiques de 151 hémophiles. Nous renvoyons à notre travail (4) où sont figurés des arbres généalogiques d'hémophiles A et d'hémophiles B. Nous nous limiterons ici à un seul arbre généalogique de chaque catégorie (figures 4 et 5).

Fréquence relative des hémophilies A et B.

Nous avons testé 102 hémophiles par notre méthode de dosage utilisant 2 réactifs spécifiques A et B (*1, 10, 11*): 83 se sont comportés comme des hémophiles A et 19 comme des hémophiles B[1]. Dans une publication antérieure (*4*), nous avions apprécié la fréquence de l'hémophilie B à 14,6%. Notre statistique actuelle nous donne un pourcentage plus élevé de 18,6%. ROSENTHAL observe 15% d'hémophilies B sur un total de 33 hémophiles. BEAUMONT et al. (*12*) observent 5 hémophilies B sur un total de 35 (soit 14,2%) et VERSTRAETE et VANDENBROUCKE (*13*) trouvent seulement 4 cas sur 37 (soit 10,8%). Ces divergences s'expliquent aisément si

---

[1] C'est dire que leur plasma dilué au 1/20e donnait un temps allongé avec l'un des réactifs et un temps normal avec l'autre, l'utilisation de ces deux réactifs permettant une vérification croisée.

l'on songe qu'une seule famille d'hémophiles B avec un grand nombre de sujets atteints suffit à changer fortement la proportion. La meilleure comparaison valable serait celle qui concerne non pas les individus mais seulement les familles.

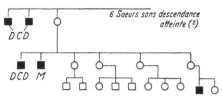

Fig. 5. Arbre généalogique d'un hémophile B.

Le problème de l'hémophilie C.

ROSENTHAL et al. (*13 bis*) décrivent sous le nom de «PTA deficiency» un syndrome hémorragique atténué atteignant les deux sexes. Etant donné que cette tare n'est pas liée au chromosome X comme les hémophilies A et B, nous ne sommes pas partisans de l'assimiler à l'hémophilie vraie et nous ne suivons pas GRAHAM et BRINKHOUS qui proposent de réserver le terme d'hémophilie à l'hémophilie A, de dénommer l'hémophilie B «haemophilioid state A» et le «PTA deficiency» de ROSENTHAL «haemophilioid state B».

Si, en France, BEAUMONT et JEAN BERNARD ont observé un cas de déficit en PTA, nous n'en avons pas rencontré pour notre part[1].

Selon ROSENTHAL (*13 bis*), le «PTA deficiency» est transmis comme un trait dominant «autosomal» avec un haut degré probable de pénétration et une expression variable du gène.

L'hémophilie sporadique.

Sous le nom d'hémophilie sporadique, nous entendrons ici l'existence d'hémophilie sans histoire familiale.

Une telle hémophilie ne se distingue en rien d'une forme familiale. Les signes cliniques et biologiques sont les mêmes et la descendance d'un tel hémophile sera tarée comme celle d'un hémophile familial (toutes les filles seront conductrices).

[1] Depuis la rédaction de cet article nous avons observé 2 cas de déficit en PTA.

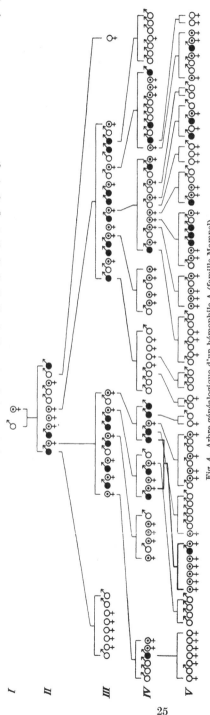

Fig. 4. Arbre généalogique d'un hémophile A (famille Mampel).

♂ homme hémophile; ♂ homme sain; ⊕ femme susceptible de transmettre l'hémophilie à sa descendance mâle; ♀ femme dont la descendance restera saine.

Ces cas peuvent correspondre à 3 possibilités:

a) Il s'agit d'une forme familiale camouflée, mais la tare s'est transmise pendant deux ou plusieurs générations uniquement de conductrices en conductrices.

b) L'hémophilie paraît isolée au premier abord, mais de nouveaux cas sont susceptibles d'apparaître dans la fratrie. Il faut alors admettre que la mère est conductrice et que la mutation, si mutation il y a, est apparue au minimum à la génération précédent celle de l'hémophile considéré.

c) L'hémophilie est véritablement le premier cas résultant d'une mutation. Il s'agit réellement d'hémophilie «de novo». Les autres sujets de la même fratrie sont indemnes mais la descendance du malade sera tarée.

Il est impossible au premier cas d'hémophilie dans une famille de savoir si la mutation a eu lieu à la génération maternelle, et si d'autres sujets de la même fratrie sont susceptibles ou non d'être hémophiles.

Statistique personnelle.

Parmi 83 hémophilies A, nous manquons de renseignements dans 19 cas. Restent donc 64 cas; 36 seulement comportent des antécédents familiaux (soit 56,2%). Autrement dit, 28 cas (43,8%) sont apparus primitivement comme sporadiques. Notons que parmi ces 28 cas primitivement isolés, 8 nouveaux cas d'hémophilie sont apparus secondairement dans la fratrie (23,8%).

Si aux hémophilies A, nous adjoignons les hémophilies inclassées (49 cas) et les hémophilies B (19 cas dont 17 étudiés du point de vue hérédité) nous avons à envisager 149 cas. 83 sont primitivement isolés (soit 55,7%), mais secondairement, 14 nouveaux cas apparaitront dans la fratrie. Si nous ramenons ces 14 cas aux 83 cas primitivement sporadiques, nous obtenons une proportion de 16,8%, proportion certainement inférieure à la vérité, car beaucoup de nos hémophiles sont jeunes et n'ont pas encore de frère et, d'autre part, notre période d'observation ne porte qu'en moyenne sur 4—5 ans. L'agrandissement de la famille apportera certainement de nouveaux cas dans la fratrie.

En d'autres termes, nous considérons que lorsqu'un cas d'hémophilie est apparue dans une famille jusque là saine, il existe au moins de 15 à 30% de chances pour qu'on observe un nouveau cas d'hémophilie et ce pourcentage augmente naturellement avec le nombre d'enfants et le recul.

Si nous replaçons ces 14 cas avec apparition d'hémophilie secondaire dans la fratrie parmi les cas familiaux, nous obtenons alors 69 cas sporadiques (83—14) et 80 cas familiaux, ce qui, en définitive, nous donne une proportion de 46,3% d'hémophilie sporadique. En 1954, nous avions calculé que sur 115 cas, 46,9% étaient sporadiques (4).

Si nous comparons ces chiffres avec d'autres statistiques, nous observons que la proportion d'hémophilie sporadique est très variable.

Enumérons tout d'abord certaines statistiques permettant d'établir un pourcentage des hémophilies sporadiques:

Statistique française globale, à partir des statistiques particulières figurant ci-dessus, en excluant les hémophiles communs à 2 ou plusieurs statistiques (cas fréquent).

Total: 222 hémophiles.

Total des cas sporadiques: 101, soit une proportion de 45,5%.

Nous constatons que les chiffres varient dans de grandes proportions mais qu'ils sont le plus souvent compris entre 30 et 50%. En conclusion, 1/3 au moins des hémophiles n'ont pas d'antécédents familiaux.

Notre statistique portant sur 115 cas fait ressortir 46,9% de cas familiaux en comptant ceux ou l'hémophilie apparaît dans une fratrie.

Tableau 3.

Auteurs	Pourcentage d'hémophilies sporadiques %
Izarn (12 cas)	9,4
Davidson et al. (40 cas)	30
Sklöd (59 familles)	33,9
Pr. Debré et S. Buhot (17 cas)	35,3
Pr. Chevallier et Bilski-Pasquier (26 cas).	38,4
Pr. Croizat et Favre-Gilly (38 cas)	38,9
Merskey (72 cas)	39
J. Bernard (41 cas)	43,9
Soulier, J.-P. (115 cas)	46,9
Quick	50
Pr. Turpin (17 cas)	58,8
Castex et Pavlovsky (49 familles)	73,47

La fréquence de l'hémophilie B sporadique est comparable à celle de l'hémophilie A sporadique: nous observons 9 cas sporadiques (sur 17 cas où nous possédons des renseignements suffisants), soit 52,9%, chiffre à comparer au 43,8% d'hémophilies A sporadiques.

Fréquence des mutations.

La réalité des mutations se fonde sur le fait suivant: jusqu'au XXe siècle, les hémophiles mouraient en règle avant d'avoir atteint l'âge de la reproduction. La tare aurait du s'éteindre, s'il n'y avait eu un nombre analogue de mutations équilibrant à peu près le nombre de décès prématurés. Actuellement où les hémophiles atteignent l'âge d'homme, une extension de l'hémophilie est à prévoir.

Se fondant sur ces données, Haldane (*14*), en 1935, estime la fréquence des mutations en Angleterre à environ 1 pour 50.000. Ultérieurement, en 1948, Haldane (*15*) chiffre cette fréquence de mutations par comparaison avec celles d'autres tares:

Hémophilie 3,2   × 10-5
Maladie de Pelger 8   × 10-5
Chondrodystrophie 4,1   × 10-5
Rétinoblastome 1,4   × 10-5
Aniridie . . . . 5 à 10 × 10-6

M. Andreassen (*16*) étudie 63 familles d'hémophiles au Danemark et estime les mutations à 1 pour 53.000. Partant des pédigrées d'Andreassen, Haldane reprend les calculs et aboutit à un chiffre de 1 pour 33.000.

Dahlberg fait un calcul analogue en se servant des arbres généalogiques de Sköld en Suède (59 familles) (*17*) et aboutit à la conclusion qu'1/3 résulte de mutations récentes.

L. Tarassov, dans sa thèse inspirée par le professeur Lamy, étudie en 1951, 59 familles provenant du service du professeur Lamy et de mon laboratoire du

Centre National de Transfusion. L'auteur réunit 28 pédigrées d'hémophiles sporadiques et en retient 23 pour calculer les probabilités de mutation. L. Tarassov montre que le taux de mutation, calculé à posteriori, est compris entre 0,20 et 0,40.

La possibilité d'*hémophilie chez des jumeaux* est particulièrement intéressante du point de vue de la génétique. L'apparition de la maladie chez l'un ou les deux jumeaux a été observée par plusieurs auteurs; Sköld (*17*), parmi 60 familles étudiées en Suède, a étudié quatre paires de jumeaux; chez deux d'entre elles, les deux jumeaux étaient également atteints, malheureusement l'auteur ne précise pas s'il s'agit de jumeaux uni ou bivitellins. Dans la troisième paire, le garçon était hémophile mais sans que l'on puisse préciser si la fille était conductrice. Dans la 4ème paire, les 2 filles étaient certainement conductrices, puisqu'elles eurent toutes deux une descendance hémophile.

Birch (*18*) trouve parmi 75 familles d'hémophiles 3 paires de jumeaux. Dans l'une, le garçon était hémophile et la fille peut-être conductrice. La seconde paire concernait un hémophile et un garçon normal; la troisième paire, deux jumeaux univitellins, tous deux hémophiles.

Il était logique de penser qu'une paire de jumeaux univitellins était nécessairement composée de deux hémophiles. C'est en cela que l'observation très approfondie de Quick est particulièrement curieuse et, comme dit l'auteur, «mystifiante» : Quick et Conway (*19*) observent une paire de jumeaux identiques. Le caractère univitellin ne fait aucun doute: identité de forme des oreilles, nez et yeux, mêmes boucles de cheveux, même génotype sanguin (en tenant compte des sous-groupes), mêmes empreintes digitales. Alors que l'un des garçons est un hémophile typique au point de vue clinique et biologique, l'autre jumeau est strictement normal: il ne saigne pas et ses tests de l'hémostase sont normaux. Etant donné l'absence d'hémophilie chez les ascendants, les auteurs concluent à une mutation probable n'ayant touché qu'un des jumeaux. Cette observation paraît être une démonstration indiscutable d'hémophilie «de novo».

Etude des conductrices.

De nombreux auteurs se sont attachés à mettre en évidence un trouble latent de la coagulation chez les conductrices. L'intérêt de reconnaître les conductrices et de prévoir dans une certaine mesure si leur descendance est susceptible d'être atteinte d'hémophilie, est évident.

Les premiers travaux à ce sujet ne disposaient que du temps de coagulation dont on connaît les limites et les causes d'erreur, ou ne se fondaient que sur la notion clinique d'une tendance hémorragique.

Calmbach signale une tendance hémorragique chez des filles ou des soeurs d'hémophiles (épistaxis, gingivorragies, ecchymoses, métrorragies).

Merskey et Macfarlane (*5*) ne peuvent confirmer cette notion mais notent cependant une plus grande fréquence des hémorragies dentaires chez les conductrices.

Schloessmann (1930) (*20*) trouve une tendance hémorragique chez 16 conductrices sur 34 et note un temps de coagulation quelque peu allongé chez 11 d'entre-elles.

Andreassen (1943) (*16*) étudie avec la méthode de Burker le temps de coagulation. Il le trouve légèrement anormal chez 30 conductrices sur 31.

SKÖLD (1944) (*17*) ne retrouve pas ces modifications du temps de coagulation chez les conductrices étudiées par lui.

Il était donc d'un très grand intérêt de reprendre l'étude de la coagulation chez les conductrices avec les tests modernes de coagulabilité beaucoup plus sensibles que le temps de coagulation classique.

JÜRGENS est le seul à trouver un trouble de la consommation de la prothrombine. Ni MACFARLANE, ni MERSKEY, ni nous-mêmes n'avons pu mettre en évidence une augmentation nette de la prothrombine résiduelle du sérum chez les conductrices. MERSKEY et MACFARLANE (*5*) utilisant les tests les plus récents et les plus sensibles, ne constatent pas de troubles nets de la coagulation chez 21 conductrices. Le dosage, chez les conductrices, du facteur antihémophilique, plus spécifique et plus sensible que tout autre test, est actuellement à l'étude dans mon laboratoire.

Nous donnerons, sous forme de tableau, les dosages pratiqués chez deux mères d'hémophiles familiaux et chez une fille d'hémophile:

Tableau 4.

Noms	Facteur anti-hémophilique A	Facteur anti-hémophilique B
Tre.	5′ 30″/5′ 30″	4′ 45″/4′ 45″
Ler.	3′/3′	
Des.	3′ 45″/2′ 50″	4′ 50″/3′ 40″

(Les chiffres au numérateur sont ceux des sujets testés, les chiffres au dénominateur ceux des témoins.)

Les différences constatées ne sont pas significatives.

Notons, enfin, que l'on a souvent utilisé le sang maternel pour transfuser un hémophile, sans noter une efficacité inférieure à celle d'autres donneurs ce qui aurait été à prévoir si les conductrices avaient eu un trouble latent de la coagulation.

Il est donc encore impossible de dépister les conductrices. Seules les filles d'hémophiles peuvent être considérées a priori comme conductrices. Même dans ce cas les pratiques d'eugénisme telles qu'elles sont préconisées et acceptées dans les pays scandinaves (stérilisation des conductrices proposée par SKÖLD et par ANDREASSEN) ne sont pas à généraliser, car une femme conductrice a une chance sur deux d'avoir des enfants (garçons ou filles) indemnes.

Hémophilie fruste — Hémophilie latente.

Dans un certain nombre de cas, on trouve un temps de coagulation normal chez l'hémophile. Nous n'avons pas ici en vue les cas où le temps de coagulation est normal du fait d'une ponction veineuse incorrecte aboutissant à l'addition d'une peu de thromboplastine tissulaire, fait particulièrement fréquent chez le nourrisson où la ponction veineuse est techniquement difficile.

Nous ne voulons considérer que les hémophiles chez lesquels le temps de coagulation est, toute leur vie et à chaque examen, situé dans les limites de la normale.

Le diagnostic est dans ces cas aisément fait en partant de la notion d'une diathèse hémorragique: temps de tolérance à l'héparine franchement allongé, trouble net de la consommation de prothrombine, tests auxquels nous avons récemment ajouté le dosage beaucoup plus spécifique et beaucoup plus sensible des facteurs anti-hémophiliques A et B. Le taux de facteur anti-hémophilique est dans ces cas de l'ordre de 10 à 20 p. 100 de la normale, alors qu'il est habituellement inférieur à 10 p. 100 chez l'hémophile.

Souvent, mais non constamment, la diathèse hémorragique est moins sévère que dans les formes habituelles.

Nous avons remarqué que ces formes se retrouvent uniformément atténuées dans toute la famille. Cette constatation est également faite par Merskey (21) qui observe 9 hémophilies sur 51 avec temps de coagulation normal et par Quick et Hussey (22) qui notent que la tare se transmet quantitativement sans se modifier.

Nous ne pensons pas que cette observation, pour intéressante qu'elle soit, justifie l'appellation particulière de «para-hémophilie» que proposent Stransky et Danis-Lawas (23), à la suite d'une étude de 3 familles d'hémophiles avec un temps de coagulation normal.

Sous le nom d'hémophilie légère «forme allélique de la maladie», Brinkhous (24) étudie une famille d'hémophiles ayant des manifestations hémorragiques discrètes et des tests de laboratoires subnormaux. Le diagnostic repose sur le dosage spécifique de facteur anti-hémophilique proposé par cet auteur.

La transmission est celle d'un caractère récessif lié au chromosome sexuel X, mais selon Brinkhous, certaines des conductrices auraient une diminution du facteur anti-hémophilique, ce qui laisserait supposer qu'ici le gène taré n'est pas complètement récessif. Quoi qu'il en soit, Brinkhous propose de désigner cet allélomorphe taré h^m («allelic mutant») par comparaison à l'allélomorphe h de l'hémophilie classique.

Haldane, dès 1935, avait supposé l'existence de deux allélomorphes distincts au même locus. L'un correspondant à l'hémophilie fruste et l'autre au type sévère habituel. Etant donné que la fréquence des hémophilies bénignes n'a pas été croissante, comme on aurait pu s'y attendre, l'auteur postule que les mutations donnent plus rarement naissance à l'allélomorphe fruste, qu'à l'allélomorphe de la grande hémophilie.

Si la réalité de ces hémophilies frustes est indiscutable, la dénomination d'hémophilie A' adoptée en France par Beaumont et al. (12) nous paraît sujette à caution. Elle laisse supposer qu'à côté de l'hémophilie A existe une autre tare toujours semblable à elle-même, l'hémophilie A'. En fait, il existe tous les intermédiaires entre la grande hémophilie et l' hémophilie absolument latente, en passant par des formes plus ou moins frustes.

Sur 83 cas d'hémophilie A, nous ne possédons pas d'indications sur le temps de coagulation dans 15 cas, le sang n'ayant pas été prélevé par nous. Parmi les 68 cas où le temps de coagulation est noté, nous le trouvons dans les limites de la normale (égal ou inférieur à 15 minutes à 37° C) dans 17 cas (soit 25%). Mais dans tous ces cas, tolérance à l'héparine, consommation de prothrombine et dosage de facteurs anti-hémophiliques sont nettement pathologiques.

Si nous comparons la fréquence des temps de coagulation normaux et l'âge, nous trouvons des temps de coagulation normaux chez 5 sur 15 hémophiles âgés de moins de 5 ans, soit 33,3%. Nous ne pensons pas que cette fréquence plus grande de temps de coagulation normaux dans le jeune âge soit strictement liée à des difficultés techniques de ponction, bien que nous n'ayons aucune autre explication à donner à ce sujet.

Sur 19 cas d'hémophilie B, nous ignorons 4 fois le temps de coagulation, le sang n'ayant pas été prélevé par nous. Restent 15 cas parmi lesquels nous trouvons 6 temps de coagulation normaux, soit une proportion très importante de 40% des cas.

La pratique des dosages spécifiques de facteurs anti-hémophiliques A et B nous a permis de reconnaître des formes encore plus frustes que les précédentes, ou non seulement le temps de coagulation est normal, mais encore où les tests habituels tels que la consommation de prothrombine, sont à peine perturbés et n'ont plus rien de caractéristique de l'hémophilie.

Nous avons désigné ces formes sous le nom d'*hémophilies latentes* pour 2 raisons : cliniquement, ces sujets peuvent mener une vie subnormale, et, s'ils saignent à l'occasion d'extraction dentaire ou de traumatismes importants, ils peuvent demeurer des mois et des années sans épisode hémorragique.

Les tests de l'hémostase habituels ne permettent pas chez eux de poser le diagnostic d'hémophilie et seuls les tests que nous avons décrits avec M. J. LARRIEU, viennent donner l'explication de cette tendance hémorragique «a minima».

Dans le tableau 5 se trouvent consignés: 5 cas d'hémophilie A et 2 cas d'hémophilie B qui répondent à la notion d'hémophilie latente. La plus grande fréquence des hémophilies frustes dans la catégorie B n'est pas faite pour nous étonner. Nous avons montré par des courbes de dilution que la plupart des hémophiles A avaient un taux de facteur anti-hémophilique inférieur à 10% (*10, 11*). Ce taux

Tableau 5. *Hémophilies Latentes.*

Nom	Age ans	Hérédité Ascendants	Hérédité Collatéraux	Temps de coagulation	Consommation prothrombine	Tolérance héparine	F. A. H. —A—	F. A. H. —B—
Lec.	33	+	—	6'	>60''	13'/13' 30''	6' 50''/3' 55''	6'/4' 35''
Leg.	20	—	—	11' 30''	>60''	19' 15''/9' 30''	7' 05''/3' 15''	4' 05''/3' 35''
Jam.	33	—	—	8 '45''	>60''	17' 45''/11' 30''	8' 25''/5'	4' 20''/4' 20''
Feu.		—	—	8' 30''	19''	10' 45''/10' 30''	7' 30''/5' 10''	5' 15''/5' 15''
Lal.	17	+	+	18'	>60''	14'/6'	6' 15''/3' 45''	3' 45''/3' 45''
*Dam.	25	—	+	7'	>60''	13'/8' 45''	3' 30''/4' 30''	7' 15''/4' 35''
*Gui.	6	+	—	7'	>60''		4' 35''/4' 35''	6' 55''/3' 40''

* Hémophile B figurant au tableau général.

de 10% paraît la proportion limite qui se traduise par un temps de coagulation allongé. Par contre, il faut 20 à 40% de facteur anti-hémophilique A pour que la consommations de prothrombine soit normale (BEAUMONT) alors que 1 à 2% de facteur B suffisent à donner un temps de coagulation normal et 4% suffiraient, selon BEAUMONT, pour assurer une consommation normale de la prothrombine. On comprend, dans ces conditions, qu'un déficit en facteur B soit plus facilement méconnu qu'un même déficit en facteur A et que les hémophilies B soient plus volontiers frustes, ou latentes. Il faudrait désigner ces hémophiles frustes sous la qualification de B' par analogie à A' et désigner comme A'' ou B'' les hémophilies latentes. Mais, nous l'avons dit, ces distinctions nous paraissent artificielles.

Ces conceptions se reflètent dans la thérapeutique et l'on sait bien maintenant que l'hémophilie B est corrigée plus facilement et de façon plus durable par la transfusion de sang frais que l'hémophilie A.

Hémophilie féminine sporadique avec allongement du temps de saignement.

Nous terminerons cette étude en envisageant les problèmes soulevés par la possibilité d'un déficit en facteur anti-hémophilique chez la femme, en dehors de l'hémophilie féminine familiale:

ALEXANDER et GOLDSTEIN (25), M. J. LARRIEU et nous-même (26) avons observé l'association très particulière d'un déficit en facteur anti-hémophilique A et d'un allongement très marqué du temps de saignement sans anomalies quantitatives ni qualitatives des plaquettes (en particulier le test de BIGGS avec les plaquettes de la malade était normal).

Nous avons depuis observé deux nouveaux cas, l'un chez une femme, l'autre chez un garçon qui avait un temps de saignement supérieur à 15 minutes et un déficit en facteur anti-hémophilique A sans antécédents familiaux d'hémophilie. Malgré le sexe masculin, nous pensons qu'il s'agit bien de la même affection. (Tableau 6).

Tableau 6.

Noms	Age ans	Sexe	Temps de saignement	Temps de coagulation	Tolérance à l'héparine	Consommation de prothrombine	F. A. H. —A—	F. A. H. —B—	Test de BIGGS	
									Plaquettes	Plasma
Fon.	9	F	>15′	10′	27′/10′	15″ >60″	6′ 30″/3′ 30″	4′/4′	N[1]	P[2]
Viv.	21	M	>15′	9′	12′ 45″/9′	>60″	5′ 50″/3′ 50″	5′ 15″/4′ 25″	N[1]	P[2]
Lan.	20	F	>15′	12′	22′/11′ 30″	26″	7′ 45″/5′ 10″	6′/5′ 45″	N[1]	P[2]

[1] N = normal.
[2] P = pathologique.

Nous avons vérifié dans le premier cas que l'allongement de la tolérance à l'héparine et le trouble de consommation de prothrombine n'étaient pas corrigés par un plasma d'hémophile A, ce qui prouve bien qu'il s'agit d'un déficit en facteur A. D'autre part, le dosage de facteur anti-hémophilique B est normal ce qui élimine l'hypothèse d'un inhibiteur non spécifique de la thromboplastino-formation.

Les relations entre ces faits et l'hémophilie classique demeurent mystérieuses.

Résumé.

La transmission de 151 cas d'hémophilie a été étudiée. Nous n'avons rencontré aucun cas d'hémophilie féminine dans des familles d'hémophiles; nous avons, par contre, observé 2 cas d'hémophilie féminine sporadique avec temps de saignement allongé.

Parmi 83 cas d'hémophilie A, une ascendance hémophile est retrouvée 36 fois; de nouveaux cas apparaissent secondairement dans 8 cas.

Parmi 19 cas d'hémophilie B, 7 possèdent des ascendants hémophiles et 3 cas apparaissent secondairement dans la fratrie.

La fréquence de l'hémophilie B parmi 102 cas d'hémophiles testés avec notre méthode est de 18,6%.

La fréquence de l'hémophilie sporadique est de 46,3% dans l'hémophilie A, de 52,9% dans 17 cas d'hémophilie B. Le pourcentage et l'ancienneté des mutations sont discutés.

Les tests de l'hémostase les plus sensibles, y compris le dosage des facteurs anti-hémophiliques ne permettent pas de dépister les conductrices.

La fréquence et la nosologie des formes frustes et latentes sont étudiées. Nous avons observé 15 hémophilies A frustes et 6 hémophilies B frustes. 7 hémophilies sur 102 peuvent être qualifiées de latentes, leur diagnostic n'étant possible que par le dosage des facteurs anti-hémophiliques. Les variétés très atténuées sont plus fréquentes dans l'hémophilie B, car il faut un déficit beaucoup plus important en facteur B qu'en facteur A pour retentir sur la coagulation.

Réferences.

1. SOULIER, J. P., et M. J. LARRIEU: Nouvelle méthode de diagnostic de l'hémophilie. Dosage des facteurs anti-hémophiliques A et B. Sang **24**, 205—215 (1953).
2. SOULIER, J. P.: Nouvelle méthode de diagnostic de l'hémophilie utilisant les sangs veineux et capillaires coagulés. Comparaison entre les résultats obtenus dans l'hémophilie et dans d'autres syndromes hémorragiques. Sang **23**, 549—559 (1952).
3. SOULIER, J. P., et A. G. LE BOLLOCH: Le test de tolérance à l'héparine in «vitro» dans les syndromes hémorragiques et les thromboses. Semaine Hôp. **1950**, 3702—3709.
4. SOULIER, J. P.: Etude génétique des syndromes hémorragiques. Sang **25**, 355—383 (1954).
5. MERSKEY, C., and R. G. MACFARLANE: The female carrier of haemophilia, a clinical and laboratory study. Lancet **1951**, 487.
6. ISRAËLS, M. C. G., H. LEMPERT and E. GILBERTSON: Haemophilia in the female. Lancet **1951**, 1375.
7. BRINKHOUS, K. M., and J. B. GRAHAM: Haemophilia in the female dog. Science (Lancaster, Pa.) **111**, 723—724 (1950).
8. AGGELER, P. M., S. G. WHITE, M. B. GLENDENING, E. W. PAGE, T. B. LEAKE and G. BATES: Plasma thromboplastin component (PTC) deficiency. A new disease resembling hemophilia. Proc. Soc. Exper. Biol. a. Med. **79**, 692 (1952).
9. BIGGS, R., A. S. DOUGLAS, R. G. MACFARLANE, J. V. DACIE, W. R. PITNEY, C. MERSKEY and J. R. O'BRIEN: Christmas disease; a condition previously mistaken for hemophilia. Brit. Med. J. **2**, 1378 (1952).
10. SOULIER, J. P., et M. J. LARRIEU: Dosage des facteurs anti-hémophiliques A et B. Soc. franç. d'Hématologie, novembre 1952.
11. SOULIER, J. P., and M. J. LARRIEU: Differentiation of hemophilia into two groups. A study of 33 cases. New England J. Med. **249**, 541 (1953).
12. BEAUMONT, J. L., J. CAEN et J. BERNARD: L'hémophilie — Données nouvelles : étude de 35 observations. Semaine Hôp. **1955**, 1154.
13. VERSTRAETE, M., et J. VANDENBROUCKE: Etude sur l'hémophilie. Présentation de 4 nouveaux cas d'hémophilie B. Rev. Belge Path. et Méd. exper. **23**, 201 (1953).
13 bis ROSENTHAL, R. L., O. H. DRESKIN and N. ROSENTHAL: New haemophilia-like disease caused by deficiency of a third thromboplastin factor. Proc. Soc. Exper. Biol. a. Med. **82**, 171 (1953).
ROSENTHAL, R. L., O. H. DRESKIN and N. ROSENTHAL: Plasma thromboplastin antecedent (PTA) deficiency. Clinical coagulation, therapeutic and hereditary aspects of a new hemophilia-like disease. Blood **10**, 2, 132 (1955).
14. HALDANE, J. B. S.: The rate of spontaneous mutation of a human gene. J. Genetics **31**, 317—326 (1935).
15. HALDANE, J. B. S.: Problème de la fréquence des mutations chez l'homme. VIIIe Congrès Int. Génétique, Stockholm 1948.

16. ANDREASSEN, M.: Haemofili in Danmark. 165 p. Copenhague: Ejnar Munksgaard 1943.
17. SKÖLD, E.: On haemophilia in Sweden and its treatment by blood transfusion. Acta med. scand (Stockh.) Suppl. 150, 247 (1944).
18. BIRCH, C. L.: Haemophilia. Clinical and genetic aspects. Illinois Medical and Dental Monograph., n° 4, University of Illinois 1937.
19. QUICK, A. J., and J. P. CONWAY: Haemophilia in twins. Amer. J. Med. 7, 841—843 (1949).
20. SCHLOESSMANN, H.: Die Hämophilie. Stuttgart: F. Enke 1930.
21. MERSKEY, C.: Haemophilia associated with normal coagulation time. Brit. Med. J. 1, 906 (1951).
22. QUICK, A. J., C. V. HUSSEY: Haemophilia. Clinical and laboratory observations relative to diagnosis and inheritance. Amer. J. Med. Sci. 223, 401—413 (1952).
23. STRANSKY, E., D. F. DANIS-LAWAS: On parahaemophilia, a hitherto unknown haemorrhagic disease. Acta paediatr. (Stockh.) 37, 323—334 (1949).
24. BRINKHOUS, K. M.: Mild haemophilia. An allelic form of the disease. Amer. J. Med. Sci. 225, 46—53 (1953).
25. ALEXANDER, B., and R. GOLDSTEIN: Dual hemostatic defect in pseudohemophilia. Proc. Amer. Soc. Clin. Inv., Mai 1953; J. Clin. Invest. 32, 551 (1953).
26. LARRIEU, M. J., et J. P. SOULIER: Déficit en facteur antihémophilique A chez une fille, associé à un trouble du saignement. Rev. d'Hématol. 8, 3, 361—370 (1953).

Hereditäre Thrombopathien.

Von

RUDOLF JÜRGENS (Basel/Schweiz).

Mit 6 Abbildungen.

Referat.

Für die Ätiologie vieler Blutkrankheiten sind Heredität und Konstitution von Bedeutung. Selten liegen die Erbmerkmale für diese Krankheiten offen zu Tage, häufiger sind sie zu rudimentär entwickelt, um Erbgesetzlichkeiten deutlich erkennen zu geben. Dies gilt für viele endogene Blutkrankheiten, so für die Leukosen, für manche Anämieformen, für die essentielle Thrombopenie und andere. Hier läßt sich gelegentlich gehäuftes familiäres Vorkommen, auch über mehrere Generationen, beobachten, oft der Art, daß verschiedenartige Blutkrankheiten, z. B. Perniciosa und Leukämien, in bestimmten Sippen zur Entwicklung kommen, ohne daß Erbgesetzlichkeiten feststellbar sind. MORAWITZ glaubte, daß hier eine vererbbare Anlageschwäche der blutbildenden Organe vorläge.

Viel klarer ist die Heredität bei manchen *hämorrhagischen Diathesen* erkennbar. So ist die Hämophilie erbgesetzlich lange gut erforscht; sie ist von jeher allgemeinem Interesse begegnet, das über die ärztliche Fachwelt hinausreicht. Hat doch das Schicksal hämophiler Familien in einigen Alpentälern und die Vererbung der Hämophilie in europäischen Fürstenhäusern immer wieder die Anteilnahme der Bevölkerung bis in die jüngstvergangene Zeit erweckt. So konnte Rasputin zu Beginn des ersten Weltkrieges seinen unheilvollen Einfluß nur durch die Behandlung des hämophilen Zarensohnes gewinnen.

In den letzten 2 Jahrzehnten hat eine zweite Bluterkrankheit, die *hereditäre konstitutionelle Thrombopathie*, wenn auch nicht in diesem Ausmaß, doch durch tödliche Verblutung junger Mädchen in mehreren Sippen auf den Aalandsinseln (Finnland) die Aufmerksamkeit der Ärzte und der Bevölkerung, besonders

Skandinaviens, erregt. Starben doch in einer einzigen Familie von 12 Geschwistern von 7 Mädchen 5 durch Verblutung, während von den 5 Knaben 2 an Blutungen litten.

Gerade die Heredität hat die Thrombopathien aus den übrigen hämorrhagischen Diathesen herausgehoben, sind doch die aaländischen Bluterfamilien über 5 Generationen zurückzuverfolgen. Auch ist ihre Verbreitung, wenigstens auf den Aalandsinseln, relativ groß und durch dominante Vererbung in mehreren verwandten Sippen erfolgt. Auch hier kommen ähnlich der Hämophilie sporadische Fälle vor.

Gegenwärtig haben die Thrombopathien durch die Entdeckung der Thrombocyten- und Plasmafaktoren besonderes klinisches Interesse gewonnen; entspricht doch dem Mangel an einzelnen genabhängigen Gerinnungsfaktoren immer eine bestimmte Form von hämorrhagischer Diathese. Der Mangel solcher Faktoren kann nach LEHMANN (1) Folge einer Genmutation sein. Dies liegt für die Hämophilie durch das Fehlen des antihämophilen Globulins, bzw. des Christmasfaktors vor, für Thrombopathie durch Mangel an Plättchenfaktor der Thrombokinase (Plättchenfaktor 3). Thrombopathische Plättchen ergeben eine Verzögerung der Thrombokinasebildung im Thromboplastin-Generation-Test nach MACFARLANE-BIGGS; normale Plättchen heben diese Störung auf.

Kasuistik. Hereditäre Blutungskrankheiten mit hämophilieartigem Krankheitsbild und verlängerter Blutungszeit wurden schon in der älteren Literatur von Hämophilie und Thrombopenie unterschieden. Hierher gehören die 1916 in New York von A. F. HESS (2) beobachteten Bluterkrankheiten. Haut- und Schleimhautblutungen, Magen-, Darm- und Genitalblutungen sowie Nachblutungen aus kleinen Wunden bei normaler Gerinnungszeit mit normaler, manchmal auch herabgesetzter Plättchenzahl wurden beschrieben. Ähnliches beobachtete KRÖMEKE (3) 1922. Er hielt diese Krankheit für eine hereditäre Form der essentiellen Thrombopenie. BUCKMAN (4) konnte 1928 vererbbare Blutungsneigung in 4 Generationen bei beiden Geschlechtern finden mit ähnlichen hämatologischen Befunden. MINOT (5) berichtete 1928 über 2, GIFFIN (6) 1929 über 4 Familien mit erblicher Blutungsbereitschaft. Auch hier verlängerte Blutungszeit bei normaler Gerinnungszeit, Retraktion und normaler Plättchenzahl. Andere Beobachtungen wurden von LITTLE und AYRES (7), ROTHMAN und NIXON (8) in den USA und von ROSLING (9) in Dänemark gemacht.

Die **Pathogenese** dieser verschiedenen Blutungskrankheiten blieb aber noch im Dunkeln. Bald wurde von abweichenden Formen oder weiblicher Hämophilie, von hereditärer Thrombopenie oder von hereditärer Gefäßerkrankung gesprochen. GLANZMANN (10) stellte bei der von ihm 1917 beschriebenen hereditären hämorrhagischen Thrombasthenie als erster funktionelle Plättchenveränderungen in den Vordergrund der Pathogenese. Er beobachtete normale Zahl von Plättchen mit pathologischer Azurgranulation, die er mit der mangelhaften Retraktion des Coagulums in Beziehung setzte. Die Blutungszeit war häufig verlängert, oft aber auch normal. Den Thrombocyten sollte ein Retractocym genannter Stoff fehlen. GLANZMANN sprach deshalb von einer Funktionsschwäche der Thrombocyten, von einer *Thrombasthenie.*

Einen etwas anderen Typus hat v. WILLEBRAND (11) in einem Fall von Blutungsneigung auf den Aalandsinseln im Jahre 1926 mit normaler Gerinnungszeit und Plättchenzahl bei verlängerter Blutungszeit und positivem Gefäßphänomen beschrieben. Er konnte nicht entscheiden, ob eine Thrombocytenschädigung im Sinne der Thrombasthenie oder eine hereditäre Gefäßerkrankung vorlag. So bezeichnete er diesen Typus als Pseudohämophilie. 1929 beobachteten

MORAWITZ und JÜRGENS (*12*) die sporadische Form einer ähnlichen hämorrhagischen Diathese. Bei einem Knaben fanden sich schubweise Blutungen (Nase, Zahnfleisch, Haut, Gelenke und Nieren) bei stark verlängerter Blutungszeit, gar nicht, oder gering verlängerter Gerinnungszeit, normaler Retraktion mit normaler Thrombocytenzahl und schwach positiven Gefäßphänomenen. Mit einem Capillarthrombometer genannten Apparat wurde in einer aufgerauhten Glascapillare unter Ausschaltung von Gefäßeinwirkungen eine verlängerte Thrombenbildungszeit gefunden. Auch erwies sich die Agglutinationsfähigkeit der Plättchen in Ausstrichpräparaten und im hängenden Tropfen vermindert. Dies deutete auf eine Funktionsanomalie der Thrombocyten hin. Diese Beobachtungen glichen der von v. WILLEBRAND beschriebenen auf den Aalandsinseln, so daß wir (JÜRGENS *13, 14*) 1932 gemeinsam mit DAHLBERG (*15*) auf den Aalandsinseln und mit v. WILLEBRAND (*16*) in Helsingfors weitere Untersuchungen durchführten.

Wir entdeckten mehrere Blutersippen, unter denen 76 Personen an Blutungsneigung litten. Nach FEDERLY handelt es sich um eine ausgesprochene Erbkrankheit mit einem dominanten Gen. Frauen erkranken im allgemeinen schwerer als Männer. Diese Blutersippen auf den Aalandsinseln wurden in Abständen immer wieder seit nunmehr 23 Jahren von uns gemeinsam mit DAHLBERG, FORSIUS, FORSSEL, VIGELIUS (Helsingfors) und 1955 mit BRAUNSTEINER (Wien) und mit dem Erbbiologen LEHMANN (Kiel), welcher über seine Untersuchungen im vorhergehenden Referat berichtet hat, untersucht, wobei die den jeweiligen Fortschritten entsprechenden hämatologischen Untersuchungsmethoden ausgeführt wurden. Neben den üblichen klinischen und hämatologischen Methoden wurden noch die Thrombelastographie nach HARTERT und der Prothrombin-Consumption-Test nach QUICK und der Thromboplastin-Generation-Test nach BIGGS, von BRAUNSTEINER auch elektronenoptische Untersuchungen, durchgeführt. Die Genese dieser hämorrhagischen Diathese beruht nach unseren Ergebnissen im wesentlichen auf einer endogenen, bzw. hereditären Thrombocytenstörung neben Gefäßveränderungen. Es ist also eine wirkliche „*Thrombopathie*", ein Name, den v. WILLEBRAND und ich wählten und an Stelle der unzutreffenden Bezeichnung Pseudohämophilie setzten. So scheint auch nicht angängig, „Thrombopathie" als Oberbegriff für andere Plättchenstörungen zu verwenden, besonders sollte nicht die Thrombopenie mit einbezogen werden. Allgemein spricht man besser von „thrombocytogenen Störungen".

In den letzten Jahren häuften sich die Beobachtungen über hereditäre, bzw. sporadische Thrombopathien. Bisher sind mehr als 130 Publikationen erschienen. Im Rahmen dieses kurzen Referates beschränken wir uns auf einige bemerkenswerte Fälle mit nachgewiesener Heredität.

So beschrieb FARBER (*17*) in den USA eine größere Sippe mit verlängerter Blutungszeit, normaler Thrombocytenzahl und mangelhafter Retraktion. MACFARLANE (*18*) berichtete über Blutungszustände bei Frauen mit stark verlängerter Blutungszeit, normaler Plättchenzahl und normaler Retraktion, aber mit morphologisch veränderten Capillaren, so daß er für die Pathogenese der Thrombopathien eine Capillarstörung annahm.

DAMESHEK (*19*) veröffentlichte 1946 elf hereditäre Fälle mit normaler Plättchenzahl und verlängerter Blutungszeit. IMERSLUND (*20*) beobachtete 1947 22 hereditäre Fälle mit verlängerter Blutungszeit, verzögerter Retraktion bei meist normaler Thrombocytenzahl und normaler Gerinnung. O'BRIEN (21) beschrieb 1950 13 Fälle von familiärer Capillarfragilität und diffusen Teleangiektasien bei verlängerter Blutungszeit ohne Plättchen- oder Gerinnungsveränderungen, die offenbar nicht zur Thrombopathie gehören.

DAMESHEK, FAVRE-GILLY u. Mitarb. (22) beschrieben 1950 eine Thrombopathie mit normaler Plättchenzahl, verlängerter Blutungszeit, verminderter Plättchenagglutination und normaler Retraktion. Die Pathogenese wird auf die Plättchenstörungen zurückgeführt.

Unter dem Eindruck der neueren Untersuchungen über die Bedeutung der Plättchenfaktoren wurden immer häufiger Thrombopathien vom Typus v. WILLEBRAND-JÜRGENS beschrieben. So aus Italien, Frankreich, Österreich, Deutschland und der Schweiz, auf die im einzelnen nicht eingegangen werden kann. Hervorgehoben seien Beobachtungen von VAN CREVELD und PAULSSEN (23) aus dem Jahre 1951, welche Fälle von Thrombopathie mit verlängerter Blutungszeit, normalen Plättchenzahlen, aber mit Mangel des von ihnen aus Thrombocyten isolierten Antiheparinfaktors beschrieben haben.

Aus jüngster Zeit berichtete R. MARX (24) (1954) aus München über elf Familien mit Thrombopathien mit verlängerter Blutungszeit, normaler Thrombocytenzahl, wenig veränderter Morphologie der Thrombocyten, herabgesetzter Thrombocytenagglutination bei normaler Retraktion. Die meisten der Patienten hatten einen verminderten Prothrombinverbrauch. Bei mehreren Kranken war der Thromboplastin-Generation-Test nach BIGGS bei Verwendung von Patiententhrombocyten erheblich verzögert. MARX nimmt eine gehemmte Abgabe des Thrombocytenfaktors 3 aus den Thrombocyten neben einer Gefäßstörung für die Pathogenese an.

Erwähnt seien kürzlich in Hamburg von BERNING und DÖRKEN 1955 beobachtete hereditäre Fälle, bei denen geringe Gerinnungsverlängerung, herabgesetzter Prothrombinverbrauch und verzögerter Thromboplastin-Generation-Test festgestellt wurden.

Schließlich noch eine Beobachtung aus der Schweiz: Aus Lausanne (Klinik Prof. VANOTTI) eine hereditäre Thrombopathie mit verlängerter Blutungszeit und gering verlängerter Gerinnungszeit, herabgesetzter Plättchenagglutination bei verzögerter Thromboplastinbildung im BIGGS-Test, normaler oder leicht verminderter Thrombocytenzahl mit Riesenplättchen und herabgesetzter Agglutination. (Beobachtung MIESCHER.)

Aus Basel eine zweite hereditäre Familie (Klinik Prof. NISSEN). Frau mit Ulcus duodeni, schubweiser Thrombopenie, Einzellagerung der Plättchen, normaler Gerinnungszeit, gering verlängerter Recalcifizierungszeit und Blutungszeit, bei normalem Gehalt an Faktoren V und VII, aber erheblich verzögerter Thromboplastinbildungszeit im Generation-Test nach BIGGS/KOLLER. (Beobachtung OERI.)

Klinisches Symptomenbild. Wie ist das klinische Symptomenbild, besonders der Blutungstypus der Thrombopathien von der Hämophilie, den Thrombopenien und den gefäßbedingten Blutungskrankheiten abgegrenzt?

Während bei der *Hämophilie* sich die Blutungen in Schüben entwickeln, meist den Altersstufen folgend, oft bestimmt lokalisierte Stellen bevorzugen (Alveolarblutungen, Muskelhämatome, Blutergelenke, Nieren-, Gehirnblutungen

u. a.), finden sich bei den *Thrombopenien* Blutungen an Haut und Schleimhäuten in Form von Flecken und Sugillationen und bei den sog. *Vasopathien* meist oberflächlich an der Haut als Petechien oder Flecken, oft in symmetrischer Anordnung oder in bestimmten Formen (Blutungen an den Streckseiten der Extremitäten, Ring- oder Kokardenformen bei Purpura Majocchi, Kokarden- purpura, Zahnfleischblutungen (Skorbut) oder am Periost (MOELLER-BARLOW u. a.).

Die *Thrombopathien* bieten ein eigenes klinisches Symptomenbild, es gleicht mehr dem hämophilen als dem thrombopenischen Blutungstyp. Blutungen entwickeln sich schon in frühester Kindheit, sie sind verstärkt in der Pubertät, tödlich oft bei Mädchen, um dann im Alter zu persistieren. Ihre *Lokalisation* erstreckt sich nach der Häufigkeit auf Hämorrhagien aus Nase, Zahnfleisch, Haut und Schleimhaut und besonders auf Genitalien (verlängerte bis unstillbare Menstruationsblutungen), auf Gelenke (Hämarthros) (Unterschied zur Thrombo- penie), auf Darm und Nieren. Nachblutungen aus kleinen Wunden sind ganz im Gegensatz zur Hämophilie oft sehr verlängert (z. B. unstillbares Nachbluten nach Insektenstichen), sie sind auch sehr heftig. Die Stauungsphänomene (Kneifphänomen, RUMPEL-LEEDE u. a.) sind weniger ausgeprägt als bei Thrombo- penie, bei Hämophilie fehlen sie bekanntlich. Subcutane Hämatome kommen häufiger vor als bei Thrombopenien, seltener als bei Hämophilie.

Der Verlauf der Thrombopathie ist ungünstiger als bei Thrombopenie oder bei den gutartigen Vasopathien. Namentlich Genitalblutungen können sich als Letalfaktor auswirken. Die Thrombopathie ist eine ebenso schwere Erbkrankheit wie die Hämophilie.

Klassifikation. *Pathogenetisch* sind die Thrombopathien durch dominante Vererbung, verzögerte Bildung der Blutthrombokinase, mangelhafte Agglutination der Plättchen, mangelhafte Retraktion und Scherelastizität des Coagulums und verminderten Prothrombinverbrauch charakterisiert.

Nosologisch gehören die Thrombopathien, gemeinsam mit der hereditären Hämophilie, der hereditären Fibrinopenie und hereditären bzw. angeborenen Gefäßanomalien u. a. in die Gruppe der endogenen, bzw. hereditären hä- morrhagischen Diathesen (Tab. 1 u. 2).

Zahlreiche Untergruppen sind unterschieden worden. Genannt sei die Ein- teilung von QUATTRIN, der zu sog. reinen Thrombopathien noch Mischformen und Verwandte hinzugefügt hat, bei denen Thrombopathien mit Thrombopenien, plas- matischen Gerinnungsstörungen und solche mit Capillarstörungen erwähnt werden.

SOULIER hat in einer Studie über das Krankheitsbild von WILLEBRAND- JÜRGENS und andere Thrombopathien folgende Formen unterschieden:

1. Thrombasthenie oder Thrombopathie vom Typ GLANZMANN-NAEGELI mit bleibender Irretraktilität des Blutpfropfes.

2. Typ v. WILLEBRAND-JÜRGENS mit verlängerter Blutungszeit und normaler Retraktion. Letzterer wurde von einem

a) vasculären Typ v. WILLEBRAND mit verlängerter Blutungszeit, Veränderungen der Capillaren im capillarmikroskopischen Bild bei ungestörter Gerinnung von der eigentlichen

b) reinen Thrombopathie vom Typ v. WILLEBRAND-JÜRGENS, zu der auch die Beobachtung über den ersten erkannten Fall von MORAWITZ und JÜRGENS gerechnet wird, abgetrennt. Außerdem zählt SOULIER dazu noch

c) die «Dystrophie thrombocytaire hémorrhagipare congénitale» (JEAN BERNARD) mit vorwiegend morphologisch veränderten und hinfälligen Plättchen. Eine

3. Gruppe mit Capillarfragilität und fraglicher Beteiligung der Plättchen (SOULIER 1950) und schließlich eine

4. Gruppe mit Gefäßschädigungen.

Tabelle 1. *Pathogenetische Einteilung.*

Hämorrhagische Diathesen mit vorwiegend

A) *Plasmatischen Gerinnungsstörungen* (Koagulopathien)

Fibrinogenopenien	Faktor I = Fibrinogen
Hypoprothrombinämien	Faktor II = Prothrombin
Parahämophilie	Faktor V
Fehlen von Faktor VII	
Echte Hämophilie ⎫	Faktor VIII = Antihämophiles
Hemmkörperhämophilie ⎭	Globulin
Christmas-Disease	Faktor IX = Christmas-Faktor
Hämophiloid durch P.T.A.-Mangel	
Hämophiloid durch Faktor X-Mangel	

B) *Thrombocytogenen Störungen* (Thrombopenien, Thrombopathien)

Thrombopenien:	vorwiegend *quantitative* Störung der Thrombocytenbildung
Essentielle Thrombopenie (Morbus maculosus WERLHOF, akute und chronische Form)	
Symptomatische Thrombopenien	

Thrombopathien:	vorwiegend *qualitative* Störung der Thrombocytenfunktion
Hereditäre hämorrhagische Thrombasthenie (GLANZMANN)	
Konstitutionelle Thrombopathie (v. WILLEBRAND-JÜRGENS) hereditär und sporadisch	verzögerte Bildung der Blutthrombokinase, mangelhafte Agglutination bzw. Retraktion und Prothrombinverbrauch
Symptomatische Thrombopathien und *andere,* nicht sicher klassifizierbare Formen mit Gefäßstörungen und gelegentlichen Thrombopenien oder Leukopenien	

C) *Vasogenen Störungen* (Vasopathien)

Hereditäre hämorrhagische Teleangiektasie (OSLER)	hereditäre bzw. angeborene Gefäßanomalie
Hereditäre familiäre Purpura simplex (DAVIS)	dgl.
Angiomatosis retinae (v. HIPPEL-LINDAU)	dgl.
Leptomeningosis und Pachymeningosis haemorrhagica interna	dgl.
Purpura SCHOENLEIN-HENOCH	vasculäre bzw. neurovasculäre toxische Schädigung
Kokardenpurpura (SEIDLMAYER)	dgl.
Purpura annularis teleangiectodes (MAJOCCHI)	dgl.
SCHAMBERGsche Purpura	dgl.
Purpura fulminans	dgl.
Skorbut und kindlicher Skorbut (MOELLER-BARLOW)	Vitamin-C-Mangel
Purpura senilis und zahlreiche symptomatische Gefäßstörungen bei anderen Erkrankungen	Gefäßdegeneration

Tabelle 2. *Nosologische Einteilung der hämorrhagischen Diathesen* (nach Jürgens).

A. *Blutungskrankheiten*

I. *Heredo-familiäre bzw. endogene Blutungs-krankheiten*

1. Hereditäre Hämophilie
   a) Sporadische Hämophilie und kongenitales Hämophiloid (Willi)
2. Hereditäre Fibrinopenie
   a) Konstitutionelle angeborene Afibrinogenämie (Rabe, Schoen-holzer, Glanzmann u. a.)
   b) Konstitutionelle Fibrinogeno-penie (Risack)
3. Kongenitale Hypoprothrombinämie (Quick u. a.) und Mangel an Faktor V (Owren)
4. Hereditäre, bzw. konstitutionelle Thrombopenien
   a) Hereditäre, kongenitale Thrombopenie (Rushmore, Leschke, Glanzmann u. a.)
   b) Essentielle Thrombopenie (Werlhof)
5. Hereditäre Thrombopathien
   a) Hereditäre hämorrhagische Thrombasthenie (Glanzmann)
   b) Konstitutionelle Thrombopathie (v. Willebrand-Jürgens)
   c) Typus Nägeli
   d) Typus Jürgens
   e) Konstitutionelle Leukocyten-anomalie mit Thrombopathie (Hegglin)
6. Hereditäre bzw. angeborene Gefäß-anomalien
   a) Hereditäre hämorrhagische Tele-angiektasie (Osler)
   b) Angiomatosis retinae (v. Hippel-Lindausche Krankheit)
   c) Hereditäre familiäre Purpura simplex (Davis)
   d) Leptomeningosis und Pachyme-ningosis haemorrhagica interna

II. *Neuro-vasculäre Blutungskrankheiten durch unbekannte Noxen*

   a) Purpura Schoenlein-Henoch-Glanzmann
   b) Purpura fulminans (Henoch)
   c) Kokardenpurpura (Seidlmayer)
   d) Purpura annularis teleangiectodes (Majocchi)
   e) Schambergsche Krankheit

III. *Blutungskrankheiten bei Mangelzustän-den*

   a) Skorbut und kindlicher Skorbut (Moeller-Barlow)
   b) Vitamin-K-Mangelkrankheiten
   c) Purpura senilis

B. *Blutungszustände*

I. *Blutungszustände bei Infektionen und Intoxikationen*

1. Bei akuten Exanthemen, Infektions-krankheiten, bei besonderen Sepsis-formen, Scharlach, Masern, Typhus, Tuberkulose, Lues u. a., Water-house-Friedrichsensches Syndrom
2. Bei allergischen bzw. anaphylakti-schen Reaktionen.
   Serumkrankheit und anaphylakti-scher Schock, oft mit Vermehrung des Heparin-Antithrombin
3. Bei Autointoxikationen.
   Leberparenchymschädigungen, Kno-chenmarks- oder Magen-Darm-Schä-digungen, Urämie, Tumoren, akute gelbe Leberatrophie, Hepatitis, Le-bercirrhosen oft mit Hypoprothrom-binämie, bzw. Vermehrung des He-parin-Antithrombins (F. Koller)
4. Bei Vergiftungen.
   Pharmaka, chemische, tierische und pflanzliche Gifte

II. *Blutungszustände bei Blutkrankheiten, Tumoren und Speicherungskrankheiten*

1. Leukämien
2. Panmyelophthise, Aleukia hämor-rhagica und Osteosklerosen
3. Perniziöse und perniciosaähnliche Anämien
4. Plasmocytom und Knochenmarks-tumoren mit Paraproteinämie (Waldenstroem) (Purpura hyper-globulinaemica)
5. Morbus Gaucher
   seltener Morbus Schüller-Chri-stian und Niemann-Pick

III. *Blutungszustände durch physikalische Einwirkungen*

1. Schwere Verbrennungen und Er-frierungen, Kältepurpura
2. Strahleneinwirkungen
   Ultraviolett- (Sonnenbrand), Rönt-gen-, Radium-Strahlen

IV. *Blutungszustände bei hormonalen Störungen*

1. Pubertät, Menstruation, Klimakte-rium
2. Hyperthyreosen
3. Cushingsche Krankheit

V. *Neuropathische Blutungszustände*

„Neurogenes" Werlhof-Syndrom, Hysterie, Stigmatisation

Da von vielen in der Literatur aufgeführten Thrombopathieformen neuere Untersuchungen fehlen, namentlich die gerinnungspathologischen Verhältnisse nicht berücksichtigt sind, möchten wir vorläufig lediglich

a) die hereditäre hämorrhagische Thrombasthenie (GLANZMANN),

b) die konstitutionelle Thrombopathie (v. WILLEBRAND-JÜRGENS, Aalandsinseln) und

c) symptomatische Thrombopathie und

d) andere noch nicht sicher klassifizierbare Thrombopathien unterscheiden.

Der Typus GLANZMANN wird wegen der beobachteten Heredität und den oft morphologisch und zahlenmäßig veränderten Thrombocyten von dem Typus v. WILLEBRAND-JÜRGENS mit meist morphologisch nicht so ausgesprochenen Thrombocytenveränderungen unterschieden.

Inwieweit die Untersuchungen mit den moderneren Methoden der Gerinnungs- und Plättchenfunktionsbestimmung eine wahrscheinlich einfachere Klassifizierung, als angenommen, ergeben wird, kann erst nach weiterer Bearbeitung entschieden werden.

Mir wenigstens scheint die in einem geschlossenen Siedlungsgebiet auf den Aalandsinseln nunmehr seit 30 Jahren an den gleichen Familien über mehrere große Sippen mit mehr als 100 Gliedern immer wieder von uns und anderen Untersuchern festgestellte Krankheitsform, die *konstitutionelle Trombopathie* (v. WILLEBRAND-JÜRGENS) mit über 5 Generationen zurückverfolgbarer Vererbung doch dafür zu sprechen, daß hier eine einheitliche, auf einer Thrombocytenfunktionsstörung beruhende Erbkrankheit vorliegt.

Morphologie der Thrombocyten und Capillaren. *Thrombocyten.* Bei einem Typus der Thrombopathien, zu dem auch der GLANZMANNsche Formenkreis gehört, finden sich deutliche morphologische Veränderungen an den Thrombocyten (Riesen- und Mikroformen), basophiles Plasma (sog. blaue Plättchen). Die Azurgranulation ist oft pyknotisch, kann auch ganz fehlen, die Plättchen liegen einzeln und sind nicht agglutiniert. Beim Typus v. WILLEBRAND-JÜRGENS sind die Plättchenveränderungen weniger ausgeprägt. Wir fanden bei den aaländischen Kranken bisher niemals Thrombopenie. Nach BRAUNSTEINER zeigen die Thrombocyten elektronenoptisch fehlende Pseudopodienbildung und keine Ausbreitung auf der Formwarmembran. Auch an den Megakaryocyten wurden sowohl beim Typus GLANZMANN wie beim Typus v. WILLEBRAND-JÜRGENS Felderung des Plasmas mit Basophilie ohne Vermehrung der Megakaryocytenzahl festgestellt.

Capillaren. Bei einem Typus von Thrombopathie (MACFARLANE) finden sich Abweichungen der Capillarwindungen von der Norm und Erweiterung der abführenden Schenkel. Wir konnten aber keine wesentlichen Abweichungen der Capillaren bei Thrombopathien feststellen, wenigstens nicht mehr als sie gelegentlich auch bei Hämophilie (VON BERNUTH) und bei Thrombopenien (JÜRGENS) gefunden werden.

Pathophysiologie der Gerinnung. Die *Spontangerinnungszeit* ist bei den Thrombopathien (Typus GLANZMANN, Typus v. WILLEBRAND-JÜRGENS) meist normal oder gering verlängert. Bei konstitutioneller Thrombopathie (v. WILLEBRAND-JÜRGENS) auf den Aalandsinseln und auch bei dem in der Schweiz beobachteten Fall in Basel konnten alle plasmatischen Faktoren nachgewiesen werden.

Die *Recalcifizierungszeit* war bei der konstitutionellen Thrombopathie (v. WILLE-BRAND-JÜRGENS) oft etwas verlängert. Die *Retraktion des Coagulums* ist nament-lich beim Typus GLANZMANN oft verzögert. Beim Typus v. WILLEBRAND-JÜR-GENS ist die Retraktion meist normal oder nur gering verzögert. Die Messung der

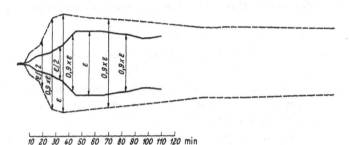

10 20 30 40 50 60 70 80 90 100 110 120 min

Abb. 1. – – – – Normalfall.   ――――― konstitutionelle Thrombopathie (v. WILLEBRAND-JÜRGENS).
          ε = 127% ε = 56%
          t = 13,5′ t = 27′
          G = 21′ G = 37′
          ε = Thrombuselastizität, t = Thrombusbildungszeit, G = Gerinnungsbildungszeit.

Scherelastizität des gerinnenden Blutes mit der Thrombelastographie nach HAR-TERT gab beim Typus v. WILLEBRAND-JÜRGENS deutliche Störungen (Abb. 1), die auch von anderen Autoren in einigen Fällen von Thrombopathie nachgewiesen wurden. Der *Prothrombinverbrauch* (Thromboplastin-Consumption-Test nach QUICK) ist bei konstitutioneller Thrombopathie herabgesetzt (Fälle von JÜRGENS, MARX, BERNING und DÖRKEN u. a.). Dies deutet auf mangelhafte Prothrombinakti-vierung hin, die durch eine Thrombokinasebildungsstörung verursacht wird infolge

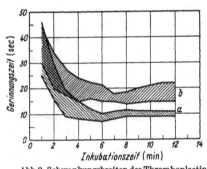

Abb. 2. Schwankungsbreiten des Thromboplastin-Generation-Test mit Thrombocyten. a) bei 6 Normalpersonen, b) bei 6 Fällen von konstitu-tioneller Thrombopathie (v. WILLEBRAND-JÜRGENS, Aalandsinseln).

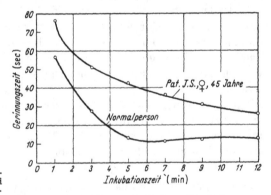

Abb. 3. Thromboplastin-Generation-Test.

Mangel an Plättchenfaktor 3 der Thrombocyten. Die Bildung der *Blutthrombo-kinase*, wie sie mit dem Thromboplastin-Generation-Test nach BIGGS bestimmt wird, ist deutlich verzögert. Diese verzögerte Thrombokinasebildung im Blut ließ sich mit Plasma, Bariumsulfatplasma, Serum und Thrombocyten von Thrombopathie-kranken nachweisen. Auch bei Verwendung von Plasma, Bariumsulfatplasma und Serum von Normalen mit Zusatz von isolierten Thrombocyten von Thrombo-pathiekranken ergab sich etwa die gleiche erhebliche Verzögerung der Blutthrombokinasebildung. Die durch Thrombopathieplättchen verzögerte Thromboplastinbildung konnte durch Austausch mit normalen Plättchen aufgehoben werden. Damit ist wohl der Beweis geführt, daß die Verzögerung der Thrombokinasebildung bei Thrombopathien an den Plättchen liegt und wahrscheinlich durch eine Bildungsstörung des Plättchenfaktors 3 der Thrombokinase, wie wir ihn durch Fraktionierung von Thrombocyten mit der Ultrazentrifuge (Mol.- Gew. 1:1 Million) gemeinsam mit DIALER erhalten konnten (entsprechend Faktor 3 von VAN CREVELD, DEUTSCH, JOHNSON, SEEGERS und BASERGA) verursacht ist. Diese Befunde wurden 1954 und jetzt im Sommer 1955 auf den Aalandsinseln an mehreren Patienten festgestellt, wobei für die lang anhaltende Gerinnungsverzögerung noch ein Hemmfaktor (TOCANTINS, DEUTSCH) verantwortlich ist, der bei Thrombopathie fehlt (Tab. 3 und 4). Auch andere Autoren konnten einen positiven Thromboplastin - Generation-Test bei Thrombopathie, Typus v. WILLEBRAND-JÜRGENS nachweisen. (MARX, BERNING und DÖRKEN, REIMER und neuerdings auch SOULIER).

Die Störungen der Blutstillungsregulationen bei *Hämophilie* und *Thrombopathie* seien kurz gegenübergestellt: Während bei Hämophilie A das antihämophile Globulin, bei Typus B der Christmasfaktor fehlt, mangeln bei der Thrombopathie der Thrombocytenfaktor 3, vielleicht auch noch andere Thrombocytenfaktoren (Agglutinationsfaktor). In beiden Fällen ist die Bildung der Blutthrombokinase gehemmt,

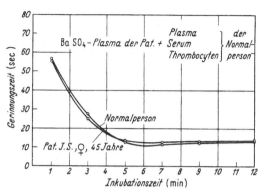

Abb. 4. BaSO₄-Generation.

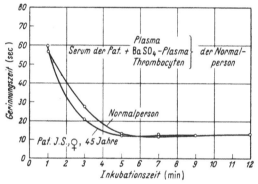

Abb. 5. Serum-Generation.

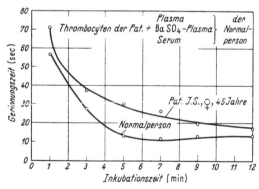

Abb. 6. Thromboplastin-Generation-Test mit isolierten Thrombocyten.

da für ihre Entstehung der Plättchenfaktor der Thrombokinase wie die genannten Plasmafaktoren benötigt werden. Dieser Mangel wirkt sich bei Hämophilie in einer stark verzögerten Thrombinbildung aus, die die Gerinnungsstörung

des Blutes verursacht. Bei Thrombopathie mit normalem Gehalt an Plasmafaktoren führt Mangel des Plättchenfaktors 3 zu unvollständiger und verzögerter Thrombokinasebildung, zu vermindertem Prothrombinverbrauch, herabgesetzter Thrombusbildungszeit und verringerter Scherelastizität des Coagulums
(bei Thrombelastographie), schließlich nur zu geringer Verzögerung der Spontangerinnungszeit bzw. der Recalcifizierungszeit. Hand in Hand mit dieser Plättchen-
funktionsstörung geht ihre herabgesetzte Agglutination und Haftfähigkeit einher,

Tabelle 3. *Konstitutionelle Thrombopathie* (Aaland-Inseln).

Patienten	Blu-tungs-zeit	Rum-pel-Leede	Kneif-phäno-men	Thrombo-cytenzahl /mm³	Spont. Ge-rinnung	Recalci-fiziergs.-zeit	Retraktion nach ZAHN %	Thromb-elasto-graphie[1]	Con-sumpt.-Test	Blutungs-symptome
O.S. 74J. ♂	8,0′	++	++	460000	12′	124″	normal 41	—	—	kl. Petechien,
1949	6,5′	++	+	420000	14′	120″	normal 42			re. u. li. Bein
do. 1950	4,5′	(+)	+	520000	12′	62″	normal 48	leicht verzö-gert	schw. posit.	kl. Petechien, re. Oberarm
A.S. 64J. ♀	6,5′	++	+++	480000	13′	110″	normal 43	—	—	Petechien am Unterschenkel, Nasenbluten
1949										
do. 1950	10,5′	++	+++	625000	14′	58″	normal 45	verzö-gert	posit.	Hämarthros. li. Kniegelenk, Na-senbluten, Pe-techien an den Unterschenkeln
E.S. 21J. ♂	5′	+	(+)	570000	7′	48″	normal 49	—	—	Nasenbluten, Zahnfleischblut Petechien an beiden Armen
1949										
B.E. 11J. ♂	6,5′	+	(+)	362000	14′	140″	normal 40	—	posit.	Sugillationen, re. Oberarm, schweres Nasen-bluten, Zahnfl.-Bluten, Petech.
1949										
do. 1950	58′ (!)	(+)	++	460000	8′	50″	verzögert	stark verzö-gert	posit.	Nasenbluten, Blutflecken an Bauch u. Armen
	—	(+)	+	530000	9′	118″	20		—	
B.E. 13J. ♂	7,5′	∅	∅	580000	12′	61″	normal 43	leicht verzö-gert	stark posit.	Hämatom an d li. Schulter
1950										
A.E. 44J. ♀	5′	(+)	—	450000	11′	124″	normal 45	leicht verzö-gert	negat.	verläng. u. stark Menstruation, Hautblutungen
1950										
B.K. 18J. ♂	4,5′	(+)	∅	532000	8′	62″	normal 48	leicht verzö-gert	—	Nasen- u. Zahn-fleischbluten
1950										
R.J. 17J. ♂	8,5′	(+)	+++	380000	9′	48″	normal 46	deutl. verzö-gert	posit.	Nasen- u. Zahn-fleischblutungen Petechien an Armen u. Beinen
Kontrolle ♂	2′	∅	∅		9′	53″	normal 49	normal	negat.	keine

[1] Bei der Thrombelastographie nach HARTERT ließ sich eine normale Retraktionszeit entsprechend der normalen Gerinnungszeit bei einer Verminderung der Festigkeit des Coagulums feststellen,
d. h. die Gerinnungsfähigkeit des Blutes ist zwar im Beginn normal, die Zeit für die Bildung eines normalen Coagulums ist verzögert oder die Thrombenbildungszeit ist verlängert.

die die starken Nachblutungen durch mangelhafte Bildung von Plättchenthromben bedingt. Anzunehmen ist bei Thrombopathie auch eine Funktionsstörung der Gefäße, die offenbar mit Veränderungen der Endotheloberflächen in Verbindung mit den gestörten Plättchenfunktionen zusammenhängt. Bei Hämophilie ist die Pathogenese der Blutungen im wesentlichen durch plasmatisch bedingte, bei den Thrombopathien durch thrombocytogene Störungen verursacht.

Tabelle 4. *Konstitutionelle Thrombopathie* (Aaland-Inseln).

Name	Alter	Rumpel Leede	Kneif-phäno-men	Blu-tungs-zeit[1]	Trombo-cyten-zahl[2]	Coa-gulations-zeit[3]	Pro-thromb. ind.[4]	Thrombo-plast.-Gen.-Test[5]	Klin. Sympt.
A.S.	49	negat.	negat.		302000	8′ 16″	96	normal	Nasen- und Zahn-fleischblut.
B.E.	20	negat.	negat.	2,5′	312000	9′ 47″	89	normal	Nasenblut.
Br.E.	17	negat.	(+)	11′ 5″	327000	10′ 30	100	normal	Nasenblut., Zahnfleischblut.
Bo.E.	15	++	++	8′ 5″	231000	11′ 11″	89	verläng.	Hämat. Früher schwere Blutun-gen. Cong. Vitium.
A.S	72	++	+	9′ 5″	320000	10′ 5″	120	verläng.	Blutgel. Knie-Hämat. Ulcusblut.
S.J.	38	++	++	5′	244000	9′ 19″	96	etwas verläng.	Menstruat.blut, verstärkt.Anäm. Nasenblut.
R.J.	15	++	+	17′	280000	11′ 40″	104	verläng.	Hämatome, Na-senblut.
I.B.J.	13	negat.	negat.	5′	234000	10′ 30″	100	normal	
R.J.	11	(+)	+	13′	300000	9′	96	verläng.	Spina bif. Heftige Darm.blut. Anämie. Hämatome
T.S.	7	negat.	negat.	8′	270000	—	100	normal	Keine
L.S.	22	negat.	negat.	2′	352000	9′ 15″	92	normal	Hämoptoe
L.J.	52	negat.	negat.	1′	600000	13′	—	normal	Polycyt. vera. Milzvergr. Schwere Nasen-u. Hämorrhoid.-blutung
M.Bl.	16	+++	++	12,5′	224000	11′ 36″	96	normal	Nasenblut.,verl. Menstr.blut.
Gö.J.	17	+++	+++	15,5′	276000	8′	96	verläng.	Nasenblut.Hämat. Massenh. Petech.
Ha.J.	14	+	(+)	5′	241000	7′ 56″	92	etwas verläng.	Bauch, Brust

Therapie. Für die Therapie werden allgemeine Maßnahmen durch Blut- oder Plasmatransfusionen erfolgreich sein. Milzexstirpationen sind wegen der starken Nachblutung kontraindiziert. Lokal günstige Wirkungen haben Thrombin-lösungen (z. B. *Topostasin*) durch Auftropfen, Druckverbände oder Injektionen von Thrombin in die Umgebung einer Wunde mit feinster Nadel, wobei unbedingt Gefäßpunktionen wegen der lokalen Gerinnungsgefahr vermieden werden müssen.

---

[1] Blutungszeit normal 2—2,5 min.
[2] Thrombocytenzahl nach FONIO (normal 200000—300000).
[3] Coagulationszeit nach PETREN (normal bis 8 min).
[4] Prothrombinindex.
[5] Thromboplastin-Generation-Test nach BIGGS-MACFARLANE.

Neuerdings werden mit Erfolg (HEILMEYER) vielerorts auch vor Operationen zur Prophylaxe Plättcheninfusionen angewendet.

So hat NISSEN in Basel eine Thrombopathiekranke vor einer erfolgreich durchgeführten Ulcus duodeni-Operation mit Plättcheninfusionen behandelt. Bei dieser Therapie ist zu beachten, daß blutgruppengleiche Thrombocyten angewandt werden, da die Thrombocyten, wie wir mit GENERICH (*25*) schon 1938 nachwiesen, Blutgruppenspezifität besitzen und in das Blutgruppensystem A-B-0 eingeordnet werden können.

Die Thrombopathie ist eine schwere Erbkrankheit. Von Eheschließungen mit Angehörigen aus Familien mit thrombopathischer Bluteranlage ist namentlich dann abzuraten, wenn beide Gatten aus Sippen mit Thrombopathieanlage stammen.

Literatur.

1. LEHMANN, W.: Monographie „Hämorrhagische Diathesen". Wien: Springer-Verlag 1955.
2. HESS, A. F.: Arch. Int. Med. **17**, 203 (1916).
3. KRÖMEKE, F.: Dtsch. med. Wschr. **1922**, 1102.
4. BUCKMAN, T. E.: Amer. J. Med. Sci. **175**, 307 (1928).
5. MINOT, G. R.: Amer. J. Med. Sci. **175**, 301 (1928).
6. GIFFIN, C. F.: Giorn. Clin. Med. **28**, 9 (1947).
7. LITTLE, W. D., and W. W. AYRES: J. Amer. Med. Assoc. **91**, 1251 (1928).
8. ROTHMAN, P. E., and N. K. NIXON: J. Amer. Med. Assoc. **93**, 1, 15 (1929).
9. ROSLING, E.: Acta med. scand. (Stockh.) **72**, 104 (1929).
10. GLANZMANN, E.: Jb. Kinderheilk. **83**, 271, 379 (1916); 88, 1, 113 (1918).
11. WILLEBRAND, E. v.: Finska läk. sällsk. handl. **68**, 77 (1926).
12. MORAWITZ, P., u. R. JÜRGENS: Münch. med. Wschr. **1930**, 2001.
13. JÜRGENS, R.: Erg. inn. Med. **1937**, 795.
14. WILLEBRAND, E. v., u. R. JÜRGENS: Klin. Wschr. **1933**, 414; Dtsch. Arch. klin. Med. **175**, 453 (1933).
15. WILLEBRAND, E. v., R. JÜRGENS u. U. DAHLBERG: Finska läk. sällsk. handl. **76**, 193 (1934).
16. WILLEBRAND, E. A. v., u. J. OLIN: Nord. Med. **1939**, 1743.
17. FARBER, J. E.: Amer. J. Med. Sci. **188**, 815 (1934).
18. MACFARLANE, R. G.: Quart. J. Med. **10**, 1 (1941).
19. ESTREN, S., L. S. MÉDAL and W. DAMESHEK: Blood **1**, 6, 504 (1946).
20. IMERSLUND, O.: Acta paediatr. (Stockh.) **34**, 315 (1947).
21. O'BRIEN, J. R.: Third internat. Congress of Hematol., p. 506. Cambridge: Grune et Stratton N. Y. 1950.
22. FAVRE-GILLY, J., J. HIRSCH, W. DAMESHEK et J. PRATT: Sang **21**, 8 (1950).
23. VAN CREVELD, S., and M. M. P. PAULSSEN: Lancet **1951** II, 242; 1952 I, 23; VAN CREVELD, S.: Schweiz. med. Wschr. **82**, 399 (1952).
24. MARX, R.: Verh. dtsch. Ges. inn. Med. 60. Kongreß 1954.
25. GENERICH, H.: Inaug.-Diss. Berlin 1938.

L'hérédité des afibrinémies et des fibrinopénies.

Par

L. REVOL (Lyon/France).

Avec 6 figures.

Parmi les diathèses hémorragiques constitutionnelles et héréditaires, dues à un défaut de fibrine (ou de fibrinogène), nous avons longtemps opposé avec CROIZAT et FAVRE-GILLY:

L'afibrinémie (ou afibrinogénémie), dont actuellement existent environ 30 cas publiés, qui se caractérise par l'absence de toute trace dosable de fibrinogène, l'incoagulabilité totale du sang, la gravité des hémorragies et du pronostic.

L'hypofibrinémie ou *fibrinopénie*, dont les observations sont moins nombreuses et qui se caractérisent par un taux de fibrinogène compris entre 0,15 et 0,50⁰/₀₀, par la coagulation sous forme de microcaillot, par une gravité moindre des accidents.

Sur le plan clinique et hématologique les frontières ne sont pas toujours aussi nettement tranchées entre les 2 syndromes, soit que l'on trouve, au moins par moments, des traces de fibrinogène (inférieures il est vrai à 0,15⁰/₀₀) dans les afibrinémies (CAUSSADE; CAMELIN et REVOL) soit même, que certains afibriné-miques présentent par périodes des taux plus élevés de fibrinogène (BIDDAU et AMMANITI, PEINATI et GAIDANO).

Sur le plan génétique, qui nous interesse ici, nous allons voir également que les frontières ne sont pas aussi franches qu'on le pensait initialement, à condition de faire intervenir dans la transmission de la tare certaines fibrinopénies dis-crètes, dénuées de traduction clinique.

Conceptions génétiques initiales — Opposition des 2 diathèses.

De prime abord, et c'était notre opinion avec FAVRE-GILLY en 1947, les 2 diathèses semblent s'opposer formellement par leurs caractères héréditaires:

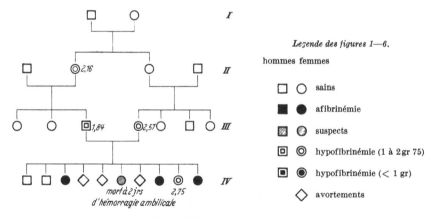

Fig. 1. Afibrinémie (CAUSSADE).

L'afibrinémie paraît liée à un caractère récessif, dont la preuve est apportée par les faits suivants, bien visibles sur les figures 1 et 2:

absence à peu près constante d'accidents hémorragiques chez les ascendants,

fréquence relative des accidents hémorragiques et de l'afibrinémie chez les frères et soeurs (10 frères ou soeurs présentant des accidents graves souvent mortels, en particulier des hémorragies ombilicales à la naissance (4 cas), avec ou sans afibrinémie confirmée, parmi les 16 observations que nous avons dépouil-lées à ce point de vue),

fréquence considérable de la *notion de consanguinité des parents*, que l'on retrouve 12 fois sur 24 cas étudiés à ce point de vue, soit dans *une proportion de 50%*.

Cette proportion est particulièrement impressionnante et constitue un des meilleurs arguments en faveur d'un gène récessif non lié au sexe et d'une particulière rareté.

L'hypofibrinémie au contraire, semble liée à un caractère dominant:

Les ascendants, sans être constamment malades, présentent souvent une tendance hémorragique ou des accidents plus graves (Revol, Mme Borel et Perrin) et les descendants sont souvent touchés.

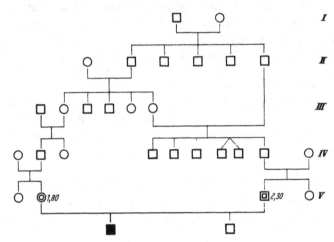

Fig. 2. Afibrinémie (Camelin et Revol).

Les frères et soeurs sont atteints avec une fréquence particulière puisque parmi toutes les observations, celles de 4 auteurs sur 8 (Wolff; Severino; Heinild; Revol, Mme Borel et Perrin) concernent des fratries.

Dans aucun cas, on ne trouve de consanguinité des parents.

Tous ces caractères apparaissent bien dans le tableau généalogique de la

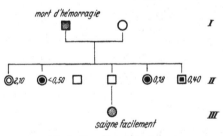

Fig. 3. Hypofibrinémie (Revol).

famille que nous avons observée avec Mme Borel et Perrin (fig. 3); le fait que dans ce tableau un sujet apparaisse indemne alors que sa fille est malade, n'est pas contre l'hypothèse d'un gène dominant, car on connaît bien cette possibilité d'une génération sautée, tenant à la pénétrance plus ou moins grande du gêne.

Conceptions génétiques permettant le rapprochement des 2 diathèses.

Schönholzer (fig. 4) le premier, attire l'attention sur le fait que dans les familles des malades atteints d'afibrinémie on trouve très souvent chez les ascendants directs ou les collatéraux, un taux de fibrinogène inférieur à la normale et situé autour de 2 grs voire à 0,50 g; ceci a été confirmé par beaucoup d'auteurs, aussi bien dans les cas avec consanguinité des parents [MacFarlane (fig. 5)]; Pinniger et Prunety; Polonowski; Caussade; Mahoudeau; Camelin et

REVOL) que dans les cas sans consanguinité (HENDERSON; REVOL et FAVRE-GILLY (fig. 6); PRENTICE; DA SILVA et THANAHALASUNDARAM; FRICK et McQUARRIS).

La tare transmissible ne serait alors pas franchement récessive, mais présenterait ce caractère „intermédiaire" que l'on connaît en génétique; les *porteurs hétérozygotes* auraient une forme atténuée de la maladie, se traduisant au seul laboratoire par une fibrinopénie modérée, tandis que les *porteurs homozygotes* (nés ou non d'un mariage consanguin) présenteraient la forme majeure afibrinémique, la transmission étant du même type que celle observée dans la thalassémie.

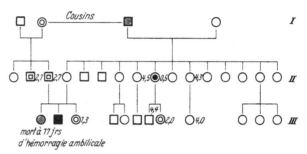

Fig. 4. Afibrinémie (SCHÖNHOLZER).

Cette argumentation peut être critiquée et, pour qu'elle soit valable, il faut admettre qu'une fibrinémie située autour de 2 grs est pathologique et constitue une tare transmissible. Or, des statistiques étendues montrent que les taux inférieurs à 3 grs ne sont pas rares et que, chez les mêmes sujets, des examens

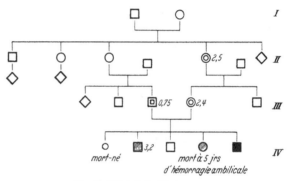

Fig. 5. Afibrinémie (MACFARLANE).

répétés à quelques semaines ou quelques mois d'intervalle, donnent des résultats très variables, passant facilement de 2 à 4 grs; dans ces conditions, il peut paraître difficile d'admettre qu'un taux de 2 grs, trouvé à un seul examen chez les parents d'un afibrinémique, constitue réellement une tare fixe et transmissible.

Si, d'autre part, les fibrinémies de 2 grs sont fréquentes, beaucoup de couples devraient être hypofibrinémique par le seul fait du hasard et avoir des enfants homozygotes afibrinémiques; on ne s'expliquerait alors ni la rareté de l'afibrinémie, ni surtout l'extraordinaire proportion de mariages consanguins observée chez les parents des sujets malades.

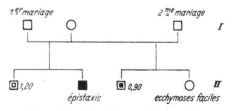

Fig. 6. Afibrinémie (REVOL et FAVRE-GILLY).

Ces critiques faites à l'hypothèse de SCHÖNHOLZER ont une certaine valeur. Cependant, un fait demeure, essentiel à nos yeux: si une fibrinopénie inférieure à 2 grs est en effet assez banale, elle ne se rencontre tout de même pas avec une fréquence supérieure à 17% (statistique personnelle des examens faits chez des malades de toutes catégories dans le service du Professeur CROIZAT en eliminant les hyperfibrinémies des infections et des maladies thrombosantes); au contraire, si l'on prend l'ensemble des 30 cas d'afibrinémie, on trouve que, sur les 22 cas où la recherche a été effectuée, 13 fois (59%) les parents du malade ont l'un et l'autre, ou l'un ou l'autre, un taux de fibrinogène inférieur à 2 g 75. Un autre mode de calcul péchant cette fois par défaut montre que sur 44 parents directs 16 au moins (36%) sont hypofibrinémiques. Cette donnée statistique indubitable fait penser qu'il existe chez eux un gène particulier, ayant pour conséquence d'entraîner une diminution du fibrinogène; il est difficile de ne pas admettre que cette même tare soit à l'origine de l'afibrinémie des descendants, du moment où le hasard ou la consanguinité les rendent homozygotes.

Si beaucoup d'autres couples sont également fibrinopéniques et n'ont pas de descendance afibrinémique, c'est que la fibrinopénie, chez eux, relève peut-être de tout autre chose (autre tare, circonstance extérieure) que du gène responsable de l'afibrinémie. Il ne faut pas oublier, en effet, que l'hypofibrinémie n'est qu'un signe grossier, pouvant traduire une tare transmissible, mais pouvant relever aussi de bien d'autres facteurs, et que ce n'est pas le gène lui-même mais sa simple manifestation visible, que l'on recherche en dosant le fibrinogène.

Si nous pouvons donc penser que l'afibrinémie constitutionnelle relève de la transmission homozygote d'un gène, dont la présence chez les hétérozygotes ne se traduit que par une diminution légère du fibrinogène, sans manifestation hémorragique, peut on aller plus loin et rattacher au même gène les cas de grave hypofibrinémie hémorragique, compris en général entre 0 g 15 et 0 g 50⁰/₀₀ ? Nous avons déjà vu que cette tare, en apparence différente de la grande afibrinémie, était liée à un caractère dominant (Revol, Mme Borel, Perrin); si l'afibrinémie est elle-même liée à un gène dominant, ou tout au moints intermédiaire, peut on penser que c'est le même ?

De prime abord, on serait tenté de répondre par la négative, car on ne trouve pas d'afibrinémique dans les familles d'hypofibrinémie hémorragique et inversement dans les familles d'afibrinémiques on trouve seulement des hypofibrinémies modérées, non hémorragiques, et pas d'hypofibrinémie au-dessous de 0,50⁰/₀₀. En somme, à un examen très objectif des faits jusqu'ici connus, il semble qu'il existe 3 ordres de faits:

des grandes hypofibrinémies hémorragiques avec un taux inférieur à 0,50⁰/₀₀ et des accidents sévères;

des hypofibrinémies discrètes ($> 0,5⁰/₀₀$), peu hémorragiques, mais très fréquentes dans les familles des afibrinémies;

enfin, des afibrinémiques totaux, très graves, dus au cumul de deux tares récessives, et n'ayant en apparence aucun rapport avec les grandes hypofibrinémies puisque aucune grande hypofibrinémie ne se retrouve dans les familles d'afibrinémies.

En fait, nous pensons qu'on peut franchir le pas séparant aussi nettement ces divers faits et considérer qu'il existe *une seule tare fibrinopénique transmissible comme un facteur dominant;* en général hétérozygote, cette tare est en outre le plus souvent suffisamment discrète pour demeurer cliniquement latente et ne se traduire qu'au laboratoire, sauf révélation possible par un état infectieux etc. (Schönholzer); de temps à autre, mais très rarement et probablement par le fait d'une augmentation de la pénétrance du gène, l'hypo-fibrinémie devient plus intense, descend au-dessous de 0,50 au moins chez quelques membres de la famille (d'autres membres de la famille présentent seulement une hypofibrinémie discrète, comme dans la famille observée par REVOL et Mme BOREL) et se traduit alors cliniquement par un grand syndrome hémorragique; parfois enfin, très rarement aussi, se produit la conjonction, du fait du hasard ou de la consanguinité, de deux facteurs hypofibrinémiques hétérozygotes, qui, devenant homozygotes, entraînent la grande afibrinémie. Cette conception explique que l'afibrinémie, tare en apparence récessive, révélée par consanguinité le plus souvent, arrive à être aussi fréquente que la grande hypofibrinémie, tare pourtant dominante; c'est que l'une n'est que le fait d'un concours de circon-stances, l'autre d'un degré anomalement élevé de l'anomalie transmissible et que ces deux éventualités sont au fond aussi exceptionnelles l'une que l'autre dans une vaste diathèse qui n'est pas très rare et qui est l'hypofibrinémie discrète.

Pour que cette hypothèse reçoive confirmation, il serait nécessaire que l'on observe des familles dans lesquelles la grande hypofibrinémie se retrouve à côté de l'afibrinémie complète, la dernière étant un degré anomalement élevé de la première, la seconde étant au contraire la réunion chez le même sujet de deux gènes hypofibrinémiques. Tant qu'un tel fait n'aura pas été rencontré, on pourra nier cette hypothèse génétique commune et continuer à opposer, comme deux maladies différentes, la grande afibrinémie, tare récessive favorisée par la con-sanguinité et l'hypofibrinémie hémorragique, tare familiale à caractère dominant.

Quantitative Bestimmungen von Faktor VIII (antihämophilem Globulin) und Faktor IX (Christmas Factor, PTC) bei Blutersippen.

Von

M. GEIGER, F. DUCKERT u. F. KOLLER (Zürich/Schweiz).

Mit 2 Abbildungen.

Der Thrombokinasebildungstest nach BIGGS und MACFARLANE, der von uns modifiziert wurde, gestattet zwar die Diagnose der Hämophilie A und B mit großer Sicherheit zu stellen, gibt jedoch keinen Aufschluß über den Grad der vorliegenden Gerinnungsstörung. Wir suchten daher diese Methode so abzu-ändern, daß sich auch quantitative Anhaltspunkte daraus gewinnen ließen. Als Maß für die Konzentration des antihämophilen Globulins schien uns in erster Linie die kürzeste im Test gemessene Gerinnungszeit in Betracht zu kommen. Die Unterschiede, die wir bei stark differentem Faktor VIII-Gehalt nachweisen konnten, erwiesen sich aber als so gering, daß sie oft die Fehlergrenze der Methode nicht überschritten. Wir wandten uns daher dem Prinzip der Einstufenmethode zu. Naturgemäß konnte dabei nicht — wie bei der QUICKschen Anordnung — eine wäßrige Aufschwemmung von Gehirnsubstanz Verwendung finden, sondern es mußte der Thrombocytenfaktor 3 oder ein entsprechendes Lipoid benutzt werden, d. h. ein Faktor, der zusammen mit den Faktoren VIII, IX und X sowie Calcium die Blutthrombokinase bildet. Wir verwendeten anstelle des Plättchen-faktors einen Chloroformextrakt aus Gehirnthrombokinase, da dessen Herstellung weniger zeitraubend ist. Das Prinzip der Einstufenmethode ist dasselbe wie bei der ursprünglichen Quickschen Methode: Sämtliche Gerinnungsfaktoren mit Ausnahme des zu bestimmenden, werden konstant gehalten.

Die Bestimmung des Faktors VIII.

Wir suchten diese Bedingung für diesen Faktor zunächst dadurch zu erreichen, daß wir gealtertes Plasma, in welchem die Faktoren V und VIII weitgehend fehlen, verwendeten. Die Methode erwies sich jedoch als nicht zuverlässig genug, da das Fibrinogen meist ebenfalls verändert ist, und der Faktor V bei der Thrombokinasebildung möglicherweise doch eine Rolle spielt. Aus diesem Grunde gingen wir, in Anlehnung an Brinkhous (2), dazu über, anstelle von gealtertem Plasma Hämophilie A-Plasma zu verwenden. Im einzelnen gehen wir folgendermaßen vor:

Reagentien.

1. **Hämophilie A-Oxalatplasma.** In ein silikonisiertes Zentrifugenröhrchen werden zu 1 cm³ 1/10 m Natrium-Oxalat aus der Cubitalvene 9 cm³ Blut mittels einer Flügelnadel direkt entnommen. Nachdem das Plasma auf das Vorliegen einer unkomplizierten Hämophilie A untersucht wurde, frieren wir es nach Zentrifugieren von 20 min bei 3000 Touren/min in einer auf 4° C gekühlten Zentrifuge in Mengen von ungefähr 1 cm³ im Tiefkühler ein.

2. **Zu untersuchendes Plasma.** Entnahme und Zentrifugieren gleich wie bei Hämophilie A-Oxalatplasma beschrieben. Die Methode nach Brinkhous arbeitet mit an $BaSO_4$-adsorbiertem Plasma. Die Werte bleiben nach beiden Methoden dieselben, doch hat unsere Modifikation den Vorteil, die unsichere $BaSO_4$-Adsorption zu vermeiden. Zur Aufstellung der Standardkurve wird Normalplasma verwendet, d. h. Plasma, das dem Durchschnittswert von Gesunden an Faktor VIII am nächsten kommt.

3. **Normal-Serum.** Nativblut wird nach vollständiger Gerinnung 2 Std. bei 37° C inkubiert und das Serum, sofern der Prothrombinverbrauchstest tiefe Werte von unter 3% ergibt, nach Zentrifugieren von 20 min bei 3000 Touren pro min in Mengen von 0,2 cm³ eingefroren.

4. **Chloroform-Hirnextrakt** [vgl. Bell und Alton (4)]. Von einem möglichst frischen Menschenhirn werden die Hirnhäute abgezogen. Die graue Substanz wird abpräpariert und analog der Herstellung der für die Quickbestimmung verwendeten Hirnthrombokinase in einem Mörser unter Aceton getrocknet. Mehrmaliges Wechseln des Acetons und ständiges Zerreiben der grauen Substanz, bis die gummiartige Konsistenz verschwunden ist, führen zu einer Suspension von feinen Flöckchen. Das Aceton wird durch ein Glasfilter mit einer Wasserstrahlpumpe abgesogen, der Rückstand mit Aceton nachgespült und das erhaltene Kinasepulver zuerst an der Luft getrocknet. Das trockene Pulver kann im Kühlschrank im dichtgeschlossenen Glasfläschchen monatelang aufbewahrt werden. Zur Herstellung des Chloroformextraktes wird von diesem Thrombokinasepulver 1 g abgewogen. Dann wird es zu 20 cm³ Chloroform gegeben und während 20 min bei Zimmertemperatur mehrmals aufgerührt. Das Chloroform-Kinase-Gemisch wird darauf durch ein feines Papierfilter passiert und mit weiteren 30 cm³ Chloroform nachgespült. Das Filtrat wird in einer Glasschale über Wasserdampf vorsichtig eingetrocknet. Der kleine fettigkrustige Rückstand wird vorerst in wenigen Tropfen physiol. Kochsalzlösung

durch Reiben mit einem Glasstab in Emulsion gebracht. Nach und nach wird unter ständigem Zerreiben der Fettklümpchen mehr NaCl zugegeben, bis schließlich 50 cm³ einer gleichmäßigen Emulsion entstanden sind, die in Mengen von 0,2 cm³ im Tiefkühler eingefroren wird.

5. **Calciumchlorid-Lösung.** Verwendet wird eine 1/40 m CaCl₂-Lösung.

Methodik.

Das Hämophilie A-Plasma, das zu untersuchende Plasma und der 1:100 mit Veronal-Acetat-Puffer (p_H 7,3) verdünnte Chloroform-Hirnextrakt werden nach dem Auftauen in einer mit Eiswasser gefüllten Wanne aufbewahrt. Das Normalserum wird sofort nach dem Auftauen im Test gebraucht. Die Gerinnungszeit wird in einem Zentrifugenröhrchen von 10mal 1 cm bei 37° C mit einem Platindraht bestimmt. Es werden ins Röhrchen abpipettiert:

0,1 cm³ Häm. A-Plasma,

0,1 cm³ Normalserum,

0,05 cm³ Test-Plasma unverdünnt (evtl. 1:10),

0,1 cm³ Chloroform-Hirnextrakt 1:100 bis 1:10000;

obiges Gemisch wird 30 sec bei 37° C inkubiert, dann mit 0,1 cm³ CaCl₂-Lösung recalcifiziert und die Gerinnungszeit bestimmt. Es werden immer Doppelbestimmungen ausgeführt, um gröbere Fehler auszuschließen. Werden die Werte der Normal-Plasma-Bestimmungen (unverdünnt, 1:10 und 1:100 verdünnt) in ein einfach logarithmisches Koordinatensystem eingetragen (Abszisse: F. VIII in Prozent der Norm, Ordinate: Gerinnungszeit in Sekunden), so entsteht angenähert eine Gerade (Abb. 1).

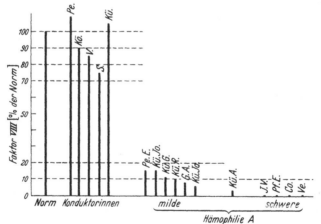

Abb. 1. Quantitative Bestimmung des Faktors VIII (= AHG = antihäm. Globulin).

In dieser graphischen Darstellung ist auf der Ordinate der Faktor VIII in Prozent der Norm aufgetragen. Das eingezeichnete Normal-Plasma entspricht einem Durchschnittswert. Auffallend sind die durchwegs normalen Werte der fünf Konduktorinnen, die alle bei uns untersuchte, sichere Bluter geboren haben. Bei den Hämophilie A-Fällen lassen sich zwei Gruppen unterscheiden: 1. die milden Bluter mit 3—15% und 2. die schweren, die nur noch Spuren von Faktor VIII aufweisen (unter 1%). Vergleicht man die Faktor VIII-Werte dieser Bluter mit ihren klinischen Erscheinungen, so zeigt sich eine deutliche

Parallelität. Alle aufgeführten schweren Bluter weisen die klassischen Symptome auf, während bei den milden Hämophilie A-Fällen meist nur Nachblutungen nach Zahnextraktionen oder operativen Eingriffen auf eine Hämophilie hinweisen. Interessant sind die ähnlichen Werte innerhalb der gleichen Blutersippe: so bei der Familie Kü. etwa 10% (3—15%) und bei der Sippe, welcher Pe. E. und auch G. A. angehören (etwa 8%).

Bestimmung des Faktors IX.

Um den Gehalt eines Serums (oder Plasmas) an Faktor IX genauer angeben zu können, als dies mit dem Thromboplastin-Generations-Test möglich ist, haben wir folgende Einstufenmethode entwickelt:

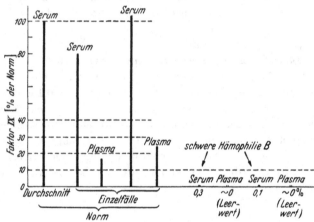

Abb. 2. Quantitative Bestimmung des Faktors IX (Christmas Factor).

Reagentien.

1. **Häm. B-Oxalat-Plasma.** Entnahme und Präparation wie unter Häm. A-Oxalatplasma bereits erwähnt.

2. **Chloroform-Hirnextrakt.** Siehe Faktor VIII-Bestimmung.

3. **Calciumchlorid-Lösung.** Siehe Faktor VIII-Bestimmung.

4. **Zu untersuchendes Serum u. Normalserum.** Nativblut wird nach vollständiger Gerinnung 2 Std. bei 37° C inkubiert. Vorversuche zeigten, daß der meist höhere Prothrombinspiegel des path. Serums keinen Einfluß auf die Einstufenmethode hat. Beim Normalserum (für die Eichkurve) achten wir allerdings darauf, daß der Prothrombinverbrauchs-Test Werte unter 3% angibt. Nach dem Zentrifugieren von 20 min bei 3000 Touren/min werden Mengen von 0,2 cm³ eingefroren. Wichtig ist es, die Seren auf absolute Thrombinfreiheit zu prüfen.

Methodik.

Bestimmungen bei 37° C. In ein Zentrifugen-Röhrchen von 10 mal 1 cm werden abpipettiert:

0,1 cm³ Häm. B-Plasma,

0,1 cm³ Path. Serum 1:10 mit Puffer verdünnt,

0,1 cm³ Chloroform-Hirnextrakt 1:100 bis 1:10000 verdünnt;

nach Inkubation von 30 sec wird mit

0,1 cm³ CaCl₂ recalifciziert und die Gerinnungszeit bestimmt.

Zur Herstellung der Eichkurve werden Bestimmungen gemacht mit verschiedenen Normalserumverdünnungen, ausgehend von $1:10 = 100\%$ Faktor IX. Die Werte liegen beim Auftragen auf doppelt logarithmischem Papier nahezu auf einer Geraden.

Mit dieser Methode läßt sich auch der Gehalt des Plasmas an Faktor IX bestimmen, nur finden sich etwa 4—5 mal tiefere Werte als im entsprechenden Serum.

Als Normalwerte erhalten wir mit unserem Chloroformextrakt für Serum etwa 50 sec (entsprechend 100% Faktor IX), für Plasma etwa 110 sec (entsprechend $15—20\%$ Faktor IX). Bei einer schweren Hämophilie B wurde eine Gerinnungszeit von 400 sec im Serum und 800 sec im Plasma beobachtet. Diese Werte entsprechen einem Faktor IX-Gehalt unter 1%.

Zusammenfassung.

1. Es wird eine Einstufenmethode zur quantitativen Bestimmung des antihämophilen Globulins (Faktor VIII) angegeben, die sich an die Methode von BRINKHOUS anlehnt. Bei schweren Blutern wurde nach den bisherigen Untersuchungen ein Faktor VIII-Gehalt im Plasma von unter 1% festgestellt, bei leichteren Blutern ein solcher bis maximal 15%. Die quantitative Bestimmung des Faktors VIII ist zur Beurteilung einer Hämophilie sowie zur Prüfung therapeutischer Maßnahmen sehr wertvoll.

2. Eine Einstufenmethode zur Bestimmung des Faktors IX $(= \text{PTC} = \text{Christmas Factor})$ im Serum und im Plasma wird beschrieben.

Literatur.

1. DUCKERT, F., and F. KOLLER: A Modification of the Thromboplastin-Generation-Test. Acta haematol. (Basel) **12**, 197—202 (1954).
2. BRINKHOUS, K. M., and R. D. LANGDELL: Effect of Antihemophilic Factor in One-Stage Clotting Tests. J. Labor. a. Clin. Med. **41**, No. 4, 637—647 (1953).
3. MILLS, C. A.: Blood Clotting Studies in Hemophilia. Amer. J. Physiol. **76**, 632—641 (1926).
4. BELL, W. U., and H. G. ALTON: Brain Extract as a Substitute for Platelet Suspensions in the Thromboplastin Generation-Test. Nature (London) **174**, 880 (1954).

Possibilité d'hémophilie de différents types dans une même famille.

Par

J. VANDENBROUCKE, M. VERSTRAETE et R. VERWILGHEN
(Louvain/Belgique).

Nous avons observé, chez un de nos malades, une déficience simultanée en globulines anti-hémophiliques et en facteur Christmas. Il s'agit donc d'une combinaison d'hémophilie du type A et du type B. De tels cas, quoique fort rares, ont déjà été décrits. Si nous tenons à en parler ici, c'est que, parmi les proches parents de ce malade, nous avons découvert deux cas d'hémophilie A.

Le malade, un jeune intellectuel âgé de 23 ans, n'a pas souffert d'hémorragies graves, durant son enfance. Cependant, le moindre coup provoque des hématomes, et des saignements de nez furent fréquents. A l'âge de 18 ans, après une appendicectomie de fortes hémorragies nécessitent plusieurs transfusions. Un an plus tard, un coup reçu sur la tête amène un grand hématome, et à l'âge de 22 ans il constate, durant cinq à six jours, une hématurie macroscopique.

L'examen de la crase sanguine nous fournit des résultats normaux quant au nombre des thrombocytes, la rétraction du caillot, le temps de saignement et le temps de Quick. Les temps de coagulation et de récalcification sont modérément allongés. La consommation de la prothrombine durant la coagulation est abaissée.

Le Thromboplastin Generation Test démontre un manque simultané de globuline anti-hémophilique et de Christmas factor.

La formation de thromboplastine dans le plasma du malade est anormalement basse. En remplaçant les différents composants du mélange où se forme la thromboplastine par des fractions analogues prélevés sur du sang normal, on ne parvient pas à obtenir une formation normale de thromboplastine. Ce n'est qu'en remplaçant simultanément la globuline anti-hémophilique et le sérum (source de convertine et de Christmas factor) par des fractions normales, qu'il est possible d'obtenir une formation de thromboplastine satisfaisante. Les temps de Quick et le dosage spécifique de la convertine donnant des résultats normaux il est permis d'admettre que c'est l'absence du Christmas factor qui est cause de la formation insuffisante de thromboplastine lorsque le sérum du malade est utilisé dans le Thromboplastin Generation Test.

D'autre part, il nous a été possible d'exclure qu'il s'agisse ici d'un manque de Plasma Thromboplastin Antecedent de Rosenthal. En effet, l'addition de sérum normal traité au sulfate de baryum et qui contient encore le "plasma thromboplastin antecedent", n'a aucun effet sur la formation de thromboplastine chez le malade.

En effectuant des temps de récalcification sur des mélanges de plasma du malade et de plasma normal nous avons pu constater que la présence d'anticoagulants est exclue.

L'addition de plasma d'un hémophile A et d'une personne atteinte de maladie de Christmas ne raccourcit pas les temps de récalcification chez notre malade.

Deux cousins-germains de notre malade sont des hémophiles du type A. Il s'agit des fils de deux soeurs de la mère de notre malade. Les résultats des tests de la coagulation sont ici absolument caractéristiques de l'hémophilie classique: temps de récalcification et de coagulation allongés, consommation insuffisante de la prothrombine durant la coagulation, Thromboplastin Generation Test pathologique redevenant normal par addition de globuline antihémophilique.

Nous devons encore signaler que le syndrome hémorragique était nettement plus prononcé chez l'un de ces derniers malades que chez le cousin où un manque simultané de globuline antihémophilique et de facteur Christmas existaient.

Nous trouvons donc, dans une même famille, trois cousins-germains atteints de diathèse hémorragique: chez le premier il existe un manque simultané de globuline anti-hémophilique et de facteur Christmas, bien que le syndrome hémorragique ne soit pas fort prononcé; un second malade est atteint d'une forme grave d'hémophilie du type A, tandis que chez le troisième membre de cette famille l'hémophilie ne provoque que des symptômes modérés.

Erfahrungen im Bereiche der "Haemophilia Society".

Von

E. Neumark (London/England).

Die "Haemophilia Society" wurde während des letzten Krieges gegründet und ist seitdem rasch gewachsen. Sie erfaßt jetzt ungefähr 700 Mitglieder; 500 sind Bluter und die anderen sind deren Verwandte, Freunde und andere interessierte Leute wie Ärzte und befreundete Ratgeber. Die Mitglieder sind über das ganze Gebiet der Britischen Inseln verstreut. Der erste ärztliche Ratgeber war Sir Almroth Wright, der bekannt war für die Typhus-Inoculation und für seine damals neue Methode zur Bestimmung der Gerinnungszeit (Wright and Colebrook, 1921). Wright war immer an der Hämophilie interessiert und hatte oft jüngere Bluter in seinem Hause beherbergt, um ihre Reaktionen zu studieren. Später hat er sich fast ausschließlich der Bakteriologie gewidmet und das Department of Inoculation, später das Wright-Fleming-Institute am St. Mary's Hospital gegründet. Die Haemophilia Society wird von einem Komitee geleitet, das hauptsächlich aus Blutern besteht. Seit 1954 hat Sir Lionel Whitby das Präsidium übernommen und daraufhin hat die Vereinigung große Fortschritte gemacht. Gruppen in Manchester, Newcastle, Birmingham, London, Süd-England und Schottland sind gegründet worden, welche sozialen Kontakt für die Bluter und deren Familien ermöglichen. Derartige Aktivitäten helfen den Blutern hauptsächlich psychologisch sehr viel. Es ist immer sehr gut, wenn die schwer betroffenen und seelisch bedrückten Bluter andere treffen, die trotz ihrer Krankheit Fortschritte im Leben gemacht haben. Andererseits können sich diejenigen, die es wollen, mit anderen über ihre Krankheit unterhalten und Erfahrungen austauschen.

Die Haemophilia Society hat enge Fühlung mit der Haemophilia Foundation of America und hat auch bereits in mehreren anderen Ländern dazu beigetragen, ähnliche Vereinigungen zu gründen. In Frankreich wurde die *Société Française des Hémophiles* im April 1955 unter dem Ehren-Präsidium von Dr. J. P. Soulier gegründet. Die Haemophilia Society hat natürlich ihre fast 20 französischen Mitglieder der französischen Vereinigung abgetreten. In Holland und in Australien haben sich die Bluter in gleichartigen Vereinigungen zusammengeschlossen.

Es war möglich, mit dem Ministry of Health Fühlung zu nehmen und dadurch sind verschiedene Fragen geklärt worden; betreffend die hämophilischen Kinder ist mit dem Ministry of Education verhandelt worden. Die Probleme der motorisierten Krankenwagen und die Frage der Erholungsheime für Bluter sowie die Ausbildung und Rehabilitation der chronisch Erkrankten wurden an anderer Stelle behandelt. Die Haemophilia Society hat auch einen Fürsorge-Fonds, der aber nur klein ist, und deshalb nur kleinere Anleihen oder Geschenke machen kann.

Fragen medizinischer Natur werden hauptsächlich an andere Ärzte und besonders an andere Hämatologen weitergeleitet.

Seit etwa einem Jahre werden verschiedene Gesichtspunkte durch Fragebogen erfaßt, die an die Bluter oder deren Eltern geschickt werden. Etwa 200 ausgefüllte Fragebogen, die insgesamt 7 Seiten umfassen, sind bis jetzt durchmustert worden. In vielen Fällen war es möglich, persönlich Fühlung zu nehmen, was besonders wichtig war, wenn es sich um Fragen des Stammbaums handelte. Etwas über die Hälfte aller Fälle scheinen sporadisch zu sein; jedenfalls konnte man in diesen Familien keine anderen Fälle nachweisen. In einigen Fällen wurde behauptet, daß Frauen von der Bluterkrankheit befallen waren.

Etwa ein Viertel aller Fälle haben Blut-Transfusionen bekommen, aber nur eine sehr kleine Anzahl wußten ihre Blutgruppe. Alle möglichen Medikamente sind angewendet worden und wurden mit sehr unterschiedlichen Erfolgen angezeigt. Etwa die Hälfte glaubt, daß während einer Blutung Kälte hilft, aber etwa ein Drittel glaubt, daß heiße Umschläge besser seien.

Die meisten Bluter wurden während des ersten Lebensjahres entdeckt, besonders nach Blutungen durch einen Fall oder eine kleinere Operation, wie z. B. die Beschneidung, verursacht. Eine grün-rote Blindheit konnte nur in 2 Fällen festgestellt werden. Die Schwere der Fälle ist sehr verschieden und hängt besonders von den Komplikationen ab. Eine kleine Anzahl der Bluter ist vollkommen hilflos, meistens durch Gelenks- oder Muskelstörungen. Die Frage der Periodizität der Hämophilie, die besonders von Weil (1946) schon seit vielen Jahren hervorgehoben wurde, konnte auch nicht eindeutig durch die eingesandten Fragebogen geklärt werden. Mehr als die Hälfte meinten, daß die Bluterkrankheit Remissionen und Relapse aufzeigt, viele dachten, daß die Krankheit im allgemeinen schlimmer im Winter sei, eine kleine Anzahl behaupteten, daß, abgesehen von der jährlichen Periodizität, auch eine monatliche Schwankung bestände, ähnlich der weiblichen Menstruation, aber eine wirklich regelmäßige Auf- und Abbewegung der Tendenz zum Bluten wurde von einigen nur unverläßlich behauptet.

Zur Frage der Erziehung konnte festgestellt werden, daß nur 3 Erwachsene eine richtige, teilweise akademische Bildung durchgemacht hatten. Es muß aber klargelegt sein, daß etwa die Hälfte weniger als 20 Jahre alt war. Nur etwa ein Viertel der Bluter verdient genug zum Leben, meistens mit Heimarbeit, in leichter kaufmännischer Arbeit oder in leichtem handwerklichem Beruf. Die Mehrzahl hat große Angst, daß die Krankheit dem Arbeitgeber zu Ohren kommt, und deswegen arbeiten viele trotz Blutungen weiter, manchmal zu ihrem eigenen Schaden. Eine geringe Anzahl der Bluter waren auch während des letzten Krieges als Soldaten oder in der Marine tätig, aber das waren nur diejenigen, die auch psychologisch „gut" eingestellt waren, und die auch sonst ungern von der Arbeit ferngeblieben wären.

Die wirtschaftliche Position der Bluter und auch ihrer Familien ist in den meisten Fällen sehr schlecht. Nur etwa ein Zehntel verdient mehr als £ 10 pro Woche oder £ 500 pro Jahr. Etwa ein zweites Zehntel verdient zwischen £ 5 und 10 pro Woche. (Dieses Einkommen muß heute als minimal notwendig angesehen werden.) Viele Bluter bekommen öffentliche finanzielle Hilfe und viele können nicht lange in einer einzigen Position bleiben, besonders wegen allzu langer Abwesenheit infolge von Blutungen.

Die übliche Wohnungsnot betrifft auch die Bluter, die natürlich hauptsächlich im Erdgeschoß wohnen wollen oder in Wohnungen mit Aufzug, um die Möglichkeit von Blutungen infolge von Treppensteigen oder die besondere Anstrengung, die das Treppensteigen an ein schon krankes Bein stellt, zu vermeiden.

Schließlich kann auch festgestellt werden, daß die Existenz der Haemophilia Society nicht nur für die Bluter selbst wertvoll ist, sondern auch für diejenigen Hämatologen, die besonders mit Problemen der Blutgerinnung arbeiten. Fast alle Mitglieder wie auch fast alle Bluter sind immer bereit, eine kleine Menge ihres Blutes zu wissenschaftlichen Zwecken zu spenden und auf diese Weise hat die Haemophilia Society schon mehreren Arbeiten geholfen.

Nach all diesen Betrachtungen scheint es wünschenswert zu sein, daß ähnliche Vereinigungen in anderen Ländern gegründet werden, aber es scheint vorteilhaft zu sein, daß mindestens *ein* Arzt, dessen Hauptinteresse die Hämatologie ist, sich der Arbeit unterzieht, die eine derartige Tätigkeit mit sich bringt.

Literatur.

WEIL, P. E.: L'Hémophilie; Affection familiale. Paris: Masson & Cie. 1946.

WRIGHT, A. E., and L. COLEBROOK: The technique of the teat and capillary glass tube. London: Constable. 1921.

Erfahrungen mit dem Thromboplastin-Generations-Test.

Von

JOHANNES OEHME (Leipzig/Deutschland).

Mit 1 Abbildung.

Um einen Überblick über Häufigkeit und Verlauf der verschiedenen Formen des Syndroms „Hämophilie" zu erhalten, wurden die in den letzten 10 Jahren an der Universitäts-Kinderklinik Leipzig beobachteten Fälle einer Nachuntersuchung unterzogen. Von insgesamt 23 Kindern waren inzwischen 3 verstorben: 1 Junge im Alter von $14^9/_{12}$ Jahren nach traumatischer Verletzung, 1 Kleinkind 4 Std. nach Splenektomie im Blutungskollaps und 1 Säugling im Alter von 9 Monaten an massiver Hirnblutung, die klinisch durch Nachweis xanthochromen Liquors zu vermuten war. Die 23 Kinder mit Hämophilie bedurften 40mal der stationären Behandlung. Auffällig war das seltene Auftreten von Blutungen während der Sommermonate: In den ersten 4 Monaten der Jahre wurden 15 Kinder, in den letzten 4 Monaten 19, dagegen in den Monaten Mai bis August nur 6 Kinder klinisch behandelt. Diese auch von den Müttern angegebene jahreszeitliche Häufung von hämophilen Blutungen möchten wir mit PAVLOVSKY durch quantitative Schwankungen des antihämophilen Globulins erklären.

Zur Nachuntersuchung und Durchführung des Thromboplastin-Generations-Testes kamen 15 Kinder (5 Kinder waren verzogen). Der Thromboplastin-Generations-Test wurde in der von SCHULTZE und SCHWICK angegebenen Modifikation durchgeführt; als Absorbens wurde lediglich Bariumsulfat anstelle von Aluminiumhydroxyd verwendet. Nach KOLLER wird durch Bariumsulfat das Prothrombin vollständiger absorbiert; in bezug auf die Thromboplastin-Faktoren unterscheidet sich die Wirkung des Bariumsulfats nicht von der des Aluminiumhydroxyds. Die Bariumsulfat-Absorption wurde nach der von ROSENFIELD und TUFT angegebenen Methode vorgenommen. Ein in dieser Weise behandeltes Plasma weist eine Quick-Zeit von über 3 min auf und ist demnach praktisch prothrombinfrei. Wurde beim Thrombokinasebildungs-Test im Inkubationsgemisch das Serum eines Hämophilen verwendet, fanden wir stets eine höhere

Thrombokinaseaktivität. Dies hat seine Ursache darin, daß das Serum des
Hämophilen infolge seiner sehr geringen Prothrombinkonsumption noch beträchtliche Mengen Prothrombin enthält, welches bereits während der Inkubationszeit
in aktives Thrombin übergeht und nach Zusatz zum Substratplasma eine vorzeitige Gerinnung bewirkt. Wir bestätigen damit die von ISENSCHMIDT kürzlich
veröffentlichten eingehenden Befunde. Der dadurch entstehende Fehler ist
jedoch so klein, daß die Ausdeutungsmöglichkeiten in qualitativer Hinsicht
keine Beschränkung erfährt. Für die quantitative Erfassung der jeweiligen
Thrombokinaseaktivität ist die Originalmethode jedoch nicht ausreichend.

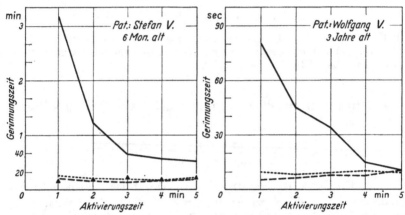

Abb. 1. Thromboplastin-Generationstest nach MACFARLANE bei 2 Brüdern mit PTA-Mangel-Hämophilie.
———— Alle Faktoren vom Patient; — — — — Ba-Plasma des Patienten, durch Ba-Plasma einer gesunden
Person ersetzt; ········· Serum des Patienten gegen Serum einer gesunden Person ersetzt; ▲ ▲ ▲ Ba-Serum
des Patienten, durch Ba-Serum einer gesunden Person ersetzt.

Obwohl von den 15 nachuntersuchten Kindern in 8 Fällen keine Blutkrankheiten in der Aszendenz nachweisbar waren, so daß damals die Diagnose „sporadische Hämophilie" gestellt wurde, fanden wir auf Grund der Untersuchungen
mit dem Thromboplastin-Generations-Test kein Kind mit Hämophilie B. Wir
möchten also eine Beziehung zwischen der sporadischen Hämophilie und der
Hämophilie B (PTC), wie sie andernorts vermutet wird, nicht annehmen.

Von den 15 nachuntersuchten Kindern wurde bei 13 Knaben der Gerinnungsdefekt durch Bariumsulfat absorbiertes Plasma korrigiert. Es überwiegt also
auch in Mitteldeutschland die Hämophilie A (AHG).

Klinisch beobachteten wir einen bevorzugten Befall der linksseitigen großen
Gelenke. So waren Blutungen im linken Knie und Ellbogengelenk besonders
häufig nachweisbar. In 2 Fällen kam es nach größeren Blutungen zu post-
traumatischen Paresen der linken Armnerven. Funktionelle Behandlung — wie
bei poliomyelitischen Lähmungen — führte zu einer Besserung, wenn auch nicht
zur vollständigen Heilung.

Bei 2 Geschwistern entdeckten wir durch korrigierende Austauschversuche
eine PTA-Mangel-Hämophilie. Der Gerinnungsdefekt konnte — wie die vor-
stehende Abbildung zeigt — bei diesen Kindern sowohl durch Bariumsulfat-
absorbiertes Plasma wie auch durch Serum und durch Bariumsulfat-absorbiertes Serum korrigiert werden (OEHME und HAGITTE).

Neuerdings sind wir dazu übergegangen — in Übereinstimmung mit BIGGS und MACFARLANE —, statt der Gerinnungszeit deren reziproken Wert anzugeben. Dadurch erhält man bei Zunahme der Thrombokinaseaktivität auch eine ansteigende Kurve.

Die PTA-Mangel-Hämophilie hat ROSENTHAL als erster beschrieben; sie unterscheidet sich eindeutig von den anderen vier bekannten Hämophilieformen (vgl. Tab. 1).

Tabelle 1.

Hämophilie	Korrigiert durch *normales*			
	Serum	Bariumsulfat-Plasma	Bariumsulfat-Serum	Serum und Bariumsulfat-Plasma
AHG	nein	ja	nein	ja
PTC	ja	nein	nein	ja
PTA	ja	ja	ja	ja
PTF	nein	nein	nein	ja

Unter 33 Blutern fand ROSENTHAL 21 Pat. mit Hämophilie A (AHG), 6 mit Hämophilie B (PTC) und 6 mit PTA-Mangel. Die PTA-Mangel-Hämophilie soll durch ihren leichteren Verlauf erkennbar sein, insbesondere sollen Gelenkblutungen selten vorkommen. Unser 3 jähriger Junge hatte allerdings eine Gelenkblutung im unteren Sprunggelenk, während sein 6 Monate alter Bruder wegen eines kleinapfelgroßen Wangenhämatoms zur Aufnahme kam. Besondere Bedeutung kommt der PTA-Mangel-Hämophilie deshalb zu, weil sie sich nach ROSENTHAL von allen anderen Hämophilieformen durch ihre nichtgeschlechtsgebundene Vererbung unterscheidet. Unter den 6 Fällen ROSENTHALs waren 2 Frauen. Unsere Pat. hatten leider keine Schwester. Der Prothrombinverbrauch war bei beiden Knaben stark vermindert.

Die Abtrennung der PTA-Hämophilie von der PTF-Hämophilie (SPAET, AGGELER und KINSELL) macht keine Schwierigkeiten (vgl. Tab. 1). Unklarheiten sind dagegen in der Abtrennung der PTA-Mangel-Hämophilie von der durch Faktor-X-Mangel bedingten Erkrankung (Hämophilie C, KOLLER) entstanden. Während von mehreren Autoren eine Beziehung des Faktor-X-Mangels zur PTA-Mangel-Hämophilie angenommen wird, lehnt KOLLER diese Auffassung völlig ab. Die Prothrombin-Consumption ist bei PTA-Mangel pathologisch, bei Faktor-X-Mangel normal (KOLLER). Der Thromboplastin-Generations-Test ist bei Faktor-X-Mangel pathologisch, wenn dessen Serum verwendet wird, normal dagegen mit Bariumsulfat-Plasma. Bei PTA-Mangel verhalten sich Bariumsulfat-Plasma wie Serum einzeln normal, dagegen ist die Thromboplastinbildung pathologisch, wenn im Test sowohl Bariumsulfat-Plasma wie Serum des Pat. zusammen verwendet werden (vgl. Abb. 1).

Zusammenfassung.

In den letzten 10 Jahren wurden an der Universitäts-Kinderklinik Leipzig 23 Kinder mit Hämophilie beobachtet. Von diesen sind inzwischen 3 Kinder verstorben, 5 Kinder verzogen. Zur Nachuntersuchung und Durchführung des Thromboplastin-Generations-Testes erschienen 15 Kinder. Obwohl unter diesen in 8 Fällen keine Blutkrankheiten in der Aszendenz nachweisbar waren, fanden wir keinen Fall von Hämophilie B. Bei 13 Kindern wurde durch Bariumsulfat-absorbiertes Plasma der Gerinnungsdefekt korrigiert. Es überwiegt also auch in Mitteldeutschland die Hämophilie A. Bei 2 Brüdern fanden wir eine PTA-Mangel-Hämophilie. In Übereinstimmung mit den bisher noch nicht bestätigten Angaben von Rosenthal konnte bei diesen Kindern der Gerinnungsdefekt sowohl durch Bariumsulfat-absorbiertes Plasma, wie auch durch Serum und durch Bariumsulfat-absorbiertes Serum korrigiert werden. Die PTA-Mangel-Hämophilie ist mit der Hämophilie C (Koller) nicht identisch.

Literatur.

Biggs, R., A. S. Douglas, and R. G. Macfarlane: Brit. Med. J. Nr. 4799, 1378 (1952).
Isenschmid, H.: Acta haematol. (Basel) 13, 177 (1955).
Koller, F.: Arch. exper. Path. u. Pharmakol. 222, 89 (1954), Persönliche Mitteilung.
Oehme, J., u. C. Hagitte: Klin. Wschr. 1955, 841.
Pavlovsky, A.: V. Internationaler Hämatologen-Kongreß, Paris 1954.
Rosenfield and Tuft: Zit. nach O. H. Dreskin: Amer. J. Clin. Path. 22, 140 (1952).
Rosenthal, R. L.: Amer. J. Med. 17, 57 (1954).
Spaet, T. H., P. M. Aggeler, and B. G. Kinsell: J. Clin. Invest. 33, 1095 (1954).
Schultze, H. E., u. G. Schwick: Laboratoriums-Blätter, Serumvertrieb Marburg, Nr. 2, 29 (1953).

La consulenza eugenica nelle emopatie ereditarie.

Di

Luisa Gianferrari (Milano/Italia).

Nel 1948 il Comune di Milano ha aperto un Consultorio di Genetica umana per i suoi assistiti; dal 1955 al Consultorio possono rivolgersi gratuitamente tutti i cittadini milanesi.

Questo Consultorio eugenico è l'unico ufficiale in Italia essendo gli altri, sorti dopo di esso, di iniziativa privata.

Fra le consulenze richieste alcune riguardano emopatie e precisamente, in ordine di frequenza: leucemie, microcitemia, emofilie, anemia perniciosa, policitemia rubra, ittero emolitico costituzionale a resistenza globulare diminuita, elittocita-nemia.

E' ben noto che il pronostico eugenico può essere di tipo «empirico», cioé basato sulle frequenze osservate nelle diverse categorie di consanguinei dei probandi affetti dalla forma morbosa considerata, oppure di tipo «genetico», cioé ottenuto calcolando la probabilità di manifestazione in base alla probabilità di trasmissione dei fattori ereditari, tenuto conto del valore della penetranza ed eventualmente dei diversi gradi di espressività.

Ora, mentre per alcune delle emopatie sopra ricordate (leucemie, microcitemia, ittero emolitico costituzionale) i dati indispensabili sono direttamente indicati nella letteratura o deducibili mediatamente da essa, per le altre il pronostico eugenico ha dovuto essere formulato in modo generico per l'insufficienza dei dati reperibili.

Questi dati sono:

1.) l'indicazione completa di tutti i soggetti delle famiglie considerate classificati nelle te categorie: malati, sani, non esaminati o in età troppo giovane per escludere la manifestazione del carattere;

2.) il grado di parentela dei familiari studiati (dire che una malattia ha nei familiari una incidenza determinata non ha significato: lo avrebbe se si indicassero le frequenze nei fratelli, nei genitori, negli zii, ecc.).

Affinché non venga sprecato agli scopi eugenici del materiale prezioso e non facilmente recuperabile, chiediamo la collaborazione del Clinico.

Per un'altra collaborazione rivolgiamo un appello al Clinico certamente convinto dell'utilità della consultazione genetica: quella di concorrere a diffondere una coscienza eugenica.

Anomalie congenite associate all'emofilia.

Di

LUIGI TROPEANO (Catania/Italia).

Riferisco su alcuni rilievi fatti in soggetti portatori dell'anomalia emofilica, o nei familiari collaterali ed ascendenti di questi.

I singoli casi sono stati in precedenza oggetto di studio particolareggiato, specie per quanto riguarda la documentazione diagnostica patogenetica, per cui in questa sede mi limiterò specificamente alla segnalazione di situazioni morbose individuali o familiari associate all'emofilia e che sembrano assumere un certo significato per lo studio eredo-biologico di questa forma morbosa a carattere familiare.

La prima osservazione [N. F. di anni 13 da Capua, Napoli, 1950 — Progresso Medico **6**, N. 13 (1950)] riguarda una vera emofilia classica («A») da deficienza di Globulina Antiemofilica e con evidente trasmissibilità diaginica della anomalia. Un dei 2 fratelli emofilici studiati, presentava *sindattilia* medioanulare alla mano destra, mentre l'altro fratello era indenne da questa malformazione. La madre dei piccoli pazienti ci riferiva che parecchi dei suoi ascendenti presentavano sindattilia.

La seconda osservazione (C. C. di 28 mesi da S. Arpini Ardella, Napoli 1950, «l'Emofilia Sporadica» Ediz. Istituto Med. Soc. pag. 61, 1953) si riferisce ad un sicuro emofilico «A», ma senza storia familiare di emorragie. Un fratellino minore, nato dopo 22 mesi dal primo, presentò, alla nascita una malformazione della colonna vertebrale definita «cistomeningocele».

La terza osservazione (D. N. di anni 15 da Caibanella, Ferrara 1951, Progresso Medico **7**, n. 10, pag. 294, 1951) che riguarda anch'essa una forma detta sporadica di emofilia «A», ci ha consentito di evidenziare una varia ed estesa patologia individuale e familiare compendiabile nei seguenti punti:

a) il soggetto emofilico è l'undicesimo di 12 figli. In esso, oltre alla emofilia, coesiste *Talassemia minima, ipoevolutismo psichico e somatico ed epilessia*.

b) Il fratello maggiore, *talassemico*, fu padre di *2 gemelli monocori* entrambi ammalati di *m. di* COOLEY (osservazione di Ortolani, Ferrara).

c) I fratelli II°, V° e VI° soffrivano di *sporadici episodi emorragici*.

d) Il fratello IV° è affetto da *doppio gibbo congenito* e così una sorella (IX°).

e) Il fratello XII° presenta *emangiomi congeniti*.

La quarta osservazione (A. M. di anni 18 da Catania, Progresso Medico **9**, n. 21, pag. 657, 1953) mette in evidenza 2 *parti gemellari* della madre da uno dei quali è nato il nostro paziente emofilico «A» ed un fratello sano e vitale. Manca anche in questa osservazione qualsiasi accenno ad episodi emorragici negli ascendenti e collaterali materni mentre viene riferito che un figlio della sorella della madre dell'emofilico è nato con gravissima malformazione congenita *(mostruosità ?)*.

La quinta osservazione rientra nel quadro di un sistematica ricerca da noi condotta con il dott. Ferrara sui familiari di un soggetto osteomielosclerotico tipo Heuck oggetto di studio clinico ed ematologico particolareggiato da parte del Prof. di Guglielmo.

Risultando con carattere di spiccata diffusione e penetranza la tendenza ai fenomeni emorragici nei familiari di questo ammalato, attraverso una serie di ricerche emocoagulative, fino alla determinazione dell'attività antiemofilica di 13 familiari, abbiamo potuto documentare come la patologia familiare emorragica, accompagnante la osteopatia addensante del *soggetto osteomielosclerotico*, avesse come base patogenetica una «deficienza media» di Globulina Antiemofilica (Boll. Soc. Ital. di Ematologia, Vol. III°, fasc. 2, 1955).

La sesta osservazione (Boll. Soc. Ital. di Ematologia, Vol. II°, fasc. 2, 1954) è stata quella di una sindrome emorragica familiare caratterizzata da una deficienza media di Globulina Antiemofilica con *teleangiectasia di tipo Rendu-Osler*.

La settimana ed ultima osservazione riguarda una *leucosi acuta* iperemorragica (Boll. Soc. Ital. di Ematologia, Vol. II°, Fasc. 4, 1954) nella cui anamnesi familiare affiorava *polidattilia* nel bisnonno materno, *rachischisi* e polidattilia nel nonno materno che sposò una di lui cugina, polidattilia in due zii ed in una zia materna.

Le prove emocoagulative fatte allo scopo di chiarire la componente emorragica, dato che questa si presentava notevolmente più grave di quanto non si sia soliti osservare in una emocitopatia acuta, misero in evidenza una grave ipotromboplastinemia riferibile alla deficienza di A. H. G. e di un fattore serico rispondente alle caratteristiche del componente Plasmatico della Tromboplastina o PTC.

Con questa breve sintesi mi sono limitato alla segnalazione dei fatti più salienti e riguardanti strettamente il tema prospettato mentre per la documentazione dei casi, per la cui esposizione sarebbe necessario più tempo di quello concessomi, ho riferito le indicazioni bibliografiche in quanto queste mie osservazioni sono state già oggetto di isolate e dettagliate trattazioni.

Le interpretazioni alle quali possono dare spunto questi rilievi sono molteplici, ma mi limiterò a due fondamentali considerazioni:

I°) La indagine clinica e funzionale degli emorragici, e degli emofilici così detti sporadici in particolare, deve essere estesa sempre al maggior numero di componenti familiari e l'inchiesta deve essere insistente e ripetuta. La ricerca di elementi patologici deve estendersi dalla patologia individuale emorragica a tutti i più vari aspetti patologici con i quali può estrinsecarsi una condizione disgenica.

II°) Il riscontro di anomalie diverse ed associate nello stesso individuo emofilico o nei suoi collaterali od ascendenti materni, e la frequenza con la quale appaiono colpiti sistemi e tessuti riconoscenti tutti la medesima embriogenesi mesenchimale, sono elementi che ci consentono di intravedere nella anomalia emofilica una delle possibili estrinsecazioni anatomocliniche di una mesenchimopatia congenita.

Untersuchungen über die weibliche Hämophilie.

Von

F. K. Beller (Gießen/Deutschland).

Mit 1 Abbildung.

Ob es eine Hämophilie bei der Frau gibt, war in früherer Zeit eine Streitfrage mehr allgemein theoretischer Natur, denn es gab kein laboratoriumsmäßiges Kriterium, um die Diagnose Hämophilie mit Sicherheit zu stellen. Blutungszeit, Gerinnungszeit, Retraktionszeit und andere Bestimmungen erlaubten lediglich den Hinweis auf eine Hämophilie, die endgültige Diagnose konnte nur im Verein mit dem klinischen Bild und nicht zuletzt durch den Nachweis des Erbganges gestellt werden. Erst durch den Thromboplastingenerationstest (Douglas, Biggs und Macfarlane) war zum ersten Mal die Möglichkeit gegeben, in einer Gerinnungsbestimmung bei Vorliegen einer klassischen Hämophilie immer wieder dasselbe Reaktionsergebnis zu erhalten, nämlich eine Verminderung der Plasmathrombokinase, hervorgerufen durch die fehlende Aktivität des antihämophilen Globulins (AHG). Ob es sich dabei tatsächlich um eine echte Verminderung dieses Gerinnungsfaktors oder lediglich um die Blockierung durch einen Hemmkörper bei normalem Faktorengehalt handelt, ist noch nicht entschieden. Es scheint die Möglichkeit zu bestehen, daß beide Arten vorkommen, ähnlich wie beim Faktor-V- und VII-Mangel. Eine Differenzierung durch das klinische Bild ist nicht möglich, wie schon Deutsch betont hat, aber man wird dennoch eine ätiologische Trennung durchführen müssen. Eine methodische Unterscheidung für den AHG-Mangel ist aber vorläufig noch nicht möglich, da alle Versuche, die Seegersschen Befunde am isolierten System auf die klinischen Teste zu übertragen, fehlgeschlagen sind.

Der gleichsinnige Ausfall des Generationstestes bei der klassischen Hämophilie gibt zu der Fragestellung Anlaß, ob alle Kranken, bei denen eine mangelnde Aktivität des AHG besteht, als Hämophile zu bezeichnen sind. Dies gilt in besonderem Maße für Frauen, denn es wurde in den letzten zwei Jahren über weibliche Patienten berichtet, bei denen eine hämorrhagische Diathese durch die Verminderung des AHG verursacht worden war. Ich erinnere an die Fälle von Larrieu, van Crefeld und Fantl, zu denen wohl auch die älteren nicht mit dem Generationstest untersuchten Fälle von Quick und Mersky zu zählen sind. Zwar sprachen die meisten Autoren nicht von einer Hämophilie. Es besteht aber auch noch keine Klarheit, in welche Gruppe der hämorrhagischen Diathesen diese Fälle einzuordnen sind.

Wir können diese Kasuistik bereichern durch eine mit Eberhard Koch (Medizinische Klinik) beobachtete Frau, bei der seit der Kindheit eine hämorrhagische Diathese bestand, während bei den Angehörigen kein Blutungsübel beobachtet worden war. Es soll in diesem Zusammenhang nur am Rande interessieren, daß zeitweise neben der Verminderung des AHG eine solche von Faktor V und manchmal auch von Faktor VII sowie Prothrombin beobachtet werden konnte. Die Blutungszeit war an einigen Untersuchungstagen normal, an anderen verlängert, ebenso wie der Prothrombinverbrauchstest unterschiedliche Werte ergab, unabhängig von dem Gehalt an AHG (eine genauere Darstellung erfolgt andernorts). Das Zusammentreffen einer Faktor-V- und VIII-Verminderung erinnerte zunächst an die Beobachtungen von Oeri et al., jedoch zeigte sich, daß diese Kombination passager war. Bei allen Untersuchungen aber war das AHG auf 30% des Normalen herabgesetzt.

Weiterhin konnten wir mit Fritz Koch und E. Mammen bei zwei Frauen einen erworbenen Mangel an AHG nachweisen. Bei einer Frau bestand eine hämorrhagische Diathese vom Hämophilietyp. Die sonstigen gerinnungsphysiologischen Untersuchungen ergaben ganz ähnliche Resultate wie bei der angeborenen Form. Wir sehen die beiden letzteren Fälle aber vorläufig als symptomatische Form an.

Bei dem angeborenen Blutungsübel erhebt sich die Frage, ob und wann man berechtigt ist, von einer Hämophilie bei der Frau zu sprechen. Ich kann hier auf die erbgenetischen Fragen nicht näher eingehen. Lediglich erwähnen möchte ich, daß früher das Zusammentreffen zweier pathologischer X-Chromosome als Letalfaktor angesehen wurde. Andererseits ist es aber Brinkhous gelungen, bei Hundestämmen weibliche Bluter zu züchten. Ferner möchte ich an die Fälle von Schulz und Israels erinnern, deren Kranke jeweils aus Blutersippen hervorgegangen waren und die Fonio deshalb als weibliche Hämophile anerkennt. Die Möglichkeit einer sporadischen Hämophilieform bei der Frau — und um sporadische Fälle handelt es sich fast bei allen Autoren — scheint dagegen sehr unwahrscheinlich.

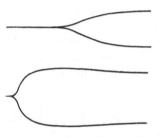

Abb. 1. Obere Kurve: TEG eines Hämophilen mit einem AHG Gehalt von 30%. Untere Kurve: TEG der Patientin (normales TEG).

Die Entscheidung, ob Hämophilie oder nicht, wurde in unserem Falle erleichtert, denn trotz der Verminderung des AHG beobachteten wir bei allen Untersuchungen ein normales TEG nach Hartert; ein Ergebnis, das den bisherigen Befunden bei der klassischen Hämophilie widerspricht und das vorläufig nicht erklärt werden kann. Die Abbildung zeigt eine Gegenüberstellung eines klassischen Hämophilen und der Kurve unserer Patientin. In beiden Fällen betrug das AHG 30%. Dagegen entsprach das klinische Bild den Symptomen der Hämophilie. Dennoch stehen wir auf dem Standpunkt, daß wir bei unserer Patientin — und wahrscheinlich trifft dies auch für viele der bisher in der Literatur niedergelegten Fälle zu — nicht berechtigt sind, von einer Hämophilie bei der Frau zu sprechen. Wir haben das Krankheitsbild bei unserer Patientin als *Hämophiloid A* bezeichnet, denn für die Hämophilie kann die Verminderung des AHG im Generationstest nicht das alleinige Kriterium für die Diagnose sein. Die endgültige Entscheidung, in welche Form das Blutungsübel bei der Frau mit einer Verminderung des AHG einzuordnen ist, werden erst weitere Beobachtungen ergeben können, und es ist anzunehmen, daß eine derartige Form auch bei Männern besteht.

Literatur.

1. Beller, F. K., F. Koch u. E. Mammen: Blut (im Druck).
2. Beller, F. K., u. E. Koch: Im Druck.
3. Biggs, R., A. S. Douglas, and R. C. MacFarlane: J. of Physiol. 119, 89 (1953).
4. Brinkhous, K. M., and J. G. Graham: Science (Lancaster, Pa.) 111, 723 (1950).
5. Deutsch, E.: Vortrag Marburg, Juli 1955.
6. Fantl, P., and J. Margulis: Brit. Med. J. 640, 4914 (1955).
7. Fonio, A.: Bull. Schweiz. Akad. Med. Wiss. 1954.

8. Israels, M. C. C., H. Lempert, and E. Gillertson: Lancet 1951 I, 1375.
9. Krefeld, S. van, and F. L. J. Jordan: V^{th} Int. Congr. Haemat. Paris 1954.
10. Larrieu, M. J. et J. P. Soulier: Revue d'Hématologie 8, 3, 361 (1953).
11. Mersky, C.: Quart. J. Med. N. s. 20, 299 (1951).
12. Oeri, J., M. Matter, H. Osenschmid, F. Hauser u. F. Koller: Mod. Probl. Paed. Bibl. Paediatr. Vol. I (1954).
13. Quick, A. J., u. C. V. Houssay: Amer. J. Dis. Childr. 85, 698 (1953).
14. Schulz, W.: Folia haemat. (Lpz.) 32, 310 (1930).

Hémophilie A familiale associée à un défaut de facteur prothromboplastique plaquettaire. Evidence des mêmes défauts chez une conductrice.

Par

R. André et A. Le Bolloc'h-Combrisson (Paris/France).

Avec 2 figures.

Nous avons étudié l'hémostase de deux membres d'une même famille (un jeune garçon et son grand-père maternel), tous deux atteints d'un syndrome hémorragique tenant à la fois de l'hémophilie et de la thrombasthénie.

Histoire familiale: Grâce à une vieille dame actuellement âgée de quatre-vingt-dix ans, arrière-grand'tante de l'enfant, nous avons pu reconstituer l'arbre généalogique de la famille D. L.

A partir de 1840, le couple A va donner naissance à douze enfants, six d'entre eux, mâles pour la plupart, meurent en bas-âge (on ignore la dernière maladie). Deux autres garçons ont durant leur vie des accidents hémorragiques graves, mais leur descendance est indemne jusqu'à ce jour. Un autre garçon est sain ainsi que sa descendance. Une des trois filles a eu une descendance saine, la deuxième, toujours en vie, n'a pas eu d'enfant, la troisième a eu deux fils, tous deux atteints de syndrome hémorragique. L'un d'eux R. D. a été étudié par nous. Son frère, qui saignait comme lui, est mort de tuberculose dans l'adolescence.

R. D. a eu une fille unique G. L.

G. L. a deux enfants: un garçon M. L. atteint du même syndrome hémorragique que son grand père, et une fille A. L., indemne.

Dans cette famille, seuls les sujets mâles saignent anormalement. Les femmes sont indemnes, mais peuvent transmettre la maladie. L'hérédité de ce syndrome est semblable à celle de l'hémophilie.

Histoire clinique: Les caractères des hémorragies de R. D. et de M. L. rappellent à la fois ceux de l'hémophilie et des thrombopénies. En effet, nos deux malades, comme les hémophiles, ont présenté dès leur petite enfance, des hématomes importants au moindre traumatisme, des hémorragies des lèvres et des hémorragies dentaires, des hématuries et de graves hémorragies de section.

Comme les thrombopéniques, ils ont eu de multiples ecchymoses spontanées et des gingivorragies.

Il semble que l'enfant fasse surtout des hématomes et le grand-père surtout des ecchymoses et des gingivorragies. Mais ni l'un ni l'autre n'ont eu jusqu'à présent d'hémarthroses ni de pétéchies.

Les hémorragies ont parfois nécessité l'hospitalisation et l'administration de transfusions de sang. Les transfusions de sang arrêtent facilement les hémorragies.

Résultats des examens de laboratoire: Nous avons examiné la fonction hémostatique des deux hommes R. D. et M. L. et de la femme G. L.

Temps de saignement: R. D.: entre 10 et 15 minutes,

                             M. L.: entre 6 et 10 minutes,

                             G. L.: 2 minutes 30.

Résistane capillaire: R. D. et M. L.: normale,

                             G. L.: légèrement diminuée.

Temps de coagulation: R. D.: 22 minutes à 37°C, 2 heures à 20°C.,

                             M. L.: 25 minutes à 37°C., 3 heures à 20°C.

                             G. L.: 10—12 minutes à 37°C., 20 minutes à 20°C.

La rétraction du caillot est normale, environ 85% à la troisième heure, la lyse du caillot est nulle à la vingt-quatrième heure dans les trois cas.

Il n'y a pas de *thrombopénie*: le nombre des plaquettes est aux alentours de 300000 par mm³ dans les trois cas. L'agglutinabilité et l'aspect morphologique des plaquettes sont normales. La *fibrinéme* est normale.

Le *temps de Quick*, le taux de *prothrombine*, de *proconvertine* et de *pro-accélérine* sont normaux.

Le *test de tolérance à l'héparine* révèle une hypocoagulabilité importante chez l'enfant et son grand-père, discrète chez sa mère.

                         R. D.: 25/10 minutes avec une unité d'héparine,

                         M. L.: 40/10,

                         G. L.: 12/10.

La *mesure de la prothrombine résiduelle* selon la méthode de J. P. Soulier est très anormale chez les deux hommes (R. D. 16 secondes, M. L. 14 secondes) à la quatrième heure, voisine de la normale chez la femme: 45 secondes.

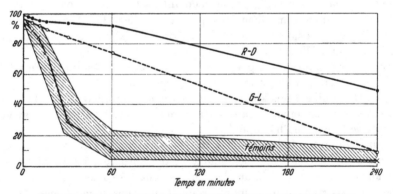

Fig. 1. Evolution de la prothrombine résiduelle pendant et après la coagulation.

Si l'on étudie l'évolution des facteurs de coagulation pendant et après la coagulation, des différences importantes apparaissent entre les trois malades et un témoin (Fig. 1). Normalement, à partir de la 8—10 ème minute, la pro-thrombine résiduelle diminue rapidement. Au bout de ¹/₂ heure, elle est de 30% environ, au bout de l'heure, de 10 à 20%, au bout de 4 heures, de 5 à 15%. Chez les 2 hommes, à la fin de la première heure, on retrouve 90 à 95% de pro-thrombine non consommée et à la 4ème heure environ 50%. Dans le sérum de la jeune femme, la consommation de la prothrombine est très ralentie. Si à la 4ème heure, elle est à peu près complète, à la fin de la première heure, par contre, elle n'est que de 25%: on retrouve encore 75% de prothrombine non consommée. La disparition de la proaccélérine a une évolution parallèle à celle de la prothrombine.

La consommation de la prothrombine et de la proaccélérine n'est que partiellement corrigée par le plasma normal ou le plasma traité par le sulfate de baryum. Le sérum normal n'a aucun effet.

Le test de *génération de la thromboplastine* révèle un défaut de formation de la thromboplastine active dû à la fois à un déficit en facteur plaquettaire et en un facteur normalement présent dans le plasma normal traité par le sulfate de baryum (Fig. 2). Ces déficits sont particulièrement nets chez les deux hommes. Chez la femme, les extraits plaquettaires sont sensiblement normaux, mais le plasma traité par le sulfate de baryum est légèrement anormal. L'anomalie se traduit ici, comme dans la consommation de prothrombine, par la lenteur de l'évolution.

Le dosage *des facteurs anti-hémophiliques A et B* selon la méthode de J.P. SOULIER révèle un important déficit en facteur anti-hémophilique A chez les deux hommes, et un déficit discret, mais réel chez la femme.

Nous avons recherché la présence d'inhibiteurs dans le plasma et le sérum:

— il n'existe pas *d'anti-thrombine directe* le temps de thrombine est normal,

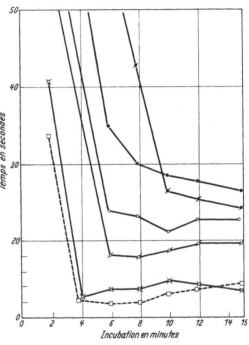

Fig. 2. Test de génération de la thromboplastine de R.D.: ●———● Tous les constituants du test proviennent du sang de R.D. Tous les constituants du test proviennent du sang de R.D. sauf: ⨍———⨍ Le sérum qui est normal, ○ —— ○ Les plaquettes qui sont normales, ⊘———⊘ Le plasma traité par le sulfate de baryum qui est normal, ⨯———⨯ Les plaquettes et le plasma traité par le sulfate de baryum qui sont normaux, □·······□ Tous les constituants du test proviennent d'un sang normal.

— par contre, nous avons pu mettre en évidence dans le sérum des deux hommes une augmentation de *l'anti-thrombine progressive* et de *l'anti-thromboplastine*.

En résumé, les deux hommes sont atteints d'un syndrome hémorragique familial avec un déficit simultané en facteur anti-hémophilique A et en facteur prothromboplastique plaquettaire. La conductrice, qui ne saigne pas, a cependant de façon discrète des troubles assez semblables de la coagulation.

Les transfusions de sang améliorent beaucoup ces malades. Cette amélioration est surtout évidente et durable sur le temps de saignement qui reste normal deux semaines après les transfusions.

D'autres cas d'hémophilie A associée à un allongement du temps de saignement ont été rapportés. La plupart sont des «hémophilies féminines» sans antécédents familiaux et les auteurs insistent sur l'origine vasculaire pure du trouble du saignement. D'autres cas ont été décrits dans des familles d'hémophiles typiques dont certains membres, non hémophiles, avaient une maladie de Willebrandt.

Il nous est évidemment impossible de déterminer s'il s'agit chez nos malades d'une entité pathologique nouvelle ou de la coexistence de deux troubles distincts héréditaires.

Si nous avons pu déceler chez la conductrice un léger déficit en facteur anti-hémophilique A, nous n'avons pu mettre en évidence par nos techniques de trouble plaquettaire.

La diminution du taux de facteur anti-hémophilique A a été constatée par d'autres auteurs, chez des conductrices. Cette constatation demanderait une étude approfondie du mécanisme de transmission de l'hémophilie.

Les différents types génétiques de la maladie de Willebrand.

Par

J. E. Favre-Gilly, A. Beaudoing et J. P. Thouverez (Lyon/France).

En dépouillant les articles consacrés à la maladie de Willebrand en Allemagne, dans les pays Scandinaves, aux Etats-Unis et en France, nous avons pu relever 22 cas où la diathèse hémorragique paraissait atteindre un assez grand nombre de membres d'une même famille pour permettre d'en dégager le caractère héréditaire et familial. Il est bien entendu que nous groupons sous le vocable de maladie de Willebrand toutes les diathèses hémorragiques caractérisées par un allongement isolé du temps de saignement, sans aucun trouble de la coagulation sanguine, et sans aucune anomalie des thrombocytes.

Nous nous sommes aperçus que le caractère héréditaire de la tare n'était pas le même dans toutes ces familles et que l'on y pouvait rencontrer pratiquement tous les modes de transmission.

1. L'hérédité dominante non liée au sexe est la plus fréquente; nous avons cru l'observer dans 15 familles sur 22. Nous en rappelons les critères: à chaque génération, la moitié des sujets sont atteints; la transmission ne se fait que par les sujets malades; il n'y a pas de transmetteur sain; le sexe ne joue ni dans la répartition, ni dans la transmission.

Répondent à peu près à ces critères les 15 familles suivantes:

Famille 1 — Buckmann: 4 générations, 12 membres dont 9 atteints, 7 hommes et 2 femmes.

Famille 2 — Carpenter et Allen: 3 générations, 9 membres dont 6 atteints, 4 hommes et 2 femmes.

Famille 3 — Willebrand et Jurgens: 5 générations, 37 membres dont 12 atteints, 8 hommes et 4 femmes; un mariage avec une autre femme atteinte renforce la fréquence.

Famille 4 — Estren, Medal et Dameshek: 4 générations, 4 membres dont 4 atteints, 2 hommes et 2 femmes.

Famille 5 — Estren, Medal et Dameshek: 3 générations, 7 membres dont 6 atteints, 4 hommes et 2 femmes; un seul exemple de transmetteur apparemment sain.

Famille 6 — ESTREN, MEDAL et DAMESHEK: 4 générations, 13 membres, tous atteints, 6 femmes et 7 hommes.

Famille 7 — ESTREN, MEDAL et DAMESHEK: 5 générations, 14 membres dont 5 atteints, 3 femmes et 2 hommes.

Famille 8 — FARHER: 5 générations, 125 membres dont 25 atteints, 14 hommes et 11 femmes, 2 seuls exemples de transmission par des femmes apparemment saines, mais dont le temps de saignement n'a pas été vérifié.

Famille 9 — FOWLER: 5 générations, 64 membres dont 13 atteints, 8 hommes et 5 femmes, 1 seul cas de transmetteur apparemment sain, mais dont le temps de saignement n'a pas été vérifié.

Famille 10 — HANDLEY et NUSSBRECHER: 6 générations, 89 membres dont 20 atteints, 16 hommes et 4 femmes; transmission curieuse des pères uniquement aux fils pendant 3 générations, puis aux 2 sexes à partir de la 4ème génération; 2 cas de femmes transmetteuses saines, un mariage consanguin renforce la fréquence des cas. Malgré plusieurs exceptions à la règle, ce cas paraît bien dominant non lié au sexe.

Famille 11 — LITTLE et AYRES: 5 générations, 70 membres dont 30 atteints, 15 hommes et 15 femmes, 1 seul cas de transmetteur sain mais dont le temps de saignement n'a pas été vérifié; 2 fois des mariages entre sujets malades ou membres de familles malades, semblent renforcer la fréquence.

Famille 12 — MINOT: 5 générations, 24 membres dont 13 atteints, 8 hommes et 5 femmes, 1 seul cas de transmetteur sain mais dont le temps de saignement n'a pas été vérifié.

Famille 13 — LEVY: 5 générations, 62 membres dont 20 atteints, 8 femmes et 12 hommes, 1 seul cas de transmetteur sain, mais dont le temps de saignement n'a pas été vérifié.

Famille 14 — DRUKKER: 3 générations, 19 membres dont 9 atteints, 6 femmes et 3 hommes.

Famille 15 — FAVRE-GILLY, GUY, BEAUDOING et ROGET: 2 générations, 1 père atteint et transmetteur, 4 enfants dont 3 atteints, 2 garçons et 1 fille.

2. Une hérédité dominante liée au sexe (chromosome X) a pu être observée dans 3 familles. On sait que dans ce type où la moitié des sujets sont atteints à chaque génération et où seuls les sujets atteints sont transmetteurs, les femmes transmettent également aux 2 sexes alors que les hommes ne transmettent qu'à leurs filles, mais à toutes leurs filles, si bien qu'il y a 3 fois plus de femmes atteintes que d'hommes. Répondent à peu près à ces critères les 3 familles suivantes:

Famille 16 — BRUNN: 4 générations, 23 membres dont 15 atteints, 10 femmes et 5 hommes, 1 homme ne transmettant qu'à sa fille, plusieurs femmes transmettant aux 2 sexes.

Famille 17 — WILLEBRAND et JURGENS: 4 générations, 50 membres dont 23 atteints, 16 femmes pour 7 hommes, avec 2 exemples de transmission par les femmes aux 2 sexes. Un mariage consanguin renforce la proportion des sujets atteints; 2 seuls exemples de transmetteurs sains, mais dont le temps de saignement n'a pas été vérifié.

Famille 18 — WILLEBRAND et JURGENS: 5 générations, 24 membres dont 12 sujets atteints, 9 femmes et 3 hommes; transmission par les femmes aux 2 sexes; un mariage consanguin renforce la fréquence, 2 seuls exemples de transmetteurs sains dont l'un a bien un temps de saignement normal.

3. Une hérédité dominante liée au sexe (chromosome T) a pu être observée dans 2 familles.

Nous rappelons que dans ce type, la diathèse n'atteint que les hommes, environ la moitié des hommes, et qu'elle n'est transmise que par les hommes à tous leurs fils sans exception. Ce mode d'hérédité, exceptionnel dans les diathèses hémorragiques, apparaît dans les 2 familles suivantes:

Famille 19 — Perkins: 5 générations, 14 membres dont 6 atteints, tous hommes, atteints de père en fils; un seul exemple de transmetteur sain, discutable, car son temps de saignement n'a pas été vérifié.

Famille 20 — Cazal et Izarn: 3 générations, 11 membres dont 4 atteints, tous hommes, avec transmission de père en fils.

4. Une hérédité récessive non liée au sexe a été retrouvée dans une famille.

On sait que dans ce type, un ou plusieurs enfants d'une même fratrie sont atteints, quelque soit leur sexe, alors que leurs parents et même leurs ancêtres sont apparemment sains, de même que leurs descendants. Cette fratrie est souvent issue d'un mariage consanguin.

Ce type d'hérédité apparaît dans la famille suivante:

Famille 21 — Fowler: 51 membres dont 5 seulement sont atteints, 2 sur 5 dans une fratrie, 3 sur 9 dans une autre fratrie; les autres fratries sont indemnes. On ne trouve pas de sujets atteints dans l'ascendance directe ou la descendance directe des malades. Il n'y a pas eu de consanguinité dans cette famille.

5. L'hérédité récessive liée au sexe (chromosome X) qui est l'hérédité la plus typique de l'hémophilie n'apparaît qu'en un seul cas familial de maladie de Wille-brand.

On sait qu'en ce cas, la diathèse n'atteint que des hommes auxquels elle n'est transmise que par les femmes, les hommes sains ayant des descendances indemnes, les hommes malades n'engendrant que des hommes sains et des femmes saines, toutes transmetteuses.

Une seule famille évoque ce type:

Famille 22 — Cronkite et Lozner: 8 membres, 5 sujets atteints, tous hommes; un grand'père et ses 4 petits fils, constituant 2 fratries, la transmission n'a pu se faire que par les femmes apparemment saines de la 2ème génération. En réalité la famille observée est un peu restreinte pour que l'on puisse affirmer ce type héréditaire sans aucune réserve.

Conclusions.

Ainsi le caractère héréditaire de beaucoup le plus fréquent dans cette diathèse est la dominance non liée au sexe qui la distingue de l'hémophilie vraie et la rapprocherait de certains cas familiaux d'hémogénie. La dominance liée au sexe (chromosome X) qui se rencontre ici dans quelques cas a été signalée aussi dans certains cas familiaux d'hémogénie. La dominance liée au chromosome Y avec transmission de père en fils, nous paraît très particulière à cette diathèse. Le caractère récessif non lié au sexe est commun à plusieurs diathèses, nous l'avons observé surtout dans les fibrinopénies. Quant à l'hérédité récessive liée au sexe (chromosome Y) si elle est classique dans l'hémophilie vraie, elle paraît au contraire l'exception dans la maladie de Wilebrand.

La possibilité de rencontrer dans la maladie de WILLEBRAND la plupart des types héréditaires, fait évidemment douter de l'unité de cette affection. On peut se demander s'il n'y aurait pas plusieurs diathèses différentes répondant à ce stigmate commun. La présence d'assez nombreux cas sporadiques (23% dans la statistique de REVOL, FAVRE-GILLY et OLLAGNIER) vient encore compliquer la question.

Bibliographie.

BEAUDOING, A.: Les différents types génétiques de la Maladie de WILLEBRAND. Thèse de LYON 1953.

BRUNN: Hereditary hemmorrhagic diathesis. Acta med. scand (Stockh.) 102, 639 (1940).

BUCKMAN, T. E.: A typical pathologic hemorrhage in early life. Amer. J. Med. Sci. 175, 307 (1928).

CARPENTER, G., and J. G. ALLEN: A defect in cloth formation in three cases of chronic agnogenic hemorrhagic disease. Amer. J. Med. Sci 220, 655 (1941).

CAZAL, P., et P. IZARN: Considération sur la pseudo-hémophilie de WILLEBRAND à propos de deux nouveaux cas. Acta haematol. (Basel) 4, fasc. 6 (1950).

CRONKITE, E. P., and E. N. LOZNER: Heredirary hemorrhagic thrombasthenia with severe posthemorroidectomy hemorrhage. U. S. Nav. Med. Bull 42, 161 (1944).

DRUKKER, W.: Over constitutionneele thrombopathie Ziekte van VON WILLEBRAND. Nederl. Tijdschr. Genees. 1941, 4594—4603.

ESTREN, S., W. MEDAL and W. DAMESHEK: Pseudo-hemophilia. Blood 1, 504 (1946).

FARBER, J. E.: A familial hemorrhagic condition simulating hemophilia, and purpura hemorrhagica. Amer. J. Sci. 188, 815 (1934).

FAVRE-GILLY, J., F. GUY, A. BEAUDOING et J. ROGET: Les caractères génétiques de la maladie de WILLEBRAND. A propos d'un nouveau cas familial. Sang. 2, 107—116 (1954).

FOWLER, W. M.: Hereditary pseudo-hemophilia. Amer. J. Med. Sci. 193, 191 (1937).

HANDLEY, R. S., and A. M. NUSSBRECHER: Hereditary pseudo-hemophilia. Quart. J. Med. 3, 165 (1935).

LEVY, L. M.: Non hemophilic hereditary hemorrhagic diathesis. Ann. Int. Med. 1947, 86.

LITTLE, W. D., and W. AYRES: Hemorrhagic diseases; familial bleeding tendancy of unusual type with splenomegaly affecting and transmitted by males, females. J. Amer. Med. Assoc. 91, 1251 (1928).

MINOT, G. R.: A familial hemorrhagic condition associated with prolongation of the bleeding time. Amer J. Med. Sci. 175, 301 (1928).

PERKINS, W.: Pseudo-hemophilia. Blood 1, 497 (1946).

WILLEBRAND, E. A. v., u. R. JÜRGENS: Die Konstitutionelle Thrombopathie. Dtsch. Arch. klin. Med. 17, 453 (1933).

— — Ueber hereditary pseudo-hemophilie. Acta med. scand. (Stockh.) 76, 521 (1931).

Diskussion.

N. QUATTRIN (Napoli/Italia):

L' O. si compiace che le relazioni abbiano dimostrato le multiformi possibilità genetiche delle trombopatie ereditarie. Ciò egli ha sostenuto nella sua monografia di 6 anni fa. Anche l'eredità legata al sesso è possibile nelle trombopatie. L' O. giudica giusto denominare la trombopatia delle isole Aaland col nome di v. WILLEBRAND e JÜRGENS. L' O. ripudia la denominazione di M. di v. WILLEBRAND perchè non basata su ragioni storiche nè patógenetiche. Per quanto riguarda la posizione nosologica della trombastenia di GLANZMANN l' O. ritiene che bisogna andare prudenti perchè non è ancora stata dimostrata una malattia emorragica ereditaria legata a solo e costante difetto di retrazione.

J. P. SOULIER (Paris/France):

Le rapport de M. JÜRGENS pose le problème des anomalies plasmatiques observées dans les affections hémorragiques héréditaires caractérisées par un allongement permanent du temps de saignement sans thrombopénie.

28*

Quatre éventualités doivent être distinguées:

1) Tous les tests de coagulation sensibles sont pathologiques (consommation de pro-thrombine, tolérance à l'héparine, test de BIGGS). Le diagnostic est celui de syndrôme de WILLEBRAND-JÜRGENS.

2) Tous ces tests de coagulation sont normaux, nous portons le diagnostic de syndrome de WILLEBRAND vasculaire pur, la responsabilité des plaquettes ne pouvant être à l'heure actuelle démontrée.

3) Il existe une irrétractilité permanente du caillot et un défaut d'agglutination des plaquettes: C'est la thrombasthénie ou thrombopathie de GLANZMANN-NAEGELI. Il est important de souligner que dans les 2 cas que nous avons observés tous les tests de coagulation énumérés étaient normaux.

4) Il existe un déficit en facteur antihémophilique A. Association dont on ne connaît à l'heure actuelle quelques exemples à la suite du cas princeps que M. J. LARRIEU et nous-mêmes avons publié.

Soulignons pour terminer que la thromboplastinoformation normale dans le syndrôme de GLANZMANN-NAEGELI prouve que la thromboplastinoformation et l'agglutinabilité pla-quettaire sont deux propriétés différentes. La méthode de BERGSAGEL observant la méta-morphose visqueuse des plaquettes et celle de LUETSCHER explorant la rétraction du caillot, n'étudient donc pas le même phénomène.

F. K. KELLER (Gießen/Lahn):

Herr OEHME ist der Ansicht, der Unterschied zwischen PTA und Faktor X wäre erwiesen, weil der fehlende Faktor seiner Bluterfälle nur im Serum nachweisbar war. Eine Aussage über dieses Problem läßt aber seine Versuchsanordnung meines Erachtens nicht zu. Nach Untersuchungen von MAMMEN und mir ist der Faktor X ebenso wie der Faktor IX (BERG-SAGEL) im Plasma 5mal weniger aktiv als im Serum. Das Problem ist ein quantitatives und ein Adsorptionsproblem. Die Normalisierung des pathologischen Generationstestes gelingt auch mit Al(OH)$_3$- oder BaSO$_4$-Plasma, wenn dies in genügender Menge zugesetzt wird. Die Verminderung des Faktors im Plasma gelingt dagegen nicht. Meine Auffassung, daß der Faktor X und der PTA identisch seien, beruht natürlich auf einem Analogieschluß, denn der endgültige Beweis ist erst nach einem Tauschversuch mit einem Plasma bzw. Serum des ROSENTHAL-Falles möglich. Jedoch ist andererseits weder die geringere Aktivität des betref-fenden Faktors im Plasma noch die schwierige Adsorption des Faktors an BaSO$_4$ oder Al(OH)$_3$ (MARX, JÜRGENS, eigene Untersuchungen) ein Beweis gegen die Identität, denn ROSENTHAL hat ja nicht mit dem Generationstest gearbeitet, sondern mit einem nicht quantitativen Tauschversuch. Er hat auch nur in der üblichen Art adsorbiert, bei der aber der Faktor X nicht entfernt wird, was seinerzeit auch KOLLER bestätigt hat. Infolgedessen scheint mir auch die Ansicht von KOLLER, PTA und Faktor X wären nicht identisch, nicht bewiesen zu sein.

A. WINTERSTEIN (Basel/Schweiz):

Verschiedene Beobachtungen lassen vermuten, daß der von verschiedenen Schulen geübte Thromboplastin-Generations-Test nicht frei von allen Fehlerquellen ist. Eine vergleichende Überprüfung der verschiedenen Varianten des T.G.T. scheint daher erwünscht. (Siehe hierzu die Ausstellung A. WINTERSTEIN, R. STRAESSLE und R. MARBET, als hektographierte Bro-schüre bei den Autoren erhältlich.)

Die im Referat von NEUMARK erörterte moralische Unterstützung der Hämophilen ist zweifellos sehr wertvoll, scheint jedoch nach dem heutigen Stande der Wissenschaft als ungenügend. Wir sollten weitergehen und diesen Patienten auch einfach zu handhabende Medikamente, d. h. aus *menschlichem* Blut gewonnene Konzentrate, zur Verfügung stellen. Wer wäre besser geeignet, hier die Initiative zu ergreifen, als die Hämatologische Gesellschaft? Wir sollten im Interesse des Kranken den praktischen Nutzen ziehen aus der vielen wissen-schaftlichen Arbeit. Wir demonstrieren in unserer wissenschaftlichen Ausstellung, daß es möglich ist, bis zu 80% des anti-hämophilen Globulins in injizierbare Form zu bringen. Die Bereitstellung von Faktor VIII- und Faktor IX-Präparaten würde sinnvoll in Zusammen-arbeit mit den Rotkreuz-Organisationen und den Blutspendezentralen erfolgen.

Die hereditären hämorrhagischen Diathesen.
The heredetary Hemorrhagic Diatheses.
Les diathèses hémorragiques héréditaires.
Le diatesi emorragiche ereditaire.

Zur Frage der Anticoagulantientherapie des Herzinfarktes.

Von

W. Löffler (Zürich/Schweiz).

Referat.

Die *Coronarthrombose* ist wohl eine der häufigsten arteriellen Thrombosen geworden. Sie ist — abgesehen von den seltenen Coronarembolien und allergischen stenosierenden Coronarveränderungen — meistens ursächlich an der Entstehung des Herzinfarktes beteiligt. Oft aber werden auch autoptisch nur rein sklerotische Coronarstenosen ohne Thrombosen und deren Residuen gefunden.

Wir unterscheiden *Prophylaxe* der Bedingungen des Herzinfarktes, *Therapie* der Infarzierung und *Prophylaxe* der thrombo-embolischen Komplikationen. Dabei zeigt sich eine Wirksamkeit der Anticoagulantien in umgekehrter Reihenfolge der genannten Anwendungsgebiete.

Prophylaxe. Zwei Gesichtspunkte sind dabei maßgebend, einerseits Prophylaxe im Sinne antithrombotischer Wirkung, andererseits Beeinflussung der Arteriosklerose selbst.

Während die Frühdiagnose einer beginnenden Venenthrombose — z. B. anhand des Schmerzes bei der Dorsalflexion des Fußes (Rössle) bei beginnender Beinvenenthrombose — leicht möglich ist, fällt es dagegen schwer, die Anfänge einer Coronarthrombose zu erfassen. Bekanntlich können schwerste Angina pectoris-Anfälle während Jahren gehäuft auftreten, ohne daß eine Infarzierung die Folge wäre. Andererseits kann der erste Anfall von Herzschmerz schon Infarkt bedeuten. Es konnte nachgewiesen werden, daß die vermehrte Gerinnungsfähigkeit des Blutes, die nach dem Herzinfarkt beobachtet wird, nach Angina pectoris-Anfällen im allgemeinen *nicht* vorhanden ist, jedoch bei schwersten Anfällen mit drohendem Infarkt ebenfalls besteht (Beaumont, Bourgain).

Verschiedene Autoren (Smith, S. und andere) verabreichten Heparin bei „*imminentem*" Infarkt, also bei Intensivierung oder länger als gewohnter Dauer des Status anginosus. Bei gewissen Patienten wurde damit mutmaßlicherweise die Infarzierung verhindert, bei andern trat aber der Infarkt trotzdem ein. Geht man von der Annahme aus, daß Heparin eine Zunahme der Arteriosklerose verhüte — (Beeinflussung der Plasma-Lipoproteide durch Heparin nach experimentellen Arbeiten von Gofman et al.) —, so wäre natürlich eine langfristige Prophylaxe angezeigt bei zu Arteriosklerose neigenden Patienten — oder sogar schließlich bei allen Menschen über fünfzig Jahren. Verabreichung von wöchentlich ein- bis zweimal kleinen Dosen von Heparin soll bei Patienten mit Angina pectoris eine Abnahme der Häufigkeit und der Schwere der Anfälle feststellen lassen. Derselbe Effekt ließ sich aber *bei den gleichen Patienten auch mit regelmäßigen Gaben eines Placebo erzielen* (CHANDLER, H. L. et al.). Damit ist ein mehr als psychotherapeutischer Effekt solcher Heparinmedikation noch nicht erwiesen. Es ist andererseits bekannt, daß auch Nitrolingual oft schon zu wirken scheint, bevor es resorbiert sein kann, ja schon wenn die Möglichkeit der Einnahme gesichert ist.

Wirkung bei erfolgtem Coronarverschluß. Am schwierigsten zu beurteilen ist die unmittelbare Wirkung der Anticoagulantien auf die Coronarthrombose selbst. Eine Rekanalisation oder sogar Auflösung des Thrombus ist wohl — wie HALSE, LOEWE, ZEHNDER experimentell gezeigt haben — möglich, aber in den Coronararterien nicht in nützlicher Frist zu erwarten. Eine Verhinderung der Ausdehnung der Thrombose in weitere Bezirke kann nicht bewiesen werden. Nachinfarkte in der 1.—4.—8. Woche nach dem primären Infarkt, die über eine solche Wirkung am ehesten orientieren könnten (Ausbleiben oder häufigeres Auftreten), scheinen nach unseren Beobachtungen nicht seltener zu sein als ohne Anticoagulantien. Anderslautende Resultate (WRIGHT I. S. et al.) sind uns bekannt, doch konnten wir solche nicht bestätigen. Immerhin verlaufen sekundäre Infarzierungen ohne Anticoagulantien meist letal, wogegen von 14 Nachinfarkten bei entsprechender Behandlung nur 4 ad exitum kamen. Eine gewisse Beeinflussung des arteriellen Geschehens scheint also doch auch bei den von uns beobachteten Fällen vorzuliegen.

Ob das sog. "long-term-treatment" über Monate und Jahre hinaus Infarkt-Rezidive hintanhalten kann, geht aus der Literatur noch nicht eindeutig hervor. Jedenfalls bedingt diese Behandlung eine strenge Kontrolle der Patienten, da die Blutungsgefahr bei Ambulanten naturgemäß größer ist.

Prophylaxe der thrombo-embolischen Komplikationen. Am wirksamsten erweist sich die Prophylaxe der thrombo-embolischen Komplikationen. In diesem Sektor scheint uns ein günstiger Einfluß der Anticoagulantien sichergestellt zu sein.

Die Thrombosebereitschaft nach Herzinfarkt ist erfahrungsgemäß erheblich gesteigert, ähnlich wie z. B. nach einer Geburt, einer Herniotomie usw. Es läßt sich dies nachweisen z. B. mittels Heparinbelastung (KOLLER). Heparintoleranztest in vitro oder Thrombelastogramm (HARTERT). Eine gleiche Menge Heparin wirkt nach Herzinfarkt (oder z. B. bei Pleuritis exsudativa, deren Thromboseneigung bekannt ist) viel weniger gerinnungshemmend als beim Gesunden. Die *Klinik illustriert diese Tatsache mit der Feststellung von 20—30% thrombo-embolischen Komplikationen bei nicht mit Anticoagulantien behandelten Herzinfarktpatienten.*

Die häufigste Komplikation ist wohl der *Lungeninfarkt.* Die Emboli stammen meist aus *Beinvenen*thrombosen, selten aus dem rechten Ventrikel bei Flimmern oder von Wandendokardthromben bei Infarzierung des rechten Ventrikels oder des Septums. Sie treten in größter Zahl auf vom Ende der ersten Woche an bis Ende der zweiten Woche, in einem früheren Zeitpunkt sehr selten, später in deutlich abnehmender Häufigkeit. Periphere *arterielle* Embolien sind etwas weniger zahlreich. Quelle der Emboli sind hier vor allem der linke Ventrikel (Endokard-thromben aus dem Infarktgebiet stammend), seltener der flimmernde linke Vorhof (RUBLER). Sowohl die venösen als auch die arteriellen thromboembolischen Komplikationen werden seltener gesehen unter Anticoagulantientherapie.

Unsere eigenen Beobachtungen zeigen folgendes:

Tabelle 1.

| | Mit Antiocagulantien | | | |
| | behandelt 200 Fälle | | unbehandelt 100 Fälle | |
	absolut	%	absolut	%
Gestorben total	48	24	73	73
Gestorben an:				
Lungenembolien	0	0	13	13[1]
Hirn- und Nierenembolien	0	0	11	11
Herznachinfarkten	4	2	5	5
Nicht letale thromboembolische Zwischenfälle:				
bei *optimaler* Behandlung[2]				
Lungeninfarkte	2	1	9	9
arterielle Embolien	0	0	8	8
Herznachinfarkte	10	5	0	0
bei *ungenügender* Behandlung[3]				
Lungeninfarkte	14	7		
arterielle Embolien	4	2		
Herznachinfarkte	0	0		

Beim Vergleich von 200 mit Anticoagulantien behandelten Patienten mit 100 Patienten ohne diese Behandlung fällt vor allem auf, daß unter Anticoagu-lantientherapie *letale* Lungen-, Hirn- und Nierenembolien fehlen. Die Verminde-rung der peripheren thrombo-embolischen Komplikationen scheint damit evident, sogar wenn man die akzidentell ungenügend behandelten Fälle mit vorübergehend erhöhten Quickwerten auf 40—50% einbezieht. Die optimale Einstellung auf einen *Quick*wert von 20—25% ist auch unter klinischen Bedingungen oft sehr schwierig. Marcoumar-Dosierungsfehler treten vor allem häufig auf bei Rückgang einer Leberstauung. *Bei Besserung der Leberfunktion brauchen vorher dekompen-sierte Patienten plötzlich mehr Marcoumar* als Ausdruck der kardialen Rekompen-sation (JÜRGENS).

BEAUMONT unterscheidet an nicht mit Anticoagulantien behandelten Patienten 3 Phasen der Gerinnungsverhältnisse des Blutes im Anschluß an den Herzinfarkt: Eine *erste* von 24—48 Std. mit relativer *Hypercoagulabilität,* der eine zweite etwa 7—15 Tage dauernde *verminderte* Gerinnungsfähigkeit folgt und anschließend eine *dritte* mit wieder vermehrter Gerinnungsfähigkeit. Diese Schwankungen in den Gerinnungsverhältnissen hängen, wie oben erwähnt, offenbar mit Schwankungen in der Leberfunktion zusammen. Die individuell benötigten Dosen von Marcoumar sind — besonders am Anfang und jeweils beim mutmaßlichen Eintritt einer neuen

---

[1] 24 Todesfälle (13 Lungenembolien und 11 arterielle Embolien) bedeuten 32,8% der Gesamttodesfälle der ohne Anticoagulantien behandelten Patienten. Rund $1/3$ unserer nicht mit Anticoagulantien behandelten Fälle starben an Lungen-, Hirn- oder Nierenembolien, während bei den behandelten kein Fall an diesen Komplikationen ad exitum gekommen ist.

[2] Quickwerte um 20%.

[3] Quickwerte 40—50%.

Phase — nur mit häufiger Quickbestimmung zu eruieren. (Noch besser wäre eine Bestimmung des Faktors 10. Jedoch ist bis heute noch keine genügende Methode dafür vorhanden.)

Eine sehr umstrittene Frage ist die *Beeinflussung der Letalität* des Herzinfarktes durch die Anticoagulantientherapie. Die Vielgestaltigkeit des Krankheitsbildes und der betroffenen Idividuen läßt einen Vergleich von annähernd gleichen Patientengruppen kaum zu. Es ist deshalb leichter zu behaupten, daß die Letalität durch Anticoagulantien nicht vermindert werde, als das Gegenteil zu beweisen. Wir haben versucht, 34 Fälle im Alter von 60—70 Jahren mit möglichst gleichartigen Voraussetzungen auszuwählen und einander gegenüberzustellen, je 17 mit Anticoagulantien und 17 ohne. Es ergab sich:

Gebessert:gestorben 14:3 mit Anticoagulantien

4:13 ohne Anticoagulantien.

Eine Zusammenstellung von 232 Patienten der Vor-Anticoagulantien-Ära und von 190 mit Anticoagulantien behandelten Patienten — beide Gruppen aus unserer Klinik — gemäß Severitätsindex nach SCHNUR ergab eine *signifikante Verminderung der Letalität unter Anticoagulantientherapie* in den Gruppen der mittelschwer- und schwerkranken Patienten (GROSS). Bei sehr Leicht- und Leichterkranken einerseits und bei den sehr Schwerkranken andererseits bleibt die Letalität mit und ohne Anticoagulantien dieselbe. Aus ähnlichen Erhebungen schließen verschiedene Autoren (RUSSEK et al.), daß eine anticoagulierende Therapie nur bei mittelschweren bis schweren, oder bei sog. "poor-risk"-Patienten angewandt werden sollte. Unserer Ansicht ist eine Beurteilung der Prognose eines Patienten im Augenblicke der Aufnahme in die Klinik und in den ersten 24 Std. auch in der Annäherung an Objektivität, wie sie eine Punktbewertung der Symptome ergeben soll, sehr problematisch. Das Zustandsbild kann sich schon in den ersten 24 Std. und ebenso auch in einem späteren Zeitpunkt grundlegend ändern (I. S. WRIGHT). Wir würden deshalb vorziehen, einem Patienten, der es mit großer Wahrscheinlichkeit, gemäß Severitätsindex, nicht unbedingt nötig hätte, Anticoagulantien zu geben, als bei einem primär als „leichter" Fall gestempelten eine Thrombose zu riskieren. Im übrigen halten wir prognostische Ableitungen aus heterogen beobachtetem Material, bei so differenziertem Geschehen, wie es beim Herzinfarkt vorliegt, für wenig beweisend und glauben, daß eine kleine, einheitlich beobachtete Gruppe sicherere Schlußfolgerungen erlaubt. Selbstverständlich müssen Kontraindikationen wie Blutungen, Blutungsbereitschaft (z. B. bei Ulcus ventriculi), Notwendigkeit von Punktionen (z. B. bei Pleuraerguß, Lumbalpunktion) berücksichtigt werden. Zwischenfälle, die durch Vernachlässigung dieser Gegenanzeigen eintreten, können nicht der Anticoagulantien-Therapie zur Last gelegt werden.

Die *Nebenwirkungen* der Anticoagulantien scheinen uns bei sorgfältiger Handhabung der Medikamente gering. Wir beobachteten in 6% bei den Herzinfarkten leichte Hämorrhagien: Hämoptoe, Hämaturie, Epistaxis, Hauthämatome bei Verwendung von Depot-Liquemin. *Intramuskuläre* Injektionen müssen vermieden werden, dagegen können i.v. — und wohl auch subcutane Injektionen angewandt werden. Eine schwere Blutung kam bei uns nur in einem Fall (Darmblutung) vor. Auch konnten wir nur in einem Fall eine schwere Allergie — gegen Depot-Liquemin —, eine schwere allergische Coronariitis, die zum Exitus führte, beobachten.

Anaphylaktischer Schock, oder andere allergische Reaktionen auf intravenöse Heparinverabreichung, wie es in der Literatur beschrieben wird, traten in keinem von unseren Fällen auf.

Herzruptur: Es erhebt sich immer wieder die Frage, ob eine Anticoagulantientherapie, vor allem mit Liquemin, die Herzruptur nicht begünstigte. Man kann sich vorstellen, daß thrombotische Auflagerungen auf das Infarktgebiet einen gewissen Schutz gegen Ruptur bieten. Unter 18 Herzrupturen, die wir ab 1947 an unserer Klinik beobachteten, kamen 13 in den ersten Minuten bis 12 Std. nach Einweisung ad exitum. Von diesen hatten zwei je 15000 E Liquemin erhalten, was man wohl nicht als ausschlaggebend betrachten kann, die übrigen elf hatten keine Anticoagulantien bekommen. Von den längere Zeit Überlebenden starben zwei am 3. bzw. 11. Tag ebenfalls ohne Anticoagulantientherapie. Drei Fälle könnten für eine Begünstigung der Ruptur durch Gerinnungsverzögerung sprechen: ein Patient, der mit einem Spontan-Quick (also ohne entsprechende Therapie) von 25% zugleich an *Melaena* und *Hämatemesis* litt, bei dem es am 6. Tag zur Herzruptur kam, ein weiterer Patient, der vom 2. Tag an unter Marcoumar einen Quickwert unter 10% aufwies und dessen linker Ventrikel am 6. Tag rupturierte — die Ruptur ging als langer Riß durch das ganze Infarktgebiet. Bei einem dritten Patienten mit faustgroßem Aneurysma trat die Ruptur erst am 30. Tag auf bei Anticoagulantientherapie mit Quickwerten um 25%. Dieser letzte Fall läßt andererseits daran denken, daß ohne anticoagulierende Therapie gerne Thromben in den Herzwandaneurysmen entstehen, die dann in die Peripherie geworfen werden und so zum Exitus bzw. Komplikationen durch Embolie führen können. Dieselbe Gefahr besteht bei den Wandthromben des Infarktgebietes. Jedenfalls ist es schwer, im einzelnen Fall die beiden Möglichkeiten gegeneinander abzuwägen. Bis heute können wir jedenfalls keine Zunahme der Herzrupturen gegenüber der Vor-Anticoagulantien-Ära nachweisen.

Eine Thromboseprophylaxe bei bestehendem Herzinfarkt mit *Trypsin*, dessen anticoagulierende und fibrinolytische Eigenschaften von INNERFIELD et al. gezeigt wurde, würde die Blutungsgefahr, die bei Heparin und Dicumarolen besteht, umgehen. Jedoch ist deren Wirksamkeit noch nicht erwiesen. Weitere Erfahrungen müssen abgewartet werden.

Zusammenfassend kann gesagt werden:

Eine wirksame Prophylaxe der Vorbedingungen des Herzinfarktes durch Anticoagulantien kann bis jetzt nicht mit Sicherheit nachgewiesen werden, dies weder in Beziehung auf antithrombotische Wirkung noch auf eine gewisse antiarteriosklerotische Funktion des Heparin.

Eine Beeinflussung der Coronarthrombose selbst scheint aus der Tatsache hervorzugehen, daß *Nachinfarkte* unter Anticoagulantien selten tödlich verlaufen. Hingegen konnten unter Anticoagulantien gleich viele Nachinfarkte beobachtet werden wie ohne Therapie.

Zusammenfassung.

Unter Anticoagulantientherapie sind thrombo-embolische Komplikationen sowohl periphere Venenthrombosen und Lungeninfarkte als auch arterielle periphere Embolien selten geworden. *Tödliche* Komplikationen fehlen, während $1/3$ der Patienten ohne Anticoagulantientherapie an Lunge-, Hirn- und Nierenembolien ad exitum kommen.

Die *Letalität* des Herzinfarktes wird bei *mittelschwer- und schwerkranken* Patienten durch Anticoagulantien vermindert. Bei leichten und bei äußerst schweren Fällen konnte eine Beeinflussung der Letalität nicht festgestellt werden. Es steht noch nicht fest, ob die Behandlung mit Anticoagulantien eventuell eine Herzruptur begünstigen kann. Bis jetzt scheint die Ruptur unter Anticoagulantien jedenfalls nicht häufiger zu sein als ohne diese Therapie.

Literatur.

BAER, S., W. I. HEINE and S. O. KRASNOFF: Criteria for the use of anticoagulants in the treatment of acute myocardial infarction. Bull. N.Y. Acad. Med. **28**, 610 (1952).

BALLY, P. R.: Über die klinische Bedeutung des Heparins mit besonderer Berücksichtigung der Heparinbelastung als diagnostisches Mittel. Z. klin. Med. **148**, 295 (1951).

BEAUMONT, J. L., P. MAURICE, H. CHEVALIER et al.: Le traitement anticoagulant de l'infarctus du myocarde. Semaine Hôp. **46**, 1917 (1952).

— et J. LENÈGRE: La crase sanguine dans les thromboses des artères coronaires et pulmonaires; déductions thérapeutiques. Rev. d'Hématol. **7**, 228 (1952).

— H. CHEVALIER and J. LENÈGRE: Studies on spontaneous variations in blood coagulability immediately following myocardial infarction. Amer. Heart J. **45**, 756 (1953).

BINDER, M. J., G. K. KALMANSON and E. J. DRENICK: Clinical evaluation of Heparin in the treatment of angina pectoris. J. Amer. Med. Assoc. **151**, 968 (1953).

BOURGAIN, R., et J. L. BEAUMONT: Modification de la fibrine B au cours des thromboses chez les cardiaques. Sang **24**, 433 (1953).

CARDOZO, L. E., u. M. MOLENAAR: Langfristige Verabreichung von Dicumarol zur Behandlung schwerer Angina pectoris und von Herzinfarkten. Nederl. Tijdschr. Geneesk. **1952**, 999.

CHANDLER, H. L., and G. V. MANN: Heparin treatment of patients with angina pectoris. Failure to influence either the clinical course or the serum lipids. New England J. Med. **249**, 3 (1953).

CHENG, J. T. O., W. J. CAHILL and E. F. FOLEY: Coronary embolism. J. Amer. Med. Assoc. **153**, 211 (1953).

CHERNOFF, A. J.: Anaphylactic reaction following injection of heparin. New England J. Med. **242**, 315 (1950).

COSGRIFF, S. W.: Chronic anticoagulant therapy in recurrent embolism of cardiac origin. Ann. Int. Med. **38**, 278 (1953).

FABRE, J.: Les anticoagulants en cardiologie. Rev. méd. Suisse rom. **73**, 900 (1953).

FELDMAN, L.: Anticoagulant therapy in acute myocardial infarction. Amer. Heart J. **44**, 112 (1952).

FERRERO, C.: Traitement de l'angine de poitrine par l'héparine. Cardiologia (Basel) **23**, 102 (1953).

FURMAN, R. H., C. O. T. BALL and R. G. GALE: An evaluation of anticoagulant therapy in myocardial infarction based on prognostic caregories (Vanderbilt Univ. School of Med. Nashville, Tenn.).

GILCHRIST, A. R.: Coronary thrombosis and its response to treatment. Brit. Med. J. **1952**, 351.

GOFMAN, J. W.: The metabolism and physical chemistry of lipoproteins, with especial reference to the role of heparin in lipoprotein metabolism. Mitteilung Int. Tagung über Thrombose u. Embolie.

GOLDSTEIN, R., and L. WOLFF: Hemorrhagic pericarditis in acute myocardial infarction treated with bishydroxycoumarin. J. Amer. Med. Assoc. **146**, 616 (1951).

GORDIN, R.: Anticoagulants in cardial infarction. Cardiologia (Basel) **23**, 243 (1953).

GOTZ, A.: Severe spontaneous hypersensitivity to heparin. Ann. Int. Med. **35**, 919 (1951).

GRAHAM, D. M., T. P. LYON and J. W. GOFMAN: Blood lipids and human atherosclerosis. II. The influence of heparin upon lipoprotein metabolism. Circulation **4**, 666 (1951).

GROEDEL, F. M.: Antikoagulantienbehandlung der Herzkrankheiten. Dtsch. med. Wschr. **1951**, 143.

GRÜNER, A., T. HILDEN, F. RAASCHOU and H. VOGELIUS: Heparin treatment of angina pectoris. Amer. J. Med. **14**, 438 (1953).

GROSS, J.: Prognosis of acute myocardial infaction as determined by the pathologic index rating of Schnur. Evaluation of anticoagulant therapy based on this method. Diss. Univ. Zürich 1955.

HALSE, T., K. PHILIPP u. F. RUF: Tierexperimentelle Untersuchungen über intravasale Thrombolyse mit Heparin und Thrombocid. Dtsch. Z. Chir. **263**, 459 (1950).

HARTERT, H.: Die Thrombelastographie. Eine Methode zur physikalischen Analyse des Blutgerinnungsvorganges. Z. exper. Med. **117**, 189 (1951).

— Indikation der Thromboembolieprophylaxe durch das Thrombelastogramm. Münch. med. Wschr. **1953**, 1108.

HEINECKER, R.: Die antithrombotische Therapie der Koronarthrombose. Medizinische **1953**, 1647.

HOLTEN, C.: Anticoagulants in the treatment of coronary thrombosis. Acta med. scand. (Stockh.) **140**, 340 (1951).

HUEBER, E. F., u. R. TÖLK: Zur Kritik der Therapie der Koronarthrombose mit Antikoagulantien. Dtsch. med. Wschr. **1952**, 271.

HUECK, O.: Histologische Untersuchungen an Versuchstieren über die Wirkung hoher Dicumarol und Tromexandosen auf die Leber und andere Organe. Arch. exper. Path. u. Pharmakol **212**, 302 (1951).

INNERFIELD, I., A. SCHWARZ and A. ANGRIST: Intravenous trypsin: its anticoagulant, fibrinolytic and thrombolytic effects. J. Clin. Invest. **31**, 1049 (1952); Bull. N.Y. Acad. Med. **28**, 537 (1952).

— A. ANGRIST and A. SCHWARZ: Parenteral administration of trypsin. Clinical effect in 538 patients. J. Amer. Med. Assoc. **152**, 597 (1953).

JORDAN, R. A., R. D. MILLER, J. E. EDWARDS and R. L. PARKER: Thrombo-embolism in acute and in healed myocardial infarction. Circulation **6**, 1 (1952).

JÜRGENS, J.: Über die Entstehung der Thrombose bei der kardialen Insuffizienz. Mitt. Internat. Thrombosekongreß, Basel 1954.

KAULLA, K. N. v.: Zur klinischen Bedeutung und Technik des Heparintoleranztestes in vitro. Dtsch. med. Wschr. **1953**, 1075.

KERWIN, A. J.: Anticoagulants in the treatment of cardiac infarction. Amer. Heart J. **46**, 865 (1953).

KEYES, J. W., E. H. DRAKE, T. N. JAMES and J. SMITH: Survival rates after myocardial infarctions with and without long term anticoagulant therapy. Amer. J. Med. Sci. **226**, 607 (1933).

KOLLER, F.: Die Prophylaxe und Therapie der Thrombose mit Anticoagulantien. Helvet. med. Acta **16**, 184 (1949).

— Progrès récents dans le traitement de la thrombo-embolie par les anticoagulants. Méd. Hyg. Genève **10**, 339 (1952).

— Fortschritte in der Handhabung der Dicumaroltherapie. Vereinfachung der Kontrolle, Vitamin K$_1$ als Antidot. Helvet. med. Acta **19**, 411 (1952).

— u. H. JAKOB: Über ein neues hochaktives Antikoagulans mit protrahierter Wirkung. Schweiz. med. Wschr. **1953**, 476.

LEVER, W. F.: Effects of intravenous heparin on the plasma lipoproteins in primary hypercholesteremic xanthomatosis and idiopathic hyperlipemia. Science (Lancaster, Pa.) **118**, 653 (1953).

LEWIS, J. A.: Experience with anticoagulant therapy in the treatment of coronary thrombosis. Canad. Med. Assoc. J. **68**, 434 (1953).

LÖFFLER, W., u. M. SCHNEBLI: Zur Antikoagulantientherapie des Herzinfarktes. Dtsch. med. Wschr. **1955**, 305.

LOEWE, L.: Amer. J. Med. **3**, 447 (1947).

LONDON, I. S. L., J. C. PEASE and A. M. COOKE: Anticoagulants in myocardial infarction. Brit. Med. J. **1953**, 911.

LUND, E.: Long term dicumarol therapy in thromboembolic conditions, especially in coronary thrombosis. Acta med. scand. (Stockh.) **146**, 252 (1953).

MACHT, D. I.: Influence of some drugs and of emotion on blood coagulation. J. Amer. Med. Assoc. **148**, 265 (1952).

Marbet, R., u. A. Winterstein: Neue Methodik zur Kontrolle der Antikoagulantientherapie. Praxis (Bern) **42**, 61 (1952).

McCollum, W. T.: Treatment of myocardial infarction due to coronary thrombosis. Preliminary report. J. Amer. Med. Assoc. **149**, 88 (1952).

Mouquin, M.: La médication anticoagulante dans l'infarctus du myocarde et dans l'angine de poitrine. Semaine Hôp. **29**, 4178 (1953).

Nichol, E. S., and J. F. Borg: Long-term dicumarol therapy to prevent recurrent coronary artery thrombosis. Circulation **1**, 1097 (1950).

Owren, P. A., et K. Aas: Long term dicumarol therapy. C. r. Soc. int. europ. Hématol. **3**, 663 (1952).

Papp, C.: Anticoagulants in myocardial infarction. Brit. Med. J. **1953**, 1331.

Partilla, H., u. L. Slapak: Zur Therapie des Myokardinfarktes mit Antikoagulantien. Wien. med. Wschr. **1951**, 413.

Pearson, N. E. S.: The early complications of cardiac infarction. Brit. Med. J. **1953**, 4.

Plancherel, P.: Klinische und gerinnungsphysiologische Untersuchungen mit einem neuen Heparin-Depotpräparat. Z. klin. Med. **150**, 213 (1953).

Port, M., A. Katz, E. Hellmann and C. D. Enselberg: The Heparin treatment of angina pectoris. Amer. Heart J. **45**, 769 (1953).

Richter, I. H., R. F. Delnunzio and S. L. Swiller: Evaluation of dicumarol therapy in 300 cases of myocardial infarction. N. Y. State J. Med. **52**, 1301 (1952).

Rinzler, S. H., J. Travell, H. Bakst and Z. H. Benjamin: Effect of heparin on effort angina. Amer. J. Med. **14**, 438 (1953).

Rose, A. O., R. H. Ott and H. C. Maier: Hemopericardium with tamponade during anticoagulant therapy of myocardial infarct. Amer. J. Med. Sci. **226**, 607 (1953).

Rosenthal, R. L., and J. C. Weaver: Acceleration of blood coagulation in acute myocardial infarction as demonstrated by the heparin clotting time, effect of dicumarol therapy. Circulation **6**, 257 (1952).

Rössle, R.: Virchows Arch. **300**, 180 (1937).

Russek, H. I., and B. L. Zohman: Indications for bihydroxycoumarin (dicumarol) in acute myocardial infarction. Circulation **5**, 707 (1952).

Schnebli, M.: Zur Klinik des Herzinfarktes. Beobachtungen an 300 Fällen. Cardiologia (Basel) **26**, 129 (1955).

Schnur, S.: Mortality and other studies questioning the evidence for and value of routine anticoagulant therapy in acute myocardial infarction. Circulation **7**, 855 (1953).

— The current dispute concerning anticoagulants in acute myocardial infarction. J. Amer. Med. Assoc. **156**, 1127 (1954).

Sigg, B.: Der Heparinintoleranztest. Eine Methode zur raschen Orientierung über die Gerinnungsfähigkeit des Blutes. Schweiz. med. Wschr. **1952**, 284.

Smith, S., and C. Papp: The prevention of impending cardiac infarction by anticoagulant treatment. Brit. Heart J. **13**, 467 (1951).

Wright, P. H., and M. M. Kubik: Recanalisation of thrombosed arteries under anticoagulant therapy. Brit. Med. J. **1953**, 1021.

Wright, I. S., C. D. Marple and D. F. Beck: Myocardial infarction and its treatment with anticoagulants. Summary of findings in 1031 cases. Lancet **1954**, 92.

La thérapeutique anticoagulante dans la thrombose cérébrale.

Par

J. Roskam, J. Hugues et J. Lecomte (Liège/Belgique).

Position du Problème. — L'expérimentation et la clinique ont établi l'action préventive de la médication anticoagulante dans la maladie thrombo-embolique (Murray, Best et coll., Crafoord et Jorpes, etc.). Elles ont aussi prouvé que des thromboses vasculaires, surtout récentes, peuvent guérir, le vaisseau lésé recouvrant une parfaite perméabilité, sous l'influence de l'héparine, du dicoumarol et de leurs succédanés (Holmin et Ploman, Rabinowitch et Pines, H. Payling-Wright, etc.).

Par ailleurs l'expérience a montré que l'entrave apportée par l'héparine à la formation d'un thrombus blanc est fortement accrue à la faveur d'une vaso-dilatation régionale (Roskam).

Dès lors, une question se pose: la thrombose cérébrale est-elle justiciable de la médication anticoagulante soit employée isolément, soit associée à des vaso-dilatateurs à action céphalique prépondérante, tel l'acide nicotinique? Des observations spectaculaires de Magnusson, de Roskam, Kilgus et Bonhomme etc., donnaient à le penser. C'est pourquoi l'un de nous (2) a, en 1947—1948, invité ses collègues à soumettre l'efficacité de ce genre de traitement à une en-quête statistique systématique.

Matériel personnel. — Nous apportons ici le résultat de nos investigations personnelles. Au cours des quinze dernières années, nous avons posé le diagnostic d'encéphalorragie et d'hémorragie méningée pure respectivement chez 177 et 64 patients, celui d'encéphalomalacie chez 373 autres, ce dernier groupe comportant, pensions-nous, 307 cas de thrombose, 14 de spasme, 52 d'embolie. Nous avons pu obtenir l'autopsie de 70 des 166 encéphalorragies et méningorragies et 107 encéphalomalacies ayant succombé.

Difficultés diagnostiques. — En dépit de leur nombre peu élevé, ces examens nécropsiques présentent un grand intérêt. Ils témoignent en effet de la fréquence des erreurs de diagnostic entre encéphalorragie et encéphalomalacie. Dans 16% des cas en effet, nous avons indistinctement pris un de ces états morbides pour l'autre. Par ailleurs, de façon régulière (en l'espèce 9 fois sur les 70 cas autopsiés, soit dans environ 13% des cas), l'association d'une encéphalorragie et d'une encéphalomalacie fut méconnue.

Or, les médications anticoagulantes et vasodilatatrices ne peuvent qu'aggraver le pronostic des encéphalorragies. Il s'ensuit que les cas méconnus d'encéphalor-ragie pure ou combinée à une thrombose cérébrale risquent fort d'influencer de façon défavorable la statistique des cas d'encéphalomalacie traités par les anti-coagulants associés ou non à des vasodilatateurs. Il y aurait donc lieu de chercher à améliorer le diagnostic différentiel des encéphalorragies et encéphalomalacies.

L'analyse des histoires cliniques de nos cas autopsiés est, à ce point de vue, assez décevante. Ainsi, contrairement à ce qu'enseignent les ouvrages classiques, la brutalité de l'accident cérébral, le faciès vultueux du patient, le comportement de la température ne suffisent pas à poser le diagnostic d'hémorragie cérébrale et à écarter celui de thrombose. Certes, en cas d'encéphalorragie, le coma est plus fréquent et plus profond, plus souvent accompagné de Cheyne-Stokes, parfois aussi de vomissements (5 fois sur 36), jamais observés dans les encé-phalomalacies. Ce ne sont là toutefois qu'éléments de présomption.

En fait, c'est la ponction lombaire qui semble pouvoir fournir les renseigne-ments les plus probants. La rachicentèse pratiquée chez 17 encéphalomalaciques vérifiés à l'autopsie nous fournit en effet 17 fois un liquide céphalo-rachidien eau de roche. Par contre, chez 30 encéphalorragiques confirmés par la section, le liquide céphalo-rachidien fut 21 fois sanglant, 5 fois xanthochromique, 4 fois seulement eau de roche.

Résultats globaux de notre expérimentation clinique. — Le tableau ci-contre résume l'évolution de 307 cas de thrombose cérébrale certaine ou présumée, laissés initialement sans traitement, puis soumis ou non, 3 semaines après l'accident, à des applications sur le crâne d'ondes courtes ou traités 1°) par des médications anti-syphilitiques, les réactions spécifiques étant positives, 2°) par acétylcholine, 3°) par acide nicotinique utilisé soit exclusivement, soit, après 3 semaines d'évolution, en association avec des ondes courtes, ou encore, remplacé à ce moment par ces ondes; 4°) par des anticoagulants (héparine à quoi fut souvent substitué secondairement l'un ou l'autre succédané du dicoumarol) soit utilisés exclusivement, soit remplacés, après 3 semaines d'évolution, par des ondes courtes; 5°) par des anticoagulants associés à de l'acide nicotinique.

Tableau 1.

Traitement	Nombre de cas	Pourcentage des					
		Décès	Aggra-vations	Statu quo	Amélio-rations	Fortes amélio-rations	Guéri-sons
Nul	44	14	2	40	40	4	0
Ondes courtes	21	0	0	40	55	5	0
Anti-Syphil.	11	30	0	9	45	8	8
Acét.-Choline	30	40	0	34	20	3	3
Ac. nicotiniq.	78	44	1	20	18	5	12
Ac. nicot. + ondes courtes	26	11	0	43	40	3	3
Anticoag.	16	25	0	40	31	4	0
Anticoag. + ondes courtes	26	11	3	22	58	6	0
Ac. nicot. + anticoag.	55	38	5	15	36	2	4

La difficulté d'établir avec certitude le diagnostic d'encéphalomalacie par thrombose cérébrale était déjà de nature à inspirer quelque doute quant à la possibilité de porter un jugement statistique valable sur l'efficacité de la médication anticoagulante au cours de ce genre d'accident.

Les chiffres figurant dans le tableau ci-contre renforcent cette impression. De même, la comparaison de la léthalité par thrombose cérébrale des malades de Siclounoff (3) et des nôtres, traités ou non par acétylcholine [pour ce qui est de nos malades, il s'agit de la statistique ci-dessus et de la statistique de J. Roskam (2) réunies]: pour Siclounoff, la thrombose tue 38% des malades non traités (151 cas), 21% seulement des patients injectés d'acétylcholine (70 cas); d'après nos observations, ces chiffres sont respectivement 18% en ce qui concerne les malades non traités (67 cas) et 40% pour ce qui est des malades traités (53 cas)!

Aussi bien, en dépit des quelques succès spectaculaires que nous avons obtenus et du plaidoyer de I. S. Wright (4), n'estimons-nous pas pouvoir conseiller sans réserves, à l'heure actuelle, le traitement de la thrombose cérébrale par les anticoagulants.

Avec R. Brain (1) nous craignons notamment pour les encéphalomalaciques ainsi traités, les risques que leur feraient courir une éventuelle erreur de diagnostic et des hémorragies secondaires dans le territoire infarci. Aussi bien le problème posé devrait-il, à nos yeux, être abordé sur le plan expérimental et par le biais de la thrombose des vaisseaux rétiniens.

En conclusion, nous nous refusons pour l'instant à formuler la moindre recommandation quant au traitement de la thrombose cérébrale par anticoagulants, par vaso-dilatateurs ou par ces médications associées.

Littérature.
1. Brain, R.: Lancet **1954**, 831.
2. Roskam, J.: Acta clin. belg. **2**, 261 (1947); Bull. Acad. Suisse Sci. méd. **4**, 28 (1948).
3. Sciclounoff, F.: Presse méd. **1934**, 1140.
4. Wright, I. S.: Thromboses et Embolies, C. r. de la 1° conf. internat. Bâle 1954, p. 694. Bâle: Benno Schwabe, éd. 1954; Lancet **1954**, 825.

Arterielle Thrombose und Anticoagulantien.

Von

R. Seitz (Hamburg/Deutschland).

Korreferat.

Die Frage der Anticoagulantien-Anwendung beim *Herzinfarkt* dürfte nicht mehr so sehr lauten, ob diese notwendig, nützlich, schwierig und gefährlich ist, sondern nurmehr, ob *alle* Herzinfarkte oder nur eine wohl *umrissene Auswahl* von komplizierten Fällen damit bedacht werden soll. Während auf Kongressen, zuletzt in Basel und Bad Nauheim, der Routine-Therapie das Wort gesprochen wurde, lehnen z. B. in Hamburg die Mehrzahl der großen Krankenhäuser die Durchführung ab oder verhalten sich abwartend. Das erneute Aufgreifen des Themas durch Herrn Prof. Löffler ist daher für die Praxis wichtig.

Wir treten in unserem Krankenhausbereich (Prof. Beckermann) für eine *Routine-Therapie* der Coronarthrombosen ein, da bei eingespieltem labortechnischem Apparat und bei Eigenherstellung der Thrombokinase etliche *Mehr*bestimmungen der Quickzeit nicht ins Gewicht fallen. Vom klinischen Gesichtspunkt aus kommt man zur routinemäßigen Anwendung, da beim Erkrankungsbeginn die Einteilung nach Gruppen solcher guter oder schlechter Prognose keineswegs zuverlässig ist, da vermeidbare thromb.-e. Komplikationen mit schweren Folgen auch bei den gut beleumundeten Fällen auftreten, und bei Herzkranken unter absoluter Bettruhe Thrombosen sowieso in der Luft liegen; dies um so mehr, als im akuten Stadium des Herzinfarktes eine allgemeine Gerinnungsneigung erwiesen ist. Die Propagierung einer routinemäßigen Behandlung aller Coronarthrombosen im Krankenhaus bedeutet jedoch keine sog. „Therapie in jedem Falle". Sie würde sonst in Deutschland zwangsläufig eine Krankenhauseinweisung nach sich ziehen. Der Vorschlag (Russek) der Selektivanwendung der Anticoagulantien für prognostisch schlechtere Fälle mag daran kranken, daß im einzelnen die Prognose nicht absolut sicher absteckbar, und außerdem die Zahl der sog. guten Prognosegruppe vermutlich zu hoch gegriffen ist; man muß jedoch beipflichten, daß, im Kollektiv gesehen, eine größere Anzahl von Herzinfarkten ohne großes Zutun und nur in Ruhe gelassen einen komplikationsfreien Verlauf hat. Diese Ermittlungen aber entbinden uns vom *Zwang* der Therapie und können die letztlich statistisch ermittelte Entscheidung — nach Art der Empfehlung der Am. Heart Ass. — wieder zurückverweisen auf Vorgeschichte und klinische Faktoren.

Behalten wir im Auge, daß in den USA teils durch den Einfluß einer zeitungs-
propagandistisch aufgeklärten breiten Öffentlichkeit die Hintanhaltung von Anticoagulantien die Möglichkeit einer Regreßpflichtforderung nach sich zu ziehen
drohte. Die theoretisch zwar wichtige und statistisch geförderte Erkenntnis sollte
den Entschluß zur Anwendung der neuen gerinnungshemmenden Mittel zwar beeinflussen, sie jedoch nicht ohne Berücksichtigung individueller und örtlicher Umstände erzwingen. Bei einem so dramatischen Ereignis wie dem Herzinfarkt, wo
Todesnot und Angst die Stunde regieren, sollte z. B. der nachteilige Transport
zum Krankenhaus bedacht werden und Wärme des Heimes nicht unbedingt gegen
das Klima der Klinik getauscht werden — *nur* zur Routineverabfolgung von Anticoagulantien. Wir treten zwar sehr lebhaft für eine planmäßige Behandlung jeder
hospitalisierten Coronarthrombose ein, sind im allgemeinen aber für eine *planmäßige Indikation* und Prüfung aller Umstände, *auch* der Anticoagulantien. Die
dokumentarische Analyse von Wright zeigt, daß Ausdehnung der Coronarthrombose und sekundäre Infarzierung mittels Anticoagulantien nicht überzeugend verhindert werden können. Der Hauptgrund für die Reduzierung der
Mortalität liegt also im Hintanhalten thromb.-e. Komplizierungen. Paradoxer-
weise beruht der Therapieerfolg bei der Behandlung der Coronar*arterie* hervor-
ragend auf dem Sektor *Vene*. Es zeigt sich am Beispiel der Coronarthrombose, daß thematisch eine Trennung nach arteriellen und venösen thromb.-e.
Gesichtspunkten illusorisch ist.

Möglichkeiten, Erfolge und Ziele der Anticoagulantien-Behandlung glaubt
man daher, auch besser und übersichtlicher an der *Lungenembolie* als am kleinen,
nicht einmal immer thrombosierten Coronarast und dort auch noch unbewiesener
Anticoagulantien-Wirkung aufzeigen zu können.

Die Kürze der Zeit zwingt zur Skizze, wobei wir nur aus diesen Gründen die
Lungenembolie dem Lungeninfarkt gleichsetzen.

Murale Thromben im rechten Vorhof und im rechten Ventrikel als Folge der
Herzläsion, Thromben im rechten Vorhof als Folge des Herzversagens z. B. der
Flimmerarhythmie, vorwiegend aber maligne Fernthrombosen schaffen die Voraussetzung für Lungenembolien und Lungeninfarkte. Sie stellen nach Morbidität
und Mortalität die wichtigste Komplikation im Verlauf der Coronarthrombose dar;
am Leichenmaterial sind es fast 40%. Muß man nicht zum Skeptiker analytischer
Ergebnisse werden, wenn z. B. das offenherzige Wright-Resumé zwar klinisch-
statistisch die Reduzierung der thromb.-e. Komplikationen mit 26% der unbehandelten den 11% der Kontrollgruppe gegenüberstellt — an seinem Sektionsmaterial
dann aber feststellt, daß die klinische Diagnose der thromb.-e. Komplikationen,
wenn auch nur in der Kontrollgruppe, zur Hälfte falsch gestellt war; an der Spitze
der Lungeninfarkt? Demnach bestätigt sich die Ansicht Staemmlers selbst für
thrombosefühlige Arbeitsgruppen, daß Statistiken über Lungenembolien nur einen
Wert haben, wenn sie auf Sektionserfahrungen aufbauen. Der Mut, vergleichend
die Häufigkeit des Lungeninfarktes mit und ohne Anticoagulantien für wissenschaftliche Zwecke zu registrieren, war uns von vornherein wegen seiner diagnostischen Schwierigkeit in der Anfangsphase des Herzinfarktes genommen. Sie finden
deswegen unsere Therapieergebnisse beim Herzinfarkt nur mit Mortalitätszahlen
versehen. Wir vergleichen bei gleicher Krankenzusammensetzung 2 frühere Jahre
(1951/52), deren Therapiecharakter selbstkritisch „Zeit der Vernachlässigung auf

wissenschaftlicher Grundlage" genannt wurde, mit 2 folgenden Jahren (1953/54) anticoagulierender Aktivität.

Sicherlich ist die derzeitige, fast monoton wiederkehrende Betonung der fallenden Sterblichkeitszahlen der Coronarthrombose durch die neue Therapie, wie auch bei uns von 38% auf 17%, auf die Dauer unfruchtbar, ruht sie für den Außenstehenden immer nur auf den Krücken der Statistik. Der kardiologisch Tätige kann sich bei vielseitigen und gleichlautenden Ergebnissen den modernen therapeutischen Konsequenzen immer weniger entziehen.

Tabelle 1.

Jahr	Gestorben in 24 Std.	verbleiben gesamt	Tote	Mortalität
1950/52	8	106	41	38,6%
1953/55	8	116	20	17,2%

Die Ergebnisse dieser neuen therapeutischen Verfahren sind bei der Lungenembolie als Exempel par excellence besser überprüfbar, da bei großer Stabilität dieses Infarktgeschehens fundierte Mortalitätsziffern nach jahrzehntelangen Beobachtungen verschiedener Länder und Disziplinen vorliegen. Nach STAEMMLER unterliegt in Aachen jeder 5. Mensch jenseits des 50. und jeder 4. jenseits des 60. Lebensjahres einer Thrombose oder Embolie. Die Lungenembolie ist daran 3 mal häufiger beteiligt als die Coronarthrombose. Nur der rapide, ja aufregende Anstieg des Infarktgeschehens am Herzen macht den Umfang der Diskussion über dieses und nicht auch über die Lungenembolie verständlich. Der Pferdefuß liegt, dem Herzinfarkt konträr, in der Schwierigkeit ihrer Erkennung.

Die Durchsicht eines Berges von Krankengeschichten klinisch unerkannter Lungenembolien lehrt uns mit MERZ u. a., der Lehrbuchmeinung noch entschiedener entgegenzutreten, die Lungenembolie sei ein vorwiegend chirurgisches Leiden, der Verlauf akut und ihr Kriterium der überraschende Tod. *Nach Häufigkeit und Subtilität der diagnostischen Aufgabe ist sie internistisch.* Die Senkung der Mortalität ist zunächst an Sicherheit und Ausweitung der Diagnostik und somit an Maßnahmen der inneren Medizin gebunden.

Eine Zusammenstellung demonstriert den signifikanten Abfall der Mortalität erkannter Lungeninfarkte von 17% auf 1% mit Hilfe von Anticoagulantien. Eigene Erfahrungen zeigen anhand von 114 kritisch geprüften Lungeninfarkten, daß nach 24 Stunden auch der Lungeninfarkt mittels Gerinnungshemmung beherrschbar wird.

Tabelle 2. *Anticoagulantienbehandlung der Lungenembolie (-infarkt).*
Mortalität: ohne   mit

Autor			Autor	Anzahl	tödlich	A.K. Heidberg, Hamburg 1951/55 Gest. in 24 Std.	Gest. n. 24 Std.
JORPES	15—20%		ALLEN	329	1	114[1]	6	—
PUGATSCH	17%		BAUER	45	2		
RUTISHAUSER	17%	17%	GOSGRIFF	107	1	[1] Ohne L.E. beim Herz-	
SHORT	6—14%		EVANS u. LEE	61	3	infarkt	
SINGER	10—22%		KOLLER	20	—	1,2%	
			MURRAY	149	—		
			SCARRONE, BECK				
			WRIGHT	44	4		
			ZILLIAKUS	103	—		
				858	11		

Der Proteusnatur der Lungenembolie mit ihrem vorwiegend subakuten und chronischen Verlauf gilt es nachzuspüren, um durch Frühwahrnehmung die Zahl der sog. initial-tödlichen, d. h. schicksalhaft empfundenen Embolien abzubauen. Da der Verlauf nur scheinbar inapperzept ist, bedeutet frühgeschöpfter Verdacht entscheidenden Zeitgewinn zum Handeln.

Die thrombosewache Einstellung schließt die Suche nach Streuherden in Bein- und Beckenvenen mit ein, die dort zu 85% vermutbar sind. Die Anticoagulantien-Behandlung von fast 300 erkannten Thrombosen zumeist von malignem Typ zeitigte bei uns eine Mortalität an möglichen Folgen von 0%. Diese gesicherte und sichernde Therapie sollte man nicht voreilig durch irgendeine andere ersetzen, wenn nicht erwiesen ist, daß bei den Angaben andersartiger Therapieerfolge das gleiche Thrombosenmaterial gemeint ist: Das sind die tiefen Thrombosen und nicht oberflächliche Phlebitiden nach der Art der Kliniken für Beinleiden.

Da Internen Abteilungen aber häufig langdauernde oder permanent thromb.-e. gefährdete Zustände eigen sind, würde das schicksalhafte Hinnehmen bei zwar schwer, doch nicht aussichtslos Leidenden Kapitulation vor einer möglichen, doch vermeidbaren Gefahr bedeuten. Dieser für die Interne Klinik typische Umstand sowie die verborgene und unerkennbare Thrombose mit der, wenn auch selten initial-tödlichen Lungenembolie sind Gründe, die uns veranlassen, die allgemeine Prophylaxe in *präembolische und präthrombotische Zustände* weit mutiger und umfassender zu verlegen. Dieser Schutz erlaubt, sich thrombose-ungefährdet der Grundkrankheit zu widmen. Wer das Arithmetische liebt, mag sich für den Einsatz der Anticoagulantien einen „Thromboseindex" errechnen aus hohem Alter, Herzerkrankung, Bettlägerigkeit, Infektion, Varikose, durchgemachten Thromboembolien, malignem Tumor, Überernährung und einigen bekannten Faktoren mehr. Wir verhalten uns in der Indikationsstellung nicht engherzig.

Während der klinischen Behandlung sind uns vorwiegend bei bettlägerigen Herzkranken daneben noch *zeitlich abgrenzbare Situationen* aufgefallen, die mit einer besonders hohen Thromboemboliefrequenz verknüpft waren. Es handelt sich offensichtlich um dehydrative Zustände, die iatrogen geschaffen wurden durch die während der Herzbehandlung übliche Flüssigkeitsbeschränkung und gleichzeitige Verabfolgung von wassertreibenden Mitteln. Verstärkt wurde die Dehydration gelegentlich noch durch Erbrechen, Durchfälle oder Auswurf. Ausgetrieben wird der Teufel Ödem durch den Beelzebub Thrombose. Die therapeutische Folgerung liegt auf der Hand.

Für viele Erkrankungen mit *thrombo-embolischer Konstellation* gilt deswegen der gleiche Grundsatz, der letztlich die Anwendung von Anticoagulantien beim Herzinfarkt begründet — nämlich allgemeine Prophylaxe! Dieser Ausweitung und Vorverlegung in präthrombotische Konstellationsphasen müssen natürlich Grenzen gesetzt sein. Sie sind schon dort abgesteckt, wo die nichterkannte tödliche Lungenembolie für den Kliniker keine „Fehldiagnose" mehr bedeutet, sondern nur der mögliche Abschluß einer leidvollen oder ausweglosen Grundkrankheit. Pathologisch-anatomische Statuierungen von 53%, 78%, ja 94% klinischer Fehl- und Unterdiagnose der tödlichen Lungenembolie, vorwiegend auf Internen Stationen, leiden aber noch an der analytischen Trennung erkennenswerter oder nur abschließender Embolien.

Die Kenntnis und Auswertung jedoch dieser an sich schockierenden Zahlen kann durch Neudeutung sehr wohl einen „Panoramawandel innerer Erkrankungen" auf dem pulmonalen Sektor mit sich bringen, wie von Short in Großbritannien schon dargetan.

Therapeutisch machen wir bei drohender oder erkannter Embolie einleitend Gebrauch von Thrombophob, einem jetzt erschwinglichen Heparin. Von dem Präparat der seltenen Erden, Thrombodym, sind wir abgekommen, da die Folgen von anhaltenden Speicherungen, wie sie von uns mittels Isotopen in Leber, Milz, Knochenmark und Nebenniere nachgewiesen wurden, nicht absehbar sind und die Tatsache der Speicherungen überhaupt eine pharmakologische Grundregel antastet. Einleitend geben wir zu gleicher Zeit ein Gemisch von Tromexan und Marcumar, das nach 24—36 Std. den Quickwert in die therapeutische Zone bringt; Dauermittel ist Marcumar. Bei 300 internen Betten stehen bei dem aufgezeichneten Vorgehen im Durchschnitt 20—30 Patienten unter Anticoagulantien. Eine Thromboplastinzeit von 12—25% wurde bis jetzt bei etwa 600 Behandlungsfällen angestrebt. Es kam nur zu einer tödlichen Hirnblutung, der sehr wohl auch altersbedingte Ursachen zugrunde liegen konnten, zumal eine ältere Hirnerweichung entdeckt wurde.

Was aufgezeigt werden sollte, war thrombo-embolisches Geschehen weniger organgebunden als von einer allgemeinen Thrombopathie aus zu betrachten. So soll auch der Therapievorschlag verstanden werden, der auf Vorverlegung und Ausweitung der Anticoagulantien-Anwendung in der täglichen Praxis abzielt.

„Wenn man sich die Zahl der betroffenen Kranken vor Augen hält", meint unser Kronzeuge Wright, „wird klar, daß es sich jährlich um Hunderttausende von Menschen handelt."

Long Term Anticoagulant Treatment in Coronary Artery Disease.

By

P. A. Owren (Oslo/Norge).

Since 1948 we have utilized permanent anticoagulant treatment for an increasing number of patients with coronary artery disease, rheumatic heart disease and peripheral obliterative arterial disease. Today about 900 patients receiving such therapy are controlled by our laboratory. About half of our patients are living far away from the laboratory, and are controlled by means of blood samples forwarded by mail.

The technic of administration and control has been reported previously (3).

The material to be presented here consists of patients with coronary disease. One group has been treated with dicumarol, the other group with phenylindanedione. A preliminary report on the first group was given at the International Conference on Thrombosis and Embolism in Basel last year.

This group consists of 234 patients with a total period of 609 treatment years at the time of this follow-up study. The length of treatment has varied from one and a half years up to seven years with an average of 2.65 years per patient for the whole group. The group falls into two categories: 1. 106 patients who had survived their first attack of coronary infarction for at least 8 weeks and 2. 28 patients with angina pectoris but no infarction prior to therapy. In this second group were included only patients whose symptoms were typical and of least one years duration prior to therapy. The results may be summarized as follows:

Table 1. *Patients surviving a first attack of myocardial infarction for at least 8 weeks.*

Number of patients   106
Average age . . . .   56 years
Average length of treatment . . . .   2.7 years
Total treatment years   284
New infarcts (verified clinically and/or by autopsy)   7
    Fatal   5
    Non fatal   2
Sudden death   4
Death from congestive heart failure   3
Mortality: 12 out of 106 in 2.7 years or 4.2 per cent per year

The mortality of 4.2 per cent is less than half the mortality rate shown by statistics of similar groups not treated with anticoagulants. KATZ et al (2) in a follow up study of 507 patients with recent myocardial infarction found a mortality rate of 17.6 per cent between the 2nd and 12th month and about 8 per cent for each of the following years. WESTLUND (4) in a similar study of 829 patients at Ulleval Hospital in Oslo found 14.8 per cent the first year after discharge from the first hospitalization and 9.2 per cent for each of the following 3 years.

Table 2. *Patients with angina pectoris but no infarction prior to therapy.*

Number of patients   128
Average age . . . .   56.8 years
Average length of treatment . . . .   2.5 years
Total treatment years   324
Infarcts (verified clinically and/or by autopsy)   10
    Fatal   7
    Non fatal   5
Sudden death   5
Death from congestive heart failure   1
Mortaly: 13 out of 128 in 2.5 years or 4 per cent per year.

The mortality rate in the angina pectoris group is the same as in the infarction group. The statistics of angina pectoris not treated with anticoagulants usually show a much higher mortality rate ranging up to 18 per cent the first year after the diagnosis is made, and 8—10 per cent for each of the following years (1).

The phenylindandione group consists of 183 patients with infarction and/or angina pectoris. The average age was 55.5 years. Treatment years so far total 129, or an average of 8 months each patient. In this group 3 new infarctions with 2 deaths have occurred.

The frequency of hemorrhagic complications has been low. During dicumarol treatment amounting to 609 patient treatment years a total of 22 hemorrhagic episodes have occurred. In 5 cases a complicating disease may have contributed to the bleeding tendency. 17 cases alone were clearly ascribable to the anticoagulant treatment as such, giving a frequency of less than 3 bleeding episodes per 100 patient treatment years.

In the phenylindandione group only one bleeding episode has occurred in 129 patient treatment years. This may be related more to our increasing experi-

ence in guiding the treatment than to the drug itself since the last years treatment
with dicumarol has also given a low frequency of hemorrhages, only 4 episodes in
307 patients or 1.3 per 100 patient treatment years.

We feel that the main reason for our low frequency of complications in comparison with other reported statistics on the incidence of complications during
anticoagulant therapy is in our use of the P and P method. It has proved far
superior to the Quick test and its modifications for the control and guidance of
anticoagulant therapy.

References.

1. Block, W. J., E. L. Gampacher and T. J. Dry: J. Amer. Med. Assoc. 150, 259 (1952).
2. Katz, L. N., S. Y. Mills and F. Cisneros: Arch. Int. Med. 84, 305 (1949).
3. Owren, P. A., and K. Aas: Scand. J. Clin. Lab. Invest. 3, 201 (1951).
4. Westlund, K.: In press.

Zur Frage der lang oder flüchtig wirksamen Cumarinderivate bei der Anticoagulantientherapie.

Von

Jörg Jürgens (Berlin/Deutschland).

Mit 2 Abbildungen.

Ob bei der Anticoagulantientherapie 4-Oxycumarinderivate mit Langzeitwirkung oder aber flüchtig wirksame Präparate mit besonders schneller Ausscheidung und Inaktivierung angewendet werden sollen, ist bis heute noch nicht eindeutig entschieden worden.

Nachdem auf der Internationalen Tagung für Thrombose und Embolie in
Basel 1954 in dieser Frage nach langen Verhandlungen keine Einigung erzielt
werden konnte, kam im abschließenden Communiqué zum Ausdruck, daß am
besten dasjenige Präparat angewendet werden sollte, mit dem der betreffende Arzt
über die meisten persönlichen Erfahrungen verfügt.

Auf Grund einer achtjährigen klinischen Erfahrung mit einer ganzen Reihe
verschiedener Anticoagulantien glauben wir, zu dieser wichtigen Frage einen
praktischen Beitrag leisten zu können.

Danach erscheint es uns zunächst gerade im gegenwärtigen Moment der zu-
nehmenden Ausdehnung der Anticoagulantientherapie dringend erforderlich, daß
eine klare Entscheidung in dieser Alternative erfolgt. Dieses ist verständlich,
wenn man bedenkt, daß dem Erfahrenen in der Anticoagulantientherapie vielleicht
mit dem ihm vertrauten Präparat weniger Gefahren drohen mögen, gleichgültig
ob es sich hierbei um ein kurz- oder langwirksames Cumarinderivat handelt. Dennoch sind wir zu der Auffassung gekommen, daß sich auch für den in der Anticoagulantientherapie erfahrenen Arzt ganz fest umrissene Richtlinien und Gesetze
ergeben, die von der allgemeinen klinischen Beurteilung eines jeden einzelnen
Falles abhängen. Für denjenigen, der jedoch mit der modernen Thrombose-
therapie erst selbst Erfahrungen sammeln muß, stellt der Zwiespalt in der Frage
„kurz oder lang?" eine besondere Klippe dar.

Die Entscheidung „kurz oder lang" ist von ausschließlich rein klinischen
Gesichtspunkten zu fällen. Vielfach besteht geradezu eine Divergenz zwischen

klinischem und pharmakologischem Gesichtspunkt. Unsere eigenen Erfahrungen lassen sich zu diesem Problem folgendermaßen zusammenfassen:

1. Langfristig wirksame 4-Oxycumarinderivate, auch als sog. „Superdicumarole" bezeichnet, haben den Vorteil, daß eine gleichmäßige therapeutische Senkung der in Frage kommenden Gerinnungsfaktoren relativ leicht gelingt, da infolge der sehr langsamen biologischen Inaktivierungs- und Ausscheidungsvorgänge der Blutspiegel über 6—8 Tage im Sinne einer Hypocoagulämie beeinflußt bleibt.

2. Demzufolge sind bei der Anwendung dieser Präparatgruppe besondere Schwankungen in der Gerinnungsvalenz selten, und im allgemeinen Kontrollen des Gerinnungssystems für die Überwachung der Therapie nicht häufiger als etwa 1—2mal in der Woche erforderlich.

3. Besonders für den Ungeübten stellen die „Superdicumarole" daher eine große Erleichterung dar, da besondere Erfahrungen für die Konstanthaltung des therapeutischen Spiegels nicht erforderlich sind.

4. Ein ausgesprochener Nachteil der Superdicumarole liegt jedoch in der durch diese Eigenheiten bedingten Gefahr der Kumulierung und der dadurch bedingten besonders großen Blutungsgefahr.

5. Die Gefahr der Kumulierung besteht bei dieser Gruppe der langfristig wirksamen Cumarinderivate besonders dann, wenn es sich nicht um kreislaufgesunde Patienten handelt, sondern um Kranke mit den verschiedensten Formen kardialer Insuffizienz, bei denen sowohl die Inaktivierungs- als auch die Ausscheidungsvorgänge infolge der kardialen Stauungsleber und der daneben bestehenden kardialen Oligurie besonders verzögert sind. Die dabei in Erscheinung tretende besondere Empfindlichkeit dieser Patienten äußert sich daher:

erstens in einem ungewöhnlich starken Absinken der Gerinnungsfaktoren, und zweitens in einer Potenzierung der Langzeitwirkung.

Bei besonders schwerer kardialer Insuffizienz mit feuchter Dekompensation (Ascites, Anasarca usw.) kann die überdurchschnittlich starke hypocoagulämische Beeinflussung bis unterhalb des therapeutischen Niveaus 28 Tage und mehr betragen. Das übermäßige starke Absinken der Gerinnungsvalenz wird dabei auch weiter dadurch unterstützt, daß es sich in diesen Fällen bereits um einen primären, vor der Therapie bestehenden Gerinnungsdefekt handelt. Der kardiale Gerinnungsdefekt ist dabei durch einen Komplex, bestehend aus 2 Komponenten charakterisiert. Es handelt sich

a) um eine Verminderung der fördernden Faktoren des Gerinnungssystems, besonders um einen Mangel an Faktor V, Faktor VII, des Prothrombins und des Faktors X.

b) um eine gleichzeitige starke Erhöhung des gesamten antithrombischen Potentials, besonders des Thrombininhibitors und des Plasma-, bzw. Serumantithrombins.

6. Auch die Tatsache, daß sich der durch die Superdicumarole bedingte Gerinnungsdefekt pharmakologisch durch Vitamin K_1 sicher beeinflussen läßt, verringert die Gefahr der Kumulierung und Überdosierung keineswegs.

Dieses ist durch folgende klinische Faktoren bedingt:

a) Wird ein übermäßig starkes Absinken der Gerinnungsvalenz infolge einer bestehenden kardialen Insuffizienz selbst rechtzeitig erkannt, so kommt man bereits häufig mit der Applikation von Vitamin K_1 zu spät, da die Vitamin K_1-Wirkung bei der kardialen Insuffizienz weitaus schlechter ist als bei Kreislaufgesunden. Dies äußert sich nicht nur darin, daß der Wiederanstieg der Gerinnungsfaktoren wesentlich verzögert erfolgt, sondern daß auch wesentlich größere Mengen von Vitamin K_1 erforderlich sind.

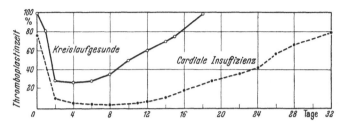

Abb. 1. Potenzierte Langzeitwirkung eines 4-Oxycumarinderivates (Marcumar) bei kardialer Insuffizienz. Stärkeres Absinken des Prothrombinpotentials (Thromboplastinzeit) und gleichzeitig wesentlich verlängerte Erholungsphase gegenüber einem Kreislaufgesunden. Verabreichte Menge jeweils 30 mg.

b) Die erforderliche Menge von Vitamin K_1 kann bei der Cumarinüberdosierungserscheinung und gleichzeitig bestehender kardialer Insuffizienz außerordentlich wechselnd sein.

c) Da sich dies niemals voraussagen läßt, besteht sowohl die Gefahr der Vitamin K_1-Unterdosierung, als auch einer Überdosierung. Beide Gefahren sind dabei gleich groß, da man bei einer Vitamin K_1-Unterdosierung unvermeidlich einer Blutung entgegengeht und andererseits bei einer K_1-Überdosierung ein akuter Embolieschub induziert werden kann.

d) Da in den meisten Fällen die kardiale Insuffizienz keine starre Größe darstellt, sondern entsprechend der spezifischen Herztherapie mit Digitalisglykosiden sehr starken Schwankungen unterliegt, kann dieser Gefahr des Abgleitens in eine unbekannte Ausgangslage auch nicht dadurch begegnet werden, daß neben der K_1-Therapie die Applikation des Cumarinderivates gleichzeitig weitererfolgt.

e) Eine weitere Schwierigkeit der antidotischen Beeinflussung der Cumarinüberdosierung stellt neben der wechselnden Größe der kardialen Insuffizienz, der wechselnden Größe der K_1-Dosierung und der starken Verzögerung der K_1-Wirkung bei der kardialen Insuffizienz die überraschende Dekompensation dar. Besonders bei der Lungenembolie kann es innerhalb weniger Stunden zur schwersten Rechtsinsuffizienz mit Leber- und Lungenstauung, sogar bis zum Lungen-

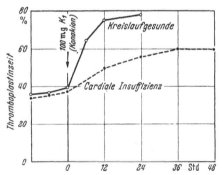

Abb. 2. Verzögerter Wiederanstieg des Prothrombinpotentials (Thromboplastinzeit) nach Versuch einer antidotischen Beeinflussung der durch ein Superdicumarol (Marcumar) erzeugten Hypocoagulämie bei einem Patienten mit kardialer Insuffizienz. Im Vergleich hierzu die wesentlich schnellere Vit.K_1-Wirkung bei einem Kreislaufgesunden, bei dem der Spiegel der Gerinnungsvalenz durch gezielte Dosierung auf etwa die gleichen Werte erniedrigt wurde.

ödem kommen. Das gleiche gilt für eine ganze Reihe weiterer Krankheitsbilder aus der Klinik der Herzkrankheiten, bei denen man bei der überraschenden Dekompensation mit Vitamin K_1 stets zu spät kommt.

f) Aus all diesen Gründen (4—6) erscheint es weitaus sachgemäßer und damit ungefährlicher, in allen Fällen mit bestehender manifester, latenter oder drohender kardialer Dekompensation die flüchtig wirksamen Cumarinderivate anzuwenden. Mag hier für den Ungeübten vielleicht auch die Konstanthaltung des therapeutischen Spiegels etwas schwieriger sein, so ist die Sicherheit für den Patienten doch weitaus größer.

Die größere Sicherheit bei Verwendung von kurzfristig wirksamen 4-Oxycumarinderivaten bei Patienten mit kardialer Insuffizienz ergibt sich dabei aus der an sich schon sehr schnellen Inaktivierung und Ausscheidung, und der darüberhinaus wesentlich schnelleren Reaktion des Gerinnungssystems auf Vitamin K_1. Bei der kardialen Insuffizienz erfolgt weiter die Beeinflussung beider Größen im Sinne einer Verzögerung wesentlich geringfügiger als bei der Verwendung von langwirksamen Cumarinderivaten.

Da infolgedessen auch bei schweren Formen von kardialer Insuffizienz die Beherrschung des Gerinnungssystems wesentlich leichter gelingt, kann auch das Indikationsgebiet der Anticoagulantientherapie in der Behandlung der Erkrankungen des Herzens bedeutend erweitert werden.

Sul trattamento anticoagulante delle trombosi arteriose.

Di

DUILIO CASULA (Cagliari/Italia).

Il considerevole aumento delle manifestazioni trombotiche ha, necessariamente, dato in questi ultimi quindici anni un notevole incremento, in ciò anche coadiuvato dagli evidenti progressi raggiunti nello studio della fisiopatologia e nella diagnostica dell'emocoagulazione, al trattamento anticoagulante, praticato sia con fini curativi che profilattici.

All'affermarsi di questo genere di terapia ha in parte contribuito e la recente introduzione di nuovi anticoagulanti ad azione indiretta e la possibilità di poter disporre di preparati di vitamina K_1, capaci di neutralizzare in modo rapido e sicuro le modificazioni indotte da questo tipo di anticoagulanti sui fattori dell'emocoagulazione.

Da qualche anno anche nella Clinica Medica di Cagliari la terapia anticoagulante viene condotta seguendo i più moderni indirizzi.

Le considerazioni che verrò esponendo si riferiscono più particolarmente ad un gruppo di pazienti, una sessantina di casi in tutto, trattati con fenilpropilossicumarina e con fenilindandione.

Di questo gruppo fanno parte, dieci casi di infarto del miocardio e dodici casi di trombosi cerebrale; il resto è rappresentato da soggetti nei quali non esistevano manifestazioni trombotiche in atto, ma queste il piu delle volte ricorrevano nell'anamnesi e nei quali comunque era presente uno stato di ipercoagulabilità ematica assai pronunciata.

Nei casi con manifestazioni trombotiche in atto (coronariche o cerebrali) il trattamento anticoagulante è stato iniziato precocemente nella maggior parte dei casi; in tutti i casi, si può dire, era bene evidente uno stato di ipercoagulabilità ematica, accertato da un aumento dei valori ematici della protrombina e della proconvertina o dalle modificazioni dell'attività protrombinicá secondo QUICK o del test di tolleranza all'eparina in vitro secondo SOULIER o, spesso, da uno stato di iperfibrinogenemia.

I risultati conseguiti in questo gruppo di pazienti sono da considerarsi senz'altro soddisfacenti.

Tra i casi di trombosi coronarica si è avuto un solo caso di decesso per una embolia della polmonare, intervenuta al 4° giorno di trattamento in un soggetto con un recente ed esteso infarto del miocardio, già preceduto, qualche mese prima, da un altro infarto.

Gli altri casi si sono notevolmente avvantaggiati del trattamento anticoagulante, sopratutto tre che presentavano un quadro particolarmente grave.

Risultati favorevoli anche quelli osservati nella trombosi cerebrale: la sintomatologia nervosa è regredita completamente in tutti i casi, all'infuori di uno, nel quale la ripresa funzionale è stata parziale.

Va segnalato come anche in questi casi la terapia, ottimamente tollerata, non ha mai dato luogo ad alcuna spiacevole complicanza, soprattutto a manifestazioni emorragiche, tenuto presente anche il terreno favorevole al verificarsi di disturbi del genere, trattandosi di soggetti avanti negli anni, tutti con note di arterosclerosi assai pronunciate.

Anche in tutti quei casi (cardiopatici, arterosclerotici, soggetti con storie di crisi anginose ripetute, con esiti di trombosi coronariche o cerebrali ecc., tutti riuniti dallo stesso unico comune denominatore di uno stato di ipercoagulabilità ematica) nei quali il trattamento è stato condotto con scopo eminentemente profilattico, i risultati sono da considerare buoni, dato che si è visto in certi casi migliorare la sintomatologia soggettiva (soprattutto per quanto riguarda il ricorrere delle crisi anginoidi) e non si sono mai presentate nel corso del trattamento, in nessun caso, manifestazioni trombotiche o tromboemboliche, come il quadro clinico ed il manifesto stato di ipercoagulabilità ematica potevano far temere.

Bisogna in proposito riconoscere che anche se non si può considerare l'ipercoagulabilità l'elemento unico ed indispensabile per il costituirsi di una trombosi, è pur vero che essa vi giuoca un ruolo fondamentale.

Desidererei ora soffermarmi brevemente su alcuni espetti del problema, quali la durata del trattamento anticoagulante, i pericoli ad esso inerenti, le possibilità ed i limiti di un trattamento condotto ambulatoriamente, il controllo di laboratorio della terapia anticoagulante.

Il trattamento, perchè risulti efficace, è bene che sia condotto il più a lungo possibile, anche per mesi, comunque fino a quando non sia manifestamente sparita la tendenza all'ipercoagulabilità, tenendo presenti, nel giudicare quest'ultima, non solo i fattori del complesso protrombinico ma anche gli altri elementi del processo emocoagulatorio, soprattutto del tasso di fibrinogeno ematico.

Che un trattamento possa essere condotto a lungo con successo, senza il pericolo di incorrere in complicanze dannose per l'ammalato, è bene documentato da alcuni nostri pazienti (quasi tutti trombotici cerebrali), nei quali il trattamento è stato condotto, pressochè ininterrottamente, per periodi che si aggirano intorno ad un anno o più, senza che si siano più presentati episodi trombotici o disturbi di altro genere.

I risultati ottenuti in casi del genere fanno entrare in discussione la possibilità e l'opportunità di prolungare il trattamento indefinitamente, passando così, nello stesso caso, senza soluzione di continuo, dalla terapia alla profilassi delle trombosi.

E naturale che una evenienza del genere metta ancora di più in evidenza la necessità di poter disporre, presentando la stessa eparina degli svantaggi e non solo di ordine economico, di un anticoagulante che risponda a tutti quei requisiti, alcuni dei quali indispensabili, che ad un preparato del genere si richiedono.

Al momento attuale, per quanto evidenti progressi siano stati compiuti in questo campo con l'introduzione dei più recenti derivati della serie decumarolica e fenilindandionica, non si può dire che abbiamo a disposizione l'anticoagulante ideale.

I pericoli cui può andare incontro il paziente, sottoposto a trattamento con anticoagulanti ad azione indiretta, sono rappresentati essenzialmente dalle emorragie.

Nei casi da noi seguiti la comparsa di complicanze emorragiche è stata una evenienza piuttosto rara: il controllo sistematico del sedimento urinario ha messo in evidenza in tre casi (due trattati con fenilpropilossicumarina ed uno con fenil-indandione) la comparsa di una ematuria (solo in un caso discreta); in uno di questi casi è comparsa anche una modesta gengivorragia. Le prove di fragilità capillare (ventosa, laccio ecc.), sistematicamente praticate, sono rimaste costantemente negative in tutti quei soggetti nei quali non preesisteva qualche segno di fragilità vasale (di natura arterosclerotica); alla terapia anticoagulante abbiamo spesso associato una terapia capillaro-protettiva (vitamine C e P).

Nei nostri casi si è trattato dunque di episodi di modesta entità, a dominare i quali è stato sufficiente ridurre la dose dell'anticoagulante o la somministrazione di pochi mgr. di Vitamina K_1 sintetica, che, come è noto, ha modificato radicalmente la prognosi delle complicanze emorragiche, che si osservano nel corso di terapia anticoagulante.

Come risulta anche dalla nostra esperienza sono sufficienti pochi mgr. di Vitamina K_1 sintetica a riportare, entro limiti fisiologici, il livello ematico della protrombina e della proconvertina, caduti molto in basso per effetto della terapia anticoagulante.

Particolare importanza assume nella condotta della terapia anticoagulante il controllo di laboratorio.

Il metodo di studio più preciso e più razionale per il controllo di una terapia del genere, dato il meccanismo di azione di questi anticoagulanti, è il dosaggio di quei fattori della coagulazione direttamente interessati e più precisamente del fattore VII, della protrombina, del complesso proconvertina + protrombina, soprattutto se ci si vuole rendere conto delle modificazioni iniziali di questi fattori.

In pratica, come anche noi abbiamo avuto campo di stabilire, lo studio dell'attività protrombinica, con la metodica in un tempo secondo Quick, dà sufficiente affidamento per un attendibile controllo della terapia: le modificazioni del complesso protrombinico seguono infatti abbastanza fedelmente quelle a carico della protrombina e della proconvertina.

La semplificazione dei metodi di indagine ha un fine, anche e soprattutto, pratico se si pensa che le difficoltà di un controllo di laboratorio, in parte di ordine preconcetto, rappresentano forse l'ostacolo maggiore all'estendersi della terapia anticoagulante.

Se si vuole che un trattamento del genere assuma quelle proporzioni che i risultati conseguiti consigliano, bisogna cercare di rendere possibile il trattamento a domicilio; trattandosi infatti spesso di cure lunghe non è possibile ospedalizzare tutti i pazienti, che vanno trattati: questo si può limitare ai casi più gravi o all'inizio del trattamento.

E questo nuovo indirizzo deve appunto nascere dalla collaborazione tra medico pratico e laboratorio specializzato in questo genere di ricerche, cui spetterà in ultima analisi il compito di guidare il trattamento.

La scelta degli anticoagulanti indiretti nella terapia delle tromboembolie.

Di

P. de Nicola (Pavia/Italia).

Con 2 figure.

La scelta degli anticoagulanti indiretti nella terapia delle tromboembolie è basata attualmente soprattutto sulle caratteristiche dell'azione anticoagulante, e cioè il periodo di latenza e la durata d'azione, sull'attendibilità dei metodi di controllo e sulla disponibilità di antagonisti efficaci.

Il problema dei metodi di controllo, che pareva fino a poco tempo fa praticamente risolto, è ritornato in primo piano a causa dell'osservazione che le complicazioni emorragiche sono spesso accompagnate da una diminuzione isolata della protrombina e non del fattore VII. La determinazione quantitativa della protrombina con i metodi in uno o due tempi sarebbe perciò raccomandabile per riconoscere tempestivamente una latente tendenza alle emorragie.

L'impiego di anticoagulanti efficaci non presenta oggi difficoltà rilevanti, data la disponibilità di preparati di vitamina K_1 sintetica. L'unico problema in questo campo è rappresentato dal dosaggio e dalla via di somministrazione per evitare un effetto antagonista troppo marcato. Noi abbiamo osservato che, in seguito alla somministrazione di vari anticoagulanti indiretti, l'impiego di preparati di vitamina K_1 sintetica per via endovenosa o per via intramuscolare determina effetti simili per dosi tra 20 e 30 mg ed è superiore per intensità d'effetto all'impiego degli stessi preparati per via orale.

Il problema più attuale è oggi rappresentato dalle caratteristiche dell'azione anticoagulante nei riguardi del periodo di latenza e soprattutto della durata d'azione, con riferimento ai cosiddetti anticoagulanti short-acting e long-acting. Le attuali preferenze per i long-acting sono giustificate dalla maggiore facilità di mantenere l'effetto anticoagulante a un livello terapeuticamente utile e dalla minore frequenza, rispetto ai short-acting, delle cosiddette escapes. Noi abbiamo preso in considerazione un gruppo di preparati long-acting e ne abbiamo confrontato le caratteristiche in un gruppo di soggetti normali con altri anticoagulanti ad azione meno prolungata. Nel gruppo dei long-acting sono stati inclusi alcuni preparati fenilpropilossicumarinici, e precisamente il marcumar, il warfarin sodico, e il recente G 23350. Per quest'ultimo è ancora in discussione la durata d'azione, in quanto, secondo alcuni autori, le caratteristiche di questo anticoagulante corrispondono a quelle di uno short-acting piuttosto che di un long-acting. Di fronte a questi preparati sono stati considerati due preparati indandionici, e inoltre il tromexan e il cumopirano, quali rappresentanti di altre tre categorie chimiche di anticoagulanti indiretti. I risultati ottenuti hanno indicato che sia il marcumar, sia il warfarin sodico, sia infine il G 23350 si devono considerare nel complesso come preparati di tipo long-acting. Esistono oscillazioni di tale comportamento, inerenti alla dose somministrata e all'entità dell'effetto anticoagulante. Probabilmente a tali differenze sono attribuibili i risultati in parte diversi ottenuti da altri ricercatori (Fig. 1—2).

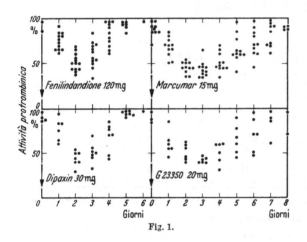

Fig. 1.

Questo comportamento di tipo long-acting è particolarmente evidente quando si effettuano carichi con questi anticoagulanti in soggetti ipersensibili, come gli epatopazienti, analogamente a quanto si usa fare a scopo diagnostico con il tromexan, quale prova di funzionalità epatica. Tuttavia la durata d'azione del marcumar come pure del warfarin e del G 23350 non è in questi soggetti più allungata che nei normali in misura proporzionale alla durata d'azione più lunga rispetto ai short-acting.

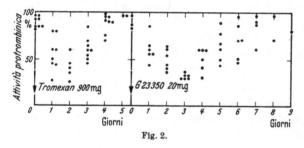

Fig. 2.

È infine da ricordare, nella scelta degli anticoagulanti indiretti, l'eventualità di usare, in alcuni casi, dei preparati somministrabili anche per via endovenosa, soprattutto quando la via orale non è possibile, a causa della presenza di vomiti incoercibili o di alterate condizioni di assorbimento intestinale. La somministrazione di warfarin sodico per via endovenosa è in queste condizioni particolarmente raccomandabile e tollerata.

In conclusione, sia per i preparati già noti, sia per quelli di più recente introduzione, il G 23350, si può confermare quanto era stato sostenuto da noi in via preliminare all'ultimo congresso di Parigi, e cioè l'inclusione del G 23350 tra i long-acting, con le limitazioni inerenti alla variabilità individuale e alle dosi. Un'ulteriore selezione degli anticoagulanti indiretti nella terapia delle tromboembolie potrà essere effettuata sulla base di ricerche sul comportamento dei capillari, come hanno fatto recentemente alcuni autori, e di indagini istopatologiche e tromboelastografiche, che abbiamo in corso.

Veränderungen einiger Gerinnungsfaktoren nach Myokardinfarkt.

Von

R. HEINECKER und H. W. LÖSCH (Frankfurt a. M./Deutschland).

Mit 2 Abbildungen.

Die Letalität des Myokardinfarktes hängt bekanntlich zu einem erheblichen Teil vom Auftreten thrombo-embolischer Komplikationen ab. Wie wir aus großen, vor allem amerikanischen Statistiken wissen, kann mittels der Anticoagulantien seit einigen Jahren die Häufigkeit solcher Zwischenfälle verringert und somit die Letalität des Infarktes deutlich gesenkt werden.

Eine Hauptursache für das Auftreten von Thrombosen beim Myokardinfarkt ist die infolge erniedrigter Herzauswurfleistung verlangsamte Blutströmung. Eine weitere Ursache könnte möglicherweise in einer erhöhten Gerinnungsneigung des Blutes liegen.

Angeregt durch Untersuchungen von BEAUMONT, CHEVALIER und LENÈGRE erschien es uns lohnend, im Anschluß an einen Myokardinfarkt das Verhalten verschiedener Gerinnungsfaktoren des Blutes zu verfolgen. Eine ausführliche Darstellung der Untersuchungen erfolgt in der Dissertation von LÖSCH.

Wir bestimmten bei 25 nicht antithrombotisch behandelten Patienten mit frischem Myokardinfarkt die Aktivität von Fibrinogen, Prothrombin, Faktor VI und VII sowie von Thromboplastin. Wir benutzten eine Einstufenmethode: einer bestimmten Plasmamenge wurden sämtliche genannten Gerinnungsfaktoren[1] mit Ausnahme des zu bestimmenden im Überschuß zugesetzt und nach Recalcifizieren die Gerinnungszeit bestimmt. In Eichkurven konnte dann die Aktivität der Faktoren abgelesen werden. Die Gerinnungsanalysen wurden in den ersten 10 Tagen nach dem Infarkt täglich, in den folgenden Wochen in größeren Intervallen durchgeführt, falls nicht durch thrombo-embolische Komplikationen — wie Nachinfarkt, Lungen- oder Mesenterialembolien — die Gabe von Anticoagulantien notwendig wurde oder der Exitus eintrat.

Die *Fibrinogen*-Aktivität stieg meistens unmittelbar nach dem Infarkt an, wie es auch von F. H. SCHULZ gefunden wurde. Die Aktivität erreichte nach 2—10 Tagen ein Maximum und blieb oft wochenlang erhöht mit nicht selten erheblichen Schwankungen von einem Tag zum anderen.

Die *Prothrombin*-Aktivität war wenige Stunden nach Infarkteintritt bisweilen erniedrigt. Sie stieg anschließend schnell an, um am 2. Tag, meistens jedoch erst gegen Ende der ersten Woche ein Maximum zu erreichen.

Die *Faktoren VI* und *VII* zeigten eine ähnliche Reaktion, jedoch übertraf die Aktivitätssteigerung — vor allem die des Faktors VII — nicht selten die des Prothrombins.

Die *Thromboplastin*-Aktivität war oft von vornherein gesteigert, blieb jedoch in einigen Fällen während der ersten Tage unter dem Normwert.

---

[1] Die Überlassung von Prothrombin, Faktor VI und VII verdanken wir dem freundlichen Entgegenkommen von Herrn Dozenten Dr. ROKA, Chem. Physiolog. Institut der Universität Frankfurt a. M.

Abb. 1 gibt die geschilderten Veränderungen an einem recht typischen Fall wieder. Auffällig sind die oft deutlichen Aktivitätsschwankungen von einer Bestimmung zur anderen.

Begleitete den Infarkt eine deutliche Kreislaufinsuffizienz, so fand sich — im Gegensatz zu dem bisher Gesagten — nicht selten eine Verringerung der Aktivität der Gerinnungsfaktoren. In Abb. 2 zeigen wir die Gerinnungsanalysen

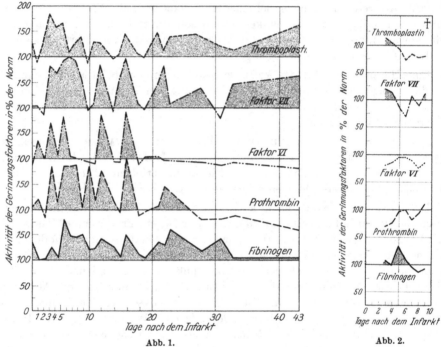

Abb. 1.   Abb. 2.

Abb. 1. Typisches Verhalten der Gerinnungsfaktoren Fibrinogen, Prothrombin, Faktor VI und VII sowie Thromboplastin nach Myokardinfarkt.

Abb. 2. Verhalten der Gerinnungsfaktoren bei Myokardinfarkt mit begleitender schwerer Kreislaufinsuffizienz.

eines Patienten, der nach dem Infarkt bis zum Exitus am 9. Tag in einem unbeeinflußbaren Kollaps mit Blutdruckwerten um 90/50 mm Hg lag: hier ist die Aktivität der Gerinnungsfaktoren durchweg herabgesetzt.

Unsere Untersuchungen ergaben also, daß die vorwiegend gegen humorale Gerinnungsfaktoren gerichtete antithrombotische Therapie des Myokardinfarktes nicht nur klinisch-empirisch, sondern auch wissenschaftlich berechtigt ist, da es im Anschluß an den Infarkt zu erheblicher Aktivitätssteigerung der Gerinnungsfaktoren und somit zu erhöhter Thrombosebereitschaft kommen kann. — Bei kardialer Dekompensation jedoch bedarf es besonders sorgfältiger Überwachung durch Gerinnungsanalysen — meist dürfte die Quicksche Bestimmungsmethode ausreichen —, um Überdosierung der Anticoagulantien zu verhindern.

Literatur.

Beaumont, I. L., H. Chevalier and J. Lenègre: Amer. Heart J. 45, 756 (1953).
Schulz, F. H.: 21. Jahrestagung der Dtsch. Ges. f. Kreislaufforsch. 1955.

La diagnosi precoce delle diatesi trombofiliche.

Di

PAOLO INTROZZI (Pavia/Italia).

Con 2 figure.

Per il riconoscimento precoce delle diatesi trombofiliche sono stati proposti numerosi test diagnostici. Non tutti hanno sempre corrisposto alle esigenze cliniche per la loro scarsa specificità. Nella mia Clinica sono stati controllati negli ultimi anni parecchi di questi test, con particolare riguardo allo studio degli acceleratori, delle piastrine, della fibrinolisi e della trombelastografia.

Una prima possibilità di indagine ci è stata fornita dalle osservazioni sul fattore VII e in genere sugli acceleratori. In un discreto numero di casi noi siamo riusciti a dimostrare un significativo aumento del fattore VII non solo nelle malattie tromboemboliche ma anche nelle diatesi trombofiliche latenti. Questi dati, che sono stati da noi per i primi riportati nella letteratura, hanno trovato successive conferme, e possono essere posti accanto al già noto aumento del fattore VII nella gravidanza normale a termine e dopo somministrazione di cortisone, come anche noi abbiamo potuto constatare.

Tuttavia, sebbene fosse dottrinalmente giustificato il concetto che un acceleratore quale il fattore VII rappresentasse un fattore determinante nella genesi degli stati trombofilici, la percentuale dei risultati utili ai fini diagnostici era ancora troppo al di sotto delle esigenze cliniche. Si avevano inoltre alcune condizioni, come gli stati postoperatori, in cui, malgrado la nota tendenza all'ipercoagulabilità, e cioè alla trombofilia, gli acceleratori e in particolare il fattore VII presentavano una netta diminuzione e non un aumento. Dato che gli stati postoperatori rappresentano una condizione di trombofilia latente facilmente osservabile e riproducibile, abbiamo rivolto la nostra attenzione ad altre modificazioni che si realizzano nelle singole giornate del decorso postoperatorio, allo scopo di mettere in evidenza delle alterazioni significative ai fini della diagnosi precoce degli stati trombofilici.

Negli stati postoperatori, accanto al noto aumento numerico delle piastrine, accompagnato da aumento dell'agglutinabilità e dell'adesività piastrinica, abbiamo messo in evidenza anche un significativo aumento dell'attività tromboplastinica nelle piastrine isolate. Questa determinazione può costituire un indice per l'identificazione di uno stato di ipercoagulabilità, quando altri segni sono assenti. Una conferma di tale punto di vista è fornito dall'esistenza di un aumento dell'attività tromboplastinica nelle piastrine isolate anche dopo somministrazione di ACTH, che determina subito dopo la somministrazione uno stato di ipercoagulabilità rilevabile anche con altri metodi.

Lo studio della fibrinolisi attivata con streptochinasi ci è sembrato pure utile nello studio degli stati postoperatori. Le variazioni che si riscontrano con tale tecnica sono in gran parte sovrapponibili a quelle osservabili con gli altri procedimenti ricordati. In base a controlli effettuati in un grande numero di casi si è potuto stabilire come queste variazioni della fibrinolisi sono indipendenti dalle variazioni di attività piastrinica, e sono orientate costantemente nel senso di una diminuzione dell'attività fibrinolitica nei primi giorni dopo l'operazione, preceduta da un transitorio ma evidente aumento di tale attività.

All'infuori degli stati postoperatori, ci siamo rivolti allo studio delle diatesi trombofiliche latenti per mezzo della tecnica trombelastografica. È stato affermato recentemente che nelle diatesi trombofiliche si avrebbe un aumento di ma e una

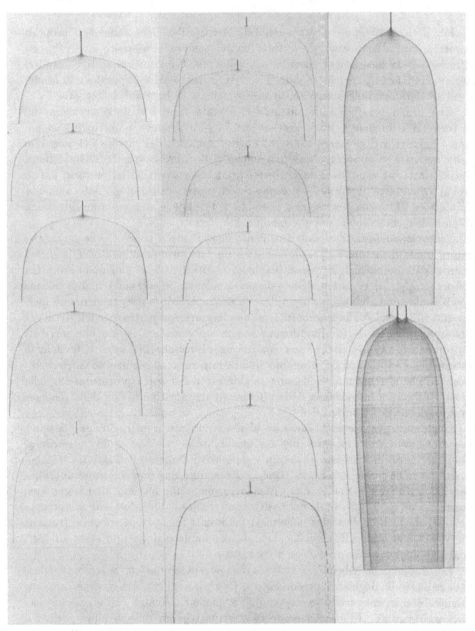

Figura 1. Tromboelastogrammi in un gruppo di diatesi trombofiliche. In alto: casi normali.

diminuzione di r e di k. Noi abbiamo raccolto tutti i casi recentemente osservati che presentavano un aumento di ma al di sopra dei valori normali. Effettivamente, in buona parte dei soggetti era dimostrabile una condizione morbosa predisponente alla trombofilia, o addirittura uno stato trombofilico dimostrabile anche clinica-mente. Quello che non siamo riusciti a dimostrare è stato invece l'accorciamento di r, mentre l'accorciamento di k è stato abbastanza frequente. Particolarmente significativa è apparsa la correlazione tra ma e k, mentre nessun rapporto si è potuto dimostrate tra ma e r. Qualun-que sia il valore da attribuire al metodo trombelastografico, che del resto viene ora sottoposto nella mia Clinica a una revisione fondamentale dal punto di vista interpretativo, sono da tener presenti le nuove possibilità diagnostiche che ci offre questo nuovo metodo di indagine.

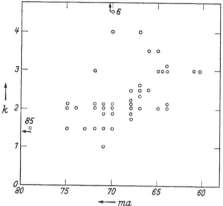

In conclusione, i risultati ottenuti con questi metodi, che sono soltanto alcuni tra quelli finora proposti, non permet-tono ancora di risolvere completamente il problema della diagnosi precoce delle malattie tromboemboliche, ma forniscono in un buon numero di casi dei dati diagnosticamente utili.

Figura 2. Rapporto tra k e ma in un gruppo di diatesi trombofiliche.

Steigerung der Anticoagulantienwirkung durch Butazolidin.

Von

A. Sigg, A. Clauss, H. Pestalozzi und F. Koller (Zürich/Schweiz).

Mit 2 Abbildungen.

Im März 1955 erschien in der Schweiz. med. Wochenschrift eine Arbeit von K. Sigg (Binningen) über Prophylaxe und Behandlung der Venenthrombose mit Butazolidin (1) (Phenylbutazon). Der Verfasser schreibt, er habe die Throm-bosetherapie mit Anticoagulantien verlassen, da er mit Butazolidin und Kom-pressionsbehandlung auf einfachere und ungefährlichere Weise ebenso gute, wenn nicht bessere Resultate erziele. Die Erfolge mit Butazolidin beruhen seiner An-sicht nach nicht auf einer Beeinflussung der Blutgerinnung, sondern auf der anti-phlogistischen Wirkung dieses Präparates. In den Laboratorien der Firma Geigy wurde diese entzündungshemmende Eigenschaft des Butazolidins auf die Gefäß-wand bei Thrombophlebitis tierexperimentell bestätigt, indem man bei unbe-handelten Thrombosen aufgelockertes, exsudathaltiges, perivasculäres Binde-gewebe fand, nach Butazolidinanwendung dagegen nicht (2).

Unabhängig davon stellten wir fest, daß bei Verabreichung von Butazolidin während einer Anticoagulantientherapie mit Marcoumar die Prothrombin-konzentration nach Quick regelmäßig stark abfiel. Diese unerwartete Er-niedrigung des Prothrombinkomplexes, wie sie Abb. 1 bei einer 42jährigen Frau mit Thrombophlebitis zeigt, bestätigte sich ausnahmslos in 17 Fällen.

Daß es sich dabei nicht um eine Kumulation zweier an sich gerinnungs-hemmender Substanzen handelt, konnte deutlich gezeigt werden, indem die Kontrolle des Prothrombinkomplexes und der darin enthaltenen Faktoren II, V und VII vor und nach Butazolidinmedikation allein, bei 10 Fällen unveränderte

Werte ergab. Insbesondere interessierten wir uns auch für die von KOLLER und Mitarbeitern entdeckte Verzögerung der Blutthrombokinasebildung durch Marcoumar und andere Dicumarolderivate, die nach diesen Autoren in erster Linie auf einer Verminderung des Faktors X beruht (*3, 4, 6*). Wir stellten dabei fest, daß die Geschwindigkeit der Blutthrombokinasebildung vor und nach Verabreichung von Butazolidin praktisch gleichbleibt.

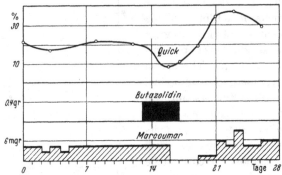

Abb. 1. Verstärkung der Marcoumarwirkung durch Butazolidin bei einer 42jährigen Frau mit Thrombophlebitis.

Da Butazolidin allein die Gerinnungsfaktoren somit nicht beeinflußt, lag die Vermutung nahe, daß eine verzögerte Ausscheidung des Anticoagulans der erwähnten Butazolidinwirkung zugrunde liege. Für andere Substanzen, z. B. PAS, Parpanit usw. ist dieser Effekt des Butazolidins von R. PULVER bereits nachgewiesen worden (8). In Zusammenarbeit mit der Firma Geigy wurden, um diese Retardwirkung zu prüfen, folgende Versuche durchgeführt:

Derselbe Patient erhielt zeitlich getrennt 2mal dieselbe Menge von 1,2 g Tromexan[1], das erste Mal ohne Butazolidin, das zweite Mal unter konstanter

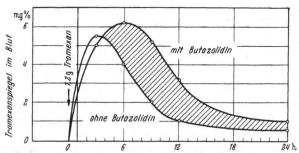

Abb. 2. Retardwirkung des Butazolidins auf Tromexan. Die schraffierte Fläche veranschaulicht die zusätzliche Tromexanwirkung unter konstanter Medikation von täglich 0,6 g Butazolidin per os.

Medikation von 0,6 g Butazolidin per os. Die in Abb. 2 dargestellte Blutkonzentrationskurve von Tromexan zeigt unter Butazolidinwirkung einen stark verzögerten Abfall; die Wirkungsfläche ist etwa die doppelte. Über den genauen Wirkungsmechanismus sind weitere Untersuchungen im Gange.

Die klinische Bedeutung dieser Retardwirkung von Butazolidin auf die Anticoagulantien liegt einerseits darin, daß ohne ihre Kenntnis Zwischenfälle durch

---

[1] Tromexan wurde für diese Versuche vorgezogen, weil es in etwa 100mal stärkerer Dosis verabreicht wird als das Marcoumar und daher im Serum leichter quantitativ bestimmt werden kann.

zufällige simultane Therapie mit den beiden Mitteln hervorgerufen werden können, andererseits aber besteht für die Kombinationsbehandlung auch ein Indikationsgebiet. Bei schweren Thrombosen sind bis heute die Anticoagulantien als das zuverlässigste Mittel unentbehrlich; oft aber haben wir durch gleichzeitige Butazolidingaben eine gute Wirkung in bezug auf Entfieberung und Schmerzfreiheit gesehen. Die optimale Behandlung ist diejenige, welche einerseits mit Anticoagulantien die Blutgerinnbarkeit herabsetzt, andererseits mit Butazolidin eine antiphlogistische Wirkung auf die Gefäßwand erreicht. Daß hingegen Butazolidin verwendet werden kann und soll, um Anticoagulantien zu sparen oder ein gleichmäßiges Niveau der Einstellung bei kurzwirkenden Anticoagulantien zu erzielen, glauben wir nicht; auch ist keine raschere Senkung des Prothrombinspiegels möglich, da ja der Wirkungsmechanismus des Dicumarolpräparates derselbe bleibt. Aus demselben Grunde auch ist die antagonistische Wirkung des Vitamins K eine ebenso rasche und sichere wie ohne Butazolidin.

Kontraindiziert ist die Kombinationsbehandlung bei Patienten, die eine Neigung zu Wasserretention besitzen; bei diesen Fällen bewirkt Butazolidin meist eine zusätzliche Flüssigkeitsspeicherung und die Retardwirkung wird unberechenbar. Wir sahen Prothrombinstürze bis zu nicht mehr bestimmbaren Prothrombinwerten, noch am 4. und 5. Tag nach Absetzen des Marcoumar. Bei nicht dekompensierten Patienten aber läßt sich durch salzlose Diät und Kaliumgaben von 2—3 g pro Tag eine Retention praktisch verhüten. Soll ein Dosierungsschema angegeben werden, läßt sich nach unserer bisherigen Erfahrung über die Dosierung von gleichzeitig verabreichtem Butazolidin und Anticoagulans vom Dicumaroltyp folgendes aussagen: Bei einer Tagesdosis von 0,4—0,6 g Butazolidin wirkt jede Anticoagulantiengabe während ungefähr der doppelten Zeit; d. h. die Dosierung desselben liegt zwischen 1/3 und 2/3 der üblichen, wobei die Verzögerung der durchschnittlichen Wirkung um etwa 1 Tag zu beachten ist.

Zusammenfassung.

Butazolidin übt neben seiner antiphlogistischen und analgetischen Wirkung bei Thrombose eine Retardwirkung auf die Anticoagulantien vom Dicumaroltyp aus, was bei kombinierter Behandlung zur Vermeidung von Dosierungsfehlern von Bedeutung ist.

Literatur.

1. Sigg, K.: Zur Behandlung der Venenthrombose mit Butazolidin. Schweiz. med. Wschr. **1955**, 261.
2. Küng, H.: Wirkung von Butazolidin auf eine artefizielle sterile Thrombophlebitis im Tierversuch. Schweiz. med. Wschr. **1955**, 262.
3. Flückiger, P., F. Duckert u. F. Koller: Die Bedeutung des Faktors X für die Antikoagulantientherapie. Schweiz med. Wschr. **1954**, 1127.
4. Duckert, F., P. Flückiger et F. Koller: Le rôle du factéur X dans la formation de la thromboplastine sanguine. Rev. d'Hématol. **9**, 489 (1954).
5. Walker, W., and B. Hunter: Action of cumarin anticoagulants on a possible new serum clotting factor. Nature (London) **173**, 1192 (1954).
6. Koller, F.: Die Physiologie der Blutgerinnung, ihre Bedeutung für die Praxis. Arch. exper. Path. u. Pharmakol. **222**, 89 (1954).
7. Pulver, R.: Über die Hemmung des enzymatischen Abbaus von Pharmaca durch Butazolidin. Arch. internat Pharmacodynamie **98**, 437 (1954).
8. Pulver, R., u. G. Wilhelmi: Über den Einfluß von Pyrazolon, insbesondere von Irgapyrin auf die Blutkonzentration der PAS (Retardwirkung). Schweiz. Z. Tbc. **9**, 86 (1952).

Zur Longtime-Behandlung von peripheren Durchblutungsstörungen mit Sintrom.

Von

B. Ejrup (Stockholm/Schweden).

Bei den obliterierenden Arterienerkrankungen hat man auf längere Sicht von gefäßerweiternden Stoffen nicht viel zu erwarten. Die pathologisch veränderten starren Gefäßwände werden kaum oder überhaupt nicht beeinflußt. Während wir auf Forschungsergebnisse warten über die Bedeutung der Diät, die Wichtigkeit wiederholter Traumen, den Einfluß chronischer Entzündungen und in welchem Ausmaß die Gefäßallergie eine Rolle spielt, scheint die Anticoagulantien-Behandlung der theoretisch am meisten zusagende Weg zur Prophylaxe und Behandlung dieser Erkrankungen zu sein.

Auf Grund solcher Gedankengänge haben wir während mehrerer Jahre Dicumarol (40000 Behandlungstage) bei Arteriosklerose und Thrombose-Neigung geprüft, also sowohl bei Angina pectoris (auf Grund von Coronarinsuffizienz) als auch bei Claudicatio intermittens. Irgendwelche nennenswerten Schwierigkeiten in der Steuerung des Präparates lagen nicht vor, und nachdem der Patient gut eingestellt worden war, konnten die Prothrombinbestimmungen auf einige Male oder noch seltener pro Monat reduziert werden. Die Tatsache, daß die Prothrombinwerte in diesen Fällen nicht auf das gleich tiefe Niveau gesenkt werden mußten, wie bei den venösen Thrombosen, hat zu unserer Auffassung beigetragen, daß die Kontrollen so locker durchgeführt werden konnten. Liegt in einem speziellen Fall eine stark erhöhte Thromboseneigung vor, so muß darauf Rücksicht genommen und die Gerinnungsvalenz noch mehr gesenkt werden. Man findet bei Patienten mit obliterierenden Gefäßerkrankungen gelegentlich einen Prothrombinspiegel bedeutend über 100%. Ein solcher Patient sollte theoretisch besser auf Werte von 40—50% eingestellt werden. Bei Langzeitbehandlungen von solchen Arteriopathien haben wir unsere Patienten auf etwa 40% eingestellt; Schwankungen herunter bis auf 20 und hinauf bis auf 50 können toleriert werden.

Im letzten Jahr hatten wir Gelegenheit, ein neues Anticoagulantium bei 60 Patienten mit Claudicatio intermittens und 15 Patienten mit Herzinfarkt klinisch und ambulant (9000 Behandlungstage) zu prüfen, — nämlich *Sintrom* — ein 4-Oxycumarinderivat, welches in seiner klinischen Wirkung ungefähr zwischen Tromexan und Dicumarol steht.

Es braucht eine gewisse Zeit, um die Einstellung der Patienten auf die Sintrom-Behandlung zu erlernen, wenn man früher mit Dicumarol gewöhnt ist. Dreimal mußten wir deshalb Vitamin K_1 geben. Mit der heutigen Erfahrung des Präparates war es doch vielleicht nicht notwendig K_1 zu geben auch in diesen drei Fällen. Da niedrige Initialdosen eine langsame Senkung des Spiegels ergaben, erhalten die Patienten nun von Sintrom am 1. Tag 5 Tabletten, am 2. Tag 3 Tabletten und nachher je nach Protrombinspiegel 1, $1^1/_2$ oder 2 Tabletten. Die häufigste Erhaltungsdosis war 1 Tablette täglich (= 4 mg).

In etwa 10 wahllos herausgegriffenen Fällen haben wir nach einer Sintrom-Behandlung von einigen Monaten das Blut untersucht. Es konnten keine Einwirkungen festgestellt werden auf Hämoglobin, rotes, weißes oder Differential-Blutbild, Senkungsreaktion, Thymol-Probe, Cholesterin-Test oder auf die Größe der roten Blutkörperchen.

Wenn die Patienten von der Klinik entlassen wurden und die Behandlung durch andere Ärzte fortgesetzt wurde, gaben wir eine Beschreibung über die Eigenschaften des Präparates mit, und der betreffende Kollege hat keine Schwierigkeiten bei der Fortsetzung der Behandlung gehabt. Es wurde eine einmalige Protrombinkontrolle pro Woche empfohlen, nachdem der Patient also im Krankenhaus mit einer täglichen Kontrolle eingestellt worden war.

Herzinfarkte haben während der ersten 2 Tage Sintrom mit Heparin kombiniert erhalten.

Patienten mit Gefäßkrankheiten wurden nicht immer in die Klinik eingewiesen, sondern in letzter Zeit auch poliklinisch eingestellt. Die Gerinnungsvalenz wurde anfangs dreimal, später einmal wöchentlich kontrolliert. Wenn der Spiegel zu tief lag, wurden die Patienten alarmiert. Zur objektiven Beurteilung des eventuell günstigen Effektes der Anticoagulantien-Behandlung mit Sintrom wurde neben der Aufzeichnung der subjektiven Beschwerden auch die Oscillographie in Ruhe und nach Belastung angewendet, wobei das größte Gewicht auf das Belastungstonoscillogramm gelegt wurde. Dieses gibt ein relatives Maß der totalen Durchblutung und somit auch die Kapazität des kollateralen Systems wieder. In 15 Fällen wurde das Belastungstonoscillogramm vor und nach Behandlung mit Sintrom genommen. In 7 Fällen zeigte sich eine objektive Verbesserung. 5 Fälle waren unverändert und 3 waren verschlechtert (Tab. 1). In etwa $^2/_3$ aller 75 Fälle waren die Symptome subjektiv gebessert.

Tabelle 1.

	Fälle	Behandlungstage
Dicumarolbehandelte Fälle	90	etwa 40000
Sintrom	75	etwa 9000
Behandlungszeit am längsten	9	Monate
Beiwirkungen	0	
Zu niedrigen Werten von Prothrombinspiegel, darum K₁ gegeben	3	
Belastungstonoscillographie vor und einige Monate nach der Behandlung	15	
Verbesserung	7	
Unverändert	5	
Verschlechtert	3	

Zusammenfassend kann gesagt werden, daß das Präparat Sintrom sich als ein leicht steuerbares Anticoagulans ohne Nebenwirkungen und ohne Tendenz zur Hervorrufung von Überempfindlichkeitserscheinungen bei obliterierenden Arterienerkrankungen —auch ambulant— bewährt hat. Es wird von Magen und Darm ausgezeichnet vertragen und kann auch auf nüchternen Magen gegeben werden. Durch Vitamin K₁ wird es stark antagonistisch beeinflußt. Sintrom senkt den Prothrombinspiegel innerhalb von 48 Std. auf die erstrebten Werte, und bei Absetzen von Sintrom kommt er schon nach 1—2 Tagen aus der Gefahrenzone, nach 3—4 Tagen ist der Ausgangswert wieder erreicht.

L'action anticoagulante du G. 23.350 (Sintrom) jugée par le laboratoire et la clinique.

Par

J. P. Thouverez et J. E. Favre-Gilly (Lyon/France).

Avec 3 figures.

En juillet 1954, à la Conférence Internationale sur les Thromboses et Embolies à Bâle, Pulver et Montigel nous faisaient part des propriétés anticoagulantes d'un nouveau dérivé dicoumarinique qu'ils avaient obtenu par synthèse, la 3[α-(4'nitrophenyl)-β-acetylethyl]-4-oxycoumarine. Ce produit, étiqueté G.23.350 par les Laboratoires Geigy de Bâle, est actuellement commercialisé en Suisse sous le nom de *Sintrom*.

A la différence du dicoumarol ou du dicoumarinyl-acetate d'éthyle (tromexan), ce corps n'est pas une dicoumarine, mais une coumarine. Sa formule est très voisine de celle du coumachlore, c'est un dérivé coumarinique nitré, alors que le coumachlore est un dérivé chloré, le radical chlorophenyl du coumachlore devenant pour le G. 32.350 un radical nitrophenyl.

La formule développée du G. 23.350 est:

$$\text{OH} \quad \text{CH}_2\text{—CO—CH}_3$$

(formule développée) CH—⟨⟩—NO₂, CO, O

Alors que le coumachlore est faiblement anticoagulant et devient toxique pour l'organisme aux doses où il faudrait l'employer comme anticoagulant, le Sintrom paraît dénué de pouvoir toxique; il semble avoir, par contre, un pouvoir anti-coagulant analogue à celui du tromexan, à des doses beaucoup plus faibles. Il paraît de ce fait très avantageux. Comme le tromexan il agirait à la fois en abaissant la prothrombine, le facteur VII ou proconvertine et le facteur X, alors qu'il respecterait le facteur V. Comme le tromexan et la phenyl-indanedione, il semble être un anticoagulant à action brève, opposé en cela aux anticoagulants à action prolongée que sont le Dicoumarol et le Marcoumar. Son action clinique a donné satisfaction à bon nombre d'auteurs. Telle est l'impression d'ensemble qui résulte des premiers essais de ce médicament, entrepris en Suisse par Pulver et Montigel, par Aeppli et Rubeli, par Stoll et Litvan, par Moeschlin et Schorno, en Italie par Guidi et Scardigli, aux Etats-Unis par Weiner, Brodie et Burns. En France, ce produit n'a été essayé que par quelques auteurs (J. L. Beaumont). Il n'est pas encore utilisé couramment; c'est pourquoi il nous a paru intéressant de nous faire une opinion de ce produit que les laboratoires Geigy ont bien voulu mettre à notre disposition.

Nous avons étudié les effets du Sintrom chez 20 sujets, pour prévenir ou traiter des thromboses veineuses ou des embolies pulmonaires.

Effets du Sintrom sur la prothrombinémie.

La chute du taux de prothrombine au début du traitement dépend de la dose d'attaque. Nous avons généralement adopté la formule suivante, en répartissant les comprimés au cours de la journée :

> 6 comprimés à 4 mgrs soit 24 mgrs le 1er jour —
> 4 comprimés à 4 mgrs   16 mgrs le 2e jour —
> 2 comprimés à 4 mgrs   8 mgrs le 3e jour —

Ces doses standard ont été prescrites à 14 de nos malades dont le taux de prothrombine se situait entre 80 et 100%. Au 2e jour les taux de prothrombine s'étageaient entre 39% et 86%, le taux moyen était de 51%, au 3e jour les taux s'étageaient entre 26% et 48% avec un taux moyen de 35%, au 4e jour le taux moyen était de 34%. La courbe des taux moyens de prothrombine au début du traitement (figure n° 1) est assez comparable à celle que nous avions obtenue avec la Pindione (3), mais il faut remarquer qu'il fallait pour l'obtenir, des doses d'attaque de Pindione de 200 mgrs le 1er jour et 100 mgrs le 2e jour, doses près de 10 fois plus fortes qu'avec le Sintrom. Si nous comparons la courbe de chute obtenue avec le Sintrom à celle obtenue avec le Tromexan (2), nous pouvons constater que le Tromexan abaisse la prothrombine dans les mêmes délais, mais que la chute est plus prononcée au 3e jour. Mais il faut aussi noter que le Tromexan est utilisé à de très grosses doses d'attaque (900 mgrs le 1er jour, 600 mgrs le 2e jour) alors que le G. 23.350 est efficace à très faibles doses.

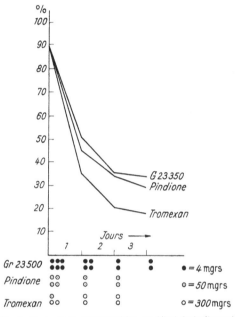

Fig. 1. Chute de la Prothrombine au début du traitement par le G. 23350.

Les courbes de prothrombinémie au cours du traitement ont été, dans l'ensemble, assez régulières. Il faut dire que 10 de ces traitements n'ont pas excédé 10 jours ; dans tous ces cas les courbes ont été très satisfaisantes, la prothrombine étant maintenue entre 20 et 35% par des doses d'entretin de un à 2 comprimés par jour. Dans les 10 autres cas, les traitements ont été plus prolongés : 15 jours à 3 semaines de durée et même un à 2 mois dans quelques observations. Dans ces traitements prolongés, les courbes ont néanmoins été régulières dans 7 cas sur 10, le taux de prothrombine se maintenant entre 20% et 35%, pour des doses quotidiennes régulières de Sintrom. Cette dose quotidienne était le plus souvent d'un comprimé par jour (5 cas sur 7), plus rarement de 2 comprimés par jour (2 cas sur 7). Dans 3 autres cas la courbe a été plus irrégulière, le taux de prothrombine s'abaissant jusqu'à 5% dès qu'on maintenait une dose quotidienne un peu trop forte, et remontant à plus de 40% dès qu'on diminuait la dose quotidienne. Dans un cas la dose quotidienne idéale était entre un demi comprimé et un comprimé par jour, dans un autre entre un comprimé et un comprimé et demi par jour, dans un seul cas la sensibilité du sujet a changé au cours du traitement : une dose de 2 comprimés par jour s'est trouvée trop forte alors que peu avant une dose de 4 comprimés par jour était presque insuffisante. Nous n'avons pas eu d'histoire d'hypersensibilité ou de résistance dans cette série de 20 cas. On pourra suivre sur la figure 2 quelques courbes typiques de réponse de la prothrombine au G. 23.350 en cours de traitement.

L'ascension du taux de prothrombine après l'arrêt du traitement n'a pu être observée par des dosages quotidiens que dans 12 cas sur 20. Les taux de prothrombine au moment de l'arrêt des traitements variaient entre 12% et 36%

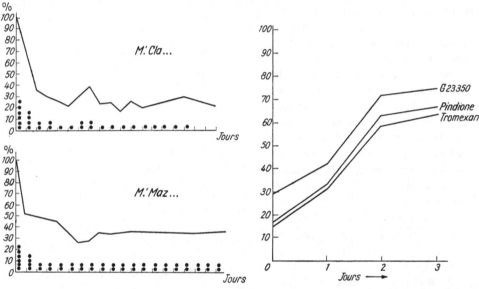

Fig. 2. Courbe de la Prothrombine au cours du traitement par le G. 23350.

Fig. 3. Ascension de la Prothrombine après arrêt du traitement par le G. 23350.

avec une moyenne de 29%. Un jour plus tard ils variaient entre 25% et 52% avec une moyenne de 42%, 2 jours plus tard ils variaient entre 32% et 80% avec une moyenne de 72%. Il a donc fallu un minimum de 24 heures pour que le taux de prothrombine ait dépassé le taux critique, un minimum de 2 jours pour qu'il ait atteint sa valeur normale. Dans ces conditions, la courbe d'ascension du taux de prothrombine après arrêt du traitement par le Sintrom est tout à fait comparable aux courbes que nous obtenions après arrêt du Tromexan (2) et de la Pindione (3). C'est ce que l'on peut voir sur la figure n° 3.

Effets cliniques du Sintrom.

3 de nos traitements ont été uniquement préventifs, visant a empêcher l'apparition de thrombose dans des suites opératoires (appendicectomie, hysterectomie, meniscectomie). Le traitement préventif avait été institué en raison d'un pouls rapide avec température inexpliquée en un cas, d'un passé phlébitique dans les 2 autres cas. Dans ces 3 cas aucun incident de thrombose ne s'est déclaré ni pendant le traitement ni après son arrêt.

Les 17 autres cas concernent des traitements curatifs. Distinguons tout de suite un cas d'*artérite* chez une femme agée polyartéritique où le Sintrom n'a pas eu d'action évidente, pas plus d'ailleurs que le Tromexan également utilisé. Mais on sait combien reste souvent décevant le traitement anticoagulant des artérites.

A mettre à part également un cas d'hémisyndrome cérébelleux d'allure infectieuse et un cas d'hémiplégie du post partum attribués à des *phlébites cérébrales*. Ces 2 cas paraissent avoir été très peu améliorés par le G. 23350.

Les résultats ont été beaucoup plus faciles à juger dans 14 cas qui répondaient tous à des *phlébites* ou des *embolies pulmonaires*.

3 de ces malades étaient atteints de *phlébites assez douloureuses de la veine saphène interne*, avec un cordon phlébitique entouré de lymphangite. Ces 3 cas ont régressé en quelques jours, un seul a reçu de l'héparine auparavant, les 2 autres n'on reçu que du G. 23350.

7 autres malades avaient des *phlébites des veines profondes du mollet ou de la cuisse*, phlébites post-opératoires, en 6 cas, phlébite apparemment primitive en un cas où l'examen a conduit à découvrir un cancer de l'estomac. Dans la plupart des cas la prescription de Sintrom a été précédée d'une prescription d'héparine, produit dont les injections n'ont été interrompues que 24 heures après la première prise de Sintrom. Dans ces conditions le G. 23350 nous a paru donner des résultats aussi satisfaisants que le Tromexan ou la Pindione. La douleur a disparu en quelques jours, les oedèmes ont régressé un peu plus tard, la plupart des malades ont été levés avant le 15e jour; quelqu'uns gardent des séquelles dont il est difficile d'affirmer le caractère définitif, étant donné que la phase aigue de la phlébite est encore trop récente. En un seul cas la médication anticoagulante peut être accusée d'avoir favorisé la formation d'un volumineux hématome de la cuisse qui a entrainé secondairement une nécrose des tissus superficiels et obligé à pratiquer plus tardivement une greffe cutanée. Mais telle complication a pu être observée par nous mêmes chez une malade soumise au Tromexan et n'est pas à mettre au passif du G. 23350.

Enfin 4 malades ont reçu de l'héparine, puis du Sintrom pour des *infarctus pulmonaires post-opératoires*, l'un après avoir déjà présenté des infarctus récidivants. Leurs infarctus se sont amendés en 8 à 10 jours, mais surtout ils ne se sont pas reproduits, et il ne s'est déclaré aucune thrombose des membres dans la suite.

Dans aucun de ces 20 cas nous n'avons enregistré de phénomène d'intolérance ou d'intoxication et, (mis à part cet hématome de la cuisse) nous n'avons pas eu d'accident hémorragique.

Conclusions.

Comme aux différents auteurs qui l'ont utilisé, la 3 [α-(4'-nitrophényl)-β-acetyléthyl]-4-oxycoumarine, ou G. 23350 ou Sintrom nous a paru une médication anticoagulante très satisfaisante. Elle présente certainement les mêmes avantages que le Tromexan ou la Pindione, médications à action brève, dont l'effet maximum survient 36 heures après la première prise et dont l'effet disparaît 48 heures après la dernière prise. Elle a certainement sur ces derniers produits l'avantage de pouvoir être efficace à beaucoup plus faible dose, ce qui doit diminuer le prix de revient du traitement. Elle parait, aux doses thérapeutiques, dénuée de toute toxicité. Sa tolérance gastrique est meilleure que celle du Tromexan dont elle n'a pas le goût amer. La courbe de prothrombinémie au cours du traitement est peut-etre plus régulière qu'avec le Tromexan, elle exige moins souvent des changements dans la dose quotidienne. Avec les comprimés dosés à 4 mgrs, le traitement d'attaque peut être schématisé comme suit : 6 à 7 comprimés le 1er jour, 4 comprimés le 2e jour, 2 comprimés le 3e jour. La dose quotidienne du traitement d'entretien est le plus souvent d'un comprimé par jour, elle est exceptionnellement d'un demi comprimé par jour, elle peut être d'un comprimé et demi à 2 comprimés par jour. Le risque hémorragique paraît peu important, ses conséquences peuvent être atténuées par l'action de la Vitamine K_1 vérifiée par plusieurs auteurs.

Dans ces conditions, le G. 23.350 ou Sintrom nous paraît pouvoir être considéré comme une médication d'avenir dans le traitement préventif ou curatif des thromboses et des embolies.

Bibliographie.

Aeppli, H., et P. Rubeli: Klinische Versuche mit einem neuen 4-Oxycumarin-Derivat: Geigy 23350 (Sintrom). Première conférence internationale sur les Thromboses et Embolies, Bâle 1954, p. 265. Basel: Benno Schwabe & Co. 1950.

Favre-Gilly, J., R. Froment, A. Gonin, Mlle S. Ithier et Mme J. Borel-Milhet: Note sur le traitement de 60 thromboses (artérielles ou veineuses) par le dicoumarinyl acétate d'éthyle. Bull. Soc. méd. Hôp. Paris 67, 353 (1951).

— D. Molho, Mlle S. Ithier, J. Cotte et R. Froment: Un anticoagulant de synthèse: la Phényl indanédione — Comparaison avec le Dicoumarinyl acétate d'éthyle. Rev. Lyonnaise méd. 1, 17 (1953).

Guidi, G., e G. Scardigli: Ricerche clinico-sperimentali su di un nuovo anticoagulante di sintesi: il G 23350. Clin. Ter. 8, 24—40 (1955).

Montigel, C., u. R. Pulver: Tierexperimentelle Untersuchungen über ein neues 4-Oxy-cumarin-Derivat: Geigy 23350 (Sintrom). Première conférence internationale sur les Thromboses et Embolies, Bâle 1954, p. 250. Basel: Benno Schwabe & Co. 1955.

— — Tierexpermentelle Untersuchungen über ein neues hochaktives 4-Oxycumarin-Derivat mit kurzer Wirkung: Sintrom (G 23350). Schweiz. med. Wschr. 1955, 85, 25.

Moeschlin, S., u. H. Schorno: Klinische Erfahrungen mit einem neuen 4-Oxycumarin-Derivat: Sintrom (Geigy 23350). Schweiz. med. Wschr. 1955, 85, 25.

Pulver, R., C. Montigel u. B. Exer: Über den Stoffwechsel von 4-Oxycumarin-Derivaten. Première conférence internationale sur les Thromboses et Embolies, Bâle 1954, p. 232. Basel: Benno Schwabe & Co. 1955.

Scardigli, G., et G. Guidi: Expériences avec un nouvel anticoagulant. Première conférence internationale sur les Thromboses et Embolies, Bâle 1954, p. 262. Basel: Benno Schwabe & Co. 1955.

Stoll, W. G., u. Litvan: Der Einfluß der Substitution in 4-Oxycumarin-Derivaten auf die Gerinnungsvalenz des Blutes. Première conférence internationale sur les Thromboses et Embolies, Bâle 1954, p. 244. Basel: Benno Schwabe & Co. 1955.

Weiner, M., B. B. Brodie and J. J. Burns: A comparative Study of Hypoprothrombinemic Agents: The Physiologic Disposition and Chemical Pharmacology of Coumarin and Indanedione Compounds. Première conférence internationale sur les Thromboses et Embolies, Bâle 1954, p. 181. Basel: Benno Schwabe & Co. 1955.

Essais biologiques et cliniques de la 3 [α-(4′-nitrophényl)-β-acétyl-éthyl] -4-hydroxycoumarine (Coumarine G. 23.350).

Par

Maurice Leroux (Paris/France).

Avec 2 figures.

Nous sommes actuellement en mesure d'analyser les premiers résultats cliniques (53 observations) de notre expérience personnelle du nouvel anticoagulant coumarinique 23.350 Geigy, que nous utilisons depuis octobre 1954[1] dans la prévention et le traitement des thromboses et de leurs complications emboliques. Afin de contrôler et compléter certaines données antérieurement établies en Suisse (*17-I*), en Italie (*20*), en Angleterre (*29*) et au Danemark (*4*) à propos de la Coumarine G. 23.350, nous avons également procédé à divers essais chez 28 sujets normaux. C'est ce premier ensemble de résultats biologiques et cliniques que nous allons rapporter ici.

I. Constitution de la coumarine G. 23.350 – ses parentes chimiques.

La *Coumarine, G. 23.350* a été synthétisée en 1950 par STOLL et LITVAN (*26, 27*) en même temps que toute une série de composés similaires, obtenus par différentes substitutions dans le groupe phényl de la molécule du *Warfarin*.

Le *Warfarin* ou composé 42 de LINK a lui même été préparé de synthèse en 1944, dans le Laboratoire de LINK. C'est la

3-(α-phényl-β-acétyléthyl)-4-hydroxycoumarine

Ce composé présentait alors l'intérêt remarquable d'être l'un des premiers dérivés asymétriques connus de la Coumarine, doué de propriétés anticoagulantes du type Dicoumarol (*25*). On croyait, à cette époque, que seules étaient anticoagulantes les molécules doublées de Coumarine, c'est-à-dire les dérivés symétriques de la Coumarine, dont le Dicoumarol et le Tromexane sont les exemples les plus connus.

Le *Warfarin*, un des chef de file des dérivés asymétriques de la Coumarine, a donné lieu à des applications à l'échelle industrielle comme rodenticide. Il est également utilisé en thérapeutique pour ses propriétés anticoagulantes (*3, 21, 22, 30*). Il a servi, plus ou moins directement, de modèle à toute une série de substances similaires, préparées de synthèse par différentes équipes (*7*).

En partant du *Warfarin* et en réalisant différentes substitutions dans le groupe phényl de la chaîne latérale de la molécule de ce corps, STOLL et LITVAN (*27*) ont synthétisé trois séries de composés coumariniques asymétriques, méthylés, halogénés ou nitrés.

Les composés méthylés, les composés chlorés et les composés méthylés et chlorés s'accumulent tous dans l'organisme. Ce sont des anticoagulants d'action rémanente, fortement rodenticides. Onze composés chlorés différents figurent dans cette série. D'une façon générale, leur activité anticoagulante et rodenticide décroît fortement lorsque le nombre des atomes de chlore augmente dans le groupe phényl de leur chaîne latérale. Deux composés dichlorés sur quatre n'ont plus qu'une faible activité. Le composé trichloré et le composé pentachloré ne sont plus actifs. Les composés monohalogénés de cette série, qui sont

[1] Nous remercions les Laboratoires Geigy, 43, rue Vineuse, Paris 16ème, qui ont mis gracieusement à notre disposition leur *Coumarine* G. 23350, leur préparation de Vitamine K_1 et les documents nécessaires à cette étude.

fortement anticoagulants, s'éliminent lentement et sont toxiques. Ils ont donc toutes les qualités nécessaires pour des applications intéressantes comme rodenticides. Le chef de file de ces composés ou *Coumachlore* est une coumarine asymétrique, porteuse sur sa chaîne latérale d'un groupement phényl, chloré en para. C'est la 3-[α-(4'-chlorophényl)-β-acétyléthyl]-4-hydroxycoumarine.

Elle a été commercialisée comme rodencicide sous le nom de *Tomorin*.

Cinq composés nitrés ont été essayés. Quatre d'entre eux ne manifestent aucune tendance à l'accumulation dans l'organisme. Moins actifs comme rodenticides que les composés chlorés, ils ont une activité anticoagulante intéréssante à très faible dose et sont très peu toxiques. Comme ils s'éliminent rapidement, leur action biologique est de courte durée. Ils ont donc toutes les qualités requises pour des applications thérapeutiques intéressantes.

Parmi ces composés nitrés, celui qui s'est avéré le plus intéressant est une coumarine asymétrique, porteuse sur sa chaîne latérale d'un groupement phényl, nitré en para. C'est le *composé G. 23.350*, objet de la présente étude ou

3-[α-4'-nitrophényl-β-acétyléthyl]-4-hydroxycoumarine.

La Coumarine G. 23.350 est une poudre blanche, cristalline, dont le poids moléculaire est de 353 et dont le point de fusion est compris entre 191 et 192° C. Elle est insoluble, mais possède des sels alcalins solubles. Propriété élémentaire remarquable, *elle est pratiquement insipide*.

La Coumarine G. 23.950, dérivée chimiquement du Warfarin, est aussi chimiquement assez voisine d'un autre composé coumarinique récemment introduit en thérapeutique:

la 3-[α-phényl-β-propyl]-4-hydroxycoumarine ou *Marcoumar (9, 10, 13, 28)*.

Cependant, dans leur intensité et leur durée, les propriétés pharmacodynamiques du G. 23.350 sont assez différentes de celles du Warfarin et du Marcoumar et cette différence illustre bien le fait qu'une légère modification dans la structure d'un composé coumarinique suffit à modifier considérablement les modalités de son action anticoagulante.

II. Essais biologiques de la coumarine G. 23.350 chez l'homme normal.

Les propriétés biologiques expérimentales de la Coumarine G. 23.350 ont notamment été étudiées par Montigel et Pulver (*17*) dont les travaux constituent la base de nos connaissances actuelles sur ce sujet.

Pour contrôler et préciser les notions antérieurement établies par Montigel et Pulver (*17*), Aeppli et Rubeli (*1*), Scardigli et Guidi (*20*), etc., nous avons étudié les modalités de l'action anticoagulante du G. 23.350 chez 28 sujets normaux et en nous référant aux variations de l'activité prothrombinique globale du plasma (temps de Quick) et de la tolérance à l'héparine.

La plupart de ces essais ont été effectués en collaboration avec B. Jamain (*16*) à la maternité de l'Hôpital *Tenon*, sur 16 accouchées apyrétiques, prises au cinquième jour d'un post-partum normal, après vérification de la normalité de leurs constantes de coagulation. Des essais similaires ont été réalisés dans différentes conditions, chez 12 sujets adultes des deux sexes, rigoureusement normaux du point de vue de leur coagulation et de leurs fonctions hépato-rénales. Aucune différence significative de réaction au G. 23.350 ne mérite d'être signalée entre les différents groupes de sujets.

Pour nos contrôles biologiques, nous avons utilisé notre technique personnelle standardisée de détermination en un temps de l'activité prothrombinique du plasma (*14*), technique comportant l'utilisation d'une émulsion réglée de thromboplastine de cerveau humain lyophilisé, d'activité extrêmement stable (*19*).

Nous avons étudié la tolérance à l'héparine *in vitro* par la technique n° 2 de J. P. Soulier et A. Le Bolloch (*24*). Pour rendre comparables des chiffres de tolérance à l'héparine établis à différentes époques, c'est-à-dire dans des conditions de réglage technique certainement un peu différentes, il nous a paru préférable de les exprimer dans cette étude sous forme d'un *indice de coagulabilité*, selon la notation de Cahen, Ithier et Froment (*2*). Cet indice est calculé en divisant le dernier chiffre obtenu chez le sujet témoin par le dernier chiffre obtenu chez le sujet étudié. Dans les conditions de cette notation, l'isocoagulabilité correspond à un indice compris entre 0,80 et 1,20. L'hypercoagulabilité s'exprime par un indice supérieur à 1,20. Enfin, l'hypocoagulabilité s'exprime par un indice inférieur à 0,80. Les indices compris entre 0,80 et 0,50 correspondant à l'*hypocoagulabilité efficace* de la thérapeutique anticoagulante et les indices inférieurs à 0,50 à l'*hypocoagulabilité d'alarme*.

1) Intensité de l'effet anticoagulant.

On ne possède que peu de renseignements sur les doses minima actives chez l'animal (*17—4*). De toute façon, cette notion n'a d'utilité pratique qu'appliquée à l'homme.

En ce qui concerne l'*homme normal*, ayant une activité prothrombinique égale à 100% et un indice de coagulabilité compris entre 0,80 et 1,20, nos essais personnels ont donné les résultats d'ensemble suivants:

a) **Action d'une dose unique** .— La dose orale unique de G. 23.350 qui détermine un abaissement sensible de l'activité prothrombinique du plasma peut être fixée entre 4 et 8 mg. Cette dose ne modifie pas sensiblement l'indice de coagulabilité.

La rapidité de l'action anticoagulante est fonction de l'individu et surtout de la dose.

Avec une dose unique supérieure à 20 et surtout 24 mg., on obtient toujours une chute importante de l'activité prothrombinique et de l'indice de coagulabilité en 12 à 36 heures.

Avec une dose unique comprise entre 8 et 20 mg, l'action anticoagulante peut être précoce. Mais, le plus souvent, elle ne se manifeste pas sensiblement avant la 18ème heure. De telles doses abaissent également l'indice de coagulabilité.

Dans tous les cas, le maximum de l'effet anticoagulant se situe aux environs de la 36ème heure.

b) Action de doses répétées. — Dans cette série d'essais, nous avons administré deux doses orales de G. 23.350 à 24 heures d'intervalle. La coagulation a été étudiée 48 heures après les premières prises.

Après deux doses successives de 20 mg, l'activité prothrombinique est aux environs de 10% (entre 18 et 8%) (voir figure 1). Le temps de Howell s'allonge sensiblement. L'indice de coagulabilité tombe aux environs de 0,50 et parfois moins, caractérisant alors une hypocoagulabilité d'alarme.

Après administration d'une première dose de 20 mg, puis d'une deuxième dose de 12 mg, l'effet anticoagulant est encore très intense. A la 48ème heure, l'activité prothrombinique est comprise entre 15 et 20%, le temps de Howell est allongé. L'indice de coagulabilité, voisin de 0,65, témoigne d'une très nette hypocoagulabilité efficace.

La répétition de doses moindres entraîne encore des effets très sensibles. Après les doses de 16 puis 12 mg, l'activité prothrombinique tombe aux environs de 25% et l'indice de coagulabilité aux environs de 0,70. Après les doses de 12, puis 12 mg, l'activité prothrombinique est voisine de 30%, l'indice de coagulabilité voisin de 0,75.

Chez les sujets normaux, après deux doses de charge réparties en 48 heures, des doses quotidiennes ultérieures comprises entre 2 et 6 mg suffisent pour maintenir l'effet anticoagulant à son palier maximum.

2) Durée de l'effet anticoagulant.

Chez les sujets normaux, la durée totale de l'action anticoagulante d'une dose unique ou de deux doses répétées de la coumarine G. 23.350 dépend de l'individu, de l'importance des doses et de la façon dont elles ont été réparties. Une chronologie rigoureuse est donc impossible à décrire. Une chronologie d'action *moyenne* peut cependant être proposée si l'on se réfère aux doses utilisées dans les conditions habituelles de la thérapeutique, conditions que nous étudierons plus loin.

Après une dose unique de 20 mg, l'action anticoagulante qui commence à se développer vers la 18ème heure, atteint son maximum vers la 36ème heure. Elle reste alers étale pendant 12 à 24 heures, puis régresse rapidement, en environ 12 heures.

Après une dose de 20 mg, suivie 24 heures plus tard d'une seconde dose de 16 mg, l'effet anticoagulant culmine 48 heures après la première prise. Il reste alors étale pendant 18 à 24 heures, puis cesse rapidement en 12 heures.

Toutes choses égales par ailleurs, la chronologie totale de l'activité anticoagulante de la Coumarine G. 23.350 est un peu plus rapide que celle de la phényl-indanedione: elle est du type Tromexane.

D'une façon générale, nous avons eu l'impression au cours de nos études que les effets anticoagulants de 20 mg de G. 23.350 ou de 900 mg de Tromexane étaient pratiquement superposables, en intensité et en durée.

Mais, confirmant chez l'homme les observations faites chez le lapin par MONTIGEL et PULVER (*17*), nous avons observé une différence très caractéristique entre l'activité du tromexane et celle de la coumarine G. 23.350. L'activité du tromexane atteint progressivement un pic après un certain temps de latence puis elle régresse aussitôt et de façon tout de suite régulière.

Au contraire, l'activité du G. 23.350, qui a presque exactement la même chronologie que celle du tromexane jusqu'à son maximum, reste ensuite étale à ce maximum pendant 12 à 24 heures. Elle régresse alors très rapidement.

MONTIGEL et PULVER expliquent cette différence par le fait que le tromexane est éliminé de l'organisme sous forme de métabolites asymétriques inactifs tandis que le G. 23.350 l'est presque totalement sous sa forme active. Par ailleurs, cette différence rend compte d'un fait sur lequel nous reviendrons au cours de l'analyse de nos résultats cliniques: un effet anticoagulant stable est généralement plus facile à maintenir avec le G. 23.350 qu'avec le tromexane ou la phényl-indane-dione.

Une hypercoagulabilité secondaire succède parfois à l'action de doses fortement anticoagulantes, uniques ou répétées, de G. 23.350.

Contrairement à MONTIGEL et PULVER qui ne l'ont pas trouvée au cours de leurs essais, nous avons observé une telle hypercoagulabilité secondaire chez 3 sujets dont l'un avait reçu 24 mg du produit et les deux autres 2 fois 20 mg. Dans les 3 cas, l'activité prothrombinique remonta au delà de 100% et l'indice de coagulabilité aux environs de 1,20. Il s'agissait donc d'un phénomène peu intense et d'ailleurs fugace puisqu'il régressa en 24 à 48 heures. Il ne fut toutefois pas observé chez 7 autres individus traités dans mêmes conditions. Il ne fut non plus jamais observé, dans notre série expérimentale, pour des doses moins fortement anticoagulantes. Il ne fut enfin jamais observé dans la série de nos essais thérapeutiques après cessation progressive du traitement.

3) Spécificité de l'effet anticoagulant.

Nous avons appliqué la technique décrite par OWREN pour l'évaluation de la prothrombine, de la proconvertine et de la pro-accélérine. (*18*, in *14*) et par FLUCKIGER, DUCKERT et KOLLER (*5*) pour le facteur X, à l'étude de l'activité anticoagulante de la coumarine G. 23.350.

Les plasmas réactifs utilisés par nous comme source de facteurs de coagulation, préparés dans les conditions des techniques originales, avaient été stabilisés par lyophilisation et réglés dans des conditions qui feront l'objet d'une prochaine publication.

Dans ces conditions, nous avons vérifié que l'activité biologique de la coumarine G. 23.350 est du même type que celle des composés similaires. Elle détermine l'inhibition de la synthèse hépatique de la proconvertine et de la prothrombine. A un moindre degré, le taux du facteur X est abaissé. Par contre, la pro-accélérine n'est pas modifiée: dans les conditions de nos études expérimentales et cliniques, elle n'a subi que d'insignifiantes oscillations autour de son taux physiologique.

Les variations comparées de la proconvertine et de la prothrombine sous l'effet du G. 23.350 ne nous ont pas semblé différentes de ce qu'on observe avec les autres produits coumariniques (*12—18—23*). Dans tous les cas étudiés par nous de ce point de vue, l'abaissement de la proconvertine a été le plus précoce, l'abaissement de la prothrombine retardant de quelques heures. Pendant quelques jours (cas des sujets de notre série expérimentale où l'action du produit n'était maintenue que pendant 2 à 6 jours), l'abaissement de la proconvertine est plus intense que celui de la prothrombine. Si l'action anticoagulante est poursuivie un certain temps (cas de sujets de notre série clinique examinés après le huitième jour du traitement), la prothrombine finit par s'abaisser autant et parfois plus que la proconvertine. Dans la plupart des cas, à la fin des expériences ou des traitements, la proconvertine revient à son taux normal un peu plus rapidement que la prothrombine. En réalité, les courbes de remontée des deux facteurs sont dissociés de façon différente selon les individus.

La Coumarine G. 23.350 ne modifie ni le temps de thrombine ni le taux du fibrinogène des sujets humains normaux. Les modifications observées chez les malades au cours des traitements ne sont pas parallèles à l'effet anticoagulant du produit et ne peuvent pas lui être imputées.

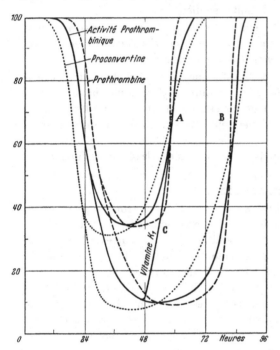

Figure 1. Action de la Coumarine G. 23.350 sur l'activité prothrombinique globale, la proconvertine et la prothrombine. (A) Dose unique de 20 mg. (B) 2 doses de 20 mg., à 24 heures d'intervalle. (C) Action de la Vitamine K₁, l'activité prothrombinique étant à 10%.

4) Action antagoniste des préparations de vitamine K sur les effets anticoagulants de la coumarine G. 23.350.

Dans ces essais, nous avons provoqué un effet anticoagulant intense par l'administration de 40 mg de G. 23.350, en 2 prises orales séparées de 24 heures. Quarante huit heures après la première prise, l'activité prothrombinique du plasma est aux environs de son minimum; elle est très voisine de 10%. L'indice de coagulabilité est alors très voisin de 0,50. A ce moment, en même temps qu'on mesure les constantes de coagulation, différentes préparations de vitamine K sont administrées et leur action antagoniste de la coumarine G. 23.350 est dès lors suivie par des mesures rapprochées de l'activité prothrombinique et de la tolérance à l'héparine.

a) **Action des préparations du type ménadione.** — Dans ces conditions d'étude, aucune préparation synthétique du type ménadione (Synkavit, K-Thrombyl) sous quelque forme que ce soit, quelqu'en soit la dose et le mode d'administration, ne nous à semblé modifier sensiblement le retour à la normale des constantes de coagulation. La même absence d'activité s'observe aussi vis-à-vis du Tromexane, de la Phényl-indane-dione, du Marcoumar, etc.

b) Action de la Vitamine K_1. — Au contraire, l'action de la phylloquinone (vitamine K_1 naturelle extraite de l'alfalfa ou préparation synthétique équivalente) nous a paru manifeste. Nous l'avons étudiée avec la préparation de vitamine K_1 Geigy (1 ml de suspension colloïdale, à 2,5% de vitamine K_1), injectée par la voie veineuse chez 8 sujets.

Sous l'effet de cette préparation, l'activité prothrombinique et l'indice de coagulabilité remontent rapidement (voir figure 1).

L'activité prothrombinique, qui est à 10% au moment de l'injection, remonte à:

$$25\% \text{ en } 2 \text{ heures}$$
$$38\% \text{ en } 4 \text{ heures}$$
$$50\% \text{ en } 7 \text{ heures}$$
$$67\% \text{ en } 12 \text{ heures}$$

Elle est pratiquement normale à la 24ème heure.

L'indice de coagulabilité augmente parallèlement. Voisin de 0,50 au moment de l'injection, il remonte à:

$$0,60 \text{ en } 2 \text{ heures}$$
$$0,68 \text{ en } 4 \text{ heures}$$
$$0,75 \text{ en } 7 \text{ heures}$$
$$0,82 \text{ en } 12 \text{ heures}$$

Ces chiffres attestent que l'hypocoagulabilité vraie est minime à la septième heure et que la coagulabilité est pratiquement normale après la 12ème heure. Bien entendu, ils ne représentent que les moyennes de variations individuelles qui, dans nos essais, se sont montrées de peu d'amplitude.

Dans nos essais, nous n'avons pas observé, comme SCARDIGLI et GUIDI (20), d'état réfractaire à l'action antagoniste de la vitamine K_1.

Cette action de la vitamine K_1 sur l'hypocoagulabilité provoquée du G. 23.350 est très proche de celle exercée par la même préparation de vitamine sur les effets du Tromexane.

Nous avons établi une comparaison à cet égard en remplaçant, chez 3 sujets normaux, le G. 23.350 par 1 800 mg de tromexane, également en 2 prises orales espacées de 24 heures. 48 heures après la première prise, au moment de l'injection de vitamine K_1. l'activité prothrombinique et l'indice de coagulabilité sont très voisins dans la série «G. 23.350» et dans la série «Tromexane». Mais, dans la série «Tromexane», ils remontent encore un peu plus vite. L'activité prothrombinique moyenne est à:

$$32\% \text{ en } 2 \text{ heures}$$
$$45\% \text{ en } 4 \text{ heures}$$
$$62\% \text{ en } 7 \text{ heures}$$
$$80\% \text{ en } 12 \text{ heures}$$

L'indice de coagulabilité moyen subit une augmentation parallèle. Il est à:

$$0,60 \text{ en } 2 \text{ heures}$$
$$0,72 \text{ en } 4 \text{ heures}$$
$$0,82 \text{ en } 7 \text{ heures}$$
$$0,90 \text{ en } 12 \text{ heures}$$

Ces chiffres moyens diffèrent un peu de ceux d'expériences publiées par d'autres que nous et concernant exclusivement le Tromexane. Et il est vrai que les conditions expérimentales et les préparations de vitamine K_1 utilisées par d'autres auteurs étaient différentes des nôtres. Nous n'avons pas encore eu la possibilité d'essayer ces autres préparations de vitamine K_1, vis-à-vis du G. 23.350. Nous n'avons pas non plus encore eu l'occasion d'appliquer les données précédentes au traitement d'éventuels accidents de la thérapeutique par le G. 23.350.

Dans les jours qui suivent l'injection de vitamine K_1, il existe un état réfractaire à l'action anticoagulante du G. 23.350 et du Tromexane. Cet état réfractaire, déjà signalé par MONTIGEL et PULVER (*17*), nous a semblé plus prolongé avec le G. 23.350 qu'avec le Tromexane.

5) Actions secondaires de la coumarine G. 23.350.

Au cours de tous les essais précédents, nous avons procédé à différentes mesures biologiques qui ont surtout été effectuées à l'acmé de l'action anticoagulante du produit. Rappelons que leurs résultats concernent exclusivement des sujets normaux et de courtes durées de coumarinisation.

a) action fragilisante sur les petits vaisseaux. — La coumarine G. 23.350 n'allonge pas le temps de saignement et ne positive ni le signe du lacet, ni le signe de la ventouse.

Dans les mêmes conditions d'étude, le Tromexane, utilisé à des doses qui provoquent un effet anticoagulant similaire, allonge parfois le temps de saignement et fait apparaître un signe du lacet. Quant à la phényl-indane-dione, ses effets secondaires sont manifestes dans ces conditions d'utilisation.

Cependant, nous avons observé une discrète hématurie dans nos essais biologiques et plusieurs dans nos essais cliniques. Il est donc certain que le G. 23.350, comme les autres dérivés ou analogues structuraux de la coumarine, a des propriétés vascularotoxiques. Si elles sont nettement moins manifestes qu'avec d'autres produits similaires, c'est probablement parce que le G. 23.350 a des effets anticoagulants utiles à des doses qui restent très faibles.

b) Absence d'action sur l'hématopoïèse. Aucune modification significative de la numération des hématies et des leucocytes n'a été mise en évidence dans nos essais. La formule leucocytaire est restée pratiquement inchangée. Aucune modification plaquettaire n'a été enregistrée.

c) Recherches diverses. La coumarine G. 23.350 ne nous a pas semblé entraîner de modifications de la réserve alcaline et de la glycémie. Il n'est pas non plus apparu de signe biologique de dysfonction hépatique ou rénale dans nos essais: la formule protéique du sérum, le taux de l'azotémie, la constante d'Ambard, la diurèse, sont notamment restés inchangés. Au cours d'essais similaires antérieurs de la phényl-indane-dione, essais réalisés en collaboration avec R. SASSIER et restés inédits, il nous était apparu que cet analogue de la coumarine présentait des inconvénients sérieux à cause d'une toxicité rénale évidente: l'azotémie et la constante d'Ambard s'étaient nettement élevées dans 50% des cas environ.

D'autres essais sont actuellement en cours au sujet de la coumarine G. 23.350. Nous en publierons ultérieurement les résultats.

6) Vues d'ensemble sur les propriétés anticoagulantes de la Coumarine G. 23.350.

Les recherches que nous venons de rapporter complètent et confirment dans leur ensemble les données antérieurement acquises qui caractérisent les propriétés biologiques du G. 23.350.

Le G. 23.350 est l'un des anticoagulants coumariniques les plus actifs dont dispose notre arsenal thérapeutique. A poids égal et en se référant à l'intensité de l'effet anticoagulant, il est:

  — aussi actif que le *Dipaxin*
(2-diphénylacétyl-1,3-indane dione),
  — 1,5 fois plus actif que le *Marcoumar*
(3-phényl-propyl-4-hydroxycoumarine),
  — 2,5 fois plus actif que le *Warfarin*
(3-phényl-acétyléthyl-4-hydroxycoumarine),
  — 5 fois plus actif que la *Pindione*
(phényl-indane-dione),
  — 15 fois plus actif que le *Dicoumarol*
(3,3′-méthylène-bis-hydroxycoumarine),
  — 20 fois plus actif que le *N. H. C.*
(α-naphtyl-3-hydroxycoumarine),
  — 20 fois plus actif que le *Coumopyran*
(2-méthyl-2-méthoxy-4-phényl-5-oxodihydropyranobenzopyrane),
  — 45 fois plus actif que le *Tromexane*
(dicoumarol acétate d'éthyl).

Ainsi, seuls le *Dipaxin* et le *Marcoumar* ont une activité aussi intense à doses égales, mais ces deux composés s'éliminent lentement. Comme le *Dicoumarol*, comme le N. H. C., comme le *Warfarin*, comme le *Coumopyran*, ce sont des anti-coagulants d'action rémanente.

Au contraire, la coumarine *G. 23.350* est un anticoagulant d'action fugace. Ses effets disparaissent plus vite que ceux de la *Pindione*. Leur chronologie totale d'action est presque exactement du type *Tromexane*. L'activité antagoniste de la vitamine K_1 est presque exactement la même vis-à-vis des deux produits. Pourtant, l'action du *G. 23.350* diffère de celle du *Tromexane* par l'existence d'un palier d'activité maxima pendant environ 24 heures. A cause de cette propriété particulière, le G. 23.350, qui possède l'avantage essentiel des coumarines d'action fugace, leur plus grande sécurité d'emploi, possède également l'avantage essentiel des coumarines d'action rémanente, leur activité plus longtemps régulière, plus facile à entretenir à un taux efficace.

A l'intensité et aux qualités de l'action anticoagulante du G. 23.350, il convient d'opposer sa faible toxicité. Les effets secondaires nous ont paru moins importants qu'avec d'autres produits similaires.

La toxicité expérimentale a été étudiée par Montigel et Pulver (*17*). Les lapins supportent sans lésions des doses de l'ordre de 10 mg par kg et par jour pendant 3 semaines. La dose léthale 50 *per os* du produit est de 1470 mg par kg chez la souris et de 1 000 mg par kg chez le rat. Ces chiffres indiquent que, si l'on se réfère à la souris et à des doses égales *per os*, le *G. 23.350* est:

1,75 fois moins toxique que le Tromexane
7,7 fois moins toxique que le Marcoumar
8,4 fois moins toxique que la phényl-indane-dione.

L'ensemble de ces proprietés expérimentales, chez l'animal et chez l'homme, qualifient donc tout particulièrement la coumarine G. 23.350 pour l'utilisation thérapeutique.

III. Essais cliniques de la coumarine G. 23.350.

Les faits d'ordre thérapeutique que nous allons maintenant analyser se rapportent à une série de 53 traitements anticoagulants, institués et poursuivis dans différentes conditions à l'aide de la coumarine G. 23.350.

1) Nature des cas traités.

Ces observations comportent des cas obstétricaux, chirurgicaux et médicaux dans lesquels le traitement anticoagulant a été institué soit à titre préventif, à cause de signes biologiques ou cliniques de préthrombose, soit à titre curatif, en présence des manifestations d'une thrombose constituée en évolution.

12 traitements ont été effectués en milieu obstétrical.

Dans ce groupe, on relève 7 traitements préventifs dont l'un dans les suites immédiates d'un post-abortum compliqué d'une septicémie à gonocoques.

On relève 5 traitements curatifs, institués pour 2 thrombophlébites d'un membre inférieur avec oedème, 2 phlébothromboses des membres inférieurs avec manifestations emboliques frustres mais répétées et une thrombose pelvienne, révélée par un grave infarctus pulmonaire.

15 traitements ont été effectués en milieu chirurgical.

Dans ce groupe, on relève 11 traitements préventifs au cours de suites opératoires, dont 4 comportaient des perfusions veineuses répétées entraînant des oscillations brutales et importantes de la coagulabilité. 4 traitements curatifs furent institués pour des phlébites jambières postopératoires à leur début dont l'une, bilatérale, survenue à la suite d'une splénectomie.

26 cas médicaux se répartissent en 8 traitements préventifs et 18 traitements curatifs.

Un traitement préventif par le G. 23.350 fut institué pour 2 ulcères variqueux avec périphlébite, une arythmie complète à réduire par la quinidine, un anévrysme artério-veineux de l'aine avec signes d'infection locale et insuffisance cardiaque, mis pendant un mois à l'oubaïne, aux antibiotiques et au G. 23.350, à titre de préparation médicale à une intervention ultérieure; et, enfin, 4 syndromes angineux sans signes électriques d'infarctus mais avec une hypercoagulabilité persistante.

Un traitement curatif a, d'autre part, été institué dans 2 complications thrombo-emboliques d'un cancer de la tête du pancréas, une thrombophlébite surale gauche de cause inconnue, 2 phlébites variqueuses, 1 artérite diabétique, 2 artérites séniles, 3 infarctus pulmonaires chez des mitraux et 7 infarctus du myocarde avec hypercoagulabilité considérable.

Nos observations se composent donc, au total, de 26 traitements préventifs et 27 traitements curatifs dont nous allons maintenant tirer les enseignements intéressants.

2) Posologies adoptées et contrôles biologiques.

La coumarine G. 23.350 s'administre seulement *per os*. Elle est conditionnée en comprimés de 4 mg divisibles en 2 moitiés.

a) Doses de charge. Nos essais cliniques ayant été poursuivis parallèlement aux essais biologiques que nous avons analysés plus haut, nous nous sommes initialement conformés aux indications posologiques données dans les documents dont nous disposions (*17*). MONTIGEL et PULVER (*17*) ont préconisé une dose de charge de 5 à 7 comprimés (20 à 28 mg) le premier jour et 4 à 6 comprimés (16 à 24 mg) le second jour, soit 36 à 52 mg en quarante huit heures. Nous savons qu'on a pu, dans d'autres essais, donner une dose de charge de 10 comprimés (40 mg) en une seule prise. Notre propre expérience nous a bientôt montré que de telles doses sont inutilement fortes car des doses de charge sensiblement plus faibles sont presque toujours aussi efficaces. La dose de charge utile ne nous paraît pas devoir jamais dépasser 9 comprimés (36 mg) en 48 heures. Elle est même souvent plus faible. Il faut la répartir en deux prises uniques, distantes de 24 heures.

Contrairement à ce qu'on a pu écrire, il est inutile de tenir compte de l'âge et du poids (sauf bien entendu dans les cas extrêmes) dans le calcul et la répartition de cette dose de charge. Le seul guide utile est l'état initial de la coagulabilité vraie (tolérance à l'héparine et taux de l'activité prothrombinique — ou constantes de thrombo-élastographie). Il ne faut jamais commencer un traitement par les coumarines (et le G. 23.350 n'échappe pas à cette règle), sans avoir d'abord évalué rigoureusement l'état de la coagulabilité. Dans le cas du G. 23.350 qui nous intéresse, nous croyons pouvoir décrire 2 types de traitements d'attaque, en fonction de la coagulabilité initiale.

α) Cas où il existe une hypercoagulabilité manifeste avant tout traitement: Si l'hypercoagulabilité initiale est très accentuée et notamment si une activité pro-thrombinique globale normale ou supérieure à la normale accompagne cette hyper-coagulabilité, il faut faire d'emblée une dose forte, 5 ou même 6 comprimés (20 à 24 mg), pour que l'action anticoagulante du produit se manifeste le plus tôt possible et en tous cas dans les 24 premières heures. Le second jour, après contrôle de la coagulabilité, une seconde dose sera administrée de façon que la dose totale des 48 premières heures ne dépasse pas, au plus, 36 mg. Dans ces conditions, nous avons souvent administré 5 puis 4 comprimés, parfois 6 puis 3 comprimés.

Si l'hypercoagulabilité s'accompagne d'une activité prothrombinique abaissée, des doses un peu moins fortes sont suffisantes, par exemple 5 puis 3 comprimés (20 puis 12 mg) ou même 4 puis 3 comprimés (16 puis 12 mg). *Les doses d'attaque ci-dessus produisent un effet anticoagulant intense:* à la 48ème heure, l'activité pro-thrombinique du plasma est comprise entre 10 et 15%.

β) Cas où le traitement s'adresse a un sujet isocoagulable ou hypocoagulable: Quand le traitement est institué chez un malade en état d'isocoagulabilité, une dose d'attaque de 4 puis 3 comprimés (16 puis 12 mg) suffit généralement.

Le traitement peut être institué en pleine hypocoagulabilité, par exemple les premiers jours d'un infarctus pulmonaire ou myocardique. Le G. 23.350 ne paraît pas contre indiqué à condition de le manier avec une particulière prudence. Nous nous sommes personnellement imposé de commencer par un ou deux comprimés (4 à 8 mg). La coagulabilité est ensuite évaluée tous les jours et guide la conduite ultérieure, fonction de chaque cas particulier, impossible à décrire.

γ) Cas particuliers: Les malades chirurgicaux, même hypercoagulables, sont particulièrement sensibles au *G. 23.350*, pendant leurs suites opératoires. Cette remarque vaut également pour les produits antérieurement utilisés: *Dicoumarol, Tromexane, Pindione*, etc.

Cette sensibilité particulière a au moins deux causes. Elle relève de l'action hépato-toxique de l'anesthésie générale, mais aussi des perfusions intraveineuses qui sont si souvent faites aujourd'hui chez les opérés, provoquant des modifications brutales de la coagulabilité globale et même de l'activité prothrombinique.

Dans le cas des opérés hypercoagulables, on soustraira donc systématiquement 4 mg aux doses proposées plus haut et on veillera à exercer, les jours suivants, une surveillance particulièrement attentive de la coagulabilité.

Les malades présentant une tare hépatique ou rénale grave doivent être écartés du traitement. Les petits hépatiques et les sujets présentant une discrète déficience de leurs fonctions rénales nous ont semblé pouvoir supporter un traitement prudent et particulièrement surveillé. Il y en avait 7 dans notre statistique et aucun accident n'a été enregistré, si ce n'est une hématurie minime et transitoire. Mais, à l'égard de ces malades, nous conseillons d'adopter notre règle de prudence: pas de doses de charge, commencer par un ou deux comprimés (4 à 8 mg) et se guider les jours suivants sur la clinique et le laboratoire.

b) Contrôles biologiques et doses d'entretien: — Dans nos essais cliniques de la Coumarine G. 23.350, nous avons envisagé le problème de la surveillance biologique des traitements selon les principes exacts que nous avons étudiés en détail dans une publication récente (15).

α) Techniques des contrôles biologiques: La technique fondamentale de contrôle est l'évaluation de l'activité prothrombinique globale du plasma (temps de Quick). Comme dans nos essais biologiques, nous l'avons pratiquée par une technique personnelle standardisée, en un temps (14).

Dans le cas particulier du contrôle des thérapeutiques par les Coumarines, et puisque la pro-accélérine reste inchangée, le temps de Quick mesure presque spécifiquement les variations du couple (Prothrombine-Proconvertine).

Nous avons, par ailleurs, profité des essais cliniques du G. 23.350 pour introduire dans la pratique bioclinique une technique personnelle de dosage du couple (Prothrombine-Proconvertine). Cette technique, dont nous avons exposé les principes essentiels dans une publication récente (*15*), fera l'objet d'une étude ultéreure. Elle présente l'avantage de permettre l'analyse des plasmas prélevés depuis plus de 12 heures; on verra sur la figure 2 (voir figure 2) que ses variations sont pratiquement parallèles à celles de l'activité prothrombinique globale. Elle permet donc un contrôle également très rigoureux des effets anticoagulants des composés coumariniques. Dans nos essais cliniques, nous n'avons pas dosé spécifiquement la prothrombine et la proconvertine par des techniques séparées, car il nous a semblé qu'on ne retirait aucun avantage pratique de contrôles aussi spécialisés. Nous avons adopté la même conduite vis à vis du facteur X.

Nous avons enfin surveillé nos traitements en mesurant aussi la tolérance à l'héparine *in vitro,* par la technique n° 2 de J. P. SOULIER et A. LE BOLLOCH (*24*).

β) Contrôles biologiques des trois premiers jours (doses de charge): Un examen initial et complet de la coagulabilité s'impose absolument. Il permet de fixer l'importance des doses de charge et leur répartition.

Le deuxième jour, un second contrôle est souvent utile. Il est nécessaire dans tous les cas où l'on sait que le traitement devra être prudent (voir plus haut).

Le contrôle du troisième jour est indispensable. A ce moment, le traitement d'attaque a produit son effet maximum et, avec le G. 23.350, cet effet est généralement intense (activité prothrombinique voisine de 15%). Il ne faut pas craindre de faire baisser l'activité prothrombinique à des niveaux très bas qui, sans danger tant qu'il n'existe pas une hypocoagulabilité d'alarme, ne sont que les témoins de l'activité du médicament. Les taux classiques voisins de 25% ne nous semblent pas suffisants, du moins au 3ème jour.

L'examen complet de la coagulabilité (activité prothrombinique et tolérance à l'héparine) permet, au 3ème jour du traitement, de fixer une posologie d'entretien.

γ) Contrôles biologiques après le troisième jour et posologie d'entretien. A partir du 3ème jour, il faut maintenir un taux très abaissé d'activité prothrombinique jusqu'à apparition d'une hypocoagulabilité efficace, caractérisée par des chiffres de tolérance à l'héparine donnant un indice de coagulabilité compris entre 0,80 et 0,50.

Souvent, et c'est aussi le cas de tous les produits coumariniques connus, une hypercoagulabilité parfois intense persiste plus ou moins longtemps, malgré un taux d'activité prothrombinique voisin de 10%. Il faut alors continuer de maintenir l'activité prothrombinique à ce taux tant que l'hypercoagulabilité n'a pas disparu. A cette période initiale des traitemente anticoagulants, nous considérons que la tolérance à l'héparine n'a qu'une valeur pronostique par rapport à l'efficacité du traitement.

Au contraire, dès qu'apparaît l'hypocoagulabilité, ce qui se produit souvent du jour au lendemain, la tolérance à l'héparine devient le guide principal des doses d'entretien, doses qu'il faut alors réduire pour éviter l'hypocoagulabilité d'alarme (indice de coagulabilité inférieur à 0,50) et maintenir constamment une légère hypocoagulabilité efficace (indice de coagulabilité compris entre 0,60 et 0,80). A cette période tardive du traitement, l'activité prothrombinique n'est plus nécessairement très abaissée et les doses de la coumarine G. 23.350 qui la fixent à un taux compris entre 25 et 60% sont généralement suffisantes pour maintenir une hypocoagulabilité efficace. A cette période tardive du traitement, qui peut être prolongée indéfiniment (par exemple, pour la prévention de la thrombose coronarienne), le malade est rapidement équilibré à une dose fixe du médicament, dose qui lui est propre et qui varie un peu d'un sujet à l'autre. Les contrôles peuvent alors être espacés, tous les 8 jours, puis tous les 15 jours, parfois tous les mois. Cependant, tout incident d'ordre clinique (une crise angineuse par exemple) devra faire établir aussitôt un bilan de la coagulabilité.

Tels sont, en résumé, les problèmes qui se sont posés au cours de nos essais cliniques du G. 23.350. Comme on le voit, ils ne diffèrent pas des problèmes similaires posés par les anticoagulants coumariniques plus anciennement connus. Ils sont grandement fonction des cas traités. Les suites opératoires imposent notamment des contrôles quasi quotidiens car la coagulabilité spontanée de ces malades peut se modifier brusquement d'un jour à l'autre.

Pour les raisons que nous venons d'exposer, les doses d'entretien de la coumarine G. 23.350 ne nous semblent pas pouvoir être codifiées d'après les seules valeurs de l'activité prothrombinique, car elles sont aussi fonction de l'indice de coagulabilité et de l'individu. Elles sont comprises entre 2 et 8 mg par jour (un demi à deux comprimés).

Dès que le malade est en hypocoagulabilité efficace, il s'équilibre très vite à une dose quotidienne qui, dans ces essais, a généralement été 4 mg (un comprimé). Avec cette dose quotidienne, nous maintenons depuis plusieurs mois quatre sujets traités pour infarctus myocardique récent à un taux d'activité prothrombinique et à un indice de coagulabilité remarquablement fixes.

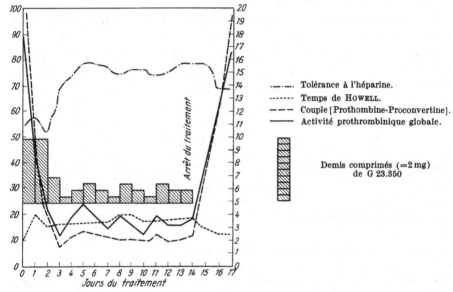

Figure 2. Traitement d'une phlébite post-opératoire par la Coumarine G. 23.350, suivi par des contrôles quotidiens de l'activité prothrombinique globale, du couple [Prothrombine-Proconvertine] et de la tolérance à l'héparine in vitro.

c) Observations à propos des traitements par la coumarine G. 23.350 envisagés du point de vue du biologiste: Ayant assuré personnellement le contrôle biologique de tous les traitements rapportés dans cette étude et étant très habitué au maniement d'anticoagulants mieux connus, Tromexane et Pindione, nous avons tout de suite été très frappé par la régularité remarquable de l'action anticoagulante de la coumarine G. 23.350. Les différences dans les réponses individuelles sont de peu d'amplitude et nous n'avons pas observé une seule fois les cas si fréquemment rencontrés avec le Tromexane et la Pindione où l'on a une difficulté extrême à équilibrer un malade et à le maintenir à un palier donné de coagulabilité. Un exemple particulièrement démonstratif nous a été fourni par une malade que nous suivons depuis plusieurs mois et à qui un traitement anticoagulant avait été prescrit à la suite de deux accidents graves de thrombose myocardique. Nous la traitions depuis 5 mois par le Tromexane sans arriver à l'équilibrer convenablement malgré des contrôles biologiques bi-hebdomadaires. Depuis 4 mois que le Tromexane a été remplacé par le G. 23.350, cette malade est maintenue à un taux fixe d'hypocoagulabilité efficace par un comprimé par jour du produit. Ce résultat a été obtenu en 8 jours et a permis d'espacer considérablement les contrôles biologiques.

Cette facilité de traitement que nous n'avons retrouvée qu'avec le *Marcoumar*, dont nous avons aussi une habitude récente, s'explique probablement par la différence existant entre la chronologie d'action du Tromexane et celle du G. 23.350. Malgré l'opinion contraire de SCARDIGLI et GUIDI (*20*), elle nous semble faire de la coumarine G. 23.350 un anticoagulant de choix pour les traitements à long terme.

Un autre avantage pratique non négligeable, que nous ne connaissions ni avec le Tromexane ni avec la Pindione, est la possibilité que nous avons vite reconnue, malgré quelques hésitations initiales, d'administrer la dose quotidienne en une seule prise orale. Nous conseillons de la donner le matin à jeûn, avant le petit déjeuner, à l'heure de la prise de sang nécessaire aux contrôles biologiques. Une répartition de la dose quotidienne en plusieurs prises ne présente, après expérience, aucun avantage pratique.

3) Efficacité thérapeutique.

Dans nos essais cliniques, la coumarine G. 23.350 s'est montrée être un médicament au moins aussi efficace que le Tromexane, la Pindione et le Marcoumar.

Nous n'avons observé aucun sujet réfractaire au G. 23.350. Par contre, un sujet atteint d'infarctus du myocarde, qui n'avait réagi ni à la Pindione ni au Tromexane, a réagi au G. 23.350 avec, il est vrai, des doses initialement fortes (24 mg le premier jour et 12 mg le second jour). SCARDIGLI et GUIDI (*20*) avaient cependant observé des états réfractaires au cours de leurs essais du G. 23.350.

Chez aucun des sujets traités à titre préventif, il n'est apparu de signes de thrombose. L'hypercoagulabilité qui, avec les circonstances cliniques, avait motivé l'indication du traitement, a disparu définitivement dans les 5 premiers jours. Le traitement ayant été interrompu quelques jours plus tard, elle n'est pas réapparue.

Quand le traitement a été institué à titre curatif, la thrombose s'est stabilisée et a cessé d'évoluer dès l'apparition plus ou moins rapide d'une hypocoagulabilité efficace. La guérison du malade a pratiquement été obtenue dans tous les cas où l'on pouvait raisonnablement espérer l'obtenir. Deux infarctus du myocarde ont eu une issue fatale sous traitement, mais les lésions anatomiques de sclérose coronarienne oblitérante, avec infarcissement étendu, ne s'accompagnaient d'aucune thrombose récente. Un mitral est mort sous traitement d'un oedème aigu du poumon alors que l'infarctus de LAENNEC pour lequel il était traité avait guéri sans complication depuis 8 jours. Ce malade était en pleine insuffisance cardiaque depuis des mois et la nécropsie ne montrait aucune thrombose récente.

Les trois cas d'artérite des membres inférieurs semblent avoir été sensiblement améliorés par l'association des vaso-dilatateurs et du G. 23.350. Le G. 23.350 a également été un succès sur 2 ulcères variqueux qui ont guéri en environ 2 semaines avec des soins locaux simples.

Les phlébothromboses ont toutes guéri en 6 à 12 jours, sans complications. Dans un de ces cas, une embolie pulmonaire à manifestations cliniques frustres apparut 24 heures après le début du traitement, alors que l'anticoagulant commençait à peine à manifester son action biologique, mais la malade, une accouchée récente, avait déjà présenté 2 accidents semblables l'avant veille et la veille. Elle guérit en 8 jours sans autres complications.

Les thrombophlébites ont toutes guéri, sauf une. L'action du G. 23.350 sur les oedèmes semble être au moins aussi sensible que celle des autres coumarines et de l'héparine, du moins autant qu'on puisse en juger sur nos quelques observations. Nous avons eu à traiter successivement 2 phlébites, l'une de la saphène interne droite et l'autre à localisation surale gauche, dans un cas de cancer de la tête du pancréas diagnostiqué au cours d'une laparotomie exploratrice. Elles guérirent en environ 12 jours par des doses prudentes et continuellement surveillées de G. 23.350. Chez ce cancéreux que nous n'avons pas osé soumettre à un traitement anticoagulant préventif prolongé à cause d'une hypoprothrombinémie qui ne cesse de s'aggraver, une thrombose de la veine porte vient d'apparaître. Un seul échec thérapeutique peut être signalé, dans un cas de phlébite surale unilatérale, d'étiologie inconnue. Après 10 jours d'une hypocoagulabilité efficace, tout de suite obtenue, l'oedème et les douleurs ne s'étaient pas modifiés. L'héparine guérit alors cette malade en 4 jours, mais nous aurions peut être obtenu le même résultat avec le G. 23.350 si nous avions eu la patience d'attendre encore quelques jours. De tels cas de résistance thérapeutique s'observent avec tous les autres anticoagulants connus.

Les 5 infarctus du myocarde, les 2 mitraux et les 4 angineux, restant actuellement sous traitement préventif, n'ont plus présenté d'accident. Un sujet atteint d'un infarctus myocardique, chez qui nous avons substitué le G. 23.350 au Tromexane, n'avait pas été sensiblement amélioré par le Tromexane. Il a tout de suite été spectaculairement amélioré par le G. 23.350. Un autre infarctus était resté biologiquement et cliniquement réfractaire à la Pindione puis au Tromexane. Il a tout de suite réagi à de fortes doses de G. 23.350. Chez ce malade, antérieurement traité par l'héparine lipocaïque perlinguale, une tentative d'héparinisation avait donné lieu à un impressionnant et immédiat accident anaphylactique avec lipothymie et collapsus périphérique.

Chez les cardiaques[1], et d'une façon générale, dans tous les cas où la thrombose est douloureuse, le G. 23.350 semble avoir eu un heureux' effet sur les symptômes fonctionnels. Il en a été de même chez les angineux. Bien entendu, nous formulons cette conclusion avec toutes les restrictions de validité objective qu'elle peut ocmporter.

Elle résulte de déclarations *spontanées* des malades et de leur entourage (famille et infirmières). Le fait est que nos angineux n'ont plus eu que des accès de peu d'intensité. Bien entendu, une expérience beaucoup plus longue sera nécessaire avant de pouvoir conclure avec certitude à l'égard de l'action du G. 23.350 sur les symptômes fonctionnels des cardiaques.

4) Tolérance, incidents et accidents.

La Coumarine G. 23.350, qui est totalement insipide, a été parfaitement supportée par des malades dont au moins 5 avaient présenté une susceptibilité digestive marquée pour d'autres médicaments, comme le Tromexane, la Pindione,

---

[1] Nous procédons actuellement, avec J. FACQUET à une étude plus complète de l'action de la Coumarine G. 23.350 en cardiologie. Les résultats correspondants feront l'objet d'une publication ultérieure.

le salicylate, le P.A.S. et l'aspirine. C'est un incontestable progrès par rapport au Tromexane qui déclenche parfois des nausées et des vomissements pouvant obliger à interrompre le traitement et dont l'amertume est, en pratique, toujours un ennui. Avec la Coumarine G. 23.350, nous avons eu l'impression d'une tolérance gastrique à peu près absolue et jusqu'alors inconnue en matière de thérapeutique anticoagulante par les dérivés et analogues structuraux de la coumarine. Nous devons cependant signaler le cas d'une malade qui, menacée d'une thrombose 6 jours après une cholecystectomie pour lithiase vésiculaire, a ressenti un malaise général vite dissipé dans l'heure qui a suivie l'absorption de 5 comprimés (20 mg) du produit. Il nous est impossible de dire si ce malaise devait ou non être attribué au médicament car, à cause de circonstances particulières, nous avons du alors renoncer à poursuivre plus longtemps le traitement. Cet incident a, en tous cas, été le seul de son espèce dans une série de 53 traitements.

Nous n'avons pas observé d'accident hémorragique ou autre de nature à faire interrompre le traitement et n'avons pas eu à utiliser la vitamine K_1 dont nous avions réservé un lot important pour garantir la sécurité de nos essais.

La formule leucocytaire et le nombre des hématies de nos malades n'ont subi, du fait du produit, aucune modification significative.

Cependant, des incidents sans gravité sont survenus chez 6 malades. Cinq fois, une hématurie transitoire est apparue. Dans 2 cas, elle était seulement microscopique. Elle était plus abondante dans 3 autres cas. Les circonstances d'apparition ont toujours été comparables. Trois fois, l'incident est survenu au 3ème jour d'un traitement par des doses qui, avec notre expérience actuelle, nous paraissent maintenant trop fortes: il coïncidait avec un abaissement de l'activité prothrombinique aux environs de 5%. Dans un dernier cas, c'est plus tard, au moment où l'hypercoagulabilité a brusquement fait place à une hypocoagulabilité trop accentuée, que l'hématurie est survenue. En tous cas, on ne peut parler que d'épisodes transitoires, ayant rétrocédé en 6 à 24 heures par une simple réduction des doses de l'anticoagulant. Le traitement a ensuite été poursuivi sans autres incidents. Par ailleurs, l'un de nos malades, atteint d'un rétrécissement mitral, a fait une hémoptysie de petite abondance au cours d'un traitement réglé depuis plusieurs jours à un taux modéré d'hypocoagulabilité. Le traitement anticoagulant a pu être poursuivi sans changement. Un infiltrat du sommet droit fut découvert à l'examen radiologique et des bacilles de Koch furent mis en évidence dans le liquide de tubage gastrique.

En résumé, nous n'avons à signaler que les incidents habituels que l'on peut être amené à rencontrer lorsqu'un traitement anticoagulant est poussé aux limites extrêmes de son efficacité. Nous n'avons pas eu d'accident, à proprement parler, mais il est vrai que notre prudence posologique est toute particulière quand il s'agit d'appliquer une thérapeutique anticoagulante à un malade susceptible de ne la supporter que dans de mauvaises conditions. Il est également vrai que tous les cas rapportés dans cette étude ont fait l'objet d'une constante surveillance biologique. *Le G. 23.350 étant une coumarine, nous ne doutons pas qu'elle puisse donner lieu à des accidents quand elle est imprudemment utilisée et que son emploi est mal surveillé.*

5) Associations thérapeutiques.

Fidèle à une habitude qui, depuis longtemps, nous donne toute satisfaction avec d'autres produits coumariniques, nous avons associé 22 fois l'acide ascorbique (250 mg par jour, *per os*) et la rutine (60 mg par jour, *per os*) à la Coumarine G. 23.350.

D'autre part, un traitement annexe du type KAY (11), visant à une action stimulante sur l'antithrombine, a été associé au G. 23.350 dans les thromboses artérielles et les thrombophlébites des membres. Il a été réalisé en donnant par jour 9 capsules de 10 mg d'α-tocophérol, en association avec une injection intra-veineuse de gluconate de calcium.

Il est difficile de juger objectivement l'efficacité thérapeutique de telles associations médicamenteuses. On peut cependant penser qu'elles diminuent les effets nocifs des coumarines sur la solidité vasculaire. Dans la série des malades ainsi traités, aucun incident d'aucune sorte ne peut être signalé.

Quant à l'héparine, nous l'avons associée au G. 23.350 dans 11 observations, pendant les 36 premières heures du traitement. Nous n'avons rien de spécial à signaler à propos de ces traitements mixtes si ce n'est que, tout compte fait, et hors de certaines indications rares, ils nous paraissent constituer une complication inutile, puisque la coumarine G. 23.350, à la dose initiale de 20 à 24 mg, est active dès la 12ème heure.

Vues d'ensemble sur les traitements anticoagulants par la coumarine G. 23.350.

Les essais cliniques auxquels nous avons procédé confirment que la Coumarine G. 23.350 est un anticoagulant extrêmement actif en thérapeutique. Elle ne présente aucun désavantage pratique d'utilisation par rapport au Tromexane et à la phényl-indane-dione, auxquels l'apparentent la durée et la réversibilité de son activité biologique et l'inhibition de ses effets par la vitamine K_1. Elle est au moins aussi active et très probablement plus que l'un et l'autre de ces anticoagulants tout en paraissant moins dangereuse en cas de surdosage.

Les doses de charge ne paraissent pas utilement devoir dépasser 36 mg (9 comprimés) en 48 heures. Elles sont souvent inférieures et voisines de 28 mg (7 comprimés). La coumarine G. 23.350 permet une grande souplesse de posologie: selon l'importance de la dose initiale (12 à 24 mg, soit 3 à 6 comprimés) que l'on peut adapter à chaque cas particulier, en fonction de la coagulabilité spontanée du malade et de son état clinique, on obtient un effet anticoagulant plus ou moins rapide. A condition dêtre surveillés par les contrôles biologiques qui sont communs à toute thérapeutique par un produit coumarinique, les traitements par le G. 23.350 nous paraissent comporter un minimum de risques.

Les doses d'entretien quotidiennes sont comprises entre 2 et 8 mg (un demi à deux comprimés).

La Coumarine G. 23.350 présente enfin d'incontestables et précieux avantages.

Sa tolérance digestive est pratiquement absolue, elle est insipide et s'administre en une seule prise quotidienne.

Elle n'a pas d'effets seconds.

Les particularités de la chronologie de son action anticoagulante lui assurent une continuité d'action très facilement entretenue au palier efficace et permettent rapidement d'espacer les contrôles biologiques. La coumarine G. 23.350

possède donc ensemble les qualités propres aux coumarines d'action fugace, du type Tromexane, et celles qui caractérisent les coumarines d'action rémanente, du type Marcoumar.

Toutes ces raisons soulignent l'intérêt thérapeutique de ce nouvel anticoagulant qui, à notre avis, constitue par rapport au Tromexane et à la phényl-indane-dione, un progrès aussi substantiel que l'avaient été, à l'époque, ces deux produits par rapport au dicoumarol.

IV. Résumé et Conclusions.

La nouvelle coumarine asymétrique G. 23.350 a été étudiée chez 28 sujets normaux et utilisée dans 53 traitements anticoagulants, entrepris pour des cas variés, médicaux, chirurgicaux et obstétricaux, à titre préventif et curatif.

Le produit, moins toxique que les autres coumarines, est actif à très faibles doses sur la proconvertine, la prothrombine et le facteur X. C'est un anticoagulant d'action fugace, du type Tromexane qui, à doses quotidiennement répétées, détermine un effet biologique rapidement réversible mais dont la régularité est comparable à celle des anticoagulants d'action rémanente, du type Marcoumar. Ces effets sont rapidement inhibés par les vitamines K_1.

En thérapeutique, son efficacité est au moins égale sinon supérieure à celle du Tromexane et de la Phényl-indane-dione. Les doses de charge varient entre 28 et 36 mg en 48 heures. Les doses d'entretien sont de l'ordre de 2 à 8 mg par jour.

Les essais thérapeutiques ont été surveillés par les contrôles biologiques d'usage: évaluation de l'activité prothrombinique ou du couple (Prothrombine-Proconvertine) et détermination de la tolérance à l'héparine *in vitro*. Aucun accident n'a été observé, à part quelques hématuries discrètes et transitoires qui n'ont pas obligé à interrompre le traitement. Au total, le risque des complications de traitement a semblé moindre qu'avec le Tromexane et la phényl-indane-dione.

Le produit présente de nombreux avantages pratiques. Il peut s'administrer en une seule prise quotidienne, n'a aucun goût et est remarquablement toléré. Il a donc un grand avenir en thérapeutique.

Summary.

The new coumarin drug G. 23.350 was assayed in 28 normal individuals. Furthermore, clinical trials were performed in 53 medical, surgical and obstetrical cases, for preventive or curative purposes.

The toxicity of G. 23.350 is minor, in comparison with other coumarins. Small doses induce a strong reduction of the proconvertin, prothrombin and factor X levels. The duration of its anticoagulant effects is very much similar to that of Tromexan's. Furthermore, as easily as does Marcoumar, daily repeated administration keeps up a stable level of hypocoagulability which, in G. 23.350 assays, will remain quickly reversible. Vitamin K_1 is a prompt antagonist of the anticoagulant effects of the drug.

Its clinical efficiency is a least similar if not probably greater than that of Tromexan and phenyl-indane-dione. The initial doses vary from 28 to 36 mg and are to be given in 48 hours. Afterwards, daily dosages of 2 to 8 mg easily maintain the anticoagulant effects within therapeutic ranges. It is necessary to control the dosage of the drug by the usual methods: evaluation of the pro-thrombin complex or of the (Prothrombin-Proconvertin) levels and estimation of the heparin tolerance. No genuine accident was observed. Only slight and transitory hematuria appeared in a few cases and did not carry an interruption of the drug. The average incidence of hemorrhagic complications during the treatments does seem to be lower than with Tromexan or phenyl-indane-dione.

The drug exhibits several practical advantages. A single daily dosage is sufficient. It is totally insipid. Its digestive tolerance is almost absolute.

Therefore, the coumarin drug G. 23.350 exhibits the most practical interest for clinical applications.

Bibliographie.

1. Aeppli, H., et P. Rubeli: Ière conférence internationale sur les Thromboses et Embolies, p. 265. Basel: Benno Schwabe und Co. 1954.
2. Cahen, P., S. Ithier et R. Froment: Arch. Mal. Coeur **46**, 446 (1953).
3. Clatanoff, D. V., P. D. Triggs et O. O. Meyer: Arch. Int. Med. **94**, 213 (1954).
4. Dam, H., T. Geill, E. Lund et E. Sondergaard: Ière Conférence internationale sur les Thromboses et Embolies, p. 212. Basel: Benno Schwabe und Co. 1954.
5. Fluckiger, P., F. Duckert et F. Koller: Schweiz. med. Wschr. **1954**, 1127.
6. Franchi, G., et J. Le Brigand: Rev. Praticien **2**, 1735 (1952).
7. Hunter, R. B., et D. N. Shepherd: Brit. Med. Bull. **11**, 56 (1955).
8. Ikawa, M., M. A. Stahman et K. P. Link: J. Amer. Chem. Soc. **66**, 902 (1944).
9. Jürgens, V. R.: Schweiz. med. Wschr. **1953**, 471.
10. Kaeser, O., P. Kaufman et J. Bircher: Ière conférence internationale sur les Thromboses et Embolies, p. 943. Basel: Benno Schwabe und Co. 1954.
11. Kay, J. H., G. Balla, S. B. Hutton and A. Oschner: New Orleans Med. Surg. J. **103**, 116 (1950).
12. Koller, F.: Helvet. med. Acta **16**, 184 (1949).
13. Koller, F., et H. Jakob: Schweiz. med. Wschr. **1953**, 476.
14. Leroux, M.: Ann. Biol. Clin. **11**, 415 (1953).
15. Leroux, M.: La place du laboratoire dans le diagnostic et le traitement des thromboses. (Rapport à la Soc. Française de Thérapeutique et de Pharmacodyn. — 18 Mai 1955), Thérapie **10**, 259 (1955).
16. Leroux, M., et B. Jamain: Propriétés anticoagulantes et utilisation thérapeutique d'un nouveau dérivé de la coumarine la 3-[α-(4'-nitrophényl)-β-acetyléthyl]4-hydroxy-coumarine (23.350 Geigy) Thérapie **11**, 1 (1956).
17. Montigel, C., et R. Pulver: Ière conférence internationale sur les Thromboses et Embolies, p. 250. Basel: Benno Schwabe und Co. 1954.
18. Owren, P. A.: Blood clotting and allied problems. New York: Josiah Macy Jr. Foundation, édit. **5**, 32 (1952).
19. Sassier, R., M. Leroux, H. Perrot et F. Henaff: Ann. Biol. Clin. **8**, 187 (1950).
20. Scardigli, G., et G. Guidi: Ière conférence internationale sur les Thromboses et Embolies, p. 262. Basel: Benno Schwabe und Co. 1954.
21. Shapiro, S.: Angiology **4**, 380 (1953).
22. Shapiro, S.: Ière conférence internationale sur les Thromboses et Embolies, p. 205. Basel: Benno Schwabe und Co. 1954.
23. Soulier, J. P., et M. J. Larrieu: Les anticoagulants en thérapeutique, 239 pages. Paris: Doin et Cie edit. 1955.
24. Soulier, J. P., et A. G. Le Bolloch: Sang **22**, 122 (1951).
25. Stahmann, M. A., I. Wolff et K. P. Link: J. Amer. Chem. Soc. **65**, 2285 (1943).
26. Stoll, W. G., et F. Litvan: (Geigy): U S. Pat. 2.648.628, 1950.

27. STOLL, W. G., et F. LITVAN: Ière conférence internationale sur les Thromboses et Embolies. p. 244. Basel: Benno Schwabe und Co. 1954.
28. VAN WIEN, A., et R. VEROFT: Acta clin. belg. 8, 618(1953); Presse méd. 1954, 1477.
29. WALKER, W.: Ière conférence internationale sur les Thromboses et Embolies. p. 259. Basel: Benno Schwabe und Co. 1954.
30. WOLF, J. M., N. W. BARKER, R. W. GIFFORD et F. D. MANN: Proc. St. Meet. Mayo. Clin. 28, 489 (1953).

Zur Kenntnis der Wirkung des Antithromboticums Neodym auf menschliche Blutzellen.

Von

R. MARX und W. STICH (München/Deutschland).

Mit 2 Abbildungen.

Durch die experimentellen Studien von DYCKERHOFF (*1*), GOOSSENS (*2*) und VINCKE (*3*) sowie die neueren klinischen Erfahrungen von THIES (*4*) und HARTEN-BACH (*5*) wurde klargestellt, daß das schon 1913 von FROUIN und MERCIER (*6*) als Anticoagulans erkannte Neodym besonders in Form der Sulfoisonicotinats (nach VINCKE) heute durchaus neben Heparin, Heparinoiden, Cumarinderivaten und Phenylindandionen als Thromboseprophylakticum und -therapeuticum Beachtung verdient.

Unter rund 1000 von W. HARTENBACH (München) (*7*) mit Neodymsulfoisonico-tinat (N.) behandelten Patienten wurde zweimal eine deutliche Hämoglobinurie beobachtet. Diese Neodymnebenwirkung sowie frühere eigene Erfahrungen (*8*) bei Blutkonservierungsstudien (*7*) mit Neodymacetat veranlaßten uns, die Wirkung des Neodyms auf menschliche Blutzellen näher zu untersuchen.

Bestimmt man vergleichend die mechanische Resistenz der Erythrocyten eines Probanden bei Ungerinnbarmachung des Venenblutes einerseits mit Neodym-sulfoisonicotinat (N.) (1 mg/cm³), andererseits mit Citrat (10 mg/cm³), so ergibt sich in der Mehrzahl der Fälle eine geringe Minderung der mechanischen Ery-throcytenresistenz des neodymisierten Blutes gegenüber dem citrierten Blut. Übereinstimmend damit beobachtete G. GUIDI (*9*) eine Abnahme der osmotischen Erythrocytenresistenz unter Neodymchlorid, DYCKERHOFF, MARX und BAYERLE (1942/43) (*10*) ein früheres Eintreten der Hämolyse in mit Neodymacetat unge-rinnbar gemachtem Blut als im citrierten Menschenblut, das bei 4° C konserviert wurde.

Versetzt man eine vollkommen plasmafrei gewaschene Suspension von Erythro-cyten, Leukocyten oder Thrombocyten in physiologischer Kochsalzlösung mit Neodymsulfoisonicotinat (N.), so erfolgt eine starke Agglutination der Zellen. Verwendet man Erythrocyten als 10%ige Suspension in physiologischer Kochsalz-lösung, so genügt nach Individualität des Ausgangsblutes ein Zusatz von 10→50 N γ-% um eine makroskopisch und mikroskopisch gleich deutliche Aggluti-nation der Zellen herbeizuführen.

Wie Versuche bei 40 verschiedenen Patientenblutproben gezeigt haben, folgt auf die Agglutination der Erythrocyten unter N. auch in einer gewissen Ab-hängigkeit von der Erkrankung des Patienten individuell verschieden schnell und

deutlich eine Hämolyse. Bei einzelnen Blutproben trat *ohne* mechanische Beeinflussung diese mäßige Hämolyse sogleich auf, bei anderen erst nach 24 stündigem
Stehen im Eisschrank.

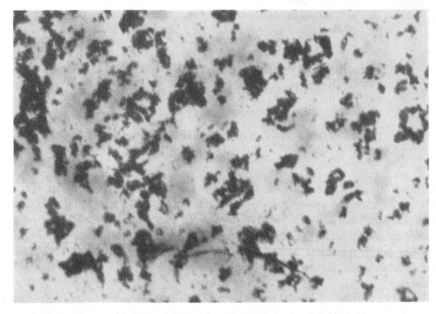

Abb. 1. Lupenbild der Agglutination gewaschener, plasmafreier, menschlicher Erythrocyten unter der Einwirkung
von Neodymsulfoisonicotinat (50 γ/1 cm³ 10%iger Erythrocyten). Kamera: Exakta.

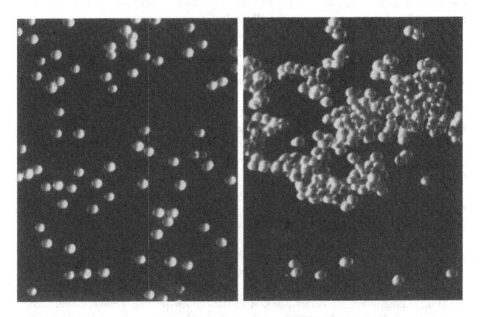

Abb2.. Mikroskopisches Bild der Agglutination gewaschener, plasmafreier menschlicher Erythrocyten in der
Halbphase. Optik: Zeiß-Jena. Kamera: Exakta.
Linke Bildhälfte = Erythrocyten ohne Zusatz; rechte Bildhälfte = Erythrocyten-Agglutination unter Neodym.

Unterzieht man die mit N. agglutinierten Blutzellen (Erythrocyten, 50 γ N./cm³ 10%iger Erythrocyten) einer mechanischen Belastung, etwa der nach MATTHES (11) modifizierten mechanischen Resistenzbestimmung von SHEN und Mitarbeiter (12), so findet sich nach der Mahlung eine rund zwölfmal stärkere Hämolyse als unter Zusatz eines α-Heparins (z. B. Liquemin) oder von Heparinoiden (z. B. Thrombocid), wobei die zutage tretende Hämolyse 6 bis 12% betrug.

Läßt man die Erythrocytensuspension in physiologischer Kochsalzlösung vor dem Zusetzen von N. bei 4° C altern, so schwächt sich die Agglutinierbarkeit der Zellen bei Zusatz gleichgroßer N.-Dosen nach Tagen deutlich ab. Es zeigte sich, daß diese geringere Agglutinierbarkeit der gewaschenen und dann gealterten Erythrocyten mit der in der Kochsalzlösung langsam auftretenden Hämolyse parallelgeht. Die alterungsbedingte Hämolyse wirkt also in vitro der durch Agglutinationsschädigung bedingten Hämolyse entgegen.

Es erschien zunächst naheliegend, die Agglutinationswirkung des N. auf gewaschene Blutzellen mit der bekannten Eiweißfällwirkung des N. allein zu erklären. Damit ist aber (außer der Irreversibilität der Blutzellagglutination gegenüber der Reversibilität der Eiweißfällwirkung) schwer in Einklang zu bringen, daß andere Körperzellen, nämlich menschliche Spermatozoen, isoliert und gewaschen nicht durch vergleichbare N.-Dosen agglutiniert werden.

Außerdem können Heparine und Heparinoide (Dextransulfat und Thrombocid) die serumeiweißfällende Wirkung des N. verstärken, während sie die blutzell-agglutinierende Wirkung des N. in entsprechender Dosierung aufzuheben vermögen. Zur völligen Verhütung der Erythrocytenagglutination durch N. benötigt man je nach Versuchsansatz eine Mindestmenge an Heparinstoffen. Nach unseren Versuchen muß die Mengenrelation Heparinstoff-Neodym etwa 2:1 sein, damit in der gewaschenen Blutzellsuspension keine Agglutination eintritt.

Dagegen vermögen Heparinzusätze nicht die feinflockige Blutzellzusammenballung, die in Präsenz eines hohen Neodymüberschusses (z. B. 100 mg N./1 cm³ Blut) infolge Eiweißausflockungen im Plasma zustande kommt, abzuschwächen, sondern verstärken sie vielmehr.

Im nativen Blute wird der Schutz der Blutzellen vor der Agglutination durch N. offenbar durch verschiedene Serumsubstanzen zusammen bewirkt. Schon eine 2 mg Serumeiweiß entsprechende Verdünnung normalen Serums mit physiologischer Kochsalzlösung genügt, um die Wirkung von 1 mg N. hinsichtlich der Agglutination gewaschener Erythrocyten auszuschalten. Von gereinigtem Albumin (Behringwerke) benötigt man rund die fünffache Menge. Bei coombspositiven Erythrocyten konnte bisher keine sichere Minderagglutinierbarkeit gegenüber normalen Erythrocyten unter gleichen Bedingungen ermittelt werden.

Es erscheint möglich, daß bei den Hämoglobinuriefällen nach N.-Medikation neben einer erhöhten Hämolysebereitschaft der Blutzellen auch ein mangelhafter Plasmaschutz gegenüber der Agglutinationswirkung von N. eine Rolle spielt.

Ob die Veränderung der Blutzelloberflächen, die zur Agglutination durch N. führt, etwas mit der von BAMANN (13) beobachteten phosphatatischen Enzymwirkung des Neodyms zu tun hat, ob die Agglutination die Folge einer Herabsetzung negativer, elektrischer Ladung der Blutzellen ist oder ob Mucoproteine der Erythrocytenoberfläche besonders fällungsbereit gegenüber N. sind, kann derzeit noch nicht entschieden werden.

Der beobachtete Schutzeffekt der Heparinstoffe und anderer Polymere gegenüber der neodymbedingten Agglutination und Hämolyse scheint uns aber hinsichtlich der von Storti und Vaccari (14) beobachteten Schutzwirkung der Heparinkörper und ähnlicher Anticoagulantien gegenüber Immunkörperhämolysen (in vitro und vivo) interessant. Storti und Vaccari glaubten, vor allem die antikomplementäre Wirkung der Anticoagulantien (15) für den Hämolyseschutz verantwortlich machen zu können. Unsere Ergebnisse lassen die Vorstellung einer mehr physikalischen Schutzwirkung von Polymeren und besonders Polysaccharidsulfaten auf die Blutzellmembranen („Cytovestie") berechtigt erscheinen zudem ja z. B. normale Erythrocyten (vielleicht auch zum Schutz) an ihrer Oberfläche makromolekulare Mucoproteine zu tragen scheinen, die z. B. nach den Experimenten von Burnet (16) und Gottschalk durch die Amidase-Enzymwirkung des Grippevirus mit dem Effekt einer Agglutination gespalten werden können.

Praktisch gesehen, glauben wir nicht, daß durch die seltene Komplikation einer klinisch auffälligen Hämoglobinurie allein bei der Medikation mit N. eine wesentliche Einschränkung der Neodym-Thrombose-Therapie gegeben ist. Doch scheint uns bei ausgesprochenen Erythrocytenresistenzminderungen und Erythrocytodysplasien, z. B. der mit Thromboseneigung einhergehenden Marchiafava-Anämie, vorerst Vorsicht am Platze.

Literatur.

1. Dyckerhoff, H., W. v. Behm, N. Goossens u. H. Miehler: Biochem. Z. 288, 271 (1936).
   Dyckerhoff, H., u. N. Goossens: Z. exper. Med. 106, 181 (1939).
2. Goossens, N.: Internat. Tagung über Thrombose und Embolie, Basel 1954. Referate der I. Internat. Tagung über Thrombose und Embolie, S. 370. Basel: Benno Schwabe 1955.
3. Vincke, E., u. H. A. Oelkers: Arch. exper. Path. u. Pharmakol. 187, 594 (1937).
   Vincke, E.: Z. exper. Med. 113, 522 (1944).
   Vincke, E., u. H. E. Never: Z. exper. Med. 113, 536 (1944).
   Vincke, E.: Arch. exper. Path. u. Pharmakol. 204, 497 (1947).
   Vincke, E.: Referate der I. Internat. Tagung über Thrombose und Embolie, S. 319. Basel: Benno Schwabe 1955.
4. Thies, H. A.: Medizinische 1953, 1434.
   Thies, H. A.: Bruns Beitr. 187, 191 (1953).
5. Hartenbach, W.: Münch. med. Wschr. 1955, 423.
6. Frouin et Mercier: C. r. Soc. Biol. (Paris) 74, 317 (1913); zit. nach E. Vincke l. c. (1954).
7. Hartenbach, W. l. c., u. W. Hartenbach.: Persönl. Mitt.
8. Dyckerhoff, H., R. Marx u. H. Bayerle: Z. exper. Med. 291, 113 (1944).
9. Guidi, G.: Arch. internat. Pharmacodynamie 37, 305 (1930).
10. Dyckerhoff, H., R. Marx u. H. Bayerle: l. c.
12. Shen, S. C., W. B. Castle and E. M. Fleming: Science (Lancaster, Pa.) 100, 387 (1944).
13. Bamann, E.: Rätsel um die „Seltenen Erden", Sonderdruck aus der Festnummer der „Deutschen Apotheker-Zeitung" zum Deutschen Apothekertag in München, 1954.
14. Storti, E., e F. Vaccari: Problemi attenenti alla Coagulazione del sangue, Atti del primo simposio Genova, Decembre 1953, p. 356. Milano: Prodotti Roche S. P. A.
15. Marx, R., H. Bayerle u. I. Skibbe: Arch. exper. Path. u. Pharmakol. 206, 334 (1949).
    Marx, R.: Med. Mschr. 1954, 807.
16. Burnett, M.: Vortrag bei der Verleihung des Behring-Preises in Marburg 1954.

The Action of Coumarin Anticoagulants and of Vitamin K_1 on some Enzymes of Human Blood Platelets.

By

EMANUELE SALVIDIO*, IVO PANNACCIULLI and ETTORE BIANCHINI
(Genua/Italy).

With 1 figure.

It is well known that Coumarin drugs interfere with the blood coagulation process through their action on prothrombin formation, factor VII (KOLLER), and factor X (KOLLER, HUNTER and WALKER). No influence of anticoagulants on platelet functions has hitherto been detected, and platelet number and their agglutination ability are reported to remain unchanged during the administration of the drugs (JÜRGENS).

A study on the possible interference of Coumarin drugs on platelet enzymes has not yet been achieved, in spite of the fact that platelets display a wide range of enzymatic activities: peptidases, acid and alkaline phosphatase, nucleotidase, ATPase (SALVIDIO), and although platelet proteic outfit, studied by means of electrophoretic and salting out techniques, is by no means less complete than that of other tissues and blood cells (BIANCHINI and SALVIDIO). These facts suggest that platelets may play a more active role in the enzymatic formation of intrinsic factors which have a specific importance in the coagulation process.

Having delt before with platelet enzymatic activities (SALVIDIO), we have decided to investigate the action of Coumarin drugs and of Vitamin K_1 on platelet metabolism. This in order to find out if anticoagulants, alongside with their action on clotting factors, were also able to interfere with platelet enzymes, and if Vitamin K could restore, besides prothrombin activity and factor VII, also the eventual alterations of platelet enzymatic functions.

Methods: Platelets were obtained according to HITZIGs technique, counted in a BUERKER chamber and homogenized in a microhomogenizer. Before homogenisation the plasma was removed and an equal volume of physiological saline solution was added to the preparation. To avoid agglutination Triton was used in the experiments. Normal subjects received therapeutical dosages of Marcoumar (Hoffmann-La Roche), and Tromexan (Geigy). The Vitamin K_1 (Konakion) was prepared by the firm Hoffmann-La Roche.

Substrates: For peptidase determinations we used 0.2 m. solutions of dl-Ala-nilglycine (pH 7.6), 0.18 m. of dl-LG and dl-LGG (pH 8 and 7.4) and 0.10 m. of GG (pH 8.2). All peptides were kindly supplied by the firm Hoffmann-La Roche. For ATPase: ATP sodium salt (Vismara Terapeutici) with $MgSO_4$ as an activator. For nucleotidase: adenosine-5-phosphate (Vismara Ter.) with $MgSO_4$ as an activator. For acid and alkaline phosphatase: both beta- and alpha-glycerophosphate (Eastman Kodak) with $MgSO_4$ as an activator.

The peptidases and inorganic phosphorus determinations were made according to the CARLSBERG techniques, described in details elsewhere (SALVIDIO).

* Supported by a grant from the Consiglio Nazionale delle Ricerche.

Results.

The administration of Coumarin drugs causes, already after 12 h., a marked drop in the activity of almost all enzymes. ATPase, nucleotidase, acid and alkaline phosphatases, alongside with LGase and LGGase, are inhibited, and only AGase and GGase display an activity wich is above normal values. After a few days of treatment with anticoagulants, all enzymes show very low values, in accordance with the depressed prothrombin activity.

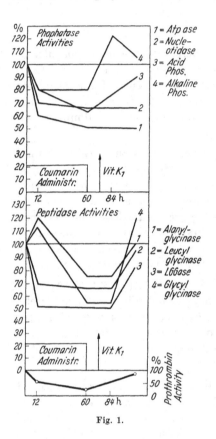

Fig. 1.

We wish to draw particular attention especially on the inhibition of ATPase which constitutes a valuable source of energy for platelets metabolic activities. The withdrawal of the drugs and the administration of Vitamin K_1 (Konakion) either intravenously or orally, had no effect on platelet enzymatic activities, where as it restored the prothrombin activity to normal levels. On the contrary, several days after the administration of Vitamin K_1, platelet enzymes have displayed their lowest values, and only peptidases seem to be influenced, but not immediately, by Vitamin K_1 preparations.

Discussion.

The mode of action of Coumarin drugs on cell metabolism is far from beeing fully understood. These drugs are believed to act as competitive inhibitors, preventing the utilisation of Vitamin K by the enzymes involved in the synthesis of prothrombin. Yet this theory is not generally accepted. Martius and Litz-Nitzow have demonstrated that Coumarin drugs inhibit only oxidative phosphorilation and not the oxygen consumption by rat liver mitochondria, whereas Vitamin K seems to be a ring both of phosphorilation and of the O_2 consumption chain. This means that Vitamin K plays a more general role in cell metabolism and that its relationship to prothrombin formation is of a secondary type. Coumarin drugs therefore, act only on the more sensible but less specific phosphorilation process, leaving unharmed the functions of Vitamin K in the respiration system. Koller, Hunter and Walker have shown that Coumarin drugs not only interfere with prothrombin formation and factor VII, but also on factor X, which cannot be brought back to its normal levels by administration of Vitamin K, as it is the case for prothrombin and factor VII.

Finally Sougin-Mibashan and Horwitz have demonstrated for Tromexan (ethyl biscoumacetate) a reversible impairment of urate reabsorption by proximal tubules; they suggest that Vitamin K in vivo might not necessarily oppose the renal activities of ethyl biscoumacetate.

From the above mentioned facts, and from our own experimental work it seems therefore that Coumarin drugs display several distinct biochemical actions on cell metabolism. One of these consists in the impairment of prothrombin and factor VII formation, and can be reversed by the administration of Vitamin K. Others are represented by a more generic influence on factor X, on platelet enzymes and on the urate reabsorption mechanism by renal tubules, actions which are not reversible by Vitamin K.

We don't want to discuss in further details the mode of action of anticoagulant drugs on platelet enzymes, our purpose having been the investigation of its possible influence on the enzymes of these cells. We like only to draw attention on the inhibitory effects of these drugs on all platelet enzymes which have been investigated, and that this inhibition was still persistent several days after the withdrawal of the anticoagulants, and is probable related to the tissue concentration of the drugs. Even after administration of Vitamin K₁, the enzymatic inhibition was still present in blood platelets. These facts, alongside with the already observed biochemical changes occurring in platelets during menstruation (SALVIDIO), in some non thrombocytopenic purpuras (SALVIDIO) and in hypoprothrombinemias due to liver disease (PEDRAZZINI and SALVIDIO), seem to indicate that the platelets play, through their rich enzymatic system (especially ATPase, nucleotidase and peptidases), a very active role in blood coagulation process.

Table 1.

Peptidase activities of platelets in normal subjects at time 0 (a), after 12 hours (b) and 60 hours (c) of continous Coumarin administration, and after 12 hours (d) and 36 hours (e) of Vitamin K₁ administration.

	a	b	c	d	e
AGase[1]	4,15[2]	4,98	3,08	3,08	4,15
LGase	1,55	1,05	1,03	1,03	1,48
LGGase	4,10	2,10	1,64	1,64	3,28
GGase	1,30	1,47	0,69	0,69	1,56

Amount of P liberated per hour per 10^{10} cells by platelets in normal subjects at time 0 (a), after 12 hours (b) and 60 hours (c) of continous Coumarin administration, and after 12 hours (d) and 36 hours (e) of Vitamin K₁ administration.

	a	b	c	d	e
ATPase[3]	540[4]	324	270	270	270
A-5-Pase	112	79	74	74	74
Acid phos.	240	192	152	185	216
Alkaline phos. . .	98	78	78	119	102

Literature.

BIANCHINI, E.: Boll. Soc. ital. Emat. 1, 32 (1955).
BIANCHINI, E., and E. SALVIDIO: Boll. Soc. ital. Emat. 1, 35 (1955).
HITZIG, W. H.: Schweiz. med. Wschr. 1954, 1126.

---

[1] μliters N/20 HCl per 10^6 cells at 37° per 4 hours.
[2] Average values for 10 normal subjects on which the experiments have been performed.
[3] Expressed in μg P.
[4] Average values for 10 normal subjects on which the experiments have been performed.

Hunter, R. B., and W. Walker: Brit. Med. J. 1954, 197.
Koller, F.: Arch. exper. Path. u. Pharmakol. 222, 89 (1954).
Jürgens, R.: Schweiz. med. Wschr. 1953, 471.
Martius, C., and D. Litz-Nitzow: Biochem. et Biophysica Acta 12, 134 (1953).
Pedrazzini, A., and E. Salvidio: Unpublished observations.
Salvidio, E.: Acta haematol. (Basel) 11, 301 (1954).
— Progr. med. 18, 9 (1953).
— Haematologica (Pavia) 37, 587 (1953).
— Unpublished observations.
Sougin-Mibashan, R., and H. Horwitz: Lancet 1955, 1191.
Waldschmidt-Leitz, E.: Naturwiss. 16, 1027 (1928).

Bemerkungen über die Therapie und Prophylaxis der arteriellen Thrombo-Embolien mit Anticoagulantien.

Von

R. Breda (Milano/Italien).

Seit 9 Jahren funktioniert an der Medizinischen Universitätsklinik in Mailand ein besonderer Spezialdienst zur Durchführung und Kontrolle der Therapie mit Anticoagulantien sowohl der stationären als auch der zu Hause bettlägerigen und ambulatorisch behandelten Patienten. Wir gewannen dadurch eine große Erfahrung in der Therapie und Prophylaxis der thrombogenen Krankheiten mit Anticoagulantien (5, 6, 2), versäumten aber nicht, auch andere Behandlungsmittel anzuwenden, so daß es uns möglich ist, die Wirkung der verschiedenen Therapien miteinander zu vergleichen.

Was die Behandlung der arteriellen Thromboembolien anbetrifft, gelangten wir zu folgenden Schlußfolgerungen:

1. In den *peripheren Embolien erscheint* die Anwendung von Anticoagulantien, in Verbindung mit vasodilatatorischen Mitteln, sehr nützlich. Die vollständige Rekanalisierung der Arterie wird zwar oft nicht dadurch erreicht, aber es werden sekundäre Thrombosen verhindert, und die Volumenverringerung des Embolus wird begünstigt. Die Okklusionsschäden werden somit beschränkt, während sich ein Kollateralkreislauf entwickelt. Die Embolektomie, welche bei Erkrankten oft zu traumatisierend sein und einen ungünstigen Ausgang auf atherotische Gefäße nehmen kann, ist auf diese Weise meistens vermeidbar.

Vorzugsmittel ist Heparin intravenös in hohen Dosierungen; nützlich scheinen auch, falls durchführbar, intraarterielle Injektionen von Heparin und vasodilatatorischen Mitteln.

2. In den *chronischen obliterierenden Thrombopathien der peripheren Arterien*, von denen wir über 200 Fälle behandelt haben (5, 3), sind die Ergebnisse weniger rasch und auffällig, aber doch bedeutsam; man muß aber vor dem Auftreten gangränöser schnell fortschreitender Schädigungen eingreifen. Es handelt sich um eine symptomatische Therapie, die — je nach den einzelnen Fällen — das Fortschreiten der Krankheit mehr oder weniger verhindert. Im Laufe der Jahre können einige Patienten noch immer Nutzen aus dieser Therapie ziehen, während derselbe bei anderen immer geringer wird oder überhaupt nicht besteht.

Die Behandlung ist leichter durchführbar bei peroraler Verabreichung von Anticoagulantien langdauernder Wirkung, wird 40—60 Tage lang fortgesetzt und

2—5mal jährlich wiederholt; manchmal muß sie auf unbestimmte Dauer fortgesetzt werden. Vasodilatatorische und vasculotrophische Behandlungen sollen abwechselnd oder in Verbindung miteinander durchgeführt werden.

Bei *Episoden akuter Thrombosis*, die manchmal den Verlauf chronischer peripherer Arteriopathien komplizieren, ist Heparin intravenös allein oder in Verbindung mit Antivitaminen K sehr geeignet.

3. In den *akuten Visceral-Thromboembolien* setzt die Anticoagulantientherapie, stets in Verbindung mit vasodilatatorischen Mitteln, die Sterblichkeit bedeutend herab und erhöht den Prozentsatz der Heilungen oder funktionellen Reaktivierungen.

Die Behandlung wird mit Heparin begonnen und eventuell mit peroraler Verabreichung von Anticoagulantien fortgesetzt. Man muß sich aber natürlich den Umständen anpassen: Bei *Nieren- und Lungeninfarkten*, in welchen häufig Hämaturie bzw. Hämoptoe besteht, werden Anticoagulantien nur dann verabreicht, wenn die Blutung nicht sehr bedeutend ist, und in einer Dosierung, die dieselbe nicht verschlimmern kann. Bei *Cerebral-Thromboembolien* ist eine Indikation für Anticoagulantien nur dann gegeben, wenn man eine primitive Blutung ausschließen kann. Die Dosierung muß stets mit großer Vorsicht vorgenommen werden, da es sich um ein Organ handelt, in welchem hämorrhagische Komplikationen besonders zu fürchten sind.

Wir fügen hinzu, daß die Prognose der Cerebralthrombosen und -embolien immer schwierig ist, weshalb die Auswirkungen der Behandlung stets schwer abzuschätzen sind; unsere Ergebnisse sind zwar günstig, Schlußfolgerungen können aber erst dann gezogen werden, wenn man über eine besonders zahlreiche Kasuistik verfügt, welche von den gleichen Autoren parallel mit ohne Anticoagulantien behandelten Patientengruppen gesammelt sein sollte.

Beim *Herzinfarkt* können wir aus der Beobachtung von 250 Fällen schließen (zwei Drittel von denen mit Anticoagulantien behandelt), daß diese Therapie die Sterblichkeit und die thromboembolischen Komplikationen bedeutend verringert. Diese günstigen Ergebnisse sind besonders bemerkbar bei über 50 Jahre alten Patienten, in schweren Fällen mit Herzkollaps, bei Patienten mit kongestiver Herzinsuffizienz und vorhergehenden thrombotischen Episoden. Aber auch in Fällen mit anfänglich anscheinend günstiger Prognosis erwies sich die Anticoagulantientherapie als nützlich. Wenn immer möglich, ist es daher richtig, diese Behandlung auf jeden neuen Herzinfarkt anzuwenden (2).

Die Behandlung ist leichter mit peroraler Verabreichung von Anticoagulantien durchführbar, da sie 4—8 Wochen lang, manchmal sogar jahrelang, fortgesetzt werden muß. Anfangs ist die parenterale Gabe von schnellwirkenden Pharmaka vorzuziehen.

4. In den *chronischen arteriellen Visceral-Thrombopathien* ist die Behandlung mit Anticoagulantien unbedingt notwendig, wenn die Gefahr einer Gefäßokklusion besteht; ebenso ist auf diese Therapie in Fällen rascher Verschlimmerungen zurückzugreifen, wie z. B. in der „claudicatio cerebri", die oft zu wirklichen Gehirnthrombosen führt, oder in den anginösen Zuständen bei Patienten mit Coronarleiden oder abdominalen Arteriopathien.

Was *Angina pectoris* anbetrifft, zeigte bei den meisten unserer Fälle die einfache zweimal wöchentliche Verabreichung von Heparin weder eine analgetische

Wirkung noch beugte sie den Anfällen vor. *Zur Erreichung einer anti-atherogenen Wirkung* halten wir tägliche, auch monatelange Verabreichungen von 50—125 mg Heparin für nützlicher; dabei muß man bedenken, daß diese Dosierung für eine Anticoagulantien-Therapie ungenügend ist.

5. Eine wirksame *Prophylaxis* der Thrombosen und Embolien des großen und kleinen Kreislaufs, die häufig bei Patienten mit *kongestiver Herzinsuffizienz* vorkommen, besteht in der Verabreichung von Anticoagulantien während einer kardiotonischen und diuretischen Behandlung. Auch die Sterblichkeit ist herabgesetzt, wie aus unserer Kasuistik deutlich zu ersehen ist.

6. Obwohl jeder Autor die Anticoagulantien bevorzugt, mit denen er die meiste Erfahrung hat (*1*), muß man in vielen Fällen *verschiedene Präparate* anwenden.

Bei akuten und subakuten Formen sind Heparin, Heparinoide und perorale Anticoagulantien rascher Wirkung am geeignetsten. Bei chronischen Erkrankungen ist die Behandlung mit Anticoagulantien langdauernder Wirkung leichter. Phenylindandion scheint uns weniger blutungsfördernd als Cumarinderivate (*10, 9*), aber es hat den Nachteil, daß eine gewisse Anzahl von Patienten (etwa 7%) unterempfindlich dagegen ist (*11*); die Wahl muß daher jedem einzelnen Fall angepaßt werden.

In der Prophylaxis und bei leichten Formen kann Neodymsulphoisonicotinat genügen, welches zwar weniger energisch, dafür aber weniger blutungsfördernd als die anderen Pharmaka ist. Dieses Präparat hat einen besonderen Wirkungsmechanismus, und zwar wird seine Wirkung durch die von uns vorgeschlagene Technik der „vereinfachten Quickschen Zeit" geäußert (*12*).

Die intravenöse Verabreichung proteolytischer Enzyme (Trypsin, Pankreasextrakte) verursacht eine antiphlogistische Wirkung, wohingegen der thrombolytische Effekt gering und unbeständig ist (*8*).

In Fällen von primitiver Allergie oder Sensibilisierung gegen Heparin (*7*) oder andere Anticoagulantien muß das Mittel unbedingt gewechselt, die Behandlung aber trotzdem fortgesetzt werden.

7. Bei *mit Heparin zu behandelnden* Patienten, bei denen die intravenöse Verabreichung nicht möglich war, wandten wir häufig *tiefe subcutane Injektionen* einer konzentrierten wäßrigen Heparinlösung an; Hämatome und andere Unannehmlichkeiten sind ziemlich geringfügig, wenn man ungefähr jeden zweiten Tag die Blutgerinnungszeit kontrolliert.

8. In schweren Fällen oder solchen mit nur geringer Neigung zur Besserung, trotz geeigneter Behandlung mit einzelnen Präparaten, schien uns die Verbindung von 1—2 täglichen Heparingaben (in einigen Fällen Verabreichung von Heparinoiden) mit der Behandlung mit Cumarin- oder Phenyldandionderivaten *besonders wirksam* zu sein, ohne jedoch eine Erhöhung der blutungsfördernden Wirkung hervorzurufen (*4*).

9. *Unannehmlichkeiten* mit Anticoagulantien sind geringfügig, sofern keine Patienten damit behandelt werden, die Kontraindikationen vorzeigen und sofern geeignete Kontrollen ausgeübt werden (*13*), man über die entsprechenden Gegenmittel (Protaminsulphat, Vitamin K_1) verfügt, im Bedarfsfalle Präparate gegen die Gefäßbrüchigkeit hinzufügt und eventueller Intoleranz und möglichen Sensibilisierungen vorbeugt (*7*).

Literatur.

1. Barker, N. W.: Thrombose und Embolie, S. 1242. Basel: B. Schwabe 1954.
2. Breda, R.: Atti I Simposio s. Coagulaz. Sangue (Genova) 1953, 363—383.
3. Breda, R.: Thrombose und Embolie, S. 1158—1161. Basel: B. Schwabe 1954.
4. Breda, R.: Communic. 10me Ass. Ann. Soc. Suisse Hémat. Genève, 1955. Schweiz. med. Wschr. 1955, 913.
5. Breda, R., e R. Bernardi: Atti IX Congr. Soc. It. Emat., Napoli, 1949, 55—66.
6. Breda, R., R. Bernardi, G. Vergani et A. Ferrari: C. R. 3me Congr. Soc. Internat. Europ. Emat. S. 663—674. Rome 1951.
7. Breda, R., e B. Bizzi: Boll. Soc. It. Emat. 2, 39—42 (1954).
8. Breda, R., B. Bizzi e G. Cecchetti: Atti Soc. Lomb. Sci. Med. 10 (1955)(im Druck).
9. Breda, R., e A. Ferrari: Atti Soc. Lomb. Sci. Med. 8, 280—282 (1953).
10. Breda, R., A. Ferrari e G. Síderi: Atti Soc. Lomb. Sci. Med. 8, 88—93 (1953).
11. Breda, R., A. Ferrari e G. Síderi: Atti 54° Congr. Soc. It. Med. Int. Roma, 1953, Vol. Comunicaz., S. 192—193.
12. Breda, R., e L. Rossi: Boll. Soc. ital. Emat. 2, 237—242 (1954).
13. Jorpes, J. E., et al.: Thrombose und Embolie, S. 1212—1230. Basel: B. Schwabe 1954.

Chirurgische sowie postoperative Behandlung arterieller Thrombosen und Embolien.

Von

Wilhelm Marggraf (Göttingen/Deutschland).

Mit 1 Abbildung.

Die operative Behandlung einer arteriellen Thrombose oder Embolie bedeutet für den Erkrankten eine zusätzliche Belastung, die ihm nur dann zugemutet werden darf, wenn eine konservative Therapie keinerlei Besserung verspricht. Ist der operative Eingriff erfolgt, so eröffnen sich für den Therapeuten in der Nachbehandlungsphase schwierigere Probleme, als sie bei der allgemein üblichen Prophylaxe einer Venenthrombose zu lösen sind. Handelt es sich doch in der Hauptsache darum, das Entstehen eines Thrombus am Ort der Embolektomie oder auch Thrombektomie zu verhindern, denn die Gefahr einer Thrombenbildung im Bereich des operierten Gefäßes ist naturbedingt erheblich vorhanden. Ist die Gefäßnaht nicht ordnungsgemäß durchgeführt, kann am Nahtmaterial selbst ein Thrombus entstehen, ragen Wundrandgebiete in das Gefäßlumen hinein oder ist das Gefäßendothel beim Eingriff geschädigt worden, so können sie gleichfalls Haftflächen für das Entstehen einer Thrombose abgeben. Auch die infolge einer arteriellen Embolie durch mechanische Einflüsse des Embolus auf die Gefäßinnenwand verursachten Gefäßwandnekrosen können Thrombenbildungen veranlassen. Die gleichen Möglichkeiten gelten für die operative Behandlung einer arteriellen Thrombose, wenn der Thrombus das Gefäßlumen zu verschließen beginnt und eine konservative Behandlung nicht mehr den gewünschten Erfolg hatte. Ein chirurgischer Eingriff beim Vorliegen einer arteriellen Embolie der Extremitäten ist dann angezeigt, wenn der Embolus in den proximalen Anteilen der Arterie sitzt und die Ausbildung eines Kollateralkreislaufes nicht erwartet werden kann oder sich nicht baldigst einstellt. Die Schwierigkeit der Behandlung einer arteriellen Thrombose oder Embolie beginnt selbstverständlich schon bei der fachgerechten Ausführung des operativen Eingriffes, wesentlich schwieriger erweist sich aber oftmals die Nachbehandlung, deren Zweck es ja sein soll, die

Bildung eines erneuten Thrombus in den geschädigten Arterienbezirken zu verhindern. Die Nachbehandlung weicht erheblich von der üblichen postoperativen Prophylaxe einer Venenthrombose ab. Nach operativen Eingriffen beginnt man meist die Prophylaxe einer Venenthrombose am 3.—4. Tag. Hierzu verwenden wir an unserer Klinik nach den Vorschlägen Eysholdts ein Heparinoid (Thrombocid) über einige Tage hinweg und anschließend ein geeignetes Cumarinpräparat. Oftmals wird die Thromboseprophylaxe auch ohne vorherige Thrombocidbehandlung durchgeführt.

Nach einer Embolektomie bzw. operativen Behandlung einer arteriellen Thrombose ist es ratsam, mit der Anticoagulantienbehandlung noch *vor Beendigung der Operation* zu beginnen, und diese Therapie postoperativ derartig zu steuern, daß sowohl das Entstehen einer erneuten arteriellen Thrombose im Operationsgebiet verhindert, als auch eine Nachblutung vermieden wird. Ein Heparinpräparat oder Heparinoid (Thrombocid) dürfte das Mittel der Wahl für eine derartige Behandlung darstellen. Folgende Gründe sind hierbei ausschlaggebend:

1. Erreicht man mit Heparin oder Heparinoiden (Thrombocid) schon gegen Ende der Operation (nach Abschluß der Gefäßnaht) sofort den gewünschten Anticoagulationseffekt im Kreislauf.

2. Erweitern diese Mittel zusätzlich durch ihre gleichzeitig wirkende vasodilatatorische Komponente die arterielle Strombahn, überwinden den möglicherweise vorhandenen Gefäßspasmus und führen damit zu einer besseren Durchströmung der vorher ernährungsgeschädigten Extremität.

Unter Kontrolle des Gerinnungspotentials des Citratblutes oder Citratplasmas mit Hilfe der einfachen Recalcifierungszeitmethode kann die Wirkung des Heparin- oder Heparinoidpräparates ausreichend überprüft werden. Nach 4—6 Tagen kann man auf eine Peroraltherapie mit Cumarinpräparaten übergehen. Dabei ist es ratsam, wegen der erhöhten Nachblutungsgefahr die Anticoagulantien etwas niedriger zu dosieren unter ständiger Kontrolle geeigneter Gerinnungsteste. Vielleicht dürfte als Richtschnur die Empfehlung gegeben werden, die Recalcifizierungszeit in den ersten Tagen nach der Operation nicht über das Doppelte des Normalwertes ansteigen zu lassen. Die Blutentnahme zur Austestung erfolgt täglich vormittags direkt vor der erneuten Heparininjektion.

Welche außerordentlichen Schwierigkeiten sich in der Nachbehandlung operierter arterieller Embolien bzw. Thrombosen eröffnen können, soll am nachfolgenden Einzelfall besprochen werden:

Ein 58jähriger Patient, der in einer internen Abteilung wegen öfter rezidivierender Blutungen aus mehreren Duodenalulcera behandelt worden war und deswegen Bluttransfusionen und eine hämostyptische Therapie erhielt, erlitt plötzlich während dieser Behandlung einen totalen Verschluß der re. Arteria iliaca communis, sofort hinter dem Abgang aus der Aorta. Wie es sich später bei der Autopsie herausstellte, handelte es sich um einen thrombotischen Zapfen, ausgehend von einer wandständigen Thrombose der unteren Bauchaorta, der plötzlich die rechte Arteria iliaca communis verlegt hatte. Etwa 8 Std. nach dem Verschluß wurde, da das rechte Bein schon prägangränös verändert war, eine Thrombektomie durchgeführt. Nach Abschluß der Arteriennaht wurden schon 15000 i E Heparin (Vitrum) intraarteriell in die operierte Arterie verabfolgt mit der therapeutischen Absicht, neben der anticoagulierenden auch die vasodilatatorische Komponente dieses Präparates auszunutzen. Auch nach der Operation erhielt der Patient in den ersten beiden Tagen anfangs 6stündlich 10000 i E Heparin. Späterhin wurde diese Dosis 8stündlich auf je 5000 i E reduziert (s. Abb. 1). Da unter dieser Behandlung sich die Durchblutung des geschädigten Beines wieder erholte, konnte am 4. Tag nach der Operation auf ein Cumarinpräparat übergegangen werden. Hierzu kam das Präparat Sintrom von der Fa. Geigy, Basel, zur Anwendung, da es auch schon bei der Prophylaxe und Therapie venöser Thrombosen mit gutem Erfolg verwendet worden war. Es senkt verhältnismäßig schnell den Prothrombinspiegel, so daß dieser unter einer geringen Dosismenge im therapeutisch optimalen Indexbereich gehalten werden kann. Am 8. Tag nach der Operation klagte der Kranke, der schon vor der Operation durch die Duodenalulcusblutungen geschwächt war und einen niedrigen Hb-Spiegel und eine verringerte Erythrocytenzahl aufwies, über zunehmende Schwäche und Müdigkeit. Eine leichte Gelbfärbung der Skleren war zu beobachten. In den darauffolgenden Tagen stellte sich ein zunehmendes Coma hepaticum

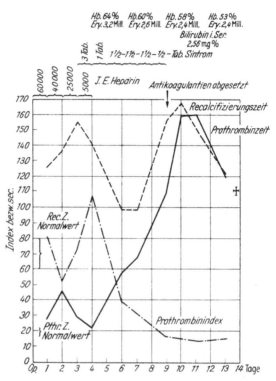

Abb. 1. Recalcifizierungszeit, Prothrombinzeit und Prothrombinindex eines Patienten, bei dem eine Thrombektomie vorgenommen wurde und der postoperativ Anticoagulantien erhielt.

sowie eine Kreislaufschwäche ein, an deren Folgen er verstarb. Der herabgesetzte Prothrombinspiegel in den Tagen ante finem weist auf den Leberschaden hin. Die Autopsie deckte einen Leber- und Nierenschaden sowie eine eitrige Bronchitis nebst rechtsseitiger hypostatischer Pneumonie auf. Die Nahtstelle an der Arteria iliaca wies — wie auch das ehemalige Thrombusbett — keine erneute Thrombose auf. Auch die perforierenden Duodenalgeschwüre hatten während der Behandlung nicht wieder angefangen zu bluten.

Epikritisch könnte man den Leberschaden, der am 8. Tage nach Verabfolgung der Heparintherapie und einer vorsichtigen Sintrombehandlung (bis dahin waren erst 9 Tabletten verabfolgt worden) auftrat, der Anticoagulantientherapie zur Last legen. Es ist aber zu bedenken, daß der Kranke schon vorher durch die blutenden Duodenalulcera sowie die prägangränösen Veränderungen am re. Bein geschädigt war, nur noch eine Niere hatte und dazu noch unter einem Herzvitium litt.

Dieser Einzelfall ist aus dem Grunde so ausführlich gebracht worden, damit gezeigt werden kann, *daß trotz blutender Duodenalulcera und Operation einer arteriellen Thrombose eine vorsichtig gesteuerte Anticoagulantientherapie weder zu einer Nachblutung bzw. erneuten Blutung aus den perforierenden Duodenalulcera noch zu einem Thromboserezidiv geführt hat.*

Zusammenfassung.

Eine arterielle Thrombose oder Embolie, die zu einem Verschluß einer Arterie insbesondere der unteren Extremitäten führt, kann, wenn der Verschluß mehrere Stunden dauert und die Ausbildung eines Kollateralkreislaufes ungenügend oder zum Teil gar nicht möglich ist, eine schwere Allgemeinschädigung des kranken Organismus bewirken. Deswegen ist die sofortige Entfernung des Blutgerinnsels aus der Arterie notwendig. Kurz vor Beendigung der Operation muß schon mit einer Heparinbehandlung begonnen werden. Der postoperativen Überwachung der Anticoagulantienbehandlung ist ganz besondere Sorgfalt zu schenken. Drohende Komplikationen sind:

1. die Nachblutung aus der Arterie,
2. eine erneute arterielle Thrombose,
3. eine sich langsam entwickelnde Leberschädigung, auf die insbesondere bei einer Behandlung mit Präparaten aus der Dicumarol- und Cumarinreihe zu achten ist.

Diskussion.

E. F. Hueber (Wien/Österreich):

Zur Beantwortung der Frage, ob man beim Syndrom „Myokardinfarkt" Anticoagulantien anwenden soll, haben wir versucht, die Todesursachen von Patienten, die einmal während des Lebens einen Myokardinfarkt durchgemacht haben, festzustellen. Bei der Durchsicht von 6000 Sektionsprotokollen des Pathologisch-Anatomischen Instituts und den Krankengeschichten der I. Medizinischen Univ.-Klinik in Wien haben wir 215 Fälle herausgesucht, bei denen mit Sicherheit elektrokardiographisch oder (und) autoptisch einmal während des Lebens ein Myokardinfarkt bestanden hatte. 57% (122) dieser Fälle waren später an thromboembolischen Komplikationen (Infarktrezidiv 77, cerebrale Embolien 28, andere thromboembolische Komplikationen 17) gestorben. In 44% führten kardiale Insuffizienz und andere Erkrankungen zum Tode.

Weiter haben wir 122 Fälle unserer Klinik mit Myokardinfarkt, die mit Anticoagulantien behandelt worden waren, 220 anderen Fällen, die nicht mit Anticoagulantien behandelt worden waren, gegenübergestellt. In der ersten Gruppe wurden nur 4% (5) thromboembolische Komplikationen beobachtet, während in der zweiten Gruppe 17,2% (38) auftraten. Davon verliefen in der ersten Beobachtungsreihe 2 tödlich, während in der Reihe ohne Anticoagulantien 14 tödlich ausgingen. Insgesamt ergaben sich in der ersten Reihe 7,3% (9) Todesfälle, während in der zweiten Reihe 32,6% (72) Todesfälle waren. Bei den insgesamt 122 mit Anticoagulantien behandelten Fällen wurden in 4,9% (6) Komplikationen beobachtet, die dem gerinnungsverzögernden Mittel zugeschrieben werden konnten. Keiner dieser Fälle verlief tödlich. Als Anticoagulans wurde in den meisten Fällen sowohl bei der Behandlung des akuten Myokardinfarktes als auch bei der Dauerbehandlung Marcumar verwendet.

J. Clösges (Essen/Deutschland):

Die klinische Beobachtung, daß bei Patienten, die unter einer peripheren Thrombose leiden, bei Behandlung mit Anticoagulantien pectanginöse Beschwerden schwanden, führte zu einer routinemäßigen Anticoagulantienbehandlung der Angina pectoris, die unter der üblichen Therapie nicht schmerzfrei wurde.

Eine Ausweitung der Anticoagulantienbehandlung auf alle mit Thromboseneigungen einhergehende Herzerkrankungen halten wir für unbedingt erforderlich, in gleicher Weise behandeln wir alle embolischen Komplikationen (auch Hirnembolien). Die Einbeziehung herzinsuffizienter Patienten erfordert eine besondere Sorgfalt, wegen der wechselnden Ansprechbarkeit der Leber auf das Anticoagulans, die von dem Stauungszustand abhängt. In diesen Fällen hat sich uns ein kurzwirksames Präparat (in der letzten Zeit *Sintrom*) besonders bewährt.

K. Breddin (Aachen/Deutschland):

Erste Erfahrung mit der Langzeit-Anticoagulantientherapie des Herzinfarktes.

In den letzten zwei Jahren wurden an der Medizinischen Klinik der Städt. Krankenanstalten Aachen insgesamt 51 Herzinfarkt-Patienten mit Anticoagulantien behandelt. Von den 51 Patienten sind 5 in den ersten Behandlungstagen gestorben. Es handelte sich dabei durchweg um Zweitinfarkte, besonders ausgedehnte Infarkte oder um anderweitige schwerwiegende Komplikationen. Nach Beendigung der Anticoagulantientherapie, meist nach Entlassung aus der stationären Behandlung, sind, soweit bekannt geworden, weitere 5 Patienten an einem Zweitinfarkt gestorben. Es ergibt sich bei etwa 50 Patienten eine primäre Mortalität von 10% bei einer Gesamtmortalität von 20%.

In den 4 Jahren 1950—1953 sind vor der Anticoagulantien-Ära insgesamt 91 Patienten mit einem Herzinfarkt in der Klinik behandelt worden. Von diesen 91 sind — in der Klinik! — 38 gestorben. Es ergibt sich somit eine Mortalität von 41%.

Seit dem April dieses Jahres sind wir dazu übergegangen, einen Teil der Infarktpatienten auch *nach* der Entlassung ambulant mit Marcumar weiterzubehandeln. Es wurde dabei vor allem angestrebt, bei besonders gefährdeten Patienten das erneute Auftreten eines Herzinfarktes zu verhindern. Als besonders gefährdet sahen wir dabei die Patienten an, die bereits wegen eines Zweitinfarktes zur Aufnahme kamen oder die von vorneherein ein sehr schweres Krankheitsbild boten. Schließlich wurden auch die Patienten für besonders gefährdet angesehen, die nach Überstehen eines Herzinfarktes weiterhin pectanginöse Beschwerden bekommen.

Zur Zeit werden 12 Patienten ambulant behandelt, davon einer seit fünf Monaten, 5 seit drei bis vier Monaten, die übrigen seit etwa zwei Monaten. Bei keinem dieser Patienten ist inzwischen ein Zweitinfarkt aufgetreten und keiner hat irgendwelche Blutungszustände bekommen. Die ambulant behandelten Patienten wurden auf eine Thromboplastinzeit von 20—30% der Norm eingestellt. Die durchschnittliche tägliche Marcumar-Dosis beträgt eine halbe bis anderthalb Tabletten. Die Kontrolle der Gerinnungsverhältnisse erfolgt in Abständen von 8—10 Tagen. Neben der Thromboplastinzeit wird regelmäßig der Heparintoleranztest durchgeführt. Bei guter Einstellung ergeben sich Werte von 3 min bis 5 min 30 sec, Werte über 6 min sprechen für eine Überdosierung.

Bei einem Patienten wurde die ambulante Weiterbehandlung zwei Monate nach Entlassung aus dem Krankenhaus durchgeführt und mußte dann wegen einer Nierenoperation ausgesetzt werden. Der Patient erlitt einen Monat später einen Zweitinfarkt und verstarb.

Als Gegenindikationen der Anticoagulantientherapie und der Dauerbehandlungen sind zu nennen: alle Blutungsübel und Gerinnungsstörungen; eine Apoplexie in der Anamnese; Patienten mit einer Hypertonie jenseits des 70. Lebensjahres.

Bereits unsere bisherigen Erfahrungen scheinen die Auffassungen zu bestätigen, daß es durch die Langzeit-Behandlung mit Anticoagulantien möglich ist, das Wiederauftreten eines Zweitinfarktes zu verhüten. Wir meinen daher, daß man bei besonders gefährdeten Patienten (Zweitinfarkt und häufige pectanginöse Beschwerden) diese Behandlung unter Umständen über lange Zeit fortsetzen sollte.

J. R. Rüttner (Zürich/Schweiz):

Im Zusammenhang mit der Anticoagulantien-Therapie cerebraler arterieller Thrombosen möchte ich auf einen zusammen mit Koller beobachteten Fall, der ein gewisses Interesse verdient, hinweisen. Eine 60jährige Frau mit langjähriger essentieller Hypertonie und wiederholten kleinen apoplektischen Insulten wird mit einer rechtsseitigen Hemiplegie hospitalisiert. Klinisch wird eine Encephalomalacie bei cerebraler arterieller Thrombose angenommen. Deshalb Indikation zur Marcumar-Therapie. Innerhalb von 10 Tagen erhält die Patientin

12 Tabletten. Die QUICK-Werte betrugen am Anfang 100%, am 5. Tag 20%, am 7. Tag 8%. Ein Tag vor dem Exitus erneute Apoplexie mit totaler Hemiplegie links. Der QUICK-Wert ist bis zum Exitus langsam wieder auf 16% angestiegen. Bei der Sektion konnte ein encephalomalacischer Herd, wie klinisch vermutet, subcortical im Parietallappen links bei schwerer Arteriosklerose der Hirnarterien und Thrombose eines peripheren Astes der Art. cerebri media links festgestellt werden. Außerdem eine massive Hirnblutung in den rechten Stammganglien mit Ventrikeldurchbruch, bei den Zeichen einer mäßigen allgemeinen hämorrhagischen Diathese (massive Nierenbecken-, Blasenblutung). Dieser Fall zeigt, daß, wenn auch die Möglichkeit einer Differentialdiagnose zwischen Encephalomalacie und Encephalorrhagie gegeben ist, bei der Anwendung von Anticoagulantien bei der Behandlung cerebraler Thrombosen größte Vorsicht geboten ist, wie das bereits Herr ROSKAM ausgeführt hat.

F. KOLLER (Zürich/Schweiz):

Ich gehe mit Herrn JÜRGENS durchaus einig, wenn er sagt, daß die Anticoagulantien beim Vorliegen einer hämodynamischen Herzinsuffizienz vorsichtig dosiert werden müssen. Wahrscheinlich ist die Leberstauung der Grund dafür, daß solche Fälle auf die gerinnungshemmenden Mittel sehr empfindlich reagieren. Diesem Umstand soll meines Erachtens vor allem dadurch Rechnung getragen werden, daß die Dosis der Anticoagulantien reduziert wird. Geschieht dies, so können auch Anticoagulantien mit langer Wirkung bei Herzinsuffizienz Verwendung finden. Was ich aber vor allem betonen möchte, ist die Tatsache, daß die von Herrn JÜRGENS erwähnte schwere hämodynamische Insuffizienz nur bei einer kleinen Minderheit aller Fälle angetroffen wird, bei denen die Anticoagulantientherapie indiziert ist. Insbesondere ist hervorzuheben, daß die große Mehrzahl der Herzinfarkte keine nennenswerte hämodynamische Insuffizienz aufweist. Bei diesen Fällen zeigen die Anticoagulantien mit kurzer Wirkungsdauer keine Vorteile gegenüber denjenigen mit langdauerndem Effekt. Dagegen haftet ihnen der Nachteil an, daß das Konstanthalten des Prothrombinkomplexes insbesondere für den nicht sehr Geübten wesentlich schwieriger ist. Wegen der flüchtigen Wirkung kommt es sehr leicht zu Schwankungen des Prothrombinkomplexes, wobei das gegen Thrombose schützende, optimale Niveau immer wieder überschritten wird. Die Gefahr der Anticoagulantien mit kurzdauernder Wirkung ist daher ihre ungenügende oder fehlende Schutzwirkung. Dieser Nachteil fällt meines Erachtens wesentlich mehr ins Gewicht als die Gefahr der Blutung, da letztere durch das Vitamin K_1 in der Regel genügend rasch behoben werden kann.

H. A. THIES (Hamburg/Deutschland):

Im Vortrag von Herrn JÜRGENS wurde behauptet, lang wirkende Cumarin-Derivate seien für Ungeübte besser. Es ist wohl umgekehrt, eben wegen der Kumulation. Rasche Schwankungen, die der Redner beschreibt, sahen wir nicht. Selbstverständlich führt jedes Präparat betreffs Intensität und Dauer der Wirkung zu Hypo- und Hyperreaktionen.

Wir behandelten nunmehr über 7000 Patienten, chirurgische und interne. Wir benutzen Dicumarol, Cumid, Dikuman, Pelentan, Tromexan, Marcumar und G 23350. Das Vitamin K_1 hat bei uns noch nie versagt. Allerdings geben wir es i.v., da es ja bei Hypocholie und Acholie gar nicht resorbiert wird. Nach operativen Eingriffen ist die Gallenmenge, die ins Duodenum fließt, sehr unterschiedlich, die Diurese ebenfalls gelegentlich gering, wie bei kardialer Insuffizienz. Trotzdem bewährte sich uns das lang wirkende Cumarin Marcumar als das zur Zeit geeignetste. Unsere Zahlen sprechen für unsere Überzeugung. Wir erlebten bei ausreichender Prophylaxe nie Embolien und nie Thrombosen. Allerdings nehme ich persönlich am Krankenbett die Thromboplastinzeitbestimmung und die Dosierung vor. Eine tödliche Blutung erlebte ich nie. Die postoperative Blutung beträgt 1%. Die häufigen Schwankungen der QUICK-Werte unter kurz wirkenden Cumarinen erlauben keinen Verbleib in der therapeutischen Zone.

Es stehen ständig etwa 50 Patienten unter Anticoagulantien. Daher ist eine tägliche Kontrolle nicht möglich, die bei kurz wirkenden Mitteln nötig wäre. Bei 2tägiger Kontrolle aber können nur lang wirkende Cumarine empfohlen werden.

W. REMDE (Jena/Deutschland):

Herr JÜRGENS hat uns in sehr schönen Kurven die verstärkte und die verlängerte Wirkung von Anticoagulantien bei Kardialdekompensierten gezeigt. Es erscheint mir jedoch nicht ohne weiteres gerechtfertigt, daraus den Schluß zu ziehen, daß bei solchen Kranken nur mit kurz wirksamen Anticoagulantien behandelt werden sollte. In der Praxis sieht es doch so aus, daß im Zustande der kardialen Dekompensation das Gerinnungspotential in der Regel vermindert und das Auftreten thromboembolischer Komplikationen selten ist. Diese treten erst in Erscheinung, wenn unter der Therapie eine Rekompensation eintritt und das Gerinnungspotential wieder ansteigt.

Wir überprüfen daher bei allen Patienten mit kardialer Dekompensation das Prothrombinpotential und die Reaktionszeit im Plasma in regelmäßigen Abständen und erst, wenn wir einen deutlichen Anstieg dieser Gerinnungswerte sehen, erblicken wir darin eine Thromboemboliegefahr und leiten eine prophylaktische Anticoagulantienbehandlung ein. Dann aber können wir auch damit rechnen, daß auch lang wirksame Präparate uns nicht durch eine zu lang dauernde Wirkung in unangenehmer Weise überraschen.

E. Deutsch (Wien/Österreich):

Zu Owren. Die Zweckmäßigkeit der Behandlung von Myokardinfarkten mit Anticoagulantien kann als gesichert gelten. Unklar ist mir, wie lange man derartige Patienten behandeln soll. Wir behandeln derzeit 3 Monate und lassen dann den „Prothrombinspiegel" langsam ansteigen. Treten neuerdings Beschwerden einer Angina pectoris ambulatoria auf, so setzen wir die Behandlung für einige Monate fort, wobei die Beschwerden gewöhnlich verschwinden. So haben wir Patienten bereits über Jahre unter Dicumarolpräparaten, ohne daß Zeichen irgendeiner Schädigung aufgetreten wären.

Zu Jürgens. Es ist sicher richtig, daß die lang- und kurzwirkende Anticoagulantien ihre Indikationen haben und eine entsprechende Auswahl des Präparates im Einzelfall gewisse Vorteile bringt. Dieses Vorgehen ist aber nur dem Erfahrenen zu empfehlen. Bei der geringen Erfahrung und der Skepsis, die der Anticoagulantienbehandlung in den kleinen Krankenhäusern, zumindest in Österreich, entgegengebracht wird, ist es zweckmäßiger, zu empfehlen, daß jenes Präparat angewendet wird, dessen Dosierung der behandelnde Arzt am besten beherrscht. Bei richtiger Dosierung wird man mit jedem Präparat Erfolg haben. Keines der neuen Präparate ist den bisherigen so sehr überlegen, daß man einem Arzt, der mit einem Präparat Erfahrung gewonnen hat, ein Umlernen empfehlen könnte.

Zu Heinecker. Die in der Abbildung gezeigten Schwankungen der Gerinnungswerte sind wohl am ehesten durch methodische Fehler zu erklären, wodurch leider die Untersuchungen des Vortragenden an Beweiskraft verlieren.

Schlußwort zu Referat Deutsch. Zur Anfrage von Herrn Koller ist zu sagen, daß die Begleithämophilie bei Faktor V-Mangel deshalb nicht unbedingt zu besprechen war, weil über das Verhalten des Faktors VIII bei anderen Familienmitgliedern nichts mitgeteilt war. Über die Vererbung des begleitenden Faktor VII-Mangels bei Faktor IX-Mangel hingegen liegen Angaben vor, aus denen hervorgeht, daß der Faktor VII-Mangel offenbar dominant vererbt wird, während der Faktor IX-Mangel einen recessiv geschlechtsgebundenen Erbgang aufweist.

Zu Beller. Es muß Herrn Beller beigepflichtet werden, daß Faktor VIII-Mangel nicht gleich Hämophilie ist. Bei den von mir beobachteten Fällen von sporadischem Faktor VIII-Mangel bei Frauen fand sich neben den üblichen Symptomen eine verlängerte Blutungszeit und Zeichen einer Störung einzelner Funktionen der Blättchen. Die uns aus der Literatur bekannten Fälle haben sich ähnlich verhalten. Demgemäß unterscheidet sich dieses Krankheitsbild doch grundlegend von dem einer Hämophilie, so daß eine Einordnung der Fälle in diese nicht möglich ist.

N. Goossens (München/Deutschland):

Die Ausführungen von Herrn Heinecker haben mich besonders deswegen interessiert, weil ich zusammen mit meinem damaligen Mitarbeiter P. Dirnberger 1951/1952 ähnliche Versuche, allerdings am Versuchstier Kaninchen, ausgeführt habe. Wir haben damals nach Einschwemmung von Thrombokinase zur Hervorrufung intravasaler Gerinnsel die Gerinnungsteste ausgeführt und immer gleichsinniges Verhalten vorgefunden. Danach fällt die Thrombinabbaureaktion von Lenggenhager zunächst negativ aus (d. h. nach 5 min), die Blutgerinnungszeit ist verlängert, das Prothrombinpotential und der Fibrinogenspiegel sind vermindert, der Antithrombintiter ist relativ erhöht. Nach 5 Std. kehren sich alle Teste in ihr Gegenteil, um nach 24 Std. wieder zur Norm zurückgependelt zu sein. Kurvenmäßig dargestellt entsteht etwa eine Sinuskurve im Sinne einer gedämpften Schwingung. Wir hatten die Versuche seinerzeit angestellt, um festzustellen, wie sich verschiedene Gerinnungsteste nach einer manifesten intravasalen Gerinnung verhalten. Das Ergebnis zeigte, daß je nach dem Zeitpunkt ihrer Ausführung direkt gegensätzliche Resultate erhalten werden. Diese Tatsache stellt unseres Erachtens eine der Hauptschwierigkeiten dar, mit der grundsätzlich alle Gerinnungsteste, auch nach manifesten Thrombosen z. B., belastet sind.

Zusammen mit Herrn DEUTSCH überraschen mich ebenfalls die sehr starken Schwankungen der Ergebnisse von Herrn HEINECKER. Falls sie sich reproduzieren lassen, könnte man vielleicht zu ihrer Erklärung anführen, daß — im Gegensatz zum Versuchstier — beim Menschen bei Bestehen einer Thrombose es immer wieder zu neuen Schüben und dergleichen kommen kann, die den wechselsinnigen Ausfall der Reaktionen bedingen könnten.

Zur Frage der Dosierung von Geigy 23350 konnten wir mit der experimentellen Lungenembolie, also einem Thromboembolie-Modellversuch, mit dem Myotoxinthrombokinase-Test von GOOSSENS nachweisen, daß eine Senkung des Prothrombinspiegels auf mindestens 20% erforderlich ist, um in diesem Test die Thromboembolie zu verhüten. Das Ergebnis korrespondiert also sehr gut mit der allgemeinen klinischen Erfahrung für Cumarinpräparate. Vergleichsweise braucht man von Heparin um denselben thromboembolieverhütenden Effekt zu bekommen eine Recalcifizierungszeitverlängerung von 400—500% des Ausgangswertes. Was die Wirkungsweise des Präparates Geigy 23350 anbelangt, wenn man es mit Tromexan oder Marcumar vergleicht, so liegt es nach unseren Erfahrungen näher bei Marcumar als bei Tromexan. Ganz so nahe zum Marcumar wie Herr DE NICOLA würde ich es vielleicht nicht eingliedern, jedoch hängt das Ergebnis der Gerinnungsteste auch sicher stark von dem untersuchten Krankengut ab.

R. SCHMUTZLER (Rostock/Deutschland):

Aus dem Vortrag von Herrn SIGG haben wir von der Retardwirkung des Butazolidins für Anticoagulantien gehört. Wir glauben aber, daß Butazolidin selbst schon einen Effekt zur Blutungsneigung besitzt. Butazolidin wird im Irgapyrin als Lösungsmittel des Pyramidons benutzt. Das Auftreten einer schweren Magenblutung, welche ja bei der Irgapyrinbehandlung beschrieben wurde u. a. von WILHELMI, GSELL, PULVER und BELLART, veranlaßten uns in Rostock die Gerinnungsverhältnisse bei mit Irgapyrin behandelten Patienten zu studieren. Wir fanden dabei bei Irgapyrinverabreichung, etwas im Gegensatz zu dem von Herrn SIGG für Butazolidin Gesagten, doch eine Beeinflussung einzelner Gerinnungsfaktoren und zwar wurde der Faktor V in $^2/_3$ der Fälle und Prothrombin in $^1/_3$ der Fälle erniedrigt gefunden. Es soll dies nur erwähnt werden, ohne daß damit bereits der Blutungsmechanismus bei der Irgapyrinbehandlung erklärt wäre. Es handelt sich vielmehr dabei um ein komplexes Geschehen, wobei viele Faktoren zusammenwirken, was hier infolge der Kürze der Zeit und in dem Charakter der Diskussionsbemerkung nicht erörtert werden kann und an anderer Stelle diskutiert wurde.

A. SIGG (Zürich/Schweiz):

Die Bestimmung des Faktors V scheint uns heute noch zu unsicher und zu stark von äußeren Umständen abhängig, als daß wir der Senkung durch Butazolidin oder Irgapyrin in einzelnen Fällen große Bedeutung beimessen möchten. Da die große Mehrzahl unserer Fälle unter Butazolidin keine Senkung des Faktors V zeigte und neben der Erniedrigung auch einzelne gegenteilige Resultate beobachtet wurden, halten wir eine Beeinflussung des Faktors V nicht für erwiesen und für die erwähnten Blutungen unter Irgapyrin nicht als ursächlich.

J. JÜRGENS (Berlin/Deutschland):

Schlußwort.

Ich bin von Herrn THIES anscheinend nicht ganz richtig verstanden worden. Ich habe nicht gesagt, daß das Vitamin K$_1$ für die Beeinflussung des durch Cumarinderivate bedingten Gerinnungsdefektes bei Patienten mit kardialer Insuffizienz wirkungslos ist, sondern, daß es weniger wirksam ist. Dieses ist sehr verständlich, wenn man bedenkt, daß es sich bei der kardialen Insuffizienz immer um eine verschiedene Form einer Schädigung des Leberparenchyms handelt und daß eine geschädigte Leber auch nach Vitamin K_1-Applikation nicht in dem Maße in der Lage ist, die beteiligten Gerinnungsfaktoren zu bilden, wie eine gesunde Leber. Was die Schwankungen anbelangt, die allein durch die verschiedene Größe der kardialen Insuffizienz bedingt sind und die Herr THIES nicht beobachtet hat, so dürfte dieses daran liegen, daß Herr THIES aus einer chirurgischen Klinik kommt und daß es sich dort um ein ganz anderes Krankenmaterial handelt. Herzkrankheiten, für die die soeben gekennzeichneten Verhältnisse bestehen, dürften wohl nur in internen Kliniken beobachtet werden.

Den Ausführungen von Herrn KOLLER möchte ich entgegnen, daß die Reduzierung der Dosis bei der Anticoagulantientherapie mit lang wirksamen Cumarinderivaten bei Patienten mit kardialer Insuffizienz naheliegend und auch verständlich erscheint. Wir selber haben jedoch an unserer Klinik damit keine so sehr guten Ergebnisse erzielt, sondern haben durch Verwendung von kurz wirksamen Anticoagulantien der Cumaringruppe in diesen Fällen die ganze Einstellung viel besser und sicherer in der Hand. Wir waren hierbei in der Lage, alle Formen von kardialer Insuffizienz selbst die schwersten bis zur Cirrhose cardiaque mit großer Sicherheit mit Anticoagulantien zu behandeln, ohne dieses als ein besonderes Risiko zu empfinden. Wir haben im Verlaufe von vielen Jahren hierbei niemals eine einzige unangenehme Blutung oder irgendwelche anderen Zwischenfälle erlebt.

R. HEINECKER (Frankfurt a. M./Deutschland):

Erwiderung auf die Diskussionsbemerkungen von Herrn DEUTSCH und Herrn GOOSSENS, zugleich Schlußbemerkung zu meinem Vortrag.

Auf die bisweilen deutlichen Aktivitätsschwankungen der einzelnen Gerinnungsfaktoren von einer Bestimmung zur anderen haben wir bei der Demonstration der Abb. 1 hingewiesen. Bei einigen Aktivitätsbestimmungen könnte zwar ein Aktivitätsverlust schon vor der Analyse eingetreten sein, da manchmal der klinische Betrieb uns zwang, die Bestimmung erst nach bis zu sechsstündiger Aufbewahrung des Plasmas im Kühlraum vorzunehmen. In der überwiegenden Anzahl der Gerinnungsanalysen jedoch — also auch bei solchen, die einen vorübergehenden Aktivitätsabfall ergaben — wurde mit frisch gewonnenem Plasma gearbeitet, so daß wir die Aktivitätsschwankungen mit methodischen Fehlern nicht erklären können.

Ohne Kenntnis der Untersuchungen von Herrn GOOSSENS haben wir ganz ähnliche Befunde nach experimentellen Lungenembolien bei Hunden erhoben, nämlich eine initiale Schockphase mit Senkung der Aktivität verschiedener Gerinnungsfaktoren und einen erst Stunden später folgenden Aktivitätsanstieg. Da die meisten der von uns untersuchten Patienten erst Stunden oder auch Tage nach Infarkteintritt in die Klinik eingewiesen wurden, waren die ersten Veränderungen nach dem akuten Infarkt oft nicht mehr greifbar. Einige der sofort nach dem akuten Geschehen eingelieferten Patienten jedoch zeigten analog den Hundeexperimenten eine initiale Aktivitätsverringerung.

Blutbildung und Knochenstruktur.
Hematopoiesis and Bone Structure.
Hématopoïès et structure osseuse.
Ematopoiesi e struttura ossea.

Kongenitale Blutbildung und Knochenstruktur betreffende Störungen.

Von

A. ALDER (Aarau/Schweiz)

Referat.

Erkrankungen der Blutbildung sind imstande, Veränderungen der Knochenstruktur hervorzurufen. Sie führen z. B. zu Erweiterung des Markraumes, zu Verschmälerungen, Rarefizierung, Porose oder Atrophie der Corticalis. Man hat hierfür den Begriff der myelogenen Osteopathie geprägt. Wenn die aufgestellten Theorien vielleicht auch nicht in allen Einzelheiten zutreffen, so kann an der gegenseitigen Beeinflussung von Blutbildung und Knochenstruktur doch nicht gezweifelt werden. Die Veränderungen an den Knochen hängen weitgehend von der Schwere und Dauer der Krankheit ab. Dann aber spielt das Alter der Patienten eine Rolle. Bei erworbenen Krankheiten sind die Veränderungen verhältnismäßig gering, bei angeborenen hingegen sehr viel schwerer, und zwar deshalb, weil auch die Ossifikationsvorgänge und das Wachstum betroffen werden.

Betrachten wir die Einflüsse kongenitaler Blutkrankheiten auf die Knochenstruktur, so haben wir vor allem diejenigen zu nennen, bei denen eine Störung der Erythropoese vorliegt. Ich rechne zu ihnen

1. den angeborenen, hämolytischen Ikterus,

2. die Elliptocytose,

3. die Sichelzellenanämie,

4. die Thalassämie (COOLEY),

5. die angeborene Polycythämie,

6. andere, seltene hämolytische Anämien, die Typen von HADEN, RUNDLER, CROSBY, FANCONI.

1. Der hämolytische Ikterus. Die Störungen der Skeletbildung sind seit den Arbeiten von GÄNSSLEN allgemein bekannt. Sie kommen in jenen Fällen zustande, in denen die Patienten schon in der Jugend anämisch werden und eine verstärkte Erythropoese zeigen. Die Auswirkungen der Krankheit machen sich vor allem am Schädel bemerkbar. In ausgesprochenen Fällen kommt es zu einer Erweiterung der Diploe und einer grobporigen Struktur der Trabekel in der Kalotte. Die Tabula interna wird dünn, die Tabula externa kann teilweise oder ganz verschwinden. Damit entsteht röntgenologisch das Bild einer Bürste. Ist die Tabula externa weit abgehoben und nur linienartig zu sehen, so hat man von einem Heiligenschein gesprochen. Eine weitere Eigentümlichkeit besteht darin, daß die Knochennähte der basalen Schädelpartien frühzeitig synostosieren. Damit nimmt das Breitenwachstum ab, der Oberkiefer bleibt in seiner Entwicklung zurück, die Zähne haben nicht mehr genügend Platz und schieben sich quer durcheinander. Im Gegensatz dazu hält das Wachstum in die Höhe an und damit entsteht der bekannte Turmschädel. Die von GÄNSSLEN beschriebenen Fälle betreffen vorwiegend Erwachsene und Jugendliche. Untersuchungen an Kindern verdanken wir u. a. SANSONE. Sie ergeben, daß ein Teil derselben keine Skeletanomalien aufweisen, während ein Drittel die gleichen Veränderungen am Schädel zeigen wie Kinder mit Thalassämie. GÄNSSLEN berichtet vorwiegend über abgeschlossene, SANSONE über initiale Fälle.

2. Die Elliptocytose. Bei dieser angeborenen Krankheit sind Skeletveränderungen möglich, sie setzen aber eine Hämolyse voraus, die nur selten beobachtet worden ist.

3. Die Sichelzellanämie. Auch bei der Sichelzellanämie entstehen Skeletveränderungen, wenn die Erythropoese krankhaft vermehrt ist. Die Bilder entsprechen denjenigen des hämolytischen Ikterus und der Thalassämie.

4. Die Thalassämie. Die Skeletveränderungen dieser Krankheit werden von unseren italienischen und griechischen Kollegen gewöhnlich vor denjenigen des hämolytischen Ikterus erwähnt, weil sie bei ihnen häufiger gesehen werden. Sie treten nach den Angaben von SANSONE und von CODOUNIS bei hochgradig gestörter Erythropoese auf. Im Vordergrund stehen, wenigstens bei der gewöhnlichen Betrachtung, die Gesichts- und Schädelveränderungen, die den kleinen Patienten das charakteristische „orientalische Aussehen" geben. Im Röntgenbild sieht man die erweiterte Diploe, die strahligen Trabekel in Bürstenform und den Schwund der Tabula externa. SANSONE und auch CODOUNIS weisen auf die Erweiterung und Verlängerung des Markraumes der Röhrenknochen hin. Die Corticalis kann eierschalendünn werden. Beide Autoren messen den Veränderungen an den Röhrenknochen fast die größere Bedeutung bei als denjenigen am Schädel, weil sie zuerst auftreten.

5. Über die *selteneren hämolytischen Anämieformen* möchte ich mich nicht äußern, da bisher keine genaueren Angaben über Skeletveränderungen vorliegen.

Zusammengefaßt sind es vorwiegend die hämolytischen Anämien, die zu einer vermehrten Erythropoese führen, bei denen Skeletveränderungen auftreten. Diese sind sekundärer Natur. Hyperaktivität der Blutbildung und Hyperämie im Markraum wirken sich entscheidend auf Knochenbau und Wachstum aus.

Es wirft sich die Frage auf, ob es kongenitale *Störungen der Leuko- und Thrombocytopoese* gibt, die zu Skeletveränderungen führen.

Hyper- oder Hypofunktionen kongenitaler Art sind bei diesen Systemen nicht bekannt.

Dagegen gibt es *zwei morphologische Anomalien* der Leukocyten mit Skeletveränderungen.

1. Die PELGER-HUETSCHE Kernanomalie. Bei der homozygoten Form dieser Krankheit oder Anomalie sind die Kerne der neutrophilen Leukocyten rund, bei der heterozygoten hufeisenförmig oder zweisegmentiert. Die gewöhnlichen heterozygoten Pelgerträger bieten nichts besonderes. Auswirkungen auf das

Skelet wurden erst beobachtet, als Undritz die Anomalie beim Kaninchen entdeckte und Nachtsheim den homozygoten oder Überpelger züchten konnte.
Diese Tiere sind meist nicht lebensfähig. Ihr Skelet zeigt schwere chondro-
dystrophische Veränderungen mit Verkürzung der Extremitäten. Es gibt einen
menschlichen homozygoten Träger, der von Haverkamp-Begemann beschrieben
wurde. Ob bei diesem Skeletanomalien vorhanden sind oder noch entstehen,
weiß man noch nicht.

Die Pelgerkernanomalie ist in der homozygoten Form also in der Lage,
Knochenwachstumsstörungen zu verursachen.

2. **Die Granulationsanomalie der Leukocyten** (Alder). Die Granulationsanomalie zeigt folgendes Bild: Die neutrophilen Leukocyten sind grob, azurophile
granuliert. Ihre Granulation ist viel stärker als diejenige, die man bei toxischen
Veränderungen sieht. Bei den Eosinophilen sind die Granula violett-grünlich-
grau. Monocyten und Lymphocyten haben vereinzelt gröbere azurophile Körne-
lung.

Die Veränderungen, zu denen noch einige andere treten, sind konstant, sie
lassen sich auch nicht beeinflussen. Diese Granulationsanomalie wurde 1937 bei
einem 7 und 9 Jahre alten Geschwisterpaar gefunden. Einige Jahre später traten
Gehstörungen auf. Die Röntgenuntersuchung stellte darauf schwere Veränderun-
rungen in den Femur- und Humerusköpfen fest. Als das Ältere der Kinder an
einer Poliomyelitis starb, hatten wir Gelegenheit, diese auch histologisch zu
untersuchen.

Die Einreihung dieses merkwürdigen Krankheitsbildes machte uns Schwierigkeiten. In der Literatur fanden wir nichts Ähnliches.

Pathologisch-anatomisch und histologisch lagen aseptische Nekrosen der Epiphysen im Femur- und Humeruskopf vor.

Röntgenologisch zeigte sich folgender Verlauf: Zuerst ist die Epiphysenlinie
unregelmäßig, und der Knochenkern in der Epiphyse des Femurkopfes flach,
länglich. Dann treten darin kleinere, verwaschene Flecken auf. Es kommt zur
Segmentierung oder Fragmentierung der Epiphyse. Die einzelnen Teile werden
zur Seite gedrängt und es entsteht ein pilz-, kappen- oder walzenförmiger Femur-
kopf. Am Humerus, an dem gewöhnlich zwei Epiphysenkerne vorhanden sind,
gibt es ähnliche Veränderungen.

Der hier erwähnte Verlauf entspricht weitgehend demjenigen einer Perthes-
schen Krankheit. Diese kommt ebenfalls bei Kindern und Aduleszenten vor, sie
ist in 25% der Fälle doppelseitig und oft familiär.

Bei den vor allem den Chirurgen bekannten aseptischen Nekrosen sind aber
Blutveränderungen unbekannt.

Bis zum Jahre 1949 haben wir vergebens nach neuen Fällen von Granulationsanomalie mit Knochenveränderungen und nach einer Klärung gesucht. Dann
erschien eine Arbeit von Herbert Brugsch mit dem Titel: ,,Die Reillysche
Granulationsanomalie der Leukocyten bei familiär dysostotischem Zwergwuchs",
Typ Pfaundler-Hurler (Gargoylismus). Sie nimmt Bezug auf eine Publikation von Reilly (USA) von 1941, bei der in 4 von 8 Fällen von Dysostose eine
ähnliche Granulation wie die von uns beschriebene gesehen wurde. Der Befund
wird in einer Monographie von Ullrich über Dysostosis multiplex erwähnt (1943),
aber für unwesentlich gehalten.

Was ist eine Dysostosis multiplex (PFAUNDLER-HURLER)?

Die Pädiater haben sich über Jahre mit diesem Krankheitsbild, das 1920 beschrieben wurde, auseinandergesetzt. Es kommt unter verschiedenen Bezeichnungen vor.

a) Die *Frühform* tritt in den ersten Lebensjahren auf. Sie zeigt einen dysproportionierten Kleinwuchs mit großem fratzenartigem Gesicht, dem Gargoylismus. Der Hals ist kurz, die Wirbelsäule kyphotisch. Die Extremitäten sind plump. In schweren Fällen kommen Schwerhörigkeit, Opticusatrophie, Schwachsinn bis Idiotie vor. Milz und Leber sind vergrößert. Die Hornhaut ist durch Lipoideinlagerungen getrübt.

b) Die Spätform macht erst nach einigen Jahren Erscheinungen. Die Knochenveränderungen sind weniger ausgeprägt und lokalisieren sich vornehmlich in die Epiphysen der Femur- und Humerusköpfe. Der Schädel ist normal oder etwas groß, aber nicht deformiert. Lipoidosezeichen sind seltener. Die Intelligenz ist normal.

Die Dysostosis multiplex (MORQUIO). Dieser Typus wurde unabhängig von PFAUNDLER-HURLER von MORQUIO in Südamerika beschrieben. Er zeigt die gleichen Skeletveränderungen wie die Spätform des PFAUNDLER-HURLERschen Krankheitsbildes ohne Hornhautveränderungen und Intelligenzstörungen. Nach der Auffassung der meisten Pädiater gehören alle Formen von Dysostosis zusammen. Es gibt graduelle Unterschiede in der Schwere der Krankheit. Das Lipoidose-Syndrom erlaubt eine gewisse Trennung nach Gruppen, scheint aber nicht von entscheidender Bedeutung zu sein.

Bei einer Reihe dieser Fälle von Dysostose sind in den letzten Jahren Granulationsveränderungen an den Leukocyten entdeckt worden. Ich zitiere LINDSAY, REILLY, WIEDEMANN, KOSENOW, WOLF, um nur wenige zu nennen und verweise auch auf Arbeiten von UNDRITZ, LAVES. In diesem Jahre haben wir auch bei uns einen neuen Fall gefunden. Die Gesamtzahl der heute bekannten Fälle mit Granulationsanomalie hat das zweite Dutzend überschritten.

Die Dysostosis multiplex stellt eine Speicherkrankheit dar, bei der in etwa 20% der Fälle Blutverwandtschaft besteht. In den Gehirnganglienzellen findet man histo-chemisch Lipoidablagerungen. M. B. SCHMIDT fand solche auch in den Knorpelzellen der Knorpelwucherungszone. Die Speichersubstanz scheint zu einer Funktionshemmung der Knorpelzellen und damit zu den Nekroseherden und Wachstumsstörungen in den Epiphysen zu führen.

Nach Untersuchungen von LINDSAY wurden in den Geweben auch Polysaccharide festgestellt.

Diese Befunde lassen erkennen, daß die Granulationsanomalie der Leukocyten mit einer Speicherkrankheit zusammenhängt. Ursprünglich glaubte ich eine Reifestörung der Zellen annehmen zu müssen. Heute fragt man sich, ob die Leukocyten dieses Aussehen erhalten, weil sie selbst Träger dieser Speichersubstanz sind. In schönen Studien haben WIEDEMANN und KOSENOW sowie MAURI versucht, die Natur dieser Speichersubstanz histo-chemisch zu erfassen.

Noch sind die Untersuchungen nicht abgeschlossen, wir hoffen, sie aber bestimmen zu können. Vielleicht ist es möglich auf diesem Wege auch die Art der Stoffwechselstörung bei der PFAUNDLER-HURLERschen Krankheit aufzudecken. Die Granulationsanomalie der Leukocyten stellt ein wertvolles Symptom dar, das, wie in unseren Fällen, in einer Zeit anzutreffen ist, in der die Skeletveränderungen noch keine Erscheinungen machen.

In meinen Ausführungen kam es mir darauf an, Sie mit einem neuen Gebiete der Hämatologie bekannt zu machen. Die Zahl der Fälle von Dysostosis multiplex ist in der Literatur auf über 170 gestiegen. Aber nur ein kleiner Teil geht mit Blutveränderungen einher. Man wird auch die zahlreicheren Fälle von doppelseitiger PERTHESscher Krankheit hämatologisch untersuchen müssen.

Granulationsveränderungen sind gelegentlich auch bei Panmyelophthise und chronischer Leukämie beobachtet worden. Sehr wahrscheinlich handelt es sich auch bei ihnen um Stoffwechselstörungen der Zellen.

Ich schließe meine Ausführungen mit dem Wunsche, man möchte sich in Zukunft mit den aseptischen Nekrosen intensiver beschäftigen und mit dem Gedanken vertraut machen, daß es Zellveränderungen gibt, die mit Speicherung abnormer Substanzen zusammenhängen.

Alterazioni acquisite concernenti l'ematopoiesi e la struttura ossea.

Da

GIOVANNI DI GUGLIELMO (Roma/Italia).

Referat.

Nella evoluzione delle nostre conoscenze sui rapporti patologici che possono intercorrere tra l'ematopoiesi e la struttura ossea si è passati da un estremo all'estremo opposto. Difatti, mentre prima tali rapporti erano quasi del tutto ignorati, oggi si ammette che fra il tessuto osseo e il midollo osseo esistono stretti rapporti, per cui i processi patologici midollari coinvolgono la tela ossea e viceversa (MARKOFF).

In molte condizioni morbose si stabiliscono influenze reciproche, che sarebbero dovute non soltanto ai semplici rapporti di vicinanza tra il contenente (osso) e il contenuto (midollo osseo), ma anche a rapporti molto più intimi, che creerebbero una vera solidarietà fisiopatologica fra l'ematopoiesi e la struttura ossea. Tali rapporti sono dovuti al fatto che l'ematopoiesi e la osteopoiesi hanno una origine comune, derivano cioè dalla cellula mesenchimale indifferenziata di MAXIMOW, cellula pluripotente capace di formare istiociti, emocitoblasti, fibroblasti, cellule adipose e osteoblasti.

Le influenze che in condizioni morbose si possono stabilire tra l'ematopoiesi e la struttura ossea sono quindi reciproche, come risulta dal seguente schema.

1) Primitivi processi morbosi del midollo osseo con alterazioni secondarie della struttura ossea *(osteopatie mielogene)*.

2) Primitivi processi morbosi della struttura ossea con alterazioni secondarie del midollo osseo *(mielopatie osteogene)*.

3) Coordinati processi morbosi del midollo osseo e della struttura ossea, dovuti a un primitivo processo morboso del mesenchima indifferenziato, stimolato nella sua duplice attività, emopoietica e osteopoietica *(mesenchimopatie poliblastiche)*.

Le malattie comprese nel gruppo III meritano di essere maggiormente studiate in questa relazione per i seguenti motivi:

a) per la natura dei rapporti fra lesioni midollari e lesioni ossee, che non dovrebbero essere rapporti di subordinazione, come nelle malattie del gruppo I (mielopatie primitive — osteopatie secondarie) e in quelle del gruppo II (osteopatie primitive — mielopatie secondarie), ma invece rapporti di *coordinazione*, non essendo né la osteopatia subordinata alla mielopatia né viceversa, ma l'una e l'altra essendo manifestazioni coordinate di una stessa comune *mesenchimopatia primitiva*; b) per la più stretta attinenza all'argomento di questa relazione, in quanto le malattie del gruppo III sarebbero l'espressione e la dimostrazione della solidarietà fisiopatologica della osteopoiesi e della emopoiesi.

Diverse malattie sono state incluse nel gruppo III o delle emo-osteo-mesenchimosi.

Così il morbo di COOLEY, il quale però oggi viene generalmente incluso nel gruppo I o delle osteopatie mielogene, perchè le alterazioni ossee sono secondarie alle alterazioni midollari.

La malattia delle ossa di marmo di ALBERS-SCHÖNBERG da alcuni viene considerata una osteopatia primitiva con alterazioni midollari secondarie, da altri invece viene considerata una osteo-emopatia coordinata, la quale è causata da un difettoso indirizzo centrale della emopoiesi e della ossificazione encondrale.

Nel gruppo delle mesenchimopatie poliblastiche non resterebbe che una sola malattia con alterazioni acquisite, la osteomielosclerosi, caratterizzata da fibrosi del midollo osseo con neoformazione ossea obliterante gli spazi midollari, con metaplasia mieloide e con quadro ematico eritroleucomegacariocitico (*osteomielosclerosi tipo* HEUCK).

Molti argomenti però sono contrari alla ipotesi patogenetica di una mesenchimopatia poliblastica.

1) Nella osteomielosclerosi manca uno degli elementi costitutivi della mesenchimopatia poliblastica, manca cioè l'iperplasia osteoblastica; anzi gli osteoblasti sono assenti o sono pochissimi; né si può parlare di ,,ipervalenza'' funzionale, perchè i rarissimi osteoblasti presenti hanno un citoplasma che invece di essere intensamente basofilo (ricco di acido ribonucleinico) come si osserva nella fase di intensa produzione della matrice ossea, è lievemente basofilo, tanto da potersi parlare di pre-osteoblasti più che di veri osteoblasti già differenziati. Un'attività osteoblastica più intensa comunque manca sempre.

La stratificazione della sostanza ossea di nuova formazione non si realizza secondo gli schemi della apposizione osteoplastica, ma secondo quelli della *ossificazione metaplastica*, per cui i caratteri della nuova sostanza ossea corrispondono non a quelli dell'osso lamellare ma a quelli dell'*osso a fibre intrecciate di origine metaplastica*, come risulta dalla figura che proietto.

L'osso normale è lamellare; in esso si vedono distintamente la stratificazione lamellare della struttura ossea e gli osteociti, i quali sono piccoli e allungati.

L'osso di nuova formazione non è lamellare ma è a fibre intrecciate e contiene osteociti particolarmente grandi, varicosi, irregolarmente distribuiti.

Mancano gli osteoblasti e invece sono le cellule del connettivo quelle che diventano direttamente osteociti.

Quest'osso di nuova formazione non è di origine osteoblastica ma di origine metaplastica diretta dal connettivo degli spazi midollari, i quali non contengono più elementi cellulari propri.

Questa particolare neoformazione ossea risulta anche dalle microfotografie a colori che proietto: si osserva la mielosclerosi, la formazione di nuovo osso che si appone all'osso lamellare e la obliterazione degli spazi midollari fino alla completa muratura delle cavità midollari.

Anche le ricerche di microscopia elettronica confermano la diretta trasformazione in tessuto osseo del connettivo fibrillare che ha sostituito il midollo funzionante (ASCENZI). Nelle figure che proietto si vedono grossi blocchi di sostanza calcarea, che sono simili ai blocchi delle ossa fetali a fibre intrecciate.

In conclusione questa neoformazione ossea ha un carattere distrofico.

2) Nella osteomielosclerosi l'alterazione ossea *(ossificazione metaplastica)* non è simultanea e coordinata, ma è *successiva* e *subordinata* alla lesione midollare (trasformazione fibrosa del midollo parenchimale), la quale la precede e ne costituisce un fattore indispensabile. Il nuovo osso si sviluppa evidentemente direttamente dal tessuto connettivo.

3) Nella osteomielosclerosi la trasformazione fibrosa del midollo osseo o mielosclerosi rappresenta il prodotto dell'organizzazione fibrillare collagena di materiale essudato e non riassorbito, organizzazione che avviene attraverso il meccanismo della fibrillogenesi extracellulare indotta su materiale plasmatico. Il materiale essudato, che presenta in sè condizioni chimiche e chimico-fisiche atte a renderlo organizzabile, viene trasformato in fibrille connettivali da parte degli elementi istiocitari presenti in loco. Questa sclerosi non ha valore riparativo, perchè non è determinata da perdita di sostanza, ma ha valore regressivo e dannoso, perchè rappresenta l'organizzazione abnorme di materiale essudato che non è stato smaltito. Questo materiale essudato è dovuto a un processo di infiammazione sierosa che si svolge nel midollo osseo (mielite sierosa) in conseguenza di alterazioni primitive dell'endotelio vasale con conseguente disturbo di permeabilità della barriera endoteliale (disoria).

Nelle figure che proietto si osservano i seguenti fatti:

a) le cellule reticolari, che riempiono gli spazi midollari, hanno una disposizione lassa e in qualche punto si alternano a elementi grassosi (spazi otticamente vuoti);

b) le cellule hanno nuclei chiari, varicosi, che dimostrano uno stato di inattività, il quale è dimostrato anche dalla mancanza completa di figure cariocinetiche;

c) in alcuni punti si vedono ulteriori aspetti evolutivi, caratterizzati dalla comparsa di un feltro fibrillare, il quale prima è lasso e poi si addensa e acquista maggiore compattezza; tale feltro dimostra inizialmente affinità argentofila delle fibrille e appare come indotto dalla presenza delle cellule che inducono un processo fibrillogenetico sul materiale ad esse interposto.

4) In conclusione, nella osteomielosclerosi il processo morboso si svolge con le modalità riassunte nel seguente schema, che proietto:

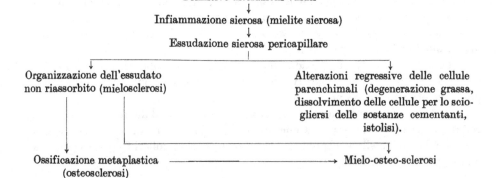

Primitive alterazioni vasali
↓
Infiammazione sierosa (mielite sierosa)
↓
Essudazione sierosa pericapillare

Organizzazione dell'essudato non riassorbito (mielosclerosi)

Alterazioni regressive delle cellule parenchimali (degenerazione grassa, dissolvimento delle cellule per lo sciogliersi delle sostanze cementanti, istolisi).

Ossificazione metaplastica (osteosclerosi) ⟶ Mielo-osteo-sclerosi

5) In conseguenza delle alterazioni regressive delle cellule parenchimali del midollo osseo, della progressiva riduzione delle cellule parenchimali per trasformazione del midollo cellulare attivo in midollo fibroso inattivo, della progressiva riduzione delle cellule parenchimali in conseguenza della occupazione degli spazi midollari da parte della sostanza ossea di nuova formazione, si determina uno stato di *insufficienza midollare*, che si va progressivamente aggravando.

Alla insufficienza midollare segue un processo riparativo a carattere compensatorio, rappresentato da focolai di ematopoiesi nel midollo osseo, che si vanno però progressivamente riducendo di numero e di intensità e da una ematopoiesi metaplasica in organi extraossei (metaplasia mieloide nella milza, nel fegato, nelle linfoghiandole, etc.).

Le microfotografie a colori che proietto dimostrano la metaplasia mieloide della milza, alla quale partecipano i tre sistemi cellulari: eritro-granulo-trombocitopoietico.

Le successive microfotografie a colori dimostrano il quadro ematico periferico eritroleucomegacariocitico.

7. In conclusione, il processo che si svolge nel midollo osseo è a carattere progressivamente e fatalmente regressivo, mentre il processo che si svolge negli organi paraemopoietici è a carattere mieloproliferativo e ricostruisce in sede extraossea il midollo osseo funzionante distrutto nelle cavità midollari.

8. A confermare il carattere vicariante della metaplasia mieloide servono i seguenti argomenti:

a) tutte le cause capaci di eliminare, di ridurre o di esaurire la metaplasia mieloide della milza (splenectomia, roentgenterapia, medicamenti antileucosici, etc.) arrecano grave danno all'ammalato, fino alla morte, se non vi sono altri organi e tessuti in attività ematopoietica (fegato, linfoghiandole, etc.);

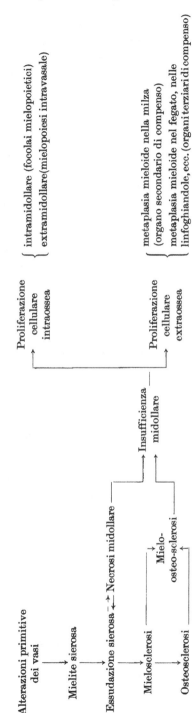

b) nella osteomielosclerosi la metaplasia mieloide si svolge a tappe sub-
entranti: il primo organo che interviene con una iperplasia compensatoria è il
midollo osseo, al quale seguono la milza prima (organo secondario di compenso) e
poi il fegato, le linfoghiandole, etc. (organi terziari di compenso); ciò vuol dire
che la metaplasia mieloide è un processo reattivo vicariante, che interviene in
organi diversi subordinatamente alle esigenze dell'organismo (così compare o si
intensifica nel fegato e nelle linfoghiandole quando la milza viene asportata
chirurgicamente).

Da quanto è stato brevemente esposto risulta che la osteosclerosi è subordinata e non coordinata alla mielosclerosi, che la mielosclerosi è un esito a
carattere regressivo della primitiva mielite sierosa e che la metaplasia mieloide è un
processo reattivo a carattere compensatorio dell'insufficienza midollare, alla
quale è subordinato e non coordinato.

Ne deriva che la malattia osteomielosclerotica tipo Heuck non può rientrare
nel gruppo III o delle mesenchimopatie poliblastiche, caratterizzate da processi
morbosi coordinati della emopoiesi e dell'osso, ma deve essere inclusa nel gruppo I
o delle osteopatie mielogene, perchè caratterizzata da un processo primitivo del
midollo osseo a carattere regressivo (mielite sierosa con esito in mielo- e osteosclerosi) e da un processo secondario a carattere proliferativo compensatorio
(metaplasia mieloide).

Nella seguente tabella è riassunto in sintesi il meccanismo fisiopatologico della
osteomielosclerosi.

La conclusione generale alla quale si arriva è che nel campo delle
alterazioni acquisite riguardanti l'ematopoiesi e la struttura ossea non
esistono processi morbosi coordinati in conseguenza di una solidarietà fisiopatologica, non esistono cioè mesenchimopatie poliblastiche o emo-osteo-
mesenchimosi.

In realtà, tutte o quasi tutte le alterazioni ossee acquisite concernenti l'ematopoiesi e la struttura ossea appartengono al gruppo I o delle mielopatie primitive
con osteopatie secondarie. Nella maggior parte dei casi (leucemie, plasmocitomi,
linfogranuloma, metastasi carcinomatose, ecc.) queste alterazioni ossee secondarie
sono di natura porotica (osteoporotica) e sono attribuite a una stimolazione del
mesenchima cambiale in senso osteoclastico, per cui il processo di distruzione
(osteoclasia) prevale sul processo di ricostruzione (osteopoiesi). Ma già Apitz
aveva fatto notare che nelle leucemie non è dimostrabile una iperplasia osteo-
clastica con conseguente iperattività osteoclasica, responsabile dell'atrofia ossea,
e recentemente Dorothy Sundberg e Ruth Hodgson hanno affermato che nel
mieloma multiplo e nella leucemia hanno visto solo rarissimi osteoclasti; ciò fa
dubitare che gli osteoclasti siano soltanto associati, ma non assolutamente necessari, alla distruzione di osso.

Se ne deduce che la concezione generalmente accettata, secondo la quale le
modificazioni patologiche della struttura ossea si svolgono secondo il modello
fisiologico dell'armonico equilibrio tra i processi di riassorbimento (osteoclasia) e i
processi di deposizione (osteopoiesi) della sostanza ossea, debba essere riveduta,
tenendo conto non soltanto dei mutamenti morfologici, ma delle modificazioni dei
costituenti biochimici, dei risultati dello studio della struttura submicroscopica

del tessuto osseo indagata con il microscopio polarizzatore e con l'analisi roentgen-spettro-grafica e dello studio dei caratteri ultrastrutturali del tessuto osseo al microscopio elettronico, con la speranza di poter conoscere meglio quella patologia *intrinseca* della sostanza ossea, che è ancora quasi del tutto ignota e che giustamente è stata definita la *morfopatologia ossea dell'avvenire*.

Structure osseuse et leucémie
(leucémies classiques et maladie plasmocytomateuse).

Par

JORGE GUASCH (Barcelona/Espagne).

Avec 6 figures.

Korreferat.

Le titre de ce travail paraît exiger une définition préalable de la maladie plasmocytomateuse et la justification de son rapprochement des leucémies ordi-naires et de son inclusion dans un concept large de la leucémie.

Quoique dans le lieu opportun nous exposerons notre idée de la maladie plasmocytomateuse (maladie myélomateuse plasmocellulaire), nous pouvons déjà énoncer que nous groupons sous ce terme: le plasmocytome solitaire, le plasmo-cytome multiple, la plasmocytose médullaire diffuse — ou cryptoleucose plasmo-cellulaire —, et la leucémie à plasmocytes.

Il est indiscutable que la maladie plasmocytomateuse se déroule beaucoup plus souvent sous une forme tumorale et surtout la forme cryptoleucémique que sous la forme leucémique.

Certainement, le passage dans le sang de cellules leucémiques est très fréquent dans les leucémies aiguës ordinaires. Cependant, nombreuses sont celles qui évo-luent avec des taux bas de leucocytes pathologiques et, d'autre part, beaucoup plus fréquemment que l'opinion générale ne le croit, elles présentent des périodes de cryptoleucémie; enfin, elles peuvent adopter la forme tumorale myélomateuse (myélome à para-leucoblastes).

En conséquence, la maladie plasmocytomateuse et les leucémies plus ou moins aiguës peuvent adopter, encore qu'avec des fréquences différentes, les formes tumorale myélomateuse, cryptoleucémique et leucémique. Une telle différence des fréquences est, croyons-nous, en relation intime avec le système intéressé, dans un cas la série plasmocytaire et dans l'autre la série blanche.

En résumé, nous voyons la maladie plasmocytomateuse comme une hémo-blatose maligne, proche des leucémies classiques plus ou moins aiguës, dont elle se différencie fondamentalement par l'atteinte du système plasmocytaire.

Les leucémies chez l'enfant.

La fréquence des changements osseux, selon le critère roentgenologique, est assez bien définie par la compilation des résultats de quelques statistiques impor-tantes: 52 cas sur 103 (50%) selon SILVERMAN (68); 58 cas sur 87 (57,5%) selon SANSONE et MASTRAGOSTINO (64); 43 cas sur 60 (72%) selon BATY et VOGT (2); 29 cas sur 38 (76,5%) selon LANDOLT (35); 15 cas sur 22 (68%) selon BRUSA et PARENZAN (6).

Ces statistiques sont basées sur l'examen radiologique, presque systématique et non sélectionné, des cas de leucémie, que les malades présentent ou non des troubles subjectifs ou objectifs dans leur squelette; cependant, il n'est pas possible d'affirmer qu'elles soient fondées sur une exploration du squelette complète et répétée au cours de la maladie.

Les changements osseux roentgenologiques des leucémies infantiles s'observent à n'importe quel âge; ils semblent toutefois moins fréquents à partir de six ans et chez le nourrisson. Si l'on en croit la statistique de SILVERMAN (68), ils sont plus fréquents dans les cas avec douleur dans les os (25 sur 42, soit 60%), que dans ceux qui ne présentent pas celle-ci (27 sur 61, soit 44%). Schématiquement, l'on peut dire que les leucémies présentant des modifications osseuses se distribuent en parties égales, entre les formes leucémiques, sub-leucémiques et aleucémiques.

Altérations de type raréfiant. — L'ostéoporose partielle est fréquente chez les enfants, tandis que l'ostéoporose diffuse est relativement rare, surtout dans ses degrés les plus avancés. Dans les ostéoporoses très marquées, les os peuvent acquérir un aspect flou; ils peuvent même arriver à être assez clairs pour rendre difficile leur distinction d'avec les parties molles voisines. Les ostéoporoses partielles peuvent intéresser n'importe quel os. Au niveau de la zone ostéoporotique, la cavité médullaire des os longs peut être élargie au dépens de la corticale et celle-ci peut se trouver réduite à une ligne très mince.

L'ostéoporose coexiste très souvent avec les autres modifications osseuses leucémiques: ostéolyse, changements du périoste, etc.

La raréfaction de la spongieuse et la transformation en spongieuse de la compacte sont, sans doute, la conséquence de la prolifération du tissu leucémique, qui envahit la moelle osseuse et les canaux de Havers et agit grâce à un mécanisme qui ne semble pas très compliqué, la pression de résorption; dans ces cas, il y a une résorption lisse et le tissu leucémique se trouve simplement adossé aux trabécules. Il semble exister également, un mécanisme plus agressif, qui consiste dans l'infiltration transversale des travées par le tissu leucémique: la résorption lacunaire. Finalement, on a décrit une pénétration du tissu leucémique dans les trabécules, de type disséquant.

Les antifoliques peuvent faire rétrograder les images, quelquefois d'une manière totale, après un traitement de peu de mois. Leur administration n'évite point toujours l'apparition de modifications osseuses (de n'importe quelle classe) dans des cas qui, tout d'abord, ne les présentaient pas, par exemple, dans 3 enfants sur 9 traités par WEBER et ses collaborateurs (77).

Les «lignes de raréfaction» sont un aspect particulier des changements régressifs localisés. Elles consistent en des bandes transversales de densité diminuée, situées un peu sous les lignes épiphysaires, quelquefois bien délimitées et d'autres, difficiles de distinguer des modifications métaphysaires proches. Les bandes de transparence augmentée ont une épaisseur de 2 à 5 millimètres selon BATY et VOGT (2) et de 1 à 7 millimètres selon DALE (16).

On les trouve au cours des leucémies aiguës infantiles, avec une fréquence variable selon les auteurs: LANDOLT (35) les trouve dans 22 cas sur 37, soit 59.5% des cas; SILVERMAN (68) dans 14 cas sur 103, soit 13.6% des cas; BRUSA et PARENZAN (6) dans 7 cas sur 19, soit 36.8% des cas; SANSONE et MASTRAGOSTINO (64) dans 40 cas sur 87, soit 46% des cas.

Les lignes de raréfaction peuvent s'observer facilement et avec la plus grande fréquence à l'extrémité distale du fémur et la proximale du tibia; avec une moins grande fréquence sur les extrémités distales du cubitus et du radius et, rarement, à la base des phalanges [SILVERMAN (68)]. Selon LANDOLT (35), elles sont, aussi, fréquentes sur l'extrémité distale du tibia et la proximale du radius et, dans certaines occasions, on pourrait les observer, comme des zones claires marginales, sur les bords du bassin, dans les noyaux épiphysaires distaux du fémur et également dans le calcanéum. Les bandes de densité réduite apparaissent entre la quatrième et la dixième semaine de troubles leucémiques, et elles sont, souvent, la première modification osseuse quand il y en a plusieurs dans le même malade [SILVERMAN (68)]. Les lignes de raréfaction peuvent se développer, à la fois ou successivement, dans différents os d'un malade et même en deux places d'un même os; d'autre part, elles peuvent coexister avec d'autres types d'altérations osseuses, soit dans le même os, soit dans un autre.

Les bandes transversales de densité réduite sont, au début, incomplètes, c'est-à-dire qu'elles ne traversent pas toute la métaphyse. Ensuite, elles suivent généralement, d'une manière spontanée, un développement progressif; néanmoins, elles peuvent disparaître durant les rémissions non-provoquées [SILVERMAN (68)]. Dans 7 cas de leucémie aiguë infantile traités par l'aminoptérine, SILVERMAN (68) observa la régression constante de la lésion initiale, qui consistait en des bandes transparentes de peu d'épaisseur, durant les périodes de rémission clinique et hématologique; la régression se maintenait généralement durant les rechutes, mais quand la leucémie devint aminoptérino-résistante et les malades approchaient de leur fin, les lignes de densité réduite réapparurent, accompagnées souvent de modifications osseuses d'autres types.

LANDOLT (35) a trouvé aussi les lignes de raréfaction dans trois enfants qui étaient atteints de myélose chronique. Dans un cas, il vit la bande avant l'apparition des troubles, au cours d'un examen occasionnel; dans un autre, pendant la première année et de nouveau à la quatrième année de la myélose, ayant vérifié sa disparition passagère aux environs de deux ans et demi de maladie.

On leur avait accordé, tout d'abord, une valeur considérable pour le diagnostic; l'on croit maintenant que les lignes de raréfaction ne sont pas spéciales à la leucémie. En effet, elles ont été observées, accidentellement, dans des cas de septicémie, d'ostéomyélite, d'érysipèle, de méningite streptococique, de tuberculose avec dissémination hématogène, de maladie de Cushing, de diabète, de sympathogoniome [dans un cas à évolution aiguë, avec des taches d'ostéoporose; LANDOLT (35)]; de tumeur du cervelet, de décollement épiphysaire, de fracture, de sclérose latérale amiotrophique [SCHINZ et ses collaborateurs (66), et FARRERAS et VILASECA (19)]; de la maladie de Barlow, d'aplasie médullaire (cas qui étaient peut-être des leucémies); de la maladie d'Albers-Schönberg, d'anémie hémolytique infantile et de syphilis congénitale et chez quelques nouveau-nés normaux [DALE (16)]. Il est intéressant de faire noter que certains de ces malades étaient des adultes.

Le substratum anatomique de la bande transversale de densité réduite consiste en une ostéoporose et une décalcification localisées; dans de nombreux cas l'infiltration leucémique n'est pas plus intense que dans le tissu osseux proche. Deux facteurs auraient des relations génétiques avec les changements osseux responsables des bandes transversales: l'un, non-spécifique, le mauvais état général, qui se manifesterait par un retard de la formation osseuse dans les zones de croissance osseuse plus intense et plus richement vascularisées; l'áutre, spécifique, la prolifération démesurée de leucocytes anormaux qui agiraient sur des trabécules osseuses particulièrement labiles et sur leurs vaisseaux voisins [Erb (18), Silverman (68)]. Le premier facteur paraît transcendant, surtout en tenant compte que dans diverses maladies graves l'on peut rencontrer des changements semblables; toutefois, ce mécanisme n'explique pas les bandes de raréfaction observées, occasionnellement, chez quelques adultes. Le deuxième facteur semble avoir une grande importance, mais il n'explique pas la formation des bandes claires au cours de processus autres que les leucémies.

Les lésions ostéolytiques sont une forme raréfiante circonscrite d'une particulière importance. Silverman (68) les a trouvées dans 39 cas sur 103 étudiés; comme cet auteur avait rencontré des changements radiologiques dans 52 de ses patients, il observa des lésions ostéolytiques dans 75% des malades présentant des images osseuses anormales. Landolt (35) trouva de véritables foyers de destruction dans 11 malades sur 37 soumis à une étude radiologique.

Dans les radiographies, les lésions ostéolytiques à foyers consistent en des aires transparentes; ces foyers de densité diminuée ont des limites nettes, mais dans d'autres cas leurs bords sont, soit totalement, soit partiellement, imprécis. Les lésions ostéolytiques se détachent sur la densité générale de l'os qui est communément plus ou moins diminuée; on trouve aussi souvent un amincissement de la corticale, des bandes juxta-épiphysaires de densité diminuée ou une néo-formation osseuse périostale; par contre, l'on n'a signalé que rarement des changements scléreux périfocaux.

Le nombre, les dimensions et la forme des foyers ostéolytiques sont extrêmement variables. Les aires de clarté uniques sont nettement moins fréquentes que les multiples. Toutes varient énormément de taille, mais les premières sont, fréquemment, de véritables lacunes de plusieurs centimètres de diamètre (géodes), tandis que les dernières sont, avec une toute aussi grande fréquence, petites et plus ou moins circulaires, comme des têtes d'épingles ou des lentilles. Quelquefois, l'on peut observer des raies ou des bandes étroites, plus ou moins longues, disposées, assez souvent, parallèlement à la cavité médullaire. D'autre part, dans un même malade et même dans un même os, l'on peut rencontrer des zones transparentes grandes et petites. Dans l'ensemble, beaucoup d'aspects radiologiques sont semblables à ceux des néoplasies métastasiques.

L'os qui montre plusieurs changements ostéolytiques peut présenter les aspects appelés mité, vermoulu, gaufré, moucheté, peigné, érosif, géodique. Dans certains cas extrêmes, l'entassement de foyers lacunaires de destruction, les uns contre les autres, peut donner lieu à des images d'ostéolyse plus ou moins diffuse.

Les lésions d'ostéolyse siègent essentiellement dans la spongieuse; malgré cela, quand l'on étudie de profil la lésion on peut noter l'existence d'une érosion interne de la corticale. L'aspect couramment connu avec le qualificatif de mité résulte probablement de la destruction conjointe de l'os spongieux et de l'os compact [Silverman (68)].

Quoique plus ou moins répandus, les foyers ostéolytiques multiples se présentent généralement groupés dans les épiphyses et les métaphyses des os longs, le crâne, les vertèbres et la pelvis. Beaucoup d'autres os peuvent être atteints par l'ostéolyse: en effet, l'on peut trouver un ou plusieurs foyers ostéolytiques dans la clavicule, l'omoplate, les os de la main et du pied, les maxillaires, etc. Les foyers d'ostéolyse sont très souvent symétriques.

Il est possible d'observer des fractures dans différents os, et aussi l'aplatissement et l'écrasement des vertèbres [TRUSEN (75), CLARK (11), DALE (16), SANSONE (62), BATY et VOGT (2), cas numéro 18 de WILLI (79), BICHEL (4), MARQUEZY et BONNETTE (47), et d'autres]. Cependant les fractures osseuses sont relativement rares chez les enfants et les jeunes gens leucémiques, grâce à la malléabilité de leurs os (CAUSSADE et ses collaborateurs (9)].

Les antifoliques généralement arrêtent ou font reculer les lésions destructives, dans certaines occasions jusqu'à la reminéralisation totale en un délai de peu de mois [SILVERMAN, 1950 (69)].

COOKE (13) a noté une raréfaction osseuse de degré variable chez deux enfants de 9 ans, atteints de leucémie myéloïde chronique, l'un depuis 4 ans et l'autre depuis 5 ans; les manifestations cliniques qui conseillèrent l'examen radiologique des os se présentèrent durant la phase finale de la maladie puisque les malades moururent, l'un un mois et l'autre quelques mois plus tard. Dans le premier cas, l'on trouva seulement de nombreuses zones de raréfaction dans les os de la cuisse et de la jambe, tandis que dans le second tous les os du bassin étaient gaufrés et le fémur présentait une perte de la trabéculation fine et se montrait parsemé de petites aires de raréfaction.

Les lésions ostéolytiques décrites peuvent se considérer comme typiques de la leucémie aiguë, mais il faut faire remarquer que l'on voit des aspects très semblables dans les néoplasies avec invasion plus ou moins étendue du squelette (il s'agit presque toujours de sarcomes et de sympathogoniomes). Toutefois, au point de vue radiologique, les métastases néoplasiques ne siègent pas, en général, dans les parties distales des extrémités, depuis le coude et le genou; au contraire, les leucémies aiguës avec invasion osseuse généralisée, atteignent avec la même fréquence les parties distales et les proximales des membres supérieurs et inférieurs [JAFFE (29)]. Deux patients étudiés par SILVERMAN (68) présentaient des aires de densité diminuée dans les extrémités inférieures qui étaient identiques radiologiquement aux changements de la corticale observés dans certains individus normaux ou, tout au moins, non-leucémiques [SONTAG et PYLE (71), HATCHER (26), CAFFEY (7)]. Parfois l'image observée acquiert un aspect pagétoide ou un aspect pseudomalacique [CAUSSADE et ses collaborateurs (9)].

Les images radiologiques d'ostéolyse traduisent des aires de destruction osseuse pleines d'un grand nombre de cellules leucémiques. On a pensé dans la possible existence d'une enzyme ostéolytique sécretée par les cellules leucémiques [ERB (18)]; toutefois, ce mécanisme paraît réellement d'existence douteuse, car il exigerait un comportement distinct des cellules leucémiques selon qu'elles soient accumulées dans les zones claires ou qu'elles occupent le reste de la moelle osseuse. Le plus probable est que la prolifération rapide des cellules leucémiques dans les foyers ostéolytiques agisse par un mécanisme simple, la pression sur les trabécules et les vaisseaux.

Altérations périostiques. — Au point de vue radiologique, elles se rencontrent avec une certaine fréquence dans les leucémies aiguës infantiles: SILVERMAN (68) en trouva en 17 cas sur 103 étudiés; comme les cas avec radiographies osseuses anormales étaient 52, un tiers de ceux-ci présentaient des modifications du périoste. Landolt (35) en trouva seulement 4 cas sur les 37 qu'il étudia; ces 4 cas coïncidaient avec des changements osseux graves, en particulier avec des foyers d'ostéolyse.

Les modifications du périoste siègent, plutôt, sur la diaphyse des os longs des membres, des fois sur les côtes et les diaphyses des os tubulaires des mains et des pieds et seulement peu de fois sur les os plats. La réaction périostée peut se limiter à un seul os ou être plus ou moins diffuse; selon Jaffe (29), l'étude microscopique des os provenant des autopsies démontre que les néo-formations osseuses périostiques, qui semblent, dans de nombreux cas, limitées à une ou à plusieurs diaphyses osseuses, atteignent aussi bien les côtes et même d'autres os lesquels ne paraissaient envahis, ni cliniquement, ni radiologiquement.

La réaction du périoste se manifeste en général par une ligne fine, mais dense qui suit le contour de l'os dont elle est séparée par un étroit interstice qui a la densité d'une partie molle; on la décrit communément comme un double contour osseux ou comme un dédoublement du profil osseux. D'autres fois, la réaction périostique se présente en forme d'un ruban plus ou moins large, ou bien elle peut être constituée par plusieurs couches d'os parallèles entre elles, extrêmement minces (c'est l'aspect dit «feuilletté»). Parfois le décollement périosté manque et on peut, d'abord, avoir l'impression d'un épaississement de la corticale. La réaction périostée peut être plus ou moins étendue et, aussi, entourer comme une manchette les diaphyses des os longs. Finalement, l'os nouvellement formé peut se disposer perpendiculairement par rapport à la corticale.

On a attribué une certaine spécificité aux réactions du périoste, en particulier si elles sont accompagnées d'images d'ostéoporose, plus particulièrement de bandes juxta- épiphysaires de transparence augmentée. L'on peut dire, néanmoins, que la plus grande partie des maladies osseuses peuvent être accompagnées de réactions périostiques pareilles.

Les figures radiologiques sont dues au décollement du périoste d'une part, et à la néo-formation d'os périostal, de l'autre. Ces changements périostiques sont la conséquence de la prolifération des cellules leucémiques, laquelle, d'un côté, conduit à la formation d'une masse de tissu leucémique qui soulève le périoste, et de l'autre, stimule les ostéoblastes périostaux. Ceux-ci forment une ou plusieurs couches d'os nouveau sur la masse des cellules leucémiques laquelle sépare le périoste de la corticale sous-jacente [Silverman (68)]. Le tissu leucémique atteint le périoste en suivant de préférence les canaux de Havers, lesquels se trouveraient, en partie, dilatés et même éclatés par le tissu leucémique qui s'étend le long d'eux.

Les antifoliques peuvent faire disparaître les images radiologiques périostées. Néanmoins, l'on a pu vérifier la persistance d'infiltrations leucémiques sous-périostales assez considérables dans des cas qui, radiologiquement, paraissaient guéris [Dresner (17)].

Sclérose et ostéomyélosclérose. — Les scléroses circonscrites sont généralement des réactions sclérosantes autour d'aires d'ostéolyse; elles peuvent être aussi des taches tout simplement situées dans la spongieuse. La sclérose locale est communément une manifestation tardive, qui pourrait, peut-être, consister en un essai de réparation [Waisman et Harvey (76)].

On admet actuellement que, chez l'enfant, l'ostéomyélosclérose authentiquement leucémique est exceptionnelle ou que, d'accord avec Caussade et ses collaborateurs (*9*), elle n'existe pas. En fait, l'on peut, très, très rarement, rencontrer un tableau à la fois ostéomyélosclérotique et leucémique, dont les rapports mutuels seront discutés plus loin.

Bandes de densité augmentée. — Dans les leucémies traitées avec aminoptérine, le premier, SILVERMAN (*69*), et après d'autres auteurs [LIEN-KENG (*40*), KARPINSKY et MARTIN (*31*), WAISMAN et HARVEY (*76*), MARTIN (*48*), THOMAS (*74*)] ont noté le développement de bandes transversales, de densité augmentée, situées dans les métaphyses des os longs des membres. SANSONE (*62*) et SANSONE et PIGA (*63*) ont, aussi, vu ces images chez des malades atteints de leucémie qui étaient traités par les antipuriniques. Des modifications similaires, assez marquées généralement, peuvent également s'observer dans les leucémies non-traitées, qu'elles se trouvent ou non en rémission. On peut tout aussi bien, les rencontrer parmi les leucémiques traitées avec des médicaments autres que les antimétabolites.

Quoique les bandes de densité augmentée puissent siéger dans n'importe lequel des os cités, l'on peut spécialement les apprécier au genou, soit au fémur, soit au tibia, parce que la masse osseuse qui est plus grande, donne une ombre plus dense.

Le développement des bandes transversales de densité augmentée dans la leucémie ne semble pas être une conséquence de la plus grande survie obtenue par l'aminoptérine, car la survie moyenne de la leucémie infantile serait supérieure au temps nécessaire pour le développement des bandes [SILVERMAN (*69*)].

L'aminoptérine, comme le plomb, le bismuth et le phosphore, les maladies graves, la coïncidence de la sous-alimentation et de l'irradiation (chez les enfants de Nagasaki [THOMAS (*74*)], ainsi que d'autres facteurs encore méconnus altéreraient la formation endochondrale de l'os et provoqueraient le changement architectonique responsable de l'image radiologique (surtout une augmentation du nombre et de la grosseur des trabécules).

Les leucémies chez l'adulte.

Les leucémies dites aiguës sont celles qui modifient le plus souvent la structure osseuse. Parmi les leucémies aiguës, les cas qui présentent des pourcentages élevés de cellules jeunes et atypiques, de même que les cas subleucémiques et aleucémiques, sont ceux qui sont les plus fréquemment en cause.

D'une manière globale, les lésions du squelette chez l'adulte leucémique sont plus rares que dans l'enfance. Cependant, la différence de fréquence diminuerait sensiblement si l'on en ôtait les leucémies chroniques de l'adulte, au cours desquelles les changements osseux sont certainement plus rares. D'autre part, CRAVER et COPELAND (*15*) ont pu observer au cours de l'autopsie, que beaucoup de lésions ne furent point reconnues par l'examen radiologique, soit que ce dernier ne fut pas assez complet, soit parce que les lésions, peut-être à cause de leur évolution relativement trop brève, n'étaient réellement pas appréciables par cet examen.

De toutes façons il existe une différence réelle de la fréquence des altérations osseuses, que l'on a attribuée au fait que les adultes disposent d'une grande réserve de moelle osseuse adipeuse capable d'être remplacée par les cellules leucémiques, avant que celles-ci provoquent des modifications du tissu osseux; les enfants ne disposeraient pas de cette réserve d'espace car leurs os sont totalement occupés par de la moelle osseuse active. Nous croyons que la différence réelle de fréquence est en grande partie une conséquence de l'activité osseuse très différente des deux os: l'un, l'infantile en croissance, est très actif, alors que l'autre, l'adulte, est presque inactif.

Leucémies aiguës. — Au cours des leucémies aiguës, on peut rencontrer les modifications suivantes de la structure osseuse: de l'ostéoporose, de l'ostéoporose diffuse combinée avec de l'ostéolyse et, très rarement, de l'ostéolyse simple, de l'ostéoporose combinée avec de l'ostéosclérose, des aspects en «poils de brosse», de la myélofibrose avec ou sans condensation osseuse et des aspects macroscopiques «pagétoïdes». La corticale peut être atteinte et le périoste peut aussi présenter des changements.

L'ostéoporose est l'altération la plus fréquente. Néanmoins, elle ne s'observe guère pure; elle se combine, généralement, avec une ou plusieurs aires d'ostéolyse focale et, d'une manière exceptionnelle, avec des zones d'ostéosclérose. Les leucémies qui évoluent plus ou moins limitées à la moelle osseuse, qu'elles soient aleucémiques ou leucémiques, et myéloblastiques, lymphoblastiques ou paraleucoblastiques, semblent avoir une grande tendance à décalcifier l'os.

La variabilité de l'ostéoporose est très ample, aussi bien en ce qui concerne l'intensité que l'extension. Guichard, Révol, Martinon et Dame (24), distinguent deux types extrêmes: la leucémie ostéomalacique véritable, où domine, cliniquement et radiologiquement, la ostéopathie diffuse et dont il faut chercher la hémopathie primitive, et la leucémie ostéomalacique frustre, dans laquelle les radiographies, faites à l'ocasion d'une fracture ou à cause de douleurs osseuses ou articulaires, montrent une ostéoporose discrète. En clinique, ce dernier type est beaucoup plus fréquent; mais, en tenant compte que l'on ne procède point à des investigations radiologiques systématiques et que les degrés les plus faibles d'ostéoporose peuvent n'être appréciables que histologiquement, on peut admettre que les formes frustres ne sont pas rares, même au point de vue absolu.

Les images de la colonne vertébrale, quand on y rencontre les aspects de la grande ostéomalacie, sont spécialement intéressantes. Les radiographies décèlent une pâleur anormale des vertèbres, qui tranchent à peine sur les parties molles voisines; pourtant les bords des corps vertébraux sont encore soulignés par un liseré plus dense (signe de l'ourlet rachidien). Elles nous montrent aussi un amincissement des corps vertébraux en lentilles biconcaves et l'hypertrophie des disques intervertébraux en formations biconvexes; dans ces cas les disques intervertébraux sont plus hauts que les corps vertébraux et le rachis paraît formé par des «vertèbres de poisson» [Pimentel (55)]. Dans d'autres cas, l'ostéoporose est moins marquée, il n'y a pas de changements des contours osseux ou, seulement, une ou plusieurs vertèbres sont aplaties ou écrasées (cas de Riva (58), etc.).

Un os quelconque peut être atteint par l'ostéoporose. Elle peut être monostotique, oligostotique ou plus ou moins généralisée.

Les images ostéoporotiques correspondent essentiellement à des zones où le tissu spongieux est constitué par des trabécules, soit atrophiques, soit anormalement grossières. Dans les deux cas, les travées sont moins nombreuses et adoptent une disposition irrégulière. Les mailles larges qui restent entre les travées sont occupées par une véritable infiltration leucémique.

Les ostéoporoses diffuses combinées avec des zones d'ostéolyse focale dans des os variés sont bien connues grâce aux publications de Lereboullet et Droguet (38), Riva (58) et Pimentel (55).

Les cas avec de l'ostéolyse simple sans ostéoporose semblent très rares. LAYANI et ASCHKENASY (36) ont décrit un cas chez une femme de 53 ans, qui présentait une augmentation progressive des leucocytes jusqu'à 37.800, avec des myéloblastes qui atteignirent postérieurement 81%; son crâne et le col du fémur droit étaient parsemés de petites images lacunaires, rondes et sans condensations périphériques, qui, en général, ne dépassaient pas la taille d'un grain de mil. Les auteurs font remarquer la petite taille et le manque de limites précises des lésions lacunaires et, aussi, l'apparition précoce des images, avant la transformation leucémique de la moelle sternale. RIVA (58) a publié un autre cas: un homme de 57 ans, avec une leucémie de parablastes, qui présentait des foyers ostéolytiques dans les deux humérus et fémurs.

Les foyers de résorption circonscrite sont des espaces pleins de tissu leucémique d'aspect tumoral qui semble quelquefois la continuation de celui qui occupe la diaphyse et, dans d'autres cas, apparaît en forme de noyaux isolés, semblables à ceux du myélome [ce sont les para-myéloblastomes ou myélomes para-blastiques de RIVA (58)].

Dans le cas publié par BOIDIN, BOUSSER et DELZANT (5), l'on trouva, dans le même malade, une décalcification diffuse et une ostéosclérose. La première était intense et s'étendait à tous les os, sauf ceux de l'avant-bras et des mains; la morphologie osseuse était conservée; on nota un trait de fracture cervico-trochantérienne. L'ostéosclérose se trouvait ébauchée aux extrémités distales des deux humérus et du fémur droit et était particulièrement intense dans deux zones triangulaires du crâne qui entraient en contact par un angle au niveau de l'apex (ces deux zones ne gardaient aucun rapport avec les vaisseaux, ni les sutures). Dans la zone d'ostéoporose crânienne, l'os était aussi mou que du carton mouillé et présentait une couleur rouge-violacé, les deux tables étaient réduites à une fine lamelle osseuse et le diploé était très élargi; dans la zone d'ostéosclérose, l'os était dur comme l'ivoire, les tables étaient épaissies et coalescentes et le diploé avait disparu.

Chez un malade de 53 ans, atteint de leucémie aiguë non traitée, nous avons trouvé au niveau des pariétaux la table externe invisible et une striation radiaire réalisant ainsi l'aspect en «poils de brosse» (figure 1).

Les images de myélofibrose et de condensation osseuse observées en même temps que des tableaux sanguins de leucémie aiguë créent un problème très intéressant qui présente plusieurs aspects, dont les trois principaux sont: le type de changement ostéo-médullaire, la nature du tableau leucémique et les rapports entre les deux.

Quelques cas publiés, que nous allons résumer ci-dessous, semblent établir l'existence de véritables leucémies aiguës accompagnées de myélofibrose, spongiosclérose et ostéosclérose (en prenant ce terme dans un sens restreint). Cependant, dans la plus grande partie des travaux publiés, la morphologie leucocitaire n'est pas reproduite et, dans la plupart des cas, l'évolution du tableau blanc est par trop schématisée. Aussi, n'est-il pas toujours possible d'exclure qu'il s'agisse réellement d'une poussée aiguë d'une leucémie chronique. Mais, qui ignorera le changement de structure classerait la plupart de ces observations et d'autres semblables comme des cas de leucémie aiguë.

Le cas I de Sussman (*73*) évolua durant un peu plus d'un an; il présentait une grande splénomégalie, une spongiosclérose diffuse radiologique (côtes, radius, humérus, vertèbres, etc.), une anémie et, au commencement, 13.000 leucocytes avec 13% de myélocytes et 5% de myéloblastes et, a la fin, 88.000 leucocytes avec 9% de myélocytes et 42% de myéloblastes. Il ne fut pas pratiqué d'autopsie, ni de biopsie osseuse. Le cas II semble avoir duré plus d'un an et demi. Il présentait une splénomégalie considérable, des foyers de sclérose osseuse radiologique, de l'anémie et 41.000 leucocytes avec 21% de myélocytes, 3% de promyélocytes et 9% de myéloblastes et, dans le dernier examen, 130.000 leucocytes avec 10% de myélocytes et 28% de myéloblastes. Le diagnostic d'autopsie fut de leucémie avec ostéosclérose (probablement spongiosclérose).

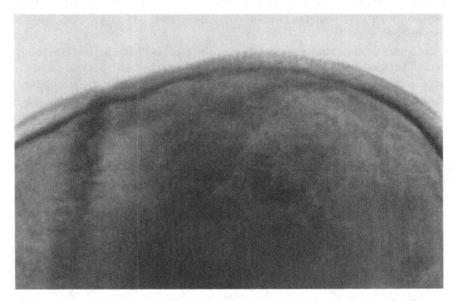

Fig. 1. Homme de 53 ans, atteint de leucémie aiguë. Sur la partie centrale de la voûte crânienne la table externe n'est plus visible; on y distingue une fine striation de spicules serrées les unes contre les autres et perpendiculaires à la table interne qui reste visible (aspect dit en «poils de brosse»).

Dans le cas II de Crail et ses collaborateurs (*14*), il y avait des adénopathies, de la splénomégalie, de l'hépatomégalie, une anémie progressive et 11.800 leucocytes avec 6% de normoblastes, 6% de myélocytes neutrophiles et 5% de myéloblastes. Plus tard, l'on comptait 3.500 leucocytes avec 4% de myélocytes. La moelle osseuse fut, d'abord, hyperplasique, avec 8% de myéloblastes; ensuite, elle devint hypoplasique, avec 31% et, encore plus tard, 10% de myéloblastes. A l'autopsie, on trouva une myélofibrose. Le cas IV de ces mêmes auteurs avait été splénectomisé avec le diagnostic de Banti malgré ses 17.600 leucocytes. Il monta ensuite à 60.000 avec 31% de normoblastes et 10% de myélocytes neutrophiles, et atteignit 115.000 avec 13% de promyélocytes et 60% de myéloblastes. A l'autopsie on trouva une ostéosclerose, une spongiosclérose et une myélofibrose. En étudiant de nouveau la rate — déclarée, au début, atteinte de la maladie de Hodgkin — on admit qu'elle pouvait bien être leucémique. Les deux malades étaient tuberculeux.

Le cas II de Wood et Andrews (*80*) dura moins de 4 mois. Le malade présentait une splénomégalie tardive, une augmentation générale de la densité osseuse avec une opacité mouchetée. Au début, 37.400 leucocytes avec 29% de promyélocytes et 24% de myéloblastes; quelques jours avant la mort, 34.300 leucocytes avec 35% de promyélocytes, 23% de myéloblastes et 1% de hémohistioblastes. La ponction sternale fut difficile par la densité de l'os. Le myélogramme présentait 8% de polynucléaires, 2% de myélocytes, 25% de promyélocytes, 12% de myéloblastes et 2% de hémohistioblastes. A l'autopsie, on trouva une métaplasie myéloïde dans la rate (sans grande augmentation des myéloblastes) et spongiosclérose générale marquée qui, dans certains endroits, arrivait à la densité homogène.

Le cas II de Hutt et ses collaborateurs (27) présentait des adénopathies généralisées, tandis que la rate et le fois n'avaient pas grossi. Dans le sang, en plus de l'anémie et de la trombopénie, on trouva 1.400 leucocytes avec 14% de leucoblastes et ensuite 1.700 leucocytes avec 20% de leucoblastes. Il ne fut pas possible d'obtenir de la moelle par aspiration. A l'autopsie, l'on trouva une substitution presque totale de la moelle osseuse par du tissu conjonctif constitué par des cellules, quelques fibres de collagène et une grande quantité de fibrilles de réticuline.

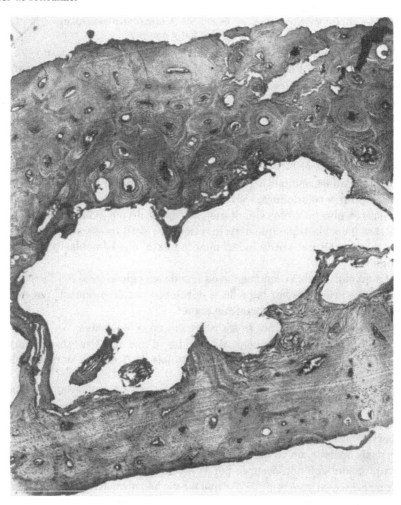

Fig. 2. Femme de 53 ans, atteinte de leucémie aiguë (2400 leucocytes, 23% de cellules monocytoïdes-para-promyélocytaires et 17% de myéloblastes). Biopsie de la neuvième côte: fort épaississement de la corticale; les espaces médullaires sont vides de leur contenu.

Dans le cas XII de Stodtmeister et ses collaborateurs (72), qui dura un an et demi, il y avait une splénomégalie (ponction splénique: 37.4% de lymphocytes et 0% de myélo-blastes), de l'anémie et de la trombopénie. Dix mois avant la mort, on trouva 6.400 leucocytes avec 5% de myélocytes et 5% de myéloblastes; ensuite, les éléments jeunes augmentèrent en nombre et, avant la mort, on trouva 127.000 leucocytes avec 2.5% de myélocytes et 85.5% de myéloblastes et promyélocytes. Les ponctions sternales furent négatives ou donnèrent seulement des particules constituées par des fibrocytes et des plasmocytes. Aux rayons X, les os étaient normaux. On ne pratiqua pas l'autopsie.

Dans un cas personnel inédit, la malade se sentait asthénique depuis un an. Après deux mois de postration d'intensité progressive et quelques douleurs osseuses, la malade montrait une rate de grosseur normale, de l'anémie et 2.400 leucocytes avec 23% de cellules monocytoïdes, pareilles à des parapromyélocytes, et 17% de myéloblastes. Il ne fut pas possible d'obtenir de la moelle osseuse par aspiration, parce que 4 ponctions sternales et une iliaque se heurtèrent à un os par trop dur. Une biopsie de la neuvième côte montra un fort épaississement de la corticale (figure 2), une absence de fibrose et une légère augmentation des fibrilles de réticuline. Dans un frottis de la moelle osseuse costale, on trouva 35% de cellules monocytoïdes-parapromyélocytaires et 56.8% de lymphocytes réticulaires (?). La mort survint quelques jours plus tard. Il ne fut pas fait d'autopsie.

Les rapports entre le tableau leucémique aigu, d'une part, et la myélofibrose, la spongiosclérose et l'ostéosclérose, d'autre part, peuvent être interprétés de diverses façons. Les quatre hypothèses principales sont:

1) Les changements osseux condensants et la myélofibrose sont des formes de réaction face à la prolifération des cellules authentiquement leucémiques. L'intervention de quelque autre facteur, peut-être constitutionnel ou concernant le métabolisme de l'os, semble nécessaire; en effet, d'une autre façon on ne s'expliquerait pas la rareté et la variabilité du syndrome osseux-leucémique.

2) Le tableau leucémique aigu et les changements de structure osseuse peuvent être des désordres coordonnés, c'est-à-dire qu'il peut exister une différentiation, défectueuse et plus ou moins simultanée, du mésenchyme indifférentié, aussi bien dans le sens leucoblastique que dans le réticulaire et fibro-osseux. Dans ce cas, le processus formerait une entité indépendante mixte, une hémoblastose proche aux leucémies.

3) La myélofibrose, accompagnée ou non de spongiosclérose et d'ostéosclérose, est la maladie primitive, sur laquelle se développe postérieurement, par un mécanisme inconnu, une véritable leucémie aiguë.

4) Les cellules leucémiques se transforment en ostéoblastes.

Il est impossible, actuellement, de décider, d'une manière absolument sûre, l'hypothèse qui paraît la plus probable; toutefois, la deuxième nous semble celle qui s'applique à la plupart des cas.

LAYANI et ASCHKENASY (37) ont décrit le cas d'un homme de 74 ans atteint d'une leucémie à promyélocytes proches aux monocytes, qui présentait des lésions pagétoïdes au fémur, au tibia droit et dans le bassin. Dans l'os du pubis gauche, l'on obervait une géode. Dans la biopsie de la zone pagétoïde du tibia, on trouva une corticale épaissie, un os qui ne présentait pas la structure dite en mosaïque et une cavité médullaire non-occupée par la moelle inactive normale ni par du tissu fibreux mais au contraire remplie par une moelle hématopoïétique très importante. Dans l'ensemble, l'aspect n'était nullement celui de la maladie de Paget.

Dans les leucémies aiguës, l'épaisseur de la corticale est généralement normale et quelquefois diminuée. La corticale interne est quelquefois érosionnée. On peut trouver des infiltrations sub-périostales qui lèvent le périoste et détruisent complètement la face externe de la compacte (souvent ces changements sont discrets et passent méconnus). D'autre part, l'on peut remarquer des déformations osseuses (surtout au niveau des vertèbres et des fémurs) et des fractures (spécialement, des côtes).

Leucémies chroniques. — L'on peut y trouver des altérations de la structure osseuse de type raréfiant et de type fibreux et condensant.

Les raréfactions osseuses sont relativement plus fréquentes dans les lymphoses chroniques que dans les myéloses chroniques. Parmi celles-ci, on les observe le plus souvent durant les poussées aiguës.

La raréfaction peut présenter des aspects d'ostéoporose diffuse, d'ostéoporose parcellaire et d'ostéolyse circonscrite; les lésions, ainsi que les images radiologiques, sont, soit pures, soit mixtes d'ostéolyse et d'ostéoporose diffuse ou d'ostéoporose localisée.

Les ostéoporoses parcellaires sont constituées par des zones de plus grande transparence, de limites souvent mal définies, qui intéressent un ou plusieurs os. FARRERAS et VILA-SECA (19) ont observé que, dans les myéloses chroniques, les zones d'ostéoporose des os longs sont généralement allongées selon la direction de l'os; d'autre part, elles seraient spécialement fréquentes dans la métaphyse supérieure du tibia. Ces auteurs, comme nous-même (figure 3), ont trouvé, quelquefois, des lignes juxta-épiphysaires de transparence augmentée, semblables à celles rencontrées dans les leucémies aiguës infantiles.

Les images ostéolytiques peuvent s'établir dans un os quelconque; elles

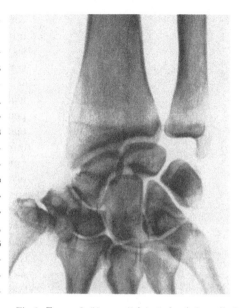

Fig. 3. Femme de 54 ans, atteinte de leucémie myéloïde chronique, non traitée; la malade ne présentait aucun trouble osseux. Dans l'extrémité distale du radius et du cubitus l'on observe une bande transversale de densité réduite, bien développée.

préfèrent, cependant, le crâne, le rachis, le bassin, les côtes et les métaphyses des os longs. La taille des lésions est variable, ainsi que, et surtout, leur nombre. Une partie de ces images correspondent à des tuméfactions leucémiques de type plus ou moins inflammatoire [MICHELAZZI (49)] ou aux éléments des leucémies appelées leucémies à tumeurs (figure 4).

Les formes condensantes diffuses sont rares, surtout dans les lymphoses chroniques.

En nous limitant aux tableaux sanguins de myélocytose chronique de type leucémique, nous croyons nécessaire d'insister, ici, sur deux caractéristiques, considérées par tout le monde comme propres à la leucémie myéloïde chronique typique, non-traitée: 1. Le tableau blanc est leucémique. Les cas, peu nombreux, sub-leucémiques ou aleucémiques laissent toujours planer un certain doute dans l'esprit du médecin qui fait le diagnostic. 2. Le parenchyme médullaire, leucémique, est hyperplasique et hypertrophique. Il n'y a pas de changements osseux condensants ni de myélofibrose diffuse.

Il existe des cas, rares mais non exceptionnels, qui présentent un tableau sanguin semblable à celui de la myélose chronique, une fibrose médullaire et, souvent, une spongiosclérose et une ostéosclérose; en général, le taux de leucocytes est normal, diminué ou peu augmenté. Le reste du tableau est très amplement variable: ordinairement, il y a une splénomégalie considérable; souvent, on rencontre de l'anémie, mais il peut y avoir une polyglobulie initiale; l'on peut trouver également des chiffres normaux, élévés ou diminués de plaquettes; etc.

Par conséquent, dans ces derniers cas, il y a coïncidence entre un taux de leucocytes et une structure ostéo-médullaire qui sont exceptionnels ou inexistants dans les myéloses chroniques typiques non-traitées.

Le tableau blanc périphérique pseudoleucémique, et, aussi, la splénomégalie peuvent être des manifestations de l'hématopoïèse extraosseuse vicariante de la moelle intraosseuse qui se trouve diminuée, et même quelquefois annulée, par la myélofibrose, accompagnée ou non de spongiosclérose et d'ostéosclérose [Stodtmeister et ses collaborateurs (72)].

Néanmoins, la myélopoïèse extra-osseuse peut être, également, plus qu'une réaction myéloïde de tendance compensatrice, une véritable myélopoïèse pathologique. Celle-ci, avec la myélofibrose et, parfois, avec la spongiosclérose et l'ostéosclérose, serait une hématoblastose indépendante, l'ostéomyéloréticulose [Rohr (59)], laquelle occuperait un lieu intermédiaire entre les leucémies et les réticuloses.

En aucun cas il ne s'agit, donc, d'une myélose chronique typique. C'est pour cela que, ici, nous nous bornerons à énoncer notre opinion au sujet de ces deux hypothèses. La première semble particulièrement applicable au groupe des cas caractérisés par un tableau sanguin myélocytaire, par une grande splénomégalie et par une action préjudicielle de la radiothérapie sur la rate, même à petites doses (cependant, il est possible d'observer un résultat favorable fugace). La dernière est surtout acceptable pour les cas avec des signes sanguins de malignité, c'est-à-dire, avec des myéloblastes, paramyéloblastes ou parablastes circulants, cas qui, d'autre part, souvent, se déroulent sans leucocytose, ni splénomégalie.

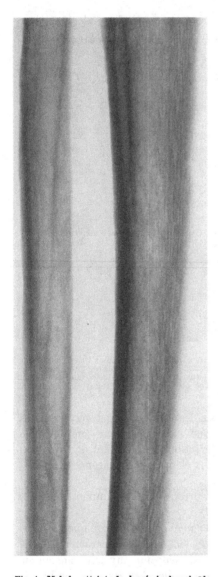

Fig. 4. Malade atteint de leucémie lymphoïde chronique depuis 2 ans et demi. Depuis 2 mois, il présente de nombreux nodules cutanés, une tumeur sur la voûte crânienne, plusieurs tumeurs au niveau des côtes et une tumeur sur les deux tibias. Sur la radiographie du tibia, l'on constate l'épaississement de la compacte et, au niveau de la crête, la disparition de la partie externe de la compacte et une structure lamellaire de la partie interne de la compacte.

Chlorome et tableaux voisins.

Le chlorome est une forme de leucémie caractérisée par la formation de masses tumorales de couleur verte ou verdâtre, de siège surtout crânien et orbitaire.

Le chlorome est relié d'une manière graduelle aux leucémies communes par différents types de transition, aussi bien en ce qui concerne l'aspect de la tumeur qu'en ce qui se réfère à la couleur.

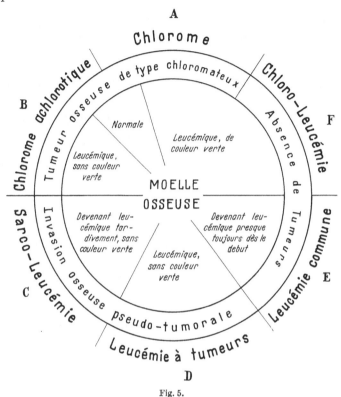

Fig. 5.

En effet (figure 5), partant de la masse tumorale de couleur verte, le chlorome typique (A), nous trouvons un type proche que l'on appelle chlorome achlorotique (B), qui est caractérisé par une masse tumorale identique à celle du chlorome, mais sans couleur. La moelle osseuse du chlorome typique a généralement une couleur verdâtre, mais elle put aussi conserver sa couleur normale quand elle n'est pas envahie; dans le chlorome achlorotique, la moelle osseuse n'est nullement verdâtre, qu'elle soit atteinte ou qu'elle soit encore indemne. Il faut noter ici que le tableau du chlorome ne présente souvent aucun rapport avec la leucémie; dans ces cas, il s'agit de ce que l'on appelle «chlorome blastomateux», généralement dû à des métastases de sympathogoniomes.

Le type suivant dans la graduation est constitué par la sarco-leucose ou sarco-leucémie (C). Les masses tumorales siègent généralement dans d'autres organes et tissus, mais elles peuvent atteindre les os, et même y avoir leur point de départ (selon FLASHMAN et LEOPOLD (20) 4 fois sur 107 malades). Le sang et la moelle osseuse ne deviennent leucémiques qu'après l'apparition des tumeurs.

Les leucémies à tumeurs ou néo-plastiformes (D) viennent en suite. Contrairement au type antérieur (C), le tableau leucémique précède celui des tumeurs.

Nous arrivons, alors, aux leucémies communes non-tumorales (E), dont une petite partie, les chloro-leucémies (F), sont constituées par du tissu leucémique de couleur verte ou verdâtre. Il suffit qu'une chloro-leucémie acquiert un caractère tumoral osseux pour que nous retrouvions, de nouveau, le type initial de cette série, le chlorome.

Les chloromes et les chloromes achlorotiques sont plus fréquents parmi les hommes; on les trouve surtout au cours de la deuxième enfance et de la puberté. Ils siègent dans la voûte crânienne, la région temporale et la région orbitaire; on les rencontre, avec beaucoup moins de fréquence dans les côtes, le sternum, les vertèbres et le bassin; les os longs ne se trouvent atteints que rarement.

Au niveau des tumeurs connues d'avance ou en d'autres lieux du squelette, l'exploration radiologique peut nous montrer les images leucémiques connues. Il faut remarquer que les infiltrations tumorales, soit périostiques, soit sous-périostiques, même quand elles sont très importantes, ne donnent lieu que rarement à des images radiologiques, en partie parce que la corrosion de la corticale est fréquemment minime ou seulement appréciable au microscope. Dans le crâne, l'on peut trouver le diploé agrandit et la table externe refoulée vers l'extérieur et, chez l'enfant, une séparation des sutures, quelquefois très importante.

La base anatomique de ces images est l'infiltration chloromateuse, formée par des leucoblastes ou para-leucoblastes de deux variétés, selon qu'ils soient ou non accompagnés de la couleur verte de la masse tumorale.

Dans les sarco-leucémies et les leucémies à tumeurs, on trouve des zones d'un degré variable de raréfaction osseuse à l'endroit des éventuelles invasions tumorales des os; surtout dans le crâne, il est possible d'observer des lacunes de bords bien découpés, sans réaction de condensation périphérique [OLMER et ABIGNOLI (53)]. D'autre part, l'invasion de l'os par le processus leucémique sous-jacent peut être accompagnée des images propres aux diverses leucémies.

Maladie plasmocytomateuse
(maladie myélomateuse plasmocellulaire)

Schématiquement, le processus se déroule ainsi: il commence, presque toujours, dans un os, par une prolifération plasmocytaire petite, très réduite, et pourtant de nature déjà tumorale. Nous ignorons totalement les détails et la durée de cette période.

Si la prolifération primitive croît seulement dans l'endroit même, il se forme alors ce que l'on appelle le plasmocytome solitaire (ou myélome plasmo-cellulaire solitaire). Plusieurs auteurs le considèrent comme une entité autonome par rapport au plasmocytome multiple, car il est constitué par une seule lésion ostéolytique de grande taille, siègeant de préférence dans la colonne vertébrale ou dans les os longs, il a un cours clinique relativement bénin (il peut rester stationnaire quelques années) et peut-être serait-il plus radio-sensible.

Mais, probablement, le plasmocytome solitaire, très rare en réalité, n'est que la phase initiale d'une forme moins grave de la maladie myélomateuse plasmocellulaire: en effet, presque toujours, ou il représente un stade précoce du plasmocytome multiple, ou il est déjà accompagné d'une infiltration médullaire par des cellules de plasmocytome, diffusion que les radiographies ne révèlent pas.

La compilation et l'apportation personnelle de CHRISTOPHERSON et MILLER (*10*) nous montrent la rareté du plasmocytome solitaire. En effet, ces auteurs n'ont pu réunir que 25 cas publiés jusqu'en 1950; la période d'observation des malades varia entre trois et dix ans. Néanmoins, la durée de l'observation est trop courte pour admettre le diagnostic définitif de plasmocytome solitaire car nous savons que la généralisation est souvent tardive, par exemple, dans le cas n° 1 de NAYLOR et CHESTER-WILLIAMS (52) la lésion resta unique durant sept ans.

La série personnelle de 97 cas de plasmocytome publiée par SNAPPER et ses collaborateurs (*70*) est d'une grande valeur car elle signale que la moelle osseuse des quatre cas qui paraissaient solitaires ne contenait absolument pas de cellules plasmocytomateuses; cependant, trois cas ont évolué vers un envahissement diffus des os et le quatrième se maintint invariable durant la période d'observation qui ne dépassa pas la deuxième année de la maladie.

Les séries personnelles de FOWLER et GORDON (*21*) et de BAYRD et HECK (*3*) ont aussi une grande valeur. Parmi les 52 cas de la première, il y avait seulement un cas de plasmocytome qui semblait solitaire; néanmoins, la ponction de la partie basse du sternum montra des cellules de plasmocytome. Parmi les 85 cas de plasmocytome de la seconde série, 10 paraissaient radiologiquement solitaires, mais la ponction sternale permit d'y trouver des cellules spécifiques.

En passant par le stade radiologique de plasmocytome solitaire ou bien, beaucoup plus souvent, directement, la petite prolifération plasmo-cellulaire primitive arrive à infiltrer les os d'une manière étendue et dense. Ce stade, appelé plasmocytose médullaire diffuse (myélomatose diffuse, crypto-leucose plasmo-cellulaire) peut être accompagné d'une infiltration viscérale et d'une invasion du sang par les plasmocytes anormaux (plasmocytémie ou leucémie à plasmocytes).

Sur un fond de plasmocytose plus ou moins diffuse et uniforme, il se développe, généralement, des centres de prolifération plasmocytaire de type nettement tumoral. Ce stade, nommé plasmocytome multiple (myélome plasmocytaire multiple), peut aller également accompagné d'infiltration viscérale et d'envahissement du sang.

Changements de la structure osseuse. — Nous méconnaissons les caractéristiques de la première période, celle de la prolifération locale limitée, qui, pratiquement, réside toujours dans le squelette, surtout dans la colonne vertébrale.

Dans les autres périodes, les changements osseux élémentaires, étudiés aussi bien du point de vue radiologique qu'histologique, sont l'ostéoporose et l'ostéolyse. La sclérose osseuse est rare et d'existence discutée.

Quant à la leucémie à plasmocytes que nous considérons artificiellement à part parce que le tableau sanguin lui confère une individualité hématologique, elle présente les mêmes changements osseux élémentaires. Nous pouvons leur ajouter, comme modifications rares et discutées, la sclérose et la réaction périostale.

Ostéoporose diffuse. — L'ostéoporose diffuse simple (myélomatose décalcifiante diffuse de WEISSENBACH et LIÈVRE) est relativement rare; il est, au contraire, fréquent de trouver une ostéoporose plus ou moins diffuse dans les cas qui présentent des lésions ostéolytiques. Il est rare que l'ostéoporose atteigne la totalité du squelette; en général, une telle diffusion ne se produit qu'à la fin de la maladie. Beaucoup plus fréquemment l'ostéoporose est plus limitée, quoique toujours plus ou moins diffuse; elle siège surtout dans la colonne vertébrale et aussi dans les côtes, le sternum, le bassin et les fémurs.

Dans les zones ostéoporotiques, les os sont très transparents; fréquemment, ils se distinguent à peine des parties molles. Souvent, les contours des os plats se réduisent à un fin liseré d'os compact. La corticale des os longs est très fine et anormalement claire; en plus, ses lignes de délimitation interne sont difficiles à distinguer de la cavité médullaire agrandie. Dans le rachis, l'on rencontre, souvent, des aplatissements, des écrasements et même de véritables fractures vertébrales; enfin, en certaines occasions, l'on pourra observer les «vertèbres de poisson». Les travées osseuses, dans le sens radiologique du terme, sont conservées, mais se disposent en un réticule anormal, de mailles plus lâches. Il n'existe point de véritables lacunes, ni géodes; toutefois, d'une manière, à vrai dire, occasionnelle, la décalcification n'est nullement homogène sur certains points [cas de WEISSENBACH et LIÈVRE (78)].

MARCHAL et MALLET (45) ont décrit, avec le nom de «myélome en nappes», une forme particulière d'ostéoporose, véritablement peu fréquente. Dans leur cas, les vertèbres, le bassin, les humérus et les fémurs étaient transparents. Les parois du crâne paraissaient vidées de leur substance médullaire; les tables externe et interne du crâne gardaient leur parallélisme, tout en étant légèrement amincies. L'ensemble donnait l'impression d'une plaque de verre vue par la tranche. Ils ne trouvèrent pas de lésions d'ostéolyse.

L'ostéoporose est quasi toujours l'expression de l'infiltration plasmocytaire diffuse. C'est donc une erreur que de considérer comme banale (par exemple sénile) l'ostéoporose observée dans des cas de plasmocytome vérifiés histologiquement et cytologiquement [COCCHI (12)].

Mais la substitution médullaire par du tissu plasmocytaire n'est pas accompagnée d'ostéoporose d'étendue pareille, c'est-à-dire, la première est toujours plus étendue que la dernière. Il est fréquent que l'ostéoporose soit beaucoup moins étendue que la substitution médullaire. Au contraire, il est rare de trouver une absence totale de raréfaction osseuse [LICHTENSTEIN et JAFFE (39), MARCHAL et MALLET (46), BAYRD et HECK (3)]. Néanmoins, ce désaccord entre l'envahissement médullaire et la structure osseuse serait beaucoup moins fréquent et, même, peut-être, exceptionnel si les données radiologiques se complétaient par un examen histologique de l'os orienté vers l'étude des travées.

L'infiltration plasmocytaire qui remplace la moelle atteint directement les trabécules amincies [GESCHICKTER et COPELAND (23)]. Toutefois, dans le cas de MORVAY (50), il s'interposait partiellement une mince bande fibreuse qui, peut-être, signifiait un arrêt ou la guérison locale du processus d'attaque aux travées.

Ostéolyse. — Les changements ostéolytiques consistent en des aires transparentes, pareilles à des trous, de contours ronds ou ovals et assez bien découpés, sans bords renforcés, ni condensation périphérique. Leur diamètre varie dans de grandes limites, depuis un millimètre jusqu'à plusieurs centimètres. Dans le même malade ainsi que dans un seul os, la grandeur des lésions ostéolytiques peut être très inégale. Leur nombre est aussi très variable: depuis un défaut jusqu'à plusieurs milliers. Les changements ostéolytiques peuvent se trouver dans un os quelconque, y compris les os de la main et du pied; mais, en général, ils siègent particulièrement dans la colonne vertébrale, les côtes, le bassin, le crâne, l'humérus, le fémur et le maxillaire inférieur.

Même dans les plus petites lacunes du crâne, il y a déjà disparition des trabécules. Au contraire, dans les «lacunes bénignes du crâne», la radiographie agrandie montre la persistance de tissu osseux d'architecture lâche [Lièvre et Fischgold (41)].

Les lésions sont localisées dans la cavité médullaire, à partir de laquelle la prolifération cellulaire ronge, très souvent, le cortex.

Les lésions ostéolytiques peuvent se grouper de telle manière que l'ensemble peut prendre l'aspect d'une pomme d'arrosoir. La structure osseuse normale peut disparaître complètement, par suite du nombre, de la taille et de l'étroit groupement de ces foyers d'ostéolyse dans de vastes zones du bassin (où l'on peut voir les lésions de plus grande taille) et des os longs.

La forme cystique trabéculaire est une variante ostéolytique caractérisée par un changement de la structure de type cystique et par un abombement de l'os. L'ensemble peut prendre l'aspect d'une bulle de savon. Cette forme cystique peut rappeler la tumeur osseuse à cellules géantes. Elle peut être observée surtout dans le sternum, mais aussi dans les clavicules, le bassin et les os longs des extrémités. Quand la compacte est conservée, la masse tumorale a une consistance osseuse.

Une autre variante ostéolytique est constituée par les cas où se produit une croissance locale très agressive jusqu'au point que des masses de tissu plasmocytaire, d'aspect gélatineux, corrodent totalement la compacte et envahissent les parties voisines. C'est ce qui se passe, assez fréquemment, au niveau des dernières vertèbres dorsales et des vertèbres lombaires (cas de Lüdin (43), Raven et Willis (57), etc.). Quand les tumeurs de ce type sont superficielles, la palpation permet d'apprécier que leur consistance est élastique, ou molle, ou fluctuante. Il faut faire noter, d'autre part, que, au cours de l'évolution lacunaire de la maladie, il se produit une ostéoporose plus ou moins diffuse.

Dans des cas vraiment exceptionnels, la lésion ostéolytique peut être due à la forme tumorale atypique de l'amylose plasmocytomateuse. Dans le cas de Rosenblum et Kirshbaum (60), la tumeur amyloïde siègeait dans la base du sternum et rappelait, radiologiquement parlant, les métastases néoplasiques ostéolytiques.

Les fractures sont fréquentes: dans la série de 97 cas de Snapper et ses collaborateurs (70), 59 souffrirent la fracture d'un ou plusieurs os. Les fractures par compression du corps des vertèbres occupaient le premier rang (48% des cas); les fractures de côtes étaient assez fréquentes (19% des cas), tandis que les fractures du fémur, du sternum, de l'os iliaque, de l'humérus, de la clavicule et du pubis étaient rares, bien que leur fréquence globale reste de 29%. Les fractures ont lieu généralement au niveau des lésions d'ostéolyse, mais cette règle n'est pas applicable aux fractures des corps vertébraux par compression, où il est plus fréquent de trouver uniquement de l'ostéoporose [Fowler et Gordon (21)]. Les vertèbres le plus souvent fracturées sont les dernières dorsales et les premières lombaires. La guérison de toutes ces fractures est généralement rapide et la formation du cal est remarquablement bonne.

Changements scléreux. — L'on peut accepter la norme que le plasmocytome n'est jamais accompagné de sclérose osseuse. Toutefois, Kohler et Laur (33) firent connaître un cas personnel et quatre d'autres sources (parmi 179 cas revisés) où il se produisit des manifestations ostéoplastiques qui semblent, au moins en partie, en relation avec le plasmocytome. MORVAY (*50*), aussi, observa, dans un cas, que les lésions d'ostéolyse siègeant dans le bassin, de la taille d'un petit pois, étaient toujours entourés d'un bord de sclérose dense. D'un autre côté, COCCHI (*12*) vérifia l'existence d'une ostéosclérose réactive dans quatre cas parmi ses trente cas qui avaient été soumis à l'irradiation.

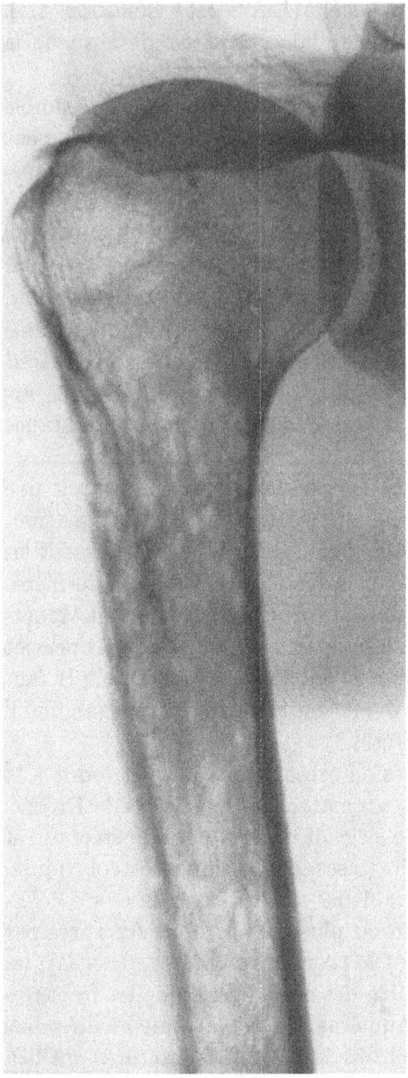

Changements osseux durant le traitement.—Les traitements avec stilbamidine, uréthane, rayons X, moutardes azotées, ACTH et cortisone sont fréquemment suivis d'une amélioration subjective et même objective dans divers aspects, mais en ce qui concerne les changements osseux, l'on obtient très rarement un arrêt substantiel dans leur progrès [il atteignit 51 mois dans le cas de ALWALL (*1*)], et encore plus rarement leur régression jusqu'à leur guérison totale [HAINES et ses collaborateurs (*25*), RUNDLES et REEVES (*61*), LOGE et RUNDLES (*42*), LUTTGENS et BAYRD (*44*) et INNES et RIEDER (*28*)]. COCCHI (*12*) n'observa aucune régression des lésions dans les 26 cas qui présentaient des modifications osseuses parmi ses 30 malades soumis à l'irradiation. Dans nos cas, traités avec diamidines, cortisone, rayons X, moutardes azotées, uréthane (administré à doses quotidiennes et totales très inférieures à celles de beaucoup d'auteurs américains) et par des exsanguinotransfusions, les lésions continuèrent leurs progrès et même d'autres apparurent.

Leucémie à plasmocytes. — La leucémie à plasmocytes est généralement accompagnée d'une infiltration plasmocytaire plus ou moins étendue de la moelle osseuse [dans 18 cas sur 26 revisés par LÜDIN (*43*)]. Cette infiltration intéresse le squelette en provoquant de l'ostéoporose. Cependant, l'on connaît plusieurs cas avec une infiltration médullaire diffuse qui dans les radiographies ne présentaient pas d'ostéoporose [par exemple, le cas de PLAUCHU, MOREL et CARRON (*56*)], ou en présentèrent seulement d'une manière réduite et tardive [par exemple, un cas de GAMBIGLIANI-ZOCCOLI et CAPPA (*22*)].

Fig. 6. Leucémie à plasmocytes chez un adulte (moelle sternale avec 81,8% de plasmocytes; sang avec un maximum de 23,600 leucocytes et 66% de plasmocytes). Dans la métaphyse et la diaphyse de l'humérus, l'on trouve un grand nombre de petites lésions ostéolytiques dont les contours sont un peu irréguliers et imprécis. L'ostéolyse atteint la compacte sur la face externe de l'os.

Mais, il doit être considéré comme exceptionnel que des cas indiscutables d'infiltration diffuse ne présentent point d'ostéoporose, ni même à l'examen histologique [par exemple, le cas de CARRIÉ et ses collaborateurs (8)].

La leucémie à plasmocytes est accompagnée d'aires de destruction osseuse qui siègent, de préférence, comme dans les cas de plasmocytome non-leucémique, dans la calotte crânienne, dans les vertèbres, le sternum, les côtes, le bassin et aussi dans les os des extrémités.

Radiologiquement, ces foyers de destruction sont, en général, des défauts osseux plus ou moins ronds, souvent minuscules, qui siègent dans le crâne; en forme tachetée ou mitée (figure 6), ils peuvent intéresser le reste du squelette. Ces lésions, plutôt petites, sont fréquentes, tandis que les grandes aires de destruction sont certainement rares. Nous croyons qu'une telle différence de fréquence a une valeur considérable puisqu'elle montre que le plasmocytome multiple à grands foyers n'a pas une tendance marquée à évoluer vers la leucémie, mais nous la croyons dépourvue de grande valeur en ce qui concerne la taille des destructions osseuses apparues pendant la période leucémique, car il nous semble que les lésions ostéolytiques «post-leucémiques» atteignent la taille que permet la survie du malade.

Au point de vue anatomo-pathologique, les lésions destructives sont plus fréquentes: les publications de LÜDIN (43), SCHERRER (65), JEUNE et RÉVOL (30) et autres montrent que les lésions destructives qui paraissaient radiologiquement limitées à certains os, se trouvaient anatomiquement dans beaucoup d'autres qui semblaient, à l'exploration radiologique, normaux ou plus souvent atteints d'ostéoporose diffuse.

Les changements régressifs ne paraissent pas dûs à l'intervention d'ostéoclastes [KEILHACK et LINCK (32)]; l'infiltration plasmocellulaire se trouve directement adossée aux trabées atrophiques [MOSS et ACKERMAN (51)].

La leucémie à cellules plasmatiques avec sclérose diffuse publiée par SHARNOFF et ses collaborateurs, en 1954 (67), paraît un exemple indiscutable de la coexistence de changements ostéoplastiques: un homme de 65 ans, sans néoplasie épithéliale et avec une augmentation intense et diffuse de la densité du squelette (et aplatissement de la cinquième et de la sixième vertèbres dorsales), 16.000 leucocytes et 32% de plasmocytes anormaux; au niveau du sternum (biopsie), le tissu osseux est particulièrement sclérotique et ne montre pas d'activité ostéoblastique et, d'autre part, la moelle osseuse est totalement substituée par des plasmocytes.

OSGOOD et HUNTER (54) trouvèrent, dans un cas de leucémie à plasmocytes, la calotte crânienne très grossie et avec une décalcification granuleuse diffuse, sauf un certain degré d'éburnation le long des sutures coronaires.

L'unique cas de néoformation osseuse périostale que nous avons trouvé est celui publié par KRAININ et ses collaborateurs (34): femme de 68 ans, avec 9.000—35.000 leucocytes et 40—70% de plasmocytes, une substitution quasi totale de la moelle osseuse par des plasmocytes et des foyers ostéolytiques dans le crâne, les clavicules, les fémurs et l'humérus droit. Du côté gauche, la diaphyse de l'humérus et la partie proximale du radius étaient recouvertes de spicules osseuses orientées en sens vertical par rapport à la corticale; en plus, ces os présentaient des fractures. L'étude biopsique de la région montra une moelle osseuse substituée, une néoformation de tissu osseux et ostéoïde et une infiltration diffuse par des cellules myélomateuses. Selon la gravure reproduite, les plasmocytes de la moelle osseuse sternale rappelaient les cellules du réticulo-sarcome plasmocytaire.

Littérature.

1. ALWALL, N.: Urethane in Multiple Myeloma. I. Final Report of a Case Treated more than Four Years with Urethane. Acta med. scand (Stockh.) **144**, 114 (1952).
2. BATY, J. M., and E. C. VOGT: Bone changes of leukemia in children. Amer. J. Roentgenol. **34**, 310 (1935).
3. BAYRD, E. D., and F. J. HECK: Multiple myeloma. A review of eighty-three proved cases. J. Amer. Med. Assoc. **133**, 147 (1947).
4. BICHEL, J.: Arthralgic leukemia in children. Acta haematol. (Basel) **1**, 153 (1948).
5. BOIDIN, L., J. BOUSSER et O. DELZANT: Myélose décalcifiante et ostéosclérosante. Bull. Mém. Soc. méd. Hôp. Paris **1941**, n° 28—29.
6. BRUSA, P., e L. PARENZAN: Aspetti radiologici delle alterazioni scheletriche in corso di leucemia nell'infanzia. Minerva pediatr. **6**, 184 (1954).
7. CAFFEY, J.: Pediatric X-Ray Diagnosis. Chicago 1945.
8. CARRIÉ, P.-A., J. BOUSSER, J. CATINAT, J. GOUGEON et BLANCHET: Bull. Mém. Soc. méd. Hôp. Paris **1949**, n° 17—18, 691.
9. CAUSSADE, L., N. NEIMANN, B. PIERSON et Y. FERNIER: Les corrélations pathologiques du sang et des os en Pédiatrie. Pédiatrie **8**, n° 8 (1953).
10. CHRISTOPHERSON, W. M., and A. J. MILLER: A re-evaluation of solitary plasma cell myeloma of the bone. Cancer **3**, 240 (1950).
11. CLARK, J. J.: Unusual bone changes in leukemia. Radiology **26**, 237 (1936).
12. COCCHI, U.: Skeletal changes in myelomatosis, lymphosarcoma and osteomyelosclerosis. Amer. J. Roentgenol. **68**, 570 (1952).
13. COOKE, J. V.: Chronic myelogenous leukemia in children. J. Pediatr. **42**, 537 (1953).
14. CRAIL, H. W., L. ALT and W. H. NADLER: Myelofibrosis associated with tuberculosis. Blood **3**, 1426 (1948).
15. CRAVER, L. F., and M. M. COPELAND: Changes of the bones in the leukemias. Arch. Surg. **30**, 639 (1935).
16. DALE JR., J. H.: Leucemia in childhood. A clinical and roentgenographic study of 72 cases. J. Pediatr. **34**, 421 (1949).
17. DRESNER, E.: The bone and joint lesions in acute leukaemia and their reponse to folic acid antagonists. Quart. J. Med. **19**, 339 (1950).
18. ERB, I. H.: Bone changes in leukemia; pathology. Arch. Dis. Childh. **9**, 319 (1934).
19. FARRERAS, P., y J. M. VILASECA: Resultados de la exploración roentgenológica del esqueleto en veinticuatro leucémicos personalmente observados. Radiologica-Cancerologica **1954**, 177.
20. FLASHMAN, D. H., and S. S. LEOPOLD: Leukosarcoma, with report of a case beginning with primary retroperitoneal lymphosarcoma and terminating with leukemia. Amer. J. Med. Sci. **177**, 651 (1929).
21. FOWLER, W. M., and J. D. GORDON: Multiple myeloma. Amer. Prac. **1**, 449 (1950).
22. GAMBIGLIANI-ZOCCOLI, A., et A. CAPPA: La leucemia plasmacellulare. Arch. Sci. Med. **74**, n° 1 (1949).
23. GESCHICKTER, C. F., and M. M. COPELAND: Multiple myeloma. Arch. Surg. **16**, 807 (1928).
24. GUICHARD, A., L. RÉVOL, J. MARTINON et DAME: Leucémie lymphoïde décalcifiante à forme ostéomalacique. Lyon méd. **171**, 441 (1944).
25. HAINES, R. D., W. N. POWELL and H. A. BAILEY: Multiple myeloma: its treatment with urethane and ACTH. South. Med. J. **44**, 467 (1951).
26. HATCHER, C. H.: Pathogenesis of localized fibrous lesions in metaphyses of long bones. Ann. Surg. **122**, 1016 (1945).
27. HUTT, M. S. R., J. L. PINNIGER and G. WETHERLEY-MEIN: The myeloproliferative disorders with special reference to myelofibrosis. Blood **8**, 295 (1953).
28. INNES, J., and W. D. RIDER: Multiple myelomatosis treated with a combination of urethane and an oral nitrogen mustard. Blood **10**, 252 (1955).
29. JAFFÉ, H. L.: Skeletal manifestations of leukemia and malignant lymphoma. Bull. Hosp. Joint Dis. **13**, 217 (1952).
30. JEUNE et RÉVOL: Myélome plasmocytaire d'évolution aiguë, avec présence de plasmocytes dans le sang et envahissement diffus des organes hématopoiétiques. Atteinte rénale importante. Lyon méd. n° 50, 623 (1943).

31. KARPINSKI JR., F. E., and J. M. MARTIN: The skeletal lesions of leucemic children treated with aminopterin. J. of Pediatr. **37**, 208 (1950).
32. KEILHACK, H., u. K. LINCK: Über die Plasmazellenleukämie. Dtsch. Arch. klin. Med. **188**, 88 (1941).
33. KOHLER, L. M., u. A. LAUR: Osteosklerose bei Plasmocytom. Bericht über einen Fall. Fortschr. Röntgenstr. **72**, 714 (1950).
34. KRAININ, P., C. J. D'ANGIO and A. SMELIN: Multiple myeloma with new bone formation. Arch. Int. Med. **84**, 976 (1949).
35. LANDOLT, R. F.: Knochenveränderungen bei kindlicher Leukämie. Über rheumatoide Leukämieformen. Helvet. med. Acta **6**, 461 (1946).
36. LAYANI, F., et A. ASCHKENASY: Un cas de leucémie aiguë précédée par un syndrome d'anémie perniciosiforme avec lacunes osseuses. Bull. Mém. Soc. méd. Hop. Paris **1953**, n° 19—20, 622.
37. LAYANI, F., et A. ASCHKENASY: Leucémie myéloïde atypique avec syndrome humoral de myélome et lésions osseuses pagétoïdes. Myélose ou myélosarcomatose? Effet des exsanguino-transfusions et d'un traitement par les sels d'antimoine. Bull. Mém. Soc. méd. Hôp. Paris **1948**, n° 32—33, 1140.
38. LEREBOUILLET, J., et P. DROGUET: La leucoblastose décalcifiante diffuse. Presse méd. **1949**, n° 2, 30.
39. LICHTENSTEIN, L., and H. L. JAFFÉ: Multiple myeloma: a survey based on 35 cases, eighteen of wich came to autopsy. Arch. of Path. **44**, 207 (1947).
40. LIEN-KENG, K.: Experiences with modern treatment of leukaemia in childhood. Ann. paediatr. (Basel) **182**, 202 (1954).
41. LIÈVRE, J.-A., et H. FISCHGOLD: Les lacunes bénignes du crâne. Presse méd. **61**, 919 (1953).
42. LOGE, J. P., and R. W. RUNDLES: Urethane (ethyl carbamate) therapy in multiple myeloma. Blood **4**, 201 (1949).
43. LÜDIN, H.: Über Plasmazellenleukämie. Helvet. med. Acta **13**, 527 (1946).
44. LUTTGENS, W. F., and E. D. BAYRD: Treatment of multiple myeloma with urethane. J. Amer. Méd. Assoc. **147**, 824 (1951).
45. MARCHAL, G., et L. MALLET: Maladie de Kahler à type de myélome en nappes. Sang **16**, 1 (1944).
46. MARCHAL, G., et L. MALLET: Conceptions actuelles sur les myélomes multiples des os. Sang **21**, 1 (1950).
47. MARQUÉZY, R. A., et J. BONNETTE: Les manifestations ostéo-articulaires des leucémies aiguës de l'enfant. Semaine Hôp. **25**, 3883 (1949).
48. MARTIN, J. F.: Discussion to Silverman's paper. Radiology **54**, 698 (1950).
49. MICHELAZZI, A. M.: Leucemie atipiche. Reticoloendoteliosi. Neoplasie del S. R. E. Limiti e rapporti. Omnia Med. (Pisa) suppl. **29**, 67 (1951).
50. MORVAY, E.: Osteoporose und diffuse Plasmocytose. Fortschr. Röntgenstr. **73**, 349 (1950).
51. MOSS, W. T., and L. V. ACKERMAN: Plasma cell leukemia. Blood **1**, 396 (1946).
52. NAYLOR, A., and F. E. CHESTER-WILLIAMS: Mylomata of bone. A review of 25 cases. Brit. Med. J. **1**, 120 (1954).
53. OLMER, J., et E. ABIGNOLI: Leucémies à tumeurs et maladie de Kahler. Presse méd. **60**, 92 (1952).
54. OSGOOD, E. E., et W. C. HUNTER: Plasma cell leukemia. Fol. haematol. (Lpz.) **52**, 369 (1934).
55. PIMENTEL, J. C.: Leucemia aguda descalcificante. Gaz. Med. Port. **4**, 370 (1951).
56. PLAUCHU, M., MOREL et CARRON: Considérations à propos d'un nouveau cas de leucémie à plasmocytes. Lyon méd. **1949**, n° 45, 289.
57. RAVEN, R. W., and R. A. WILLIS: Solitary Plasmocytoma of the spine. J. Bone Surg. B. **31**, 369 (1949).
58. RIVA, G.: Leukämie unter dem Bilde einer systematisierten Knochenerkrankung. Helvet. med. Acta **16**, 357 (1949).
59. ROHR, K.: Myélofibrose et ostéomyélosclérose (Syndrome ostéomyéloréticulaire). Sang **26**, 224 (1955).

60. Rosenblum, A. H., and J. D. Kirshbaum: Multiple myelomas with tumorlike amyloidosis. J. Amer. Med. Assoc. 106, 988 (1936).
61. Rundles, R. W., and R. J. Reeves: Multiple myeloma. II. Variability of Roentgen appearance and effect of urethane therapy on skeletal disease. Amer. J. Roentgenol. 64, 799 (1950).
62. Sansone, G.: La terapia moderna delle leucemie acute dell'infanzia. Atti XII Congresso Soc. Ital. Emat. 1954, 265.
63. Sansone, G., e A. Piga: Studio radiologico dello scheletro in 80 casi di leucemie infantili. Atti XII Congresso Soc. Ital. Emat. 1954, 357.
64. Sansone, G., e S. Mastragostino: Le alterazioni dello scheletro nelle emopatie. Minerva pediatr. 1955, 7.
65. Scherrer, M.: Vier Fälle von Plasmazell-Leukämie. Acta haematol. (Basel) 4, 291 (1949).
66. Schinz, H. R., W. E. Baensch, E. Friedl u. E. Uehlinger: Lehrbuch der Röntgendiagnostik, 1951.
67. Sharnoff, J. G., H. Belsky and J. Melton: Plasma cell leukemia or multiple myeloma with osteosclerosis. Amer. J. Med. 17, 582 (1954).
68. Silverman, F. N.: The skeletal lesions in leukemia. Amer. J. Roentgenol. 59, 819 (1948).
69. Silverman, F. N.: Treatment of leukemia and allied disorders with folic acid antagonists; effect of aminopterin on skeletal lesions. Radiology 54, 665 (1950).
70. Snapper, I., L. B. Turner and H. L. Moscovitz: Multiple Myeloma. 1953.
71. Sontag, L. W., and S. I. Pyle: The appearance and nature of cyst-like areas in the distal femoral metaphyses of children. Amer. J. Roentgenol. 46, 185 (1941).
72. Stodtmeister, R., S. Sandkühler u. A. Laur: Osteosklerose und Knochenmarkfibrose, 1953.
73. Sussman, M. L.: Myelosclerosis with leukoerythroblastic anemia. Amer. J. Roentgenol. 57, 313 (1947).
74. Thomas, S. D.: Discussion to Silverman's paper. Radiology 54, 699 (1950).
75. Trusen, M.: Spontanfraktur bei einem Kinde mit lymphatischer Leukämie. Mschr. Kinderheilk. 50, 45 (1931).
76. Waisman, H. A., and R. A. Harvey: Radiological evidence of growth in children with acute leukemia treated with folic acid antagonists. Radiology 62, 61 (1954).
77. Weber, E. J., F. E. Karpinski and R. W. Heinle: The treatment of acute leukemias of childhood with folic acid antagonists. J. of Pediatr. 36, 69 (1950).
78. Weissenbach et Lièvre: Myélomatose décalcifiante diffuse. Bull. Mém. Soc. méd. Hôp. Paris 1938, 1137.
79. Willi, H.: Die Leukosen im Kindesalter, 1936.
80. Wood, E. E., and C. T. Andrews: Subacute myelosclerosis. Report of three cases. Lancet 1949 II, 739.

Wachstumsanomalien und Mißbildungen bei Eisenmangelzuständen. (Asiderosen).

Von

F. Reimann (Istanbul/Türkei).

Mit 2 Abbildungen.

Eine hypochrome Anämie oft hohen Grades, eine nicht unerhebliche Gewichtsverminderung, trophische Störungen an der Haut, den Nägeln und den Schleimhäuten sowie eine häufige Vergrößerung und Verbreiterung des Herzens gehören zu den bekannten klinischen Folgeerscheinungen, die ein langdauernder und intensiver Eisenmangel bei erwachsenen Personen — in europäischen Ländern meist bei Frauen im mittleren Lebensalter — hervorruft. Viel weitgehender und tiefer sind die Konsequenzen für das Individuum, wenn der Eisenmangel bereits seit frühester Kindheit und Jugend vorhanden ist oder sogar schon während des fetalen Lebens besteht, sobald die Mutter selbst an einem Eisenmangel leidet und das Kind im Leibe nur ungenügd Eisen erhält. Diese ungünstigen Bedingungen finden sich sehr häufig unter der hiesigen Bevölkerung, vor allem im Inneren Anatoliens, wo der Eisenmangel sozusagen „endemisch" ist, von Generation zu Generation nach Art eines — allerdings negativen — Besitzes vererbt wird und infolge der besonderen Lebensumstände und Lebensgewohnheiten, die in erster Linie die Art und Weise der Ernährung betreffen, aufrechterhalten bleibt. Bei diesen Kranken verursacht der Eisenmangel neben einer mikrocytären, hämoglobinarmen Anämie im Blut von oft höchster Intensität auch außerordentliche Störungen im gesamten Organismus, die sich besonders am Wachstum und der Entwicklung des Körpers und seiner Organe bemerkbar machen und zu Änderungen in dem gewohnten harmonischen Aufbau der Körperstruktur führen. Sie präsentieren sich häufig in auffallender und charakteristischer Weise.

Es ist nun eine reizvolle analytische Aufgabe, den Entstehungsmechanismus dieser Störungen festzustellen. In den meisten Fällen ist dies ohne Schwierigkeit möglich. Nicht immer fällt aber die Erklärung leicht und erst durch den Vergleich mehrerer Patienten mit verschiedener Intensität der Symptome läßt sich eine Deutung finden. Nicht zuletzt bietet dabei die Verfolgung der Reparationsvorgänge nach der Verabreichung von Eisen eine wertvolle Hilfe. Bei vielen Erscheinungen wird die Erklärung dadurch besonders erschwert, daß die Ursache nicht einheitlich ist, sondern auf dem Zusammenspiel mehrerer Faktoren beruht, die sich vielfach überschneiden und bei denen Wirkung und Folge kaum auseinanderzuhalten sind. Bei einer Reihe anderer Symptome ist es überhaupt nicht möglich, ein sicheres Urteil über das Zustandekommen zu geben. Die Deutung muß späteren Untersuchungen überlassen werden.

Im allgemeinen können die Befunde und Erscheinungen bei den jugendlichen Kranken in *5 verschiedene Gruppen* eingeteilt werden. Zu der *ersten Gruppe* gehören die Wachstums- und Entwicklungsanomalien, die durch das Fehlen des Eisens als allgemeinen Zellbaustein für sämtliche Gewebe verursacht sind. Die wichtigsten Symptome, die auf dieser Basis beruhen, sind die allgemeine Magerkeit und das erhebliche Untergewicht, die Verringerung des Fettpolsters, der herabgesetzte Turgor der Haut, die schlaffe Muskulatur, die trockene Epidermis, die schweren Nagelveränderungen, das zarte Skelet und die Volumsverminderung der inneren Organe.

Die Eisenverabreichung führt bei diesen Erscheinungen in kurzer Zeit zu einer eindrucksvollen Besserung. Ihr Ausmaß kann man danach ermessen, daß das Körpergewicht bis zu 15 kg und mehr zunimmt. Auch die Deformationen der Nägel verschwinden meist innerhalb weniger Wochen.

In die *zweite Gruppe* sind diejenigen Wachstums- und Entwicklungsanomalien einzureihen, die durch die Anämie im Blut und die sie begleitenden hyperplastischen und hypertrophischen Vorgänge an den blutbildenden Organen hervorgerufen werden. Zunächst ist hier die Hypertrophie und Dilatation des Herzens zu nennen, welches Organ im Gegensatz zu den übrigen Körperteilen keine Verminderung, sondern fast regelmäßig eine oft bedeutende Vergrößerung aufweist. Die Veränderung am Herzen entsteht durch die abnormen hämodynamischen Bedingungen, unter denen dieses Organ bei einer seit früher Jugend vorhandenen

Anämie seine Arbeit verrichten muß. Bei einzelnen Fällen erinnern die beobachteten Symptome sogar an das Vorhandensein eines kongenitalen Vitiums und
lassen an ein Offenstehen der Klappen und einen mangelhaften Verschluß des
Vorhofseptums infolge der Dilatation denken.

Die Hyperplasie des Knochenmarkes, die bei den Patienten regelmäßig vorhanden ist, verursacht durch den Druck auf die Knochensubstanz deutliche Veränderungen der Knochenstruktur, die vor allem am Schädeldach, doch aber auch
an den kurzen Knochen und an den distalen Enden der langen Röhrenknochen
sichtbar sind. Sie bestehen im wesentlichen in einer maschenförmigen Auflocke-
rung der Spongiosa, die am Schädeldach auch oft verbreitert ist, und in einer Verdünnung der Corticalis, die sich besonders an den distalen Enden der Röhrenknochen bemerkbar macht. Die geschilderten Veränderungen sind aber nie so
hochgradig wie bei der Mittelmeeranämie, an die sie zuweilen erinnern.

Äußerlich sichtbare Veränderungen am Knochenbau werden durch die Hypertrophie der Leber und der Milz herbeigeführt. Die beiden Organe sind bei vielen
Fällen, bei denen die Blutarmut seit frühester Kindheit besteht, der Sitz einer
persistierenden extramedullären Blutbildung und nehmen dadurch oft ein beträchtliches Volumen ein. Im Verein mit der Hypertrophie des Herzens bewirken
sie eine Verbreiterung und Vertiefung des Brustkorbs und führen zu einem Thorax
von tonnenförmiger Gestalt, mit einer Erweiterung der unteren Appertur und einem
offenen, bogenförmigen Brustwinkel.

Nach der Eisenverabreichung kommt es zu einer Reparation der Verände-
rungen. Die Hypertrophie des Herzens und die Strukturveränderungen am
Knochen werden wohl nicht direkt durch das Eisen beseitigt. Mit dem Wegfall
der auslösenden Ursache durch die Eisenwirkung gleichen sie sich im Verlaufe der
Zeit und des einsetzenden Wachstums vollständig aus. Eine direkte Wirkung des
Eisens ist jedoch an Leber und Milz zu beobachten, die nicht selten nach der
Eisenverabreichung rasch und erheblich an Größe abnehmen. Die abnorme
Konfiguration der Brust verliert sich ebenfalls während des späteren Wachstums.

Zu der *dritten* Gruppe sind diejenigen Wachstums- und Entwicklungsanomalien
zu rechnen, die offensichtlich durch Störungen im innersekretorischen Apparat
und vor allem durch eine herabgesetzte Tätigkeit der Gonaden bedingt sind. Sie
kommen bei Patienten beiderlei Geschlechts vor, bestehen bei Patienten im Alter
vor der Pubertät in einer Reifungshemmung und weisen bei den Kranken, die sich
im Pubertätsalter befinden oder dieses bereits überschritten haben, oft das ausgeprägte Bild eines „sexuellen Infantilismus" auf. Der Habitus ist kindlich und
die Gesamtentwicklung liegt um Jahre hinter dem Kalenderalter zurück. Die
männlichen Kranken machen dabei gewöhnlich einen mädchenhaft-femininen
Eindruck. Die primären und sekundären Geschlechtsmerkmale sind bei beiden
Geschlechtern mangelhaft ausgebildet. Das Skeletsystem ist auf kindlicher Stufe
zurückgeblieben; die Anlage der Knochenkerne und die Verschmelzung der Epi-
physenfugen sind stark verzögert; die Dentition ist retardiert.

Der herabgesetzten Funktion der Gonaden entspricht bei den Patienten
gleichzeitig das Fehlen der Menstruation bei den Mädchen, die mangelhafte
Erektionsfähigkeit, der geringe oder fehlende Samengehalt im Sperma, wenn
letzteres überhaupt erhältlich, und die weitgehende Arretierung der Spermatogenese im histologisch-bioptischen Präparat des Testis bei männlichen Kranken.

Gewisse Zeichen sprechen dafür, daß die Hypophyse als zentrales Wachstumsorgan ebenfalls an den Wachstums- und Entwicklungsstörungen beteiligt ist, so die histologische Untersuchung bei einem autoptisch kontrollierten Falle und die häufige und oft bemerkenswerte Verkleinerung der knöchernen Hypophysengrube im Röntgenbild des Schädels. Bei einigen Fällen findet sich überdies eine Vergrößerung der Schilddrüse mit leichten hyperthyreotischen Symptomen als Zeichen, daß der endokrine Apparat, der das Wachstum und die Entwicklung dirigiert, in weitem Umfang aus dem Gleichgewicht gebracht ist.

Das Eisen übt hier einen deutlichen Effekt aus. Die innere und äußere Tätigkeit des Sexualapparates wird in Gang gebracht, Wachstum und Entwicklung in Bewegung gesetzt. Besonders bei den weiblichen Kranken kommt es im Anschluß an die Eisenbehandlung zu einer oft stürmischen allgemeinen Reifung, und binnen einer verhältnismäßig kurzen Spanne wird bei ihnen diejenige Altersstufe erreicht, die den Kalenderjahren entspricht. Aus einem zurückgebliebenen Kind entwickelt sich dabei oft in wenigen Jahren ein voll geschlechtsreifes Mädchen.

Bei den männlichen Anämien verläuft die Weiterentwicklung jedoch bedeutend langsamer als beim weiblichen Geschlecht. Die Kranken erreichen selbst mehrere Jahre später nicht die Reifungsstufe der gleichaltrigen Geschlechtsgenossen. Sie bleiben äußerlich und auch im Wesen, selbst wenn sie das 2. Lebensjahrzehnt längst überschritten haben, pagenhaft-juvenil. Beim männlichen Geschlecht scheint der schwere und langdauernde Eisenmangelzustand eine viel tiefere und nachhaltigere Störung im endokrinen System herbeizurufen als bei den weiblichen Patienten, ja er kann sogar, wie Beobachtungen zeigen, bei den ersteren zu einer permanenten, irreversiblen Schädigung mit Azospermie und einem ausgeprägten eunuchoiden Hypogenitalismus Anlaß geben.

Die *vierte* und vielleicht am *meisten interessante* Gruppe stellt eine Reihe von Wachstums- und Entwicklungsanomalien dar, deren Genese unzweifelhaft bereits in die fetale Lebensperiode zu verlegen ist.

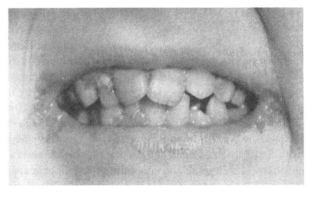

Abb. 1. Unregelmäßige Zahnbildung bei 9 jährigem Knaben mit Chloranämie.

Es handelt sich um *Mißbildungen* der verschiedensten Art, wie Defekte des Gebisses und Unregelmäßigkeiten der Zahnbildung (Abb. 1), Asymmetrien des Schädels, Deformationen der äußeren Ohren. Mißbildungen finden sich ferner an den Extremitäten wie totale oder partielle Syndaktylie, überzählige Finger (Abb. 2), Fehlen von Fingergliedern, Defekte der Nägel, Krallenfinger, Gabelzehen, Schieffuß und Fehlen von Fußwurzelknochen. Endlich sind hier noch Abnormitäten, wie überzählige Brustwarzen und Pigmentdefekte der Haut und der Haare zu erwähnen. Diese Anomalien kommen sehr oft und bei einzelnen Patienten nicht selten gehäuft vor.

Eine genügende Eisenversorgung ist also schon vor der Geburt für die normale Entwicklung des Kindes unbedingt erforderlich, und das Fehlen von Eisen zieht, ähnlich wie der Mangel an Vitaminen, für den Ablauf der Differenzierung die schwersten Folgen nach sich. Die Eisenverabreichung beim Patienten ist natürlich wirkungslos; denn die gestörte Anlage ist nicht mehr zu ändern.

In die letzte, *fünfte* Gruppe fallen diejenigen Wachstums- und Entwicklungsanomalien, bei denen meist mehrere Ursachen genetisch beteiligt sind und der Zusammenhang der Gründe vorläufig nicht zu entwirren ist. Einige Anzeichen deuten darauf hin, daß auch hier in vielen Fällen eine bereits bei der Geburt gestörte Anlage vorhanden ist, die durch den Eisenmangel verursacht wird. Dazu gehört die bemerkenswerte und charakteristische Schädel- und Gesichtsbildung, die fast regelmäßig anzutreffen ist und den Kranken untereinander eine oft auffallende äußere Ähnlichkeit verleiht, wie die Brachycephalie, die polyedrische Kopfform, der mongoloide Gesichtstypus mit steiler Stirn, breiter Nasenwurzel und vorragenden Backenknochen. Die Brachycephalie geht dabei nicht selten in eine Turmschädelbildung über, was auf ein besonderes Verhalten der Schädelnähte schließen läßt. Der mongoloide Gesichtsausdruck wird durch die sehr häufig vorhandene mongoloide Lidfalte verstärkt, die dort, wo sie nicht deutlich hervortritt, durch ein Herabziehen der Haut zu beiden Seiten der Nase sichtbar gemacht werden kann.

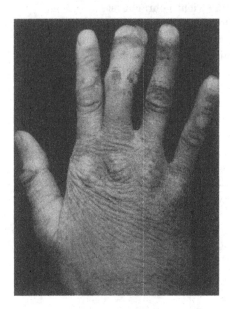

Abb. 2. Geteilter Mittelfinger bei 22jährigem Manne mit Chloranämie mit Koilonychie und Pellagra.

Als weitere Anomalie, bei der eine abnorme Anlage im Spiele sein dürfte, ist das nicht seltene Vorkommen einer Achylie und Hypochylie des Magens hervorzuheben. Schließlich ist noch auf die sog. CAFFEYschen Wachstumslinien hinzuweisen einen häufigen Befund, der aus schmalen Knochenspangen in der Spongiosa der distalen Gelenksenden des Radius und der Tibia besteht, wo sie einzeln oder in Mehrzahl zum Gelenkspalt parallel verlaufen. Bei manchen Fällen kommen sie gehäuft vor und erinnern dann etwas an die Befunde bei der Marmorknochenkrankheit. Ihre Ursache und Bedeutung sind noch nicht geklärt.

Die Wirkung, die das Eisen bei diesen Erscheinungen entfaltet, ist indirekter Natur. Eine Änderung der Schädelform ist nicht zu beobachten. Der mongoloide Gesichtsausdruck verliert sich bei der weiteren Entwicklung der Patienten. Die mongoloide Lidfalte bleibt dagegen unverändert bestehen. Die Magensekretion kehrt bei vielen jugendlichen Kranken nach der Behandlung zur Norm zurück; bei den älteren Kranken bleibt die Achylie gewöhnlich aber dauernd bestehen. Die Knochenlinien scheinen sich bei der späteren Entwicklung zurückzubilden; doch müssen darüber noch weitere Erfahrungen gesammelt werden.

Étude hématologique et radiologique des os dans diverses hémopathies chez des enfants jusqu'à l'âge de 16 ans.

Par

N. Spyropoulos, P. Calpaktsoglou et A. Papadimitriou (Athènes/Grèce).

Ce travail est consacré à l'étude hématologique et radiologique des os dans les dystrophies, les arriérations mentales, les anémies hypochromes, les anémies hémolytiques, les anémies hémorragiques, les leucémies et les tumeurs.

L'étude radiologique des os comprend l'examen radiographique du crâne, des membres supérieurs et inférieurs, du bassin et du thorax.

L'étude hématologique comprend l'examen de la moelle osseuse surtout par ponction sternale, et dans quelques cas par la ponction de l'apophyse épineuse des vertèbres, de la crête iliaque et du plateau tibial.

En comparant les résultats de l'étude du myélogramme par ponctions multiples, nous avons constaté que dans les cas avec une augmentation du pourcentage de la série rouge, des lymphocytes et des histiocytes[1], cette augmentation est plus notable en premier lieu dans la moelle de l'apophyse épineuse des vertèbres et en second lieu dans la moelle sternale. Aussi le pourcentage des macroblastes, des cellules difficile à différencier, des ombres de Gumprecht et des noyaux nus est plus grand dans la moelle de l'apophyse épineuse des vertèbres.

La morphologie des G. R., la résistence globulaire et le test de drépanocytose nous a beaucoup aidé pour la classification des anémies dans les dystrophies, les arriérations mentales et les anémies hypochromes.

I. Dystrophies.

Nous avons étudié 200 cas de dystrophies. Seulement dans 18 cas nous avons signalé absence d'anémie. Dans les autres 182 cas nous avons distingué deux formes d'anémies: 1) La forme macrocytaire normochrome et 2) la forme hypochrome.

Forme macrocytaire normochrome (33 cas). Dans cette forme sont à distinguer l'anémie légère, moyenne et grave.

Anémie légère (18 cas). La moelle osseuse montre une légère augmentation de la série rouge (30—35%) avec 50% de macroblastes. Les érythroblastes acidophiles prédominent. Dans quelques cas il existe une augmentation très légère des lymphocytes et des histiocytes. La morphologie des G. R. dans la moelle osseuse montre une anisocytose légère avec prédominance des G. R. de grande taille et une légère poikilocytose.

Anémie moyenne (10 cas). La moelle osseuse montre une augmentation de la série rouge (40—50%) avec 80% de macroblastes. Les érythroblastes polychromatophiles et acidophiles prédominent. Il existe un petit nombre de mitoses anormales des érythroblastes. Le taux des lymphocytes et des histiocytes est légèrement augmenté. Dans un cas nous avons noté un très grand nombre de mégacaryocytes. La morphologie des G. R. dans la moelle osseuse montre une

---

[1] Le terme „histiocyte" n'est pas correct. Il a été composé du mot grec ἱστίον = voile et cyte. Le terme correct est „histocyte", des mots grecs ἱστός = tissu et κύτος = cavité.

anisocytose moyenne avec prédominance des G. R. de grande et de très grande taille, une légère poikilocytose et anisocytose.

Anémie grave (5 cas). La moelle osseuse est d'une richesse moyenne en cellules nucléées. Le taux de la série rouge est de 60—80%, avec 90% de macroblastes. Erythroblastes basophiles 10—20%, polychromatophiles 30—40% et acidophiles 40—60%. Il existe un asynchronisme de la maturation entre noyau et cytoplasme, des mitoses anormales, des érythroblastes et des G. R. avec des corps de Jolly. En dehors de l'augmentation de la série rouge, nous notons une augmentation des histiocytes, des lymphocytes et un petit nombre de cellules difficile à différencier et des noyaux nus. La morphologie des G. R. de la moelle osseuse montre une anisocytose intense avec des G. R. de grande taille et géantes et une poikilocytose et anisochromie légère.

Dans les trois formes l'examen radiologique montre dans la majorité des cas un retard notable de l'apparition des points d'ossification et dans la forme grave une légère ostéoporose surtout des os plats.

Forme hypochrome (149 cas). Nous avons distingué cinq espèces d'anémie.

a) Anémie légère ou moyenne simple (84 cas). La moelle osseuse est presque normale. Dans quelques cas avec anémie moyenne on a signalé une légère augmentation de la série rouge et des lymphocytes. Dans six cas, dans lesquels existe une éosinophilie dans le sang circulant, nous avons remarqué une augmentation des éosinophiles dans la moelle osseuse. La morphologie des G. R. présente une anisocytose et poikilocytose moyenne, avec légère anisochromie et hypochromie plus intense.

b) Anémie moyenne avec stigmate d'A.M.E.[1] (17 cas). Le pourcentage de la série rouge de la moelle osseuse est modérément augmenté (30—40%). Les lymphocytes et les histiocytes sont aussi légèrement augmentés. La morphologie des G. R. présente une anisocytose moyenne avec petit nombre de G. R. de grande et de petite taille, des G. R. en cible et en forme de poire et une légère anisochromie et hypochromie intense.

c) Anémie moyenne avec rachitisme (32 cas). La moelle osseuse montre une augmentation légère de la série rouge (27—35%), des lymphocytes et des histiocytes. Il existe un petit nombre de cellules difficile à différencier (1—3%), des noyaux nus et des ostéoblastes. La morphologie des G. R. montre une légère anisocytose, poikilocytose et anisochromie.

d) Anémie moyenne ou grave avec stigmate d'A.M.E. et rachitisme (7 cas). Le taux de la série rouge dans la moelle osseuse est 35—50% avec petit nombre des macroblastes et avec prédominance des érythroblastes acidophiles. Dans deux cas nous notons un petit nombre de mitoses anormales. Le taux des lymphocytes, des histiocytes et des ostéoblastes est légèrement augmenté. Cellules difficile à différencier 2—6%. La morphologie des G. R. est anormale, il existe une anisocytose notable, une poikilocytose moyenne avec des schisocytes, des G. R. en cible et en forme de poire et allongés. L'hypochromie est notable.

e) Anémie moyenne ou grave avec des manifestations de syphilis congénitale (9 cas). La moelle osseuse montre une légère augmentation de la série rouge. Cette augmentation est plus intense dans deux cas d'anémie avec stigmate

---

[1] A. M. E. = Anémie Méditerranéenne Erythroblastique = Cooley's Disease.

d'A.M.E., aussi, nous avons signalé une légère augmentation des lymphocytes, des histocytes, des ostéoblastes et des noyaux nus. La morphologie des G. R. montre une légère anisocytose, poikilocytose et anisochromie. Dans les deux cas d'anémie avec stigmate d'Anémie Méditerranéenne Erythroblastique l'anomalie de la morphologie des G. R. est plus intense.

L'examen radiologique des os présente dans toutes les cinq formes et dans la plupart des cas un retard d'apparition des points d'ossification. Dans les cas avec anémie intense qui date depuis plusieurs mois, nous avons noté une légère ostéoporose des os du bassin et de la partie haute du fémur. Les altérations rachitiques osseuses sont plus apparentes dans les cas avec stigmate d'A.M.E.

II. Arriération mentale.

Nous avons étudié 58 cas parmi lesquels l'anémie manque dans les 14 cas. Dans les autres 44 cas nous avons distingué les formes suivantes:

a) *Anémie légère hypochrome (25 cas)*. La moelle osseuse est presque normale. Deux cas seulement montrent une anémie hypochrome intense avec valeur globulaire 0,38 et 0,39. La moelle osseuse dans ces cas est d'une richesse moyenne en cellules nucléées. Le taux de la série rouge est 70—80%, avec prédominance des érythroblastes acidophiles. Le taux des lymphocytes et des histocytes est légèrement augmenté. Il existe un petit nombre de noyaux nus et des ombres de GUMPRECHT. La morphologie des G. R. est légèrement anormale avec grand nombre d'annulocytes.

b) *Anémie hypochrome, le plus souvent moyenne avec stigmate d'A.M.E. (3 cas)*. Le myélogramme montre une légère augmentation de la série rouge (30—40%), des lymphocytes et des histocytes. Il existe un petit nombre de cellules difficile à différencier, des noyaux nus et des ombres de Gumprecht. La morphologie des globules rouges montre une anisocytose moyenne, une poikilocytose aussi moyenne avec petit nombre de schisocytes, des G. R. en cible et en forme de poire. Une anisochromie légère et hypochromie plus intense.

c) *Anémie macrocytaire moyenne ou grave (13 cas)*. La moelle osseuse est d'une richesse moyenne en cellules nucléées. Le taux de la série rouge est 40 à 80% avec 60—90% de macroblastes. Les érythroblastes polychromatophiles et acidophiles prédominent. Il existe un asynchronisme de la maturation entre noyaux et cytoplasme, des mitoses anormales et des G. R. avec des corps de JOLLY. La morphologie des G. R. est anormale. L'anisocytose est intense avec grand nombre de G. R. de grande taille et de taille géante. La poikilocytose et l'anisochromie sont légères.

L'examen radiologique des os montre, dans la plupart des cas des trois formes, un retard notable de l'apparition des points d'ossification et dans très peu de cas une légère ostéoporose des os du bassin.

III. Anémies hypochromes (32 cas).

Nous avons distingué quatre espèces d'anémies:

a) *Anémie hypochrome des prématurés et des jumeaux (10 cas)*. La moelle osseuse dans la majorité des cas montre une légère augmentation de la série rouge (30—40%) avec 5—15% de macroblastes. Les érythroblastes acidophiles prédominent. Le nombre des lymphocytes est un peu augmenté. On distingue des cellules difficile à différencier (5—30%) et des ombres de Gumprecht. La morphologie des G. R. dans la moelle osseuse montre une légère anisocytose et poikilocytose avec petit nombre de G. R. en cible et en forme de poire, des schisocytes et un nombre notable d'annulocytes. L'anisochromie est légère avec hypochromie intense.

b) Anémie hypochrome des jumeaux avec rachitisme (4 cas). Dans les deux jumeaux de 14 mois l'anémie est moins intense. Dans les deux autres cas d'âge de 3 ans, l'anémie est très intense, les enfants donnent l'impression qu'ils sont atteints d'anémie méditerranéenne érythroblastique. La moelle osseuse de la ponction sternale présente une augmentation de la série rouge (30—50%), avec 10—30% de macroblastes. Les érythroblastes polychromatophiles et acidophiles prédominent. Cellules difficile à différencier, 5—15%. Le nombre des lymphocytes, des ostéoblastes et des histocytes est augmenté. Les noyaux nus et les ombres de Gumprecht sont assez nombreuses. La morphologie des G. R. présente une anisocytose et poikilocytose légères avec un grand nombre d'annulocytes.

c) Anémie hypochrome avec stigmate d'A.M.E. (8 cas). Le pourcentage de la série rouge est de 35—45%. Les érythroblastes acidophiles prédominent. Le pourcentage des macroblastes est bas (5—10%). Le taux des lymphocytes, des histocytes, des noyaux nus et des ombres de Gumprecht est augmenté. La morphologie des G. R. est anormale avec un nombre notable de G. R. en cible et en forme de poire, des schisocytes, des G. R. allongés et des annulocytes. L'anisocytose et l'anisochromie est notable avec hypochromie très intense.

d) Anémie hypochrome chez les enfants géophages (10 cas). Cette anémie est plus intense chez des enfants plus âgés. Dans trois cas avec stigmate d'A.M.E. l'aspect des enfants donne l'impression d'être atteints d'anémie méditerranéenne érythroblastique. La moelle osseuse montre une augmentation du taux de la série rouge (45—55%) avec 10—35% de macroblastes. Les érythroblastes polychromatophiles et acidophiles prédominent. Le taux des cellules difficile à différencier est de 3—7%. Le taux des lymphocytes, des histocytes, des noyaux nus et des ombres de Gumprecht est augmenté. Dans les cas avec stigmate d'A.M.E. l'augmentation de la série rouge est plus intense, il existe des mitoses anormales, des G. R. avec des corps de Jolly et un asynchronisme de la maturation entre noyau et cytoplasme. La morphologie des G. R. montre une anisocytose et poikilocytose légères, avec des annulocytes, des rares G. R. en forme de poire et en cible et des schisocytes. Une légère anisochromie et hypochromie intense. L'anomalie de la morphologie des G. R. est plus intense dans les trois cas avec stigmate d'A.M.E.

L'examen radiologique des os montre dans les quatre formes un retard d'apparition des points d'ossification et une légère ostéoporose des os du bassin et de la partie haute du fémur. Les altérations rachitiques osseuses sont très apparentes.

Dans les trois cas d'anémie hypochrome chez les enfants géophages avec le stigmate d'A.M.E. les altérations osseuses sont très remarquables; elles consistent en une ostéoporose intense des os du bassin, de la partie basse de la colonne vertébrale du crâne et des extrémités des os longs, à un élargissement du canal des os longs et à l'apparition des bandes minces parallèles aux lignes épiphysaires.

IV. Anémies des syndromes hémorragiques (24 cas).

a) Purpura thrombopénique essentiel (11 cas). Les manifestations de la moelle osseuse sont parallèles par rapport à l'intensité, la durée et la fréquence du syndrome hémorragique. Dans les cas avec syndrome hémorragique d'intensité et de durée moyenne, la moelle osseuse est riche en éléments nucléés. L'index des éosinophiles et le taux des mégacaryocytes sont grands. Les formes adultes des mégacaryocytes prédominent. La série rouge après l'accès montre une légère augmentation. Dans les cas avec syndrome hémorragique grave, fréquent et durable, la moelle osseuse est moins riche en éléments nucléés. Le taux de la série rouge est augmenté (40—50%) avec 50—60% de macroblastes. Les érythroblastes acidophiles prédominent. Le taux des lymphocytes et des histocytes est modérément augmenté. Nous notons un assez grand nombre de noyaux nus et des ombres de GUMPRECHT. Le taux des mégacaryocytes et des éosinophiles est augmenté ou bien, plus rarement, diminué. Aux cas avec un taux bas de mégacaryocytes correspond une prédominance des formes jeunes.

b) Purpura anaphylactoïde (10 cas). La moelle osseuse est presque dans tous les cas riche en éléments nucléés. Le pourcentage de la série rouge est normal ou bien légèrement augmenté dans les cas avec manifestations hémorragiques intenses. Parmi les érythroblastes le 15—30% sont des macroblastes. Les érythroblastes acidophiles prédominent. Dans quelques cas les cellules de la série granuleuse montrent une granulation toxique.

c) Hémophilie (3 cas). La moelle osseuse étudiée seulement dans un cas n'a rien donné d'extraordinaire.

L'examen radiologique des os dans toutes les anémies du syndrome hémorragique ne montre aucune altération de la structure osseuse.

V. Anémies hémolytiques (61 cas).

a) Ictère hémolytique congénital (2 cas). Premier cas: Anémie extrêmement intense (G. R. 800000 p.c.c., hémoglobine 18); moelle osseuse très pauvre en éléments nucléés. Série rouge diminuée (5—10%) avec 50% de macroblastes. Prédominance des érythroblastes acidophiles. Taux des lymphocytes, des éosinophiles et surtout des histocytes augmenté avec un très grand nombre d'ombres de GUMPRECHT. Deuxième cas: Moelle osseuse riche en éléments nucléées. Série rouge augmentée (60—70%) avec prédominance des érythroblastes polychromatophiles et acidophiles.

L'examen radiologique des os montre des altérations seulement dans le premier cas. Ces altérations consistent en un retard de l'apparition des points d'ossification et en une ostéoporose des os du bassin de la partie haute du fémur et de l'humérus.

b) Anémie méditerranéenne érythroblastique (50 cas). 1. Forme franche (35 cas) (major). Moelle osseuse, dans quelques cas, pauvre en éléments nucléés. Série rouge; hyperplasie intense, plus remarquable dans les cas où la maladie a commencé dès les premiers mois de la vie. En comparaison aux pourcentages physiologiques, les érythroblastes polychromatophiles et acidophiles sont ceux qui prédominent.

Les érythroblastes basophiles sont un peu plus nombreux que normalement. On rencontre aussi des macroblastes polychromatophiles et acidophiles. Le cytoplasme des érythroblastes basophiles est petit et forme une bande mince autour du noyau. Nous avons noté asynchronisme des maturations nucléaires et cytoplasmiques, des mitoses anormales des érythroblastes, et des G. R. avec des corps de Jolly.

Examen radiologique: Légère ostéoporose des os plats du bassin, de la partie haute du fémur et de l'humérus. Canal des os longs très souvent élargi à cause de l'amincissement du cortex de l'os. Les os courts ont d'habitude la forme rectangulaire et les trabécules médullaires donnent l'aspect du mosaïque. Les os de la voûte crânienne montrent une légère ostéoporose et un épaississement. La table interne ainsi que la table externe sont minces et parfois invisibles; des striations perpendiculaires apparaissent entre les deux tables et donnent l'image des poils de brosse. Dans la majorité des cas nous notons un retard de l'apparition des points d'ossification.

2. Forme légère (minor) et stigmate (15 cas). La moelle osseuse montre une hyperplasie de la série rouge (30—40%) avec prédominance des érythroblastes polychromatophiles et acidophiles. Le taux des histocytes, des lymphocytes, des noyaux nus et des ombres de Gumprecht est légèrement augmenté. Dans les cas avec stigmate les manifestations osseuses sont moins intenses.

L'examen radiologique des os montre surtout dans la forme légère un retard de l'apparition des points d'ossification, et dans quelques cas une ostéoporose modérée des os plats du bassin.

c) Anémie avec drépanocytémie (9 cas). La moelle osseuse est dans la majorité des cas riche en éléments nucléés. La série rouge présente une hyperplasie remarquable. Les érythroblastes polychromatophiles et acidophiles prédominent. Les érythroblastes basophiles sont un peu plus nombreux que normalement, et prédominent dans deux cas. On rencontre un nombre notable de macroblastes basophiles, polychromatophiles et acidophiles. Dans un grand nombre d'érythroblastes basophiles le cytoplasme forme une bande mince autour du noyau. L'asynchronisme des maturations nucléaires et cytoplasmiques ainsi que les mitoses anormales sont fréquents. Le taux des lymphocytes, des histocytes, des noyaux nus et des ombres de Gumprecht est augmenté; celui des mégacaryocytes est diminué.

L'examen radiologique des os nous donne une ostéoporose surtout des os plats, un élargissement du canal des os longs avec amincissement du cortex de l'os et un retard d'apparition des points d'ossification chez les enfants de petit âge. Dans un cas il existe un décollement du tubercule de Gerdy.

VI. Leucémies (22 cas).

a) Forme aigüe (19 cas). La moelle osseuse présente une nappe cellulaire homogène, constituée de leucoblastes de 80—100%. Dans quelques cas ils existent quelques normoblastes et dans d'autres un petit nombre de polynucléaires.

L'examen radiologique des os montre des altérations osseuses dans les cas, dans lesquels la maladie dure depuis quelques mois (8 cas), exception faite pour un cas de leucémie avec le stigmate d'A.M.E., dans lequel la maladie a évolué presque dans 20 jours. Les altérations osseuses consistent en une ostéoporose disséminée, qui est localisée en premier lieu dans les os plats du bassin et de la partie haute du fémur et en second lieu dans la partie haute de l'humérus et de la partie basse de la colonne vertébrale. L'examen du thorax montre dans deux cas une infiltration du poumon, probablement leucémique, et dans l'un des cas en plus une image de péricardite.

b) Forme chronique (3 cas). La moelle osseuse présente dans les deux cas une très grande richesse de cellules nucléées. Le taux des myélocytes est de 70—80%. Les myéloblastes et les promyélocytes sont modérément augmentés (2—7%). Le taux des érythroblastes est diminué, surtout dans les deux cas.

L'examen radiologique des os montre dans les deux cas une ostéoporose disséminée des os du bassin, de la partie haute du fémur, de l'humérus et du crâne. Le troisième cas, qui a comme symptômes initials des douleurs articulaires, simulant le rhumatisme articulaire aigu avec atrophie considérable des membres et des ankyloses articulaires, donne des images radiologiques caractéristiques: a) atrophie remarquable des os longs, b) ostéoporose intense et généralisée, c) fractures spontanées et d) des bandes denses de quelques millimètres d'épaisseur, parallèles aux lignes épiphysaires.

VII. Tumeurs (25 cas).

a) Maladie de HODGKIN *simple (3 cas) et avec sarcome (1 cas).* La moelle osseuse ne montre pas de grandes modifications. Le diagnostic est posé seulement par la ponction ganglionaire et confirmé par la biopsie.

L'examen radiologique des os dans la forme simple nous donne dans les deux cas une ostéoporose légère du bassin, de la partie haute du fémur et dans l'un des cas du crâne. La radiographie du thorax montre dans les deux cas une adénopathie médiastinale. Dans la forme HODGKIN sarcome les altérations osseuses sont remarquables: ostéoporose des os plats, surtout ceu du bassin, de la partie basse de la colonne vertébrale, des extrémités des membres inférieurs et supérieurs et du crâne. Le canal des os longs est légèrement élargi á cause de l'amincissement du cortex. Les os tibials présentent des bandes denses de quelques millimètres d'épaisseur, parallèles aux lignes épiphysaires.

b) Sarcome (20 cas). La moelle osseuse par ponctions multiples n'a pas pu mettre en évidence le diagnostic qui est posé seulement par la ponction de la tumeur et vérifié par la biopsie.

L'examen radiologique des os montre dans 9 cas une ostéoporose des os du bassin, de la partie haute du fémur et de l'humérus et dans 4 cas du crâne. Dans un cas l'ostéoporose est très intense. Le canal des os longs est élargi à cause de l'amincissement du cortex et il existe des bandes denses de quelques millimètres d'épaisseur, parallèles aux lignes épiphysaires.

Résumé.

L'étude du myélogramme a démontré que l'augmentation de la série rouge, des macroblastes, des lymphocytes, des histocytes, des noyaux nus et des ombres de GUMPRECHT est plus notable en premier lieu dans la moelle osseuse de l'apophyse épineuse des vertebres, et en second lieu dans la moelle sternale. Dans presque toutes les anomalies de la moelle osseuse nous avons signalé la présence des noyaux nus et des ombres de GUMPRECHT. L'augmentation de la série rouge s'accompagne d'une augmentation du taux des lymphocytes et surtout des histocytes.

Trouble léger mais durable de l'hématopoïèse et du métabolisme joue un rôle notable dans le retard d'apparition des points d'ossification.

L'altération de la structure osseuse consiste: 1. En une ostéoporose qui est localisée en premier lieu dans les os plats du bassin, de la partie haute du fémur et en second lieu dans la partie basse de la colonne vertébrale, la partie haute de l'humérus et dans la voûte du crâne. Parfois l'ostéoporose de la voûte du crâne précède celle des membres. 2. En un élargissement du canal des os longs, à cause de l'amincissement du cortex de l'os. 3. À l'apparition des bandes denses, de quelques millimètres d'épaisseur, parallèles aux lignes épiphysaires.

Über Riesenzellen.

Von

OTTO FRESEN (Düsseldorf/Deutschland).

Mit 2 Abbildungen.

I.

Hämatologisch interessierende Riesenzellen (RZ.) können extramedullär sowohl spontan als auch im Gefolge reaktiver und autonomer Affektionen der Blutzellbildung auftreten; ähnliche Zellformen kommen bei gestaltlichen Äußerungen des Retothelialen Systems (RS.) vor. Obgleich ihre funktionelle Bedeutung im Einzelfall noch unbekannt ist, werden diese mehrkernigen Zellen wegen ihrer weitgehenden Isomorphie mit den markständigen RZ. als Megakaryocyten angesprochen, von myeloischen Vorstufen abgeleitet oder auch schlechthin als retotheliale Elemente gedeutet. Für die hier nur beispielhaft mögliche Erörterung ihrer formalen Genese stellt die unter ortho- und pathologischen Verhältnissen konstante syncytial-fibrilläre Struktur des RS. eine wesentliche Hilfe dar; erst ihre feingewebliche Erfassung gestattet die Anerkennung oder auch den Ausschluß einer retothelialen Zellbildung histomorphologisch zu begründen. Die übereinstimmenden Ergebnisse der hämatologisch-cytologischen Untersuchungen und der anatomisch-histologischen Befunde bei der Retikulose und den retothelialen Hämoblastosen haben diese Voraussetzung für die morphologische Betrachtung als wesentlich und für die Deutung als zutreffend gezeigt (FRESEN a).

II.

Die Histogenese extramedullärer typischer Megakaryocyten sei am Beispiel der spontanen heterotopen Blutbildungsherde, der connatalen Osteosklerose und der Polycytämie besprochen.

1. Die **spontanen heterotopen Blutbildungsherde** werden bei Blutgesunden als autoptischer Zufallsbefund angetroffen, so in Lipomen der Nebenniere (bei Hirnblutung S.-Nr. 500/45, 65 J. männl. und Diabetes mellitus S.-Nr. 602/46, 49 J. männl.), im Fettgewebe des Nierenhilus (bei Bronchialcarcinom S.-Nr. 917/47, 56 J. männl.) und als kirschgroßer Knoten subpleural-intercostal am 6. Brustwirbelkörper (bei Ostitis fibrosa localisata S.-Nr. 277/50, 40 J. männl.).

In diesen ortsungewöhnlichen Blutbildungsherden stellt sich nun durch die Silberimprägnation ein vielverzweigtes Fasernetz dar, das zuweilen auch schon bei Anwendung der gebräuchlichen Plasmafärbungen zu erkennen ist; es kennzeichnet nicht nur den fibrillären Verband des reticulumzelligen Stromas dieser Herde, sondern verbindet auch dessen Elemente mit den noch wenig spezialisierten Vorstufen der verschiedenen Blutzellreihen zu einem histioiden Gefüge. In dieses Syncytium sind RZ. einbezogen, die sich unter zunehmender Differenzierung aus dem Reticulum lösen; sie verlieren die plasma-fibrilläre Verbindung zu ihrer reticulumzelligen Matrix, liegen dann isoliert in dem Maschenwerk des Stromas und geben als eindeutige Megakaryocyten der organoiden Gemeinschaft von Stroma- und Parenchymzellen ein knochenmarkartiges Gepräge. Da Abbauformen dieser aus dem Verband eliminierten Zellen nicht vorliegen, darf bei begrenzter Lebensdauer gefolgert werden, daß sie ebenso wie die blutbereiten Zellen des Knochenmarkes durch Umbau der Netzstruktur Anschluß an die Blutsinusoide des reticulumzelligen Grundgewebes gewinnen.

2. Bei der **connatalen Osteosklerose** bleibt die Blutzellbildung jenen Organen verhaftet, die, wie Milz, Leber und Lymphknoten, normaliter noch spätfetal den sich stetig verringernden extramedullären Anteil der definitiven Hämopoese beherbergen. Die Untersuchung der Fragestellung war an dem Lymphknoten einer von GIAMPALMO veröffentlichten Beobachtung möglich.

Es handelte sich um ein 3 Monate alt gewordenes Mädchen mit schwerer Hepatosplenomegalie und Vergrößerung aller Lymphknoten bei ausgeprägten Marmorknochen; histologisch ließ sich in Leber, Milz und Lymphknoten eine Blutzellbildung nachweisen.

In dem Lymphknoten, der durch eine intensive Hämocytopoese umgebaut ist, stehen die zahlreichen schon mehrkernigen Formen noch in einem deutlichen Zusammenhang mit dem ortsgewöhnlichen Reticulum, während die formal als ausgereift anzusprechenden Megakaryocyten durch Abbruch der Fasern und Aufbruch des Netzwerkes als freie Elemente in den Lymphsinusoiden angetroffen werden (Abb. 1). Somit läßt sich die retotheliale Ableitung der Megakaryocyten auch für die extramedullär persistierende Blutzellbildung bei der connatalen Osteosklerose histologisch belegen.

3. Die **Polycytämie** geht mit einer auffälligen Vermehrung der Megakaryocyten im Knochenmark einher, die aber auch extramedullär in der vergrößerten Milz und Leber neben Erythroblastennestern und myeloischen Herden auftreten. Das von Herrn Professor Dr. FROBOESE in dankenswerter Weise überlassene Material einer Leberbiopsie (E.-Nr. 1804/55) gestattet unter Berücksichtigung eigener Tierversuche eine Stellungnahme zu der wiederholt vertretenen Annahme einer lokalen metaplastischen Entstehung der in den Blutsinusoiden festgestellten Megakaryocyten.

Die gezielte Leberpunktion wurde bei einer 60 Jahre alten Frau vorgenommen, bei der vor 6 Jahren wegen einer Polycytämie mit Milzvergrößerung die Milz und die Röhrenknochen röntgenbestrahlt wurden. Jetzt überragten Milz und Leber handbreit den Rippenbogen; Lymphknoten nicht auffällig. Ery. 4,58; Hgb. 91%; Leuko. 15600; Myeloc. 1; Jugendl. 1; Stabk. 18; Segm. 53; Eos. 3; Lympho. 19; Mono. 5; 2 Normobl.; Thromboc. 225780; Sternalmark zellarm. Humeri und Femora röntgenologisch unauffällig; WaR. negativ. — Die Angaben hat liebenswürdigerweise Herr Chefarzt Dr. BUDING vom Städt. Krankenhaus Berlin-Hohengatow gemacht.

Histologisch ist die Leber richtig strukturiert; die periportalen Felder sind klein, zellarm, scharf begrenzt. In den Sinusoiden finden sich vorwiegend umschriebene Anhäufungen von Vorstufen mehr der roten als der myeloischen

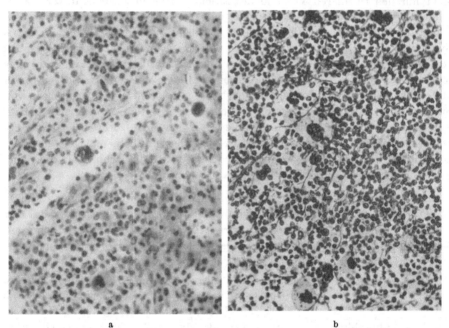

a   b

Abb. 1. Persistierende Hämocytopoese im Lymphknoten bei connataler Osteosklerose (3 Monate, weibl.); a) Vorstufen und reife Megakaryocyten (Hämat.-Eos. 310mal) mit b) Ablösung aus dem Reticulum (Silberimpräg. 310mal).

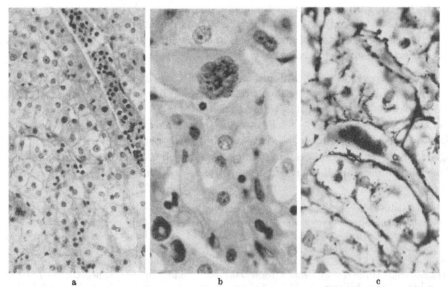

a   b   c

Abb. 2. Leber bei Polycytämie (60 Jahre, weibl.); a) blutzellreiche Sinusoide (Hämat.-Eos. 310mal) mit b) Megakaryocyten (Hämat.-Eos. 750mal) bei c) unbeteiligten Sternzellen (Silberimpräg. 750mal).

Blutzellen, unregelmäßig in den Azini verteilt zahlreiche typische Megakaryocyten bei unauffälligen Sternzellen (Abb. 2). Eine Transformierung der Sternzellen zu RZ. ist also histomorphologisch nicht zu belegen.

III.

Die vergleichende Betrachtung verschiedener histologischer Zustandsbilder läßt keinen Zweifel daran, daß sich die Megakaryocyten in den heterotopen extravasalen Blutbildungsherden aus den ortsständigen Reticulumzellen formieren. Diese metaplastische Entstehung der Megakaryocyten ist durchaus mit der unter physiologischen ·Verhältnissen allgemein geltenden Ausschwemmungssperre für unreife Blutzellen aus dem Knochenmark zu vereinbaren; denn diese irregulär auftretenden Blutbildungsherde verdanken ihre Entstehung nicht einer mehr zufälligen Gruppierung aus dem Mark kolonisierter Vorstufen. Mit ihrer extravasalen Lokalisation sind sie vielmehr Ausdruck einer hämopoetischen Funktion der autochthon aus der zum RS. gehörenden gefäßgebundenen Keimschicht gebildeten Reticulumzellen. Ihre Verursachung ist unbekannt, spontan, aber im Hinblick auf ihre Vergesellschaftung mit Fettgewebe vielleicht deshalb mit als milieubedingt zu verstehen, weil auch das blutzellige Mark des heteroplastischen Knochens in Fettgewebe gebettet ist; seine Beziehung zum reticulumzelligen Stroma dieser extramedullären Blutbildungsherde und auch des Knochenmarkes wird im Sinne einer reversiblen Transformierung diskutiert (DABELOW).

Die am Beispiel der spontanen heterotopen Blutbildungsherde und der konnatalen Osteosklerose verifizierte Herkunft der Megakaryocyten aus ortseigenen Reticulumzellen ist deshalb auffällig, weil sie ohne Mitosen und zu einem Zeitpunkt erfolgt, an dem die Blutzellbildung allgemein als definitiv nach dem Modus der Regeneration aus bestimmten Stammzellen angesehen wird. Zwar steht die Knochenmarksriesenzelle in der zweiten Hälfte des dritten Fetalmonates als vorerst einzige Zelle des Markes mit seinem Reticulum in Verbindung; aber im Rahmen der endgültigen Blutzellbildung soll eine basophile Stammzelle myeloischer Natur zum Megakaryocyten werden (KNOLL), dessen Vielkernigkeit aus Endomitosen resultiere (UNDRITZ). Diese Entwicklungsphasen lassen sich in der zwar ortsungewöhnlichen aber nach Aufbau und qualitativer Zusammensetzung doch durchaus markartigen Hämopoese nicht verfolgen, obgleich die spontanen Blutbildungsherde unter blutphysiologischen Verhältnissen beobachtet werden, und die Blutbildung bei der intrauterin beginnenden Marmorknochenkrankheit in Gestalt des schon präexistenten extramedullären Anteiles der spätfetalen Hämopoese nur vikariierend persistiert. Diese Tatsachen stellen noch keine hinreichenden Gründe etwa für die notwendig scheinende Annahme dar, der Modus der Regeneration sei hier durch eine mesodermale Blutzellentstehung im Sinne der initialen, frühfetalen Hämopoese abgelöst worden. Aus der histomorphologischen Feststellung einer direkten retothelialen Metaplasie von Blutzellen in heterotopen Herden markartigen Gepräges unter gesunden oder doch noch weitgehend blutphysiologischen Verhältnissen ergibt sich eine gewisse Kritik an der üblichen Vorstellung vom formalen Anlauf der medullären Blutzellbildung aus sich selbst erneuernden Stammzellen; unter Berücksichtigung der Entstehung auch von Monocyten und Plasmazellen, vielleicht auch der Lymphocyten, aus dem RS. als dem formal wenig differenzierten Rest des embryonal pluripotenten Mesoderms

führt sie zu der Überlegung, ob die im Knochenmark in gleicher Weise vorliegende Koordination von reticulumzelligem Gewebe und Blutzellbildung nicht
doch im wesentlichen einer funktionsbedingten Einheit dieser Zellsysteme entspricht. Ihre formalgenetische Beziehung ist offenbar deshalb schwer zu verfolgen,
weil die Determinierung der Stromazellen zu jeweiligen Stammzellen grundsätzlich nicht an einem Gestaltwandel zu erkennen ist, und ihre blutzellige
Transformierung ohne Übergangsformen eintritt oder durch eine heteroplastische
Teilung mit sprunghafter Differenzierung erfolgt.

Der aus der Leberbiopsie einer Polycytämie erhobene Befund weist eindeutig
darauf hin, daß nicht alle extramedullär vorkommenden Megakaryocyten aus
dem jeweils ortsständigen Retothel entstehen; in diesem Falle müssen sie über die
Blutbahn an die Fundstelle gelangt sein. Aber die aus dem Knochenmark eliminierten RZ. bleiben bei Mensch (BRILL u. HALPERN) und Versuchstier (OMURA)
embolisiert in den Lungenkapillaren stecken und erreichen nur als nackte Kern-
reste den arteriellen Schenkel des großen Kreislaufes (OGATA). Diese Tatsache
erklärt zwar ihre Abwesenheit im peripheren Blut; doch die Angabe, nach der in
14% aller Autopsien auch in den der Lunge nachgeschalteten Abschnitten der
Blutbahn Megakaryocyten nachweisbar sind (GORONCY), macht deutlich, daß
schon unter offensichtlich blutgesunden Bedingungen doch eindeutige Knochenmarksriesenzellen im Blut vorhanden sein müssen. Unter Hinweis auf die Versuchsergebnisse von FABRIS, CUSTER u. a. wird den bevorzugt in den Sinusoiden
beobachteten Megakaryocyten eine Entstehung aus den retothelialen Uferzellen
unterstellt, ,,trotzdem sich eindeutige Übergangsbilder von Uferzellen bzw.
Reticulumzellen zu Knochenmarksriesenzellen nicht antreffen ließen'' (CUSTER).
Die gemeinsam mit LIERENFELD angestellten Experimente an anämisierten und
unter Saponin stehenden Kaninchen bieten keinen Anhalt für eine retotheliale
Evolution der im Verlaufe einer hochgradigen aber reversiblen Markentleerung
besonders in den Sinusoiden von Milz, Leber und Lymphknoten zahlreich auftretenden Megakaryocyten; ihre formale Genese aus extramedullären Abschnitten
des RS. ist histologisch nicht zu belegen. Bei begründetem Ausschluß einer
metaplastischen Entstehung können also die bei der Polycytämie extramedullär
in der Blutbahn erscheinenden RZ. zwanglos auf den Modus der tierexperimentell belegten Kolonisierung aus ihrem physiologischen Bildungsort bezogen werden.
Da sie nun in ihrer typischen Gestalt das Lungenfilter nachweislich nicht zu
passieren vermögen, darf in Analogie zu den experimentellen Befunden gefolgert
werden, daß infolge der Ausschwemmung verschiedenartigster Zellen aus dem
Mark auch Megakaryoblasten eliminiert werden, die als noch einkernige und
daher wesentlich kleinere Elemente lungengängig sind und sich mit den anderen
Vorstufen in den nach der Textur markverwandten Sinusoiden ausdifferenzieren
können. Auch machen die formal durchaus intakt erscheinenden RZ. in den
Lebersinusoiden nicht den Eindruck verformter, aus der Milz embolisierter Zellen.
Diese Erklärung scheint für die vorliegenden Verhältnisse in der Leberbiopsie
bei Polycytämie naheliegender als die durch die klinischen Untersuchungen
vorerst jedenfalls nicht zu belegende Annahme einer extramedullären Hämopoese
bei Verödung des Markes infolge der Röntgenbestrahlungen, wie sie u. a. MARSON,
GRAHAM u. MEYNELL feststellen konnten. Da diese extramedulläre Kompensation
der Blutzellbildung als Teilerscheinung einer im Mark zur Fibrose führenden

Osteomyeloreticulose aufgefaßt wird (Rohr), wäre eine retotheliale Blutzellentstehung auch in der Leber zu erwarten; diese aber liegt hier nicht vor und läßt
sich auch nicht ohne weiteres belegen, wie uns die Untersuchung einer Leberbiopsie mit riesenzelligen Blutzellherden bei Osteomyelosklerose gezeigt hat
(E.-Nr. 8585/55; 62 J., weibl.).

Die beispielhafte Besprechung der formalen Genese extramedullär anzutreffen-
der typischer Megakaryocyten läßt erkennen, daß ihre metaplastische retotheliale
Ableitung grundsätzlich nicht verallgemeinert werden darf. Andererseits sind
nun nicht alle retothelialen RZ. als heterotop auftretende Megakaryocyten zu
werten. Die Ansicht von Medlar, der in den Sternberg-Reed-Zellen der
Lymphogranulomatose aus dem Mark stammende Megakaryocyten sah, hat
trotz der Übernahme durch D. Symmers nur noch historisches Interesse; vielmehr
sind die Sternbergschen, die Langhansschen und die Fremdkörper-RZ.
sicher retotheliale Elemente und ohne Beziehung zu Megakaryocyten, auch wenn
sie den gleichen Bildungsmodus durch Endomitose bzw. Meroamitose besitzen.
Bei Allgemeininfektionen wurde eine gigantocelluläre Reaktion des RS. beobachtet
(Abrikossoff). RZ. können auch bei der Reticulose als réticulose syncytiale
(Dustin) auftreten sowie die malignen Neoplasien des RS., das Retothelsarkom
und auch das dysplastische Plasmocytom histologisch kennzeichnen (Fresen b).
Im Rahmen der gestaltlichen Äußerungen des RS. sind also zahlreiche morphologische Varianten der RZ. möglich. Ohne nähere histologische Begründung ist es
daher nicht mehr berechtigt, die bei Myelosen nicht selten im Blut und in den
leukotischen Infiltraten beobachteten RZ. schlechthin als retotheliale Elemente
zu erklären und als Megakaryocyten zu deuten. Die eigentliche Megakaryocyten-
leukose ist daher selten (Revol); und gerade die autoptisch belegten Beobachtungen (Epstein u. Goedel, Akazaki u. Hamaguchi) lassen keine formal-
genetischen Beziehungen dieser bei auffälliger Thrombocytose als Megakaryocyten
angesprochenen RZ. zum RS. erkennen; offenbar entspricht ihr pathogenetisches
Prinzip mit der leukämischen Kolonisierung der autonom wuchernden Mark-
zellen dem der gewöhnlichen, nicht retothelialen Hämoblastosen. Anderen als
Megakaryocytosen beschriebenen riesenzelligen Leukosen fehlt die Plättchen-
vermehrung (v. Boros u. Korenyi, McDonald u. Hamrick, Schwarz); ihr ana-
tomisch-histologisches Korrelat entspricht einer Myelose mit mißbildeten, weil
leukotisch kataplastischen Zellformen (Askanazy). Weitere riesenzellig bestimmte leukämieartige Organbefunde müssen heute als fehlgedeutete Osteomyelosklerosen angesehen werden (Downey, Palmer u. Powell; Lindeboom;
Heller, Lewisohn u. Palin Fall 1). Nach autoptisch gesicherten Beobachtungen mit auffällig ungleicher Verteilung der RZ. (Hagio, Essbach, Kopač)
kann es aber auch bei den gewöhnlichen Myelosen zu Begleitwucherungen des RS.
wechselnder Lokalisation und Intensität im Sinne der Myeloreticulose kommen, in
deren Rahmen auch retotheliale RZ. im peripheren Blut erscheinen (Fresen a).
Eine retotheliale Entstehung der zuweilen gestaltlich den Knochenmarksriesenzellen ähnlich werdenden Blutzellen kann also nicht ohne histologischen Nachweis
für alle leukotischen Prozesse angenommen werden. Atypische Leukosezellen sind
viel häufiger, als hämatologisch sich äußernde retotheliale Begleitreaktionen bei
Hämoblastosen nachweisbar werden. Nicht alle heterotop auftretenden RZ. sind
Megakaryocyten, und diese nicht grundsätzlich retothelial-metaplastischer Genese.

IV. Zusammenfassung.

Hämatologisch interessierende Riesenzellen treten extramedullär sowohl bei reaktiven als auch bei neoplastischen Affektionen der Blutzellbildung und des RS. auf. Infolge weitgehender Isomorphie werden sie meist für Megakaryocyten gehalten, obwohl ihre funktionelle Bedeutung im Einzelfall unbekannt ist. In den spontanen extramedullären Blutbildungsherden markartigen Gepräges und in der kompensatorisch bei markverödenden Prozessen heterotop auftretenden Hämopoese läßt sich die Entstehung der Megakaryocyten aus der jeweiligen reticulumzelligen Matrix histologisch erkennen. Bei der Polycytämie leiten sich die im Blut angetroffenen Megakaryocyten offenbar von ihren aus dem Mark kolonisierten Vorstufen ab. Gestaltlich ähnliche mehrkernige Zellen sind bei entzündlich ausgelösten Reaktionen des RS. ebenso im Blut anzutreffen wie im Verlaufe der unterschiedlich hämoblastisch orientierten Reticulose. Unter den riesenzelligen Leukosen verbergen sich vorwiegend Myelosen mit kataplastischen Zellvarianten und nur gelegentlich riesenzellige Begleitwucherungen des RS. im Sinne einer Myeloreticulose, die nicht mit einer Thrombocytose einhergehen. Die formale Genese der weitgehend uniformen Riesenzellen ist offensichtlich recht vielfältig; sie kann nicht grundsätzlich auf das RS. bezogen werden, wie tierexperimentelle Myelopathien gezeigt haben.

Literatur.

Abrikossoff, A. J.: Virchows Arch. 275, 505 (1929).
Akazaky, K., u. J. Hamaguchi: Beitr. path. Anat. 103, 95 (1939).
Askanazy, M.: Handbuch der speziellen pathologischen Anatomie, Bd. I/2, Berlin 1927.
Boros, J. v., u. A. Koronyi: Z. klin. Med. 118, 697 (1931).
Brill, R., and M. M. Halpern: Blood 3, 286 (1948).
Custer, R. P.: Virchows Arch. 288, 212 (1933).
Dabelow, A.: Anat. Anz. 87, Erg. H. 179 (1938).
Downey, H., M. Palmer and L. Powell: Fol. haemat. (Lpz.) 41, 55 (1930).
Dustin, P. J.: Bull. Acad. roy. Med. belg. 3, 510 (1938).
Epstein, E., u. A. Goedel: Virchows Arch. 292, 233 (1934).
Essbach, H.: Virchows Arch. 303, 706 (1939).
Fabris: Haematologica (Pavia) 7, 229 (1926).
Fresen, O.: a) Virchows Arch. 323, 312 (1953); b) Verh. dtsch. Ges. Path. 1951, 135.
Fresen O., u. M. Lierenfeld: Virchows Arch. 328, 273 (1956).
Giampalmo, A.: Minerva pediatr. (Torino) 1 (1949).
Goroncy, C.: Virchows Arch. 249, 357 (1924).
Hagio, K.: Jap. Med. Sci. Path. 4, 177 (1939).
Heller, E. L., M. G. Lewisohn and W. E. Palin: Amer. J. Path. 23, 327 (1947).
Knoll, W.: Die embryonale Blutbildung beim Menschen. St. Gallen 1950.
Kopač, Z.: Virchows Arch. 310, 660 (1943).
Lindeboom, G. A.: Acta med. scand. (Stockh.) 95, 388 (1938).
Marson, F. Graham and M. J. Meynell: Brit. Med. J. 1949 II, 4614, 1384.
McDonald, J. B., and J. G. Hamrick: Arch. Int. Med. 81, 73 (1948).
Ogata, S.: Beitr. path. Anat. 53, 120 (1912).
Omura, K.: Anat. Rec. 108, 663 (1950).
Revol, L.: Sang 21, 409 (1950).
Rohr, K.: Verh. dtsch. Ges. Path. 1953, 127.
Schwarz, E.: Amer. J. Clin. Path. 24, 629 (1954).
Symmers, D.: Arch. of Path. 45, 73 (1948).
Undritz, E.: Arch. Vererbungsforsch. 21, 283 (1946).

Markstruktur und Blutbildungsgesetze.

Von

HEINZ WEICKER (Bonn/Deutschland).

Mit 2 Abbildungen.

Im Bereich der klinischen Hämatologie hat die Methode des Markausstrichs die des histologischen Schnitts fast völlig verdrängt. Das Für und Wider dieser verschiedenen Wege der Markbereitung und Auswertung soll hier unerörtert bleiben, bis auf einen Punkt, den einer Zerstörung der Markstruktur durch den Ausstrichsakt. Folge dieses Strukturverlustes ist das vorwiegend cytologische Denken des Klinikers und seine mangelhafte Raumvorstellung. Das ist für einige klinische und theoretische Fragestellungen bedauerlich; denn daß die räumliche Struktur des menschlichen Knochenmarks nicht willkürlich ist, kann man nicht nur a priori erwarten, sondern auch, wie dies ASKANAZY eindrucksvoll darstellte, eben im Schnitt beweisen. Die Mikrostruktur des Knochenmarks wurde dementsprechend nicht von klinischer, sondern von pathologisch-anatomischer Seite aufgehellt, von WIENBECK. Er fand die endostnahen Zellbildungsschichten der Granulopoese und die gegen die Sinusoide hin ausgeprägte Reifungstendenz des gleichen Systems. Das Strukturelement der Erythropoese, das Erythroblastennest, war schon vor Einführung der Sternalpunktion in die Klinik dem Anatomen und Pathologen bekannt. Beides, Reifungsreihe und Zellnest, ist beim Ausstrich kaum noch erkennbar; die Elemente beider verteilen sich über mehrere Gesichtsfelder. Die ursprüngliche, mechanisch willkürlich zerrissene morphologische Einheit vermag auch der geübte Cytologe nicht wieder synoptisch zu betrachten.

Nun gelingt es unerwartet mit Hilfe der Kern- und Zellvolumen-Verteilungskurven auf statistischem Wege gleichsam retrograd die Funktionseinheiten der Erythro- und Granulopoese zu errechnen, als Modelle zu konstruieren und unmittelbar mit den histologisch gewonnenen Erkenntnissen zu vergleichen. Die 5 aufeinanderfolgenden Erythroblasten-Generationen mit den 2:1-Volumen- und den 1:2-Mengen-Relationen ergaben im deduktiv abgeleiteten Modell zwangsläufig das histologische Gebilde des Zellnestes; denn die proerythroblastische Stammzelle regeneriert sich in einem hemi-homoplastischen Teilungsakt durch die eine ihrer Tochterzellen immer wieder in uno loco, während sie durch die andere den Zellbildungs- und Zellreifungsakt ebenso unentwegt und in unmittelbarer Nachbarschaft in Gang hält. Die dreifache, sich jeweils binnen 24 Std. abspielende Zellzahlverdopplung führt aber zwangsläufig zur Bildung eines Zellnestes oder Zellhaufens, zumal wenn der von der Umgebung her wirksame Wachstumsdruck fremder Zellen allseitig etwa gleich groß ist (Abb. 1).

Anders verhalten sich die Zellrelationen bei der Granulopoese. Hier folgt dem generativen, hemi-homoplastischen Teilungsakt des großen Promyelocyten nur eine Kernvolumen-Halbierungsteilung und dann ein kontinuierlicher, vergleichsweise langwieriger Reifungsprozeß von rund 8 tägiger Dauer. Ausdruck dieses Teilungs- und Reifungsprinzips ist dementsprechend, wenn die Stammzellen in einer Richtung durch ihre Lage am Endost fixiert sind, eine Reifungsreihe, die gleichgerichtet mit zahllosen anderen gegen den Sinus orientiert ist (Abb. 2).

Das errechnete Teilungsmodell, sein ebenfalls errechneter zeitlicher Ablauf und die gegebene anatomische Struktur lassen sich deshalb ohne weiteres in

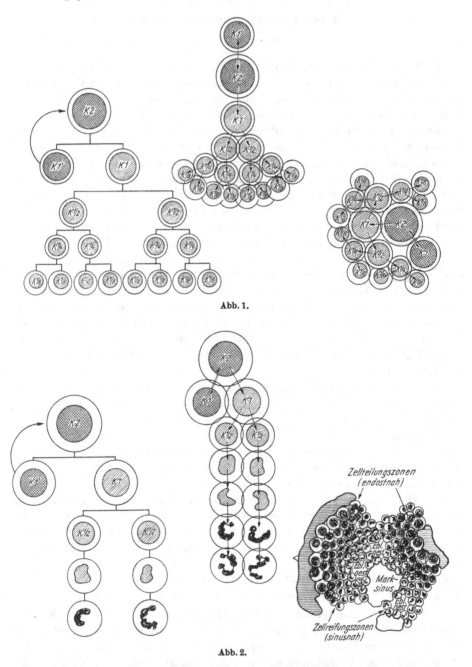

Abb. 1.

Abb. 2.

Deckung bringen. Auf dem Umwege über die quantitativ-metrische Auswertung und die logisch-kombinatorische Analyse lassen sich die primär gegebenen aber sekundär zerstörten Zusammenhänge des Ausstrichs-Präparates wiederherstellen.

Untersuchungen der Megakaryocyten bei malignen Tumoren.

Von

H. Brabeneo (Bevensen, Krs. Uelzen/Deutschland).

Mit 1 Abbildung.

Bei malignen Tumoren findet man im Sternalmark Veränderungen, die in der Literatur schon beschrieben wurden; so die myeloische Reaktion mit Linksverschiebung, die Eosinophilie und die Vermehrung des Reticulums.

Bei unseren Untersuchungen, die wir einige Jahre bei einer größeren Anzahl von Fällen (576) durchführen konnten, haben wir festgestellt, daß auch die Megakaryocyten verändert sind, und zwar:

1. zahlenmäßig,
2. morphologisch.

ad 1. Wir konnten immer eine Vermehrung der Gesamtzahl der Megakaryocyten feststellen, wobei aber die Megakaryocytose selten 2% überstieg. Und zwar waren die unreifen basophilen Megakaryocyten vermehrt, die reifen Megakaryocyten und Involutionsformen vermindert.

ad 2. Die morphologischen Veränderungen werden verursacht durch:

a) Reifungsstörungen,
b) degenerative Erscheinungen.

a) Die Reifungsstörungen im Sinne einer Reifungshemmung führen zu Veränderungen der Zellgröße. Überall fanden wir sehr große, unreife, stark basophile Megakaryocyten (60—70 μ). Diese Reifungsstörungen konnten wir aber auch bei der Granulopoese im Auftreten von Riesen-Promyelo- und -Myelocyten feststellen.

b) Die degenerativen Erscheinungen im Sinne einer myelogenen Bildungsstörung betreffen bei den unreifen Megakaryocyten das Cytoplasma und auch den Kern. Die Zellen erscheinen leichter verletzlich, im Cytoplasma finden sich mehrere Vacuolen, und am Plasmasaum sind zahlreiche pseudopodienartige Vorstülpungen sichtbar. Die Kerne zeigen eine Tendenz zur Kernpolymorphie und Heteroploidie; man beobachtet auch häufig Kernpyknosen und vergrößerte Nucleoli (5—7 μ). Diese Merkmale entsprechen den cytologischen Merkmalen einer malignen Tumorzelle. So veränderte Megakaryocyten bezeichneten wir als „atypische unreife Megakaryocyten".

Die von uns sehr oft beobachtete Diskrepanz zwischen der Kern- und Protoplasmareifung führt zu „atypischen Formen der reifen Megakaryocyten". Sie besitzen meist nur einen großen Kern ($K = 20\,\mu$) mit reticulärer Struktur und ein teilweise noch basophiles Protoplasma mit oder ohne Granulationen. Ebenso wie bei den unreifen Formen ist auch hier das Plasma des öfteren vacuolisiert. In dieser Weise veränderte Megakaryocyten haben eine gewisse Ähnlichkeit mit den Reticulumzellen, besonders mit den großen Hämohistioblasten.

Die oben beschriebenen Veränderungen der Megakaryocyten sahen wir nicht nur bei Fällen mit einer histologisch gesicherten Diagnose, sondern — in nicht so starkem Ausmaße — auch bei Fällen, bei denen erst einige Monate später ein maligner Tumor histologisch festgestellt wurde.

Interessant war außerdem die Feststellung, daß analog der Schwere des Krankheitsprozesses die an und für sich schon verminderte Zahl der normalen Megakaryocyten und Involutionsformen noch weiter abfiel, die Zahl der atypischen Megakaryocyten hingegen — besonders der atypischen Unreifen — erheblich anstieg (Abb. 1).

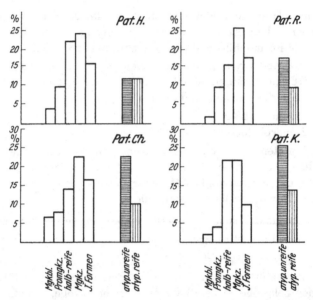

Abb. 1. Die prozentuale Verteilung der verschiedenen Formen von Megakaryocyten im Sternalmark bei 4 Patienten mit malignen Tumoren: Fall H. im Beginn der Erkrankung, Fall R. sechs Monate, Fall Ch. drei Monate, Fall K. drei Wochen ante finem.

Bei unserer langjährigen Arbeit haben wir den Eindruck gewonnen, daß das Tumorgeschehen sich früher als an den klinischen und histologischen Anzeichen in feinen cytologischen Veränderungen erkennen läßt, wie wir an den Megakaryocyten zeigen konnten.

Corrélations de la tuberculose et des métaplasies myéloïdes accompagnées d'ostéo-myélo-sclérose.

Par

M. Georges Marchal (Paris/France).

Dans l'étiologie complexe et encore assez obscure des ostéo-myélo-scléroses accompagnées de métaplasie myéloïde spléno-hépatique, la tuberculose semble représenter l'une des causes principales. Cette corrélation a été maintes fois discutée, et j'en verse un nouvel exemple aux débats.

M. Tau ... 66 ans. Lithographe. Une manifestation de tuberculose atténuée: résection et retournement de la vaginale pour *hydrocèle*, 9 mois avant la découverte fortuite d'une *splénomégalie* à l'occasion d'un traumatisme thoracique. Légère anémie avec érythroblastose sanguine: 465 normoblastes par mm³. Six semaines après le traumatisme, des splénalgies font craindre une fissuration; la *splénectomie* retire une énorme rate (2.850 g.). Au microscope, rate sclérosée, parsemée d'îlots myéloïdes; et *tuberculose folliculaire* dans un ganglion du hile splénique.

Je n'ai examiné le malade que 21 mois plus tard. Tout le poids de l'évolution s'était reporté sur le foie durant cette période: Anémie progressive jusqu'à 3.000.000 d'hématies, fièvre autour de 38°, amaigrissement, *forte augmentation de volume du foie*, et petites gingivorragies. Forte leucocytose (entre 40.000 et 62.000 par mm³) avec décharges de myélocytes (entre 4 et 21%) et surtout *forte érythroblastose* (jusqu'à 4.750 normoblastes par mm³).

Le diagnostic de métaplasie myéloïde avec ostéo-myélo-sclérose du type HEUCK était complété par la ponction du foie et les fortes densifications osseuses. *Hépatogramme*: Métaplasie myélocytaire, avec des polynucléaires, quelques éosinophiles et quelques normoblastes; rares mégacaryocytes. Pas d'insuffisance fonctionnelle du foie, malgré cette infiltration myéloïde. Ponction sternale: *Hypoplasie médullaire*.

Radiographies du squelette: Multiples opacités osseuses. Les *densifications* prédominent sur le bassin, sur les tibias, ainsi que sur les os des bras et des avant-bras.

Traitement à l'ACTH (400 mg. en 4 jours), interrompu en raison des réactions douloureuses.

Evolution rapide vers la mort, avec fièvre entre 38 et 39°, *épistaxis* abondantes et répétées, et cachexie. Anémie: 2.840.000 hématies. Abaissement rapide des leucocytes (de 40.000 à 4.400 par mm³) et des plaquettes (de 260.000 à 98.000 par mm³).

Autopsie: Gros foie ferme, de 2.600 g. Ganglions caséeux sur la chaîne hépatique. Petits nodules d'aspect tuberculeux aux 2 sommets des poumons.

Examens histologiques. 1° *Foie:* Légère dislocation trabéculaire. *Infiltration myéloïde* en amas centro-lobulaires, en petits îlots dissociés par la sclérose périportale, et en traînées dans les sinusoïdes élargis: prédominance de myélocytes et de normoblastes, polynucléaires et plasmocytes assez nombreux. Petites zones de *nécrose caséeuse*, bordées par quelques cellules géantes de LANGHANS, par des follicules lympho-plasmocytaires et par un feutrage collagène; rares B. K. dans le caséum. Sclérose à prédominance périportale, avec nombreuses fibres de réticuline.

2° *Ganglions:* Enormes placards de *dégénérescence caséeuse*, entourés par quelques cellules géantes de LANGHANS et par des amas lympho-plasmocytaires; rares B. K.

3° *Poumons:* Broncho-pneumonie terminale; et îlots de *nécrose caséeuse* bordés par des follicules tuberculeux, avec rares B. K. granuleux.

4° *Os* (Vertèbre-Sternum-Clavicule): *Ostéo-sclérose et myélo-fibrose* typiques. Travées osseuses très épaissies en strates hétérogènes, et multipliées sous forme d'arborisations ostéoïdes en arabesques. L'imprégnation argentique dessine les trousseaux de réticuline qui bordent et soulignent la fine ramure de l'ostéosclérose. Un épais feutrage de fibres collagènes aboutit à une sclérose mutilante, qui détruit la moëlle osseuse sur de larges espaces et rend compte de l'anémie aplastique.

Commentaires.

L'évolution de cette ostéo-myélo-sclérose de HEUCK a été écourtée probablement par la splénectomie, et certainement par la tuberculose: elle n'a duré que 2 ans.

Lorsqu'au bout de 21 mois j'ai examiné le malade pour la première fois, je pouvais me demander s'il ne s'agissait pas d'une leucémie myéloïde subaiguë, en raison de la forte leucocytose et de la myélocytose oscillante. Mais le diagnostic d'ostéo-myélo-sclérose s'est imposé rapidement grâce à l'importante érythroblastose sanguine, à l'hépatogramme, aux aspects d'hypoplasie médullaire, et aux densifications osseuses décelées par les radiographies. Les examens microscopiques post mortem ont précisé l'importance de la myélo-fibrose et de l'ostéosclérose, à un stade déjà avancé, mais encore en pleine évolution.

L'évolution subaiguë, fébrile et hémorragique de ce cas ne correspondait pas à une poussée de leucémie myéloblastique: c'était la tuberculose associée qui en était responsable. Il convient de soupçonner cette association tuberculeuse lorsque la marche accélérée d'une métaplasie splénohépatique s'oppose à la lenteur habituelle du syndrome de Heuck.

Quelle est la fréquence de l'association avec la tuberculose? On peut la baser sur le remarquable mémoire de Crail, Alt et Nadler. Ces auteurs ont fait état de 7 observations recueillies dans la littérature mondiale sur 91 cas de splénomégalie myéloïde: ce sont les observations de Donhauser (1908), de Dyke, de Krasso et Nothnagel, de P. Emile Weill, P. Chevallier et Sée, de Hugonot et Sohier, de Stone et Woodman, de Carpenter et Flory. Et comme ils apportaient 4 nouveaux cas sur 9 observations personnelles, leur proportion indiquait exactement 11%. En réalité, ce pourcentage n'est qu'approximatif. Il a été établi en 1948; depuis lors, le diagnostic d'ostéo-myélo-sclérose a été porté plus fréquemment, et d'autres cas d'association tuberculeuse ont été dépistés. Déjà en 1948 Crail n'avait pas tenu compte du premier cas de Favre, Croizat et Guichard, ni de celui de Firket et Souza Campos. Dans les 7 dernières années, l'association de la tuberculose a été signalée dans 4 nouvelles observations au moins: celle de Herr et Fruhling, celle de Stevrinis, Thuilliez, et Panas, celle de Dubois-Ferrière (1 cas sur 3), et la mienne. A l'heure actuelle, cette statistique manque encore de bases indiscutables.

La tuberculose doit-elle être considérée comme une cause ou comme une complication intercurrente? La fréquence relative du caractère exsudatif des lésions et de la dissémination miliaire, ainsi que la présence inconstante ou la rareté des B. K. sont les principaux arguments en faveur de la complication terminale, opinion soutenue par Carpenter et Flory, puis par Dubois-Ferrière. Personnellement, je souscris à l'opinion de P. Emile Weill, qui attache una grande valeur à l'hypothèse d'une étiologie tuberculeuse, étayée par des arguments expérimentaux et histologiques. Les anciennes expériences d'Achard et P. Emile Weill ont reproduit la tuberculose de la rate avec transformation myéloïde totale après inoculation de produits tuberculeux peu virulents; ces résultats ont été confirmés par Dominici et Rubens-Duval, puis par Houcke.

Les arguments histologiques reposent sur des aspects particulièrement évocateurs. Assez souvent la bordure des formations tuberculeuses est constituée par des cellules myéloïdes avec quelques mégacaryocytes, comme dans l'observations de Hugonot et Sohier et dans celle de Stone et Woodman. Crail, Alt et Nadler ont retrouvé cette disposition dans 2 cas; et 3 fois ils ont constaté une atteinte de la moëlle osseuse par des îlots de nécrose caséeuse contenant des B. K., argument important en faveur de l'origine tuberculeuse de l'ostéo-myélo-sclérose.

La cuti-réaction à la tuberculine n'a été recherchée qu'assez inconstamment dans les observations publiées. Elle n'apporte d'ailleurs aucun renseignement péremptoire en faveur d'une étiologie tuberculeuse. D'après mes constatations, elle se montre négative dans la majorité des cas, quelle que soit la cause du syndrome d'ostéo-myélo-sclérose avec métaplasie myéloïde. Ces réactions tuberculiniques peuvent donc, dans une certaine mesure, être comparées à celles de la maladie de HODGKIN et de la maladie de BESNIER-BOECK-SCHAUMANN.

En définitive, le problème de la tuberculose dans la métaplasie myéloïde reste controversé. Dans le cas que je rapporte, j'estime que la tuberculose a contribué au déclenchement de l'hémopathie, en raison de l'hydrocèle de la vaginale qui l'a précédé et en raison de la tuberculose folliculaire décelée dans un ganglion périsplénique lors de la splénectomie.

Mais une autre cause s'est associée: le *benzolisme professionnel*. Pendant 2 ans, le malade a travaillé comme lithographe dans un atelier médiocrement aéré; à proximité, des futs de benzol étaient entreposés et manipulés.

Depuis les travaux de MALLORY, GALL et BRICKLEY, l'origine benzolique de certaines ostéo-myélo-scléroses ne fait aucun doute. Au point de vue étiologique, mon cas est comparable à celui de FIRKET et CAMPOS, avec probabilité d'une action conjuguée du benzol et de la tuberculose.

Longtemps *l'étiologie* de la métaplasie myéloïde avec ostéo-myélo-sclérose est restée mystérieuse: le syndrome était appelé idiopathique. Mais depuis que les études anatomo-cliniques se sont multipliées, nous voyons disparaître progressivement les inconnues. Parmi les causes principales, décelées jusqu'à présent, se détachent deux groupes: celui des intoxications et celui des trois grandes affections chroniques.

Parmi les intoxications de la moëlle, je rappelle le rôle des émanations de phénol signalé dans un cas par CRAIL, ALT et NADLER; mais c'est le *benzolisme professionnel* qui est plus souvent en cause.

Parmi les affections chroniques, la *tuberculose* représente une cause assez fréquente, sur laquelle j'ai insisté.

La syphilis peut être invoquée moins souvent. Deux fois j'ai constaté l'association d'une métaplasie myéloïde et d'une aortite syphilitique. L'un de ces cas est très significatif. Chez une femme de 55 ans, une aortite syphilitique, confirmée par une sérologie positive, s'est considérablement calcifiée à la longue; puis la rate et le foie ont augmenté de volume; la ponction splénique a fait la preuve d'une métaplasie myéloïde; et les radiographies ont rélévé de nombreuses densifications osseuses. Il est curieux de voir voisiner, sur une même radiographie, des vertèbres d'ivoire et une aorte thoracique entièrement enganée dans une coque calcaire. Et il est permis de supposer qu'un même processus d'hypercalcification, déterminé par la syphilis, se trouve à l'origine de cette aorte pétrifiée et de la néo-ossification anarchique de l'ostéosclérose.

Enfin les métastases ostéoplastiques et condensantes des *cancers* du sein et surtout de la prostate, rendent compte de certaines ostéo-scléroses avec métaplasie myéloïde, sous réserve de quelques nuances: les condensations osseuses d'origine néoplasique sont plus massives, alors que la myélofibrose est d'une importance secondaire. Ainsi se défriche peu à peu l'étiologie du syndrome de HEUCK.

Untersuchungen über die Erythropoese bei malignen Tumoren.

Von

SIGRID WILHELM (Bevensen, Krs. Uelzen/Deutschland).

Mit 1 Abbildung.

Wir hatten Gelegenheit, an einer Reihe von Patienten mit histologisch gesicherten Malignomen die Erythropoese zu beobachten. Unser besonderes Augenmerk richteten wir dabei auf:

1. die Zellstruktur,
2. die Zellgröße und -reife,
3. die Mitosetätigkeit.

1. Die Zellstruktur. Veränderungen der Struktur betreffen die Kerne sowie das Plasma der Erythroblasten. Die Kerne zeigen häufig Pyknosen, Vergrößerungen der Nucleoli und atypische Teilungsfiguren. Das Cytoplasma der unreifen Formen stellt sich des öfteren ungleichmäßig färbbar und mit pseudopodienartigen Ausläufern dar. Teilweise treten in den Erythroblasten sämtlicher Reifungsstufen und auch in den Erythrocyten Vacuolen auf.

2. Die Zellgröße und -reife. Neben typischen Erythroblasten finden sich auffallende runde, bis 16 μ große poly- und orthochromatische Zellen. Der Kern entspricht in seiner Struktur denen der normalen Erythroblasten. Diese Zellen wären durch arretierte Mitosen mit verlängerter Metaphase erklärbar.

Bei einem Patienten, der sich wenige Wochen ante finem befand, traten die in der Literatur beschriebenen Erythroblastes intermédiaires in einer Anzahl von 5,9 % aller roten kernhaltigen Elemente auf. Im gleichen Fall sahen wir in einer sehr geringen Anzahl Megaloblasten (1⁰/₀₀). Neben diesen Beobachtungen war die Feststellung interessant, daß allgemein eine Diskrepanz in der Kern-Plasmareifung besteht, wobei der Kern reifer ist als das Protoplasma. Bei Messungen der Erythroblastenkerne ergab sich ein unauffälliges Bild, während bei den Zählungen ein Überwiegen der Polychromatischen sichtbar wurde. Besonders eindrucksvoll ist diese Protoplasmareifungshemmung beim Vergleich zweier Sternalpunktate eines Patienten vor und nach der Röntgenbestrahlung. Obgleich im 2. Punktat die Erythropoese wesentlich ausgereifter ist, weichen die Price-Jones-Kurven der Erythroblastenkerne beider Punktate nur wenig voneinander ab (Abb. 1).

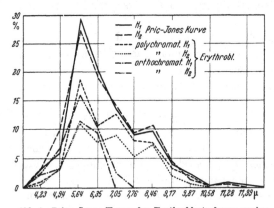

Abb. 1. Price-Jones-Kurve der Erythroblastenkerne zweier Punktate vor und nach Röntgenbestrahlung. Größere Reife des Plasmas, Kerne fast unverändert.

3. Die Mitosetätigkeit. Beobachtungen und Zählungen der Teilungsfiguren auf 1000 Erythroblasten ergaben einen Mitoseindex von 11—26⁰/₀₀. In zwei Fällen beobachteten wir 100 Mitosen auf 3762 bzw. 6248 rote kernhaltige Elemente. Der Vergleich der Mitosezahl mit der absoluten Zellzahl der einzelnen

Reifungsstufen zeigte regelmäßig die größte Teilungsgeschwindigkeit bei den basophilen Erythroblasten.

Auffallend bei der Differenzierung der einzelnen Mitosephasen war das seltene Vorkommen der Prophasen neben sehr zahlreichen Metaphasen. Diese Tatsache läßt die vorher ausgeführte Annahme einer verzögerten Metaphase als gerechtfertigt erscheinen.

In einem hohen Prozentsatz ist die Karyokinese pathologisch verändert. Pyknomitosen, Unordnung des Chromosomenbildes mit Verklebungen von Chromosomen und Absprengungen einzelner Teile finden sich häufig. Multipolare Mitosen beobachteten wir nur vereinzelt.

Durch diese Untersuchungen läßt sich zeigen, daß in der Erythropoese bei malignem Geschehen neben einer Plasmareifungshemmung auch Kernveränderungen vorkommen, wie Vergrößerungen der Nucleoli, Verklumpungen des Chromatins und pathologische Mitosen, die als Kriterien der Tumorzellen gelten.

Eine mastocytoide Osteomyeloreticulose (Mastzellenreticulose).

Von

KARL LENNERT (Frankfurt a. M./Deutschland).

Mit 2 Abbildungen.

Eine generalisierte Neubildung von Gewebsmastzellen nennt man Mastzellenreticulose. Ein Fall dieser Art wurde kürzlich von französischen Autoren beschrieben (HISSARD, MONCOURIER u. JACQUET sowie DEGOS, LORTAT-JACOB, MALLARMÉ u. SAUVAN). Pathologisch-anatomische Befunde von Mastzellenreticulose sind mir nicht bekannt geworden, weshalb die Mitteilung einer eigenen Beobachtung berechtigt erscheint.

Der bei seinem Tode 61 jährige Patient war nur etwa 20 Monate krank[1]. Klinisch wurden eine Anämie bei sonst normalem Blutbild, ein Milztumor und eine herdförmige Knochenverdichtung festgestellt. Das Sternalmark sei unauffällig gewesen. Gegen Ende der Erkrankung entwickelte sich eine schwere Lebercirrhose mit hochgradigem Ascites, die schließlich den Tod herbeiführte.

Bei der Sektion fand sich eine herdförmige Osteosklerose in Wirbelkörpern und Rippen. Der Femur war völlig mit braunrotem Mark ausgefüllt. Die Lymphknoten des Bauchraumes waren stark vergrößert. Die Leber bot das Aussehen einer hypertrophischen Lebercirrhose (2395 g). Die derbe, stark vergrößerte Milz wog 1645 g. Die übrigen makroskopischen Befunde sind hier ohne Belang.

Histologisch fiel in Leber, Lymphknoten, Milz und Knochenmark eine starke Vermehrung von Zellen auf, die in ihrem Aussehen den Reticulumzellen glichen, die aber zumeist ein metachromatisch granuliertes Protoplasma besaßen. Die Granula waren verschieden dicht in dem Plasma verstreut, ihre Färbbarkeit schwankte bei Toluidinblau- oder Giemsafärbung von purpurrot bis rotviolett. Die Granulagröße entsprach z. T. denen der Gewebsmastzellen, z. T. waren sie

---

[1] Der Patient lag mehrere Male in dem „Hospital zum Heiligen Geist", Frankfurt a. M. (Direktor: Prof. Dr. HEUPKE) und in der I. Medizinischen Universitätsklinik, Frankfurt a.M., (Direktor: Prof. Dr. HOFF). Für die Überlassung der Krankengeschichten danke ich den Herren Klinikdirektoren vielmals.

etwas kleiner. Am besten ließen sich die Granula mit wäßriger Toluidinblau-lösung und anschließender Differenzierung in Pufferlösung eines p_H von 4,33 dar-stellen. Ihr histochemisches Verhalten (Metachromasie, PAS-Reaktion, Acety-lierungstest, Hale-Reaktion, Wasserlöslichkeit, Hyaluronidase-Effekt u. a.) ent-sprach völlig unseren Befunden bei Gewebsmastzellen, lediglich die Färbbarkeit mit Toluidinblau in verschiedenen p_H-Bereichen wich insofern ab, als die meisten Granula nur bis zu einem p_H von 3,62 darstellbar waren, während die Granula von Blut- und Gewebsmastzellen noch bei einem p_H von 2,62 eindeutig positiv sind. Daraus kann man vielleicht schließen, daß die üblichen Mastzellen etwas mehr saure Gruppen (SO_4!) enthalten als die neoplastischen unseres Falles.

Wichtig ist nun, daß an allen Stellen, an denen diese Mastzellen wuchern, auch eine erhebliche Vermehrung der Bindegewebsfasern erfolgt. Sehr eindrucks-voll sehen wir das in der Leber, die das Bild der Cirrhose bietet. In den Läppchen und Periportalfeldern sind die Mastzellen vermehrt, manchmal liegen sie im Endothel der Läppchencapillaren, häufiger im Capillarlumen.

Auch die Milz zeigt eine starke Bindegewebsvermehrung, wobei die Mast-zellen vorwiegend um die Bindegewebsbalken angeordnet sind. In der Pulpa sieht man außerdem noch eine geringe Myelopoese, dagegen keine Erythropoese und auch keine Megakaryocyten.

Die Lymphknotenstruktur ist weitgehend aufgehoben, und man sieht an Stelle der Lymphocyten massenhaft metachromatisch granulierte Reticulum-zellen (neoplastische Gewebsmastzellen). Die Gitterfasern sind diffus stark ver-mehrt. Zwischen den Reticulumzellen finden sich etliche eosinophile Leukocyten, eine wesentliche Blutbildung wird jedoch nicht beobachtet.

Der bedeutsamste Befund ist im Knochenmark zu erheben: Im Femur sehen wir kleine und große, vorwiegend perivasculär gelegene Proliferationsherde von Mastzellen, die oft wie kleine Tumoren, Mastocytome, imponieren. Das dazwischenliegende Parenchym zeigt eine hochgradige Myelopoese, eine mäßige linksverschobene Erythropoese und etliche Megakaryocyten. Bei der Silber-imprägnation ergibt sich eine starke Vermehrung von braunen und schwarzen Fasern in den Mastzellherden, während das übrige Markparenchym regelrechten Fasergehalt zeigt. Der Zusammenhang zwischen Zellen und Fasern ist hier be-sonders eindrucksvoll.

Das gleiche sehen wir in den Wirbelkörpern und in den Rippen, wo ebenfalls nur im Bereich von Mastzell-Ansammlungen dichte Fasernetze liegen. Hinzu kommt hier noch eine eindeutige Beziehung zwischen den mastzellenreichen Fibrose-herden und der Spongiosa: Überall wo Faserherde sind, erfahren auch die Knochen-bälkchen eine Verdichtung (Abb. 1), während im übrigen hyperplastischen Mark nur dünne Spongiosabälkchen liegen (Abb. 2). Man kann sich also des Eindrucks nicht erwehren, daß aus der Fibrose unmittelbar die Knochensklerose hervorgeht.

Nach den angeführten Befunden dürfte es berechtigt sein, die Erkrankung als Mastzellen-Reticulose oder — vorsichtiger ausgedrückt — rein deskriptiv als mastocytoide Osteomyeloreticulose zu bezeichnen.

Was bedeuten die vorgetragenen Befunde aber für Faser-, Knochenbildung und Osteomyeloreticulose ?

Erstens scheint den Gewebsmastzellen eine wesentliche Funktion bei der Bil-dung der Bindegewebsfasern zuzukommen, was schon Staemmler (1921) ver-

mutete. Ob sie nur die Mucopolysaccharide der Grund- und Kittsubstanz liefern
oder ob die sezernierten Mucopolysaccharide vielleicht noch eine stimulierende
Wirkung auf die Bildung der Faserproteine haben, ist noch offen, nach den
Untersuchungen von SCHALLOCK
(1954) aber möglich. Diese Möglichkeit drängte sich bereits kürzlich bei einer Sektionsbeobach-
tung von chronischer Mastzellen-
leukämie auf, bei der ebenfalls
parallel mit der Blutmastzellen-
bildung eine starke Faserbildung
in Leber, Milz, Lymphknoten
und Knochenmark zu finden war
(LENNERT 1955).

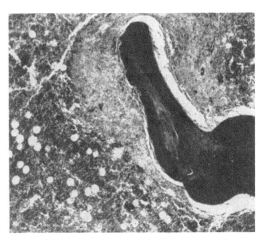

Abb. 1. Wirbelmark mit peritrabekulärer Mastzell-Vermeh-
rung und Fibrose. Spongiosa verdickt. VAN GIESON. 40fach.

Zweitens dürfen die sauren
Mucopolysaccharide der Mastzellen in unserem Falle auch
als mittelbare Induktoren der
Knochenbildung angesehen werden. Wissen wir doch, daß den
sauren Mucopolysacchariden eine
wesentliche Rolle bei der Osteo-
genese zukommt (RUBIN und
HOWARD 1950, GODARD 1951,
GÉRARD 1051 u. a. Autoren).

Drittens unterstreicht der
vorgetragene Fall die ROHRsche
Konzeption von der Osteomyelo-
Reticulose, da die durch die Granulation gleichsam markierten
Reticulumzellen nicht nur die
Hauptmasse der neoplastischen
Zellen bilden, sondern da an
diese Zellen auch das spezifische
anatomische Substrat, die Fibrose
und die Knochenverdickung, ge-
knüpft ist.

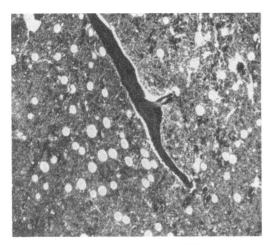

Abb. 2. Sternalmark ohne Mastzell- und Faservermehrung.
Spongiosa dünn. VAN GIESON. 40fach.

Literatur.

DEGOS, R., E. LORTAT-JACOB, J. MALLARMÉ et R. SAUVAN: Bull. Soc. franç. Dermat.
58, 435 (1951).
GÉRARD, G.: Arch. Soc. biol. Montevideo 18, 74 u. 103 (1951).
GODARD, H.: Arch. Anat. Mikrosk. 46, 224 (1951).
HISSARD, R., L. MONCOURIER et J. JACQUET: Presse méd. 1951, 1765.
LENNERT, K.: Verh. dtsch. Ges. Path. 1955.
ROHR, K.: Sang 26, 224 (1955).
RUBIN, P. S., and J. E. HOWARD: Conf. Metabolic Interrelations Trans. 2, 155 (1950).
SCHALLOCK, G.: Arch. f. Dermat. 198, 567 (1954).
STAEMMLER, M.: Frankf. Z. Path. 25, 391 (1921).

Tierexperimentelle Untersuchungen über den Reticulocytenanstieg nach kurzzeitigem Sauerstoffmangel.

Von

J. Saathoff und U. Mertens (Kiel/Deutschland).

Mit 2 Abbildungen.

Bekanntlich steigt die Zahl der Reticulocyten im Blut bei Sauerstoffmangel, ein Zeichen für eine Vermehrung der Erythropoese. In früheren Versuchen zeigte sich, daß beim Meerschweinchen dieser Anstieg erst nach einer Latenzzeit von etwa 2 Tagen ziemlich plötzlich erfolgt. Die Fragestellung lautet jetzt: Wie verhalten sich die Ret., wenn die Reizdauer kürzer als die Latenzzeit von 2 Tagen gehalten wird.

Abb. 1 zeigt übereinander die Mittelwerte der Ret.-Zahlen von je 10 Tieren bei einer Versuchszeit von 1, 12 und 36 Std. Bei 1 Std. Reizdauer findet bereits ein deutlicher Reticulocytenanstieg statt, während nach 20 min keine sicheren Veränderungen nachweisbar sind. Die Mittelwerte der 10 Kontrolltiere sind punktiert dargestellt. Nach 12 und 36 Std. ist der Anstieg höher und kehrt erst nach längerer Zeit zur Norm zurück. Die Latenzzeit von Versuchsbeginn bis zum Ret.-Anstieg scheint sich mit Verkürzung der Versuchszeit ebenfalls zu verkürzen.

Das Produkt aus Anstiegshöhe mal Anstiegsdauer, also der durch die Kurve dargestellten Fläche, im Vergleich zur Versuchsdauer zeigt die Abb. 2.

Auf der Abszisse ist die Versuchszeit, auf der Ordinate das Produkt aus Höhe des Ret.-Anstieges mal seiner Dauer eingetragen. 3 u. 6 Std.

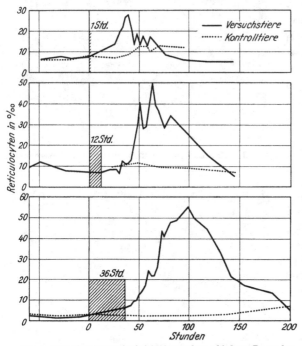

Abb. 1. Reticulocytenanstieg bei 5500 m und verschiedener Dauer des O₂-Mangels. (Mittelwerte von je 10 Tieren.)

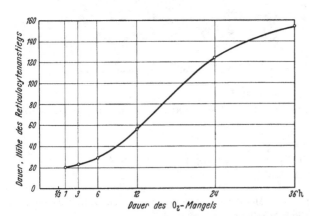

Abb. 2. Beziehung zwischen Dauer des O₂-Mangels und dem Verhalten der Reticulocyten.

Sauerstoffmangel bedingen gegenüber dem 1-Std.-Versuch keine wesentliche Zunahme des Produktes aus Dauer mal Höhe des Ret.-Anstieges. Nach 12 und 24 Std. ist diese Zunahme jedoch deutlich. Bei längerem Sauerstoffmangel sinken die Ret. wieder ab. Dieser Befund kommt in der flacher werdenden Kurve zum Ausdruck.

Vorgänge am Follikelgewebe der Milz bei der Entwicklung einer lienalen Myelopoese.

Von

G. KUNZ (Berlin/Deutschland).

Mit 2 Abbildungen.

Auf parenterale Zufuhr eines Milzextraktes (Prosplen) und orale Gaben roher Milz verkleinerten sich vorübergehend nach Anregung der Lymphopoese metaplastische Milztumoren bei Osteomyelosklerosen unter Verminderung der lienalen Myelopoese. Der daraufhin vermutete Antagonismus zwischen Lymphopoese und lienaler Myelopoese veranlaßte uns, entsprechende Experimente durchzuführen.

Von dreißig gesund wirkenden Katzen waren Blutbild, Knochenmarkausstrich und intravital gewonnene histologische und cytologische Milz- und Leberpräparate lediglich bei sechs Tieren normal. Als Maßstab für das histologische Milzpräparat galten die Kriterien v. HERRATHs, der in der normalen Katzenmilz zahlreiche, fast

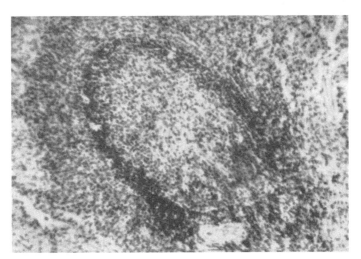

Abb. 1. Normaler Follikel der Katzenmilz.

gleich große Lymphfollikel beschrieb, die große, scharf abgesetzte Keimzentren enthielten und sich durch eine lymphocytenreiche Mantelzone gut gegen die Umgebung abgrenzten (Abb. 1).

Vier von den normalen Katzen erhielten fraktionierte, isolierte Röntgentiefenbestrahlungen der Milz mit Einzeldosen von 50, 75 und 100 r und Gesamtdosen von 300, 1000, 2000 und 2300 r; der übrige Tierkörper war durch Bleiplatten geschützt.

Daraufhin traten im histologischen Milzpräparat Größenpolymorphie der Follikel mit Verlust der Keimzentren und Follikelatrophien auf. Die lymphocytäre

Mantelzone war aufgelockert und infolge einer lymphocytären Infiltration der Umgebung unscharf abgesetzt. Ferner waren myelopoetische Herdc und eine diffuse Fibrose entstanden (s. Abb. 2). Im Knochenmark folgte eine Endostproliferation. Diese Veränderungen waren zwar strahlenbedingt, aber nicht strahlenspezifisch. Denn bei den übrigen Tieren zeigte die Voruntersuchung gleiche Abweichungen im Knochenmark und in der Milz, mit Ausnahme der diffusen Milzfibrose. Diese Veränderungen ähneln den Symptomen der menschlichen Osteomyelosklerose und sind bei den unbestrahlten Tieren vermutlich Folgen infektiös-toxischer Prozesse.

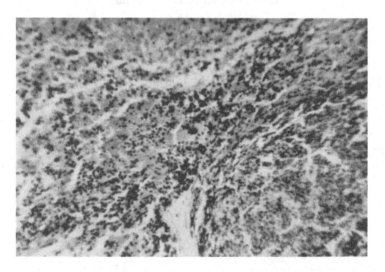

Abb. 2. Katzenmilz mit diffuser Fibrose und diffuser Myelopoese nach Röntgen-Bestrahlung.

Schwere Follikelzerstörungen waren also mit der Entwicklung myeolopoetischer Herde kombiniert. Regenerierte nach Beendigung der Bestrahlung das Follikelparenchym, dann bildete sich die Myelopoese zurück; blieb das Follikelgewebe zerstört, so breitete sich das myeloische Gewebe weiter in der Milz aus. Die erhaltene Leistungsfähigkeit des Knochenmarks schließt den kompensatorischen Charakter der lienalen Myelopoese aus. Eine autochthone Entstehung aus myelopotenten Mesenchymzellen ist nicht anzunehmen, da deren hochgradige Strahlenempfindlichkeit den Verlust ihrer Regenerationsfähigkeit erwarten läßt. Wahrscheinlicher ist die Einschwemmung myeloischer Zellen in die Milz und ihre Kolonisation. Die Ansiedlung ist anscheinend erst nach Beeinträchtigung der vermutlich antagonistischen Follikelfunktion möglich. Dieser wohl als mittelbar zu betrachtende Antagonismus zeigt sich u. a. in der Milz auch bei dem Schwinden der embryonalen Myelopoese z. Z. der Entwicklung des lymphatischen Follikelgewebes. Der Strahleninsult dürfte im Follikelgewebe immunbiologische Prozesse auslösen und dadurch die von COSTA beschriebenen leukämoiden Ausschwemmungsbedingungen für die Knochenmarkzellen schaffen. Weder die Milz- noch die Knochenmarkveränderungen sind unserer Ansicht nach kausal voneinander abhängig. Sie scheinen vielmehr selbständige, organspezifische Antworten auf die gleiche schädigende Noxe zu sein.

Diskussion. 579

Diskussion.

L. HEILMEYER (Freiburg/Deutschland):

Herr DI GUGLIELMO hat in seinem sehr schönen und klaren Referat die Zusammenhänge der extramedullären Blutbildung mit dem Knochenmarksprozeß im Sinne einer Ersatz-wucherung dargetan. Diese Vorstellung ist in der Tat sehr bestechend und hat viele Anhänger. Ich möchte demgegenüber einige Zweifel wecken:

Warum sehen wir bei aplastischen Anämien mit völliger Markverödung so gut wie nie extramedulläre Blutbildung in Leber und Milz; auch bei schwersten hämolytischen Anämien, in denen die Knochenmarksfunktion der Zerstörung nicht nachkommt, vermissen wir extra-medulläre Blutbildungsherde. Andererseits sind gerade bei der Osteomyelosklerose diese extramedullären Blutbildungsherde so ausgedehnt, daß sie an leukämische Bilder erinnern. Umgekehrt kommen bei Leukämien gar nicht selten osteosklerotische Prozesse im Knochen-mark vor, so daß man zumindest für manche Fälle von Osteomyelosklerose der Meinung sein könnte, daß das ganze Krankheitsbild durch eine Leukämie ausgelöst ist, die große extra-medulläre Wucherungen entwickelt, während das Mark sklerosiert. In solchen Fällen sieht man auch durch Behandlung mit cytostatischen Stoffen oder mit Röntgenbestrahlung nicht eine Verschlechterung, sondern eine Besserung des Gesamtzustandes, ebenso wie auch eine Splenektomie in solchen Fällen oft eine wesentliche Besserung des Gesamtzustandes und eine Lebensverlängerung bewirkt. Mir erscheint die ganze Frage noch recht wenig durch-sichtig; vielfach steht noch Meinung gegen Meinung.

J. LINDNER (Mannheim/Deutschland):

Zu den wichtigen Beobachtungen von Herrn LENNERT darf ich auf Grund ausgedehnter eigener Untersuchungen zusammenfassend folgendes beitragen: Morphologische, histochemi-sche und biochemische Forschungen zeigen, daß unsere bisherigen Vorstellungen über den chemischen Aufbau der Granula der Mastzellen und über die Funktion dieser Zellen unvoll-kommen und einseitig sind. Experimentelle Untersuchungen an unterschiedlichem, tierischem und menschlichem Material zeigen, daß nach Zufuhr von Polysacchariden sehr verschiedener physikalisch-chemischer Eigenschaften (Glykogen, Dextran — mit Variation der Molekular-größen, Verzweigungsgrade und Verbindungen, z. B. Dextransulfate —, Inulin usw., Grund-substanzbestandteile usw.) eine Aufnahme dieser Stoffe in Histiocyten, Reticulumzellen, Sinusendothelien und Fibroblasten mit histochemischen Verfahren ubiquitär nachweisbar ist. Im Rahmen nun ablaufender, im einzelnen zum Teil sehr genau verfolgbarer Transformations-vorgänge (der Zellen und der aufgenommenen Stoffe) können aus derartigen „Stoffwechsel-zellen" u. a. die mannigfaltigsten Vor- und Endstufen von Mastzellen mit dem typischen Variationsreichtum ihrer histochemischen und fermenthistochemischen Eigenschaften (auch hinsichtlich der Wirkung zahlreicher Fermente, u. a. von Heparinase) entstehen. Mannig-faltige Veränderungen der Ausgangslage, allgemeiner und lokaler Faktoren (Eingriffe in hormonelle Regulationen, in den Zellstoffwechsel, Entzündungsversuche zum Nachweis gleicher Abläufe bei Grundsubstanzentmischungen usw.) zeigen, daß unsere experimentellen Ergebnisse die umfangreiche Aufgabe der Mastzellen im physiologischen und pathologischen Geschehen richtig veranschaulichen: Die Produktion von Heparin und dessen Vorstufen ist sicher nicht die einzige Funktion der Mastzellen, sondern wahrscheinlich nur das Endergebnis eines Prozesses unter allgemeinen Kohlenhydratstoffwechselleistungen überhaupt. Es muß angenommen werden, daß die Mastzellen beim Auf- und Abbau der Grundsubstanz direkt beteiligt sind. Die von Herrn LENNERT diskutierte Mitwirkung der Mastzellen bei der Faser-neubildung scheint dagegen eine indirekte und irreguläre zu sein, bei der nach neuerer Auf-fassung einem im Polyesterschwefelsäurestoffwechsel auftretenden Zwischenprodukt eine entscheidende Faktorwirkung zukommen kann. Morphologische, histochemische und bio-chemische Untersuchungen (auch vieler anderer Autoren in neuerer Zeit) lassen überdies vermuten, daß die gewohnte Unterscheidung zwischen basophilen und eosinophilen Leuko-cyten auf einseitigen Gesichtspunkten beruht.

Varia.

Contribution à l'étude des transfusions des hématies conservées à basse température (—25°) et en milieu glycériné.

Par

A. Gouttas, H. Tsevrenis, El. Politis, Mlle Renieri, P. Poungouras
et J. Priovoulos (Athènes/Grèce).

La nécessité d'avoir toujours et à toute heure du sang disponible surtout du sang de génotype rare a poussé les chercheurs à prolonger la conservation des hématies au delà des classiques 21 jours.

C'est depuis l'observation de Polge, Smith et Parkes (1949) sur le rôle de la glycérine à protéger les spermatozoïdes à basse température que Smith (1950) a montré que les hématies peuvent de même être protégées de la même manière. Molison, Sloviter et Chaplin (1952) ont publié un important travail sur la conservation des hématies à basse température suivi très récemment d'une autre publication, Chaplin, Crawford, Cutbush et Mollison sur la survie des hématies glycérinées à — 20°.

Nous voulons donc rapporter les résultats de notre expérience personnelle sur la possibilité de transfuser les hématies conservées à basse température et en milieu glycériné.

Méthodes employées.

a) Conservation des globules rouges (Méthode de Chaplin-Mollison).

Après centrifugation du sang total (Flacon standard contenant 125 cm³ solution A.C.D. et 400 cm³ de sang), on prélève 150 cm³ du plasma surnageant qu'on mélange avec 90 cm³ d'une solution glycérine-citrate.

Cette solution est obtenue en mélangeant 90 cm³ de glycérine avec 9 cm³ de Trisodium-citrate à 30%. Le mélange Plasma glycérine est réintroduit avec précaution dans le flacon contenant les globules rouges. Il faut veiller à ce que le mélange plasma-glycérine globules rouges se fasse d'une façon complète.

Le flacon ainsi préparé, restera à peu près une demi-heure à la température du laboratoire puis il sera placé à basse température (— 20° — 25°).

b) Récupération des globules rouges.

Après chauffage du flacon à 40° et complète liquefaction du mélange solidifié, on centrifuge et on remplace le liquide surnageant par une solution de trisodium citrate à 3% contenant 16% de glycérine Cette manoeuvre est répétée en employant successivement des solutions de glycérine de concentrations décroissantes (8, 4 et 2%).

Ensuite on pratique 2 lavages successifs avec du sérum salé physiologique. Finalement, on ajoute du plasma de groupe A B, et le flacon est prêt pour la transfusion.

Méthode SLOVITER-LOVELOCK.

Après chauffage du flacon à 40° et complète liquefaction, on centrifuge et on jette le liquide surnageant.

On ajoute un volume égal à celui des globules rouges, d'une solution glucosée à 50%, puis on ajoute une solution de sérum chloruré isotomique 2 fois le volume globules rouges-glucose[1]). On centrifuge, on jette le liquide surnageant. Finalement, on ajoute soit du sérum physiologique soit du plasma du groupe AB. Le flacon est ainsi prêt pour la transfusion.

c) Survie des hématies transfusées.

Nous avons employé la méthode d'ASHBY. Le sérum test employé était l'anti-M. du Lab. Behring. Ce sérum est particulièrement puissant laissant libre seulement 1000 globules rouges par mm³.

Dans certains cas, nous avons utilisé le sérum anti-AB. d'un sujet ayant reçu du vaccin antitétanique et dont le taux de l'agglutinine anti-A était à 1/800 (en milieu albumineux).

Ce sérum laissait toutefois en liberté 10000 globules rouges par mm³.

Le chiffre des globules rouges non agglutinées par le sérum employé, trouvé immédiatement après la transfusion, était en rapport avec la quantité du sang injecté et était considéré comme étant de 100%[1]).

Les mesures nécessaires à intervalles réguliers étaient toujours comparées au chiffre trouvé le lendemain de la transfusion.

Afin de contrôler notre technique de survie des hématies par la méthode d'ASHBY, nous avons pratiqué des transfusions avec du sang conservé à la température ordinaire — 4°.

Résultats.

Nous avons pratiqué 20 transfusions de sang conservé à basse température (— 25°) et en milieu glycériné. Toutes ont été en général bien supportées. Nous n'avons pas observé d'incidents sérieux.

Par contre, nous avons observé chez 4 de nos malades une hémoglobinurie transitoire. Celle-ci débutait une heure après la fin de la transfusion. Le lendemain, les urines étaient claires et la bilirubinémie était normale.

L'hémoglobinurie n'était certainement pas due à une destruction des globules rouges transfusées, car le chiffre retrouvé le lendemain de la transfusion correspondait bien à la quantité des globules injectées. A notre avis, l'hémoglobinurie était due à l'hémoglobine déjà en suspension dans le liquide surnageant avant la transfusion.

---

[1] Afin de ne pas employer des flacons trop grands, nous préférons répartir en deux flacons le mélange globules rouges-dextrose avant l'adjonction du sérum physiologique.

[2] 200 cm³ de globules rouges empaquetées correspondait au chiffre de 28000—32000 GR par mm³.

150 cm³ de globules rouges empaquetées correspondait au chiffre de 20000—25000 mm³.

100 cm³ de globules rouges empaquetées correspondait au chiffre de 15000—18000 par mm³.

Depuis que l'on procède à un lavage supplémentaire par du sérum physiologique des globules rouges récupérées, cet incident a complètement disparu.

La survie des hématies conservées à —25° a été étudiée sur 9 malades (tableau n° I). Cette étude a montré que ces hématies étaient retrouvées le lendemain de la transfusion dans une proportion de 90 à 95% sauf pour le cas n° 5 où le pourcentage était de 40% mais ce chiffre est retrouvé à peu près le même 20 jours après la transfusion.

Le 10ème jour, on retrouve 60 à 80% des hématies transfusées sauf pour le cas n° 17 où le pourcentage était du 5%. Il s'agissait d'une leucémie chronique myéloïde à poussée myéloblastique terminale. Une transfusion de contrôle avec du sang conservé à la température ordinaire — 4°, a révélé le même pourcentage de destruction. Il s'agissait probablement d'une processus hémolytique que nous n'avons pas pu mettre en évidence ni par le test de Coombs ni par les méthodes des hématies trypsinisées ou papaïnisées. Le 30ème jour de la transfusion, nous avons retrouvé dans deux cas respectivement 50 et 65% des hématies transfusées.

Le 40ème jour, respectivement 25 et 40% et le 50ème jour, dans un cas 35% des hématies transfusées.

Tableau 1.

Cas	Journées de conservation (—27°)	Méthode de récupération des hématies	Sérum employé	Pourcentage % de survie des hématies transfusées					
				24 heures %	10 jours %	20 jours %	30 jours %	40 jours %	50 jours %
n° 1	70	Sloviter	anti-M	90	80	75	65	—	—
n° 2	80	Sloviter	anti-M	90	—	—	—	—	—
n° 3	40	Sloviter	anti-M	90	60	60	—	—	—
n° 4	40	Sloviter	anti-M	90	60	50	50	40	35
n° 5	40	Sloviter	anti-M	40	—	35	—	—	—
n° 6	30	Lovelock	anti-M	90	80	70	—	—	—
n° 7	120	Sloviter	anti-M } anti-AB}	90	70	50	—	25	—
n° 8	30	Lovelock	anti-M	95					
n° 9	23	Lovelock	anti-M } anti-AB}	95	5				

Nous pensons que la méthode de conserver des hématies à basse température et en milieu glycériné, est sans aucun doute très intéressante. Cette méthode à l'encontre de l'avis de certains auteurs (Strumis) n'a pas seulement un intérêt théorique, mais au contraire une utilité pratique bien que volontiers restreinte. Elle permet de conserver du sang de rare génotype surtout dans un centre de transfusion d'activité modérée. La perte par hémolyse n'est pas très importante; elle ne dépasse pas les 15 à 20% depuis que nous réintroduisons le plasma du flacon mélangé avec la solution glycérine-citrate.

Au centre de transfusion de l'Hôpital Hippocration, cette méthode nous a permis dans certains cas de répondre à des besoins urgents et de surmonter ainsi les difficultés si fréquentes à se procurer le sang approprié.

Actuellement, un certain nombre de sang Rh (—) négatif, est stocké en vue de son utilisation ultérieure.

Travail fait à la clinique Médicale de la Faculté d'Athènes (Directeur: Professeur A. Gouttas) et au centre de transfusion, Hôpital Hippocration (Directeur: Professeur agrégé H. Tsévrénis).

Bibliographie.

1. Polge, C., A. V. Smith and A. S. Parkes: Revival of spermatozoe after vitrification and dehydratation at low temperature. Nature (London) **164**, 666 (1949).
2. Smith, A. V.: Prevention of haemolysis during freezing and thawing of red blood-cells. Lancet **1951 I**, 862.
3. Chaplin jr., H., and P. L. Mollison: Improved storage of red cells. Lancet **1953 I**, 215.
4. Chaplin jr., H., Hal Crawford, Marie Cutbush and P. L. Mollison: Post-Transfusion survival of Red cells stored at 20 C. Lancet **1954 I**, 852.
5. Lovelock, J. E.: Nature (London) **173**, 659 (1954).
6. Strumia: Blood **1955**, 429.

Studium der Anpassung des transfundierten Blutes durch radioaktive Indicatoren.

Von

A. Beljakov (Leningrad/UdSSR).

In Zusammenhang mit der Anwendung der Methode der Bluttransfusion in der medizinischen Praxis schenkt man dem Problem der Blutkonservierung und besonders der Frage der Anpassung der Erythrocyten des Konservenblutes im Blutstrom des Empfängers eine große Aufmerksamkeit.

Die Schaffung der neuen Konservierungslösungen machte die Beantwortung der Frage über die biologische Vollwertigkeit des konservierten Blutes notwendig. Für die Lösung dieser Frage wurden verschiedene Untersuchungen mit der Ausnutzung von morphologischen, biochemischen, serologischen und biophysischen Methoden durchgeführt. Die letzte Isotopenmethode, die auf Grund der Verwendung von radioaktiven Indicatoren entstanden ist, ruft besonderes Interesse hervor. Sie erlaubt die transfundierten Erythrocyten unmittelbar zu beobachten.

In unserer Arbeit haben wir die Isotopen Fe^{59} und S^{35} (Eisensaccharat und Methionin) verwendet. Es steht fest, daß das in den Organismus eingeführte Eisen dort längere Zeit bleibt, da die Zerfallsprodukte der zugrunde gehenden Erythrocyten dem Aufbau neuer Formenelemente dienen. Darum kann das Eisen für die Bestimmung der Lebensdauer der transfundierten Erythrocyten nicht verwendet werden. So haben wir das Eisen nur für den Vergleich bei der Geschwindigkeit des Einlaufens der transfundierten Erythrocyten in den Blutstrom des Empfängers unmittelbar im Laufe der ersten Tage nach der Bluttransfusion verwendet.

Die Verwendung von markierten Aminosäuren, welche das Eiweißmolekül enthalten, erlaubt eine dauerhafte Kontrolle und somit auch eine längere Beobachtung der transfundierten Erythrocyten.

Das Ziel dieser Arbeit ist, die Wirkung der Konservierungslösungen und der Aufbewahrungsfristen des konservierten Blutes auf die Anpassung der Erythrocyten im Blutstrom des Empfängers zu untersuchen.

Die Arbeit hat einen experimentellen Charakter und wurde in Laboratorien an Kaninchen durchgeführt. In unserer Arbeit achteten wir auf die Ähnlichkeit der Stoffwechselvorgänge der kernlosen Erythrocyten und besonders auf die Ähnlichkeit der Intensivität der glykolytischen Vorgänge im Menschen- und Kaninchenblut (das ist in der Arbeit von Vladimirow und seinen Mitarbeitern gezeigt worden). Es war möglich, in unseren Untersuchungen über die Anpassung

der transfundierten Erythrocyten bei den Kaninchen dieselben Konservierungslösungen zu verwenden, die wir in der Konservierung des Menschenblutes
benutzen. Dabei beobachteten wir einen Unterschied der Lebensdauer von
Menschen- und Kaninchenerythrocyten.

Eine wichtige Frage bei der Durchführung dieser Arbeit war die Ausarbeitung
der Markierungsmethode der Erythrocyten des Tier-Blutspenders und der
Methode der Aktivitätsbestimmung der Blutprobe. Wir haben folgende Markierungsmethode ausgearbeitet: Nach der Blutentnahme wurde einem Kaninchen
intravenös IC-Lösung des Eisensaccharats (synthetisiert von Andrianova in
L.I.f.B.T.) 2 ml pro kg des Tiergewichtes eingeführt. Die Intensität wurde
anhand der systematischen Kontrolle der Probenaktivität des Spenderblutes
geprüft. Die Messung der Aktivität wurde mit dem Geiger-Müller-Zählrohr vorgenommen. Das Zählen wurde unter Berücksichtigung der Selbstabsorption
durchgeführt. Jede Untersuchung bestand aus zwei parallelen Proben, davon
wurde das Durchschnittsresultat genommen.

Unser Augenmerk richtete sich auf das Studium der Wirkung der Aufbewahrungsfrist des konservierten Blutes, auf die Wirkung verschiedener Konservierungslösungen und auf die Anpassung der Erythrocyten im Blutstrom
des Empfängers.

Als Konservierungsmittel haben wir die Glucose-Citrat-Lösung, die Lösung Nr. 6
des Leningrader Instituts für Bluttransfusion, die Lösung Nr. 7 des Zentral-
instituts für Bluttransfusion und die Lösung 4-e (Kälteresistentes Blut) des
Leningrader Instituts für Bluttransfusion verwandt.

Das Blut des Kaninchen-Blutspenders wurde mit Hilfe der erwähnten
Lösungen konserviert, im Kühlschrank bei der Temperatur +4°, +8° und —16°
aufbewahrt und dann in verschiedenen Fristen den Kaninchenempfängern trans-
fundiert. Nach der Bluttransfusion hat man dem Kaninchenempfänger die
Blutproben im Laufe des Tages fünfmal alle 1—2 Std. und später jeden 3. bis 5.
Tag abgenommen.

Die Ergebnisse wurden graphisch bearbeitet; die Aktivität des unmittelbar
nach der Transfusion gemessenen Blutes hielt man für 100% Blutaktivität.

An den Kurven der Veränderung nach der Transfusion kann man sehen, daß
das markierte Blut die größte Aktivität nicht sofort nach der Transfusion besitzt,
sondern 1—2 Std. später. Bei der Frischblut-Transfusion ist die Aktivität größer.

Die erwähnten Umstände sind wahrscheinlich mit teilweiser Deponierung des
transfundierten Blutes und seiner allmählichen Aufnahme in den allgemeinen
Kreislauf verbunden.

Zur Bestätigung dieser Annahme haben wir eine Reihe von Versuchen mit Injektionen von Adrenalin nach der Transfusion des markierten Blutes durchgeführt.

Die Ergebnisse zeigen, daß bei dieser Versuchsgruppe in den Blutstrom mehr
transfundierte Erythrocyten kommen, als in der Kontrollgruppe. Diese Tatsache
bestätigt auch die Deponierung nach der Bluttransfusion.

Für die Untersuchung der Wirkung der konservierenden Lösungen auf die
Anpassung der Erythrocyten im Blutstrom des Empfängers haben wir Vergleiche
mit einer Reihe zusammengesetzter, komplizierter Glucose-Citrat-Lösungen
durchgeführt. Sie enthielten Antisepticum, Glucose-Polymere, Saccharose und
Alkohol. Als Kontrolle diente die einfache Glucose-Citrat-Lösung.

Die Ergebnisse zeigen, daß die zusammengesetzten Glucose-Citrat-Lösungen einen höheren Grad der Einschließung des transfundierten Blutes im Blutstrom bedingen als eine einfache Glucose-Citrat-Lösung.

Eine lange Zeit haben wir das mit Hilfe der Lösung L-6 und der Lösung 4-e konservierte Blut untersucht und miteinander verglichen.

Die Ergebnisse haben gezeigt, daß das mit Hilfe der Lösung 4-e konservierte Blut einen größeren Grad der Bluteinschließung im Blutstrom ergibt und daß es eine längere Zeit im Blutstrom bleibt. Die transfundierten Erythrocyten bleiben im Blutstrom 18—40 Tage lang, was von der Konservierungslösung und von der Frist der Blutaufbewahrung abhängt.

Zusammenfassung.

Die erhaltenen Ergebnisse zeigen, daß die Bluttransfusion von einer partiellen Blutdeponierung und einer nachfolgenden Einschließung in den Blutstrom gefolgt wird. Die maximale Aufnahme des transfundierten Blutes in den peripheren Blutgefäßen beobachtet man in 1—2 Std. nach der Bluttransfusion; dabei hängt der Grad der Aufnahme im Kreislauf von der Aufbewahrungsfrist ab. Bei der Verlängerung der Fristen der Blutaufbewahrung ist die Menge des transfundierten Blutes, das in die peripheren Blutgefäße gelangt, vermindert.

Die Zusammensetzung der Konservierungslösung bestimmt den Grad der Aufnahme des transfundierten Blutes in den Blutstrom des Empfängers. Die komplizierten Glucose-Citrat-Lösungen, die aus Glucose-Polymere, Saccharose und Alkohol bestehen, bewirken eine bessere Aufnahme des transfundierten Blutes in den Blutstrom des Empfängers, als die einfache Glucose-Citrat-Lösung.

Das Blut, das mit Hilfe der Lösung 4-e konserviert und unter 0° aufbewahrt wird, hat die Tendenz, für eine längere Zeit im Blutstrom des Empfängers zu bleiben als Konservenblut, das über 0° aufbewahrt wird.

Unsere Ergebnisse entsprechen völlig den Ergebnissen der anderen Untersuchungen und ergänzen sie.

Antikörperbildung nach Plasmatransfusionen.

Von

R. DAMEROW (Berlin/Deutschland).

Mit 1 Abbildung.

Die verbreitete Verwendung von Plasma als Blut- und Eiweißersatzmittel wie auch zur Übertragung von Immunstoffen bei dysergischen Patienten, warf die Frage auf, inwieweit es bei Nichtberücksichtigung der völligen Übereinstimmung der Blutgruppen und Blutfaktoren bei Spender und Empfänger zu einer Sensibilisierung des Empfängers kommen kann.

Zu diesem Zwecke erfolgten bei 22 Patienten, bei denen eine Plasmatransfusion aus verschiedenen Indikationen durchgeführt werden sollte, genaue blutserologische Untersuchungen, die nach 2, 4, 8 und 12 Wochen, teilweise bis zum 6. Monat wiederholt wurden. Früher entlassene Patienten wurden von der Auswertung ausgeschlossen.

Um einen Einblick in den nicht gelösten Antigen-Gehalt des Plasmas zu erhalten, wurden jedesmal gleichzeitig die verbliebenen cellulären Elemente in dem zu verwendenden Plasma bestimmt. Es ergab sich, daß bei der Herstellung ohne besondere Hilfsmittel, also nur durch 3—4maliges Zentrifugieren und vorsichtiges Abpipettieren, im Durchschnitt 86 Erythrocyten/mm³ im aufgeschüttelten Plasma nachgewiesen werden konnten. Das entspricht bei einer Verabreichung von 100 cm³ Plasma etwa 2 mm³ Vollblut. Auch bei der Gewinnung von Plasma aus Blutkonserven wird eine, wenn auch vielleicht geringere, Beimengung von Erythrocyten kaum zu vermeiden sein.

Tabelle 1. *Sensibilisierungsmöglichkeiten.*

Antigen	Anzahl
A_1	2
A_2	1
M	2
N	5
P	17
D	5

Auf Grund der Gegenüberstellung des Blutgruppengenmosaiks unserer Spender und Empfänger mußte mit folgenden Sensibilisierungsmöglichkeiten gerechnet werden (Tab. 1). Eine vollständige Übereinstimmung im CDEcde-System bestand nur zweimal. Unverträglichkeiten auf Grund des Iso-Agglutinin-Gehaltes des Plasmas wurden nicht beobachtet.

Übersehen wir die *Ergebnisse* der Nachuntersuchungen, so fällt auf, daß gegen die Rh- und M/N-Faktoren mit keiner Methode eine Antikörperbildung nachzuweisen war. Bei einer A_1/0-Inkompatibilität kam es gegenüber den Agglutininen zu einer Erhöhung des inkompletten α_1-Titers um 2 Stufen (256:64), die jedoch nur kurze Zeit erhalten blieb. Anders lagen die Verhältnisse beim P-Faktor. Hierbei war es eindrucksvoll, daß bei 22 Transfusionen 17mal eine Unverträglichkeit vorlag. Dieses häufige Zusammentreffen konnte geklärt werden durch 1400 P-Untersuchungen bei Kindern, die in einzelne Altersstufen aufgeschlüsselt wurden. Es standen uns zu diesen Testungen zwei hochtitrige agglutinierende Anti-P-Seren zur Verfügung, die wir bei der routinemäßigen Untersuchung von zwei weiblichen Patienten gewinnen konnten.

Aus der Abbildung geht deutlich die zunehmende Reaktionsfähigkeit des P-Faktors im Laufe des Kindesalters hervor; sie bestätigt die Untersuchungen von Henningsen (2), Jungmichel (3), Krah (4) und Luboldt (5). Es muß somit bei Bluttransfusionen während der ersten Lebensjahre mit einer häufigeren P-Inkompatibilität gerechnet werden, da hier mehr p-Individuen vorhanden sind als im Erwachsenenalter. Tatsächlich kam es auch bei 12 von diesen 17 Kindern zur Bildung eines Anti-P. Diese P-Antikörper traten in den meisten Fällen (9mal)

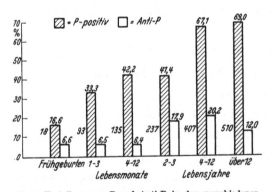

Abb. 1. Verteilung von P und Anti-P in den verschiedenen Altersstufen. Die linken Kolumnen geben den Prozentsatz der P-positiv getesteten und die rechten den Prozentsatz der P-Antikörper bei den p-negativen Blutproben an. Neben den Kolumnen sind die absoluten Zahlen der in den verschiedenen Gruppen untersuchten Patienten aufgeführt.

nach 2—3 Wochen, zweimal nach 4 Wochen und einmal erst nach 8 Wochen auf. Sie blieben jedoch nur kurze Zeit, meist 4—6 Wochen, maximal 14 Wochen, im Serum nachweisbar. Diese rasche Titersenkung wurde auch von anderer Seite beschrieben (1).

Auf Grund unserer Untersuchungen glauben wir sagen zu können, daß es sich hierbei nicht um eine Bildung von Immunantikörpern handelt, sondern um Iso-antikörper, die so unterschwellig sind, daß sie nur auf einen Reiz eine vorübergehend nachweisbare Stärke erlangen. Hierfür sprechen auch die Untersuchungen von WIENER (7) und GUTHOF (1), die durch Transfusionen P-positiver Erythro-cyten die Wirkungsintensität des Anti-P steigern konnten. Alle P-Antikörper wurden komplett nachgewiesen und es war ein deutlicher Titerunterschied gegenüber den inkompletten Untersuchungen nicht festzustellen. Die Temperatur-amplitude ging über 22° C in keinem Fall hinaus; die stärkste Agglutination erfolgte stets bei $+ 4°$ C. Da bei den 22 Patienten nur 5mal der P-Faktor nachweisbar war und es sich vorwiegend um Säuglinge handelte, ist nach dem Gesagten anzunehmen, daß sich bei einem Teil dieser Kinder der P-Faktor erst später entwickelte. Immerhin muß das körpereigene Antigen zur Zeit der Transfusion noch nicht vorhanden gewesen sein, da sonst ja eine Anti-P-Bildung nicht verständlich wäre.

Bei den aus der Literatur zu entnehmenden Anti-P-Mitteilungen handelt es sich meist um komplette Antikörper. Nur wenigen gelang der Nachweis inkompletter Antikörper. So ist auch die Anzahl der Erkrankungen an Morbus haemolyticus neonatorum, für deren Entstehung eine P-Sensibilisierung angeschuldigt wurde, recht klein. Zum Teil waren es nur Mitsensibilisierungen, wie wir es auch in zwei Fällen beobachten konnten.

Erwähnenswert erscheinen uns in diesem Zusammenhang die Mitteilungen mehrerer Autoren [GUTHOF (1), HENNINGSEN (2), PETTENKOFER (6)], daß bei Frauen P-Antikörper häufiger zu finden sind. Wir möchten auf Grund unserer Untersuchungen ebenfalls annehmen, daß es sich auch hierbei nur um eine Steigerung von unterschwelligen Antikörpern handelt, denn ein großer Teil der Blutproben stammt von Graviden, wobei hier die Schwangerschaft als unspezifischer Reiz aufgefaßt werden muß. Untersuchungen, ob die Kinder später P-positiv waren, wurden, soweit uns bekannt ist, nicht durchgeführt.

Zusammenfassend kann gesagt werden, daß nach inkompatiblen Plasmatransfusionen mit einer Verstärkung der Wirkungsintensität der P-Antikörper gerechnet werden muß, die jedoch keine pathogenetische Bedeutung erlangen.

Literatur.

1. GUTHOF, O., u. K.-J. STEINWACHS: Z. Immun.forsch. **109**, 97 (1952).
2. HENNINGSEN, K.: Acta path. scand. (Københ.) **26**, 769 (1949).
3. JUNGMICHEL, G.: Z. gerichtl. Med. **36**, 259 (1942).
4. KRAH, E.: Z. Immun.forsch. **109**, 80 (1952).
5. LUBOLDT, W.: Wiss. Z. Univ. Jena 4, 205 (1954/55).
6. PROKOP, O., H.-J. PETTENKOFER u. V. NAGEL: Z. Hyg. **136**, 610 (1953).
7. WIENER, A. S., and J. L. UNGER: Amer. J. Clin. Path. **14**, 616 (1944).

Funktioneller Zustand der Nieren nach Bluttransfusion (experimentelle und klinische Versuchsforschungen).

Von

I. I. SARETZKY (Moskau/UdSSR).

In dem vorliegenden Bericht werden die Angaben meiner experimentellen und klinischen Versuchsforschung angeführt, die der Frage des Einflusses der Bluttransfusion auf den funktionellen Zustand der Nieren gewidmet sind.

Die Versuchsarbeit wurde an 56 Hunden mit der chronischen Harnleiterfistel nach der Methode von PAWLOW und ORBELY ausgeführt.

Wir untersuchten die Wasser- und Chloriddiurese, die Nierenkonzentrationsfähigkeit, die Harnstoffclearance, das Glomerulusfiltrat nach Inulin, die Nierendurchblutung und die tubuläre Sekretion nach DIODRAST.

Von isogenem Blut wurden 10 ml Citratblut pro kg Körpergewicht des Hundes, von heterogenem Blut 1—2 ml Kaninchenblut pro Kilogramm Körpergewicht des Hundes transfundiert.

Bei dieser Arbeit wurde festgestellt, daß nach Bluttransfusion die Nierenveränderungen durch einen Zweiphasenrhythmus ausgezeichnet sind.

In der ersten Phase nach der Transfusion, deren Dauer von einigen Stunden bis 2 Tagen schwankt, tritt eine Senkung der Wasser- und Chloriddiurese ein.

Der Versuch zeigte, daß die Bluttransfusion auf alle funktionellen Nephronelemente einwirkt.

In den ersten Tagen nach der Bluttransfusion findet eine Verminderung des Glomerulusfiltrats statt. In einem Teil der Experimente machte die Verminderung des Filtrats bis 40% aus.

Es hat sich zugleich gezeigt, daß die Rückresorption aus den Tubuli nach Transfusionen bei der Betrachtung der Diurese die bedeutendste Rolle spielt.

Die Bluttransfusion ruft gleichzeitig mit der Senkung des Glomerulusfiltrats auch eine Senkung der Nierendurchblutung hervor. In einer Reihe von Fällen erreichte der Grad der Durchblutungsminderung bis 70%.

Dabei sank die maximale tubuläre Sekretion nicht ab, sondern sie zeigte sogar Tendenz zu steigen.

Hieraus ergibt sich, daß die Zahl der funktionierenden Tubuli keinen wesentlichen Wandel erfuhr.

Doch reinigte jedes der funktionierenden Tubuli eine geringere Menge des Plasmas als vor der Transfusion. Bei einigen Tieren wurde der Umfang der Reinigung des Plasmas durch die Tubuli um 60—70% herabgesetzt.

Das beweist die Senkung der Blutfüllung des tubulären Teils des Nephrons, die nach unseren Angaben durch die funktionelle Vasokonstriktion der Vasa efferentia entsteht.

Im Gegensatz zu den Tubuli befanden sich die Glomeruli im Zustand der Hyperämie, wahrscheinlich einer Stauungshyperämie.

Die Steigerung des hydrostatischen Drucks in den Glomeruli führte zur Zunahme der Filtrationsfraktion des Plasmas, deren Werte in einer Anzahl von Fällen den Ausgangswert um 50% übersteigen.

Es ist interessant zu bemerken, daß die Größe der Harnstoffclearance in einer Anzahl von Fällen die Werte der Glomerulusfiltration nach Inulin um mehr als 25% überstieg.

Im Zusammenhang damit sind wir der Meinung, daß der Harnstoff nach der Bluttransfusion aus dem Organismus sowohl durch die Glomerulusfiltration als auch durch die Exkretion mit Hilfe der Tubuli eliminiert wird.

Es ist wichtig zu betonen, daß die Nierenveränderungen in der ersten Phase nach der Transfusion umkehrbar sind und für eine physiologische Reaktion des Organismus von uns gehalten werden.

Die zweite Phase, die dann eintritt, dauert länger und ist durch einen gegensätzlichen Zustand — durch die Aktivierung aller funktionellen Prozesse in der Niere — gekennzeichnet.

Unsere an 14 Hunden angestellten Experimente beweisen, daß die Nierenveränderungen bei der Heterotransfusion denselben gesetzmäßigen Charakter haben. Im Quantitätsverhältnis wurden diese Veränderungen deutlicher ausgedrückt. Der Unterschied besteht nur in der Herabsetzung der tubulären Sekretion, was bei der Isohämotransfusion nicht beobachtet wurde.

Ferner wurde eine der Nieren bei 8 Hunden entnervt und bei 5 Hunden ins Halsgebiet autotransplantiert. In diesen Experimenten sind solche Veränderungen zutage getreten, die denen bei Experimenten ohne Läsion der Nierenverbindungen ähnlich sind.

Daraus ziehen wir den Schluß, daß die Bluttransfusion auf die Nieren nicht durch den peripheren Nervenapparat, sondern durch neurohumorale Mechanismen einwirkt.

Dann wurde ein Experiment angestellt, das Blut 7 Tieren zu transfundieren, deren Zwischenhirn vorher geschädigt wurde.

In diesem Falle sind diametral gegensätzliche Resultate zum Vorschein gekommen: die Steigerungen des Glomerulusfiltrats, die der Nierendurchblutung und der tubulären Sekretion.

Aus diesem Grunde sind die Veränderungen der Nierenfunktionen als eine der Reaktionen des Organismus auf die Bluttransfusion zu betrachten, die durch Veränderung der Zwischenhirnfunktionen bedingt ist, das seinen Einfluß durch die Drüsen der inneren Sekretion insbesondere durch antidiuretische und vasopressorische Hormone und ebenfalls durch adrenalinartige Stoffe ausübt.

Unsere klinischen Beobachtungen, die an 65 chirurgischen Patienten ohne Nierenschädigung und an 5 gesunden Blutspendern angestellt wurden, zeigten im Einklang mit den experimentellen Angaben, daß der menschliche Organismus auf Bluttransfusionen durch die diuretische Zweiphasenreaktion, die Senkung der Nierenkonzentrationsfähigkeit, die Senkung des Glomerulusfiltrats und der Nierendurchblutung, und ebenfalls durch das Bild der exkretorischen Fähigkeit der Tubuli hinsichtlich des Harnstoffs reagiert.

Unter klinischen Bedingungen wurde festgestellt, daß die Bluttransfusion mit der Verlängerung der Aufbewahrungsfrist des konservierten Blutes in den Nieren des Empfängers bleibende und tiefere Veränderungen hervorruft.

Bei der direkten und bei der Strombluttransfusion sind die Nierenveränderungen intensiver als bei der Tropfmethode der Bluttransfusion.

Nach Plasmatransfusionen entwickeln sich Nierenveränderungen gleicherweise wie bei der Vollbluttransfusion.

Im Gegensatz dazu wird die Transfusion der Erythrocytenmasse in einer Anzahl von Fällen durch eine gewisse Vermehrung des Glomerulusfiltrats und der Nierendurchblutung begleitet.

Deshalb meinen wir, daß Nierenveränderungen nach Transfusionen in bedeutendem Maße durch einen Bestandteil des transfundierten Blutes im Plasma bedingt ist.

Bei Bluttransfusionen mit einer vorausgehenden Pantoponeinspritzung wurden geringere Veränderungen des Glomerulusfiltrats und der Nierendurchblutung beobachtet.

Das bedeutet, daß Veränderungen der Nierenfunktionen nach Bluttransfusionen auf nervöser Basis beruhen.

Wir ziehen daraus den Schluß, daß der funktionelle Nierenzustand nach Bluttransfusionen als Hinweis des Reaktionszustandes des Organismus nach Transfusionen dienen kann (s. Tab. 1).

Tabelle 1. *Angaben über den funktionellen Zustand der Nieren nach Transfusion von isogenem Blut (Hund „Bjelka" mit Körpergewicht 12,5 kg).*

Zeit der Beobachtung	Diurese in ml/min	Blut-harn-stoff mg-%	Filtration nach Inulin ml/min	Harn-stoff-clea-rance ml/min	Blut-strom nach Dio-drast ml/min	Rück-resorp-tion der Tubuli %/min	Filtra-tions-fraktion des Plasmas	Verhält-nis des Koeff.d. Harn-stoffcl. zum Koeff.d. Inulin-clear.	max. tubuläre Sekre-tion in mg Jod pro 1 min	Masse des Plasmas, durch eine Einheit der funktio-nierenden Tubuli in ml/min geklärt
Durchschnitts-angaben von 5 Versuchen vor Transfusion	7,6	28,34	61,7	49,28	399	87,68	18,2	0,79	26,37	15,1
1. Tag d. Transfusion (130 ml isogenen Blutes transfundiert)	10,73	35,14	51,85	49,92	157,12	79,3	33	0,96	28,52	5,5
2. Tag	7,7	30,81	38,98	41,79	175	80,24	22,7	1,07	27,5	6,4
4. Tag	5,2	26,43	48,0	47,30	268,6	89,16	17,9	0,98	29,58	8,9
6. Tag	9,0	33,64	87,8	49,14	345	89,74	25,73	0,55	20,29	17,0
11. Tag	10,85	—	77,9	—	363	86,07	21,73	—	23,13	15,69

Bericht über Erfahrungen mit der Antihumanglobulin-Ablenkungsmethode beim Nachweis von Antikörpern gegen Blutzell- und Gewebssubstrate.

Von

C. Steffen (Wien/Österreich).

Mit Rücksicht auf die beschränkte Zeit des Vortrages erlaube ich mir, die vorzutragende Materie in einer kurz gefaßten Zusammenfassung nach 3 Punkten gegliedert zu referieren.

1. *Wesen der Methode.* Lyophilisierte Blutzell- oder Gewebssubstrate werden mit Patienten- bzw. Normalserum inkubiert. Der Vorgang entspricht der Erythro-

cytenbeladung beim indirekten Coombs-Test. Sind Antikörper mit einer Spezifität gegen das vorgelegte Substrat im Patientenserum enthalten, beladen sie das Substrat. Nach mehrfacher Eiweißfreiwaschung wird das mit Patientenserum bzw. Normalserum inkubiert gewesene Substrat mit einem Coombs-Serum von bekannter Antihumanglobulin (AHG)-Titerstärke versetzt. Haben sich am Substrat Antikörper aufgeladen, so werden diese infolge ihrer Humanglobulin-Eigenschaft die AHG-Aktivität des Coombs-Serums vermindern. Nach 3 min Ablenkungszeit wird das Coombs-Serum abzentrifugiert und auf einen AHG-Aktivitätsverlust geprüft. Ist ein solcher im Patientenserumversuch im Gegensatz zur Kontrolle mit Normalserum eingetreten, so wird der Versuch als positiv gewertet und das Ergebnis als AHG-Aktivitätsverminderung des Coombs-Serums in Titerstufenwerten ausgedrückt. Die Aktivität des Coombs-Serums wird mit 0-Rh Erythrocyten, welche mit einem inkompletten Anti-Rh-Immunkörper unter standardisierten Bedingungen beladen wurden, festgestellt. — Die Methode ist ein Test mit immunhämatologischen Reaktionsmitteln.

2. *Verwendungsbereich der Methode.* Die Methode ist in ihrer indirekten Form bei den Autoaggressionskrankheiten des Blutes, bei rheumatischen Erkrankungen und bei multipler Sklerose bis jetzt systematisch verwendet worden. In ihrer direkten Form ermöglichte sie z. B. die Feststellung einer in vivo-Beladung von Knochenmarkzellen mit Panagglutininen inkompletter Art bei erworbener hämolytischer Anämie. In Verbindung mit einem Antikörper-Absprengungsversuch und einer Anreicherung ist es einerseits möglich, fraglich positive Resultate zu überprüfen und andererseits Ausgangsmaterial für eine Untersuchung der Eigenschaften von Autoantikörpern zu gewinnen. In Verbindung mit einem Cortisontest ermöglicht es die Methode die beladungshemmende Wirkung einer bestimmten Cortisonkonzentration auf die Beladungsreaktion festzustellen.

3. *Ergebnisse* mit dieser Methode sind anhand eines größeren Materials in Tab. 1 zusammengestellt.

Bei 20 Fällen mit pathologischen *Veränderungen des weißen Blutbildes* zeigte sich eine Leukocyten-AHG-Ablenkung bei 13 Agranulocytosen 7mal positiv und 6mal negativ. Bei 4 Panmyelopathien war sie durchweg positiv. Bei einem Fall mit Sedothyronleukopenie, einem Fall mit aleukämischer Paramyeloblasten-leukämie und einem Fall mit starker Leukocytose war der Test negativ. Vier von den positive AHG-Resultate liefernden Agranulocytosen zeigten mit anderen Methoden (Agglutination, Finch-Test) ebenfalls positive für Leukocyten-Antikörper sprechende Befunde.

Bei 2 Fällen mit *idiopathischer thrombopenischer Purpura* zeigte sich die Thrombocyten-AHG-Ablenkung in mehrfachen Untersuchungen positiv. Parallel-versuche mit Agglutinationen, Tierexperimenten und Absorptionsmethoden ergaben ebenfalls ein für Thrombocyten-Antikörper sprechendes positives Ergebnis.

Bei 2 Fällen mit *erworbener hämolytischer Anämie* konnte mit der direkten Variante der AHG-Ablenkung an dem erythropoetischen Anteil des Knochenmarkes eine Beladung mit monovalenten Erythrocyten-Panagglutininen nachgewiesen werden. Beide Fälle zeigten im peripheren Blut einen positiven direkten und indirekten Coombs-Test. Bei einer sekundären hämolytischen Anämie bei Tu war eine Beladung der Knochenmarkszellen nicht nachweisbar.

Tabelle 1.

Herkunft der Seren	Fälle	Leuko-cyten	Thrombo-cyten	Erythro-blasten	Misch-substrat	Herz	Muskel	Leber	Niere	Gefäß	Gehirn
Agranulocytose	13	7+ 6—									
Panmyelopathie	4	4+									
Sedothyronleukopenie . .	1	1—									
Aleuk. Paramyeloblast.-Leuk.	1	1—									
Leukocytose	1	1—									
Idiop. thrombopen. Purpura	2		2+								
Erw. hämolyt. Anämie . .	2			2+							
Sek. häm. Anämie bei Tu .	1			1—							
Ak.-subak.-rheum. Endokarditis	19				7+	17+ 2—	7—	7—	7—		7—
Rheum. Endo-Myokarditis	10					10+					
Rheum. Myokarditis . . .	7					7+					
Vitien ohne klin.Manifestat.	9					3+					
für frische Endokarditis						6—					
Bakt. sept. Endokarditis .	4					4—					
Prim. chron.Polyarthritis .	36				34+ 2—	6+ 8—	14+	7—	7—		7—
Felty Syndrom	2	2+			2+	2—		2+	2—		2—
Purpura rheumatica. . . .	1		1—							1+	
Erythema nodosum	1				1+						
Sklerodermie	1				1+						
Weber-Christian	1				1+						
Multiple Sklerose, ak. subak.	18				4—			4—	4—		14+ 4—
Multiple Sklerose, stationär	36				2—			2—	2—		21+ 15—
Kontrollseren: Tu, Gangrän, Pneumon., Cholecystopath.	9				9—	9—					
Neurol. Kontrollen	12										2+ 10—
Kong. Vitium	1					1—					
Thyreotoxikose	3				3—	3—					
Veg. Dystonie	4				4—	4—					
Epilepsie	1				1—	1—					
Luische Aorteninsuffizienz .	1				1—	1—					
Polyneuralgie	7				7—	7—	7—				
Normalserum	182	21—	6—		5+ 35—	1+ 45—	1+ 15—	8—	8—	2—	2+ 35—

19 Fälle von akut-subakuter *rheumatischer Endokarditis*, 10 Fälle rheumatischer Endo-Myokarditis und 7 Fälle rheumatischer Myokarditis ergaben bis auf zwei Endokarditisfälle ein positives AHG-Ablenkungsresultat nach Beladung eines Herzsubstrates mit den Patientenseren. 7 Seren von Patienten mit rheumatischer Endokarditis wurden zur Spezifizierungskontrolle des aufscheinenden Antikörpers mit Mischsubstrat (Herz-, Muskel- und Gelenkkapselgewebe), Leber-, Nieren- und Gehirnsubstrat ausgetestet. Die AHG-Ablenkung mit Mischsubstrat ergab in allen 7 Fällen ein positives Ergebnis. Die Ablenkungsversuche mit den anderen Substraten verliefen durchweg negativ. Seren von 9 Patienten mit Vitien nach rheumatischen Klappenerkrankungen ohne derzeit nachweisbaren frischen endokarditischen Schub (klin. Befund) zeigten 3mal ein positives und 6mal ein

negatives AHG-Ablenkungsergebnis gegen Herzsubstrat ausgewertet. Seren von 4 Patienten mit bakteriell-septischer Endokarditis zeigten in einem Versuch mit Herzsubstrat durchweg negative Ergebnisse.

Seren von 36 Patienten mit *prim. chron. Polyarthritis* bzw. prim. progressiver Polyarthritis ergaben 34mal ein positives Ablenkungsresultat und 2mal ein negatives Resultat mit Mischsubstrat. Vierzehn von diesen Seren wurden gegen Herz und Muskelsubstrat ausgewertet. Alle 14 ergaben ein positives Ergebnis mit Muskelsubstrat, 6 ergaben ein positives und 8 ein negatives Ergebnis mit Herzsubstrat. 7 Seren wurden mit Leber-, Niere- und Gehirnsubstrat ausgewertet. Alle Versuche verliefen negativ.

Seren von 2 Patienten mit *Felty-Syndrom* zeigten bei mehrfacher Untersuchung ein positives Ablenkungsergebnis mit Leukocytensubstrat, Misch- und Lebersubstrat, jedoch nicht mit Niere, Gehirn und Herzsubstrat. 1 Fall einer *Purpura rheumatica* zeigte eine positive Ablenkung mit Gefäßsubstrat, eine negative mit Thrombocytensubstrat. Die Seren von 3 Fällen aus dem Formenkreis der Kollagenkrankheiten zeigten mit Mischsubstrat ein positives Ablenkungsergebnis.

56 Seren von Patienten mit *multipler Sklerose* ergaben bei Fällen im akut-subakuten Stadium (18 Fälle) 14mal ein positives und 4mal ein negatives Ergebnis mit Gehirnsubstrat. Im stationären Zustand (36 Fälle) zeigte sich 21mal ein positives und 15mal ein negatives Ergebnis. Kontrollen zur Spezifizierung von Gehirn-positiven Fällen anhand von Leber-, Niere- und Mischsubstrat ergaben ein negatives Ergebnis.

38 Kontrollseren von Patienten mit anderen internen oder neurologischen Erkrankungen zeigten 26mal ein negatives Ergebnis gegen die verschiedenen Substrate und 2mal bei neurologischen Seren ein positives Ergebnis.

182 Normalseren wurden im Lauf der Versuche zu Normalserumkontrollen ausgewertet. 9 von diesen Seren reagierten mit verschiedenen Substraten positiv, die restlichen 173 negativ. Die Normalseren wurden in unserer Ambulanz von Personen zur Berufseinstellungsuntersuchung, von Gesundenuntersuchungen für Versicherungszwecke usw., abgenommen. Eine nähere Untersuchung der Personen mit positiv reagierenden Seren war nicht möglich.

Abschließend darf man in Hinblick auf die bis jetzt vorliegenden Erfahrungen mit der AHG-Ablenkungsmethode sagen, daß diese mit immunhämatologischen Mitteln arbeitende Methode in diagnostischer Hinsicht zum Nachweis von Antikörpern mit einer Spezifität gegen Blutzell- und Gewebssubstrate verwendet werden kann und daß Untersuchungen mit dieser Methode einen neuen Einblick in die Pathogenese verschiedener chronisch schubweise verlaufender Erkrankungen liefern könnte.

Untersuchungen über den Einfluß von Erythrocytenantikörpern auf die Erythropoese.

Von

K. Wagner (Graz/Österreich).

Bei immuno-hämolytischen Anämien erhebt sich wie bei Immuno-Agranulocytosen und Immuno-Thrombocytopenien immer wieder die Frage, ob neben der Erschöpfung des Knochenmarkes infolge excessiv gesteigerten peripheren Zellunterganges auch einer unmittelbaren Einwirkung der Antikörper auf die unreifen Vorstufen der Blutzellen eine Bedeutung zukomme.

Wenngleich der bevorzugte Angriffspunkt bei den erworbenen hämolytischen Anämien der ausgereifte, alternde Erythrocyt ist, so läßt doch das klinische Studium vereinzelter Fälle dieser Art die Möglichkeit einer direkten Beeinflussung der kernhaltigen Vorstufen durch das schädliche Agens annehmen. Grunke beschrieb eine vorübergehende Hemmung der Erythropoese bei einem hämolytischen Ikterus. Eine ähnliche Beobachtung stammt von Bonham-Carter, Cathie und Gasser. Diese Autoren halten gelegentlich bei immuno-hämolytischen Anämien einen Übergang von dem gewohnten Bild der hämolytischen Anämie mit Untergang des alternden Erythrocyten in eine sog. ,,pseudaplastische'' Anämie mit Reticulocytenschwund bei gesteigerter Erythropoese im Knochenmark, bzw. in eine typische aplastische Anämie für möglich. Sie denken an eine infolge direkter Markwirkung verursachte Reifungsstörung in diesen Fällen. Auch Heilmeyer spricht von einer Antikörperfixierung im Knochenmark, welche zu einer Markschädigung führt, die dem Vorgang bei der Masugi-Nephritis gleichzusetzen sei.

Aplasien der Erythropoese bei schweren Fällen von hämolytischen Anämien wurden weiter beschrieben von Heilmeyer, Owren, Dameshek und Bloom, Gasser, Battle und Linke. Beim Studium einzelner Fälle (Gasser, Linke) findet man zeitlich vor der Erythroblastopenie eine Zunahme des Erythrocytenunterganges mit hochgradiger Reticulocytenvermehrung.

Die Annahme einer direkten Markwirkung von Erythrocytenantikörpern wird weiter gestützt durch die Ergebnisse verschiedener experimenteller Untersuchungen. So konnte Björkman nachweisen, daß die Erythroblasten unter dem Einfluß von Influenza-Virus und Kälteagglutininen im selben Maße agglutiniert werden wie reife Erythrocyten. Er schließt daraus, daß die primitiven Erythroblasten denselben chemischen Aufbau ihrer Membran wie reife Erythrocyten zeigen. Linke u. Mitarb. konnten bei Ratten durch Injektion von Antiratten-Erythrocytenserum eine Aplasie der erythropoetischen Zellreihe erzeugen.

Wir selbst haben über einen Fall einer perakuten, tödlich verlaufenden, durch Autoantikörper verursachten hämolytischen Anämie berichtet, bei der bis zum Tode weder im Knochenmark, noch im peripheren Blute Reticulocyten aufschienen, wenngleich im Knochenmark während der ersten Zeit eine gesteigerte Erythropoese nachweisbar war. Die Möglichkeit einer durch andersartige, als durch Antikörper verursachten Schädigung des Knochenmarkes, etwa durch eine Rest-N-Steigerung usw. konnte in unserem Falle eindeutig ausgeschlossen werden.

Diese Beobachtung gab Anlaß, Untersuchungen über den Einfluß von Erythrocyten-Antikörpern auf die Erythropoese bei Ratten anzustellen.

Vorerst prüften wir den Einfluß auf isolierte Erythroblasten. Zu diesem Zwecke stellten wir uns ein hochwirksames Anti-Rattenerythrocyten-Kaninchenserum her, das in verschiedenen Verdünnungen mit einer Suspension von Rattenerythroblasten zusammengebracht wurde. Diese Suspensionen wurden dermaßen gewonnen, daß Ratten durch wiederholte Blutverluste anämisiert wurden und zum Zeitpunkt der stärksten Erythropoese Knochenmark isoliert, in physiologischer Kochsalzlösung aufgeschwemmt und durch entsprechende Sedimentation von den Erythrocyten weitgehend befreit wurde. Vorhandene Leukocytenantikörper wurden durch Adsorption entfernt.

Bei der Beurteilung im Phasenkontrastmikroskop zeigte sich eine deutliche Agglutination der Erythroblasten. Ein unterschiedliches Verhalten ihrer verschiedenen Entwicklungsstufen war nicht sicher zu erkennen.

Auf Grund dieser Feststellungen prüften wir an gleich alten und gleich schweren Ratten die Auswirkungen steigender Dosen i.m. verabreichten Anti-Rattenerythrocyten-Kaninchenserums auf Erythrocyten- und Reticulocytenzahlen der Versuchstiere.

Nach Verabreichung kleiner Dosen zeigte sich konform mit dem Absinken der Erythrocyten eine beträchtliche Zunahme der Reticulocyten und in geringerem Grade der Erythroblasten im peripheren Blute und eine Hyperplasie der Erythropoese im Knochenmark. Mit steigender Dosis des verabreichten Anti-Erythrocytenserums gleicher Wirksamkeit verringerte sich nach einer kurzdauernden initialen Steigerung die Reticulocytenzahl, während die Zahl der Erythroblasten eher zunahm. Am auffälligsten zeigte sich diese Regenerationsstörung, beurteilt nach der Ausschwemmung von Reticulocyten, bei jenen Versuchstieren, die nach der Verabreichung besonders hoher Dosen von Anti-Erythrocytenserum unter dem Bilde einer schweren Hämolyse innerhalb von längstens 3—4 Tagen verendeten.

Der passagere initiale Reticulocytenanstieg vor der Hemmung der Erythropoese kann als kurzdauernde Reizwirkung bzw. als Versuch einer überstürzten Ausschwemmung unreifer Zellelemente gewertet werden. Beispielsweise konnten wir in einem Falle eines Myeloms mit Thrombocytenantikörpern beim Kaninchen nach Verabreichung von 10 cm³ Patientenplasma zeitlich vor dem Thrombocytensturz eine kurzdauernde hochgradige Vermehrung der Blutplättchen feststellen.

Auffällig erscheint in den Versuchen, daß nicht alle Tiere derselben Versuchsreihe bei gleicher Dosis des verabreichten Anti-Erythrocytenserums eine signifikante Hemmung der Erythropoese erkennen ließen. Der Grund mag darin liegen, daß die Regenerationshemmung oft nur vorübergehend bzw. kurzdauernd ist und in den Versuchen nicht immer erfaßt worden war. Dieser Umstand könnte als Erklärung herangezogen werden, warum bei der klinischen Beurteilung immuno-hämolytischer Anämien nur vereinzelt stärkere Grade einer Hemmung der Erythropoese festgestellt werden. Es kann allgemein angenommen werden, daß bei den meisten Fällen immuno-hämolytischer Anämien ein peripherer Untergang der alternden Erythrocyten vorherrscht und nur in schweren Fällen eine Schädigung unreifer Vorstufen vorliegen dürfte. Ein Einfluß von Antikörpern auf letztere wird damit verständlich, daß die verschiedenen Entwicklungsstufen der Erythrocyten gemeinsame Antigene enthalten, die entweder mit freien oder zellständigen Antikörpern reagieren können. Die Auswirkungen dieser Antigen-Antikörperreaktion auf noch in fixem Verband vorhandene Zellen müssen Gegenstand weiterer Untersuchungen sein.

Bei erworbenen hämolytischen Anämien auf serologischer Basis scheinen besonders in den akuten Fällen Störungen der Regeneration häufiger zu sein als bei den konstitutionellen Formen, bei denen aber auch aplastische Krisen beschrieben wurden (OWREN). In gewissen Fällen kann die Abgrenzung von primär aplastischen Anämien schwierig werden, wenn bei längerem Bestande der Reifungsstörung und einer schweren Anämie die Abbaugröße an Erythrocyten klein ist und die manifesten Zeichen der Hämolyse zurückgedrängt werden.

Abschließend soll nicht unerwähnt bleiben, daß über diese Markhemmungen Zusammenhänge mit den akuten Erythroplasien gegeben sind.

Literatur.

BJÖRKMAN, S. E.: Acta haematol. (Basel) **11**, 189 (1954).
BONHAM-CARTER, R. E., I. A. B. CATHIE u. G. GASSER: Schweiz. med. Wschr. **1954**, 1114.
DAMESHEK, W., and W. BLOOM: Blood **3**, 1381 (1948).

Gasser, C.: Helvet. paediatr. Acta **4**, 107 (1949).
— Die hämolytischen Syndrome im Kindesalter. Stuttgart: Georg Thieme 1951.
Grunke, W.: Fol. haemat. (Lpz.) **63**, 213 (1939).
Heilmeyer, L.: Handbuch der inneren Medizin, 4. Aufl. Bd. II. Berlin-Göttingen-Heidelberg: Springer-Verlag 1951.
Linke, A., u. W. Ulmer: Verh. dtsch. Ges. inn. Med. 58, 724 (1952).
— u. A. Wenke: 4. Kongr. Europ. Ges. f. Hämatologie, Amsterdam 1953.
Owren, P. A.: Blood **3**, 231 (1948).

Vergleichende elektrophoretische Untersuchungen über die unspezifische Eiweißadsorption und die Bindung inkompletter Autoantikörper an menschlichen Erythrocyten.

Von

W. Piper (Kiel/Deutschland).

Mit 1 Abbildung.

Vor kurzem wurde gemeinsam mit Ruhenstroth-Bauer gezeigt, daß man an menschliche Erythrocyten unter geeigneten Bedingungen verschiedene Proteine unspezifisch und reversibel adsorbieren kann (*4*).

In Glucose-Puffergemischen der Ionenstärke 0,03 wird von gewaschenen Erythrocyten selbst in geringer Konzentration vorhandenes Protein leicht adsorbiert. Dabei kommt es zu einer charakteristischen Veränderung des elektrophoretischen Verhaltens der Zellen, die von der Art und Menge des gebundenen Proteins abhängig ist.

Es wurde nun geprüft, ob sich an Erythrocyten, die mit inkompletten Antikörpern besetzt sind, ähnliche elektrophoretische Veränderungen nachweisen lassen, da von diesem Vergleich ein gewisser Aufschluß über die Menge der gebundenen Antikörper bzw. der entsprechenden Receptoren zu erwarten war.

Untersucht wurde das Blut einer Patientin, die an einer schweren immunhämolytischen Anämie unklarer Genese litt. Der direkte Coombs-Test, dessen Titer 1:512 bis 1:1024 betrug, zeigte eine starke Besetzung der Erythrocyten mit inkompletten Autoantikörpern an. Diese waren weder durch Waschen, noch unter dem Einfluß verschiedener Temperaturen eluierbar. Aus der Tatsache, daß sich im Serum ein Antikörperüberschuß mit einem Titer von 1:4 befand, war zu entnehmen, daß eine Absättigung der Zellen mit den Antikörpern stattgefunden hatte. Eine Blutgruppenspezifität derselben ließ sich nicht nachweisen.

Außer den Zellen der Patientin wurden noch normale Rh-positive Erythrocyten nach vollständiger Absättigung mit inkompletten Anti D-Agglutininen untersucht. Im Coombs-Test hatten diese Zellen einen Titer von 1:256.

Die antikörperbesetzten Erythrocyten wurden in ihrem elektrokinetischen Verhalten mit unveränderten normalen Erythrocyten verglichen und mit solchen, die in unspezifischer Weise menschliches γ-Globulin adsorbiert hatten.

Bei der elektrophoretischen Analyse wurde die p_H-Abhängigkeit der Wanderungsgeschwindigkeit der Zellen zwischen p_H 1,9 und 7,6 bestimmt. Die Aufschwemmungsflüssigkeiten, deren Ionenstärke 0,03 betrug, bestanden aus 4 Teilen 5,4%iger Glucoselösung und einem Teil Michealis-Puffergemisch. Die Messungen wurden mit der kürzlich gemeinsam mit Ruhenstroth-Bauer beschriebenen Kataphoresekammer durchgeführt (*6*).

Die Abbildung zeigt die Ergebnisse der Untersuchung. Auf der Abszisse ist das p_H, auf der Ordinate die elektrokinetische Beweglichkeit aufgetragen. Gewaschene normale Erythrocyten sind bei p_H 1,94 isoelektrisch. Daran und an dem Verlauf der p_H-Beweglichkeitskurve ist schon zu erkennen, daß der größte Teil ihrer Oberfläche nicht von Proteinmolekülen eingenommen wird. FURCHGOTT und PONDER gelangten bereits vor längerer Zeit zu einem ganz ähnlichen Befund (2).

Zur unspezifischen γ-Globulin-Adsorption wurden den Aufschwemmungsflüssigkeiten kleine Mengen dieses Proteins zugesetzt. Mit der γ-Globulinbesetzung nehmen die Erythrocyten unter Verschiebung ihres isoelektrischen Punktes (IP) das gleiche amphotere Verhalten an, wie ein gelöstes Protein. Bei einer γ-Globulinkonzentration von 1 mg-% lag der IP bei p_H 3,4; mit Erhöhung derselben auf 160 mg-% rückte er infolge einer Zunahme der gebundenen Eiweißmenge nach p_H 4,8.

Die mit inkompletten Autoantikörpern behafteten Erythrocyten der Patientin zeigten im untersuchten p_H-Bereich eine gering verminderte Wanderungsgeschwindigkeit, jedoch keine meßbare Änderung des IP. Diese Abweichung, die nahe an der methodischen Fehlergrenze liegt, könnte durch die Jugendlichkeit der Erythrocyten bedingt sein, denn der Reticulocytengehalt des Blutes betrug 164 °/oo.

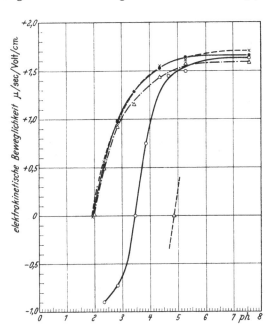

Abb. 1. p_H-Abhängigkeit der Wanderungsgeschwindigkeit der Erythrocyten in Glucose-Puffergemischen der Ionenstärke 0,03. ●———● Normale gewaschene Erythrocyten. Normale gewaschene Erythrocyten nach Besetzung mit γ-Globulin: o———o γ-Globulinkonzentration 1 mg-%. – – ▷ – – γ-Globulinkonzentration 160 mg-%. ◁ – · – · – ◁ Antikörperbesetzte Erythrocyten der Patientin. ×– – – × Normale Rh-positive Erythrocyten nach vollständiger Absättigung mit inkompletten Anti-D-Agglutininen.

Die Besetzung normaler Erythrocyten mit inkompletten Rh-Antikörpern führte zu keinen elektrophoretischen Veränderungen.

Nach diesen Befunden wird bei unspezifischer Proteinadsorption wahrscheinlich ein wesentlich größerer Anteil der Zelloberfläche besetzt als bei der Absättigung mit den geprüften Antikörpern. Es ließ sich zeigen, daß zur Verschiebung des IP nach p_H 3,4 pro Zelle maximal ungefähr $1,6 \cdot 10^5$ γ-Globulinmoleküle erforderlich sind. Diese würden bei einem Platzbedarf von $9,6 \cdot 10^3$ Å² (240·40 Å) pro Molekül (3) etwa 10% der Zelloberfläche besetzen, die nach PONDER eine Größe von 163 μ² hat (5). Der Platzbedarf der Rh- und der Autoantikörper, bzw. ihrer Receptoren läßt sich daraus zwar nicht genau ableiten, doch dürfte er weniger als 1% der Zelloberfläche betragen, vorausgesetzt, daß der größte Teil der sauren und basischen Gruppen der Antikörpermoleküle bei der Bindung an die Zelloberfläche nicht neutralisiert wird.

Während für die einfache Eiweißadsorption eine völlige Reversibilität und das Fehlen spezifischer Receptoren charakteristisch ist, haften also die Auto-antikörper an spezifischen Gruppen, die annähernd in derselben Anzahl vorhanden sein dürften, wie das Antigen D. Ihre Bindung ist wie die der Rh-Antikörper unter physiologischen Bedingungen irreversibel. Es ist daher zu vermuten, daß zwischen den noch unbekannten Receptoren, an die die Autoantikörper gebunden werden, und den Blutgruppenantigenen eine gewisse Analogie besteht. Diese Annahme wird durch die Beobachtung gestützt, daß bei immun-hämolytischen Anämien in seltenen Fällen auch blutgruppenspezifische Autoantikörper vor-kommen (1).

Der Deutschen Forschungsgemeinschaft danke ich für die Unterstützung der Arbeit. Besonderen Dank sage ich der Firma Ernst Leitz, Wetzlar, für die leihweise Überlassung des verwendeten Forschungsmikroskopes.

Literatur.

Flückiger, P., C. Ricci u. C. Usteri: Acta haematol. (Basel) 13, 53 (1955).
Furchgott, R., and E. Ponder: J. Gen. Physiol. 24, 447 (1941).
Hughes, W. L.: In The Proteins, Vol. II B. New York: Academic Press Inc. Publ. 1954.
Piper, W., u. G. Ruhenstroth-Bauer: Klin. Wschr. (im Druck).
Ponder, E.: Hemolysis and related Phenomena. New York: Grune & Stratton 1948.
Ruhenstroth-Bauer, G., u. W. Piper: Klin. Wschr. (im Druck).

Is Leukemia an Auto-immune Disease? Pathogenetic Perspectives and Working Hypothesis on the Role of Auto-antibodies to Immature Leukocytes or to Immature Leukocyte Components.

By

A. Cajano (Napoli/Italy).

The role of the "Rh" factor in the hemolytic disease of the newborn has pointed to the relationship between Immunology and Morphology: morphological aspects may represent the effects of antibodies on cells or their components.

This knowledge led researchers to the re-evaluation of the problem of acquired hemolytic anemias due to auto-antibodies and of the experiments of Hetero-, Iso- and Auto-immunization.

On this basis leukemia will be considered in its aspects of analogy and similarity with other blood disorders.

The knowledge that in acquired hemolytic anemia, agranulocytosis, immunologic leukopenia and thrombocytopenia, auto-antibodies are formed respectively to erythrocytes, leukocytes and platelets, suggests, even with prudence and reserve, a working hypothesis for the interpretation of the pathogenetic mechanism involved in leukemia.

The diverse cell types, as they morphologically appear, possess an antigenic individuality which depends on a biochemical individuality.

If it is admitted that an auto-immune mechanism may affect mature cells or structures such as erythrocytes, leukocytes and platelets, there is no reason to exclude that also an auto-immune mechanism may affect immature cells or structures. The effects of auto-antibodies to mature cells, incapable of maturation and proliferation are well known. What will be the effects of auto-antibodies to immature cells or their components (lymphoblasts-prolymphocytes; myeloblasts-myelocytes; erythroblasts), i. e. of cells, still in evolution, capable of mitosis and maturation?

It is not easy to answer adequately this question because our technics are incomplete and selective cellular immunology is difficult to handle. This hypothesis however, that in leukemia an auto-immune mechanism is involved against immature white cells or their components, is worth while being investigated because it opens a wide field of research work.

We must recognize that the word "leukemia" includes various morbid aspects; even Di Guglielmo's erythremic myelosis was before mistaken for leukemia. On the other hand these diseases possess an entire gamut of morphological and clinical expressions (number of normal and abnormal cells; cell changes; course of the disease etc.), and borderline states.

The fact that there is a scale of morphologic expressions in these diseases and that a sharp partition of the single forms is not possible, the existence of borderline diseases or mixed forms (total hypocythemias, agranulocytosis, erythroleukemias), the transitional morphology, the uncertainty of classification of some of these diseases, lead to a possibility that the immunologic mechanisms demonstrated in borderline dyscrasias (foetal erythroblastosis, acquired hemolytic anemia, agranulocytosis, immunologic leukopenia and thrombocytopenia) are involved also in leukemia, the variable being represented by the type of cells that is affected.

Independent of the etiologic factor (virus?, chemicals, radiations) leukemia could represent the expression of the auto-immunization of the organism against its own immature leukocytes or immature leukocyte components. The auto-antibodies elicited following the etiologic insult would be responsible of the morphologic changes in the cells, of their number through a depressing or stimulating action ("high or low titer" antibodies; mode of the antigen-antibody reaction; exhaustion or not of the antibody; site of the antigen-antibody reaction; type of the antibodies: humoral, sessile, "intracellular" antibodies etc.).

There is not yet direct evidence of auto-antibodies to immature leukocytes in leukemia: however many considerations and observations can be recorded which supply an indirect evidence of this auto-immune mechanism involved in leukemia.

Auto-immunization and auto-antibody formation in blood diseases would be only one side of a more general problem concerning many other diseased states of the organism.

Zum Problem der cyclischen Agranulocytose.

Von

H. Dittrich (Wien/Österreich).

Obwohl die Kenntnis von Krankheitsbildern, die mit einer hochgradigen Verminderung der weißen Blutkörperchen einhergehen, sich bis in das erste Jahrzehnt unseres Jahrhunderts zurückverfolgen läßt, brachte erst die klassische

Beschreibung der akuten Verlaufsform durch SCHULTZ 1922 eine genauere Kenntnis dieser Zustände. SCHULTZ sowie kurz darauf FRIEDEMANN beschäftigten sich mit dem akuten Ablauf der Erkrankung, die auch als „Angina agranulocytotica" bezeichnet wurde. Man fand jedoch bald, daß es daneben auch chronische Verlaufsformen gibt sowie solche, die ohne Angina einhergehen, so daß schließlich als Kardinalsymptom für alle hierher gehörenden Krankheitszustände nur mehr die hochgradige Verminderung der Leukocyten übrigblieb.

Im Rahmen dieses übergeordneten Begriffes Agranulocytose wurden verschiedene eigenartige Abläufe der Erkrankungen beschrieben, deren ätiologische und pathogenetische Einordnung nach wie vor auf Schwierigkeiten stößt.

Die immunbiologische Betrachtungsweise hämatologischer Veränderungen und der Nachweis von Leukocyten-Autoantikörpern, wie er erstmalig MOESCHLIN und WAGNER bei ihrem oft zitierten Fall einer Pyramidon-Agranulocytose gelang, hat diesen Untersuchungen neuen Auftrieb gegeben. Nur das genaue Studium jedes einzelnen der seltenen Fälle wird es aber ermöglichen eine weitere Klärung der schwebenden Fragen zu erreichen, so daß es berechtigt erscheint, einschlägige kasuistische Beiträge zu bringen.

Zu den besonders seltenen und eigenartigen Agranulocytoseformen zählt die sogenannte „zyklische Agranulocytose". Wie es schon der Name sagt ist sie charakterisiert durch Schübe hochgradiger Verminderung der weißen Blutkörperchen, die in regelmäßigen Abständen immer wiederkehren und dabei klinisch einen verhältnismäßig benignen Verlauf nehmen. Die erste Beschreibung dürfte 1910 durch LAELE in Amerika erfolgt sein, der damals über einen Fall berichtete, den 1934 THOMPSON erneut als Erwachsenen nachuntersuchen konnte. DÖRKEN berichtete 1952 über eine solche Patientin bei der Schweizer Hämatologentagung und fand damals etwa 20 Fälle in der Weltliteratur. Wir selbst glauben, daß die Zahl kleiner ist, da wir Erkrankungen, wie sie z. B. LÖFFLER und MAIER beschrieben haben, rein als FELTYsches Syndrom bezeichnen möchten. Wir sind im Gegensatz zu einigen anderen Autoren ganz allgemein der Ansicht, daß, wenn überhaupt, nur eine sehr weitläufige Verwandtschaft der cyclischen Agranulocytose zum Formenkreis der rheumatischen Erkrankungen besteht.

Bei dem von uns beobachteten Fall handelt es sich um eine jetzt 33jährige Patientin. In der Anamnese gab sie an, daß in der Familie keinerlei ernstere Erkrankungen bekannt seien. Blutuntersuchungen konnten von uns allerdings nicht durchgeführt werden. Seit dem 18. Lebensjahr litt die Patientin an Gallensteinkoliken und zweimal wurde auch ein leichter Verschlußikterus festgestellt. Im März 1945 trat zum ersten Male eine Eiterung am Gaumen auf, doch konnte damals aus äußeren Gründen ein Blutbild nicht mehr gemacht werden. Im April verzog sie nach Tirol und dort besserten sich die Erscheinungen von selbst sehr schnell. Als sie nach mehreren Monaten nach Wien zurückkehrte fühlte sie sich völlig gesund und blieb es auch bis 1947. Im Frühjahr 1947 machte sie eine fieberhafte Erkrankung durch und damals tastete ihr Hausarzt zum ersten Male eine Vergrößerung der Milz. Untersuchungen auf Typhus abdominalis waren aber negativ. 3 Wochen später trat ein Geschwür auf der Zunge auf, sie fühlte sich dabei allgemein erkrankt, hatte aber kein Fieber. In der folgenden Zeit hatte sie häufig unter Anginen zu leiden, so daß 1948 eine Tonsillektomie durchgeführt wurde. Bis zum Oktober 1950 blieb sie wieder gesund und gebar damals im 7. Schwangerschaftsmonat ein sehr schwächliches Kind. 3 Monate später erkrankte sie plötzlich mit Fieber und Geschwüren im Mund, wurde in die erste Med. Univ.-Klinik (Prof. Lauda) eingewiesen und dort stellte man zum ersten Male die Diagnose Agranulocytose. Damit setzt nun die eigentliche Erkrankung der Patientin ein, die sich anhand verschiedener Spitalsberichte auch objektiv sehr gut verfolgen läßt. Bis 1954 treten 2—3 Tage vor fast jeder der regelmäßig verlaufenden Menstruationen kleinere, bis höchstens etwa 1 cm messende Geschwüre an der Mundschleimhaut auf, die meist oberflächlich bleiben und sich nach etwa 5—6 Tagen bereits wieder spontan zurückbilden. Gleichzeitig besteht ein allgemeines Krankheitsgefühl und auch Fieber ist zu beobachten. Es kommt aber niemals zu bedrohlichen Erscheinungen mit Ausnahme einer Phlegmone am rechten Zeigefinger im Jahre 1951. Selbstverständlich wurden alle nur erdenklichen therapeutischen Maßnahmen versucht, die regelmäßige Wiederkehr der agranulocytotischen Schübe war aber nicht zu verhindern.

Als die Patientin unsere Blutambulanz im Sommer 1954 zum ersten Male aufsuchte, befand sie sich wieder in einer agranulocytotischen Phase und wurde daher auf die Abteilung Prof. Fleischhackers eingewiesen. Bei der Untersuchung fanden sich im Bereich der Mundhöhle mäßig viele stecknadelkopf- bis linsengroße flache Geschwüre mit nur geringer entzündlicher Reaktion in der Umgebung. Die Leukocyten betrugen 1600, davon 13% Neutrophile. Das rote Blutbild zeigte keine Veränderungen und auch die Thrombocyten waren stets normal. Auch über alle sonst noch angestellten Untersuchungen kann ich summarisch berichten, daß sie keine wesentlichen Abweichungen von der Norm ergaben. Das Knochenmark war ziemlich zellarm und ließ eine weitgehende Erschöpfung des leukopoetischen Anteiles erkennen. Insbesondere reife Formen fanden sich nur sehr spärlich. Die Milz war gut drei Querfinger unter dem Rippenbogen tastbar.

Wir beobachteten nun die Patientin mehrere Wochen hindurch und konnten dabei tatsächlich die scheinbar menstruationsbedingte Abhängigkeit der agranulocytotischen Schübe sowie ihre gute Spontanheilung am Ende der Blutung feststellen. Im Intervall stiegen die Leukocyten auf Werte zwischen 2000 und 3000 an, die Neutrophilen betrugen dabei um 50%. Zum Unterschied von dem von Schilling ausführlich studierten Fall, beobachteten wir niemals eine auffallende Reaktion der Monocyten.

Besonderes Augenmerk richteten wir im Rahmen unserer Untersuchungen auf das Vorhandensein von Leukocyten-Antikörpern. Wir bedienten uns dabei des Antihumanglobulin-Ablenkungs-Testes, über den Steffen an dieser Tagung bereits berichtet hat, des Agglutinationstestes in der von Miescher beschriebenen Form und des Finch-Testes. Über die serologische Seite des Problems liegt bereits eine ausführliche Publikation von Steffen und Schindler vor. Es gelang in Zusammenarbeit mit den genannten Herren, auf diese Weise bei unserer Patientin neben kompletten Antileukocyten-Antikörpern auch solche von inkompletter Form nachzuweisen. Sie fanden sich im Blut sowohl während der agranulocytotischen Phasen, als auch im erscheinungsfreien Intervall.

Es könnte also, wie dies schon von Jackson u. Mitarb. angenommen wurde, der Vorgang so sein, daß neben einer primären Störung, als die wir in unserem

Falle die Bildung der Antikörper anzusehen hätten, eine sekundäre Veränderung erst zur Auslösung des agranulocytotischen Schubes führt. Wir glauben uns zu dieser Annahme um so mehr berechtigt, als auch bei den durch Autoantikörpern bedingten hämolytischen Anämien einerseits immer wieder phasenartige Schwankungen zu beobachten sind und andererseits erwiesen ist, daß die Höhe des Antikörper-Titers bei diesen Erkrankungen keine Aussage über das Ausmaß der Hämolyse erlaubt. Auch hier muß also ein noch unbekannter auslösender Faktor angenommen werden.

Die so deutliche Abhängigkeit von der Menstruation, die auch von Muratová und anderen Untersuchern berichtet wird, läßt daran denken, daß dieses Ereignis, bzw. die damit verbundenen vegetativen und hormonellen Veränderungen das unmittelbar auslösende Moment der Agranulocytose darstellen. Dem kann man wohl entgegenhalten, daß einzelne dieser Erkrankungen auch bei Männern gefunden wurden und daß außerdem nicht bei allen Frauen dieser Zusammenhang erkennbar war, wie etwa im Falle von Dörken. Bei unserer Patientin glauben wir aber doch, der monatlichen Blutung eine besondere Bedeutung beimessen zu dürfen, da noch weitere Beobachtungen dafür sprachen.

Die Splenektomie wird in der Literatur über die cyclische Agranulocytose verschieden beurteilt. Fullerton u. Mitarb. konnten damit die klinische Symptomatik bei ihrem Fall unterbrechen, Reznikoff z. B. sah keinen entscheidenden Erfolg. Dennoch entschlossen wir uns auch in unserem Fall zur Operation. Ein fibröser Milztumor wurde entfernt und, wie dies fast überall berichtet wird, folgte unmittelbar nach dem Eingriff eine beträchtliche Ausschwemmung von Leukocyten. In den folgenden Wochen kam es aber bei den nächsten Menstruationen noch zweimal wieder zu leichten Ulcerationen der Mundschleimhaut und beträchtlichen Leukocytenstürzen. Dann aber traten diese Erscheinungen nicht mehr weiter auf und seit etwa einem halben Jahr ist die Patientin klinisch erscheinungsfrei. Die Leukocytenwerte bewegen sich allerdings dauernd um 3000 bei etwa 50—60% Neutrophilen. Zur Zeit der Menstruation vermindert sich diese Zahl auch weiterhin deutlich, aber es fehlen jegliche klinischen und körperlichen Erscheinungen. Damit verhält sich auch unser Fall so, wie der von Fullerton beschriebene. Auch Dörken, Owren sowie Schilling haben ähnliche Beobachtungen gemacht. Die schon vorhin erwähnte Ansicht, daß erst das Zusammentreffen zweier oder vielleicht sogar mehrerer Faktoren zum agranulocytotischen Schub führt, gewinnt damit weiterhin an Gewicht. Auch die Antikörper waren nach der Operation immer noch nachweisbar. Da die Patientin aber klinisch gesund ist, darf die Splenektomie dennoch als erfolgreich bezeichnet werden.

Ohne die Problematik in ihrem gesamten Umfang hier aufrollen zu können, haben wir uns erlaubt über einen Fall von cyclischer Agranulocytose zu berichten. Erstmalig ist es möglich gewesen, bei dieser seltenen Erkrankung Antileukocyten-Antikörper nachzuweisen. Der Fall könnte daher geeignet sein, diese Erkrankung in einem neuen Licht erscheinen zu lassen, indem er damit in eine Reihe mit den durch Antikörper bedingten hämolytischen Anämien zu stellen wäre. Die Splenektomie brachte klinisch einen vollen Erfolg, während im Blut weiterhin gleichsinnig mit der Menstruation auftretende periodische Schwankungen der Leukocytenzahl festzustellen sind.

Thrombocytenabsturz nach Blut- und Plasmatransfusionen.

Von

E. E. REIMER und E. MANNHEIMER (Wien/Österreich).

Mit 1 Abbildung.

Seitdem gezeigt wurde, daß nach Blut-, Plasma- oder Serumübertragungen von bestimmten Thrombopenien auf gesunde Empfänger ein Thrombocytensturz auftritt, der mehrere Tage anhält, hat sich das Interesse naturgemäß den Thrombocytenbewegungen nach Blut- bzw. Plasmaübertragung gesunder Versuchspersonen zugewandt. STEFANINI und CHATTERJEA (1952) berichteten über einen thrombocytopenischen Faktor im normalen menschlichen Blut, Plasma oder Serum, der im Fremdorganismus einen kurzdauernden Plättchenabsturz auslöst. Der Faktor ist nach Ansicht dieser Autoren bis 56° stabil, durch Seitzfilter oder Ionenaustauscher nicht resorbierbar, wohl aber durch Calciumphosphatgel. Dazu im Gegensatz stehen die Untersuchungen von SAWITZKY (1953), nach denen der Faktor bei 56° zerstört wird. Über die nähere Natur dieses Faktors ist uns bisher nichts bekannt geworden. Auch über die Rolle der Milz beim Plättchenabfall liegen Einzelberichte vor, die aussagen, daß bei Plättchenabfall im Milzarterien- und -Venenblut weder eine numerische noch funktionelle Differenz vorliegt (STEFANINI u. Mitarb.).

In eigenen Untersuchungen wurde das Wesen des Thrombocytenabfalles nicht nur nach Verabfolgung von Teilfaktoren geprüft, sondern auch das Verhalten bei entmilzten Patienten, bzw. vor und nach Milzentfernung kontrolliert.

1. Vollblut-, Plasma- oder Erythrocytentransfusionen bei nicht-splenektomierten Patienten (17 Fälle).

Es kam in allen Fällen zum Thrombocytenabsturz (Durchschnittswert 45%) innerhalb von 1—3 Std. und zur Normalisierung nach 24—48 Std. Die dazu notwendige Transfusionsmenge muß unserer Erfahrung nach mindestens 150 cm³ betragen.

Es war kein zeitlicher oder numerischer Unterschied des Plättchenabsturzes nach Frischblut (6 Fälle), Blutkonserven (6 Fälle) oder Plasma (5 Fälle) nachzuweisen. Infusionen einer entsprechenden Menge eines Blutkonservenstabilisators hatte keinen Plättcheneinfluß.

2. Eigenblut- bzw. Eigenplasmareinfusionen beim nicht-splenektomierten Patienten (6 Fälle).

Sowohl nach unmittelbarer Reinfusion als auch in Konservenform trat ein Plättchenabsturz ein, der sich von den Verhältnissen nach Fremdblutapplikation weder zahlenmäßig noch zeitlich wesentlich unterschied.

3. Vollblut- bzw. Plasmainfusionen beim splenektomierten Patienten (6 Fälle).

Beim Splenektomierten trat der Plättchensturz weder auf Blut, noch auf Plasma oder Eigenplasma auf, wobei die Beobachtungen bis auf 48 Std. ausgedehnt wurden. Bei zwei Fällen war vor der Milzentfernung ein Plättchenabsturz festzustellen, der postoperativ nicht mehr auslösbar war. Dies traf auch dann zu, wenn die Milzentfernung bereits über ein Jahr zurücklag.

4. Frischblut- und Blutkonserventransfusionen bei Blutkrankheiten mit Milztumor (10 Fälle).

Bei *6 chronischen. myeloischen Leukämien* mit großem Milztumor trat kein signifikanter Plättchenabsturz auf, während bei Untersuchungen in der Remission ein eindeutiger Abfall festgestellt wurde. Ein Fall verhielt sich nach Splenektomie ebenso wie blutgesunde Splenektomierte. Bei *3 chronischen lymphatischen Leukämien* mit Milzbeteiligung trat wohl ein Thrombocytensturz auf, erreichte aber nicht die Intensität gesunder Normalfälle (28%). Eine Patientin mit *osteomyelosklerotischer Anämie* bei gewaltigem Milztumor mit gesicherter medullärer Metaplasie bot nach Transfusion keine Thrombocytenbewegung.

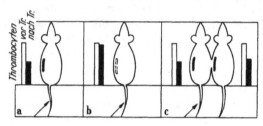

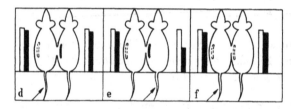

Abb. 1. Thrombocytenbewegung nach Bluttransfusion im Tierversuch (Parabioseratten) mit und ohne Splenektomie.

Tierversuche.

Es wurden 40 gesunde Ratten mit einem Durchschnittsgewicht von 200 g verwendet. Die Parabiosetiere waren gleichaltrig und gleichgeschlechtlich. Vor Beginn der Untersuchung wurde eine völlige Abheilung der Parabiose abgewartet. Bei den splenektomierten Tieren haben wir die Parabiose erst nach völliger Abheilung der Splenektomiewunde vorgenommen. Zur Bluttransfusion wurde gruppengleiches, bzw. durch Kreuzversuch als verträglich befundenes Rattenblut verwandt und in einer Menge von 0,5 cm³ in die Oberschenkelvene verabfolgt. Die Thrombocytenzählung (Cocainmethode nach FEISSLY und LÜDIN) erfolgte nach 1 Std., nach 3 Std. und nach 24 Std. Für die wissenschaftliche Auswertung wurde der niedrigste Thrombocytenwert angenommen, der zumeist nach 1 Std., manchmal auch nach 3 Std. erreicht wird.

1. Normale Ratten (10 Tiere).

Bei allen Tieren kommt es nach 1 Std., bzw. 3 Std. zu einem Plättchensturz, der im Durchschnitt 45% beträgt. Bei Einzelversuchen konnte sowohl im Milzarterien- als auch im Milzvenenblut keine zahlenmäßige Differenz vermerkt werden.

2. Splenektomierte Ratten (10 Tiere).

Bei keinem Tier tritt nach Transfusion und Kontrollen bis zu 48 Std. ein signifikanter Thrombocytensturz auf.

3. Parabioseratten (10 Paare).

Bei *nichtentmilzten* Ratten (siehe Abb. 1 c) trat bei beiden Tieren ein Plättchenabsturz auf. Bei einseitiger Splenektomie und Versuchsanordnung (siehe Abb. 1 d) trat auch bei mehrfachen Kontrollen bei beiden Probanden kein Absturz auf.

Während bei einseitiger Entmilzung und Versuchsanordnung (siehe Abb. 1 e) der Thrombocytensturz beim nicht-entmilzten Tier prompt eintrat. Wurden beide Tiere entmilzt (siehe Abb. 1 f), blieben die Plättchenzahlen unverändert.

Diskussion der Ergebnisse.

Der Thrombocytensturz nach Transfusion tritt beim normalen Individuum nicht nur nach Fremdblut, sondern auch nach Eigenblut bzw. nach Eigenplasma auf. Es ist daher anzunehmen, daß der thrombocytopenische Faktor dann gebildet oder aktiviert wird, sobald das Blut sein geschlossenes System verläßt. Da der splenektomierte Patient dieses Verhalten nicht zeigt, ist anzunehmen, daß der Milz eine integrierende Rolle im Mechanismus zukommt. Die Milz ist wahrscheinlich der Hauptproduzent an Komplement, das ähnlich wie beim Pathomechanismus der inkompletten Antikörper zur Thrombocytenagglutination und Lyse führt. Wird die Milz entfernt, so behält das Blut des Splenektomierten die Fähigkeit den thrombocytopenischen Faktor zu bilden; wird dem Splenektomierten Blut übertragen, so tritt wahrscheinlich mangels an Komplement kein Plättchensturz auf.

Bei medullärer Metaplasie in der Milz verliert das Organ scheinbar die Fähigkeit der Komplementbildung und der Organismus reagiert wie nach Entmilzung. Es scheinen entsprechend der Beteiligung der Milz graduelle Unterschiede vorzuliegen. Wird die leukämische Funktion durch Cytostatica oder Strahlentherapie unterdrückt, so gleichen die Thrombocytenreaktionen normalen Verhältnissen.

Auch im Tierexperiment werden die klinischen Erfahrungen bestätigt. Beim entmilzten Parabiosepaar bleiben die Thrombocytenzahlen auch bei einseitiger Transfusion völlig gleich. Bei einseitiger Entmilzung kommt es dann nicht zum Absturz, wenn der Komplementtiter durch Verdünnung absinkt; dies tritt ein, wenn die Transfusion beim entmilzten Tier durchgeführt wird.

Die vorliegenden klinischen Erfahrungen und tierexperimentellen Untersuchungen weisen auf die aktive Rolle der Milz beim Plättchensturz nach Bluttransfusion hin.

Literatur.

Feissly, R., et H. Lüdin: Rev. Hématol. 4, 881 (1949).
Mannheimer, E., E. E. Reimer u. E. Windhager: Wien. Z. inn. Med. 12, 493 (1954).
Sawitsky, A., and F. S. Philipp: Blood 8, 1091 (1953).
Stefanini, M., and J. B. Chatterjea: Proc. Soc. Exper. Biol. a. Med. 79, 623 (1952).
— — W. Dameshek, C. S. Welch and O. Swenson: Blood 7, 289 (1952).

Diskussion.

G. W. Orth (Frankfurt a. M./Deutschland):

Es wird angefragt, welche Sicherungen bei den Untersuchungen mit den Anti-P-Antiseren durchgeführt worden sind, damit die hohe Frequenz der P-negativen Kinder, die der Vortragende mitteilt, nicht durch technische Fehler bedingt ist.

R. Waitz (Strasbourg/France):

Demande à l'auteur si le pourcentage d'incidents par sensibilisation (17 fois sur 22 transfusions de plasma) n'est pas très élevé et exceptionnel.

L. HOLLÄNDER (Basel/Schweiz):

Nach extremer Auffassung sind nur diejenigen Individuen P-negativ, welche in ihrem Serum ein Anti-P aufweisen.

Inkomplette Anti-P verursachen einen besonders raschen Abbau transfundierter imkompatibler Erythrocyten. Dies konnten MALLISON und CUTBUSH mit Hilfe von Übertragung von 1 cm³ radioaktiv-markierter Erythrocyten darstellen, welche innerhalb 10 min im Empfängerkreislauf abgebaut wurden.

R. DAMEROW (Berlin/Deutschland):

Zu der aus Zeitmangel nicht näher erläuterten Technik können folgende Angaben nachgetragen werden:

Es wurden für die P-Testungen Anti-P-Seren mit einem Titer von 64 und 16 verwandt, wobei das erste Serum bis 22° C wirksam war und somit die Ausschaltung von Kälteagglutininen gestattete.

Da der Prozentsatz der P-Individuen in der letzten Altersstufe (s. Abbildung) den Literaturangaben sehr nahekommt und ein Wechsel in der Technik während der ganzen Zeit nicht erfolgte, darf die Methodik als ausreichend angesehen werden.

Auch inkomplette P-Antikörper können gebildet werden; sie sind jedoch nur selten nachweisbar.

Eine spätere Anti-P-Bildung als Reaktion auf die P-Substanz mütterlicher Herkunft ist auszuschließen, da es unwahrscheinlich ist, daß bei dem verschiedenen Alter sich alle Kinder bei der Erstuntersuchung in der negativen Phase befunden haben und in den verschiedenen Gruppen des ersten Lebensjahres ohne Plasmatransfusionen nie über 7% Anti-P gefunden wurden.

Klinisch nachweisbare Erscheinungen traten in keinem Falle auf.

G. W. ORTH (Frankfurt a. M./Deutschland):

Muß oder darf den Untersuchungen entnommen werden, daß die Oligurie bzw. Anurie nach Transfusions-Zwischenfällen zu einem wesentlichen Teil auf zentrale — evtl. Zwischenhirn- — Schädigungen zurückzuführen ist?

G. W. ORTH (Frankfurt a. M./Deutschland):

Es wird um Angabe gebeten, wie die von Herrn STEFFEN gemachten Angaben, daß bei der Untersuchung die klinische Diagnose nicht bekannt war, jedoch gemäß der Tabelle nur gegen spezifische Organ-Präparate geprüft wurde, zu verstehen sind.

H. PETTENKOFER (Berlin/Deutschland):

Herr STEFFEN wird gefragt, eine Verminderung von wieviel Stufen er in seiner Reaktion als positiv ansieht und wie groß die Streuungsbreite bei den einzelnen Substraten ist.

L. HOLLÄNDER und P. RIESCHER (Basel/Schweiz):

1. Vorschlag, die Methode als Antiglobulin-Konsumptions-Test zu nennen.

2. Die uns von Herrn STEFFEN zugeschickten Seren konnten von uns mit gleichem Resultat getestet werden.

C. STEFFEN (Wien/Österreich):

Schlußwort.

Es freut mich, daß Herr HOLLÄNDER und Herr MIESCHER gleichlaufende Resultate erzielten. Ich bin mit ihrem Vorschlag einverstanden zwecks einheitlicher Nominierung den Test AHG-Konsumptionstest zu bezeichnen. Die etwas unterschiedlichen Resultate mit Normalseren müßten unter Vergleich der Technik durchgesehen werden.

Herrn ORTH muß ich sagen, daß wir bei Beginn der Untersuchung uns selbstverständlich auf einen gewissen Arbeitsbereich festlegen mußten, z. B. Rheumatikerseren, und eine Einsendung von Rheumatikerseren und Kontrollen von den klinischen Abteilungen erbaten. Diese wurden jedoch als Blindtest ohne Kennzeichnung eingesandt.

Herrn FISCHER möchte ich sagen, daß wir Konsumptionen ab 1 Titerstufe als positiv bewerteten. Die Empfindlichkeit des Testes geht aus Kontrollversuchen hervor. Hierbei wurden 0 Rh-Erythrocyten mit einem inkompletten Anti-Rh-Antikörper beladen. Die beladenen Erythrocyten wurden in verschiedenen Konzentrationen der Konsumptionsbestimmung unterworfen. Es zeigte sich, daß Konzentrationen von 1000—8000 Erythrocyten pro mm³ 1 Titerstufe konsumierten, 16000 pro mm³ 2 Titerstufen, 32000—64000 3 Titerstufen, 125000 4 Titerstufen und 250000 5 Titerstufen.

L. HOLLÄNDER (Basel/Schweiz):

Haben Sie DD- und Dd-Erythrocyten geprüft, und haben Sie einen Unterschied der mit Anti-D beladenen Erythrocyten beobachten können ?

W. PIPER (Kiel/Deutschland):

Bei den mit den inkompletten Anti-D-Agglutininen abgesättigten normalen Erythrocyten war das Antigen D in heterocygoter Anlage vorhanden. Homocygote D-Erythrocyten wurden nicht geprüft.

Die Anzahl der D-Gruppen pro Erythrocyt kann nach den vorstehenden Untersuchungen nicht genau angegeben werden. Mit Wahrscheinlichkeit beträgt sie aber weniger als $1,6 \cdot 10^4$.

Une nouvelle interprétation de la cinétique de la première phase de la coagulation sanguine.

Par

M. Guillot et A. Fiehrer (Paris/France).

Avec 2 figures.

I. Interprétation générale de la première phase.

Proposer une interprétation de la cinétique de la première phase de la coagulation, c'est essayer d'expliciter la réaction:

$$\text{prothrombine} \rightarrow \text{thrombine}$$

On sait, en effet, que les travaux récents sur la coagulation ont abouti, sans contestation possible, à éclaircir la réaction de la seconde phase:

$$\text{fibrinogène} \rightarrow \text{fibrine}$$

en démontrant qu'un enzyme protéolytique très particulier et très spécifique, la thrombine, en détachant du fibrinogène un polypeptide particulier, donnait aux restes fibrinogéniques macromoléculaires la propriété de se transformer spontanément en fibrine insoluble.

Ainsi, dans la seconde phase, il suffit que la thrombine soit présente pour que la fibrine apparaisse. On peut inhiber la thrombine: on ne peut pas transformer la réaction qui aboutit, si elle a lieu, toujours et uniquement à la fibrine.

Si la seconde phase nous apparaît maintenant relativement simple, la première phase demeure compliquée.

Par une série d'expériences, commentées ailleurs, nous avons voulu montrer que la réaction:

$$\text{prothrombine} \rightarrow \text{thrombine}$$

peut logiquement se décomposer en deux étapes successives:

a) Première étape = rôle physique de la «surface de contact». En se basant sur de nombreux résultats empiriques, on peut souligner l'importance d'une *surface active* pour coaguler le sang extravasé. Les plus efficaces sont la paroi de verre, et la surface de contact avec l'air.

Par analogie avec ce qui se passe pour d'autres protéines complexes, il est probable qu'au contact d'une surface favorable, la prothrombine s'étale, se déroule et passe à l'état d'une sorte de tapis qui devient apte à contracter certaines associations moléculaires:

$$\text{prothrombine} + \begin{pmatrix} \text{contact avec} \\ \text{surface active} \end{pmatrix} \rightarrow \text{prothrombine} \ \text{«étalée»}$$

b) Seconde étape = rôle d'un système fermentaire.

Nous interprétons volontiers la seconde phase ainsi: un ferment type hydrolase serait «un enzyme de scission» coupant en deux la prothrombine déjà étalée pour donner la thrombine:

prothrombine étalée + système fermentaire → thrombine.

Dans quelles conditions agirait ce système fermentaire? Il existerait peutêtre un apoenzyme protéique de nature inconnue et un coenzyme non protéique?

Ce serait pour constituer ce coenzyme non protéique qu'interviendraient les nouveaux facteurs décrits dans la thrombino-formation. Mais certains des «facteurs de la coagulation» pourraient être des constituants proprement dits de coenzyme, et certains autres des inhibiteurs ou des accélérateurs extérieurs de l'enzyme.

Ainsi, pour nous, dans la première phase de la coagulation, on distinguerait nettement:

a) des facteurs *physiques* préparant l'acte enzymatique,

b) des facteurs *biologiques* permettant la formation de la «prothrombinase»,

c) les facteurs inhibant ou accélérant cette dernière.

II. Rôle amphotère de certains facteurs.

A la théorie des «facteurs», des «pro-facteurs», des «proprofacteurs», des interactions inhibiteurs-coagulants, nous opposons la théorie des facteurs «amphotères».

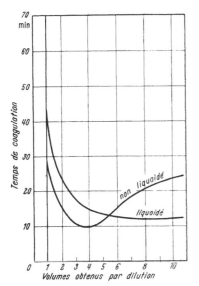

Par un examen critique de faits expérimentaux indubitables, que nous avons détaillé dans un article publié par ailleurs, nous montrons que presque tous les facteurs plasmatiques peuvent retarder *ou* accélérer la thrombino-formation suivant la composition du milieu: les facteurs plasmatiques présentent un caractère «amphotère».

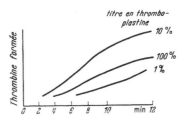

Fig. 1. Influence de l'addition de liquoïde à des plasmas d'hémophile plus ou moins dilués, GUILLOT, FIEHRER et GUIET: Sang, **21**, 734 (1950).

Fig. 2. Influence du taux de thromboplastine sur la vitesse de thrombinoformation. A forte dose, la thromboplastine est *inhibitrice*, d'après OWREN: Acta med.scand. (Stock.), suppl. **194**, 190 (1947).

Tout changement dans le milieu plasmatique risque d'orienter l'action de tel ou tel facteur de la coagulation dans le sens de l'hypo- ou de l'hyper-coagulabilité.

III. Conséquences de cette interprétation.

a) Théoriques: si cette conception est exacte, la recherche de plus en plus fine de nouveaux facteurs coagulants ou inhibiteurs s'avérerait illusoire et contraire aux faits biologiques.

Lorsque l'on constate dans telle diathèse, un déficit de tel facteur, ce n'est qu'une apparence: le déficit est simplement le témoin d'un trouble plus complexe à étudier. Cette conception évoque le cas des avitaminoses qui peuvent résulter *soit* du déficit d'une vitamine spécifique, *soit* d'un déséquilibre des *autres* vitamines.

b) pratiques: inutile de multiplier les tests pour déceler tel déficit ... adopter, au contraire, des tests simples, groupant les diathèses en blocs. Par exemple, le temps de Quick allongé ne veut pas dire, nous le savons déjà, taux de prothrombine diminué, mais groupe entre elles certaines diathèses que Paul Chevallier a désignées sous le nom de dysprothrombie. Ainsi, réduire les épreuves de laboratoire aux plus significatives.

Inutile de croire, et la clinique le prouve, pouvoir traiter telle diathèse étiquetée déficit en tel facteur, par des injections massives et répétées de ce facteur manquant.

Conclusion.

En adoptant notre conception des facteurs amphotères, on oriente les recherches sur la coagulation dans une voie nouvelle, plus *clinique*: Moins de «dissections plasmatiques», mais plutôt des expériences sur les propriétés globales plasmatiques, le plus près possible des réalités physio-pathologiques.

Un mémoire plus étendu est en instance de parution dans *Biologie Médicale*.

Die Thrombokinasebildung unter Einwirkung von Anticoagulantien.

Von

Waldemar Remde (Jena/Deutschland).

Mit 2 Abbildungen.

Obwohl die derzeit gebräuchlichen Anticoagulantien an recht verschiedenen Punkten im Gerinnungssystem ansetzen, ist ihre gute klinische Wirkung bei thromboembolischen Erkrankungen weitgehend gleich.

Dicumarol und seine Abkömmlinge gelten als Antiprothrombine mit besonderer Wirkung auf Faktor VII; Heparin und Heparinoide als Antithrombine mit wesentlich weiterer Wirkung auch auf die Prothrombinbildung, die Fibrinolyse und einzelne Thrombocytenfunktionen.

Überprüft man jedoch den Einfluß der beiden Anticoagulantiengruppen auf die Entstehung der Blutthrombokinase, so ergeben sich hier weitgehende Gemeinsamkeiten.

Im Thrombokinasebildungstest nach Biggs u. Mitarb. ließ sich an 50 mit Anticoagulantien behandelten Kranken nachweisen, daß in jedem Falle die Thrombokinasebildung gestört war.

Perorale Gaben von Tromexan, Pelentan und Phenylindandion in therapeutischen Dosen entfalteten eine Hemmwirkung speziell auf die Serumfaktoren und — in geringerem Grade — auf den Thrombocytenfaktor 3 nach Seegers (Abb. 1).

Nach intravenöser Injektion von Heparin erfolgte eine Verminderung ausschließlich der Serumfaktoren (Abb. 2). Das Optimum der Thrombokinasebildung wurde dabei auffallend rasch erreicht. In vitro waren die Dicumarolabkömmlinge wirkungslos. Heparin führte schon bei einer Zugabe von 0,4 Einheiten zu einer vollständigen Verhinderung der Gerinnung im Ansatzröhrchen. Die bei der Testung im Substratplasma gebildeten Thrombokinasemengen wurden mit der Länge der Einwirkungsdauer immer geringer.

Es läßt sich somit sagen, daß die von uns überprüften Anticoagulantien als Antiprothrombokinase in erster Linie die Serumfaktoren an der Thrombokinasebildung behindern; Heparin wirkt darüber hinaus noch als Antithrombokinase.

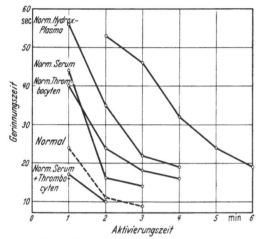

Abb. 1. Thrombokinasebildung nach peroraler Gabe von Phenylindandion.

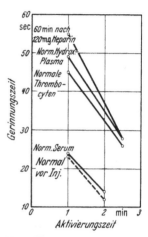

Abb. 2. Thrombokinasebildung nach i.v. Injektion von 120 mg Heparin.

Die perorale Verabreichung von Vitamin K_1, bzw. die intravenöse Injektion von Toluidinblau führten zu einer Normalisierung der Thrombokinasebildung. Ihre Zugabe in vitro beschleunigte sie nicht.

Beim Vergleich der Gerinnungszeiten im Vollblut und Plasma sowie des Prothrombinpotentials mit den im Thrombokinasebildungs-Test erhaltenen Werten zeigte sich, daß unter der Anticoagulantienwirkung die Thrombokinasebildung am stärksten gestört war. Sie ging der Senkung des Prothrombinpotentials häufig nicht parallel und blieb oft noch deutlich beeinträchtigt, während alle anderen Werte bereits in den Normbereich zurückgekehrt waren.

Die Tatsache, daß gelegentlich unter der Behandlung mit Dicumarolabkömmlingen Blutungen auftreten, obwohl das Prothrombinpotential noch oberhalb der kritischen Blutungsgrenze liegt, findet so eine Erklärung.

Es empfiehlt sich daher, bei Gabe von Anticoagulantien einen globalen Gerinnungstest in Form der leicht auszuführenden Reaktionszeitbestimmung im Vollblut oder Plasma, evtl. mit Zusatz von Heparin, in jedem Falle mit zu überprüfen. Auf diese Weise kann eine unerwünscht starke Hemmung der Thrombokinasebildung, die durch Anticoagulantien sowohl vom Dicumarol- als auch vom Heparintyp hervorgerufen wird, rechtzeitig erkannt und beseitigt werden.

Evidence that platelet accelerator (platelet factor 1) is adsorbed plasma proaccelerin.

By

P. Hjort, S. I. Rapaport and P. A. Owren (Oslo/Norwegen).

This work is published in Blood 10, 1139—1150 (1955).

Thrombocythémie hémorragique.

Par

R. André, A. G. le Bolloc'h et Ch. Salmon (Paris/France).

Nous avons examiné la malade, âgée de 59 ans, à la suite d'une épistaxis abondante, ayant duré plusieurs jours et ayant nécessité des transfusions de sang. Les premiers examens cytologiques ont été impossibles en raison de l'agglutination presque immédiate du sang. A cette occasion cependant, nous avons constaté que le sang de la malade contenait un nombre considérable de plaquettes et un taux important d'agglutinines froides.

Le début de la maladie semble remonter à 3 ou 4 ans. A cette époque, la malade se sentait très fatiguée; des plaques rouges et brûlantes apparaissaient sur ses chevilles et disparaissaient en quelques heures sans laisser de traces. Le B. W. était positif: un traitement par la pénicilline et le bismuth n'a pas amené de changements dans les réactions sérologiques. Depuis, le test de Nelson a toujours été trouvé *négatif*. Auparavant, la malade n'avait eu aucune tendance hémorragique. Mais elle a depuis une trentaine d'années des crises de coliques hépatiques occasionnées par une lithiase vésiculaire. On ne retrouve aucune de ces manifestations pathologiques chez les ascendants et les descendants de la malade.

A l'examen de la malade, on constate une splénomégalie sans hépatomégalie. La rate dépasse de trois travers de doigt le rebord costal; elle est très dure mais non douloureuse. Le reste de l'examen clinique ne révèle rien d'anormal si ce n'est une scoliose professionnelle avec sacralisation de la cinquième lombaire.

Les résultats des examens de laboratoire mettent en évidence deux troubles essentiels: une thrombocythémie à 4 500 000 par mm³ et des troubles sérologiques.

Examen de l'hémostase.

Le *temps de saignement* est légèrement *prolongé:* 6 minutes. La résistance capillaire est normale. Le temps de coagulation: 5 et 6 minutes. Il n'y a pas de lyse du caillot à la 24ème heure. Le taux du fibrinogène est normal: 3,25 pour 1000. Le temps de Quick est de 16,5 secondes contre 12 secondes. Le taux de prothrombine est de 75%, celui de proconvertine de 80% et celui de proaccélérine de 80%. Le taux des facteurs anti-hémophiliques est normal. Le test de tolérance à l'héparine montre une très légère hypocoagulabilité: 11 minutes avec une unité d'héparine contre 9 minutes 30 pour un témoin.

La consommation de prothrombine, normale, est un peu accélérée. Il est très difficile d'interpréter les résultats du test de génération de thromboplastine. Si l'on ne tient pas compte de l'énorme augmentation des plaquettes, on constate une élévation de la quantité de thromboplastine active formée.

Nous n'avons pas pu mettre en évidence un excès d'antithrombine directe, mais il existe un excès d'antithrombine et d'antithromboplastine progressives.

Etude des fonctions plaquettaires.

1. Numération et morphologie des plaquettes: Le nombre des plaquettes par mm^3 est aux environs de 4 millions. L'aspect morphologique des plaquettes est normal.

2. Comportement des plaquettes au cours de la coagulation: Si l'on suit au microscope à contraste de phase, après recalcification, la coagulation du plasma de la malade, on ne constate rien d'anormal. Les plaquettes s'agglutinent rapidement, s'étalent en formant les images classiques (pattes d'araignées, ballons, anémones, etc.). Elles poussent de nombreux prolongements et le réseau de fibrine se forme normalement.

3. Frottis de moelle sternale: Sur le frottis de moelle sternale obtenue par ponction, les plaquettes se présentent par larges plages masquant souvent d'autres cellules. Les mégacaryocytes sont nombreux et d'aspect normal.

4. Facteur prothromboplastique plaquettaire (par le test de génération de thromboplastine): Les extraits plaquettaires de la malade sont difficiles à comparer à ceux d'un témoin, car une centrifugation prolongée à haute vitesse ne suffit pas à faire sédimenter toutes les plaquettes. D'autre part, il est impossible de compter les plaquettes de la suspension finale en raison des gros agglutinats. Nous avons préparé cependant deux suspensions plaquettaires, l'une sans dilution et l'autre avec une dilution au $^1/_{10}$ème pour être dans des conditions voisines de celles du témoin. De cette façon, il semble que l'activité plaquettaire soit peu différente de celle des plaquettes normales.

5. Les plaquettes et la rétraction du caillot — Rétraction standard du caillot: Sérum exsudé à la troisième heure à partir d'un échantillon de 5 cm^3 de sang: 2,6 cm^3. Emiettement du caillot: 0,4 cm^3. Hématocrite: 32%, Plasma: 68%. Rétraction du caillot: 52/68 = 76%.

Action de suspenions plaquettaires du témoin et de la malade sur la rétraction du caillot d'un plasma normal sans plaquettes:

avec des plaquettes normales:	2 mm au bout de 4 heures
	3 mm au bout de 24 heures
avec les plaquettes de la malade ramenées à 500 000 par mm^3:	0 mm au bout de 4 heures
	1 mm au bout de 24 heures
avec les plaquettes de la malade non diluées:	4 mm au bout de 4 heures
avec une solution physiologique:	0 mm au bout de 24 heures

Les plaquettes de la malade ramenées à un taux normal sont insuffisantes à faire rétracter un caillot de fibrinogène normal.

6. Les plaquettes et le facteur labile (Proaccélérine): Nous n'avons pas mesuré le taux de proaccélérine des plaquettes. Le taux de proaccélérine du plasma est légèrement diminué. Il est possible que cette diminution soit en rapport avec une adsorption augmentée sur les plaquettes.

7. Les plaquettes et la vaso-constriction: Nous n'avons pas étudié le rôle des plaquettes sur la vaso-constriction. Les capillaires ont un aspect normal. Nous ne savons quelle valeur attribuer à l'allongement du temps de saignement.

En conclusion, la malade présente une thrombocythémie avec un déficit qualitatif des plaquettes portant essentiellement sur leur action sur la rétraction du caillot. D'autre part, il existe un *excès d'antithrombine et d'anti-thrombo-plastine progressives.*

Etude de l'hémolyse et des réactions sérologiques.

1. Etude de l'hémolyse: La malade a un degré variable et modéré d'anémie normochrome: le nombre des hématies varie autour de 3500000 par mm³. On constate une anisocytose avec prédominance de microcytes. Le volume globulaire moyen est de 89 microns cubes et le diamètre moyen de 7,3 μ.

La fragilité aux solutions salines hypotoniques est augmentée: l'hémolyse commençante est à 5,6.

Le sérum contient un peu de bilirubine indirecte: 4 mg à un examen.

2. Etude sérologique: Les examens pratiqués à deux reprises ont donné les résultats suivants:

a) *Agglutinines:* Présence dans le sérum d'une agglutinine froide complète ayant les titres suivants:

> à 4° C . . . . . auto-agglutinines: 512 Iso-agglutinines: 128
> à 22° C . . . . . auto-agglutinines: 512 Iso-agglutinines: 32
> à 37° C . . . . . auto-agglutinines: 2 Iso-agglutinines: 1.

Le test de Coombs met en évidence dans le sérum une agglutinine froide incomplète, active seulement en présence de complément, l'iso-agglutinine titrant: à 4° C:16, à 22° C:8, à 37° C:2.

Les hématies de la malade, lavées cinq fois en eau physiologique chaude (à 37° C), donnent une réaction de Coombs directe positive; le test est encore positif, s'il est effectué à l'aide de sérum anti-globuline neutralisé par une solution à 8% de gamma-globulines humaines: ceci indique que la sensibilisation in vivo est le fait des anticorps froids incomplets.

b) *Hémolysines:* Le sérum de la malade contient une auto et iso-hémolysine active sur globules trypsinisés, en présence de complément humain. L'hémolyse observée est plus intense à 37° C et à 22° C qu'à 4° C. Elle est légèrement augmentée en sérum acidifié. Il n'y a pas d'hémolysine froide bi-phasique (test de Donath-Landsteiner négatif).

c) *Opsonines:* Les globules étrangers trypsinisés, puis mis en contact à 37° C avec le sérum de la malade, en présence de complément humain, deviennent phagocytables par des globules blancs normaux. Ce phénomène n'est pas observé sur les globules étrangers non trypsinisés.

Par ailleurs, les examens suivants ont été pratiqués: Titre du complément: 10. Recherche d'agglutinines anti-leucocytes: négative. Réaction de Paul et Bunnell: Titre d'agglutinines anti-mouton: 320. Titre après absorption par globules de boeuf: 80. Titre après absorption sur rein de cobaye: 160.

Ces résultats ne peuvent être interprétés comme la traduction d'un anticorps du type mononucléose infectieuse. Ils indiquent simplement l'existence d'un anticorps anti-mouton de titre élevé. Réaction sérologique de syphilis: KOLMER: négatif; V. D. R. L. test: positif. Mais le test de NELSON est négatif. Il s'agit sans doute d'une fausse réaction.

Le test de ROSENBACH (dosage de l'hémoglobine plasmatique avant et après immersion de la main dans de l'eau glacée) n'apporte aucun élément; l'hémoglobine est indosable avant et après le test (moins de 5 mg pour 100 cm³).

On observe une légère hémolyse des hématies en milieu acide (test de HAM), mais cette hémolyse n'est pas augmentée par l'addition de thrombine (test de CROSBY).

La malade appartient au groupe sanguin: B MN P- Cc D ee $(R_1$ r) kk Fy^a-.

En résumé, à côté d'une anémie hémolytique discrète, l'étude sérologique montre des désordres très importants: Présence d'agglutinines froides complètes de titre élevé. Présence d'agglutinines froides incomplètes. Hématies sensibilisées par l'anticorps froid incomplet. Présence d'hémolysine et d'opsonines. Anticorps anti-mouton élevé. Anticorps anti-lipidique.

D'autres cas de thrombocythémie hémorragique ont été décrits dans la littérature. Comme dans le cas de notre malade, le syndrome hémorragique était modéré et constitué le plus souvent par des épistaxis. Nous ne saurions affirmer que les troubles de l'hémostase que nous avons constatés soient suffisants à expliquer un syndrome hémorragiques paradoxal en présence d'une telle augmentation du nombre des plaquettes. L'anémie hémolytique et les autres troubles sérologiques semblent particuliers à notre malade.

Die Beziehungen zwischen Thromboplastin und Hyaluronidase.

Von
SIEGFRIED WITTE (Erlangen/Deutschland).

Eine thromboplastische Aktivität findet sich in vielen Geweben. Während unserer Untersuchungen über die Beziehungen von Gefäßwand zur Blutgerinnung erschien uns die Frage wichtig, welcher Thromboplastin-Effekt in den Gefäßwänden vorkommt. Wir stellten deshalb aus verschiedenen Abschnitten des Gefäßsystems wäßrige Suspensionen her. Das Vorgehen ähnelte der Thrombokinaseherstellung aus Hirnsubstanz. Die Organstücke wurden mit physiologischer Kochsalzlösung und Sand zu gleichen Teilen verrieben, im Eisschrank extrahiert und abzentrifugiert. Es stellte sich nun heraus, daß große Unterschiede in der thromboplastischen Aktivität verschiedener Gefäßabschnitte bestehen. So weist die Intima der Aorta die stärkste Thromboplastinwirkung auf, die in der Stärke mit guten Präparaten aus Hirn oder Lunge zu vergleichen ist. Die Intima der Venen ist wesentlich weniger thromboplastinaktiv. Verarbeitet man alle Wandschichten von Arterien oder Venen, so ergeben sich hinsichtlich der thromboplastischen Wirksamkeit keine Unterschiede zwischen Arterien und Venen.

Es ist also erwiesen, daß in den Gefäßen eine Thrombokinase vorkommt, und zwar besonders reichlich in der Arterienintima. Da in den Gefäßwänden auch Hyaluronidase-angreifbare Substanzen, in erster Linie Chondroitin-schwefelsäure gefunden werden, lag es nahe, die Beziehungen zwischen Thrombo-plastin-Aktivität und Hyaluronidase-angreifbarem Material in der Gefäßwand zu untersuchen. Wir versetzten dazu unsere thromboplastinwirksamen Gefäß-präparate mit gereinigter Testes-Hyaluronidase und verfolgten die Thrombo-plastin-Aktivität. Wir erhielten folgende Ergebnisse: Die Thromboplastin-Aktivität der Aortenintima und der ganzen Aorta wird nach Inkubation mit Hyaluronidase nicht verändert. Die Präparate aus Venenwand verlieren da-gegen unter Hyaluronidaseeinwirkung einen großen Teil ihrer Thromboplastin-Aktivität.

Daraus ergibt sich, daß die Hyaluronidase-angreifbaren Substanzen in der Ge-fäßwand als Thromboplastin wirksam sind. Dagegen ist die Gefäßintima durch Hyaluronidase nicht angreifbar. Das Problem der Thromboseentstehung in Be-ziehung zur Gefäßwand scheint durch unsere Untersuchungen neu beleuchtet zu werden. Die Gefäßwände sind in wechselndem Ausmaß thromboplastisch wirksam, und das Hyaluronsäure-Hyaluronidase-System steht in Beziehung zu dieser Thromboplastin-Aktivität.

Beziehungen zwischen Blutgerinnungsfaktoren und Hämolyse.

Von

H. G. Lasch und H. H. Sessner (Heidelberg/Deutschland).

Mit 3 Abbildungen.

Die Beobachtung von Hegglin und Maier (1), der zufolge bei der hämolyti-schen Anämie vom Typ Strübing-Marchiafava-Micheli die Blutgerinnung Einfluß auf das hämolytische Geschehen nimmt, wurde von Crosby (2) insofern weiter ausgebaut, als er dem Thrombin eine Schlüsselstellung in einem spezifisch-hämolytischen System zuerkannte. Seine Untersuchungen und die Befunde von Martin und Voss (3) legten die Vermutung nahe, daß die Wirkung des Thrombins nicht direkt, sondern über den Gerinnungsfaktor V, das Accelerator-Globulin ver-standen werden muß. Seegers (4) und seine Schule haben gezeigt, daß geringe Mengen von Thrombin die Aktivierung von Accelerator-Globulin bewerkstelligen, und daß so aus dem inaktiven Faktor V der wirksame Plasmafaktor VI [nach der Nomenklatur von Owren (5)] wird. Bei der Untersuchung einer Kranken mit paroxysmaler nächtlicher Hämoglobinurie [Lasch, Linke und Sessner (6)] hatten wir Gelegenheit, die Beziehungen zwischen Gerinnungsfaktoren und Hämolyse näher zu beobachten. Dabei zeigte sich, daß die Anfälle von Hämo-globinurie mit einem Anstieg der Gerinnungsfaktoren und hier vor allen Dingen mit dem der Acceleratoren der Prothrombinumwandlung Faktor V—VI und Kollers Faktor VII (7) parallelgingen. Voraussetzung für eine Aktivierung von Faktor V zu VI sind aber geringe Mengen von Thrombin, also einem Ferment, das erst während der Blutgerinnung entsteht. Der Nachweis von Thrombin im strömenden Blut, wie er Sternberger und Maltaner (8) gelang, läßt die Möglich-keit zu, daß eine Aktivierung von Accelerator-Globulin erfolgt, ohne daß eine Thrombose als Zeichen einer manifesten Gerinnung hieraus resultiert. Die Unter-suchungen über Bildungsort und Bildungsmechanismus der Gerinnungsfaktoren

Prothrombin und Faktor VII [Lasch und Róka (9)] führten uns zur Annahme einer dauernden „latenten Gerinnung" in der peripheren Strombahn. Darunter verstehen wir eine — im Gleichgewicht aller gerinnungsfördernden und -hemmenden Faktoren — unterschwellige Umwandlung von Prothrombin. Dieses zerfällt in einem "steady state" im Thrombin und Faktor VII, wobei letzterer im Rahmen des Pro-
thrombinkreises [Lasch und Róka (10)] wieder zur Leber zurückkommt (Abb. 1). Dort wird er von dem Vitamin K-haltigen Ferment der Mitochondrien wieder in Prothrombin verwandelt. Die „latente Gerinnung" in der Peripherie der Gefäße könnte so genügend Thrombin liefern, welches dann für eine Aktivierung von Faktor V verantwortlich

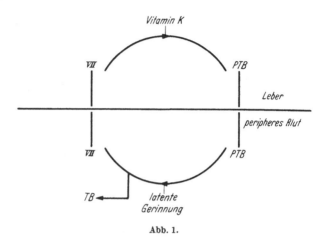

Abb. 1.

zu machen wäre. Der so entstehende Faktor VI wäre als Bindeglied im hämolytischen System der Marchiafava-Anämie zu denken. Bei Unterbrechung der „latenten Gerinnung" mit Heparin lassen sich die hämoglobinurischen Krisen augenblicklich kupieren.

Es erhob sich nun die Frage, ob Beziehungen zwischen Gerinnungsfaktoren und Hämolyse nur bei der paroxysmalen nächtlichen Hämoglobinurie, auf deren komplexen Hämolysemechanismus hier nicht eingegangen werden kann, Gültigkeit haben, oder ob auch unter physiologischen Bedingungen Komponenten des Gerinnungssystems bei der Auslösung der Hämolyse eine Rolle spielen könnten. Ham (11) hatte bereits darauf hingewiesen, daß auch bei gesunden Versuchspersonen eine Erhöhung des Serumhämoglobins während der Nacht auftritt, also zu einem Zeitpunkt, wo die Gerinnungstendenz des Blutes gewöhnlich am größten ist. Als Modell für unsere Untersuchungen wählten wir den gestauten Unterarm

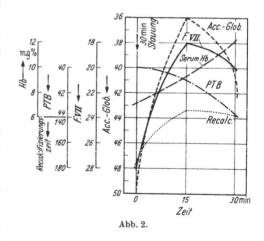

Abb. 2.

von gesunden Versuchspersonen. Bei einem Druck von 40 mm Hg wurde mit einer Manschette eine gewisse periphere Stase erreicht. Ein Versuch dieser Art ist in Abb. 2 wiedergegeben. Die Gerinnungsfaktoren wurden nach der Methode von Koller (12) bestimmt, das Hämoglobin im Serum wurde nach dem

Verfahren von Wu HSIEN (*13*) colorimetrisch erfaßt. Dabei zeigt sich, daß nach Anlegen der Stauung Faktor V—VI in bestimmten Grenzen zunimmt, daß ebenfalls KOLLERs Faktor VII ansteigt und hieraus eine deutliche Verkürzung der Gesamtgerinnungszeit resultiert. Mit dem Anstieg der Acceleratoren geht auch eine zunehmende Erhöhung des Serumhämoglobins einher.

Der Anstieg von Faktor VII weist darauf hin, daß bei Zugrundelegen der Hypothese einer „latenten Gerinnung" durch den Zerfall von Prothrombin mehr Faktor VII und Thrombin angestaut werden, und letzteres Ferment wiederum eine Aktivierung von Faktor V bewirkt hat. Auf die Zunahme der Hämolyse in gestauten Gefäßgebieten haben schon MAIER (*14*) u. a. hingewiesen. Mechanische Momente auf die Erythrocyten und die Wirkung von Enzymen, wie Lysolecithin

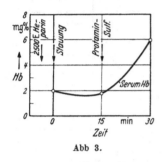

Abb 3.

(FÅHRAEUS), wurden ursächlich dafür angeschuldigt. Es steht nun zur Diskussion, ob nicht als weiterer Faktor eine Zunahme der Acceleratoren der Blutgerinnung in Frage kommt.

Gibt man vor Anlegen der Stauung Heparin-Roche intravenös, dann steigt in geringerem Maße Faktor VII an, während die Konzentration von Faktor V—VI völlig unverändert bleibt. Ebensowenig ändert sich auch das Serumhämoglobin (Abb. 3). Erst bei intravenöser Injektion von Protaminsulfat steigen Gerinnungsfaktoren und Serumhämoglobin gleichsinnig und schlagartig an.

Schließlich seien noch in vitro-Versuche erwähnt, bei denen gewaschene Normal-Erythrocyten verschiedenartig zusammengesetzten Gerinnungssystemen zugesetzt wurden. Wurden diese Gemische zur Gerinnung gebracht, dann zeigte es sich, daß in jenen Systemen, in denen Faktor V—VI in normaler oder vermehrter Menge vorhanden war, auch die Serumhämoglobinwerte das größte Ausmaß erreichten. Mechanische Momente durch die Gerinnselbildung spielen dabei offenbar keine so ausschlaggebende Rolle, da auch im System ohne Fibrinogen der gleiche Effekt zu erzielen war.

Faßt man die Befunde zusammen, dann darf man sich vielleicht fragen, ob nicht neben vielen anderen Faktoren bei der physiologischen Auslösung der normalen Hämolyse auch das Gerinnungssystem und seine Komponenten eine Rolle spielen?

Literatur.

1. HEGGLIN, R., u. C. MAIER: Schweiz. med. Wschr. **1944**, 2.
2. CROSBY, W.: Blood 8, 769 (1953).
3. MARTIN, H., u. J. VOSS: Klin. Wschr. **1953**, 940.
4. SEEGERS, W. H., u. A. G. WARE: Amer. J. Clin. Path. **19**, 40 (1949).
5. OWREN, P.: Acta med. scand. (Stockh.), Suppl. 1947. "The coag. of blood."
6. LASCH, H. G., A. LINKE u. H. H. SESSNER: Acta haematol. (Basel) **13**, 366 (1955).
7. KOLLER, F., A. LOELIGER u. F. DUCKERT: Acta haematol. (Basel) **6**, 1 (1951).
8. STERNBERGER, L. A., u. F. MALTANER: Science (Lancaster, Pa.) **114**, 414 (1951).
9. LASCH, H. G., u. L. RÒKA: Klin. Wschr. **1954**, 460.
10. LASCH, H. G., u. L. RÒKA: Z. physiol. Chem. **294**, 30 (1953).
11. HAM, H.: New England J. Med. **217**, 915 (1937).
12. KOLLER, F., A. LOELIGER, F. DUCKERT u. H. HU WANG: Dtsch. med. Wschr. **1952**, 528.
13. WU HSIEN: J. of Biochem. **2**, 189 (1923).
14. MAIER, C.: Hämolyse und hämolytische Krankheiten. S. 82. Bern: H. Huber 1950.

Zur Gerinnungsaktivität des Nabelschnurerythrocytenhämolysates.

Von

WILHELM KÜNZER (Würzburg/Deutschland).

Kürzlich wurde nachgewiesen, daß Erythrocytenhämolysate eine recht beachtliche Gerinnungsaktivität besitzen (1, 2, 3). Diesem Befund weiter nachzugehen, ist Sinn der nachfolgenden Untersuchungen. Dabei interessierte auch, ob Unterschiede zwischen Nabelschnur- und Erwachsenenerythrocytenhämolysaten bestehen. Weisen doch Nabelschnurerythrocyten schwerwiegende funktionelle und strukturelle Differenzen gegenüber Erwachsenenerythrocyten auf (4, 5).

Daß Hämolysate gerinnungsaktiv sind, läßt sich sehr einfach dadurch zeigen, daß Hämolysate, zu Normalplasma gegeben, die Recalcificationszeit verkürzen. Nabelschnurerythrocytenhämolysate sind dabei von erheblich größerer Wirksamkeit als Erwachsenenerythrocytenhämolysate (Tab. 1).

Tabelle 1. *Einfluß von Erwachsenenerythrocyten- und Nabelschnurerythrocytenhämolysaten auf die Recalcifikationszeit im Normalplasma.*

0,1 cm³ Normalcitratplasma + 0,1 cm³ Calciumchlorid	Recalcifikationszeit sec
+ 0,1 cm³ physiol. NaCl-Lösung	118
+ 0,1 cm³ E. E. H.[1] (10 g Hb/100 cm³)	76
+ 0,1 cm³ E. E. H.[1] (10 g Hb/100 cm³)	82
+ 0,1 cm³ E. E. H.[1] (10 g Hb/100 cm³)	77
+ 0,1 cm³ E. E. H.[1] (10 g Hb/100 cm³) . . . .·. . .	78
+ 0,1 cm³ E. E. H.[1] (10 g Hb/100 cm³)	68
+ 0,1 cm³ N. E. H.[2] (10 g Hb/100 cm³)	46
+ 0,1 cm³ N. E. H.[2] (10 g Hb/100 cm³)	58
+ 0,1 cm³ N. E. H.[2] (10 g Hb/100 cm³)	57
+ 0,1 cm³ N. E. H.[2] (10 g Hb/100 cm³)	54
+ 0,1 cm³ N. E. H.[2] (10 g Hb/100 cm³)	48

[1] E. E. H. = Erwachsenenerythrocytenhämolysat.
[2] N. E. H. = Nabelschnurerythrocytenhämolysat.

Die Hämolysate wurden aus gut gewaschenen Erythrocytenbreien hergestellt, die praktisch frei von Thrombocyten und Leukocyten waren.

Aus Tab. 2 läßt sich erkennen, daß die Gerinnungsaktivität der Hämolysate mit der Hb-Konzentration ansteigt. Aus Tab. 3 geht hervor, daß nach dreiwöchiger Lagerung (Tiefkühltruhe bei − 20° C) die Aktivität der Hämolysate stark nachläßt.

Tabelle 2. *Einfluß der Hb-Konzentration im Hämolysat auf die Recalcifikationszeit im Normalplasma.*

0,1 cm³ Normalcitratplasma + 0,1 cm³ Calciumchlorid	Recalcifikationszeit sec
+ 0,1 cm³ N. E. H.[1] (1 g Hb/100 cm³).	67
+ 0,1 cm³ N. E. H.[1] (5 g Hb/100 cm³).	54
+ 0,1 cm³ N. E. H.[1] (10 g Hb/100 cm³)	39

[1] N. E. H. = Nabelschnurerythrocytenhämolysat.

Tabelle 3. *Beeinflussung der Hämolysataktivität durch Lagerung in der Tiefkühltruhe bei —20° C.*

0,1 cm³ Normalcitratplasma + 0,1 cm³ Calciumchlorid	Recalcifikationszeit sec
+ 0,1 cm³ frisches N. E. H.[1] (10 g Hb/100 cm³)	46
+ 0,1 cm³ 3 Wochen altes N. E. H.[1] (10 g Hb/100 cm³)	92
+ 0,1 cm³ frisches E. E. H.[2] (10 g Hb/100 cm³)	58
+ 0,1 cm³ 3 Wochen altes E. E. H.[2] (10 g Hb/100 cm³)	83
+ 0,1 cm³ frisches N. E. H.[1] (10 g Hb/100 cm³)	53
+ 0,1 cm³ 3 Wochen altes N. E. H.[1] (10 g Hb/100 cm³)	95

[1] N. E. H. = Nabelschnurerythrocytenhämolysat.
[2] E. E. H. = Erwachsenenerythrocytenhämolysat.

Um den Angriffspunkt der Hämolysate am Gerinnungssystem näher zu kennzeichnen, wurden zwei Versuchsanordnungen durchgeführt. Einmal wurde der Einfluß von Hämolysaten auf den Prothrombinverbrauch von recalcifiziertem Normalplasma untersucht. Es ergab sich, daß die Hämolysate einen sehr hohen Prothrombinverbrauch herbeiführen. Nabelschnur- und Erwachsenenerythrocytenhämolysate sind dabei von annähernd gleicher Wirksamkeit (Tab. 4). In

Tabelle 4. *Einfluß der Hämolysate auf den Prothrombinverbrauch im recalcifizierten Normalplasma.*

Art des Hämolysatzusatzes	Prothrombinge-halt im Plasma %	Prothrombin-gehalt im Serum %	Prothrombin-verbrauch %	Leerwert %
E. E. H.[1] (10 g Hb/100 cm³) . .	100	2	98	50
E. E. H.[1] 10 g Hb/100 cm³) . . .	100	2,4	97,6	50
E. E. H.[1] (10 g Hb/100 cm³) . .	100	2,8	97,2	50
E. E. H.[1] (10 g Hb/100 cm³) . .	100	1,6	98,4	50
E. E. H.[1] (10 g Hb/100 cm³) . .	100	1,6	98,4	50
N. E. H.[2] (10 g Hb/100 cm³) . .	100	2,8	97,2	50
N. E. H.[2] (10 g Hb/100 cm³) . .	100	2,4	97,6	50
N. E. H.[2] (10 g Hb/100 cm³) . .	100	2	98	50
N. E. H.[2] (10 g Hb/100 cm³) . .	100	1,4	98,6	50
N. E. H.[2] (10 g Hb/100 cm³) . .	100	1,2	98,8	50

[1] E. E. H. = Erwachsenenerythrocytenhämolysat.
[2] N. E. H. = Nabelschnurerythrocytenhämolysat.

Der Konsumptionstest wurde so durchgeführt, daß 0,1 cm³ Hämolysat zu 1,0 cm³ Citratplasma und 1,0 cm³ Calciumchloridlösung kamen. Die Mischung wurde ins Wasserbad von 37° C gestellt. 15 min nach der Gerinnung wurde das Coagulum mittels Platinöse entfernt. Danach kam das Serum erneut ins Wasserbad. Nach weiteren 45 min wurde der Prothrombingehalt des Serums bestimmt (6) (Reagentien von der Deutschen Hoffmann-La Roche).

Der Leerwert wurde auf die gleiche Weise gewonnen, nur verwendeten wir an Stelle des Hämolysates physiologische Kochsalzlösung.

der zweiten Versuchsanordnung kamen zu einer Prothrombinlösung Calcium und Thrombokinase bzw. Hämolysat. Eine kleine Menge der Mischung wurde dann nach verschieden langer Inkubationszeit zu einer Fibrinogenlösung gegeben. Die Prothrombinlösung wurde durch Calcium alleine nur sehr langsam, mit Calcium und Thrombokinase erheblich rascher aktiviert. Hämolysate — und zwar Nabelschnur- wie Erwachsenenerythrocytenhämolysate — konnten die Wirkung der Thrombokinase weitgehend ersetzen (Tab. 5).

Tabelle 5. *Aktivierung von reinem Prothrombin durch Hämolysat.*

Inkubationsmischung in cm³				Inkubationszeit in min				
				2'	8'	25'	35'	50'
Prothrombin[1]	Thrombokinase[1]	Hämolysat	CaCl₂	Gerinnungszeit in Sekunden				
0,5	0,1	—	0,1	214	—	175	—	139
0,5	—	0,1	0,1	270	216	205	174	—

[1] Die Reagentien stammten von der Deutschen Hoffmann-La Roche.

Außerdem untersuchten wir die Hämolysate auf das Vorhandensein von Prothrombin, Faktor V und VII, sowie Thrombin. Das Vorliegen von Prothrombin ließ sich ausschließen, weil prothrombinfreies Plasma nach Zugabe von Thrombokinase, Calcium durch Hämolysat nicht zur Gerinnung gebracht wurde. Entsprechendes gilt auch für Faktor V- und Faktor VII-freies Plasma. Ebenso mußte das Vorliegen von Thrombin abgelehnt werden, weil Fibrinogenlösungen nach Hämolysatzugabe nicht gerannen.

Dieses Verhalten ist dahingehend zu deuten, daß die Hämolysate offenbar auf die erste Gerinnungsphase einwirken, also einen thrombokinaseartigen Effekt ausüben. Die Hämolysate benötigen dazu allerdings das antihämophile Globulin, im Plasma von Patienten mit Hämophilie A sind sie wirkungslos *(3)*.

Zur weiteren Charakterisierung des Gerinnungsphänomens wurden mehrere Hämolysate Reinigungsprozeduren unterworfen. Die gründlichste Reinigung gelang durch Adsorption der Hämolysate an Aluminiumhydroxyd mit nachfolgender Dialyse, wodurch der Blutfarbstoff von Plasmaresten, Fermenten, (Katalase, Carboanhydrase u. a.), niedermolekularen organischen Stoffen (Ascorbinsäure, Glutathion u. a.) und Salzen befreit wurde. Wir stellten fest, daß sich dadurch die Aktivität der Hämolysate nicht nennenswert veränderte (Tab. 6).

Tabelle 6. *Aluminiumhydroxydadsorption und Gerinnungsaktivität der Hämolysate.*

0,1 cm³ Normalcitratplasma + 0,1 cm³ Calciumchlorid	Recalcifikationszeit sec
+ 0,1 cm³ aluminiumhydroxydadsorbiertes und dialysiertes N. E. H.[1] (5 g Hb/100 cm³)	55
+ 0,1 cm³ Kontrollplasma	61
+ 0,1 cm³ aluminiumhydroxydadsorbiertes und dialysiertes N. E. H.[1] (5 g Hb/100 cm³)	42
+ 0,1 cm³ Kontrollplasma	47

[1] N. E. H. = Nabelschnurerythrocytenhämolysat.

Die Aluminiumhydroxydadsorption wurde so durchgeführt, daß 1 Vol. gewaschener Erythrocytenbrei mit 1 Vol. Wasser und 3 Vol. des Spontansediments von Tonerdegel etwa 2 min lang kräftig geschüttelt und filtriert wurde. Danach erfolgte Dialyse.

Offenbar ist also der Gerinnungsfaktor im Hämolysat weder an Aluminiumhydroxyd adsorbierbar, noch dialysabel. Auch Filtration durch Filterpapier beeinflußte die Aktivität der Hämolysate nicht (Tab. 7). Ebenso konnten durch $^1/_2$- bis 1stündige Zentrifugierung der Hämolysate bei 20000 Touren in der Kühlzentrifuge keine mehr oder weniger aktiven Zentrifugatschichten gewonnen

Tabelle 7. *Einfluß der Filtration durch Papierfilter auf die Gerinnungsaktivität der Hämolysate.*

0,1 cm³ Normalcitratplasma + 0,1 cm³ Calciumchlorid	Recalcifikationszeit sec
+ 0,1 cm³ nicht filtriertes N. E. H.[1] (10 g Hb/100 cm³)	67
+ 0,1 cm³ filtriertes N. E. H.[1] (10 g Hb/100 cm³)	68
+ 0,1 cm³ nicht filtriertes E. E. H.[2] (10 g Hb/100 cm³)	109
+ 0,1 cm³ filtriertes E. E. H.[2] (10 g Hb/100 cm³)	113

[1] N. E. H. = Nabelschnurerythrocytenhämolysat.
[2] E. E. H. = Erwachsenenerythrocytenhämolysat.

Tabelle 8. *Einfluß der Zentrifugierung auf die Gerinnungsaktivität der Hämolysate.*

0,1 cm³ Normalcitratplasma + 0,1 cm³ Calciumchlorid	Recalcifikationszeit sec
+ 0,1 cm³ unzentrifugiertes E. E. H.[1] (10 g Hb/100 cm³)	74
+ 0,1 cm³ zentrifugiertes E. E. H.[1] (obere Zentrifugatschicht)	76
+ 0,1 cm³ zentrifugiertes E. E. H.[1] (untere Zentrifugatschicht)	65
+ 0,1 cm³ unzentrifugiertes N. E. H.[2] (10 g Hb/100 cm³)	47
+ 0,1 cm³ zentrifugiertes N. E. H.[2] (obere Zentrifugatschicht)	45
+ 0,1 cm³ zentrifugiertes N. E. H.[2] (untere Zentrifugatschicht)	44

[1] E. E. H. = Erwachsenenerythrocytenhämolysat.
[2] N. E. H. = Nabelschnurerythrocytenhämolysat.

Die Hämolysate wurden $^1/_2$—1 Std. mit 20000 Touren in der Kühlzentrifuge zentrifugiert.

Tabelle 9. *Einfluß der Ätherausschüttelung auf die Gerinnungsaktivität der Hämolysate.*

0,1 cm³ Normalplasma + 0,1 cm³ Calciumchlorid	Recalcifikationszeit sec
+ 0,1 cm³ unbehandeltes E. E. H.[1] (10 g Hb/100 cm³)	82
+ 0,1 cm³ ätherextrahiertes E. E. H.[1] (10 g Hb/100 cm³)	60
+ 0,1 cm³ Ätherauszug	140
+ 0,1 cm³ unbehandeltes E. E. H.[1] (10 g Hb/100 cm³)	106
+ 0,1 cm³ ätherextrahiertes E. E. H.[1] (10 g Hb/100 cm³)	94
+ 0,1 cm³ Ätherauszug	117
+ 0,1 cm³ unbehandeltes N. E. H.[2] (10 g Hb/100 cm³)	76
+ 0,1 cm³ ätherextrahiertes N. E. H.[2] (10 g Hb/100 cm³)	50

[1] E. E. H. = Erwachsenenerythrocytenhämolysat.
[2] N. E. H. = Nabelschnurerythrocytenhämolysat.

1 Vol. Hämolysat wurde mit 2 Vol. Äther 5 min im Schütteltrichter gut geschüttelt. Danach wurde das Hämolysat abgelassen und Ätherreste im Vakuum vorsichtig verdampft. Der Ätherauszug wurde nach Verdampfung des Äthers in Aqua dest. aufgenommen, dem einige Tropfen Äthylalkohol zugesetzt waren.

werden (Tab. 8). Ausschüttelung der Hämolysate ergab, daß die gerinnungsaktive Substanz nicht ätherlöslich ist. Jedoch besitzen die Hämolysate nach Ätherbehandlung eine erhöhte Aktivität, so daß möglicherweise ein Hemmstoff herausgelöst wird (Tab. 9).

Auf Grund dieser Ergebnisse konnte der Verdacht aufkommen, daß der Blutfarbstoff selbst die beobachteten Effekte am Gerinnungssystem auslöst. Sollte es der Fall sein, dann war zu erwarten, daß die Überführung von Oxy-Hb in andere Blutfarbstoffderivate die Aktivität der Hämolysate nachhaltig beeinflussen würde. Es zeigte sich jedoch, daß die Umwandlung von Oxy-Hb in CO-Hb die Aktivität der Hämolysate nicht beeindruckt. Umwandlung des Blutfarbstoffes in Hämiglobin bzw. Cyanhämiglobin durch Kaliumferricyanid bzw. Caliumferricyanid plus Kaliumcyanid lähmte allerdings die Gerinnungsaktivität der Hämolysate weitgehend. Allem Anschein nach handelt es sich hierbei aber nicht um eine Folge der Veränderungen am Blutfarbstoff, da sich mittels Kaliumcyanid allein — das mit Oxy-Hb nicht reagiert — der gleiche Effekt auslösen ließ (Tab. 10).

Tabelle 10. *Gerinnungsaktivität der Hämolysate nach Überführung des Blutfarbstoffes in CO—Hb, Hämiglobin und Cyanhämiglobin.*

0,1 cm³ Normalcitratplasma + 0,1 cm³ Calciumchlorid	Recalcifikationszeit sec
+ 0,1 cm³ Oxy-Hb-Lösung (5 g Hb/100 cm³)	67
+ 0,1 cm³ CO-Hb-Lösung (5 g Hb/100 cm³)	67
+ 0,1 cm³ Hämiglobin-Lösung (5 g Hb/100 cm³)	122
+ 0,1 cm³ Cyanhämiglobin-Lösung (5 g Hb/100 cm³)	136
+ 0,1 cm³ Oxy-Hb-Lösung (5 g Hb/100 cm³)	57
+ 0,1 cm³ CO-Hb-Lösung (5 g Hb/100 cm³)	58
+ 0,1 cm³ Hämiglobin-Lösung (5 g Hb/100 cm³)	119
+ 0,1 cm³ Cyanhämiglobin-Lösung (5 g Hb/100 cm³)	125
+ 0,1 cm³ Oxy-Hb-Lösung (5 g Hb/100 cm³)	75
+ 0,1 cm³ Cyanhämiglobin-Lösung (5 g Hb/100 cm³)	133
+ 0,1 cm³ Oxy-Hb-Lösung + 1 Tropfen 10% iger KCN-Lösung	ungerinnbar
+0,1 cm³ Oxy-Hb-Lösung (5 g Hb/100 cm³)	73
+ 0,1 cm³ Cyanhämiglobin-Lösung (5 g Hb/100 cm³)	127
+ 0,1 cm³ Oxy-Hb-Lösung + 1 Tropfen 10% iger KCN-Lösung	ungerinnbar

Das CO-Hb wurde durch Verdünnen der Hämolysate mit gesättigtem CO-Wasser hergestellt. Hämiglobin wurde durch Zugabe von Kaliumferricyanid, Cyanhämiglobin durch Zugabe von Kaliumferricyanid plus Kaliumcyanid gewonnen.

Literatur.

1. Gollub, S.: Federat. Proc. **12**, 54 (1953).
2. Shinowara, G. Y.: J. Labor. a. Clin. Med. **38**, 11 (1951).
3. Quick, A. J., J. G. Georgatsos and C. V. Hussey: Amer. J. Med. Sci. **228**, 207 (1954).
4. Künzer, W.: Mschr. Kinderheilk. **102**, 89 (1954).
5. Künzer, W.: In ,,Handbuch für die gesamte Hämatologie'', München und Berlin: Verlag Urban & Schwarzenberg. (Im Druck).
6. Quick, A. J.: Amer. J. Med. Sci. **214**, 272 (1947).
7. Betke, K.: Der menschliche rote Blutfarbstoff. Berlin-Göttingen-Heidelberg: Springer-Verlag 1954.

Thrombokinasestudien.

Von

H. A. Thies (Hamburg/Deutschland).

Mit 3 Abbildungen.

Gewebsthrombokinasen, die zur Diagnostik von Coagulopathien, zur Überwachung der Cumarin-Derivate wie seltenen Erden und bei Leberfunktionsproben benutzt werden, sind als hochwertig für diesen Zweck nur dann zu bezeichnen, wenn sie kurze Thromboplastinzeiten im 100%igen Blut (bzw. Plasma) und genügend lange Thromboplastinzeiten im 25%igen Blut (bzw. Plasma) messen lassen. Bei einer derartigen Thromboplastinzeitbreite beeinflussen geringe Bestimmungsfehler den wirklichen Coagulationswert nur unbedeutend. Die Kenntnis der Coagulationszeit für 100%iges Blut allein genügt nicht zur Beurteilung eines thrombokinatischen Gewebsextraktes.

Alle Gewebsthrombokinasen zeigen in der Verdünnungsreihe des gleichen Blutes mehr oder weniger ausgeprägte Differenzen ihrer Aktivität. Diese Aktivitätsunterschiede hängen ab:

1. von der Art des Ausgangsmaterials,
2. von der Herstellungsweise,
3. von der Lagerung,
4. von späterer Beeinflussung.

ad 1. Thromboplastische Aktivitätsdifferenzen des Ausgangsmaterials beruhen auf einer

a) Individualspezifität,
b) Gewebsspezifität,
c) Artspezifität.

Die individualspezifische Aktivität von Extrakten derselben Gewebsart verschiedener Individuen manifestiert sich in unterschiedlichen Zeiten der Coagulationsschnelligkeit eines bestimmten Blutes. Sie ist bei Tieren und Kindern stärker ausgeprägt als bei erwachsenen Menschen (Tab. 1, 2, 3).

Tabelle 1. *Humane Cerebralthrombokinasen (gr. Subst.).*
Thromboplastinzeiten in Sekunden.

Dezennium	Zahl der Hirne	Alter im Durchschnitt Jahre	100% sec	50% sec	25% Blut sec
1	10	1,2	17,8	32,6	70,1
2	8	15,0	14,0	23,1	45,5
3	12	24,7	14,1	23,8	47,2
4	9	32,7	14,0	23,4	46,0
5	14	44,7	13,8	22,7	44,8
6	19	54,2	13,6	22,8	44,3
7	22	65,5	13,8	22,8	45,7
8	24	73,6	14,1	23,7	46,5
9	20	83,4	13,5	22,3	43,6
10	12	92,4	12,9	21,7	43,2

Tabelle 2. *Humane Cerebralthrombokinasen.*
1. Dezennium
Thromboplastinzeiten in Sekunden.

Nr.	Alter	100% sec	50% sec	25% Blut sec
1	Totgeb.	17,2	32,8	72,0
2	Totgeb.	22,7	50,7	130,0
3	5 Std.	26,8	51,0	126,0
4	3 Mon.	19,2	35,0	63,0
5	5 Mon.	15,5	24,5	48,0
6	8 Mon.	14,2	21,2	42,2
7	9 Mon.	18,0	35,8	68,7
8	1 Jahr	14,5	24,0	49,7
9	4 Jahre	13,1	23,2	47,0
10	5 Jahre	17,3	28,0	54,5

Tabelle 3. *Humane Cerebralthrombokinasen.*
10. Dezennium.
Thromboplastinzeiten in Sekunden.

Nr.	Alter Jahre	100% sec	50% sec	25% Blut sec
1	94	12,5	19,0	39,2
2	90	13,2	21,5	38,0
3	91	13,1	21,9	44,6
4	94	13,1	22,4	46,4
5	95	13,4	23,5	49,5
6	95	13,0	23,7	47,5
7	90	12,7	23,3	50,5
8	90	12,5	23,0	42,4
9	92	12,6	20,6	40,0
10	93	13,5	22,5	43,8

Die thromboplastische Aktivitätsdifferenz von Extrakten verschiedener Gewebe desselben Individuums kann in allen Werten der Blutverdünnungsreihe erheblich ausgeprägt sein. Sie bleibt auch dann evident, wenn man die Durchschnittswerte von Extrakten gleicher Gewebe verschiedener Menschen miteinander vergleicht (Tab. 4, 5, 6, 7, 8, 9, 10).

Tabelle 4. *Gewebsthrombokinasen: Mensch.* Thromboplastinzeiten in Sekunden.

Gewebe	100% sec	50% sec	25% Blut sec
5 Milzen	85,6	103,0	142,0
5 Muskeln	74,0	91,0	126,0
5 Lungen	57,2	77,8	113,2
5 Lebern	43,4	54,8	75,4
5 Hoden	34,4	42,8	61,2
5 Hirne	13,6	22,3	42,4

Tabelle 5. *Milzthrombokinase: Mensch.* Thromboplastinzeiten in Sekunden.

Nr.	100% sec	50% sec	25% Blut sec
1	57	69	86
2	128	152	240
3	70	91	117
4	81	91	115
5	92	112	155
	85,6	103,0	142,0

Tabelle 6. *Muskelthrombokinase: Mensch.* Thromboplastinzeiten in Sekunden.

Nr.	100% sec	50% sec	25% Blut sec
1	87	109	151
2	65	83	122
3	66	77	115
4	67	77	95
5	85	99	148
	74	91	126

Tabelle 7. *Lungenthrombokinase: Mensch.* Thromboplastinzeiten in Sekunden.

Nr.	100% sec	50% sec	25% Blut sec
1	59	80	110
2	89	122	181
3	53	71	99
4	51	71	112
5	34	45	64
	57,2	77,8	113,2

Tabelle 8. *Leberthrombokinase: Mensch.* Thromboplastinzeiten in Sekunden.

Nr.	100% sec	50% sec	25% Blut sec
1	42,0	53,0	75,0
2	42,0	55,0	74,0
3	52,0	63,0	81,0
4	39,4	51,0	73,0
5	42,0	52,0	74,0
	43,4	54,8	75,4

Tabelle 9. *Hodenthrombokinase: Mensch.* Thromboplastinzeiten in Sekunden.

Nr.	100% sec	50% sec	25% Blut sec
1	39	45	55
2	35	44	63
3	24	33	54
4	31	40	59
5	43	52	75
	34,4	42,8	61,2

Tabelle 10. *Cerebralthrombokinase: Mensch, graue Substanz.* Thromboplastinzeiten in Sekunden.

Nr.	100% sec	50% sec	25% Blut sec
1	13,9	22,5	42,2
2	14,0	22,7	43,7
3	12,9	21,6	40,0
4	13,5	23,5	46,3
5	13,9	21,3	40,0
	13,6	22,3	42,4

Die Artspezifität verursacht die größten thromboplastischen Aktivitätsdifferenzen in der Verdünnungsreihe des gleichen Blutes. Humane Cerebral-Thrombokinasen lassen menschliches Blut bedeutend rascher coagulieren als tierische Cerebral-Thrombokinasen trotz gleicher Herstellungsweise. Cerebral-Thrombokinasen verschiedener Tiere bewirken für gleiches Menschenblut eine sehr unterschiedliche Gerinnungsbeschleunigung und Thromboplastinzeitbreite (Tab. 11, 12, 13, 14, 15, 16).

Tabelle 11.
Durchschnittswerte der Thromboplastinzeiten mit Cerebralthrombokinasen folgender Tiere.

Blut	100% sec	50% sec	25% sec
10 Kälber. . .	59,5	74,3	99,4
10 Hammel . .	53,2	69,8	94,3
10 Rinder . . .	45,7	57,1	86,7
10 Pferde . . .	39,4	68,2	135,7
10 Schweine .	33,9	47,9	72,6

Tabelle 12.
Cerebralthrombokinasen: Kälber.
Thromboplastinzeiten in Sekunden.

Nr.	100% sec	50% sec	25% Blut sec
1	56	73	103
2	58	74	99
3	68	82	99
4	60	74	87
5	47	61	102
6	57	77	109
7	57	79	107
8	62	71	94
9	75	86	108
10	55	66	86

Tabelle 13. *Cerebralthrombokinasen: Hammel.*
Thromboplastinzeiten in Sekunden.

Nr.	100% sec	50% sec	25% Blut sec
1	39,5	51,0	78,0
2	52,0	70,0	90,0
3	50,0	62,0	85,0
4	54,2	76,0	96,0
5	55,0	74,0	97,0
6	57,0	79,0	110,0
7	52,0	71,0	95,0
8	82,0	104,0	138,0
9	47,0	59,0	72,0
10	44,0	52,0	82,0

Tabelle 14. *Cerebralthrombokinasen: Rinder.*
Thromboplastinzeiten in Sekunden.

Nr.	100% sec	50% sec	25% Blut sec
1	45,0	51,0	90,0
2	44,0	58,0	91,0
3	41,5	54,5	77,0
4	47,0	63,0	92,0
5	39,0	49,0	76,0
6	48,0	57,0	87,0
7	49,0	57,0	87,0
8	46,0	58,0	90,0
9	44,0	54,0	78,0
10	54,0	70,0	99,0

Tabelle 15. *Cerebralthrombokinasen: Pferde.*
Thromboplastinzeiten in Sekunden.

Nr.	100% sec	50% sec	25% Blut sec
1	42,6	71,0	156,0
2	40,3	77,0	159,0
3	37,0	61,0	130,0
4	34,1	56,0	118,0
5	38,3	68,0	137,0
6	39,3	72,3	130,3
7	33,3	60,5	120,3
8	44,5	75,3	131,0
9	39,8	63,0	126,5
10	45,3	78,0	149,5

Tabelle 16. *Cerebralthrombokinasen: Schweine.*
Thromboplastinzeiten in Sekunden.

Nr.	100% sec	50% sec	25% Blut sec
1	33,2	44,6	68,0
2	36,7	52,3	77,5
3	34,2	47,5	76,3
4	34,7	52,0	79,0
5	35,0	53,3	76,0
6	29,0	42,0	64,0
7	37,7	47,0	78,3
8	31,5	45,0	67,0
9	32,0	44,3	63,3
10	35,2	51,0	77,5

ad 2. Thromboplastische Aktivitätsdifferenzen der Herstellungsweise können verursacht werden:

a) durch Blutbeimengungen,

b) durch verschieden lange Acetoneinwirkung,

c) durch einen unterschiedlichen Austrocknungsgrad,

d) durch Konzentrationsunterschiede,

e) durch verschieden starke Erhitzung bei der Extraktion,

f) durch unterschiedlich langes und starkes Zentrifugieren,

g) durch wechselnde Temperaturen des Wasserbades.

Blutfreie Präparate sind konstanter und aktiver.

Eine sehr lange Acetoneinwirkung vermindert oder zerstört die thrombokinatische Aktivität.

Ein zu kurzer Aufenthalt im Exsiccator garantiert keine genügende Austrocknung und daher keine gleichmäßigen Resultate.

Geringe Konzentrationen ergeben kleine Thromboplastinzeitbreiten, stärkere Konzentrationen größere Thromboplastinzeitbreiten (Abb. 1).

Erwärmungen von 25—30° C während der Extraktion bewirken eine spätere Gerinnung 100%igen Blutes und eine kleinere Thromboplastinzeitbreite als Erwärmungen von 45—50°. Durch Erhitzung auf 65—75° tritt die Gerinnung 100%igen Blutes noch später ein (Abb. 2).

Der Aktivitätsverlust beim Zentrifugieren ist nur in einem günstigen Konzentrationsbereich zu demonstrieren. Sehr langes Zentrifugieren und Ultrazentrifugieren lassen eine deutliche Aktivitätsabnahme erkennen.

Wasserbäder unterschiedlicher Temperatur bedingen erhebliche Schwankungen der thrombokinatischen Aktivität. Bei 20° C ist der Gerinnungseintritt später, die Thromboplastinzeitbreite kleiner als bei 45 oder gar 37° (Abb. 3).

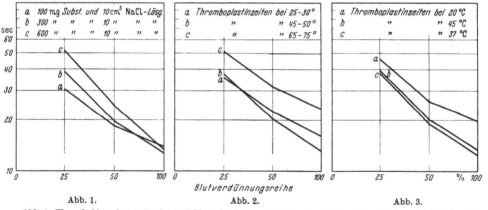

Abb. 1.   Abb. 2.   Abb. 3.

Abb. 1. Thrombokinasekonzentration und Thromboplastinzeit (3 Hirne). Abb. 2. Thrombokinase-Aktivität und Erhitzung (3 Hirne). Abb. 3. Thrombokinase-Aktivität und Wasserbad (3 Hirne).

ad 3. Thromboplastische Aktivitätsdifferenzen können verursacht werden durch die Lagerung, und zwar durch

a) Luftfeuchtigkeit (vermeidbar durch Exsiccator oder Ampullen),

b) Oxydation (vermeidbar durch Exsiccator oder Ampullen),

c) Erwärmung (vermeidbar durch Eisschrank oder Tiefkühltruhe).

Bei günstiger Lagerung wurde eine konstante Aktivität der Trockenpräparate über 10 Jahre beobachtet.

Thrombokinaselösungen konnten wir im gewöhnlichen Eisschrank ohne Zusatz 14 Tage lang gleich aktiv halten.

ad 4. Thromboplastische Aktivitätsdifferenzen können bedingt sein durch spätere Beeinflussung, und zwar durch

a) aktivierende Zusätze,

b) inaktivierende Zusätze.

Die Einbuße der Aktivität durch Bact. subt. kann durch Phenol oder Mercurophen verhindert werden. Auch Harnstoff, Cinhydron, Hydrochinon, Dodecylgallat, Mangan, Ammoniumsulfat und verdünntes Serum bzw. Plasma wurden zur Haltbarmachung bzw. Aktivierung verwandt. Bienen- und Schlangengift, Hyaluronidase, Peroxydase, UV-Licht setzen dagegen die Aktivität herab.

Hemmkörper wie Antithrombokinasen und heparinähnliches Antithrombin, ferner die Lockerung oder gar Lösung des Lipoid-Eiweiß-Komplexes oder eine molekulare Umlagerung in den Komponenten werden heute für die Differenzen der Thrombokinase-Aktivität verantwortlich gemacht.

Acht Industriethrombokinasen des Jahres 1954 zeigten folgende Aktivität in der Blutverdünnungsreihe: Tabelle 17. Die günstigste Aktivität fanden wir bei der Thromboplastin-Lösung-Roche.

Tabelle 17. *Industriethrombokinasen 1954.*
Thromboplastinzeiten in Sekunden.

Nr.	Firma	100% sec	50% sec	25% Blut sec
1	Hoffmann-La Roche	15,5	22,0	40,0
2	Merck	15,0	21,3	34,0
3	BAG/Lich	16,4	21,4	37,7
4	Dr. Molter	12,7	17,8	26,0
5	M. Boehringer . . .	17,7	24,0	39,0
6		22,8	32,6	50,5
7		24,5	32,7	50,5
8		29,6	38,5	68,2

Die Resultate dieser Thrombokinase-Studien zeigen die große Bedeutung der Thrombokinase-Qualität für die Diagnostik der Coagulopathien, die Überwachung der Anticoagulantien und die Leberfunktionsproben.

Étude de la coagulation sanguine apres irradiation totale.

Par

J. Vandenbroucke et R. Verwilghen (Louvain/Belgique).

Les troubles qui se manifestent dans la coagulation du sang après irradiation de tout le corps par rayons X ou gamma sont encore à l'étude; notamment les temps de coagulation très allongés s'expliquent difficilement.

La thrombopénie est le phénomène le plus marquant à l'examen de la coagulation, mais il semble qu'en plus de ce manque de plaquettes d'autres troubles existent. L'hypothèse d'une libération d'héparine est à présent écartée, mais il n'est pas exclu que d'autres produits à action anticoagulante ne jouent un rôle.

Au cours des expériences que nous relatons ici, nous avons constaté, chez la plupart des chiens irradiés, une forte baisse de la convertine, une baisse moins accentuée de la prothrombine, et en plus, certains faits qui semblent révéler des troubles dans la qualité des plaquettes sanguines.

Une série de chiens adultes ont été irradiés, aux rayons X, sur tout le corps (200 KV, 15 mA; filtres $^1/_4$ mm Cu, 1 mm Al.). La dose de rayons était de 400 ou 600 r. La D. L. 100 se trouve, chez les chiens, entre 300 et 400 roentgen. L'irradiation a eu lieu sous narcose totale par le nembutal. Au cours de la période d'observation, et de l'autopsie de 17 chiens irradiés, nous avons constaté, chez 16 d'entre eux, des signes très précis d'hémorragies; le 17e est mort rapidement: cinq jours après l'irradiation. Les symptomes classiques décrits dans le «Acute Radiation Syndrome» ont été retrouvés; ganglions lymphatiques infiltrés de sang, hématomes sous-cutanés, intramusculaires et subpériostaux, purpura sur les muqueuses et sur le péritoine, hémorragies diffuses dans les poumons, exsudats sanguinolants dans les cavités pleurales et péritonéales.

Nous voyons, après l'irradiation, s'installer une thrombopénie progressive. Il est probable qu'à côté de la thrombopénie la qualité des plaquettes sanguines est atteinte. En effet, dans certains cas nous avons trouvé des plaquettes anormalement grandes. Ensuite, sur les frottis sanguins, le pourcentage de plaquettes agglutinées était très bas. Ce dernier résultat pourrait aussi provenir de la seule thrombopénie.

Les temps de coagulation et de récalcification s'allongent sensiblement au cours de l'expérience. Il faut remarquer que le dernier jour avant le décès de la majorité des animaux irradiés les temps de coagulation étaient très allongés, souvent de plus d'une heure, et même chez certains animaux le sang était devenu incoagulable.

Les résultats obtenus dans le dosage de la prothrombine d'après Quick indiquent un allongement notable de ces temps.

Le pourcentage de l'accélérine ne change guère après l'irradiation.

Le dosage sélectif de la prothrombine nous montre une réduction de cette composante de la coagulation chez 8 des 14 chiens où le dosage fut effectué.

Le dosage de la convertine montre une baisse sérieuse de ce produit dans le plasma de 13 des 15 chiens examinés.

Le Thromboplastin Generation Test de Biggs donne des résultats qui prouvent que la formation de la thromboplastine est sérieusement troublée chez les chiens irradiés. Dans cette expérience on peut repérer la cause de ce trouble en remplaçant une des composantes formant la thromboplastine, par la même composante prélevée sur le sang d'un chien normal. De cette façon il est possible de déceler la fraction dont l'activité est déficitaire.

Chez certains chiens le nombre de plaquettes est insuffisant, et la formation de thromboplastine redevient normale après addition de plaquettes provenant du sang d'un chien non irradié. Chez d'autres chiens, par contre, une des composantes du sérum fait défaut (dans le Thromboplastin Generation Test le serum est source de Christmas Factor et de convertine); ici la formation de thromboplastine redevient normale si l'on remplace ce sérum par celui d'un chien normal, tandis qu'en ajoutant des plaquettes d'un chien non-irradié on n'obtient aucun résultat. N'ayant trouvé aucun changement de la quantité de Christmas factor dans le sang de ces animaux, nous devons admettre que c'est à un défaut de convertine qu'est due la déficiente production de thromboplastine. Chez quelques animaux nous trouvons une activité insuffisante et du sérum et des plaquettes.

Les résultats du thromboplastin generation test indiquent que les concentrations de globuline antihémophilique et d'accélérine sont normales.

Le dosage de la globuline antihémophilique a encore été réalisé d'après une seconde technique: du plasma d'animaux irradiés et d'animaux témoins a été ajouté, en diverses concentrations, au plasma provenant d'un hémophile. Les temps de récalcification prouvent que chacun des deux échantillons raccourcit de manière égale la coagulation du sang d'hémophile A.

Une expérience semblable au moyen de plasma provenant d'un malade atteint de la maladie de CHRISTMAS nous permet de conclure qu'après l'irradiation le facteur Christmas reste présent en quantité normale.

Nous croyons donc pouvoir conclure que la baisse de la convertine est une des causes de la formation défectueuse de la thromboplastine chez les chiens irradiés.

La présence d'anticoagulants a également été recherchée. Cet examen est encore en cours. Jusqu'à présent nous n'avons obtenu aucun résultat positif.

The Effect on Blood Coagulation of Cl. Welchii Alpha Toxin and on Cobra Venom.

By

J. R. O'Brien (Portsmouth/England).

Both Clostridium Welchii alpha toxin and cobra venom are known to contain strong but different lecithinases. The alpha toxin I obtained was comparatively crude and probably also contained theta (Θ) toxin and possibly other enzymes. The cobra venom is known to contain hyaluronidase and almost certainly contains proteases and other enzymes. Purification of the enzymes has not been attempted.

Both are difficult to work with; cobra venom can be completely destroyed only by autoclaving since I have so far failed to obtain an active anti-venin. Alpha toxin can be neutralised by the commercially obtainable anti-toxin but is fully active only in the presence of calcium which starts off the coagulation process.

Both these enzymes can render plasma incoagulable. Both enzymes can be shown completely to inactivate platelets. Cobra venom used in a dilution of one in 1,000,000,000 can further be shown to prevent the formation of a measurable amount of thrombin in the modified thrombin generation test on platelet-rich plasma. At this dilution also cobra venom can be shown to prevent the formation of thromboplastin in the thromboplastin generation test, although once thromboplastin is formed, venom even at much greater concentrations is incapable of preventing the action of thromboplastin on the platelet-poor plasma in the subsample tube.

This action of venom is probably related to its action on the platelets and strongly suggests that a lecithin-like substance is taking a vital part in the first stages of blood coagulation.

There seems to be another action of cobra venom which comes into play only when the venom is used about a million times as strong as in the foregoing experiments. The fact that there is such a difference in the necessary concentration of venom needed to inhibit thromboplastin formation, and completely to prevent plasma from clotting, suggests that another enzyme in the venom may be responsible. Venom diluted to about 1 in 1,000 will render platelet-poor plasma incoagulable; plasma to which has been added just sufficient venom to make it incoagulable can be made to clot in a normal time by the addition of the normal serum, but still no measurable quantity of thrombin is formed.

The addition of serum from cases of haemophilia and from dicoumarol treated patients will also produce coagulation in a normal time, but the addition of serum from cases of Christmas disease (haemophilia B, P. T. C. deficiency) will not bring about the coagulation of such treated plasma.

This and other work suggests that normal serum contains a factor, not destroyed by venom which can bypass the effect of venom on plasma, while Christmas disease serum does not contain this factor. It is possible therefore that cobra venom can inactivate the Christmas factor in plasma, but cannot inactivate it in serum when presumably it is in a different form.

Zur hämorrhagischen Diathese bei der Makroglobulinämie WALDENSTRÖM.

Von

WALTER ACHENBACH und ULRICH KANZOW (Köln/Deutschland).

Mit 2 Abbildungen.

Die hämorrhagische Diathese bei der Makroglobulinämie WALDENSTRÖM (M. W.) ist ein Spezialfall der dys- und paraproteinämischen Blutungsneigung. Für diese wird in erster Linie eine abnorme Durchlässigkeit der Gefäßschranke verantwortlich gemacht. Gestützt wird diese Auffassung durch die häufig positiven Capillartests und für den Fall der Amyloidose beispielsweise auch durch den färberischen Nachweis pathologischer Wandeinlagerungen. LÜSCHER und LABHARDT haben 1949 gezeigt, daß Paraproteine auch den Gerinnungsablauf stören können. In ihrem Fall verhinderte das abnorme Eiweiß die Fibrinogenumwandlung. Neuerdings sprach BRAUNSTEINER auf Grund elektronenmikroskopischer Untersuchungen die Vermutung aus, daß Paraproteine durch Anlagerung an die Thrombocytenoberfläche auch die Plättchenfunktionen hemmen könnten. So sind alle 3 Hämostasefaktoren zur Diskussion gestellt, und QUATTRIN nimmt in einer vor kurzem erschienenen Arbeit eine vielwurzelige Genese der Makroglobulinämieblutungen an.

Bei der M. W. gehört die Blutungsneigung nicht selten zu den ersten Krankheitssymptomen. Abb. 1 zeigt Ihnen schematisch die häufigsten Blutungstypen der dys- und paraproteinämischen Hämorrhagien. Bei der M. W. überwiegt die Neigung zu Nasen- und Zahnfleischbluten, Wundnachblutungen und Netzhauthämorrhagien. Petechiale Blutungen, wie sie die primäre und sekundäre Purpura hyperglobulinämica und manche Fälle mit Kryoglobulinämie charakterisieren, sind für die M. W. ungewöhnlich. Den gleichen Blutungstyp wie bei der M. W. finden wir beim Plasmocytom und bei den Fällen von LÜSCHER, LABHARDT und UEHLINGER mit der erwähnten Störung der 2. Gerinnungsphase. Bindende pathogenetische Schlüsse lassen sich aber aus dem Verteilungstyp der Blutungen nicht ziehen.

Wie verhält sich nun die Blutgerinnung bei der M.W.? Von den 7 an der SCHULTENschen Klinik in Köln beobachteten Patienten wiesen 5 pathologische Blutungen auf. Wir werteten unsere Gerinnungsanalysen an 6 Fällen und weiteren

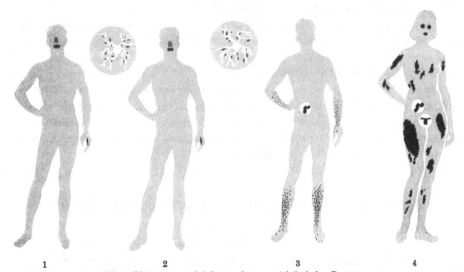

1 2 3 4

Abb. 1. Blutungstypen bei dys- und paraproteinämischer Purpura.
1. Makroglobulinämie WALDENSTRÖM, 2. Myelom, 3. Purpura hyperglobulinämica, 4. Primäre Amyloidose.

20 gesicherten Fälle aus, deren Seren Herrn Dr. SCHOLTAN, Elberfeld, zur Ultrazentrifugenuntersuchung von verschiedenen Kliniken zugegangen waren. Dabei ergeben sich folgende Feststellungen:

Es gibt keine einheitliche, für die M.W. charakteristische Gerinnungsstörung. Es bestehen aber nicht selten leichtere oder schwerere Gerinnungsdefekte aller Phasen. Manchmal zeigen eine verlängerte Gerinnungszeit, Recalcifizierungszeit oder eine herabgesetzte Heparintoleranz eine Hypocoagulabilität des Blutes an. Häufig — und nicht nur in Fällen mit Thrombopenie — ist die Retraktion vermindert. Die Thrombusfestigkeit wurde bisher nur in einzelnen Fällen thrombelastographisch untersucht und herabgesetzt gefunden. Prothrombin und die Acceleratoren der 1. Phase fanden wir nicht selten im unteren Normbereich bis deutlich vermindert. In der Literatur ist vereinzelt eine Hyperheparinämie beschrieben. 3 unserer Fälle mit manifesten Blutungen zeigten eine mangelhafte Thrombokinasebildung, wobei 2 dem Grad der vorliegenden Thrombopenie entsprachen. Der 3. Fall ohne Thrombopenie ist der interessanteste. Ich will nur kurz die Thrombokinasebildungskurve demonstrieren (Abb. 2), damit Sie den Grad der Störung im Vergleich mit einer Hämophilie und einer schweren Thrombopenie erkennen können. Tauschversuche mit hämophilem Plasma sprechen für eine temporäre Verminderung des antihämophilen Faktors. Außerdem war das Prothrombin durchweg auf etwa die Hälfte der

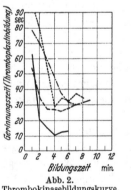

Abb. 2.
Thrombokinasebildungskurve.
——— Normal
— — — Hämophilie
· · · · Thrombopenie
(16500/mm³).
—·—·— Makroglobulinämie
(Thrombocyten
300000/mm³

Norm, der Faktor VII geringer und zuletzt auch der Faktor V deutlich herabgesetzt. Der Fibrinogengehalt war normal. Ob eine Leberfunktionsstörung Ursache dieser labilen Gerinnungsverhältnisse ist, muß dahingestellt bleiben; eine Lebercirrhose ließ sich laparoskopisch ausschließen.

Von der Untersuchung der Thrombocyten mit modernen Methoden sind weitere Aufschlüsse über die paraproteinämische Blutungsneigung zu erwarten. Über die Capillarfunktionen ist noch nichts Näheres bekannt. Ihre Beeinflußbarkeit durch das Eiweißmilieu des Blutes wird seit längerem diskutiert. Eine solche unspezifische Einflußnahme besteht möglicherweise auch in Hinsicht auf die Thrombocytenfunktionen, und schließlich scheinen bestimmte, noch kaum bekannte Beziehungen zwischen dem unspezifischen Eiweißmilieu des Blutes und den spezifischen Gerinnungsproteinen zu bestehen. Damit eröffnet sich für die Gerinnungslehre ein wichtiges Fragegebiet, für das die M.W. einen Modellfall darstellen könnte.

Literatur.

BRAUNSTEINER, H. u. MA.: Klin. Wschr. 1954, 722.
LÜSCHER, E., u. A. LABHART: Schweiz med. Wschr. 1949, 598.
— — u. E. UEHLINGER: Helvet. med. Acta 16, 283 (1949).
QUATTRIN, N: Minerva med. (Torino) 1955, 1861.

Die nosologische Stellung der Makroglobulinämie WALDENSTRÖM.

Von

ULRICH KANZOW (Köln/Deutschland).

Mit 1 Abbildung.

Als WALDENSTRÖM das Krankheitsbild der Makroglobulinämie beschrieb, ließ er die nosologische Einordnung offen. Seitdem sind die Meinungen darüber geteilt, ob es eine neue Krankheit ist oder ein Syndrom, welches bei verschiedenen Grundkrankheiten auftreten kann, oder eine Variante eines schon länger bekannten Leidens. Da über die Ätiologie noch nichts bekannt ist, läßt sich nur durch eine kritische Sichtung klinischer, serologischer und anatomischer Befunde der bestehende Meinungsstreit einer Lösung näherbringen.

Aus dem klinischen Bilde ergibt sich in erster Linie die Frage nach einer Verwandtschaft mit dem Plasmocytom. Die extreme Senkungsbeschleunigung, die Hyperproteinämie, der merkwürdige Ausfall der Serumelektrophorese und die meist festzustellende Anämie sind beiden Krankheiten gemeinsam. Sie unterscheiden sich aber darin, daß bei der Makroglobulinämie Waldenström (M.W.) mit Ausnahme einer gelegentlichen Osteoporose bisher niemals die für das Plasmocytom typischen Knochenveränderungen gefunden wurden. Andererseits gehen die meisten Makroglobulinämien mit einer Lymphknoten-, Milz- und Lebervergrößerung in wechselnder Kombination einher, was wiederum für das Plasmocytom ungewöhnlich ist. Diese Symptome und die Durchsetzung des Knochenmarkes mit Zellen, die den Lymphocyten sehr ähnlich sehen, verleiten dazu, Beziehungen zur chronischen Lymphadenose zu suchen. Dem steht aber entgegen, daß bei der M.W. noch nie ein leukämisches Blutbild festgestellt wurde, und die lymphoiden Zellen im Mark offensichtlich vom Reticulum herzuleiten sind (Rohr, Kanzow, dort weitere Lit.). Auch die erwähnte Paraproteinämie spricht gegen eine Gleichsetzung mit der lymphatischen Leukämie.

Das entscheidende Kriterium der M.W. ist aber die Vermehrung der Makroglobulinfraktion im Ultrazentrifugendiagramm. Weder beim Plasmocytom noch bei der chronischen Lymphadenose noch bei infektiösen oder neoplastischen Reticulosen wurde sie beobachtet. Da von Habich u. Hässig außerdem im Sensibilisierungsversuch an Kaninchen gegen die Makroglobulinämie offenbar spezifische Präcipitine gefunden wurden, schien die Sonderstellung der M.W. weitgehend gesichert. Dagegen sprachen dann aber die Beobachtungen von Jahnke u. Scholtan, wonach auch bei Lebercirrhosen und bestimmten Nierenerkrankungen eine erhebliche Vermehrung der Makroglobulinfraktion vorkommen kann. Der differentialdiagnostische Wert der Makroglobulinvermehrung wurde damit zweifelhaft.

In gemeinsamen Untersuchungen mit Scholtan u. Müting wurden deshalb Seren von Patienten mit den klinischen Erscheinungen einer M.W., wie von Patienten mit Leber-, Nieren- und anderen Krankheiten sowohl auf ihren Makroglobulingehalt in der Ultrazentrifuge wie auch auf ihr serologisches Verhalten gegenüber Anti-Makroglobulinämie-Kaninchenserum untersucht. Die 20 Seren von M.W.-Patienten zeigten neben der starken Makroglobulinvermehrung auch eine Präcipitation in hohen Verdünnungsstufen. Dagegen waren die Seren von den 55 übrigen Patienten im Präcipitationsversuch negativ, obgleich sich darunter 12 mit einer erhöhten Makroglobulinfraktion von 0,3—0,9 g-% befanden. Daraus muß gefolgert werden, daß es sich bei den Makroglobulinen der Waldenströmschen Krankheit um besondere Proteine handelt, die mit gleich schweren Eiweißen bei anderen Krankheiten nur bezüglich der Sedimentationsgeschwindigkeit übereinstimmen. Plasmocytome und chronische Lymphadenosen geben keine positive Präcipitation, was mit den Angaben von Habich u. Hässig übereinstimmt.

Außer den erwähnten klinischen und eiweißchemischen Eigenschaften können auch die bisher bekannten morphologischen Befunde zur genaueren Charakterisierung der M.W. beitragen. Wie sich aus den Angaben im Schrifttum und den Sektionsbefunden von 3 in der Schultenschen Klinik gestorbenen Patienten ergibt, besteht eine vorwiegend kleinzellige Reticulose in mehr oder weniger allen Organen (Kanzow u. Oettgen). Wenn daneben im Zellbild auch plasmacelluläre Reticulumzellen oder typische Plasmazellen auftreten, so ist doch eine Verwechslung mit dem Plasmocytom nicht möglich. Andererseits unterscheidet sich das anatomische Bild auch vom Reticulosarkom durch das Fehlen destruierender Gewebsveränderungen.

Die eigenartige Paraproteinose zusammen mit der dabei gefundenen Reticulose berechtigt nach meiner Meinung dazu, die M.W. als eine besondere Krankheit anzusehen und von klinisch ähnlichen Krankheiten zu sondern. Die in letzter Zeit beschriebenen vereinzelten Fälle von sog. „atypischer Makroglobulinämie" (Jahnke u. Scholtan) müssen zunächst als eigene Gruppe registriert werden. Es ist hier nicht möglich auf diese Fälle näher einzugehen.

In einer allgemeinen Systematik der Reticulosen erscheint die Einfügung einer Gruppe von paraproteinämischen Reticulosen angebracht, die neben dem

Plasmocytom als Sonderform sowohl die M.W. wie auch die bisher noch seltenen und etwas problematischen sog. ,,atypischen Makroglobulinämien" umfaßt (Abb.1).

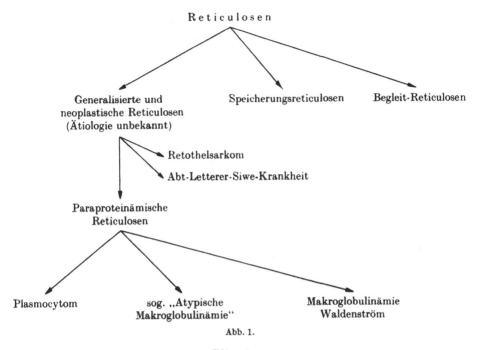

Abb. 1.

Literatur.

HABICH, H.: Schweiz. med. Wschr. **1953**, 1253.
JAHNKE, K., u. W. SCHOLTAN: Z. exper. Med. **122**, 39 (1953); Verh. dtsch. Ges. inn. Med., 62. Kongreß. Wiesbaden 1955.
KANZOW, U.: Klin. Wschr. **1954**, 154.
— W. SCHOLTAN u. A. MÜTING: Klin. Wschr. **1955**, 1043.
— u. H. OETTGEN: In Vorbereitung.
ROHR, K.: Internat. Hämatologen-Kongreß, Rom 1951.
WALDENSTRÖM, J.: Schweiz. med. Wschr. **1948**, 927.

Le syndrome de fibrinolyse prostatique[1,2].
Nature de l'activité protéolytique de la prostate.

Par

LUCIEN KARHAUSEN et HENRY TAGNON (Bruxelles/Belgique).

L'extrait aqueux de tissu prostatique normal et de carcinome de la prostate renferme une enzyme capable de digérer la fibrine et certains autres facteurs protéiques de la coagulation sanguine (1) (2). Cette activité protéolytique peut se retrouver dans le sang circulant de certains malades atteints de cancer de la prostate avec métastases: lorsqu'elle apparaît dans le sang, l'enzyme protéolytique

---

[1] Service de Médecine Interne, Institut Jules Bordet, Centre anticancéreux de l'Université Libre de Bruxelles.
[2] Travail effectué avec l'aide du Damon Runyon Fund, New York et du Fonds Stork.

digère le fibrinogène, la prothrombine, l'Ac globuline et peut-être d'autres facteurs de coagulation; il en résulte la production d'un syndrome hémorragique appelé syndrome de fibrinolyse prostatique.

Etant donné que le plasma sanguin normal renferme une enzyme protéolytique à l'état inactif, appelée plasminogène, mais qui peut être activée par l'action d'extraits de certains tissus (3) (4) la question se posait de savoir si l'activité protéolytique, observée quand l'extrait prostatique est ajouté au substrat de fibrinogène, ne résulte pas de l'activation du plasminogène, contaminant habituel des préparations de fibrinogène, par une kinase prostatique du même type que la kinase présente dans le tissu pulmonaire.

Pour vérifier ce point, il importait d'étudier l'action de l'extrait prostatique sur un substrat tel que toute contamination du substrat par le plasminogène fût exclue. La caséine répond à cette définition. Cette communication donne les résultats d'expériences effectuées pour démontrer que l'action protéolytique de l'enzyme prostatique se produit directement et non par l'intermédiaire du plasminogène.

Méthodes.

1. Substrat de caséine. Une solution fut préparée suivant la méthode de ANSON et KUNITZ (5) (6), à partir de caséinate de sodium (MERCK), lavé trois fois dans l'acide chlorhydrique dilué (N $\times$ 10^{-4}). Cette solution contenait 5,09 gm. de protéine par 100 cm³; son p_H était 7,5.

Une autre solution de caséine fut préparée par simple dissolution de caséinate de sodium lavé, dans le tampon phosphate à p_H alcalin, puis ajustement à p_H 7,4, au moyen d'acide chlorhydrique concentré (5N). La caséine non dissoute fut éliminée par centrifugation. Cette solution contenait 4,07 gm. de protéine par 100 cm³.

Ces solutions de caséine ne contenaient pas d'enzyme protéolytique comme l'ont montré des expériences de contrôle.

2. Extraits prostatiques. Des prostates humaines, fraîchement obtenues au cours de l'opération d'exérèse, furent immédiatement congelées à — 30° C[1]. Le temps écoulé entre le prélèvement et la congélation ne dépassait pas une heure. Pour préparer l'extrait, le tissu prostatique fut dégelé et broyé dans un homogénéiseur, pendant quatre minutes, en présence de tampon phosphate M/100 en sérum physiologique, à raison de 4 cm³ de tampon par gm. de tissu. L'extrait fut centrifugé à 3.000 tours minute, pendant 30 minutes. Le liquide surnageant seul fut employé dans ces expériences.

Les prostates employées furent soumises à l'examen anatomopathologique qui confirma le diagnostic d'hypertrophie bénigne[2].

3. Solution de plasminogène. La fraction de plasma humain, obtenu par dilution et acidification à p_H 5, fut utilisée comme source de plasminogène.

4. Streptokinase. Une enzyme produite par le streptocoque et capable de transformer le plasminogène en plasmine: la préparation employée (Varidase de LEDERLE) contenait 25.000 unités de streptodornase pour 100.000 unités de streptokinase.

---

[1] Nous exprimons nos remerciements à Monsieur le Professeur MINGERS et à ses collaborateurs, à l'obligeance desquels nous devons d'avoir pu obtenir ce matériel.

[2] Ces examens furent pratiqués par Monsieur le Docteur PIERRE DUSTIN.

5. Mesures de l'activité protéolytique. Celles-ci furent pratiquées par la mesure de la tyrosine avant et après incubation des mélanges étudies (5). Toutes les expériences furent effectuées à 37° C à p_H 7,2—7,4 en milieu tampon phosphate $M/100$ contenant 0,85% de chlorure de sodium. Les volumes des mélanges préparés pour les expériences de digestion étaient rendus identiques par l'adjonction de ce mélange tampon. Les résultats sont donnés en valeurs de densités optiques de la coloration, obtenue par addition de réactif de FOLIN aux filtrats. Les expériences rapportées ici étant toutes comparatives, il n'y avait pas intérêt à convertir ces densités optiques en mg. de tyrosine. A titre de comparaison, une densité optique de 29, par notre méthode, correspond à une concentration de tyrosine de 0,1448 mg. dans 5 ml. de filtrat trichloracétique.

Tableau 1. *Action de l'extrait sur la caséine.* Mélange de 25 cm³ de solution de caséine + 2,5 cm³ d'extrait prostatique + 2 cm³ de solution tampon. Prélèvement de 5 cm³ de mélange pour la mesure de la tyrosine.

Temps d'incubation (Minutes)	D. O.[1]
0	0
5	3,5
10	5,2
20	9
60	11,7

Résultats.

1. Action de l'extrait prostatique sur la caséine: le tableau 1 montre que l'extrait prostatique incubé avec la solution de caséine produit une augmentation de la tyrosine mesurable colorimétriquement.

Des expériences de contrôle, consistant d'une part en l'incubation d'extrait prostatique seul et d'autre part, de solution de caséine seule, démontrent l'absence de production de tyrosine dans les deux cas.

2. Effet de l'addition de plasminogène sur l'activité protéolytique de l'extrait prostatique. Pour montrer que l'extrait prostatique ne renferme pas d'activateur du plasminogène, on ajouta au mélange extrait prostatique-caséine, la fraction plasmatique riche en plasminogène. Le tableau 2 montre que l'addition de cette fraction n'entraina pas d'augmentation de l'activité protéolytique.

L'activité légèrement moindre du mélange contenant la fraction plasmatique doit probablement être attribuée aux traces d'inhibiteur présent dans cette fraction.

L'absence d'effet de l'addition de fraction plasmatique sur l'activité de l'extrait prostatique est à comparer avec l'effet prononcé de l'addition de cette même fraction à la streptokinase, qui est un activateur du plasminogène. Comme le montre le tableau n° 3, la streptokinase seule, de même que la fraction plasmatique seule, n'ont pas d'effet sur la caséine. Mais l'addition de streptokinase et de fraction plasmatique produit une activité protéolytique intense.

Tableau 2. *Mélange I:* 10 cm³ de solution de caséine + 2 cm³ d'extrait prostatique + 3 cm³ de solution tampon. *Mélange II:* 10 cm³ de solution de caséine + 2 cm³ d'extrait prostatique + 3 cm³ de fraction plasmatique. Temps d'incubation: 60 minutes.

Mélanges	D. O.
I	15
II	13,25

Tableau 3: *Mélange I:* Solution de caséine 10 cm³ + streptokinase 1.000 unités dans 1 cm³ + solution tampon 4 cm³. *Mélange II:* Solution de caséine 10 cm³ + streptokinase 1.000 unités dans 1 cm³ + fraction plasmatique 3 cm³ + solution tampon 1 cm³. *Mélange III:* Solution de caséine 10 cm³ + fraction plasmatique 3 cm³ + solution tampon 2 cm³. Temps d'incubation: 60 minutes.

Mélanges	D. O.
I	0,25
II	29
III	0

[1] D. O. = densité optique.

Conclusion.

Les résultats expérimentaux exposés ici paraissent démontrer que l'extrait prostatique protéolysait un substrat dénué de tout plasminogène. D'autre part, l'absence d'activation du plasminogène par l'extrait prostatique, semble bien démontrer que cet extrait ne renfermait pas de quantités appréciables d'activateur du plasminogène. A cet égard, cet extrait se comporte de façon toute différente de la streptokinase qui, dénuée d'activité protéolytique propre sur la caséine, est un puissant activateur du plasminogène.

On sait que l'enzyme protéolytique de la prostate se retrouve dans le sperme et elle représente donc une secrétion exocrine de la glande. Dans certains cas de cancer de la prostate avec métastases, cette enzyme se retrouve dans le sang (1): elle représente alors une secrétion interne de la glande. Le mécanisme de cette transformation d'une secrétion externe en secrétion interne, quand la transformation cancéreuse s'est effectuée, reste inconnu.

Le syndrome hémorragique de la fibrinolyse prostatique paraît bien être causé par action directe de la protéolysine prostatique et non par une activation du plasminogène normal du plasma sanguin.

Littérature.

1. TAGNON, H. J., PH. SCHULMAN, W. F. WHITMORE and L. A. LEONE: Amer. J. Med. 15, 6, 875—884 (1953).
2. TAGNON, H. J., W. F. WHITMORE, PH. SCHULMAN and S. C. KRAVITZ: Cancer 6, 1, 63—67 (1953).
3. TAGNON, H. J., and G. E. PALADE: J. Clin. Invest. 29, 3, 317—324 (1950).
4. ASTRUP, T., and P. M. PERMIN: Nature (London) 159, 681 (1947).
5. ANSON, M. L.: J. Gen. Physiol. 22, 79 (1938).
6. KUNITZ, M.: J. Gen. Physiol. 30, 291 (1947).

Die biologische Regulierung der Blutgerinnung.

Von

L. A. PÁLOS (Budapest/Ungarn).

Mit 2 Abbildungen.

Im Vordergrund der hundertjährigen Geschichte der Gerinnungslehre steht die Untersuchung einzelner Gerinnungsfaktoren. Wären letztere bis auf die Einzelheiten geklärt, so wäre man mit dem gesamten Gerinnungsmechanismus und seinem Verhältnis zu andersartigen physiologischen Vorgängen im klaren. Trotz der mannigfaltigen Erkenntnisse, die auf diesem Gebiete erreicht wurden, fehlt uns jedoch die nähere Einsicht in die feineren, physikalischen und chemischen Reaktionen einzelner Geschehnisse. Neben der Aufklärung einzelner Faktoren erscheint als unerläßlich, auch die funktionellen biologischen Beziehungen der Blutgerinnung kennenzulernen, d. h. zu solchen Erkenntnissen von umgreifender Natur zu gelangen, mit Hilfe derer die Funktionen der Faktoren erkannt werden könnten. Dies erscheint um so begründeter, als die Erhaltung des Blutes im optimal flüssigen Zustand für den biologisch einheitlichen Organismus von ausschlaggebender Bedeutung ist und die Gerinnung nicht als ein von anderen wichtigen Lebensfunktionen unabhängiger Vorgang aufgefaßt werden kann.

In diese Richtung weisen die Mitteilungen von CANNON (1), neuerdings auch PERLICK (2) sowie PERLICK und KALKOFF (3), die sich mit der Frage der funktionellen Zusammenhänge zwischen dem vegetativen Nervensystem und der Gerinnung befassen.

Eigene Untersuchungen zeigen eindeutig, daß die Gerinnung mit dem Oxygenhaushalt des Organismus in engem Zusammenhang steht, indem sie durch die Steigerung der Oxydationsvorgänge gehemmt, durch deren Verminderung gefördert wird (4, 5). Als übergeordneter Regulator der Gerinnung kann der biologische Vorgang der Atmung gelten, indem sie den Oxygenhaushalt des Organismus beeinflußt. Die durch die Atmung und den Kreislauf dargestellte funktionelle Einheit lebenswichtiger Vorgänge wird so durch ein drittes Glied, „die Blutgerinnung" ergänzt (6).

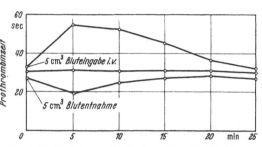

Abb. 1. Die Veränderung der Prothrombinzeit bei Bluteingabe und Blutentnahme.

Die Reaktionen, die sich zwischen den Gerinnungsfaktoren abspielen, sind somit als Oxydoreduktionsvorgänge anzusehen, was auch durch eigene experimentelle Untersuchungen belegt wurde. Es wurde nämlich gezeigt, daß der V.-Faktor, die Thrombokinase und das Thrombin durch die Oxydation inaktiviert werden, während sich das Prothrombin

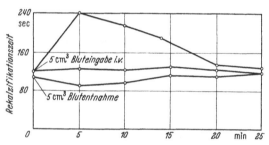

Abb. 2. Die Veränderung der Recalcifikationszeit bei Bluteingabe und Blutentnahme.

und das Fibrinogen ihr gegenüber resistent verhalten, und zur Entstehung des Prothrombins schließlich oxydative Vorgänge sogar notwendig sind (7, 8).

Die Entstehung und Inaktivierung sowie das Gleichgewicht unter den Gerinnungsfaktoren stellen durchwegs biologische Regulationsvorgänge dar, die durch die Atmung und den Kreislauf gelenkt werden. Die einzelnen Elemente strömen kontinuierlich aus dem Orte ihrer Entstehung, dem extravasalen Gewebe, in die Blutbahn ein, wobei die Gerinnung ständigen physiologischen Schwankungen unterworfen ist. Das Ausmaß dieser Schwankungen wird durch den dynamischen Gleichgewichtszustand bestimmt, der zwischen den Geweben und dem strömenden Blute besteht. Dieser Gleichgewichtszustand erklärt auch, warum durch äußere Einwirkungen, die die Gerinnungsverhältnisse betreffen, kompensatorische Gewebsreaktionen ausgelöst werden. Der Gerinnungsmechanismus zeichnet sich durch besondere Empfindlichkeit aus, indem er nicht nur durch die Einverleibung gerinnungshemmender, bzw. -fördernder Stoffe (6), sondern auch durch die Entnahme oder intravenöse Einspritzung kleiner Blutmengen in Gang gesetzt werden kann. Wie dies aus den Abbildungen hervorgeht, kommt es beim Kaninchen (Gewicht $2^1/_2$ kg) durch die Entnahme von 5 cm³ Blut zur Verkürzung der Gerinnungszeit, während die Einspritzung derselben Menge die Gerinnungszeit verlängert. Die

Blutentnahme dürfte hier einen Blutungsstimulus (Alarmreaktion) bedeuten, während bei der Einspritzung von Blut die nach der Blutentnahme entstehenden kleinsten Mengen gerinnungsfördernder Stoffe die kompensatorischen Gewebsreaktion auslösen.

Vom Standpunkte der biologischen Regulation ist die Frage der Plasmakinase und der Gewebskinase — zweier, meiner Ansicht nach identischer Stoffe — von besonderer Wichtigkeit. Die bisherigen Resultate unserer Untersuchungen, die an Gewebskulturen vorgenommen wurden (PÁLOS und CSABA) scheinen dahin zu sprechen, daß an der Entstehung der Gewebskinase nicht besondere Zellelemente beteiligt sind, sondern daß sie ein Zellstoffwechselprodukt allgemeiner Herkunft darstellt.

Literatur.

1. CANNON, W. B.: Amer. J. Physiol. **104**, 557 (1933); Erg. Physiol. **27**, 2, 80 (1928).
2. PERLICK, E.: Ref. Bd. int. Tagg. Thrombose u. Embolie. Basel 1954, S. 142.
3. PERLICK, E. u. W. KALKOFF: Ref. Bd. int. Tagg. Thrombose u. Embolie. Basel 1954, S. 58.
4. PÁLOS, L. A.: Schweiz. med. Wschr. 1948, 112 u. 491.
5. PÁLOS, L. A.: Acta med. scand. (Stockh.) **134**, 221 (1949).
6. PÁLOS, L. A.: Ref. Bd. int. Tagg. Thrombose u. Embolie. Basel 1954, S. 54.
7. PÁLOS, L. A.: Nature (London) **164**, 926 (1949).
8. PÁLOS, L. A.: Experientia (Basel) **5**, 207 (1949).

Die hämorrhagischen Diathesen und die konstitutionelle hämolytische Anämie.

Von

H. MANTSCHEW (Skopie/Jugoslawien).

Mit 2 Abbildungen.

Bei uns sind erst in den letzten Jahren etwas bessere Arbeitsmöglichkeiten in den verschiedenen medizinischen Gebieten geschaffen worden sowie auch solche für eine bessere Arbeit in der Kinderhämatologie.

Dank dieser Möglichkeiten konnten wir im Laufe der Zeit seit 1951 50 Fälle mit konstitutioneller hämolytischer Anämie und 10 Fälle mit Cooly-Anämie bzw. Thalassaemia minor konstatieren.

Alle diese Fälle beziehen sich auf Kinder im Alter von 4 Monaten bis 14 Jahren aus verschiedenen Regionen des Landes. Nur drei Fälle sind Frauen — Mütter der betreffenden Kinder und eine junge Frau, die alle neben k. h. A. an regelmäßigen Menorrhagien ohne jeweilige organische Gründe leiden.

Bei allen Patienten wie bei ihren Eltern oder Verwandten wurde die Diagnose klinisch, hämatologisch und röntgenologisch festgestellt.

Zwischen den Fällen mit k. h. A. waren viele, die verschiedene Anomalien zeigten, wie z. B. Turmschädel, überragende Tubera frontalia, Sprengels-deformity, bilateralen totalen Radialknochenmangel, kompletten körperlichen Situs inversus usw.

Eine andere Gruppe der Patienten zeigte wieder verschiedene hämorrhagische Erscheinungen, wie Epistaxis, Zahnfleischblutungen, Hämaturie, Menorrhagien, Morbus maculosus Werlhofi bzw. andere thrombopenische und auch anaphylakteide Purpuren. Die Zahl dieser Fälle beträgt etwas mehr als ein Drittel aller unserer Patienten mit chronischer hämolytischer Anämie.

Um die Frage über die Frequenz und den Charakter der hämorrhagischen Erscheinungen bei den konstitutionellen hämolytischen Anämien ist schon viel diskutiert worden, und die Meinungen darüber sind verschieden. Nach WIEDE-MANN u. a. sind die Erscheinungen einer leichten Blutungsneigung bei der k. h. A. immer auffällig häufig, während eine hämorrhagische Diathese stärkeren Grades keineswegs zum Bilde der Erkrankung gehört, denn der thrombocytäre Apparat bei der k. h. A. ist in der Mehrzahl der Fälle durchaus intakt. GÄNSSLEN z. B. fand sie im Gesamtschrifttum bis 1939 nur viermal angegeben. Gelegentlich wird auch von den Kranken berichtet, daß sie nach Verletzungen besonders lang-dauernd und heftig bluten, und die Fälle mit Epistaxis überhaupt und speziell mit schwererer sind immer häufiger. Bereits CHAUFFARD hat auf gelegentliche Nasen-blutungen hingewiesen, GÄNSSLEN sah sie in der Mehrzahl seiner Fälle, WIEDE-MANN auch. GROB hatte einen Fall mit schweren Hauthämorrhagien, BECKMANN und GÄNSSLEN mit Zahnfleischblutungen, SALOMONSEN mit Augenhintergrunds-hämorrhagien, vor allem zur Zeit von Krisen. Selbstverständlich gibt es auch Autoren, die die obengenannten Erscheinungen strikt ablehnen wie NAEGELI.

Wie gesagt, bei uns in Mazedonien sind nicht nur die chronischen hämolytischen Anämien, sondern auch hämorrhagische Erscheinungen, die sie begleiten, sehr zahlreich. Deswegen möchten wir gleich zu ihrer kürzeren Beschreibung über-gehen. Dazu neigen wir auch aus einem anderen Grund, nämlich weil in vielen Fällen von hämolytischer Anämie gerade die hämorrhagischen Erscheinungen uns das Primum movens zur Entdeckung der k. h. A. bei den betreffenden Patienten waren; im weiteren wollen wir auch sehen, ob wir und wieweit wir bei dieser Arbeit im Recht sind.

1. Bei einem 12jährigen Kranken — K. A., Nr. 1431/1953 — handelte es sich um ein Kind, das 1954 wegen einer schweren thrombopenischen Purpura mit schweren Nasen- und Zahnfleischblutungen, sehr ausgeprägter Blässe und Ab-geschlagenheit hospitalisiert worden war. Voriges Jahr verweilte es noch einmal in der Klinik wegen der gleichen Beschwerden, die nur etwas weniger stark waren. Sonst war das Kind schon seit seiner Geburt blaß und schwächlich, obwohl es außer Masern keine anderen Krankheiten durchgemacht hatte. Sein Bruder, seine Schwester, der Onkel seines Vaters und zwei Cousins sind alle zusammen mit seinen beiden Eltern Träger von k. h. A. Dabei leidet seine Mutter sehr oft an Menorrhagien und fühlt sich immer schwächlich.

Bei der Klinikaufnahme zeigte das Kind neben den erwähnten hämorrhagischen Erscheinungen fast alle Zeichen einer aplastischen Anämie (Fanconi-A. ?) und eine leichte Mikrocephalie (51 cm Kopfumfang) Patellar, Hyperreflexie, Hypogeni-talismus, kongenitale Pulmonalstenose, leichte bräunliche Hautpigmentation, besonders auf den Schenkeln, und eine leichte psychische Retardation. Es war afebril und hatte keine Vergrößerung der Milz und Leber.

Mantou auch bei 1:10 negativ, d. Tr. Ø, Kürten Ø, Urin o. B., indir. V. d. Berg manchmal schwach positiv, Proteine 6,8 γ-%, Globuline 3,080, A 0,988, B 0,833, G 1,259, Cholesterin ges. 105 mg-%, Ester 54.

Blutungszeit 18, Kz. 10, Prothr. c. 32 — 47 sec.

Blutbild: Hb 30%, Er. 680000, FI 2,5, Leukocyten 3500 mit Lymphocytose, Thromboc. 70000—16000, Reticulocyten 40—60—20—56 usw., Ovalocyten mehr als 30%, viele Sphärocyten und Targetzellen mit Stellen von reinem Cooly-Bild.

Myelogramme: aplastisch-erythroblastisch-aplastisch usw. Osmotische Resistenz
der Erythrocyten: 0,35—0,30, 0,48—0,32, 0,38 bis kein Ende, 0,42—0,28 usw.
Mech. Res. nach einer halben Stunde 2% (?). Price-Jonessche Kurve. — Überwiegen von normalen und größeren Erythrocyten (s. Abb. 1): Sedimentation der
Erythrocyten n. W. Gr.: 29/67, 45/100, 160/175,
12/77, 160/175, 15/34. (Dafür keine organische Begründung.)

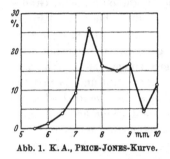

Abb. 1. K. A., Price-Jones-Kurve.

Auf Grund aller dieser Befunde dachte man
zuerst an eine Panmyelophthise als Ursache der
chronischen thrombopenischen Erscheinungen des
Kindes. Deswegen wurde das Kind auch entsprechend mit Bluttransfusionen, Vitamin B$_{12}$ u. a. behandelt. Aber die Anämie wie auch die Blutungen
bestanden weiter, und es trat keine Besserung des
Blutes ein, obwohl das Kind an Gewicht zunahm und
das Knochenmark erythroblastisch zu werden begann. Außerdem mußten wir
auch an eine k. ovalocytäre hämolytische Anämie denken, und das um so mehr,
weil das Kind auch kraniale Osteoporose zeigte, und das Syndrom der relativ
ruhenden k.h.A. wurde auch bei beiden Elter und vielen anderen Familienangehö-
rigen konstatiert, wie es aus folgender Übersicht, glauben wir, gut ersichtlich ist:

Tabelle 1.

Familienangehörige	Reticul.	Sphäroc.	Targetzellen	Osm. Res.	Osteoporose	H. Ersch.	Aussichten
Vater	10⁰/₀₀	35%		0,50—38	+++	—	gut
Mutter	?	Ovaloc.		0,54—40	++	Menorrh.	schwach
Schwester . .	18⁰/₀₀	Sphär +	Targz +	0,44—38	++	—	l. anäm.
Bruder	32⁰/₀₀	+	+	0,52—34	++	—	anäm.
Onkel des Vaters	16⁰/₀₀	+	—	0,48—38	+++	—	anäm.
1. Cousin . . .	16⁰/₀₀	+	+	0,46—36	++	—	anäm.
2. Cousin . . .	28⁰/₀₀	+	+	0,42—30	++	—	anäm.

Nachdem im Laufe von einem ganzen Jahr keine Besserung der Anämie und
der hämorrhagischen Diathese eingetreten war, wurde das Kind splenektomiert.
Die Milz war dabei klein und zeigte keine anderen Besonderheiten. Nach einer
zweimonatigen leichten Besserung des Blutes kamen dann alle Symptome der
Krankheit zurück, und das Kind starb. Nach der Splenektomie wurde die
osmotische Resistenz der Erythrocyten immer größer:

Am	2. 2.	13. 3.	26. 4.	9. 5.	19. 5.
	0,38—kein Ende	0,42—0,28	0,40—0,28	0,42—0,28	0,38—0,28
	d. H-se.	(Am 16. 8. 1954 — 0,42—0 kein Ende).			

Die Thrombocyten blieben nach der Operation auch niederzählig:

21 000	—	38 000	—	35 000	—		16 323—
Reticuloc.:		20⁰/₀₀	—	32	36	— 55	
Leukoc.:		5400	—	3500	—		2400—
Hb:		45%	—	45	— 35		25
Er.:		1 750 000	—	1 760 000	— 2 350 000		680 000—

Obduktionsbefund: Anaemia universalis gravis. Bronchopneumonia fibrinopurulenta part. haemorrhag. bilateralis. Hydrohaemopericardium. Dilatatio cordis praec. lat. dextri acuta. Haemorrhagiae diffusae subepicard. et subendocardiales praec. cord. dex. Haemorrhagiae punctatae mucosae ventriculi, intestini tenui et crassi et mucosae pelv. renis sin. Cruor sanguinis cavi intestini iliei. Erosiones multiplic. mucosae int. iliei. Ekchymoses pleurales et peritonei. Oedema cerebri. Atrophia fusca hepatis. Perihepatitis chr. adh.

Histologischer Befund: 1. Schwere parenchymatöse und fetale Degeneration, überwiegend der Epithelien der Tubuli contorti. 2. Atroph. Pigment im Leberparenchym und größere Mengen von Gallenpigment in reticuloendoth. Zellen. 3. Leichte Hyperplasie vereinzelter Langerhansscher Inseln. 4. Stellen von Hyperplasie der corticalen Schicht der suprarenal. Drüse. 5. Vereinzelte Mikrohämorrhagien im Herzmuskel, etwas mehr im rechten Teil.

Alle diese Angaben rekapitulierend könnten wir jetzt meinen, daß das Kind eine schwere unaufhaltsame chronische thrombopenische Purpura, dazu noch eine konstitutionelle ovalocytäre hämolytische Anämie hatte, die in den letzten 2—3 Jahren vielleicht eine Wendung zur Thalassaemia major gemacht habe [dank der Existenz der k.h.A. bei beiden Eltern des Kindes (?)]. Im übrigen haben wir solchen Übergang auch bei einigen anderen Fällen von Thalassaemia major und minor bei uns gesehen.

2. Bei der folgenden Patientin — L. Sp., 12jährig, Nr. 1459/55 haben wir einen im ganzen ungefähr gleichen Fall wie den vorherigen gehabt, nur wurde das Kind nicht splenektomiert. Das Mädchen trat in die Klinik Anfang 1954 ein mit einer thrombopenischen Purpura, großer Blässe und ohne Vergrößerung der Milz und Leber. Die Anämie von M. Chauffard war auch bei ihm wie bei seiner Mutter festgestellt worden (Vater lebt nicht mehr). Blutungszeit 15 min, Kgz. 12 min, Prothrc. auch sehr verlängert. Thrombocytenzahl: 200 000 bis 80 000 − 60 000 − 48 000 − 50 000. Reticulocyten − 156⁰/₀₀ − 63—45—48—160 bis 85—70—75—60⁰/₀₀. Erythroblastenmark, Sphärocytose leichten Grades. Osmotische Resistenz der Erythrocyten: 0,48—0,34, 0,50—0,38, 0,48—0,36 usw. Price-Jones-Kurve verzögert: Diese Kurve trübt uns die Diagnose, aber es wurde schon gesagt, daß dieser Fall ähnlich dem vorherigen ist.

Der Zustand des Mädchens wurde gebessert, und es konnte entlassen werden. Aber Anfang dieses Jahres kam es wieder in einem viel ernsteren Zustand — mit ständigen Krisen, thrombopenischen Blutungen (Haut-, Nasen-, Zahnfleischblutungen, hochfebril und abgeschlagen).

Diesmal zeigte das Mädchen ständige Leukopenie mit Lymphocytose, mäßige Reticulocytose, größere hyperchrome Anämie, Thrombopenie immer und sehr weit unter 200 000 und einige Male sogar auch

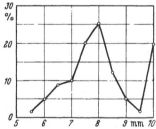

Abb. 2. Z. S., Price-Jones-Kurve.

absolutes Verschwinden der Thrombocyten aus dem Blute, während die osmotische Resistenz der Erythrocyten vergrößert und zweimal ohne Ende der Hämolyse war, einmal bei 0,30 bzw 0,26% NaCl. Sediment der Erythrocyten: zwischen 30/70—60/180—170/195—8/10. Einmal waren die dicken Tropfen auf Pl. vivax positiv, aber nur einmal! Das Kind reagierte keineswegs auf die ausgiebige antimalarische Behandlung; außerdem lag das Kind unmittelbar neben einem Kind, das sichere Malaria tertiana hatte. Unsere Patientin reagierte auch nicht auf Penicillin und auf Terramycin. Dagegen machte sie einige Male schwerste Krisen durch, die sie nur nach ausgiebigen Bluttransfusionen und Analeptica überstehen konnte. Einmal wurden auch massenhaft Erythrocyten und Leukocyten im Urin gefunden. Eine Woche früher war im Urin Urobilinogen positiv. Blutproteine: 6,56 g-%, Globuline davon 4,225 — α 1,607, β 1,145, γ 1,423. Nach dreimonatigem Verweilen wurde das Mädchen in gebessertem Zustand entlassen.

Wir glauben jetzt, daß es sich auch bei diesem Kind um eine schwere chronische Thrombopenie mit k.h.A. handelt, die wieder zu einer Cooly-Anämie übergegangen war (?).

3. M. St., 7 Monate altes Mädchen, Nr. 8918/54. Die k.h.Anämie wurde außer bei ihm auch bei seiner Mutter und seinem 4jährigen Bruder konstatiert. Es war schon von seiner Geburt an blaß und gedieh nicht gut, obwohl es immer genug Muttermilch bekam. Im 6. Monat machte es eine Bronchopneumonie durch; sonst war es „gesund". Bei der Klinikaufnahme wog es nur 4900 g und zeigte eine geringe punktförmige Purpura am Körper und den Extremitäten, größere Splenohepatomegalie und eine bilaterale totale Radiusaplasie, die auch bei einem elf Monate alten Brüderchen seinerzeit in der Belgrader Kinderklinik festgestellt worden war.

Nach einigen Monaten traten neue Hautblutungen an den Extremitäten im Glutealgebiet und im Gesicht auf. Jetzt waren die Petechien viel zahlreicher, größer ($1/2$ cm im Durchmesser) und rund, und nahmen nach einigen Tagen eine bläulich-grünliche Farbe an. Das Kind war viele Monate in der Klinik und bekam viele Bluttransfusionen, nach denen es ziemlich gut zu gedeihen begann, die anfängliche leichte Temperatur ging zurück usw., doch starb es nach 8 Monaten an einer plötzlich eingetretenen Verschlechterung des Zustandes (Krise ?).

Einige Befunde: Mantou in allen Konzentrationen neg., Rö. pulm. o. B., dicke Tr. neg.. Kürten neg., H. Trentsch neg., Wassermann neg., Sed. d. Er. 2/5 — 12/24; Proteine 6,25 g-%, Ca 10, P 3 mg-%, Phosphatase 4,5 BE., Weltmann VI, Takata-Ara neg., Thymol 4,5, Cephalin neg.

Blutbild:

Hb:	45%	35	35	30	60	40	50
Er.:	2550000	2300000	2900000	1800000	3100000	2400000	2100000
FI:	0,9	0,76	—	—	—	0,84	1,2
Leukoc.:	43000	15000	14000	10000	15000	10000	
Lym.:	36	31	39	47	36	26%	
Erbl.:	3%			32%	2%		
Reticuloc.:	107 ⁰/₀₀	92	170	174	128	80	
Thromboc.:	168000	74000	63000	32000	74000	148000	

R. Blutbild: Anisocytose, Poikilocytose, Sphärcoytose, Targetzelle, Oligochromämie. Erythroblasten +.

Myelogramme: Mächtige erythroblastische Regeneration, vorwiegend ortho-polychromatische Normoblasten.

Osmotische Resistenz der Erythrocyten: 0,50—0,34, 0,48—0,38, 0,48—0,36, 0,50—0,34. Osmotische Resistenz bei der Mutter: 0,48—0,38, Reticuloc. 66 ⁰/₀₀.

Rögr. Cranii: beim Patienten — Osteoporose +
Rögr. Cranii: beim Bruder   — Osteoporose + + +
Rögr. Cranii: bei der Mutter — Osteoporose + +

4. Knabe, Dr. M., 10jährig, Nr. 9347/54. Dieses Kind wurde wegen einer „essentiellen Thrombopenie" hospitalisiert. In den letzten zwei Jahren war es noch zweimal in der Klinik, einmal wegen einer anaphylaktoiden Purpura, dann wegen thrombopenischer Purpura mit 105 ⁰/₀₀ Reticulocyten. Das Kind sah jetzt sonst sehr gut aus.

Befunde: Leukoc. 6560, Er. 3650000, Hb 70%, FI 0,96, Thrombocyten 146000, Reticuloc. 36 $^0/_{00}$, osmotische Resistenz 0,48—0,36, Kraniogramm-Spiculi ++; beim Vater: Osmotische Resistenz der Erythrocyten —0,50—0,36% NaCl; Kraniogramm-Spiculi +++. Der Vater ist Offizier, fühlt sich gut, nur bei mäßigen Anstrengungen bekommt er leichte Atemnot. Er hat auch eine leichte Anämie.

5. Beim folgenden Kind, T. N., 7jährig, Nr. 9348/54, Sprengels-deformity mit weiblichem Aussehen neben etwas übermäßig entwickelten männlichen Genitalien, erschien nach einer skarlatinösen Angina eine anaphylaktoide Purpura. Auch bei ihm wurde die k. h. Anämie festgestellt.

6. Dieselbe Anämie wurde noch bei einem 6jährigen Kinde (Knabe) aus Skopie sowie bei seinem Vater hämatologisch und röntgenologisch festgestellt. Das Kind hatte dazu noch eine ausgesprochene anaphylaktoide Purpura.

Nach diesen Fällen begannen wir, fast alle Kinder, die mit allerlei hämorrhagischen Erscheinungen in die Klinik kamen, auch auf k.h.A. zu untersuchen.

Auf diese Weise konnten wir noch 17 Fälle von k.h. Anämie mit gleichzeitigen hämorrhagischen Erscheinungen konstatieren. Einige Kinder mit solchen Zeichen konnten aus technischen Gründen leider nicht gründlich untersucht werden; deren Zahl war aber sehr klein (4—5).

Von den erwähnten 17 Fällen hatte einer der Patienten eine hepatale Cirrhose und zeigte sich zweimal schwere Hämaturie; vier sind Frauen — Mütter der Kinder mit k.h.A. — und hatten ständige Menorrhagien; zwei hatten thrombopenische und 14 anaphylaktoide Purpura. Zusammen mit den ersterwähnten sechs Fällen hatten von unseren 50 Fällen mit k.h.A. 23 auch eine hämorrhagische Diathese, d. h. 38%, mit:

Tabelle 2.

Hämaturie	Menorrhagien	Thrombop. Purpura	Anaphylakt. Purpura
1	4	4	14

Das alles läßt uns an eine innige Verbindung zwischen den chronischen hämolytischen Anämien und verschiedenen hämorrhagischen Erscheinungen überhaupt denken. Heißt das aber eine Heredität bzw. Familiarität? Daran ist noch zu arbeiten. Wir wollten nur das sagen, daß auch bei uns in Mazedonien die konstitutionelle hämolytische Anämie zusammen mit der Thalassämie, einerseits, ziemlich verbreitet sind und, andererseits mit verschiedenen hämorrhagischen Manifestationen zusammengehen, die uns ein ziemlich sicheres Zeichen zur hämolytischen Untersuchung bei solchen Patienten sein könnten.

Thrombocytenconglutinierende Polymere als Blutstillungsmittel.

Von

K. Hummel (Freiburg i. Br./Deutschland).

Mit 4 Abbildungen.

Schon früh vermutete man, daß Gerinnung und Blutstillung nicht ohne weiteres einander gleichzusetzen seien. Veranlassung hierzu gaben neben klinischen Beobachtungen Feststellungen, wonach der Verschlußpfropf am verletzten Gefäß in der Regel nicht aus Fibrin, sondern fast stets aus zusammengesinterten Blutplättchen besteht. Damit erschien es wahrscheinlich, daß den Thrombocyten bei der Blutstillung eine besondere Bedeutung zukommt.

Man beschäftigte sich nun einige Zeit mit den Blutplättchen, ohne aber zu bedeutungsvollen Schlüssen hinsichtlich des Vorganges der natürlichen Blutstillung zu kommen. Als dann gerinnungshemmende Stoffe bekannt wurden wie Hirudin, Heparin, Dicumarol, mit denen es gelang, nicht nur die Gerinnungszeit, sondern auch die Blutungszeit zu verlängern, verlagerte sich das Schwergewicht des Interesses auf die Gerinnung. Durch Injektion gerinnungssteigernder Stoffe wie Thrombin und Thrombokinase versuchte man, die Blutstillung zu verbessern; Blutungsneigungen, die durch das Fehlen eines gerinnungswichtigen Faktors hervorgerufen waren, konnten durch Zufuhr der betreffenden Agentien gebessert werden. Die Gerinnung mußte also eine nicht geringe Rolle bei der natürlichen Blutstillung spielen. Die näheren Zusammenhänge zwischen Gerinnung und Blutstillung blieben aber im Dunkeln.

Es waren dann die Untersuchungen von Apitz über das Profibrin und dessen Rolle bei der natürlichen Hämostase, die eine weitgehende Aufklärung brachten. Apitz stellte fest, daß bei gestörter Gerinnung die Verschlußpfröpfe an den verletzten Gefäßen locker gebaut sind und aus diesem Grund der andrückenden Blutsäule nicht standhalten können. Offensichtlich wurde durch die Gerinnungsstörung ein Klebstoff, der die Thrombocyten im Verschlußpfropf zusammenkittet, reduziert. Als diesen Klebstoff betrachtet Apitz das Profibrin, eine amorphe Vorstufe des Fibrins. Die natürliche Blutstillung geht seiner Meinung nach so vor sich, daß die aus der Wunde austretende Gewebsthrombokinase zu einer initialen „kleinen" Gerinnung führt, in deren Verlauf Profibrin entsteht, das sich auf die Thrombocyten niederschlägt und sie verklumpt. Mit weiterschreitender Gerinnung werden immer mehr Plättchen agglutiniert, die sich an dem blutenden Gefäß ablagern und schließlich den Abscheidungspfropf bilden, der das Gefäß verschließt. Erst auf dem Höhepunkt des Gerinnungsgeschehens entsteht fädiges Fibrin, das sich dem Abscheidungsthrombus auflagert bzw. ihn an der Stelle der letzten Plasmastraßen durchzieht.

Apitz hat mit seiner Theorie erstmalig klar ausgesprochen, daß Thrombocyten in gleicher Weise wie zum Beispiel rote Blutkörperchen oder Bakterien durch körpereigene Agglutinine verklumpt werden können. Er sieht das Profibrin als das natürliche Thrombocytenagglutinin an. Nach eigenen, mit Halse durchgeführten Untersuchungen stellt die Gewebsthrombokinase ein weiteres Thrombocytenagglutinin dar. Menschliche Rohthrombokinase agglutinierte Thrombocyten noch in 0,1—0,3%iger Lösung, und zwar auch dann, wenn ihre Gerinnungsaktivität durch Kochen zerstört war. Der Thrombokinase bzw. den Organ- und Gewebssäften kommen damit im Bereich der Blutstillung zwei verschiedene Eigenschaften zu, einmal eine Gerinnungswirkung, wie sie schon vor mehr als 40 Jahren, unter anderem durch die Arbeiten von Dold, bekannt wurde, und zum anderen eine thrombocytenagglutinierende Wirkung.

Blutplättchen werden nicht nur durch ihre natürlichen Agglutinine, Thrombokinase und Profibrin agglutiniert, sondern auch durch eine Reihe mehr oder weniger körperfremder Stoffe.

Schon 1911 hatte Aynaud festgestellt, daß Blutplättchen durch Pepton, Gelatine, Organextrakte, Metallkolloide und anderes agglutiniert werden. Mit der Plättchenagglutination beschäftigte sich später besonders Jürgens, der unter anderem feststellte, daß auch Heparin zur Thrombocytenagglutination führt. Plättchen verhalten sich damit bezüglich der Agglutination ähnlich wie rote Blutkörperchen. Auch diese werden durch Pepton, Gelatine, Organextrakte, Metallkolloide und Heparin agglutiniert oder zum mindesten agglomeriert. Wir selbst beobachteten, daß Thrombocyten unter anderem durch viele wasserlösliche Kolloide, die auch Erythrocyten ausfällen, agglutiniert werden.

Dabei läßt sich feststellen, daß die Kolloide in niederen Konzentrationen zunächst labilisierend wirken, um dann erst in höheren die Korpuskel sichtbar auszufällen. Die Labilisierung ist den kolloidbeladenen Teilchen nicht anzusehen. Sie zeigt sich erst bei Zusatz anderer labilisierender Agentien; hierbei summieren sich die beiden labilisierenden Einflüsse und führen zur Ausflockung der Korpuskel. Die nebenstehende Abbildung zeigt die Ergebnisse eines Versuchs, bei dem die Thrombocyten mit einem Polyvinylpyrrolidon, Kollidon genannt, und Thrombokinase labilisiert wurden (Abb. 1).

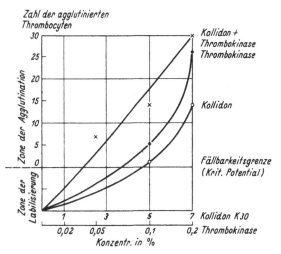

Zu Abb. 1. Die Abbildung bringt zunächst die zunehmende Plättchenlabilisierung bzw. -agglutination bei steigender Konzentration von Kollidon- und Thrombokinaselösungen zum Ausdruck. Unterhalb der Flockungsgrenze, also im Bereich der Labilisierung, erscheinen die Thrombocyten mikroskopisch unverändert; von einer bestimmten Konzentration der

Abb. 1. Summation der Thrombocyten-labilisierenden bzw. -agglutinierenden Effekte von Thrombokinase und Kollidon (Conglutination).

agglutinierenden Lösungen an ballen sich die Plättchen zusammen. Die Stärke der Agglutination, beurteilt nach der Anzahl der ausgefällten Thrombocyten, nimmt dabei mit wachsender Konzentration der ausflockenden Lösungen zu.

Wenn Blutplättchen zugleich mit Thrombokinase *und* Kollidon sensibilisiert werden, summieren sich die Wirkungen und man erhält schon in Konzentrationen, in denen Thrombokinase und Kollidon nur labilisieren, eine kräftige Thrombagglutination.

Eine Summierung labilisierender Wirkungen zu einem Agglutinationseffekt nennt man in der Serologie eine „Conglutination"; ein Test, in dem Labilisierungen auf diese Weise nachgewiesen werden, heißt „Conglutinationstest". Im Versuch der letzten Abbildung conglutierte Kollidon thrombokinaselabilisierte Plättchen.

Die nächste Abbildung zeigt, daß Kollidon auch *profibrin*labilisierte Plättchen conglutiniert (Abb. 2).

Zu Abb. 2. Die Abbildung veranschaulicht in der unteren Kurve den Anstieg der profibrinbedingten Plättchenagglutination mit zunehmender Gerinnung von Vollblut eines dicumarolbehandelten Kaninchens. Auf der Ordinate ist die Zahl der agglutinierten Plättchen aufgetragen, auf der Abszisse die Zeit. Das Absinken der Agglutinationskurve in der zweiten Hälfte der Beobachtungszeit kommt wohl dadurch zustande, daß die voluminösen Plättchenagglutinate absinken, so daß sich die Zahl der im oberen Teil des Blutes verbleibenden Agglutinate verringert.

Wurde dem Vollblut 1%ige Kollidon-Lösung zugegeben, dann setzte die Thrombocyten-agglutination früher ein und erreichte höhere Werte als die Kontrolle. Damit dürfte erwiesen sein, daß *Polyvinylpyrrolidon nicht nur thrombokinaselabilisierte, sondern auch profibrin-labilisierteThrombocyten conglutiniert.*

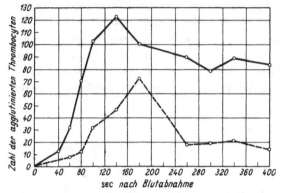

Abb. 2. Conglutinierende Wirkung von Kollidon gegenüber Plättchen, die im Verlaufe der Gerinnung verklumpen.

Wenn man die Thrombo-cytenagglutination in den Mittel-punkt des Blutstillungsgesche-hens stellt und nachweist, daß unspezifische, wasserlösliche Kolloide die Wirkung der natür-lichen Thrombagglutinine ver-stärken, dann müßten diese Kolloide auch *blutstillend* wir-ken. Dies ist in der Tat der Fall (Tab. 1).

Zu Tab. 1. Die Tabelle zeigt, daß von 23 im Conglutinationstest wirk-samen Kolloiden 22 auch hämosta-tische Eigenschaften aufwiesen; da-mit ergibt sich ein Zusammenhang zwischen der thrombocytenconglutinierenden und der hämostatischen Wirkung von Kolloiden, der anhand der im Schema enthaltenen Zahlen mit einer Wahrscheinlichkeit von mehr als 99,73% zu sichern ist.

Tabelle 1. *Blutstillungseffekt (bei Kaninchen) und Wirkung auf Kaninchenthrombocyten, geprüft im Conglutinationstest bei 66 Kolloiden.*

| | | Wirkung im Conglutinations-test gegen Kaninchenthrombocyten | | Zeilensummen |
		ja	nein	
blutstillende Wirkung	ja (über 15% BZ-Verkürzung)	22	25	47
	nein	1	18	19
Spaltensummen		23	43	66

Die plättchenconglutinierende Wirkung von Kolloiden ließ sich nicht nur in vitro, sondern auch in vivo nachweisen. Dabei ergab sich ein auffallendes Parallel-gehen mit der Blutungs-zeitverkürzung durch das betreffende Kolloid (Abb. 3).

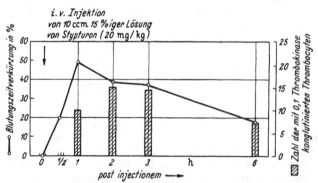

Abb.3.Vergleich zwischen Größe der Blutungszeit und in vivo erfolgender Plätt-chenlabilisierung, gemessen in zeitlichen Abständen nach intravenöser Verab-reichung eines hämostatisch wirksamen Kolloids (Stypturon) beim Menschen.

Zu Abb. 3. Wie die Ab-bildung zeigt, war bei der Versuchsperson 1 Std. nach intravenöser Injektion eines (kolloidalen) hämostatischen Polysaccharids, Stypturon genannt, die Blutungszeit um etwa 50% verkürzt. Im Laufe der nächsten Stun-den ging die Blutungszeit-verkürzung wieder zurück.

In zeitlichen Abständen abgenommene Blutproben, die im Plättchenconglutinationstest mit 0,1%iger Thrombokinase ausgewertet wurden, zeigten eine gegenüber der Norm deutlich heraufgesetzte Labilität der Plättchen, deren Ausmaß ungefähr parallel mit der Blutungszeitverkürzung geht.

Die nachfolgende Darstellung verdeutlicht das Besprochene im Schema (Abb.4).

Zu Abb. 4. Es sind zwei blutende Gefäße dargestellt. Die eine Blutung kommt ohne Mitwirkung von kolloidalem Hämostypticum zum Stillstand, bei der anderen ist bei der Blutstillung ein plättchenlabilisierendes Kolloid beteiligt. Je näher die Plättchen des Blutstroms der Gefäßwunde kommen, um so intensiver treten sie mit den natürlichen Thromboagglutininen in Kontakt; Thrombokinase stammt aus dem verletzten Gewebe und Profibrin aus einer beginnenden Gerinnung, die durch Thrombokinase ausgelöst wurde. In unmittelbarer Nähe der Gefäßverletzung und danach sind die Plättchen am stärksten sensibilisiert und lagern sich rasch an den Rauhigkeiten der Gefäß- und Gewebswunde ab. Auf diese Weise bildet sich schließlich ein festhaftender, abdichtender Verschlußpfropf.

Befindet sich in der Blutbahn ein hämostatisches Kolloid, dann beladen sich damit alle mit ihm in Berührung kommenden Blutplättchen. Dies führt zu einer Erhöhung ihrer Ballungsbereitschaft, d. h. zu ihrer Labilisierung. Im strömenden Blut selbst wirkt sich diese Labilisierung nicht aus. Die Plättchen ändern sich weder in Form nach Zahl. Eine spontane Agglutination tritt nicht ein. Sobald aber die labilisierten Thrombocyten mit natürlichen Thrombagglutininen in Berührung kommen, und dies ist in der Gegend der Blutung der Fall, dann werden sie früher und intensiver als normale Thrombocyten agglutiniert. Auf diese

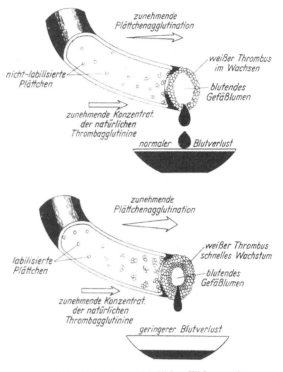

Abb. 4. Schema der mutmaßlichen Wirkungsweise plättchenlabilisierender kolloider Hämostatica

Weise bildet sich der Verschlußpfropf rascher als normal, so daß die Blutstillung früher eintritt. Außerdem dürfte der sich bildende Pfropf fester sein als sonst, weil bei seinem Aufbau mehr Agglutinin verbraucht wird als im Normalfall; er kann daher wohl der andrängenden Blutsäule größeren Widerstand entgegensetzen.

Hämostatische Kolloide vermögen eine durch Gerinnungsstörung verschlechterte Blutstillung zu verbessern, wobei es in der Eigenart ihrer Wirkungsweise liegt, daß sie die Blutungszeit verkürzen ohne die Gerinnungszeit zu beeinflussen. Im Experiment konnte mit Stypturon eine durch Heparin, Thrombocid, Dicumarol und Tromexan verlängerte Blutungszeit normalisiert werden ohne Verringerung der Gerinnungsverzögerung. Dies konnten PEDRAZZINI, SCIARONI u. VODOPIVEC am Menschen und wir beim Kaninchen nachweisen.

Für die Klinik bedeuten diese Versuche, daß es mit hämostatischen Kolloiden nicht nur möglich ist, Blutungen bei ungestörtem Gerinnungssystem zu bekämpfen, sondern auch solche bei gestörtem Gerinnungssystem. So könnte es möglich sein, eine Behandlung der Embolie und Thrombose mit gerinnungshemmenden Stoffen unter dem Schutz hämostatischer Kolloide durchzuführen, so daß eine unerwünschte Blutungsneigung, besonders bei blutungsgefährdeten Patienten, vermieden wird. Dabei bliebe der gerinnungshemmende Effekt der Anticoagulantien erhalten. Auch bei deren Überdosierung könnten hämostyptische Kolloide brauchbar sein. Sie würden die gestörte Blutstillung normalisieren, ohne die Gerinnungsverzögerung aufzuheben.

Literatur.

Hummel, K., u. Th. Halse: Z. exper. Med. 123, 152 (1954).
— Thrombose und Embolie, S. 83. Basel: B. Schwabe 1955.

L'attività fibrinolitica negli stati trombofilici.

Per

Alfonso Camera (Napoli/Italia).

Gli studi attinenti alla patologia delle trombosi, iniziati da Virchow, hanno subito un incremento considerevole per l'aumento notevolissimo reale ed apparente, avutosi negli ultimi due decenni, dei casi di trombosi.

I recenti contributi sulle trombosi hanno permesso di confermare gli studi di Virchow; di Eberth e Schimmelbusch; ecc. e di stabilire definitivamente che il meccanismo patogenetico delle trombosi è da ricondursi a tre fattori fondamentali: lesioni vascolari; stasi circolatoria; fattori ematici.

Non sempre è facile stabilire l'ordine di successione dell'intervento di questi fattori nella patogenesi delle trombosi; un fatto, però, rimane chiaramente stabilito, cioè che la malattia trombotica si accompagna sempre con uno stato di trombofilia, cioè di ipercoagulabilità.

Da queste premesse scaturisce il concetto che è importante poter conoscere in tempo i soggetti che sono predisposti alla trombosi.

Per la diagnosi di trombofilia e per la diagnosi precoce delle trombosi sarebbe necessario condurre indagini che ci permettano di svelare le alterazioni dei tre fattori fondamentali noti.

Le ricerche degli studiosi si sono particolarmente orientate verso lo studio delle alterazioni dei fattori ematici (aumento assoluto o relativo dei fattori della coagulazione).

Per avere un'idea, quanto più possibile vicino alla realtà, dello stato emocoagulatorio di un soggetto, è necessario eseguire contemporaneamente vari tests, così da aumentare la probabilità di colpire una turba emocoagulatoria; Sabatini, anzi, ha affermato che sarebbero necessari tanti tests per quanti sono i fattori della coagulazione.

La determinazione, sistematica e contemporanea, dei vari tests costituisce il trombogramma o scheda trombofilica, i cui risultati permettono di ottenere, come si dice, un'istantanea trombofilica.

Un trombogramma utile per la diagnosi di trombofilia deve comprendere lo studio di questi tests (Marmont e coll.): numero e adesività delle piastrine; t. di coagulazione in provette siliconate; attività protrombinica totale; dosaggio dei

f. V e VII; dosaggio del fibrinogeno; dosaggio dell'eparina; prova di tolleranza eparinica «in vitro» ed «in vivo».

L'utilità della scheda trombofilica trova delle limitazioni in queste considerazioni: molte volte le alterazioni ematiche sono secondarie a lesioni vasali e, quindi, solo tardivamente, cioè a trombosi avvenuta, possono essere evidenziate; vi possono essere, sebbene raramente, delle false positività e delle false negatività dei tests; numerosi AA. sono d'accordo (ALLEN; VON KAULLA; MARMONT e coll.) nel ritenere che non esiste attualmente un metodo sicuro, sensibile e semplice per la dimostrazione di uno stato trombofilico; i trombogrammi in uso risultano incompleti perchè da una parte considerano soltanto i fattori ematici della coagulazione, dall'altra parte perchè le indagini anche condotte con i tests più sensibili lasciano sempre inesplorati fattori forse importanti e ancora sconosciuti.

Uno dei fattori rimasto finora non studiato completamente è quello fibrinolitico.

Esistono in letteratura numerosi dati che ci permettono di ritenere accettabile l'ipotesi che alla patogenesi delle trombosi partecipi anche una diminuzione dell'attività fibrinolitica.

Come ogni altro processo fisiologico dell'organismo, anche quello fibrinolitico è sotto il controllo di un sistema regolatore che lo mantiene in equilibrio e che permette soltanto lievi spostamenti da questo stato (variazioni dell'attività fibrinolitica fra il giorno e la notte o fra l'inverno e l'estate: rispettivamente, nel primo e secondo caso, aumento e diminuzione dell'attività fibrinolitica).

Poichè l'incidenza delle trombosi è maggiore proprio durante le ore del mattino e durante l'estate, è giustificato supporre che una diminuzione dell'attività fibrinolitica giuochi un ruolo importante, anche se non esclusivo, nella patogenesi delle trombosi.

Infatti, la fibrinolisi, che in condizioni fisiologiche determina la lisi «nutritizia» (NOLF) del tenue velo di fibrina che normalmente si deposita sull'endotelio vasale, avrebbe una parte importante, in condizioni patologiche, nel rimuovere la fibrina dei trombi e degli essudati: è riconosciuto che la dissoluzione dei trombi dipende principalmente dai fattori fibrinolitici e secondariamente dai fermenti contenuti nei leucociti e nei tessuti.

Pertanto, è lecito supporre che in presenza di un'attività fibrinolitica normale piccoli trombi, formatisi per l'azione di tutti o di alcuni fattori fondamentali noti, possano essere completamente riassorbiti e il processo trombotico si arresti e che nel caso, invece, concomiti una diminuzione dell'attività fibrinolitica non si ottenga la lisi dei piccoli trombi e il processo trombotico si estenda.

CROLLE e coll. affermano «che certe manifestazioni vasculopatiche possono riconoscere nella catena patogenetica che li determina anche una diminuzione della fibrinolisi verso piccoli trombi».

BALDUINI e PICCINELLI precisano che bisogna usare alcuni accorgimenti nel trattamento fibrinolitico delle trombosi dato che, sospendendo la terapia, si può avere una ripresa della sintomatologia e ciò molto probabilmente per l'instaurarsi di un'attività antifibrinolitica.

Inoltre, SHULMAN ha supposto che l'attivazione «in vivo» della fibrinolisi è reattivo ad uno stato di ipercoagulabilità con microtrombi nei vasi; pertanto, una scarsa risposta iperfibrinolitica può favorire la estensione dei trombi.

Adams Ray ha dimostrato che l'inizio della formazione di un trombo si accompagna ad uno stato di ipersimpaticotonia ed a iperattività ipofiso-surrenale; Chwalla ha osservato che i soggetti ipersimpaticotonici o ipersurrenalici o con malattia in cui esiste questo orientamento vanno più frequentemente incontro a trombosi; Fontaine e. coll. sottolineano che i fattori endocrino-simpatici sono attivi sul fenomeno della coagulazione e così interpretano il meccanismo antitrombosante degli interventi sulla surrenale e sullo splancnico.

Questi dati potrebbero trovare in parte una spiegazione nelle ricerche di Ungar e coll., secondo cui l'ACTH e il cortisone libererebbero dalla milza una sostanza detta splenina A che svolgerebbe, fra l'altro, attività antifibrinolitica, mentre l'ormone tireotropo e quello dell'accrescimento libererebbero la splenina B che avrebbe azione fibrinolitica.

Le ricerche di Ungar e coll. spiegano sufficientemente la maggior incidenza delle trombosi in corso di terapia con ACTH e cortisone; queste due sostanze, anzi, troverebbero indicazione nelle sindromi iperfibrinolitiche.

Poichè la plasmina svolge attività distruttrice sui f. V e VII, sembrerebbe molto suggestivo, secondo noi, ammettere che alla patogenesi di alcune forme di trombosi, come quelle del puerperio periodo in cui vi è un aumento di fattori coagulanti ed in particolare del f. VII, parteciperebbe una diminuzione dell'attività fibrinolitica sia direttamente sia indirettamente tramite una minore distruzione dei f. V e VII in eccesso.

Da tutto quanto abbiamo riferito, appare chiaro che esistono dei rapporti fra l'attività fibrinolitica e il meccanismo patogenetico delle trombosi; in merito a ciò esistono già alcuni dati in letteratura.

Guest e coll. hanno il merito di aver visto per primi incostante aumento dell'attività antifibrinolitica in alcune malattie trombogene e con frequenza nelle trombosi coronariche.

Schultz afferma che la maggior incidenza delle trombosi nelle persone anziane è accompagnata da iperfibrinogenemia, diminuzione dell'attività fibrinolitica e da alterazioni vasali a carattere degenerativo.

Le ricerche sull'attività fibrinolitica nelle trombosi sono state, però, frammentarie e, pertanto, uno studio più dettagliato è senz'altro giustificato.

Infatti, Grifoni afferma che «in piena era di terapie anticoagulanti o meglio antitrombotiche, fa meraviglia che così scarsa attenzione sia rivolta a questo momento funzionale alle cui variazioni è probabilmente attribuibile una parte, e non secondaria, così nella formazione come nella regressione spontanea o provocata (terapeutica) delle alterazioni trombotiche».

Inoltre, Breda afferma che «l'insufficienza della fibrinolisi nelle malattie trombogene merita di essere più estesamente indagata».

Partendo da tutte queste premesse, abbiamo studiato l'attività fibrinolitica di numerosi soggetti con sospetto di diatesi trombofilica e di pazienti con trombosi venose o arteriose in atto o in via di risoluzione.

Il metodo da noi seguito è stato quello di Kautzsch e Rauscher, che abbiamo già usato con Cicchella per altri lavori sulla fibrinolisi e che è sensibile e preciso per seguire la dinamica della fibrinolisi. Questo metodo consente una valutazione

esatta quantitativa delle variazioni di volume del coagulo, specie nelle fasi inter-
medie e finali della sua dissoluzione, di gran lunga superiore a quella consentita
da altri metodi.

La possibilità di valutare con esattezza le variazioni di volume del coagulo
nelle fasi finali della sua dissoluzione assumeva nel nostro caso specifico una grande
importanza in previsione della diminuzione dell'attività fibrinolitica negli stati
trombofilici: infatti, per valutare questa diminuzione era importante non solo
trovare la presenza di fibrina oltre il tempo stabilito per i normali per la lisi
completa del coagulo, ma anche osservare una maggiore quantità di fibrina,
relativamente ai normali, nei giorni precedenti il tempo massimo normale per la lisi
completa del coagulo.

Tale metodo, inoltre, permette di determinare l'attività fibrinolitica del
soggetto in esame sul coagulo derivato dal proprio plasma così da riprodurre
«in vitro» il più esattamente possibile ciò che si verifica «in vivo».

Questo metodo, che consiste nella determinazione quantitativa della fibrina del
coagulo plasmatico dopo 1 h dalla ricalcificazione e tutti giorni seguenti fino alla
lisi completa del coagulo, non permette di stabilire se una variazione dell'attività
fibrinolitica dipenda da un aumento o diminuzione delle sostanze favorenti o
inibenti la fibrinolisi, ma consente solo di stabilire se vi è una diminuzione o un
aumento dell'attività fibrinolitica.

È bene precisare, però, che un aumento di antiplasmina o una diminuzione di
plasminogeno, ecc., ecc. possono non determinare una variazione dell'attività
fibrinolitica rilevabile col metodo da noi seguito, mentre possono essere identi-
ficati con altri metodi diretti.

Prima di studiare l'attività fibrinolitica nei nostri soggetti, concordemente con
quanto precedentemente detto, abbiamo dovuto stabilire in 30 normali, col metodo
da noi seguito, le modalità di progressione della lisi nei vari giorni e il tempo
massimo medio occorrente per avere la lisi completa del coagulo.

Abbiamo studiato l'attività fibrinolitica di 41 soggetti con sospetto di diatesi
trombofilica, di 30 pazienti con trombosi venose in atto, di 10 pazienti con trombosi arteriose in atto, di 10 pazienti con trombosi venose in via di risoluzione e di
5 pazienti con trombosi arteriose in via di risoluzione.

I soggetti con sospetto di diatesi trombofilica sono stati scelti fra pazienti con
ipertensione arteriosa, essenziale (8) o arteriosclerotica (5), con m. di VACQUEZ (1),
con cardiopatie scompensate (10) e fra gli operati (17) dopo 6—24—48 h dall'intervento.

I risultati ottenuti in questo gruppo di pazienti possono cosi essere sintetizzati:
una più o meno intensa diminuzione della attività fibrinolitica è stata osservata in
4 degli 8 pazienti con ipertensione essenziale, in 4 dei 5 pazienti con ipertensione
arteriosclerotica, in 3 dei 10 pazienti con cardiopatie scompensate e in 5 dei
17 operati; nel caso di m. di VACQUEZ è stata evidenziata iperfibrinolisi e nei
rimanenti casi una normale attività fibrinolitica.

L'esecuzione dei trombogrammi (seguendo lo schema avanti riferito) nei
pazienti in cui avevamo documentato una diminuzione della attività fibrinolitica
ci ha fatto osservare l'alterazione in senso ipercoagulativo di uno o più tests in
tutti i pazienti ad eccezione di un paziente con ipertensione essenziale, di due pazienti
con cardiopatia scompensata e di un paziente operato.

Precisiamo, inoltre, che l'osservazione successiva di questi pazienti, anche di molti mesi per alcuni di essi, ci ha permesso di vedere che: in 3 degli 8 pazienti con ipertensione essenziale si instaurò una trombosi arteriosa (in 2 di questi 3 pazienti avevamo documentato una diminuzione dell'attività fibrinolitica e l'alterazione dei tests trombofilici, nell'altro paziente soltanto la diminuzione dell'attività fibrinolitica); in tutti i 5 pazienti con ipertensione arteriosclerotica si instaurò una trombosi arteriosa; in 3 dei 10 pazienti con cardiopatie scompensate si instaurò una trombosi venosa (in due di questi 3 pazienti avevamo documentato soltanto la diminuzione dell'attività fibrinolitica, nell'altro, oltre a questa alterazione, anche quella di alcuni tests del trombogramma); in 3 dei 17 operati si instaurò una trombosi venosa (in 2 di questi 3 pazienti avevamo evidenziato una diminuzione dell'attività fibrinolitica e un'alterazione di alcuni tests del trombogramma).

La diminuzione dell'attività fibrinolitica è stata evidenziata in 7 dei 30 pazienti con trombosi venose in atto; nei rimanenti casi, ad eccezione di uno che presentava iperfibrinolisi, abbiamo documentato una normale attività fibrinolitica. L'esecuzione dei trombogrammi nei 7 pazienti con diminuzione dell'attività fibrinolitica ci ha fatto osservare l'alterazione in senso ipercoagulativo di uno o più tests in 6 di essi.

Abbiamo osservato una diminuzione dell'attività fibrinolitica in 4 dei 10 pazienti con trombosi arteriosa in atto; nei rimanenti casi l'attività fibrinolitica era normale. In 2 dei 4 pazienti erano presenti alterazioni in senso ipercoagulativo di più tests della scheda trombofilica, negli altri due la diminuzione dell'attività fibrinolitica era isolata (sottolineamo che in questi casi questa diminuzione era più intensa che negli altri casi).

Dei 10 pazienti con trombosi venose in via di risoluzione ed in cura con anti-coagulanti 4 presentavano una diminuzione della attività fibrinolitica e una più lenta risoluzione del processo trombotico; in uno vi era iperfibrinolisi; negli altri attività fibrinolitica normale.

Dei 5 pazienti con trombosi arteriose in via di risoluzione e in cura con anti-coagulanti 2 presentavano una diminuzione dell'attività fibrinolitica e una più lenta risoluzione del processo trombotico; negli altri pazienti vi era una normale fibrinolisi.

L'esecuzione dei trombogrammi nei due gruppi di pazienti con diminuzione dell'attività fibrinolitica ha fatto osservare l'alterazione in senso ipercoagulativo di uno o più tests in tutti i casi.

Dall'analisi dei risultati ottenuti possiamo dedurre:

1. si può ritenere come chiaramente dimostrato e confermato che una diminuzione dell'attività fibrinolitica abbia importanza nella patogenesi della formazione, del decorso e della risoluzione dei processi trombotici;

2. la diminuzione dell'attività fibrinolitica può influire sulla patogenesi delle trombosi in due maniere: può rappresentare, cioè, limitatamente, almeno, ai fattori ematici, il momento patogenetico esclusivo delle trombosi (piuttosto raramente) o contribuire assieme ai 3 fattori fondamentali noti alla patogenesi delle trombosi (abbastanza frequentemente);

3. la diminuzione dell'attività fibrinolitica spesso è estranea alla patogenesi delle trombosi; tale affermazione deve essere accettata, però, con un certo riserbo dato che si potrebbe supporre che il metodo da noi seguito non sia così sensibile da

evidenziare in altri casi da noi studiati una diminuzione lieve dell'attività fibrinolitica;

4. non possiamo dire con certezza se, nei casi di trombosi con alterazione dei fattori della coagulazione e diminuzione dell'attività fibrinolitica, quest'ultima abbia costituito realmente il primum movens, limitatamente ai fattori ematici, del processo trombotico e soltanto secondariamente si siano avute le alterazioni degli altri fattori della coagulazione;

5. rimane da studiare se la diminuzione dell'attività fibrinolitica dipenda da una diminuzione del plasminogeno o degli attivatori della fibrinolisi o da un aumento delle sostanze inibitrici del processo fibrinolitico;

6. si può ammettere l'ipotesi che l'azione favorevole svolta dalla vaccinoterapia e dagli enzimi fibrinolitici nelle trombosi sia da riportarsi in qualche caso, più che all'attivazione del sistema fibrinolitico già normalmente funzionante, ad un'azione sostitutiva della deficiente attività fibrinolitica;

7. sulla base dei risultati ottenuti si può ritenere giustificato, sebbene i nostri studi necessitino di ulteriori approfondimenti, introdurre nella formulazione della scheda trombofilica anche l'attività fibrinolitica plasmatica.

Letteratura.

Adams-Ray, J.: Comunic. Congr. Int. Trombosi e Embolie. Basilea 1954.
Balduini, M., e O. Piccinelli: Comunic. 54° Congr. Med. Int., Roma 1953.
Breda, R.: Coagulazione del sangue e malattie emorragiche e trombogene. Casa Editrice Ambrosiana 1953.
Camera, A., e G. Cicchella: Lavori in corso di pubblicazione sulla «Ricerca Scientifica».
Chwalla, R.: Comunic. Congr. Int. Trombosi e Embolie, Basilea 1954.
Crolle, G., e L. Ciancaglini: Minerva med. (Torino) 1954, 851.
Fontaine, R., e coll.: Arch. Mal. Coeur 47, 6, 480 (1954).·
Grifoni, V., e coll.: Policlinico, Sez. med. 60, 69 (1953).
Guest, M. M., e coll.: J. Clin. Invest. 27, 793 (1948).
Kautzsch, E., e A. Rauscher: Klin. Wschr. 1950, 694.
Marmont, A., e A. Palmieri: Medicina 1, 651 (1951).
Sabatini, G.: Le arteriti periferiche. Ed. Pozzi 1950.
Schultz, F. H.: Comunicaz. Congr. Int. Trombosi e Embolie. Basilea 1954.
Shulman, N. R.: J. Clin. Invest. 36, 604 (1953).
Ungar, G., e E. Damgaard: J. of Exper. Med. 97, 89 (1951).

Der Zusammenhang der Thrombocyten-Succino-Dehydrogenase-Aktivität mit der Blutgerinnung.

Von

Endre Szirmai und Eörs Bajusz (Budapest/Ungarn).

Jene alte Auffassung, wonach die Blutplättchen, um den Prozeß der Blutgerinnung in Gang zu bringen, bzw. zum ungestörten Ablauf des Blutgerinnungsmechanismus von zentraler Bedeutung sind, haben neuere Untersuchungen aufs weitgehendste bestätigt. Es wurde bekannt, daß die Thrombocyten bei zahlreichen Vorfällen der Blutgerinnung und Blutstillung unentbehrliche, biologisch aktive Stoffe enthalten. Solche sind: 1. Das Serotonin, welches die Eisenkontraktion begünstigt. 2. Das Retraktoenzym, welches die Reaktion des Coagulum verursacht. 3. Ein die Umgestaltung des Prothrombins zu Thrombin aktivierender

Faktor. 4. Ein die Thrombin-Fibrinogen-Reaktion beschleunigender Faktor. 5. Ein Lipoid-Faktor, der zur Bildung des Thromboplastins nötig ist. Außerdem enthalten die Blutplättchen auch zahlreiche Enzymsysteme, so z. B. Esterasen, saure Phosphatase, β-Glucuronidase und eine ganze Reihe der Dehydrogenasen, speziell succino-, glucose-, äthanol-, α-glycerophosphat-, β-hydroxybutyrat-, malat-, lactat-Dehydrogenasen. Aus allen diesen Angaben ist ersichtlich, daß die Blutplättchen über außerordentlich intensive Stoffwechselprozesse verfügen. Wenn uns auch heute zufriedenstellende Angaben in bezug auf die Morphologie und physikalische Charakteristik der Thrombocyten zur Verfügung stehen, so sind unsere Kenntnisse bezüglich der Stoffwechselprozesse doch lückenhaft.

Schon früher hatten wir in mehreren Mitteilungen über histochemische, biochemische und polarographische Untersuchungen berichtet, die wir mit den Tetrazolium-Salzen durchgeführt hatten. Wir haben den chemischen Mechanismus dieser Reduktionsindicatoren studiert und haben dann in bezug auf die Dehydrogenase-Aktivität der weißen und roten Blutkörperchen Untersuchungen durchgeführt (Bajusz, Bajusz und Szirmai, Jámbor und Bajusz). Im Verlauf dieser Untersuchungen gelang es uns, ein neues Verfahren zur Messung der Dehydrogenase-Enzym-Aktivität der Blutplättchen auszuarbeiten. Im weiteren haben sich unsere Methoden dazu geeignet erwiesen, daß wir mit ihrer Hilfe — wie wir in diesem Vortrag kurz berichten — den Zusammenhang zwischen dem Stoffwechsel und dem Verlauf der Blutgerinnung studieren können.

Es wurde in den letzten Jahren nachgewiesen, daß die im Wasser gut löslichen und farblosen Tetrazolium-Salze, so das 2,3,5-Triphenyltetrazoliumchlorid (im weiteren nur mit TTC bezeichnet) und Neotetrazolium (im weiteren nur mit NTC bezeichnet) durch die Einwirkung von lebendem tierischem und pflanzlichem Gewebe oder Gewebeextrakten sich zu lebhaft rotem, in Wasser unlöslichem Formazan reduzieren. Die Meinungen stimmen darin überein, daß für die Reduktion der TTC und NTC die Dehydrogenase-Enzymsysteme verantwortlich sind und unter entsprechenden Versuchsumständen diese Reduktionsindicatoren als Hydrogen-Acceptoren fungieren.

Zur Messung der Dehydrogenase-Aktivität der Blutplättchen haben wir die Thrombocyten-Suspension aus frischem, gesundem Menschenblut angefertigt nach Vorschriften von Minor und Burnett. Zur Hemmung der Blutgerinnung wandten wir Äthylendiamintetraessigsäure an. Die Blutplättchen wurden in einer 2% Tyrode-Lösung enthaltenden physiologischen Kochsalzlösung zweimal vorsichtig gewaschen, wir bereiteten nachher eine ,,Standard-Suspension'' welche je mm³ 2×10^6 Zellen enthielt. Zur Bestimmung der Dehydrogenase-Aktivität verwendeten wir ein Ditetrazolium-Salz, und zwar 2,2'-p-diphenilen-3,3'—5,5'-tetraphenilditetrazolium-chlorid (Neotetrazolium, ,,Tetrazolpurpur-Bayer''), welches sich bei unseren früheren Versuchen als nicht lichtempfindlich bewährt hat. Die Betonung dieses Umstandes ist darum wichtig, weil z. B. Koppel und Olwin, sich auf Kuns und Aboods Untersuchungen stützend, zu ähnlichen Zwecken TTC verwandten sie jedoch gleichzeitig bei ihren Versuchen die Licht-Umstände nicht beachteten. Unsere früher durchgeführten Untersuchungen haben die Aufmerksamkeit neuerlich nicht nur auf den altbekannten, bei der biologischen Anwendung des TTC oft nicht in Betracht gezogenen Umstand gelenkt, daß das TTC das Licht selbst zu reduzieren imstande ist (Disproportionierungs-Reaktion), sondern haben auch nachgewiesen, daß das Licht die enzymatische Reduktion des TTC aktiviert. Diese Umstände — bei der Anwendung des TTC — neben nicht streng gleichförmigen Lichtbedingungen lassen die Auswertbarkeit der durchgeführten Untersuchungen fraglich erscheinen. Zur Messung der Aktivität der Blutplättchen verwandten wir 0,2%iges „Tetrazolpurpur" (NTC) in 0,1 M-Phosphatpuffer nach SÖRENSSEN ($p_H = 7,2$) gelöst. Diese Inkubationsflüssigkeit enthielt auch 0,1% Diphosphorpyridinnucleotid. Als Substrat verwandten wir 0,2 M. Natrium-Succinat. Jede Reagenzröhre enthielt also: 0,1 ml Standard-Thrombocyten-Suspension, 0,5 ml Tetrazolpurpurlösung (nach dem oben geschilderten Verfahren hergestellt) und 0,5 ml Substratum. Die der Kontrolle dienenden Reagenzröhren enthielten mit Ausnahme des Substrates jede Komponente in gleicher Menge. Die Inkubation erfolgte bei 37° C bei einem dem Versuchsziel entsprechenden Zeitpunkt. Das reduzierte Formazan wurde mit Aceton herausgeschüttelt und nach der Abzentrifugierung des Präcipitates verwendeten wir die Schlichte der reinen Supernatan-Flüssigkeit bei den spektrophotometrischen Messungen (Leitzsche Spektrophotometer, 420 mμ Wellenlänge). Die Bestimmung der Succinodehydrogenase-Aktivität kann durch Anwendung einer Standard-Kurve erfolgen, da einerseits ein direkter Zusammenhang zwischen der reduzierten Formazan-Menge und der optischen Dichte, andererseits auch ein gerader Zusammenhang zwischen der Enzymmenge und der optischen Dichte besteht.

Der erste Abschnitt unseres Versuches führte zu folgenden Feststellungen:

1. Die frisch präparierten Blutplättchen zeigten eine sehr intensive Succino-Dehydrogenase-Aktivität. Die Enzymreaktion erfolgt unter anaeroben Umständen viel schneller als bei solchen aerober Art.

2. Die Succido-Dehydrogenase-Aktivität der Blutplättchen ist streng an eine intakte Zellenstruktur gebunden, parallel mit dem Zerfall der Blutplättchen fällt das Maß der Enzymaktivität. Dies bestätigen unsere Versuche mit plötzlichem Gefrieren der Blutplättchen und Hinzugabe von Saponin und Phenol, nach welchen das Maß der Enzymaktivität mit der Zahl der intakt gebliebenen Zellen immer parallel verläuft, also mit anderen Worten, ist unter gleichen Umständen das Maß der Enzymaktivität der indirekte Ausdruck der Zahl der intakten Zellen.

3. Eine bei 37° C erfolgende Inkubation von 60 oder 120 min Dauer verursacht keine nachweisbare Verminderung der Thrombocytenzahl. Die Enzymaktivität der Standard-Suspension beginnt erst nach 4—5 Std. nachzulassen.

4. Cystein und reduziertes Glutathion aktivieren stark die Succino-Dehydrogenase-Aktivität der Blutplättchen; bei einer Konzentration von 0,01 M verursacht das Cystein fast eine 180%ige Steigerung der Aktivität. Eine ähnlich starke Aktivitätssteigerung kann man beobachten, wenn das Inkubationsmedium Calcium- und Aluminium-Ionen enthält. Die Wirkung des Cysteins und des reduzierten Glutathions ist wahrscheinlich mit der Rückreduzierung der oxydierten SH-Gruppen der Fermente zu erklären. Wie bekannt, oxydieren sich die SH-Gruppen sehr leicht und es scheint, daß diese Oxydation zur Hemmung der Blutgerinnung die bei der Präparierung verwendete Äthylendiamintetraessigsäure begünstigt. Die entfaltete aktivierende Wirkung der Calcium- und der Aluminium-Ionen auf die Succino-Dehydrogenase haben schon bei Untersuchungen in anderer Richtung KEILIN und sein Mitarbeiter sowie PADYKULA beobachtet.

5. Da seit den Untersuchungen von FLECKENSTEIN bekannt ist, daß das Bienengift sehr stark und spezifisch Succino-Dehydrogenase-hemmend wirkt, war es für uns interessant, die entfaltete Wirkung dieses Stoffes auf die Enzymaktivität der Blutplättchen zu beobachten. Unsere Versuche wurden hier durch den Umstand gestört, daß das Bienengift auch den Zerfall der Thrombocyten verursachte. So war es am Anfang nicht möglich, zu entscheiden, ob die Hemmung der Enzymaktivität eine Folge des Zerfalls der Blutplättchen oder der spezifischen Wirkung des Bienengiftes sei. Später gelang es uns nachzuweisen, daß die Zugabe von Calcium-Ionen (über einer Gesamtkonzentration von 0,1%) die cytolytische Wirkung des Bienengiftes aufhebt. Weiterhin hemmen auch gerinnungshemmende Substanzen wie Heparin, Heparinide und Germanin noch in hohen Verdünnungen die Cytolyse von Blutplättchen durch Bienengift. Auf diese Weise gelang uns der Nachweis, daß das Bienengift die Succido-Dehydrogenase-Aktivität der Blutplättchen vollkommen aufhebt.

Danach untersuchten wir in vitro den Zusammenhang, der zwischen der Succino-Dehydrogenase-Aktivität der Blutplättchen und der Abwicklung des Blutgerinnungsprozesses besteht auf die Weise, daß wir mit verschiedenen Stoffen aktivierte bzw. gehemmte, dann in der Aktivität bestimmte Blutplättchen dem Gerinnungsprozeß zuführten.

Die auf diesem Wege durchgeführten Versuche zeigten, daß es vom Standpunkt des Ablaufes der Blutgerinnung nicht gleichgültig ist, welche aktive Enzymwirkung die Blutplättchen vor dem Zerfall aufweisen, mit anderen Worten: die Intensität der Stoffwechselprozesse der Blutplättchen hängt eng mit deren gerinnungsphysiologischer Aktivität zusammen. Wir müssen bemerken, daß das Maß der Succino-Dehydrogenase-Aktivität unter mehreren Gesichtspunkten für das Maß der allgemeinen Stoffwechselprozesse der Blutplättchen angesehen werden kann. Diese Stellungnahme erlaubt der Zusammenhang, der zwischen der Succino-Dehydrogenase und dem oxydativen Cytochrom-System besteht, auf unsere mit KCN durchgeführten Untersuchungen unsere Aufmerksamkeit lenkten. Wie bekannt, wirkt das KCN nicht direkt auf das Succino-Dehydrogenase-System. Daß es trotzdem die Enzymaktivität der Blutplättchen in hohem Grade zu hemmen fähig ist, weist auf die enge intracelluläre Verbindung hin, welche zwischen dem Cytochrom-System und der Succino-Dehydrogenase-Tätigkeit besteht. Andererseits ist es uns gelungen, in Verbindung mit der Wirkung des Cysteins bzw. des S-S-Glutathions nachzuweisen, daß es parallel mit der Aktivierung der Succino-Dehydrogenase die CO_2-Bildung der Blutplättchen steigert und gleichzeitig eine Abnahme von anorganischem Phosphat sich feststellen läßt. Das Substrat dieser Oxydation ist Glucose. Es ist bemerkenswert, daß auch die Glucosephosphorylierung der Blutplättchen an die Intaktheit der Struktur gebunden ist und zum anderen, daß die Abnahme des organischen Phosphates jedenfalls teilweise auf diesen Phosphorylierungsprozeß zurückzuführen ist. Es geht weiterhin aus dem oben kurz Geschilderten hervor, daß Cystein und S-S-Glutathion, soweit sie die Succino-Dehydrogenase-Aktivität aktivieren, am Hexose-6-Phosphat oxydierenden System angreifen. Ein Zusatz von Nicotinsäureamid zur Verhütung der Hydrolyse von Piridinnucleotid ist unter bestimmten Bedingungen notwendig, wodurch die zentrale Stellung des Pyridinnucleotid dabei erwiesen ist. Pyridinnucleotid als Angriffspunkt der Cystein- bzw. S-S-Glutathion-Aktivierung von Succino-

Dehydrogenase-System im Zusammenhang mit der oxydativen Phosphorylierung interessiert vor allem im Hinblick auf eine mögliche Synthese energiereicher Phosphatverbindungen und deren Rolle.

Auf Grund all dieser Angaben ergibt sich, daß die in ihrer Succino-Dehydrogenase-Aktivität gelähmten bzw. aktivierten Blutplättchen die Blutgerinnungsprozesse parallel mit dem Maße ihrer Aktivität hemmen bzw. fördern, was beweist, daß die Intensität der verwickelten Stoffwechselprozesse der Thrombocyten mit der biologischen, d. h. blutgerinnungsphysiologischen Aktivität eng verbunden ist und endlich, daß das Maß der biologischen Aktivität der Blutkörperchen die vor deren Verfall bestehende Stoffwechselintensität bestimmt. Es erscheint nun das Studium der Frage interessant, auf welche Weise die bei der Cytolysis der Blutplättchen frei werdenden und unter den geprüften Umständen ihrer Aktivität verlustig gehenden Enzyme oder deren Bestandteile, sich in den Mechanismus der Blutgerinnung einschalten bzw. überhaupt eine Rolle spielen.

Zum Schluß wollen wir als Interessantes erwähnen, daß unsere mit TTC und NTC durchgeführten Untersuchungen auch die direkte Wirkung dieser Reduktionsindicatoren auf die Blutgerinnung geklärt haben. Die Ergebnisse unserer, teils durch · Vitalversuche, teils durch Experimente in vitro durchgeführten Untersuchungen zeigten, daß diese Reduktionsindicatoren auf die Blutgerinnung dadurch eine Wirkung ausüben, daß sie im Fibrinogen das Gleichgewicht des Systems Cystin $\rightleftarrows$ Cystein verändern und die Blutgerinnung hemmen (intravasculär), oder fördern (extravasal), was eine Folge der Fibrinogendenaturierung, der Vermehrung seiner Disulfidgruppen sein dürfte.

Wir müssen auf diesem Wege der Bayer A. G. Chemischen Fabriken, Leverkusen, unseren herzlichen Dank aussprechen für das von ihnen für unsere Versuche zur Verfügung gestellte TTC und Tetrazolpurpur.

Zusammenfassung.

Auf Grund ihrer früheren gerinnungsphysiologischen sowie mit Tetrazoliumsalzen-Reduktionsindicatoren durchgeführten Untersuchungen arbeiteten die Autoren ein neues Verfahren zur Messung der Dehydrogenase-Aktivität der Blutplättchen aus. Das Verfahren beruht darauf, daß man zu der frisch präparierten Thrombocyten-Suspension eine bestimmte Menge von Disphosphorpyridinnucleotide und Na-Succinat enthaltendes, in Phosphatpuffer gelöstes Tetrazolpurpur gibt, dann nach einer bestimmten Inkubationszeit das sich gebildete Formazan mit Aceton subtrahiert und die optische Dichte auf spektrophotometrischem Wege bestimmt. Es zeigte sich einesteils ein direkter Zusammenhang zwischen der optischen Dichte und der reduzierten Ditetrazolium-Salzmenge, anderseits ist der Zusammenhang ebenfalls ein direkter zwischen der Enzymmenge und der optischen Densität.

Die Anwendung dieser Methode hat in bezug auf den Zusammenhang der Stoffwechselprozesse der Blutplättchen sowie in Verbindung dieser Stoffwechselprozesse mit dem Mechanismus der Blutgerinnung zu mehreren wichtig erscheinenden Erkenntnissen geführt. So ist es unter anderem gelungen, nachzuweisen, daß die Succino-Dehydrogenase-Aktivität der Blutplättchen, gerade so wie die Tätigkeit deren anorganischer Phosphorylierungsprozesse, zu einer streng intakten Zellenstruktur gebunden ist. Weiterhin, daß die Succino-Dehydrogenase-Aktivität der

Blutplättchen mit Cystein sowie reduziertem Glutathion gesteigert werden kann, mit Bienengift hingegen diese vollkommen aufhebbar ist. Es ist auch gelungen, nachzuweisen, daß es vom Standpunkte des Ablaufes der Blutgerinnung absolut nicht gleichgültig ist, in welchem intensiven Stoffwechselzustand sich die Blutplättchen vor ihrem Zerfall befanden, oder, mit anderen Worten; das Maß der gerinnungsphysiologischen Aktivität der Blutplättchen bestimmt deren aktuelle Stoffwechselintensität. Die zur Bestimmung der Succino-Dehydrogenase-Aktivität der Blutplättchen ausgearbeitete Methode scheint auf Grund der nachgewiesenen Zusammenhänge geeignet zum Studium der Stoffwechselprozesse der Thrombocyten sowie der neueren Abschnitte des Mechanismus der Blutgerinnung.

Afibrinogénémie et temps de saignement.

Par

Maurice Leroux (Paris), Bernard Maupin et Henri Perrot
(Clamart, Seine/France).

L'étude du temps de saignement peut être pratiquée par de nombreuses méthodes (18, 16) qui consistent toutes à provoquer une incision de la peau jusqu'au derme et à mesurer le temps nécessaire à l'arrêt spontané de cette hémorragie. Epreuve majeure de normalité ou d'anomalie de l'hémostase, le temps de saignement est essentiellement sous la dépendance du nombre et de l'état physiologique des plaquettes. De nombreux facteurs accessoires interviennent aussi (18, 16, 6, 4, 22): phénomènes pariétaux du premier temps de l'hémostase, emplacement choisi, qualités de l'incision, tonicité des vaisseaux qu'elle intéresse, polarité neuro-végétative du sujet, etc., d'où les chiffres normaux un peu différents donnés par les techniques diverses.

Bien que l'existence de relations entre les phénomènes plaquettaires de l'hémostase et la génération de la thrombine soit formellement établie (20, 21, 8, 13), aucune anomalie des facteurs activateurs de la coagulation plasmatique n'influence la durée du temps de saignement. Dans chacune de ces anomalies, la coagulation est défectueuse mais il y a cependant toujours formation de fibrine.

Existe-t-il alors des relations entre le temps de saignement et le fibrinogène ou la fibrine? La question est encore controversée mais la plupart des auteurs nient l'existence de telles relations. Les observations d'afibrinogénémie congénitale les plus classiques, celle de Pinninger et Prunty (19), de Jurgens (14), Alexander et ses collaborateurs (1), etc. ne s'accompagnaient d'aucune anomalie du saignement. Les afribrinogénémies totales par fibrinolyse évoluent de la même façon.

Pourtant, nous possédons deux observations très intéressantes qui prouvent l'existence de relations entre le fibrinogène (ou la fibrine) et le temps de saignement. La première concerne un syndrome fibrinolytique mortel et la seconde une afibrinogénémie congénitale actuellement en cours de traitement par des perfusions de fibrinogène: elle est absolument démonstrative.

Première observation.

Il s'agit d'une afibrinogénémie mortelle par fibrinolyse, observée par l'un de nous avec Bousser et Lebourge et dont l'étude détaillée, comportant plusieurs aspects, fera prochainement l'objet d'une publications séparée (2). Nous n'en retiendrons ici que les éléments intéressant l'objet de la présente étude.

Dans l'heure qui suit un curettage, la malade, une jeune femme de 32 ans, est prise d'une métrorragie incoercible sans caillots et tombe rapidement dans un collapsus de plus en plus profond avec anurie. Elle devait mourir en 36 heures, malgré les transfusions répétées, les analeptiques, l'oxygène et les tentatives hémostatiques. Les seules lésions anatomiques qui furent trouvées, sans parler d'une abrasion étendue du myomètre par la curette tranchante de l'opérateur, étaient des suffusions hémorragiques, discrètes au niveau des reins et des surrénales mais très abondantes au niveau de la convexité encéphalique. L'examen microscopique confirmait ces lésions et affirmait l'absence de thromboses.

Cet accident hémorragique était un syndrome fibrinolytique aigu, ce que démontraient formellement les recherches biologiques pratiquées par l'un de nous. Dans le plasma, la profibrinolysine était entièrement consommée. Le fibrinogène, recherché tant par la technique à la thrombine de M. LEROUX (17) que par électrophorèse, avait totalement disparu. La prothrombine, la proconvertine et la pro-accélérine, probablement lysées, étaient à un taux misérable.

Chez cette malade, une recherche du temps de saignement par l'épreuve de DUKE fut pratiquée au lobe d'une oreille dès les premières heures de l'accident hémorragique. Or le saignement ne s'arrêta jamais. Il continuait encore malgré les pansements hémostatiques quand la malade mourut, 36 heures plus tard. Il durait déjà depuis des heures quand nous vîmes la malade pour la première fois. A ce moment, l'afibrinogénémie n'était pas encore totale. Il existait encore un temps de coagulation mesurable et le caillot se redissolvait en environ une demi heure, à la température de la pièce. De l'incision du lobe de l'oreille s'écoulaient alors des gouttes qui, recueillies sans frottement sur un buvard toutes les 30 secondes, avaient environ 1 cm de diamètre. Il faut donc considérer que l'épreuve de DUKE avait été pratiquée correctement. Un certain degré de thrombopénie (75.000 éléments par mm³) était bien de nature à déterminer un allongement modéré du temps de saignement mais certainement pas cette anomalie considérable. A signaler aussi une fragilité vasculaire objectivée par des ecchymoses à tous les points de ponction veineuse mais une épreuve du lacet négative.

Sans avoir eu à l'époque la possibilité matérielle de préciser cette étrange anomalie du saignement, nous en avions été extrêmement frappés. Un cas d'afibrinogénémie congénitale s'étant présenté à nous peu de temps après, nous recherchâmes s'il ne présentait pas une anomalie similaire et découvrîmes bientôt qu'il la présentait, dans des conditions quasi expérimentales.

Deuxième observation.

L'enfant C . . . Christiane, née le 1er mai 1951, avait près de 4 ans quand elle nous fut confiée, au début de mars 1955, pour traitement de son afibrinogénémie par des perfusions de fibrinogène.

Elle avait déjà été examinée et traitée à Oran puis surtout à Lyon et les observations faites dans ces deux villes ayant fait l'objet d'une récente communication à la Société médicale des hôpitaux de Paris (3), nous ne ferons que les résumer brièvement.

Les premières manifestations apparurent à la naissance sous forme d'une importante hémorragie ombilicale. Depuis lors et en l'absence de traitement, tout traumatisme détermine une ecchymose diffuse et toute plaie une hémorragie prolongée. Des hématémèses avec mélaena sont également survenues. Les épistaxis sont fréquentes.

Le diagnostic fut établi très tôt par l'absence de coagulation en tube et le taux misérable de la fibrinogénémie, d'abord trouvée à 0,14 g. pour 1000 puis bientôt réduite à l'état de traces indosables.

Les enquêtes génétiques restèrent négatives: absence de consanguinité chez des parents d'ailleurs parfaitement normaux du point de vue coagulation. Un frère et une soeur plus âgés sont également normaux.

A part cette hypofibrinogénémie considérable, l'enfant ne présentait rien de particulier à signaler. Elle avait et continue d'avoir l'aspect d'une parfaite santé. Son examen clinique ne met actuellement en évidence qu'une légère hépatomégalie et des ecchymoses. L'épreuve du lacet est négative.

Un premier bilan de l'hémostase fut établi par Favre Gilly en juin 1954. Il montrait une hypofibrinogénémie confinant à l'afibrinogènémie absolue mais ne révélait aucune autre anomalie. La coagulation d'un mélange à parties égales du plasma de la malade et d'un plasma témoin était normale si l'on ne tient pas compte d'un minime allongement du temps de Quick. Les plaquettes étaient normales. Enfin, fait important, *à cette époque, le temps de saignement, voisin de 4 minutes 30 secondes, était encore normal.*

Entre mai 1954 et mars 1955, la malade fut hospitalisée à Lyon à 7 reprises pour subir d'abord des transfusions de sang isogroupe (A_1, Rh+) puis 5 perfusions en quantités variables d'une solution à 1 p. 100 de fibrinogène. C'est alors qu'à l'occasion d'un changement de domicile des parents, nous eûmes à la prendre en charge, un nouvel épisode hémorragique étant survenu.

Le bilan de l'hémostase établi par l'un de nous (M. Leroux) le 9 mars 1955 montrait que l'hypofibrinogénémie extrême s'était transformée en une afibrinogénémie totale. Le fibrinogène fut recherché par une technique personnelle, à la thrombine (*17*), sur une grande quantité de plasma. On n'en trouva pas la moindre trace. L'examen photothrombographique du plasma additionné de thrombine ne montra aucune opacification, même après plusieurs heures. L'électrophorégramme de ce plasma avait exactement l'aspect de celui du sérum. Ni le plasma ni le sérum n'avaient d'activité fibrinolytique et leur profibrinolysine était présente en quantité normale.

Par ailleurs, le plasma fut enrichi en fibrinogène (fraction 1 de Cohn Lederle, débarrassée de sa globuline antihémophilique par mise en solution citratée et reprécipitation à 0° pendant 3 heures par 10 p. 100 en volume d'éther), pour rendre possible une étude complète de la coagulation. Celle-ci se révéla parfaitement normale. Le temps de Howell était de 2 minutes 30 secondes, le temps de thrombine identique à celui du témoin. La prothrombine, la proconvertine et la proaccélérine étaient au taux de 100 p. 100. L'activité prothrombinique du sérum était à 12 p. 100 quatre heures après le prélèvement, chiffre qui, par la technique utilisée (*15*) témoigne d'une consommation normale de la prothrombine, donc d'une fonction thromboplastique normale, dans le plasma et dans les plaquettes. Enfin, il n'existait pas d'anticoagulant circulant. Cependant un fait nouveau apparaissait à notre examen. Si l'épreuve du lacet était toujours négative, si les plaquettes, examinées par l'un de nous (B. MAUPIN) étaient toujours normales, *le temps de saignement, recherché par l'épreuve de* DUKE *(9, 16), était supérieur à 30 minutes.*

La suite de l'observation n'est intéressante que par les modifications du temps de saignement, de la fibrinigénémie et de l'état clinique sous l'effet de perfusions lentes de 100 ml. d'une solution à 2 p. 100 de fibrinogène[1], que nous avons eu l'occasion de pratiquer déjà à 3 reprises chez cette enfant, avec des résultats remarquables et un minimum d'incidents (20 ml. de sérum bicarbonaté étaient associés aux perfusions en raison de vomissements acétonémiques survenus lors des perfusions précédentes).

Une première perfusion de fibrinogène est mise en place le 9 mars. Ce fibrinogène disparaît rapidement de la circulation : 5 jours après la perfusion, il n'en reste plus que des traces indosables et le temps de coagulation n'est plus mesurable. Au contraire, le temps de saignement, redevenu normal (5 minutes) aussitôt après la perfusion, reste normal pendant environ 3 semaines. Le 8 avril, soit un mois après, il est encore à 10 minutes. Mais le 4 mai, il est à 23 minutes. Fait curieux, l'état clinique évolue comme le temps de saignement : le 17 mai survient un nouvel épisode hémorragique, à l'occasion d'un traumatisme. Le temps de saignement est alors à 40 minutes.

Le 17 mai, une nouvelle perfusion est pratiquée. Comme précédemment, le fibrinogène disparaît presque totalement de la circulation en 5 jours, délai après lequel le temps de coagulation est indéfiniment allongé. Au contraire, le temps de saignement passe de 40 minutes à 8 minutes. Le 25 mai, soit huit jours plus tard, il est encore à 12 minutes. Le 10 juin, il est à 25 minutes mais l'amélioration clinique persiste toujours. Enfin, le 8 juillet, l'enfant présente encore un épisode hémorragique. Son temps de saignement est alors de 33 minutes, après lesquelles le saignement s'arrête quelques heures puis recommence : une hémorragie goutte à goutte, au niveau de la petite incision de l'oreille gauche, ne s'arrêtera alors qu'au 50ème ml. d'une transfusion isogroupe pratiquée le lendemain et suivie d'une nouvelle perfusion de fibrinogène. Le soir, le temps de saignement est à 2 minutes 30 secondes.

Discussion.

Des observations d'afibrinogénémie avec allongement du temps de saignement ont déjà été rapportées, notamment dans la monographie de FAVRE GILLY (*10*). Mais la réalité du phénomène est généralement niée, son observation fortuite étant mise sur le compte d'une erreur de technique dans la mesure du temps de saignement. Dans les afibrinogénémies, l'épreuve du saignement n'est pas valable en effet si l'incision exploratrice a été trop profonde car on se place alors dans les conditions d'un véritable temps de coagulation qui, en la circonstance, est infiniment allongé.

Nos observations, et surtout la deuxième, ne peuvent pas encourir le reproche d'une erreur de technique. Les temps de saignement ont été mesurés par la classique épreuve de DUKE (*9*) dont l'un de nous a fait une étude critique dans une monographie antérieurement parue (*16*). Rappelons que cette technique s'exécute

---

[1] Fibrinogène humain préparé à partir de la fraction I de COHN par R. ARDRY, à l'Etablissement central de transfusion-réanimation de l'Armée.

en faisant au lobe de l'oreille et dès la première tentative une scarification de 5 mm de long, entamant le derme. Les gouttes qui s'écoulent librement de cette incision sont recueillies sur un buvard, par simple contact du buvard et de la goutte mais sans exprimer ni même toucher les téguments. Les premières gouttes ainsi recueillies toutes les 30 secondes doivent faire, sur le buvard, des taches d'environ 1 cm de diamètre. L'épreuve une fois terminée, la simple inspection du buvard rend compte de la qualité de la manipulation.

Dans la première observation rapportée ici, l'incision pour mesure du temps de saignement a été faite hors de notre contrôle mais, ultérieurement, nous avons pu nous assurer par la grosseur des gouttes que nous recueillions toutes les 30 secondes, que cette incision avait été correcte.

Par contre, dans la seconde observation, les mesures ont toutes été faites avec une particulière attention, dans les conditions exactes que nous venons de préciser. Elles ont toutes été faites en double, par deux opérateurs différents, également habitués à pratiquer l'épreuve de Duke. Nous n'avons retenu chaque fois que la moyenne des deux chiffres, toujours très voisins.

D'autre part, il est remarquable de constater que, dans chacune de nos observations, le temps de saignement a évolué d'une façon indépendante du temps de coagulation. Rappelons que, dans la première de ces observations, le saignement était déjà très allongé (plusieurs heures) alors qu'il existait encore un temps de coagulation mesurable. Dans la seconde au contraire et à deux reprises, le temps de coagulation était infini depuis plusieurs jours alors que le saignement était encore presque normal, ne devenant franchement pathologique que longtemps après.

Toutes ces considérations mettent certainement nos observations à l'abri d'un reproche technique et *affirment la réalité de l'influence du fibrinogène sur le temps de saignement*.

Le mécanisme par lequel le fibrinogène influence le temps de saignement reste difficile à comprendre.

On sait que, s'opposant à nos observations, des afibrinigénémies évoluent avec un temps de saignement normal. Dans la deuxième observation rapportée ici, le temps de saignement est resté normal tant que l'absence de fibrinogène n'a pas été absolue. C'est seulement alors qu'il s'est allongé: les perfusions de fibrinogène ont permis, à 3 reprises différentes, de le ramener à une valeur normale ou subnormale pendant une durée de 15 à 30 jours. Cependant, 5 jours après chaque perfusion, il ne restait plus en circulation que des traces indosables de fibrinogène. Par conséquent, *il suffit de traces de fibrinogène dans le plasma circulant pour que le temps de saignement soit normal*.

Le fibrinogène du sang circulant intervient peut-être dans les phénomènes hémostatiques qui conditionnent la durée du saignement. Si l'existence de caillots plaquettaires libres de fils de fibrine a été prouvée expérimentalement par M. Zucker (*23, 24*), Quick (*21*), Jürgens (*14*), etc., il n'en reste pas moins vrai que, au cours de l'hémostase physiologique, les phénomènes endothélio-plaquettaires et les phénomènes plasmatiques sont simultanés et interdépendants (*16*) et que la fibrine se comporte comme un ciment des amas plaquettaires agglutinés, ciment faute duquel les conditions rhéologiques d'une hémostase solide ne sont probablement pas assurées. Or, des traces minimes de fibrine sont peut-être capables de réaliser ces conditions.

Mais il est par ailleurs très probable que le fibrinogène est indispensable à la fonction hémostatique des parois vasculaires qui, par certaines de leurs propriétés rhéologiques (5), conditionnent pour leur part l'arrêt du saignement. Grâce à une technique histo-immunologique utilisant un antisérum spécifique marqué à la fluorescéine, GITLIN, LANDING et WHIPPLE (12) ont démontré qu'il existe du fibrinogène dans les tissus de soutien et les tissus de connexion et que le fibrinogène fait partie de ce «ciment inter-endothélial» des parois vasculaires décrit par COPLEY (4) et dont l'importance dans l'hémostase paraît essentielle. Par la même technique immunologique, GITLIN et BORGES (11) ont aussi observé, dans deux cas d'afibrinogénémie congénitale absolue, que le fibrinogène avait totalement disparu du ciment inter-endothélial des parois vasculaires. Les afibrinogénémies se manifestent d'ailleurs essentiellement par des troubles pariétaux (ecchymoses) et il existe même des purpuras afibrinogénémiques. Les auteurs n'ont pas précisé l'état du temps de saignement dans leurs observations.

Enfin, il convient de citer les expériences originales de COSTA et CIPRIANI (7) qui montrent que le fibrinogène est nécessaire à la maturation complète des mégacaryocytes et à la génèse de plaquettes normales.

Ainsi, de nombreuses hypothèses permettent d'expliquer les relations qui existent entre le fibrinogène et la valeur du temps de saignement. Elles méritent toutes des recherches complémentaires.

En tous cas, le fait que le temps de saignement dépende dans une certaine mesure de la présence du fibrinogène est une illustration supplémentaire de l'interdépendance des phénomènes pariétaux, plaquettaires et plasmatiques de l'hémostase, qui se conditionnent les uns les autres à l'état normal comme à l'état pathologique.

Résumé et conclusions.

L'etude de deux observations d'afibrinogénémie, l'une congénitale, l'autre acquise, avec fibrinolyse, démontre que le fibrinogène est l'un des facteurs de variations du temps de saignement.

Seules les afibrinogénémies absolues retentissent sur le saignement. Les transfusions et surtout les perfusions de fibrinogène, qui ne corrigent le trouble de la coagulation que pendant 4 à 5 jours, corrigent le trouble du saignement pendant 15 jours à un mois.

Différentes hypothèses permettent d'expliquer ces faits qui illustrent l'interdépendance, physiologique et pathologique, des phénomènes pariétaux, endothélio-plaquettaires et plasmatiques de l'hémostase.

Bibliographie.

1. ALEXANDER, B., R. GOLDSTEIN, L. RICH, A. G. LE BOLLOCH, L. K. DIAMOND and W. BORGES: Blood 9, 843 (1954).
2. BOUSSER, J., M. LEROUX et J. LEBOURGE: Complication mortelle d'un curettage, l'afibrinogénémie aiguë par fibrinolyse. (A paraître dans: Semaine Hôp. Paris.)
3. CAMELIN, A., L. REVOL, J. FAVRE-GILLY, J. VAILHE, R. ARDRY et R. MIERAL: Bull. et Mem. Soc. Méd. Hôp. Paris 1955, no. 5—6, 124.
4. COPLEY, A. L.: Proc. Internat. Soc. Hematol. 1950, 541.
5. COPLEY, A. L.: J. Colloïd. Sci. 7, 323 (1952).
6. COPLEY, A. L., and J. J. LALICH: J. Clin. Invest. 21, 145 (1942).
7. COSTA, A., e P. CIPRIANI: Arch. di Vecchi 17, 359 (1951).

8. Robertis, E. De, P. Paseyro and M. Reissig: Blood 8, 587 (1953).
9. Duke, W. W.: J. Amer. Med. Assoc. 55, 1185 (1950).
10. Favre-Gilly, J.: Les états hémorragiques et la notion de fibrinopénie, 304 p. Paris: Vigot Edit. 1947.
11. Gitlin, D., and W. H. Borges: Blood 8, 679 (1953).
12. Gitlin, D., B. H. Landing and A. Whipple: J. of Exper. Med. 97, 163 (1953).
13. Hugues, J., et J. Lecomte: Acta haematol. (Basel) 12, 177 (1954).
14. Jurgens, R.: La pathologie fonctionnelle des plaquettes. IVème Congrès de la Soc. Europ. Hématol. (Amsterdam: 8—12 Sept. 1953), Rés. Comm. no. 46.
15. Leroux, M.: Ann. Biol. Clin. 10, 123 (1952).
16. Leroux, M.: Ann. Biol. Clin. 11, 415 (1953).
17. Leroux, M., R. Prugnaud et P. Frigot: Ann. Biol. Clin. 10, 142 (1952).
18. O'Brien, J. R.: Le temps de saignement; Thèse doct. Médecine de l'université d'Oxford 1950, 152 p.
19. Pinninger, J. L., and F. T. G. Prunty: Brit. J. Exper. Path. 27, 200 (1946).
20. Quick, A. J.: Blood clotting and allied problems. 2, 201. New York: Josiah Macy Jr. Foundation edit. 1949.
21. Quick, A. J.: The physiology and pathology of hemostasis. Philadelphia: Lea and Febiger edit. 1951.
22. Roskam, J.: L'hémostase spontanée. Physiologie, pharmacodynamie, clinique, 188 p. Paris: Masson et Cie., edit. 1951.
23. Zucker, M. B.: Amer. J. Physiol. 148, 275 (1947).
24. Zucker, M. B.: Blood clotting and allied problems. 4, 143. New York: Josiah Macy Jr. Foundation édit. 1951.

Apparition d'une hypercoagulabilité chez le lapin après un séjour de 3 heures à 7000 mètres d'altitude.

Par

Jean Cheymol, Maurice Leroux et Christiane Levassort (Paris/France).

Il y a plusieurs années que l'un de nous, avec différentes équipes, étudie le comportement biologique du Lapin, pendant une hypoxie de courte durée. *Ces expériences se rapportent toutes à des animaux maintenus pendant 3 heures dans un caisson à dépression (1), à une altitude fictive de 7000 mètres (pression partielle d'oxygène = 64,5 mm de Hg).*

Dans ces conditions de dépression barométrique et de temps, différentes modifications métaboliques ont déjà été précisées (*1, 10, 11, 12*). Nous analyserons ici les variations correspondantes de la coagulabilité.

Conditions expérimentales de l'étude de la coagulabilité chez le Lapin au cours de l'hypoxie provoquée (caisson à dépression).

Les Lapins utilisés pour ces recherches sont soumis à un régime alimentaire identique en qualité, en quantité et en horaires.

Au début de l'expérience et à une heure convenue une fois pour toutes, l'animal non anesthésié subit une préparation. Après une petite incision cutanée, une carotide est isolée et entourée de 2 fils liés en boucle lâche qui, en fin d'expérience permettront d'extérioriser et de préparer rapidement le vaisseau pour la prise de sang. La carotide est alors replacée à sa position anatomique et la paroi refermée par deux points au fil de lin.

Aussitôt après, l'animal est installé dans le caisson à dépression où il est maintenu pendant 3 heures à l'altitude fictive de 7000 mètres.

A la fin de la troisième heure, le caisson est ouvert et l'animal immédiatement placé sur une table de physiologie. Les sutures de la paroi sont sectionnées et il est alors facile et rapide d'introduire dans la carotide une canule métallique munie de son mandrin et de la fixer par une ligature après avoir lié le vaisseau en aval. Le délai qui s'écoule entre l'ouverture du caisson et le moment où l'on peut prélever le sang carotidien, à jet pressé, est de l'ordre de 1 à 2 minutes. Il n'est donc pas suffisant pour «effacer» les modifications humorales produites par l'hypoxie. Mais, au sortir du caisson à dépression, la ponction cardiaque ne permettrait pas d'effectuer un prélèvement assez rapide.

Du sang carotidien ainsi prélevé à jet pressé, seuls les 10 premiers ml. sont utilisables pour des études comparatives de coagulabilité. En effet, si la saignée rapide est poursuivie au-delà de ce volume, les constantes de coagulabilité subissent des modifications intenses, que nous achevons actuellement d'étudier chez le Lapin normal et que nous analyserons dans une prochaine publication.

Le Lapin n'a pas de constantes fixes de coagulation. Le temps de HOWELL, le temps de QUICK, la tolérance à l'héparine, varient d'un animal à l'autre selon l'âge, le sexe, la race, etc. Il s'agit là d'une notion classique (3) et dont nous avons eu l'occasion de vérifier l'importance. Pour étudier chez le Lapin les modifications de la coagulabilité sous l'effet d'une cause provoquée, il importe donc de connaitre à l'avance les chiffres de coagulation de l'animal en expérience, chiffres qui seront utilisés comme constantes d'étalonnage dans l'expérience considérée. Bien entendu, la voie carotidienne ne peut pas être utilisée pour procéder à cet étalonnage: on est obligé de recourir à la ponction cardiaque. *Les constantes de coagulabilité du sang cardiaque et celles du sang artériel sont identiques chez un animal donné.* Nous l'avions antérieurement établi chez le Chien (2) et l'avons vérifié chez le Lapin.

Cinq jours avant l'expérience, à une heure fixée une fois pour toutes et identique à celle du prélèvement carotidien de la fin de l'expérience, on pratique sur chaque animal une ponction cardiaque retirant 10 ml de sang total. Les chiffres physiologiques de coagulation de chaque animal sont établis sur ce prélèvement.

Tous les prélèvements de sang, cardiaque ou artériel, d'un volume total de 10 ml, sont effectués sur 0.50 ml de citrate trisodique à 9%. Ils sont centrifugés à 1500 tours par minute pendant 5 minutes et examinés immédiatement.

Résultats.

Les mesures suivantes sont systématiquement pratiquées 5 jours avant l'expérience et après 3 heures d'une hypoxie équivalant à une altitude de 7000 mètres:

Détermination de l'hématocrite,

Détermination du temps de QUICK, par la technique de SASSIER et LEROUX (8), utilisant l'émulsion hyperactive de thromboplastine de cerveau humain lyophilisé, préparée par la technique décrite par SASSIER, LEROUX, PERROT et HENAFF (15).

Détermination du temps de HOWELL (8),

Détermination de la tolérance à l'héparine *in vitro*, selon le principe général de J. P. SOULIER et A. le BOLLOCH (8, 17), mais par une technique simplifiée, ne comportant qu'une seule mesure de coagulation, en présence d'un tiers d'unité internationale d'héparine.

Accessoirement et sur quelques animaux seulement, nous avons étudié le photothrombogramme de Lian, Sassier et Huret (9) en lui appliquant le calcul d'un *indice de coagulation* analogue à celui qui a été proposé par Jayle, Badin et Ottolenghi-Preti (6) pour l'analyse du plasma humain. Sur ces mêmes animaux, nous avons mesuré l'activité prothrombinique du sérum (consommation de la prothrombine), par la technique de Leroux (7).

Dix expériences complètes ont été réalisées, avec étalonnage initial des constantes de coagulabilité sur sang cardiaque et mesure terminale sur sang artériel. Les moyennes des chiffres concernant ces 10 expériences ont été groupées dans le tableau no. 1 (cf. tableau no. 1).

Tableau 1. *Modifications de l'hématocrite et de la coagulabilité chez 10 Lapins* (poids moyen: 2,5 kg.), placés pendant 3 heures dans un caisson à dépression, à une altitude fictive de 7000 mètres.

	Hématocrite moyen	Temps de Quick moyen	Temps de Howell moyen	Tolérance à l'héparine *in vitro* moyenne
Etalonnage (sang cardiaque) . .	0,50	9 sec	3 min 30	15 min 30
Après 3 heures à 7000 m (sang carotidien)	0,49	10 sec	2 min 30	5 min 45

Après un séjour de 3 heures à 7000 mètres d'altitude, il apparait des modifications très nettes de la coagulabilité. Nos chiffres traduisent en effet: un allongement modéré mais certain du temps de Quick, un raccourcissement sensible du temps de Howell et surtout du temps de coagulation mesuré en présence d'héparine (augmentation de la tolérance à l'héparine). *Il apparait donc une hypercoagulabilité intense et d'autant plus remarquable qu'elle coincide avec une légère augmentation du temps de* Quick.

Chacun des dix animaux examinés a réagi dans le même sens, à l'intensité près. Chez deux animaux, l'hypercoagulabilité n'était que légère. Chez les huit autres elle était intense ou très intense.

Les modifications individuelles du temps de Quick n'ont pas été univoques: dans deux cas, un raccourcissement modéré du temps de Quick a été enregistré; dans deux autres cas c'est au contraire un allongement très net qui est survenu; l'allongement était modéré dans trois cas; enfin, aucune modification n'était décelable dans trois autres cas. La modification la plus constante et la plus sensible a été celle de la tolérance à l'héparine, modifiée de la même façon chez les dix animaux d'expérience, à l'intensité près.

L'apparition d'une hypercoagulabilité après un séjour de 3 heures à 7000 mètres d'altitude a été également mise en évidence par des mesures photothrombographiques, pratiquées chez 5 animaux dans les conditions que nous avons précisées plus haut. Les moyennes de ces mesures ont été groupées dans le tableau no. 2 (cf. tableau no. 2). Chacun des 5 Lapins examinés a modifié ses constantes de photothrombographie dans le même sens, à l'intensité près. La diminution notable du temps de latence ou de précoagulation et du temps d'opacification, l'augmentation du degré d'opacification et enfin l'abaissement de l'indice de coagulation, sont autant d'éléments qui caractérisent l'apparition d'une hyper-coagulabilité manifeste.

Tableau 2. *Modifications des constantes de photothrombographie chez 5 Lapins* (poids moyen: 2,2 kg.), placés pendant 3 heures dans un caisson à dépression, à une altitude fictive de 7000 mètres.

	Temps de précoagulation moyen	Temps d'opacification moyen	Degré d'opacification moyen	Indice de coagulation moyen
Etalonnage (sang cardiaque) . .	9 min	8 min	52	210
Après 3 heures à 7000 m (sang carotidien)	7 min	6 min	73	170

L'activité prothrombinique du sérum (étude de la consommation de la pro-thrombine) a été mesurée chez 4 animaux avant et après l'hypoxie expérimentale. De ces mesures, il résulte que 89 p. 100 de la prothrombine est consommée par la coagulation, à l'état physiologique. Après 3 heures d'un séjour fictif à 7000 mètres dans le caisson à dépression. la quantité de prothrombine consommée par la coagulation est encore augmentée: elle est supérieure à 95 p. 100. *Cette augmenta-tion traduit une hyperactivité des facteurs thromboplastiques.*

Nos expériences de dépression barométrique nécessitent une préparation anatomique des animaux. Il était nécessaire de savoir dans quelle mesure cette préparation modifiait la coagulabilité. Pour ce faire, un lot de 6 Lapins a été traité dans les conditions exactes de nos expériences. La carotide de ces animaux témoins a été préparée comme nous l'avons indiqué plus haut, à la même heure de la journée que pour les animaux d'expérience. Ils ont ensuite été placés 3 heures dans le caisson mais sans qu'aucune dépression ne soit exercée. Au bout de ce temps, leur sang carotidien a été prélevé et examiné.

Nous avons groupé dans le tableau no. 3 (cf. tableau no. 3) l'ensemble des modifications obtenues en hypoxie par rapport aux étalonnages faits sur sang cardiaque (sans préparation anatomique) et sur sang carotidien (avec le même

Tableau 3. *Constantes moyennes de coagulabilité du Lapin après ponction cardiaque* ou après isolement d'une carotide, suivi ou non d'une hypoxie provoquée par dépression barométrique.

	Temps de QUICK moyen	Temps de HOWELL moyen	Tolérance à l'héparine *in vitro* moyenne
10 animaux témoins. Pas de préparation ana-tomique. Sang cardiaque	9 sec	3 min 30	15 min 30
6 animaux témoins. Préparation anatomique. Sang carotidien.	9 sec	2 min 30	12 min 30
10 animaux placés 3 heures à 7000 m. Sang carotidien	10 sec	2 min 30	5 min 45

traumatisme qu'au cours des expériences de dépression barométrique). Si le sang carotidien est examiné aussitôt après la préparation de l'artère, sa coagulabilité est rigoureusement identique à celle du sang cardiaque, à condition que chacun des prélèvements ait été facile. Dans les conditions de nos recherches, le sang carotidien est prélevé 3 heures après la préparation de l'artère. Il est alors spontanément un peu hypercoagulable par rapport au sang cardiaque: il s'agit d'une légère tendance à l'hypercoagulabilité (bien que 3 animaux sur 6 avaient encore une coagulabilité normale). Cette tendance ne se manifeste en tous cas que par un raccourcissement moyen du temps de Howell. Par contre, la tolérance à l'héparine n'est qu'à peine modifiée. Ce fait offre un contraste frappant avec l'intense modification correspondante régulièrement observée au cours de la dépression barométrique. *Les modification de la coagulabilité que nous avons observées au cours de nos expériences d'hypoxie peuvent donc être légitimement rapportées a la dépression barométrique et non pas à un artefact de préparation de nos animaux.*

Discussion et conclusions.

Le séjour de 3 heures dans un caisson à dépression, à l'altitude fictive de 7000 mètres, provoque chez le Lapin l'apparition d'une hypercoagulabilité intense. Cette hypercoagulabilité ne peut pas être expliquée par des modifications de l'hématocrite qui, dans nos expériences, se sont révélées minimes. Comme elle s'accompagne par ailleurs d'un léger allongement du temps de Quick, c'est à dire d'un abaissement de l'un au moins des facteurs de l'activité prothrombinique (prothrombine, proconvertine, pro-accélérine), il faut admettre qu'elle est causée par une activité anormale des facteurs directement thromboplastiques, soit par augmentation du taux de ces facteurs, soit par abaissement du taux des inhibiteurs homologues. L'origine thromboplastique de cette hypercoagulabilité est par ailleurs établie par l'allure des courbes photothrombographiques ainsi que par l'augmentation de la consommation de la prothrombine au cours de la dépression barométrique.

Il est intéressant de situer cette hypercoagulabilité dans son contexte biologique.

Elle s'accompagne de modifications protéiques un peu différentes de celles qu'on observe au cours de la préthrombose et de la thrombose de la pathologie humaine. On sait qu'il existe alors une extra-protéinémie d'alarme portant électivement sur le fibrinogène et les alpha-2 globulines, dont l'haptoglobine. Dans les urines, la réaction d'obstacle de Donaggio est positive. Chez 8 sur 10 des animaux qui ont servi à nos expériences, la réaction d'obstacle de Donaggio, recherchée dans les urines recueillies pendant l'hypoxie, s'est révélée fortement positive (*13*). Par contre, le taux des alpha-2 globulines et l'indice d'haptoglobine sont restés inchangés (*13*): c'est une hyper-alpha-*1*-globulinémie qui a souvent été observée. D'autre part, il ne nous a pas paru que le fibrinogène subissait des variations significatives. Ces différences nous confirment un fait que nous avait déjà enseigné la biologie clinique: dans l'état actuel de nos moyens d'investigation, il est impossible de rattacher spécifiquement l'hypercoagulabilité à un type particulier de modifications protéiques.

Cette hypercoagulabilité de l'hypoxie provoquée chez le Lapin est tout à fait comparable dans ses composantes à celle que l'un de nous (M. Leroux) a eu récemment l'occasion d'observer chez trois sujets au cours d'une intoxication professionnelle chronique par l'oxyde de carbone.

Chez l'Homme, le séjour à haute altitude modifie aussi la coagulabilité mais, à cet égard, il convient de distinguer les sujets non acclimatés et les sujets acclimatés.

Chez l'Homme non acclimaté, ce qu'on observe est une hypocoagulabilité. Elle a été mise en évidence par SHÖNHOLZER et PORTMANN (in 4), au cours de mesures en série effectuées à la station de la Jungfraujoch. Elle s'accompagne d'un allongement du temps de QUICK, signalé par DE MURALT et HIRSIGER (in 4). Cet allongement du temps de QUICK se retrouvait chez nos animaux d'expérience.

Chez l'Homme acclimaté aux hautes altitudes, il existe une hypercoagulabilité. Elle a été surtout étudiée par HURTADO (5), chez 95 Indiens du Pérou vivant à l'altitude de 4000 mètres. Elle est probablement à rapprocher de l'hyperviscosité sanguine. Plus récemment, OUDOT (14), médecin de l'expédition française à l'Annapurna, a insisté sur l'hypercoagulabilité aux hautes altitudes. Sans la mesurer directement, il a eu l'occasion d'apprécier son intensité à cause de l'extrême difficulté qu'il a eu, de son fait, à pratiquer des injections veineuses ou artérielles aux altitudes considérées.

Les Lapins que nous avons placés pendant 3 heures dans un caisson à dépression, à l'altitude fictive de 7000 mètres, se sont donc comportés d'emblée comme l'Homme acclimaté aux hautes altitudes. Peut-être faut-il considérer que l'organisme du Lapin s'adapte d'emblée aux hautes altitudes sans franchir le stade initial d'inadaptation bien connu chez l'Homme et qui précède son acclimatation. Mais il faut noter que, pour des raisons évidentes, la coagulabilité de l'Homme placé, sans acclimatation préalable, dans les conditions d'une hypoxie équivalent à 7000 mètres d'altitude, n'a pas été étudiée. D'autre part, il faut faire une différence entre un animal qui, immobile pendant 3 heures, subit une hypoxie isolée et un alpiniste qui fournit des efforts physiques intenses, et, outre l'hypoxie, subit les effets de conditions thermo-climatiques complexes.

Les modifications de la coagulabilité que nous avons mises en évidence chez le Lapin, dans les conditions de nos expériences, ne sont absolument pas comparables à celles que l'on observe au cours de l'hibernation physiologique. Ces dernières ont notamment été étudiées chez le Hamster dormant (20), chez deux Tamias, *Citellus Columbianus* et *Citellus Parryii ablusis* (21, 29), chez une Chauve-souris, *Myotis Lucifugus* (16) et chez le Hérisson (18, 19). La modification alors observée est une hypocoagulabilité intense par allongement du temps de QUICK et hyperhéparinémie. Cette différence constitue une preuve supplémentaire du fait que l'adaptation aux réductions métaboliques provoquées par l'état de vie ralentie dû à l'hibernation obéit à des réactions différentes de celles qui commandent l'adaptation à l'anoxémie.

De tous ces faits, on peut tirer une conclusion générale.

Les réactions d'adaptation de l'organisme à des conditions particulières de vie (hypoxie, hibernation) comportent des modifications de la coagulabilité.

Ces dernières ont un élément commun, presque toujours rencontré: l'allongement du temps de QUICK, c'est à dire l'abaissement du taux d'un ou des facteurs de l'activité prothrombinique du plasma (prothrombine, proconvertine, proaccélérine). Cet abaissement exprime sans doute une diminution de l'activité biologique de la cellule hépatique, du moins dans sa fonction de synthèse de certains substrats et de certains biocatalyseurs.

Par contre, la coagulabilité globale est modifiée dans un sens différent selon les cas. Tantôt l'activité globale des facteurs thromboplastiques est augmentée. Il en résulte une hypercoagulabilité, celle de l'hypoxie expérimentale du Lapin, celle de l'intoxication par l'oxyde de carbone, celle du séjour de l'Homme à haute altitude après acclimatation. Au contraire, c'est l'activité globale des inhibiteurs de la coagulation qui peut être augmentée: il en résulte une hypocoagulabilité que l'on observe par exemple aux hautes altitudes, chez l'Homme non acclimaté ou encore chez les animaux hibernants.

Les causes de ces différentes modifications seraient très intéressantes à rechercher.

Résumé.

Chez les lapins placés dans un caisson á dépression et subissant pendant 3 heures une hypoxie équivalent à une altitude fictive de 7000 mètres, il apparait une hypercoagulabilité intense, traduite par l'augmentation de la tolérance à l'héparine *in vitro* et d'autant plus frappante qu'elle coincide avec un léger abaissement du taux de l'activité prothrombinique du plasma (temps de Quick). Les modifications des diagrammes de photothrombographie et l'augmentation de la consommation de la prothrombine au cours des expériences prouvent que cette hypercoagulabilité traduit une hyperthromboplastinémie. Elle est en tous cas indépendante des variations minimes de l'hématocrite. Elle s'accompagne par ailleurs de modifications protéiques un peu différentes de celles que l'on rencontre au cours de la préthrombose et de la thrombose.

Ces modifications de la coagulabilité sont comparables à celles que l'on observe au cours des intoxications chroniques par l'oxyde de carbone ainsi qu'au cours du séjour aux hautes altitudes de l'Homme acclimaté.

Elles s'opposent à l'hypocoagulabilité qui apparait chez l'Homme non acclimaté et à celle qui s'observe au cours de l'hibervation physiologique.

Les mécanismes d'adaptation à l'hypoxie ou à la vie ralentie de l'hibernation obéissent à des réactions biologiques différentes.

Bibliographie.

1. Cheymol, J., et T. Brice: J. de Physiol. **43**, 682 (1951).
2. Cheymol, J., et M. Leroux: Rev. d'Hématol. **9**, 27 (1954).
3. Fischer, A.: Biochem. Z. **279**, 108 (1935).
4. Grandjean, E.: J. de Physiol. **40**, 51 (1948).
5. Hurtado, A.: Amer. J. Physiol. **100**, 487 (1932).
6. Jayle, M. F., J. Badin et G. Ottolenghi-Preti: Ann. Biol. Clin. **7**, 311 (1949).
7. Leroux, M.: Ann. Biol. Clin. **10**, 123 (1952).
8. Leroux, M.: Ann. Biol. Clin. **11**, 415 (1953).
9. Lian, C., R. Sassier et G. Huret: Presse méd. **60**, 491 (1942).
10. Marcotte-Boy, G., et J. Cheymol: C. r. Soc. Biol. (Paris) **144**, 630 (1950).
11. Marcotte-Boy, G., et J. Cheymol: Bull. Soc. Chim. biol. **35**, 238 (1953).
12. Marcotte-Boy, G., et J. Cheymol: Bull. Soc. Chim. biol. **37**, 383 (1955).
13. Marcotte-Boy, G., et J. Cheymol: à paraître dans Bull. Soc. Chim. Biol.
14. Oudot, J.: Presse méd. **69**, 297 (1951).
15. Sassier, R., M. Leroux, H. Perrot et F. Henaff: Ann. Biol. Clin. **8**, 187 (1950).
16. Smith, D. E., Y. S. Lewis et G. Svihla: Experientia (Basel) **10**, 218 (1954).
17. Soulier, J. P., et A. Le Bolloch: Rev. d'Hématol. **5**, 148 (1950).
18. Suomalainen, P., et A. M. Herveli: Arch. Soc. Zool. Bot. fenn. Vanamo **5**, 72 (1951).
19. Suomalainen, P., et E. Lehto: Experientia (Basel) **8**, 65 (1952).
20. Svihla, A., H. R. Bowman and R. Pearson: Science (Lancaster, Pa.) **115**, 272 (1952).
21. Svihla, A., H. R. Bowman and R. Ritenour: Science (Lancaster, Pa.) **114**, 298 (1951).
22. Svihla, A., H. R. Bowman and R. Ritenour: Science (Lancaster, Pa.) **115**, 306 (1952).

Diskussion.

E. Deutsch (Wien/Österreich):

Wir können die Beobachtung bestätigen, daß den Plättchen bei Parahämophilie der Thrombocytenfaktor fehlt. Dieser scheint entgegen der gemeinsam mit Seegers vertretenen Ansicht aus dem Plasma an die Thrombocyten adsorbiert zu werden. Er kann jedoch auch durch 12maliges Waschen der Thrombocyten nicht entfernt werden.

Untersuchungen über die Thrombokinasebildung unter Verwendung von $NaSO_4$-Plasma, Serum und Thrombocyten der Patientin und Testung an einer Faktor V-freien Substanz zeigen, daß Faktor V für die Wirkung der Plasmathrombokinase erforderlich ist. Wie aus den Ausführungen von van den Broucke und Verwilghen hervorgeht, scheint auch Faktor VII für die Wirkung der Plasmathrombokinase erforderlich zu sein, so daß kein wesentlicher Unterschied in der Wirkungsweise von Plasma- u. Gewebethrombokinase bestehen dürfte.

R. Marx (München/Deutschland):

Mit der Existenz eines vom Proaccelerin im Plasma verschiedenen Plättchenfaktors 1 habe ich mich 1952/53 befaßt.

Bei einem Fall von Parahämophilie hatten die Macerate gewaschener Plättchen bestimmt an gealtertem Oxalatplasma und an einem 2. Faktor 5-Mangelplasma nach der Prothrombin-zeitmethode keine Faktor 5-Aktivität.

Es zeigte sich auch, daß Plättchen aus Normalplasma sehr intensiv gewaschen werden müssen, wenn das an ihrer Oberfläche haftende plasmatische Proaccelerin entfernt werden soll. Bei meinen Versuchen (Habil-Schrift, München 1953) hatte ich den besten Wascheffekt, wenn die Plättchen aus sehr stark (1:500—1:1000), mit citrierter Kochsalzlösung verdünntem Citratplasma gewonnen wurden. Aus verdünntem Plasma gewonnene und dann noch 3mal gewaschene Plättchen aus normalem Plasma hatten im Gegensatz zu den nach der Methode von Mann, Hurn und Magath isolierten Plättchen nur noch eine geringe Proaccelerin-aktivität im Test am Altplasma und frischem Faktor 5-Mangelplasma. Nach diesen Versuchen schien es zunächst naheliegend, den Plättchenfaktor 1 zum mindesten vorwiegend als ein Absorbat an Proaccelerin an die Plättchenoberfläche anzusehen. Indessen fand Seegers, dem wir isolierte, getrocknete Plättchen unseres Falles von Parahämophilie schickten, in seinem Testsystem hoch gereinigtes Prothrombin, Gewebsthrombokinase und Calcium diese im Altplasmatest ganz inaktiven, gewaschenen Parahämophilieplättchen hinsichtlich Plätt-chenfaktor 1 voll aktiv und von gleichermaßen gewonnenen Normalthrombocyten nicht ver-schieden. Nach diesen Ergebnissen von Seegers an den Thrombocyten meines Falles von Parahämophilie scheint mir ohne weiteres Studium des Problemes auch mit den Prothrombin-präparaten und der Testanordnung des Seegersschen Arbeitskreises (an weiteren Para-hämophiliefällen) die Leugnung eines Thrombocytenfaktors 1 noch nicht möglich, wenn auch unzweifelhaft die ersten Autoren, die von einer funktionell mit Proaccelerin gleichzusetzenden Aktivität in Plättchenmaceraten berichteten, plasmatische Proaccelerinadsorbate an die roh-isolierten Plättchen zumindest mitbestimmt haben dürften, was sich ja aus den Ergebnissen von Owren und Mitarbeitern ebenso wie aus meinen früheren Versuchen gleichermaßen ableiten läßt.

R. Feissly (Lausanne/Suisse):

Je m'associe volontiers à la thèse soutenue par nos deux collègues en ce qui concerne l'importance qu'il convient d'attribuer à l'étalement — autrement dit à l'adsorption — de la prothrombine au niveau de certaines surfaces.

En fait, cette conception rappelle l'hypothèse de E. Lüscher, hypothèse à laquelle je me suis rallié et que j'ai discutée au congrès de Paris.

Je rappelle donc ici que l'activation de la prothrombine comporterait, en premier lieu, une adsorption de cette substance par des macromolécules néoformées, lesquelles seraient représen-tées par la thromboplastine active, dite complète.

L'adsorption de la prothrombine devrait donc être considérée comme un stade essentiel de la *thrombinoformation*, mais il reste entendu que le stade initial de la *coagulation* doit être défini par la formation d'une thromboplastine autonome, qui serait une macromolécule — ou une micelle — résultant de l'union de divers facteurs, d'origines plaquettaire et plasmatique.

C'est à l'état d'étalement que la molécule de prothrombine serait désagrégée en donnant naissance à *une molécule* de thrombine (de P. M. plus faible que celui de la prothrombine) et à un résidu, de nature indéterminée.

J. Roskam (Liège/Belgique):

Je suis heureux de voir confirmer à 30 ans de distance l'opinion que j'ai jadis émise concernant l'agglutination des plaquettes à une surface étrangère. Celle-ci, pensais-je, s'effectue entre une couche de plasma absorbée par la surface étrangère et modifiée par elle d'une part, et une surface plasmatique entourant les plaquettes d'autre part.

Voici que l'existence de cette atmosphère plasmatique se trouve confirmée par les communications de M. M. Hjort, Rapaport et Owren (adsorption par les plaquettes de la proaccélérine) et aussi de M. Remde (actions des dérivés du dicoumarol sur les facteurs plaquettaires).

D'autre part l'importance des phénomènes d'absorption sur les surfaces étrangères est soulignée par M. M. Fiehrer et Guillot, à qui je voudrais signaler qu'elle me paraît porter sur bien d'autres choses que la prothrombine.

Au sujet de la communication de M. Witte dont M. Feissly a dit le réel intérêt, je voudrais déclarer que certaines expériences de mon collaborateur M. Hugues semblent indiquer que l'importance relative de la thromboplastine vasculaire dans la formation du thrombus blanc est assez réduite (formation rapide d'un thrombus dans un capillaire de verre; arrêt tardif, mais rapide d'une hémorragie spontanémant incoercible et ayant lavé la thromboplastine de la plaie, sous l'influence de l'histamine).

J. Roskam (Liège/Belgique):

M. M. Leroux, et alii supposent que l'amélioration prolongée du temps de saignement consécutive aux transfusions de fibrinogène et se maintenant alors que cette protéine a disparu du plasma, est due à son adsorption par le ciment intercellulaire de l'endothélium.

Tout donne plutôt à penser que cet effet favorable est du à l'adsorption du fibrinogène dans l'atmosphère plasmatique des plaquettes.

H. Zürn (Dresden/Deutschland):

Ich möchte in Ergänzung zu den Referaten von Herrn Lasch und Herrn Kuenzer über eigene Untersuchungsergebnisse mit Erythrocytenhämolysat berichten. Danach hat dieser Erythrocytenstoff die Wirkung einer inaktiven oder wenig aktiven Thrombokinase. Lenggenhager bezeichnete diesen Stoff als Thrombokinoid und nahm auch für die Erythrocytensubstanz eine solche Wirkung an. Diese Thrombokinoide können durch Einwirkung eines fermentativen Faktors, der im normalen Blut bzw. Plasma vorhanden ist, zur vollen Wirksamkeit aktiviert werden. Experimentell kann die gleiche Aktivierung durch eine verdünnte Trypsinlösung erfolgen. Eigene Untersuchungen bestätigten diese Befunde und zeigten darüber hinaus eine besonders starke Aktivierung durch die Gifte der Vipera russelli und der Vipera berus. Wir möchten also die vermehrte Gerinnungstendenz des hämolytischen Blutes dadurch erklären, daß aus den zerfallenen Erythrocyten inaktive oder wenig aktive Thrombokinoide frei werden, die dann erst weiter aktiviert werden müssen. Nach unseren Untersuchungen sind (in Übereinstimmung mit Lenggenhager) diese Substanzen in bezug auf ihre Wirkung einer inaktivierten Gewebsthrombokinase verwandt, sehr wahrscheinlich auch einer Thrombocytensubstanz und vielleicht auch einem Plasmafaktor (Antihämophiles Globulin A?). Auf der anderen Seite sahen wir eine wirkungsmäßige Verwandtschaft des fermentativen Blutfaktors (Thrombokatalysin Lenggenhagers) mit Trypsin und den Giften der Vipera russeli und der Vipera berus. Möglicherweise entspricht diese Stoffgruppe dem antihämophilen Globulin B (Christmas-Faktor) oder dem Faktor X (?). Beide Stoffgruppen, die Thrombokinoidgruppe einerseits und die Fermentgruppe andererseits, zeigten in einem thrombokinasearmen Plasma mit Calcium keine oder nur sehr verzögerte Gerinnung, aber bei gleichzeitiger Zugabe beider Stoffe zusammen mit Calcium fanden wir sehr kurze Gerinnungszeiten.

Auf Einzelheiten kann hier nicht eingegangen werden, zumal die Zuordnung zu den beiden antihämophilen Globulinen bei der Vielzahl von Namen nicht leicht zu übersehen ist und daher weitere Untersuchungen zur Klärung nötig sind.

F. Koller (Zürich/Schweiz):

Die ungenügende Thrombokinasebildung des Serums von Patienten, welche Dicumarol und dessen Derivate erhalten hatten, veranlaßte uns, die Existenz eines 3. Serumfaktors

(Faktor X) anzunehmen. Im Beginn der Marcumartherapie z. B. wird Faktor X allein beeinflußt, später läßt sich auch eine Verminderung der Faktor IX-Aktivität nachweisen.

Zur Mitteilung von Herrn KUENZER möchte ich hinzufügen, daß LEUPOLD in unserem Laboratorium die thromboplastische Wirkung der Erythrocyten nachgewiesen hat. Nicht nur hämolysierte, sondern auch intakte Erythrocyten sind imstande, im Thrombokinasebildungstest die Plättchen zu ersetzen. Was die Artspezifität der Gehirnthrombokinase anbetrifft (Vortrag von H. A. THIES), so möchte ich auf die in unserem Laboratorium im Jahre 1939 ausgeführten Untersuchungen von SOLDATI hinweisen. SOLDATI konnte zeigen, daß bei den meisten, wenn auch nicht allen, der untersuchten Säuger und Vögel die Aktivität der Gehirnthrombokinase bei Verwendung von arteigenem Blut am stärksten ist.

J. E. FAVRE-GILLY (Lyon/France):

Très intéressé par la première communication de Monsieur LEROUX je trouve confirmée cette notion retrouvée dans la littérature comme dans des observations personelles que seules les afibrinogénomies ont un temps de saignement anormal alors qu'ils est normal dans les fibrinogénies.

D'autre part je demande à Monsieur LEROUX s'il n'a pas trouvé une accélération de la consommation de la prothrombésie.

Der Erbgang der Mittelmeer-Hämopathien.

Von

Karolos Alexandridis, Vasilios Stamoulis und Vasilia Tsigalidou.
(Thessaloniki/Griechenland).

Mit 16 Abbildungen.

Zu den Mittelmeer-Hämopathien rechnen wir hämatologische Syndrome, die häufig in den östlichen Mittelmeerländern angetroffen und vor allem in Griechenland und Italien beobachtet wurden. Zu diesen Hämopathien gehören die Thalassaemia major und minor sowie die Drepanocytoseformen, Sichelzellenanämie und Sichelzellenstigma. Unter Stigma verstehen wir die für die Krankheit typische Erythrocytenveränderung ohne klinische Erkrankung (trait der Engländer und Amerikaner).

Wir wissen heute, daß die frühere Annahme einer strengen Bindung dieser Hämopathien an bestimmte Menschenrassen irrig war. Es gibt Fälle von Thalassämie in der ganzen Welt, auch die Drepanocytose wurde nicht ausschließlich bei Negern angetroffen, sondern häufig in den Mittelmeerländern beobachtet.

Was Griechenland anbelangt, so ist die Thalassämie hier recht verbreitet, aber auch die Drepanocytosen, welche früher nur in ganz bestimmten wenigen Herden Süd-Griechenlands beobachtet wurde, erwies sich in den letzten Jahren als bedeutend weiter verbreitet. Eine besondere Häufung kommt auf der Halbinsel Chalkidiki in Nord-Griechenland vor. Aus dieser weiten Verbreitung geht ohne weiteres hervor, daß Thalassämie und Drepanocytose mit Recht zu den Mittelmeer-Hämopathien gerechnet werden dürfen.

Was die Genetik dieser Blutkrankheiten anbelangt, so galt noch bis vor kurzem die Theorie, daß die Thalassaemia major und die Drepanocytenanämie homozygot vererbte Krankheiten seien, während die Thalassaemia minor und das Drepanocytosenstigma (Stigma = Drepanocythämie) heterozygot vererbt würden.

Für alle die sich mit der Genetik dieser Krankheiten beschäftigt haben, wurde es aber bald klar, daß das genannte genetische Axiom nicht für alle Fälle gültig sein konnte. Denn es konnten Fälle beobachtet werden, bei denen nach der Theorie ein homozygoter Zustand erwartet werden mußte, bei welchen aber nur bei einem der Eltern das entsprechende hämatologische Stigma nachgewiesen werden konnte. Wie es immer mit eingewurzelten Theorien geht, vor allem, wenn sie von autoritativer Seite gegründet worden sind, so wurde auch hier versucht, die Theorie des Homozygotismus durch eine entsprechende Erklärung zu retten. So zweifelte man die Echtheit der Vaterschaft an, aber dieser Einwand hatte für diejenigen Fälle, bei denen der Vater und nicht die Mutter der Träger des Stigmas war, keine Geltung. Ein anderer Erklärungsversuch war, eine Mutation des normalen

Gens des Erzeugers in ein pathologisches Gen beim Kinde anzunehmen. Wenn schon die erste Annahme nur in gewissen Fällen gültig sein könnte, so ist gewiß die zweite ein „Deus ex machina" und praktisch ohne Wert.

Wenn in anderen Gegenden die Fälle von Thalassaemia major und Drepanocytenanämie, welche sich als nicht homozygot erweisen, selten waren und die Ausnahme bildeten, so sind diese Fälle bei uns, was die Drepanocytenanämie betrifft, sehr häufig. Man kann sogar sagen, daß die homozygoten Fälle der Drepanocytenanämie bei uns die Ausnahme bilden.

Neues Licht auf die genetischen Beziehungen dieser Hämopathien war die Entdeckung verschiedener pathologischer Hämoglobine. Diese pathologischen Hämoglobinformen sind an ein pathologisches Gen gebunden und werden somit vererbt. Die Formen des pathologischen Hämoglobins können teils durch die Papierelektrophorese bestimmt werden, teils durch Denaturierung des Hämoglobins mit Alkalien.

Physiologisch unterscheiden wir das normale Hämoglobin des Erwachsenen, das Hb-A, vom fetalen Hb-F. Dieses letztere ist nur während der ersten Monate des Lebens physiologisch vorhanden und wird allmählich durch das Hb-A ersetzt. Das Hb-F unterscheidet sich vom Hb-A durch seine Resistenz gegen die Alkalidenaturierung.

Unter den pathologischen Hämoglobinen wurde als erstes das Hb-S entdeckt, welches pathognomonisch für die Sichelzellen ist und in der Sichelzellenanämie zu einem Prozentsatz von 80—100% des Gesamthämoglobins nachgewiesen werden kann. Bei Sichelzellenstigma kann es dagegen meist zu 20—40% nachgewiesen werden. Sinkt die Konzentration des pathologischen Hämoglobins Hb-S unter 10%, so findet sich beim Drepanosetest keine Transformation der Erythrocyten zu Drepanocyten mehr. Damit ist evident, daß bei einem konkreten Fall die Untersuchung des Blutes auf ein Vorhandensein eines Drepanosestigmas negativ ausfallen kann, wenn sich diese Untersuchung lediglich auf den Drepanosetest und nicht zugleich auch auf die elektrophoretische Untersuchung des Hämoglobins stützt. So können bezüglich der Genetik falsche Schlüsse gezogen werden. Bei der Papierelektrophorese bewegt sich das Hb-S langsamer als das Hb-A.

Spätere Untersuchungen pathologischer Hämoglobinformen führten zur Entdeckung des Hb-C, welches sich elektrophoretisch noch langsamer als das Hb-S bewegt. Weiterhin fand man ein pathologisches Hb-D, welches die gleiche elektrophoretische Wandergeschwindigkeit hat wie das Hb-S. In letzter Zeit wurde noch ein weiteres abnormes Hämoglobin, das Hb-E beschrieben. Dieses wandert elektrophoretisch wie das Hb-C. Was nun im speziellen das Hb-F anbelangt, so ist es einerseits bei den homozygoten Sichelzellenanämien, andererseits auch bei den doppelheterozygoten Fällen dieser Krankheit vorhanden. Bei Doppelheterozygotismus liegt neben dem Vorkommen des genannten Hb-F eine Kombination von Hb-S mit Hb-C, oder Hb-S mit Hb-D vor. Dagegen kommt Hb-F nicht vor bei der homozygoten Hb-C-Krankheit und bei den sog. Stigmata, welche einen kleinen Prozentsatz von Hb-S, oder Hb-C oder Hb-D tragen. Bei der Mikrocytämie konnten bis heute keine pathologischen Hämoglobine nachgewiesen werden, abgesehen von dem Hb-F, über dessen Natur manche Autoren der Ansicht sind, daß es nicht identisch mit dem physiologischen embryonalen Hb-F ist.

Eine andere häufige Kombination des Sichelzellen-Gens (S-Gen) ist die Kombination mit dem Stigma der Mikrocytose. Diese Fälle imponieren klinisch ganz als Sichelzellenanämien. Die Mikrocytose, als besondere Erbhämopathie, hat enge genetische Beziehungen zur Cooleyschen Anämie, wie dies in Italien von Silvestroni und Bianco beschrieben worden ist. Nach diesen Autoren bestehen 1. gesunde Erbträger der Mikrocytose, 2. Träger, die einen wechselnden Grad der konstitutionellen mikrocytären Anämie aufweisen und die noch andere hämatologische Veränderungen zeigen. Diese anderen Veränderungen betreffen die Erhöhung der Resistenz der Erythrocyten gegen hypotonische Kochsalzlösungen, sowie morphologische Veränderungen, wie ausgesprochene Mikrocytose, Poikiloanisocytose, Schießscheibenzellen, bei schweren Formen auch Knochenveränderungen. Alle Fälle der gesunden Form und der konstitutionellen mikrocytären Anämie präsentieren sich genetisch als monozygot für das Gen der Mikrocytose, während die Fälle von Cooley-Anämie dagegen als homozygot für das Gen der Mikrocytose zu gelten haben. Silvestroni und Bianco haben Fälle klinischer Sichelzellenanämie beschrieben, welche doppelheterozygot für die Gene der Drepanose und der Mikrocytose waren. Sie gaben diesen den Namen mikrodrepanocytäre Krankheit. Diese Erkrankung wird von anderen Autoren auch Drepanothalassämie genannt. Auch wir haben hier ähnliche Fälle gefunden. Das klinische Bild stimmt im großen mit dem der Sichelzellenanämie überein. Häufige Anfälle von Arthralgien, Myalgien sowie Bauchkoliken, Leber- und Milzvergrößerung, Erhöhung der osmotischen Resistenz der Erythrocyten, Verlangsamung der Blutkörperchensenkung, Mikrocytose, Poikiloanisocytose, Schießscheibenzellen, Hypocholesterinämie, Erhöhung des indirekten Bilirubins usw., gehören zu diesem klinischen Bild. Die elektrophoretische Bestimmung und die Alkali-Denaturierung ergeben Hb-S und Hb-F.

Wir beschreiben in Kürze unsere Fälle:

Fall 1: M. T., Mädchen, 8 Jahre alt, aus Ormylia (Halbinsel Chalkidiki). Klinikeintritt 28. 7. 1953. Beide Eltern leben. Vater ist Träger des Drepanosestigmas, Mutter der Mikrocytose. Erythrocyten-Einzel-Volumen (E.E.V.) 7,5 μ^3, Volumen-Index (Vol.-Ind.) 0,85. Elektrophorese: Vater Hb-S, Mutter normale Wandergeschwindigkeit (Abb.1). Die Erythrocyten zeigen erhöhte Resistenz bei beiden Eltern. Die Patientin selbst litt seit ihrem 3. Jahre an Anfällen von Arthralgien, besonders der unteren Extremitäten und Myalgien, die von Fieber verschiedenen Grades begleitet waren. Blasses Gesicht, Konjunktiven subikterisch. Leichte

Normal

Vater

Pat. M. T.

Mutter

Normal

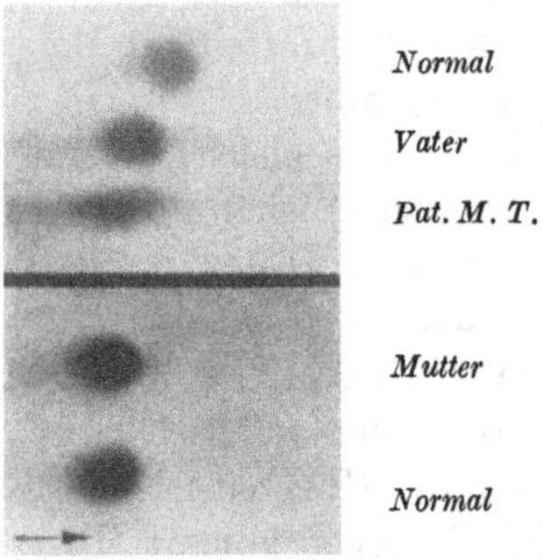

Abb. 1.

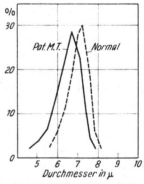

Abb. 2. Price-Jones-Kurve, Fall 1.

Halslymphdrüsenschwellung. Lungen o. B. Cor.: systolisches Geräusch über der Spitze. Milz 2 Querfinger (Q.-F.), Leber 4 Q.-F. unter dem Rippenbogen. Schädelknochen, röntgenologisch o.B.
Blutstatus: Erythrocyten 3950000, Hb 70%, F. I. 0,88, Hämatokrit 29%, E.E.V. 7,5 μ^3, Vol.-Ind. 0,84, Reticulocyten 6%, E. D. 7μ (Abb. 2), Leukocyten 10800 (80% Polynucleäre). Serumbilirubin 0,60 mg-%, Ikterus-Index 10 E, Blutcholesterin 1,30 %. Resistenz: Beginn

der Hämolyse bei 0,38%, komplette Hämolyse 0,2%. Senkung nach WESTERGREN: 1. Std.
3 mm, 2. Std. 5 mm. Rotes Blutbild: Mikrocytose, Anisopoikilocytose und Schießscheibenzellen. Myelogramm: deutliche, normoblastische Reaktion. Drepanosetest: 80% Drepanocyten, Beginn der Transformation nach 1 Std., vollständige Transformation nach 8 Std.
Die Drepanocyten haben filamentöse Form. Elektrophorese zeigt das Vorhandensein von
Hb-S (Abb. 3). Harn: Spuren Eiweiß, Urobilin positiv (+), Urobilinogen, positiv 1:40.

Epikrise: Diagnose: mikrodrepanocytäre Krankheit. Vater Träger des Drepanosestigmas,
Mutter der Mikrocytose. Erhöhte Erythrocytenresistenz bei beiden Eltern. Die Elektrophorese zeigt beim Vater und bei der Patientin Hb-S, bei der Mutter normale Wandergeschwindigkeit an.

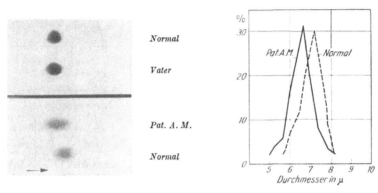

Abb. 3. Abb. 4. Price-Jones-Kurve, Fall 2.

Fall 2: A. M., Knabe, 8 Jahre alt, aus Ormylia. Klinikseintritt: 16. 7. 1953. Vater,
Träger der Mikrocytose (E.E.V. 7,4 μ^3, Vol.-Ind. 0,84), Anisopoikilocytose, einige Schießscheibenzellen. Erhöhte osmotische Resistenz, Elektrophorese ergibt normale Wandergeschwindigkeit. Mutter und ein Bruder sind Träger des Drepanosestigmas. Der Knabe litt
seit dem 2. Lebensjahr an anfallweisen Extremitäten- und Bauchschmerzen, welche von
Fieberschüben begleitet waren. Blasses Gesicht, Konjunktiven subikterisch, leichte Halslymphdrüsenschwellung. Lungen und Cor. o. B., Milz kaum tastbar, Leber 4 Q.-F. unter dem
Rippenbogen. Schädelknochen röntgenologisch o. B.

Blutstatus: 3,7 Mill. Erythrocyten, Hb. 65%, F.-I. 0,87, Hämatokrit 28%, E.E.V. 7,5 μ^3,
Vol.-Ind. 0,84. Reticulocyten 8%, E.D. 6,9 μ (Abb. 4). Leukocyten 11000 (76% Poly-
nucleäre), Serumbilirubin 0,80 mg-%, Ikterus-Ind. 10 E. Blutcholesterin 1,40⁰/₀₀. Osmotische Resistenz: Beginn der Hämolyse bei 0,32%, volle Hämolyse bei 0,22%. Senkung nach
WESTERGREN: 1. Std. 2 mm, 2. Std. 4 mm. Rotes Blutbild: ausgesprochene Mikrocytose,
Anisopoikilocytose, einige Schießscheibenzellen. Myelogramm: Überwiegen der roten Reihe.
Drepanosetest: Beginn der Transformation nach 20 min, komplette Transformation nach
12 Std. Die Transformation betrifft 85% der Erythrocyten, welche filamentöse Form annehmen.

Epikrise: Diagnose: Mikrodrepanocytäre Krankheit. Mutter und ein Bruder Träger des
Drepanosestigmas, Vater Träger der Mikrocytose. Patient und Vater zeigen erhöhte Resistenz
der Erythrocyten. Die Elektrophorese ergibt beim Patienten Hb-S, beim Vater normale
Wandergeschwindigkeit (Abb. 3). Es wurde keine elektrophoretische Analyse des Hb der
Mutter gemacht, weil bei ihr der Drepanosetest positiv gewesen war.

Fall 3: D. B., Fräulein, 23 Jahre, aus Furka (Chalkidiki). Eintritt 16. 3. 1954. Vater,
Träger der Mikrocytose, (E.E.V. 7,5 μ^3, Vol.-Ind. 0,84), Anisopoikilocytose, Schießscheiben-
zellen, erhöhte Resistenz der Erythrocyten. Mutter, Stigma der Drepanose. Elektrophorese:
Mutter Hb-S, Vater normale Wandergeschwindigkeit (Abb. 5). Ein Bruder starb mit 7 Jahren
an Blutkrankheit, eine Schwester von 17 Jahren ist augenblicklich sehr blaß, ein weiterer
Bruder gesund. Menarche der Patientin mit 18 Jahren, Periode seither spärlich und selten.

Von Kindheit an subibterisch, dabei Knochen- und Gelenkschmerzen. Häufig Fieberattacken. Blasses Gesicht, Facies leicht mongoloid. Lungen o. B. Cor.: systolisches Geräusch über der Spitze, Puls 100, Milz stark vergrößert, 7. Grades nach Schüffner, sehr hart. Leber 7 Q.-F. unter dem Rippenbogen. Schädelknochen: Verdickung der frontalen Diploe.

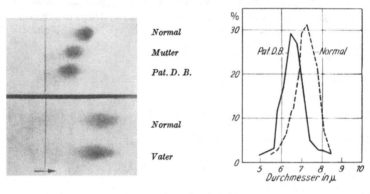

Abb. 5.   Abb. 6. Price-Jones-Kurve, Fall 3.

Blutstatus: Erythrocyten 2,3 Mill., Hb. 32%, F.-I. 0,70, Hämatokrit 17%, E.E.V. 7,2 μ^3, Vol.-Ind. 0,82. Reticulocyten 12%, E. D. 6,7μ (Abb. 6). Leukocyten 3000, Serumcholesterin 1,0 °/$_{00}$. Erythrocytenresistenz: Hämolysebeginn 0,34%, volle Hämolyse 0,2%. Senkung nach Westergren: 1. Std. 3 mm, 2. Std. 6 mm. Die Leukopenie war ständig vorhanden. Sie bildet eine Ausnahme von der Regel (in der Regel ist eine Leukocytose vorhanden). Die Leukopenie ist wahrscheinlich als ein Zeichen des sog. Hypersplenismus zu deuten. Mikrocytose, Anisopoikilocytose, Schießscheibenzellen (Abb. 7). Myelogramm: ausgesprochene

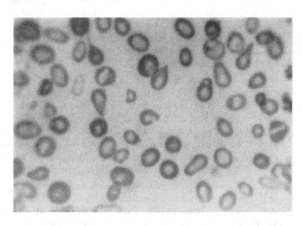

Abb. 7.

normoblastische Reaktion. Drepanosetest: Beginn nach 40 min, vollendet nach 8 Std. 86% der Erythrocyten nehmen die Sichelform mit Filamenten an. Elektrophorese: Hb-S (Abb. 5). Urin: Spuren-E, Urobilin stark positiv, Urobilinogen positiv 1:80.

Epikrise: Diagnose: Mikrodrepanocytäre Krankheit. Mutter, Trägerin des Drepanose-stigmas, Vater der Mikrocytose. Elektrophorese: Patientin und Mutter Hb-S, Vater normale Wandergeschwindigkeit.

Fall 4: A. F., Fräulein, 20 Jahre alt, aus Gida (Distrikt von Thessaloniki). Eintritt 8. 4. 1954.
Beide Eltern leben. Vater, Träger des Stigmas der Mikrocytose (E.E.V. 7,3 μ^3, Vol.-Ind. 0,82),
Anisopoikilocytose. Vater normale Elektrophorese (Abb. 8). Mutter positiver Drepanosetest.
Beide Eltern zeigen erhöhte Erythrocytenresistenz. Von den drei Brüdern sind zwei gesund,

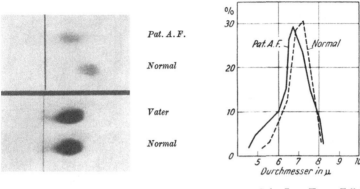

Pat. A. F.

Normal

Vater

Normal

Abb. 8.

Abb. 9. Price-Jones-Kurve, Fall 4.

der dritte starb mit 4 Jahren, er war angeblich sehr blaß. Die Regel der Patientin kam mit
14 Jahren, seither regelmäßig. Appendektomie mit 9 Jahren. Häufige Malariaanfälle.
Beginn der Erkrankung vor 10 Jahren mit intensiven Arthralgien und Myalgien, die sich
seither periodisch wiederholten und von analgetischen Medikamenten nicht beeinflußt
wurden. In der Zwischenzeit relatives Wohlbefinden. Blasses Gesicht, Konjunktiven
subikterisch, Lungen und Cor. o. B. Milz und Leber 3 Q.-F. unter dem Rippenbogen. Schädelknochen, röntgenologisch leichte Verdickung der frontalen Diploe.

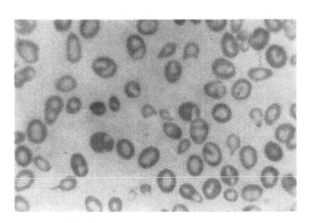

Abb. 10.

Blutstatus: Erythrocyten 3,5 Mill., Hb 65%, F. I. 0,90. Hämatokrit 26%, E.E.V. 7,4 μ^3,
Vol.-Ind. 0,84. Reticulocyten 10%, E.-D. 7 μ (Abb. 9). Serumcholesterin 1,3°/₀₀, Ikterus Ind.
10 E. Erythrocytenresistenz: Beginn der Hämolyse 0,4%, volle Hämolyse 0,22%. Senkung
nach WESTERGREN: 1. Std. 1 mm, 2. Std. 3 mm. Leukocyten 12500 (Polynucleäre 80%).
Ausgesprochene Mikrocytose, Anisopoikilocytose, Schießscheibenzellen (Abb. 10). Myelogramm: intensive normoblastische Reaktion. Drepanosetest: Beginn nach 1 Std., komplett

in 8 Std., 80% der Erythrocyten nehmen die Sichelform mit Filamenten an (Abb. 11). Elektrophorese zeigt Hb-S. Urin: Spuren-E, Urobilin positiv, Urobilinogen positiv 1:40.

Epikrise: Diagnose: Mikrodrepanocytäre Krankheit. Mutter Trägerin des Stigmas der Drepanose, Vater der Mikrocytose. Elektrophorese: Patientin Hb-S, Vater normale Wandergeschwindigkeit. Es wurde keine elektrophoretische Analyse des Hb der Mutter gemacht, weil bei ihr der Drepanosetest positiv ausgefallen war.

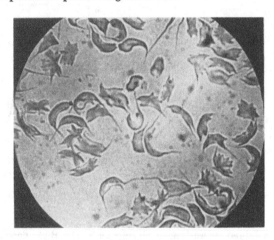

Abb. 11. Drepanosetest, Fall 4.

Fall 5: A. P., Fräulein, 21 Jahre alt, aus Polygyros (Chalkidiki). Eintritt 13. 9. 1954. Vater Träger der Mikrocytose (E.E.V. 7,4 μ^3, Vol.-Ind. 0,84), Anisopoikilocytose und Schießscheibenzellen. Mutter trägt das Drepanosestigma. Elektrophorese: Mutter Hb-S, Vater normale Wandergeschwindigkeit (Abb. 12). Beide Eltern zeigen erhöhte Resistenz der Erythrocyten. Von drei Brüdern nur einer untersucht und gesund befunden. Periode der Patientin kam mit 17 Jahren, seither regelmäßig. Vor Jahren Malaria. Seit ihrer Kindheit Extremitäten- und Bauchschmerzen, zeitweilig Temperaturerhöhung 38—38,5°. Blasses

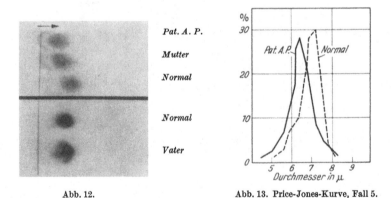

Abb. 12.   Abb. 13. Price-Jones-Kurve, Fall 5.

Gesicht. Konjunktiven leicht subikterisch. Lungen o. B. Cor: systolisches Geräusch über der Spitze. Milz 5 Q.-F. unter dem Rippenbogen, Leber 2 Q.-F. Schädelknochen: leichte Verdickung mit beginnender Bürstenform.

Blutstatus: 3,77 Mill. Erythrocyten, Hb 66%, F.-I. 0,86. Hämatokrit 26%, E.E.V. 6,8 μ^3, Vol.-Ind. 0,78. Reticulocyten 6%, E. D. 6,8 μ (Abb. 13). Leukocyten: 14000 (84% Polynucleäre). Serumbilirubin 0,60 mg-%. Ict.-Ind. 10 E, Blutcholesterin 1,6⁰/₀₀. Erythrocytenresistenz: Hämolysebeginn 0,34%, komplette Hämolyse 0,22%. Blutsenkung nach WESTER-GREN: 1. Std. 2 mm, 2. Std. 5 mm. Mikrocytose, Anisopoikilocytose und einige Schießschei-benzellen (Abb. 14). Drepanosetest: Beginn nach 1 Std., komplett nach 12 Std., 84% der Erythrocyten nehmen die filamentöse Sichelform an (Abb. 15). Elektrophorese: Hb-S (Abb. 12). Urin: Spuren-E, Urobilin positiv, Urobilinogen positiv 1:60.

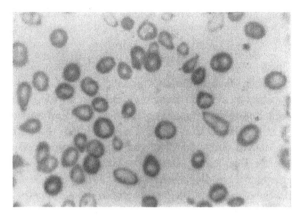

Abb. 14.

Epikrise: Diagnose: Mikrodrepanocytäre Krankheit. Mutter trägt das Drepanosestigma, Vater Mikrocytose. Patientin und Eltern haben erhöhte Resistenz der Erythrocyten. Elektro-phorese: Patientin und Mutter zeigen Hb-S, Vater normale Elektrophorese.

Fall 6: S. K., Mädchen, 6 Jahre alt, aus Ormylia. Vater zeigt Mikrocytose (E.E.V. 7,2 μ^3, Vol.-Ind. 0,82), Anisopoikilocytose, einige Schießscheibenzellen, erhöhte Resistenz der Erythrocyten. Mutter trägt das Drepanosestigma. Ein Bruder der Patientin, $2^1/_2$ Jahre alt, hat positiven Drepanosetest. Die Patientin litt mit $1^1/_2$ Jahren an diffusen Bauchschmerzen,

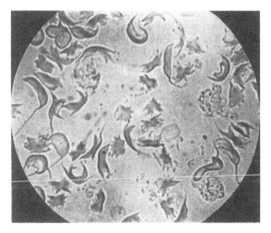

Abb. 15. Drepanosetest, Fall 5.

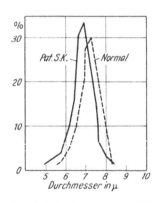

Abb. 16. Price-Jones-Kurve, Fall 6.

später an Extremitätenschmerzen und Fieber. Blasses Gesicht, Facies leicht mongoloid, Konjunktiven subikterisch, Hals- und Axillardrüsen leicht geschwollen. Lungen o. B. Cor: systolisches Geräusch an der Spitze. Milz und Leber 4 Q.-F. unter dem Rippenbogen. Leichte Verdickung der Schädelknochen.

Blutstatus: 3,1 Mill. Erythrocyten, Hb 56%, F. I. 0,86, Hämatokrit 23%, E.E.V. 7,4 μ^3, Vol.-Ind. 0,84. Reticulocyten 15%, E.D. 7,1 μ (Abb. 16). Leukocyten 14000 (84% Polynucleäre).

Serumbilirubin: 0,60 mg-%, Ict.-Ind. 10 E. Blutcholesterin 1,60 %₀₀. Mikrocytose, Anisopoikilocytose und einige Schießscheibenzellen. Myelogramm: Überwiegen der roten Reihe. Drepanosetest: Beginn nach 1 Std., komplett nach 12 Std., 84% der Erythrocyten nehmen die Sichelform mit Filamenten an. Urin: Spuren-E, Urobilin positiv, Urobilinogen positiv 1:60. Es wurde keine elektrophoretische Analyse der Eltern und der Patientin gemacht.

Epikrise: Diagnose: Mikrodrepanocytäre Krankheit. Mutter und ein Bruder haben das Drepanosestigma, Vater das der Mikrocytose.

Hypothese.

In den 6 oben beschriebenen Fällen von mikrocytärer Krankheit handelt es sich um einen doppelheterozygoten Erbgang. Bei uns wurden nun aber bis jetzt noch keine systematischen Untersuchungen über das Vorhandensein abnormer Hämoglobine, wie Hb-C, Hb-D und Hb-E vorgenommen. Es ist nun theoretisch immerhin möglich, daß in einigen Fällen von Sichelzellenanämie, welche heterozygot für das Gen der Drepanose (Drepanose-Stigma) sind und welche zugleich nicht doppelheterozygot (wie die beschriebenen Fälle) für die beiden Gene der Drepanose und Mikrocytose (resp. Stigmata) wären, eine doppelheterozygote Vererbung für das Gen der Drepanose und das Gen eines der abnormen Hämoglobine Hb-C, Hb-D oder Hb-E vorliegen würde. Diese unsere Hypothese bedarf aber erst noch einer Abklärung.

Literatur.

Alexandridis, K.: Ellipsocytenanämie. Elliniki Iatriki, Oct. **1947** (griech.).
— Referat am 10. Panhellenischen Kongreß, April **1954** (griech.).
— S. Tzivanopoulos, Karageorgiou, G. Agiomamitis, K. Kokovinis u. A. Melissas: Herde von Sichelzellenanämie in Dörfern von Chalkidiki. Elliniki Iatriki **1953**, 2 (griech.).
— V. Stamoulis u. V. Tsigalidou: Ein Fall von monosymptomatischer Sichelzellenanämie. 10. Panhellenischer Kongreß, April 1954 (griech.).
— Foci of sicklaemia in Northern Greece, reflection on the antipathogenesis of sicklaemia. 5th International Congress on Malaria and Tropical Diseases, Istanbul, September 1953.
— Hyper-, hypo-dysplenism? Banti's disease. Proceedings of the International Society of Hematology, Cambridge 1950.
Bessis, M.: Traité de cytologie sanguine. Massay & Cie. 1954.
— M. Bricka, J. Breton-Corins and J. Tabuis: New observations on sicklecells with special reference of their agglutinability. Blood **9**, No. 1, (1954).
Gouttas, A., I. Tservenis, I. Priovoulos u. P. Poungouras: Die Mittelmeeranämien und ihre Behandlung. 10. Panhellenischer Kongreß. April 1954.
Choremis, C. and al.: Sickle cell anemia in Greece. Lancet **1951 I**, 1147.
— E. Ikin, H. Lehmann, A. Mourant and L. Zannoy: Sickle cell trait and blood groups in Greece. Lancet **1953**, II, 909.
Cooley, T. B., and P. Lee: Sickle cell anemia in a Greek family. Ann. Lars. Dis. Child. **38**, 103 (1929).
Crosby, W., and W. Dameshek: Paroxysmal nocturnal hemoglobinuria. The mechanism of hemolysis and its relation to the coagulation system. Blood **5**, No. 9 (1950).
Deligiannis, G., u. N. Tavlarakis: Die Drepanose in Nordgriechenland.
Edinkton, M. C.: Sickle cell trait and sickle cell anemia. Brit. Med. J. **1954**, 10.
Fourquet, R.: La dystrophie falciforme des hematies. Les syndromes sicklemiques, 1952.
Foy, H., A. Koudi and K. Alexandridis: Sickel cell trait and sickle cell anemia. Trans. Roy. Soc. Trop. Med. a. Hyg. **44**, No. 6 (1951).
Gouttas, A., J. Tservenis et P. Poungouras: L'hémoglobine alcalineresistante dans les anémies hémolytiques constitutionnelles. Sang **24**, No. 3 (1951).
Heilmeyer, L., u. H. Begemann: Blut und Blutkrankheiten, 1951.

KAMINOPETROS, J.: The sickle cell anomaly as a sign of Mediterranean anemia. Lancet **1952**.

KAPLAN, EUG., W. WOLF, W. ZUELZER and J. NEEL: The hematologic effect of hemoglobin C alone and in combination with sickle cell hemoglobin. Blood 8, No. 8 (1953).

MACRYCOSTAS, K.: Wien. Arch. inn. Med. **1940**, 33.

MOTULSKY, AR. PAUL, and E. L. DURRUM: Paper electrophoresis of abnormal hemoglobin and its clinical applications. A simple semiquantitative method for the study of the hereditary hemoglobinopathies. Blood 9, No. 9 (1954).

NEEL, J.: The inheritance of the sickling phenomenon, with particular reference to sickle cell disease. Blood 6, No. 5 (1951).

— H. STANO and J. LAURENCE: Two cases of sickle cell disease presumably due to the combination of the genes for thalassemia and sickle cell hemoglobine. Blood 8, No. 5 (1951).

— EUG. KAPLAN and W. ZUELZER: Further studies on hemoglobin C. I. A description of three additional families segregating for hemoglobin C and sickle cell hemoglobin. Blood 8, No. 8 (1953).

POWELL, W., J. RODARTE and J. NEEL: The occurence in a family of sicilian ancestry of the traits for both sickling and thalassemia. Blood 5, No. 10 (1950).

SHOFTON, D., C. CROCKETT and B. LEAVELL: Splenectomy in sickle cell anemia. Blood 6, No. 4 (1951).

SILVESTRONI, E., and I. BIANCO: Genetic aspects of sickle anemia and microdrepanocytic disease. Blood 7, No. 4 (1952).

— — Contributions personnelles aux acquisitions modernes sur quelques hémopathies et anomalies hématologiques constitutionnelles. Sci. med. ital. 2, No. 2 (1951).

— La microcytémie et les syndromes microcythémiques. Scientia 1954.

— e I. BIANCO: Un problema medico-sociale, la microcitemia e il morbo di Cooley. Estortto da «Annali della sanita publica». 14, Fasc. VI (1953).

SINGER, K., and A. CHAPMAN: Studies on abnormal hemoglobins. IX. Pure (homozyons) hemoglobin C disease. Blood 9, No. 11 (1954).

— AL. KRAUS and Col.: Studies on abnormal hemoglobins. X. A new syndrome. Hemoglobin C-Thalassemia disease. Blood 9, No. 11 (1954).

— and A. CHERNOFF: Studies on abnormal hemoglobins III. The interrelationship of type S sickle cell hemoglobin and type F alkali resistant hemoglobin in sickle cell anemia. Blood 7, No. 1 (1952).

— and B. FISHER: Studies on abnormal hemoglobins VI. Electrophoretic demonstration of type S sickle cell hemoglobin in erythrocytes incapable of showing the sickle cell phenomenon. Blood 8, No. 3 (1953).

— A. CHERNOFF and L. SINGER: Their identification by means of the method of fractional denaturation. Blood 6, No. 5 (1951).

— and L. SINGER: Studies of abnormal hemoglobin VII. The gelling phenomenon of sickle cell hemoglobin. Its biologic and diagnostic significance. Blood 8, No. 11 (1953).

— A. CHERNOFF and L. SINGER: Studies on abnormal hemoglobin. I. Their demonstration in sickle cell anemia and other hematological disorders by means of alcali denaturation. Blood 6, No. 5 (1951).

— L. SINGER and S. GOLDBERG: Studies on abnormal hemoglobin. XI. Sickle cell-thalassemia disease in the Negro. The significance of the S+A+F and S+A patterns obtained by the analysis. Blood 10, No. 5 (1955).

— and B. FISHER: Studies on abnormal hemoglobin. V. The distribution of type S sickle cell hemoglobin and type F alcali resistant hemoglobin within the red cell population in sickle cell anemia. Blood 7, No. 12 (1952).

STURGEON, P., H. A. ITANO and W. R. BERGREN: Clinical manifestation of inherited abnormal hemoglobin. I. The interaction of Hb-S with Hb-D. II. Interaction of Hb-E and thalassemia trait. Blood 10, No. 5 (1955).

STURGEON, P., H. ITANO and W. VALENTINE: Chronic hemolytic anemia associated with thalassemia and sickling traits. Blood 7, 350 (1952).

Veras, S., T. Démétriades et S. Manios: L'anémie falciforme en Macédoine. Sang **1953**,613.
Wari, E.: Electrophoretic studies of red cell hemolysates. Acta med. scand. (Stockh.) 148, Fasc. III (1954).
Choremis, K., N. Zervos, V. Konstandinidis u. L. Zanna: Herde von Sichelzellenanämie in Dörfern des Kopai Distriktes. Helliniki Iatriki 1950, Nr. 12.
Zuelzer, W., and E. Kaplay: Thalassemian-Hemoglobin C disease, a new syndrome presumably due to the combination of the genes for thalassemia and hemoglobin C. Blood 9, No. 2 (1954).

Über die Mischform von Sichelzellen- und Erythroblastenanämie (Drepanothalassämie).

Von
G. A. Delijannis und W. Zurukzoglu (Saloniki/Griechenland).

Mit 2 Abbildungen.

Durch die Untersuchungen der letzten Jahre hat sich gezeigt, daß außer der Erythroblastenanämie eine weitere hereditäre hämolytische Anämie, die Sichelzellenanämie, in Griechenland nicht selten vorkommt. Manche Fälle wurden aus verschiedenen Gegenden des Landes beschrieben, und zwar bei Familien, in denen bei einem Mitglied oder mehreren Angehörigen eine Sichelzellenanämie bzw. eine latente Form (Sichelzellenträger, sickle cell trait) beobachtet wurde (1—16).

Bei einer eingehenden Untersuchung der Bevölkerung im Norden Griechenlands hatten wir Gelegenheit mehrere Herde von Sichelzellenträgern in verschiedenen Gegenden zu lokalisieren und dabei einen ziemlich hohen Prozentsatz von solchen Trägern in manchen davon festzustelllen. Bei 7063 Einwohnern, meist Schulkindern von 51 Ortschaften in Mazedonien und Thrazien wurde die Natriumbisulfitprobe auf Sichelzellen vorgenommen. Davon wurden in 24 Dörfern mit einheimischer Bevölkerung, also bei 3583 Individuen, 537 positive Fälle von Sichelzellenträgern gefunden (15, 16).

Die Häufigkeit des Sichelzellenphänomens in den verschiedenen Gegenden verteilt sich folgendermaßen: Im Hinterland, um Saloniki und Kavala herum 4—9%; in Chalkidiki auf der Halbinsel von Kassandra 2—14%, auf der mittleren Halbinsel Sithonia 18—24%, im südlichen Teil derselben 31—32%. Dort wurde die Sichelzellenanämie als Krankheit bei nur 1,9% der Sichelzellenträger bzw. 0,6% der Gesamtbevölkerung beobachtet.

Die Mischform.

In Ländern wie Griechenland, wo die Erythroblasten- und die Sichelzellenanämie in verschiedenen Gegenden alternierend oder in anderen wieder zugleich vorkommen, in den Fällen, wo jeder der Eltern eine der genannten Blutanomalien trägt, ist es naheliegend, auch die Mischform beider Anämien zu beobachten, wie sie zuerst in Italien von Silvestroni und Bianco (17, 18), später in Amerika von verschiedenen Autoren (19—24) beschrieben wurde.

In den letzten 2 Jahren wurden von uns 10 solcher Fälle bei 8 Familien, die aus verschiedenen Gegenden von Chalkidiki stammten, beobachtet.

Eines der *Elter* wies regelmäßig in der feuchten Kammer ein positives Sichelzellenphänomen auf, sonst aber keinerlei Blutbefunde. Das andere der Elter hat in der Hälfte der Fälle an einer milden Form der Erythroblastenanämie gelitten (minor-Form); in den übrigen Fällen (bis auf eine Ausnahme) waren es Merkmalträger dieser Anämie (COOLEY-trait).

Das *klinische Bild* der Mischform von Sichelzellen- und Erythroblastenanämie, die wir als Drepanothalassämie bezeichnen möchten ("Sickle cell-Thalassemia disease" der amerikanischen Autoren), wird in den meisten unserer Fälle durch die bekannten hämolytischen Krisen charakterisiert, die mit Leib-, Knochen- und Gelenkschmerzen auftreten und solchen Anämien eigen sind. Die Gliederschmerzen, die mit oder ohne Anschwellung derselben einhergehen, sind das meist ausgeprägte Symptom und werden oft als Gelenkrheumatismus verkannt. Oft wird eine mäßige oder höhere Temperatursteigerung um oder über 38° C beobachtet, wie ein Ikterus oder Subikterus der Haut und der Skleren, der sich meist in den Zwischenzeiten der hämolytischen Krisen zurückbildet. Die Dauer der hämolytischen Krisen schwankt zwischen einigen Tagen und Wochen. Sie erscheinen in unregelmäßigen Zeitabständen.

Eine mäßige Milzschwellung ist kein konstantes Symptom; sie wurde bei 7 unserer Fälle beobachtet. In einem weiteren Fall konnte die ursprünglich über 2 Querfinger vergrößerte Milz nach $1^1/_2$ Jahren nicht mehr getastet werden. Ein viel häufigeres Symptom ist die mäßige Leberschwellung, die in allen unseren Fällen festgestellt werden konnte.

Bei manchen Fällen ist ein leicht mongoloides Gesicht festzustellen. Die in der italienischen und amerikanischen Literatur beschriebenen Unterschenkelgeschwüre haben wir bei keinem unserer Fälle beobachten können.

Die *Blutbefunde* dieser Krankheit werden von dem gleichzeitigen Auftreten von Sichelzellen und den der Erythroblastenanämie üblichen morphologischen Veränderungen charakterisiert.

Durch das Einwirken einer reduzierenden Substanz (Natriumbisulfit) werden in kurzer Zeit (15 min), fast alle roten Blutkörperchen in typische, meist längliche Sichelzellen mit den charakteristischen lang ausgezogenen Fortsätzen umgewandelt.

Die morphologischen Veränderungen der Erythrocyten sind sehr bezeichnend und stellen einen der wichtigsten diagnostischen Anhaltspunkte dar.

Es besteht eine mäßige bis starke Anisocytose und Poikilocytose. Schizocyten, Ovalocyten, Keulenformen, Birnenformen usw. werden laufend beobachtet. Es zeigt sich eine ausgesprochene Hypochromie und Anisochromie, wie auch eine Polychromasie, eine basophile Tüpfelung der Erythrocyten und Jollykörper. Erythroblasten und Schießscheibenzellen sind in mäßiger Zahl, Sichelzellen in geringerer Zahl vorhanden. In solchen Fällen überwiegen stark die kleinen Zellen, Mikrocyten, so daß sich dadurch das Einzelerythrocytenvolumen deutlich erniedrigt (70—74,5 μ^3). Diese Fälle entsprechen also der von SILVESTRONI und BIANCO beschriebenen «*anémie microdrépanocytaire*».

In anderen Fällen sind diese für die Erythroblastenanämie charakteristischen morphologischen Veränderungen nicht immer sehr ausgeprägt, was besonders die Anisocytose und die Poikilocytose betrifft. Auch die Hypochromie ist geringeren Grades.

In solchen Fällen wird vielmehr eine Fülle von Makrocyten und Target-Zellen beobachtet, die keinesfalls hinter der Zahl der Normocyten zurückstehen. Mikrocyten sind in viel geringerer Zahl vorhanden oder können auch vollkommen fehlen.

Es entsteht somit der Eindruck einer makrocytären Anämie. Auch die Bestimmung des Einzelerythrocytenvolumens kommt als Stütze dieser Annahme hinzu, denn es werden Werte gefunden, die weit über der Norm liegen (100 u. 110 μ^3). Wir halten diese *makrocytäre Form* ebenfalls als charakteristisch bei der Drepanothalassämie, sie kommt auch nicht weniger häufig als die kleinzellige Form vor.

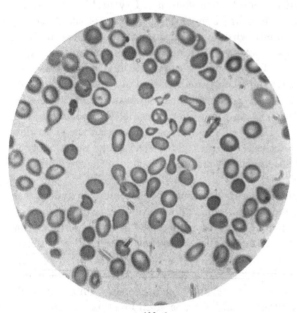

Abb. 1.
Blutausstrich eines Falles von Drepanothalassämie. Mikrocytäre Form.

Als sehr charakteristischen weiteren Befund der makrocytären Form möchten wir die große Fülle von Schießscheibenzellen (bis über 50%) hervorheben, die den Ausstrichpräparaten ihr Gepräge verleiht. Ein so reichliches Vorkommen von Schießscheibenzellen wurde bisher gewöhnlich nur in Verbindung mit Hämoglobin C beobachtet. Das Vorhandensein derselben konnte jedoch durch die Papierelektrophorese bei allen unseren Fällen ausgeschlossen werden. Eine Fülle von Target-Zellen sollte demnach nicht als charakteristischer Nebenbefund für die Anwesenheit von Hämoglobin C angesehen werden.

Es versteht sich von selbst, daß zwischen den beiden extremen Typen, dem mikrocytären und dem makrocytären, fließende Übergänge vorkommen, wobei die verschiedenen Veränderungen in mannigfaltigen Kombinationen und wechselnder Schwere auftreten.

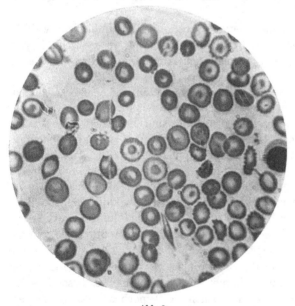

Abb. 2.
Blutausstrich eines Falles von Drepanothalassämie. Makrocytäre Form.

In solchen Fällen, die mehr oder weniger ein Gleichgewicht von Makro- und Mikrocyten aufweisen, schwankte auch das Einzelerythrocytenvolumen in normalen Grenzen (84—86 μ^3).

Von den übrigen Befunden sollten noch kurz folgende erwähnt werden.

Das Hämoglobin war immer mäßig vermindert und schwankte zwischen 8,8—9,5 g. In einem Fall, der auch ad exitum kam, wurde 4—4,5 g gefunden. Bei allen Fällen konnten abnormale Hämoglobine, alkaliresistentes und Hämoglobin S festgestellt werden. Das alkaliresistente (fetales) Hämoglobin wurde in Mengen von 3,5—20% der Gesamtmenge des Hämoglobins gefunden. Diese Werte unterliegen wahrscheinlich Schwankungen im Verlauf der Krankheit, wie wir bei 2 unserer Fälle beobachten konnten. Wir fanden innerhalb eines Jahres in einem Fall Werte von 7,6 und 3,9% und bei einem anderen Fall 3,7 und 5,5%.

Mittels der Papierelektrophorese konnte die Anwesenheit von Hämoglobin S festgestellt werden. Die elektrische Wanderung derselben war in manchen Fällen die des Hämoglobins der Sichelzellenanämie, in anderen die des Hämoglobins der Sichelzellenträger, d. h. sie näherte sich dem normalen Hämoglobin.

Die Untersuchung der Serumeiweiße hat gezeigt, daß in den meisten Fällen pathologische Befunde vorliegen, wie sie von uns bei der Erythroblastenanämie beobachtet wurden. Neben der Hypoproteinämie wurden durch die Papierelektrophorese eine Verminderung des Albumins und eine relative Steigerung der Globuline, und zwar des γ-Globulins gefunden. Auch die Trübungs- und Flockungsreaktionen des Serums waren positiv.

Die Zahl der Erythrocyten war gewöhnlich vermindert und schwankte zwischen 3,5—4,0 Mill. In dem erwähnten schweren Fall betrug sie 1,5—2,0 Mill. Im Fall Nr. 6 (latente Form) wurden einmal 3,5 Mill. und 10 g Hb gefunden, nach einem Jahr 5,3 Mill. E. und 12,3 g Hb, also eine Erythrocytose wie sie gelegentlich bei der minor-Form der Erythroblastenanämie beobachtet wird.

Der Hämatokrit (nach WINTROBE) war immer vermindert und schwankte zwischen 29—35 mm.

Die Resistenz der E. war in allen Fällen vermehrt.

Die Reticulocyten waren während der hämolytischen Krisen stark vermehrt, 48—300%/00, in den Zwischenzeiten normal oder nur leicht vermehrt.

Die Leukocyten wurden gewöhnlich nach Zahl und Art als normal befunden.

Das Knochenmark wies die gewöhnliche erythroblastische Reaktion auf, wie sie bei der Cooleyschen Anämie zu beobachten ist [MALAMOS und DELIJANNIS (25)]. Eine große Vermehrung der unreifen Formen der Erythrocyten in einem Verhältnis von 3:1 bis 4:1 der roten zu der weißen Reihe konnte stets beobachtet werden.

Formen und Verlauf. Neben den cellulären Unterschieden (makro- und mikrocelluläre Form) bestehen auch klinische Unterschiede betreffend der Schwere und des Verlaufs der Krankheit.

Gewöhnlich verläuft die Krankheit chronisch unter einem mäßig-schweren Symptomenkomplex. Die mittelschwere hypochrome Anämie wird während der hämolytischen Krisen verschärft und geht nach deren Ablauf langsam zurück. Seltener wird auch ein schwerer, tödlicher Verlauf beobachtet, wie in einem unserer Fälle (Nr. 4), bei einem 4jährigen Kinde. Der Tod ist infolge einer Lungenentzündung eingetreten.

Die Blutveränderungen in diesem Fall waren eine schwere hypochrome Anämie (E. 1,5—2,0 Mill., Hb 4—4,5 g = 28%), eine mäßige Anisopoikilocytose, starke Hypochromie, Polychromasie, reichlich vorhandene Jollykörper und basophile

Tabelle 1. *Hämatologische Befunde*

	Sichelzellentest	Hämoglobin, gr.	Erythrocyten, Millionen	Hämatokrit (WINTROBE)	M.C.V. μ^3 (Einzelerythrocytenvolumen)	M.C.H. $\gamma\gamma$ (Hb-Gehalt des Einzelerythrocyten)	M.C.H.C. % (Sättigungsindex)
1. Familie A. H.							
Vater (Sichelzell.-Träger)	+++	14	4,5			31	
Mutter („Cooley minor") . . .	—	8	4,8	35	73	17	23
Sohn (1. Fall)	+++	7,8	4,0	29	72,5	19,5	27
2. Familie G. P.							
Vater (Sichelzell.-Träger)	+++	14,2	5,0	47	94	28,5	30
Mutter („Cooley minor") . . .	—	10,2	4,7	35	74	22	29
Tochter (2. Fall)	+++	8,8	3,7	31	84	24	28,5
Tochter („Cooley minor") . . .	—	9,7	4,6	33	72	21	29,5
Großmutter („Cooley minor") . (mütterlicherseits)	—	10,5				26	
3. Familie G. B.							
Vater (Sichelzell.-Träger)	+++	12,9	4,0			32	
Mutter („Cooley trait")	—	11,4	5,3	39	73,5	21,5	29
Tochter (3. Fall)	+++	8,8	3,5	35	100	25	25
4. Familie S. Ts.							
Vater („Cooley minor")	—	10,6	4,0			26,5	
Mutter (Sichelzell.-Träger). . . .	+++	11	4,2			26	
Sohn (4. Fall)	+++	4,5	2,0	22	110	22,5	20,5
5. Familie D. G.							
Vater (Sichelzell.-Träger)	+++	12					
Mutter (hämatolog. o. B. ? ?) . .	—	13,3	4,8	45	96	28	29
Tochter („Cooley minor") . . .	—	6,6	3,7	29	78	18	23
Sohn (5. Fall)	+++	9,5	5,05	35	70	19	26
Tochter (6. Fall)	+++	12,3	5,3	41	77	23	30
Tochter (7. Fall)	+++	10					
6. Familie M. K.							
Vater („Cooley trait")	—	15,9	6,76	46	68	23,5	34,5
Mutter (Sichelzell.-Träger). . . .	+++	12,2	3,7	38	103	33	31,5
Tochter (8. Fall)	+++	8,35	3,6	30,5	84	23	27
Tochter (Sichelzell.-Träger) . . .	+++	12,2	4,5	38,5	85,5	27	32
7. Familie K. O.							
Vater (Sichelzell.-Träger)	+++						
Mutter („Cooley trait")	—	13	6,0	42	70	21.5	31
Sohn (9. Fall)	+++	10,4	3,9	33	84,5	26,5	31
8. Familie G. G.							
Vater (Sichelzell.-Träger)	+++	14,2	4,8	47,5	98	29,5	30
Mutter („Cooley minor")	—	9	4,1	28,5	70	22	31
Tochter (10. Fall)	+++	10	4,5	33,5	74,5	22	30

Tüpfelung der E., vereinzelte Sichelzellen, reichliche Erythroblasten (68 auf 100 Weiße) und Reticulocyten (300⁰/₀₀), wie auch reichliche Schießscheibenzellen (38%). Dieser Fall stellte eine ausgesprochene makrocytäre Form dar (E. E. V. — M. C. V. — 110 μ^3).

Die klinischen Verlaufsformen könnten zu der Thalassaemia minor und Thalassaemia major parallelgesetzt werden und als Drepanothalassaemia major und minor bezeichnet werden.

bei den beschriebenen Familien.

Mikrocyten	Makrocyten	Anisocytose	Poikilocytose	Hypochromie	Polychromasie	Basophile Tüpfelung	Jolly-Körper	Erythroblasten (auf 100 Leukocyten)	„Target-Zellen" (Schießscheibenzellen)	Sichelzellen	Alkaliresistentes Hämoglobin %
—	—	—	—	—	—	—	—	—	—	—	—
+++	+	++	++	++	++	++	—	—	++	—	4
+++	+	+++	+++	++	++	++	—	—	10	+	14
—	—	—	—	—	—	—	—	—	—	—	—
+++	—	+	+	++	—	+	—	—	+	—	2,3
+	+++	++	+	+	++	+	+	34	40	+	5,5
++	—	++	+	++	—	+	—	—	++	—	3,3
+++	+	++	++	++	—	+	—	—	++	—	
—	—	—	—	—	—	—	—	—	—	—	—
++	—	+	+	+	—	++	—	—	+	—	3,5
+	+++	+	+	++	+++	+++	+++	30	25	+	7,7
++	—	++	+	+	+	++	—	—	40	—	2,7
—	—	—	—	+	—	—	—	—	—	—	
—	+++	+	+	+++	++	+	+++	68	38	+	
—	—	—	—	—	—	—	—	—	—	—	0,32
++	++	++	++	+++	+++	++	—	2	30	—	9,4
+++	++	+++	++	+++	++	++	+	3	29	+	7,6
++	+	+	+	—	—	—	—	—	16	—	2,7
++	—	+	+	++	—	—	—	—	28	—	
++	—	++	+	++	—	—	—	—	+	—	4
—	+	—	—	—	—	—	—	—	—	—	
++	++	++	++	++	++	+	—	5	60	++	20
—											
+	—	+	+	+	—	—	—	—	+	—	3
+	++	++	+	++	++	++	++	28	45	++	10
—	+	—	—	—	—	—	—	—	—	—	—
++	—	++	++	++	+	+	—	—	++	—	6
+++	++	+++	+++	+++	++	+++	—	6	28	+++	15,6

Auch eine latente Form dieser Krankheit wird weiter beobachtet. Solche Fälle verlaufen gewöhnlich ohne klinische Erscheinungen. Bei genauer Untersuchung wird eine leichte hypochrome Anämie, mitunter auch eine leichte Erythrocytose festgestellt, wie sie oft bei der latenten Form der COOLEYschen Anämie beobachtet wird. Die morphologischen Veränderungen der Erythrocyten sind nicht erheblich (geringe Anisocytose, leichte Hypochromie); es besteht jedoch eine deutliche Vermehrung der Schießscheibenzellen (in 2 Fällen, Nr. 6 und 7, 16 und 28%).

44*

Die *genetischen* Kriterien sind sehr charakteristisch und bilden neben den Blutveränderungen eine weitere Stütze für die Diagnose.

Das eine der Elter ist in der Regel ein Sichelzellenträger, das andere ein
Träger der Merkmale der Erythroblastenanämie oder leidet an einer milden Form
derselben. Nach den Mendelschen Gesetzen werden in der Deszendenz Sichel-
zellenträger, Träger der Merkmale der Erythroblastenanämie bzw. einer milden
Form, die Mischform von Sichelzellen- und Erythroblastenanämie und gesunde
Kinder beobachtet.

Es ist hier zu bemerken, daß es in Ausnahmefällen nicht möglich ist, die Merkmale der Erythroblastenanämie bei den Eltern festzustellen, wie es bei einer
Familie (Nr. 5) der Fall war. Der Vater war ein typischer Sichelzellenträger, sonst
zeigte er keine Blutveränderungen. Die Mutter wies ebenfalls keine deutlichen
Blutveränderungen auf, welche als Zeichen einer Erythroblastenanämie gedeutet
werden könnten. Trotzdem hat ein Kind an einer typischen minor-Form der
Erythroblastenanämie gelitten, ein zweites Kind an einer mikrocytären Drepanothalassaemia minor, zwei andere Kinder an der latenten Form dieser Mischform
und ein fünftes Kind war gesund. Auch in diesem Fall müssen wir annehmen,
daß die Merkmale der Erythroblastenanämie von einem der Vorfahren vererbt
wurden, sie sind aber durch die heute in Gebrauch befindlichen Methoden nicht
festzustellen.

Aus den Blutbefunden der Drepanothalassämie ist zu schließen, daß die pathologischen Charaktere dieser Krankheit von beiden krankhaften Erbanlagen
übernommen werden und bei der neuen Form eine deutlich stärkere Ausprägung erleiden. Es scheint hier ein modifikatorischer Effekt des Gens vorzuliegen. So gehört die zu beobachtende Mikrocytose dem Ursprung nach der
Erythroblastenanämie an, wie auch die morphologischen Veränderungen der
Erythrocyten, die dieser Anomalie entsprechen. Diese sind bei der Mischform
auch stärker ausgeprägt als die Merkmale der ursprünglichen Krankheiten, die
von den Eltern getragen werden.

Den makrocytären Charakter übernehmen die entsprechenden Fälle offenbar
von der drepanocytären Anlage. Eine relative Makrocytose wird doch bekanntlich
oft bei der gleichnamigen Anämie beobachtet.

Die Schießscheibenzellen sind in den verschiedenen Formen der Drepanothalassämie viel reichlicher vorhanden als bei den ursprünglichen reinen Anämien,
ebenso die Menge des anomalen Hämoglobins S. Wie durch amerikanische Untersuchungen mittels der optischen Elektrophorese gezeigt wurde, ist die Menge des
Hämoglobins S bei der Mischform gewöhnlich größer (67—82%) (*26*) als sie bei
den Sichelzellenträgern beobachtet wird (24—45%).

Es wäre somit nicht richtig, die Drepanothalassämie als die Summe der Blutveränderungen der zwei ursprünglichen Anämien zu betrachten, sondern als
Morbus sui generis, bei dem unter einer neuen Zusammenstellung die pathologischen Charaktere der ursprünglichen Krankheiten auftreten.

Zusammenfassung.

Durch das gleichzeitige Vorhandensein der Merkmale der Sichelzellen- und
Erythroblastenanämie wird eine neue konstitutionelle hämolytische Anämie
gebildet, die Drepanothalassämie.

Klinisch tritt die Krankheit mit den gewöhnlichen Symptomen der hämolytischen Anämien auf und deren eigenen hämolytischen Krisen. Sie hat gewöhnlich einen milderen Verlauf als die Anämien, von denen sie gebildet wird. Es werden mitunter auch schwere, tödliche Fälle wie auch leichte, latente Formen beobachtet. Diese klinischen Formen können zu der Thalassaemia minor und Thalassaemia major in Parallele gesetzt werden, wie auch zu der latenten Form der Cooleyschen Anämie (Cooley trait).

In bezug auf die Blutveränderungen erscheint die Krankheit als hypochrome hämolytische Anämie. Neben dem konstant auftretenden Sichelzellenphänomen in der feuchten Kammer und dem Auftreten von Sichelzellen in den Blutausstrichen, werden die üblichen morphologischen Veränderungen der Erythroblastenanämie beobachtet. Es werden zwei Typen dieser Mischform unterschieden, der mikrocytäre mit Überwiegen der Mikrocyten und starker Aniso-Poikilocytose und niedrigem Einzelerythrocytenvolumen (70—74,5 μ^3) und der makrocytäre, wobei reichlich Makrocyten und Target-Zellen beobachtet werden und das Einzelerythrocytenvolumen gesteigert ist (100—110 μ^3). Dieser Typ wie auch die Übergangsformen nehmen ein eigentümliches morphologisches Gepräge von den reichlich bis zu 50% vorhandenen Schießscheibenzellen an.

Literatur.

1. Makrykostas, K.: Arch. inn. Med. **33**, 330 (1939/40).
2. Komninos, D., D. Bakalos u. P. Katsiroumbas: Med. Ges. Athen, Oktober 1950.
3. Zaverdinos, A.: Nosokom. Chronika, Athen, November 1950.
4. Zervos, N., u. S. Sklavounou: Bull. Soc. Pédiatr. Grèque p. 219 (1950).
5. Foy, H., A. Kondi u. K. Alexandridis: Trans. Roy. Soc. Trop. Med. Hyg. **44**, 729 (1951).
6. Vatsineas, P., P. Poulikakos et A. Apostolidis: Soc. médicochir. Athènes décembre 1952.
7. Papafotis, K., K. Mavros et P. Panayotopoulos: Soc. médicochir. Athènes, juin 1952.
8. Bartzokas, S., E. Platis et G. Dervenoulas: Arch. franç. Pédiatr. **9**, 709 (1952).
9. Caminopetros, J.: Lancet **1952 I**, 687.
10. Veras, S., T. Demetriadis et S. Manios: Sang **24**, 613 (1953).
11. Alexandridis, K., S. Tziwanopoulos, G. Karageorgiou, J. Ayomamitis u. A. Melissas: Helleniki Iatriki **22**, 105 (1953).
12. Gouttas, A., H. Tsevrenis, F. Fessas et I. Poungouras: Sang **24**, 384 (1953).
13. Klonizakis, F.: 10e Congr. Soc. médicochir. Ioannina, avril 1954.
14. Choremis, K., N. Zervos, B. Konstantinidis, L. Zannou: Lancet **1**, 1147 (1951).
15. Delijannis, G. A., u. N. Tavlarakis: Helleniki Iatriki **23**, 961 (1954).
16. Delijannis, G. A. and N. Tavlarakis: Brit. Med. J. **2**, 299 (1955).
17. Silvestroni, E., et I. Bianco: Sci. med. ital. (édit. franç.) **2**, 283 (1951).
18. Silvestroni, E., and I. Bianco: Blood **7**, 429 (1952).
19. Powell, W. N., J. G. Rodarte and J. V. Neel: Blood **5**, 887 (1950).
20. Sturgeon, P., H. A. Itano and W. N. Valentine: Blood **7**, 350 (1952).
21. Wassermann, C. F., V. R. Phelps and A. J. Hertzog: Pediatrics **9**, 286 (1952).
22. Banks, L. O., R. B. Scott and J. Simmonds: Amer. J. Dis. Childr. **84**, 601 (1952).
23. Neel, J. V., H. A. Itano and J. S. Lawrence: Blood **8**, 434 (1953).
24. Pavlovsky, A., M. A. Etchevery y G. C. Vilaseca: Rev. Soc. argent. Hemat. **3**, 152 (1951).
25. Malamos, B., u. G. A. Delijannis: Verh. dtsch. Ges. inn Med. **1940**, 307.
26. Motulsky, A. G., H. P. Milton, M. H. Paul and E. L. Durrum: Blood **9**, 897 (1954).

Über Fälle von Sichelzellenanämie und abnormem Hämoglobin in der Türkei.

Von

Arif Ismet Cetingil und Ferhan Berker (Istanbul/Türkei).

Mit 2 Abbildungen.

Entgegen den älteren Anschauungen tritt die Sichelzellenanämie nicht lediglich bei den Angehörigen der schwarzen Rasse auf. Mehrere Veröffentlichungen berichten auch über Fälle bei der weißrassigen Bevölkerung der Mittelmeerländer; aus Griechenland wurden sogar trait incidence-Verhältnisse mit sehr hoher Sichelzellenzahl mitgeteilt. Auch in der Türkei sind Fälle von Sichelzellenanämie bei Weißrassigen seit 1946 veröffentlicht worden.

Der erste Fall wurde 1946 von Egeli und Ergun veröffentlicht und betrifft ein griechisches Mädchen von der Insel Emros[1]. Der zweite von Küley und Tuna veröffentlichte Fall war ein 6jähriger Knabe aus Mersin[2]. Der dritte Fall, der bei einem 22jährigen Mann aus Iskenderun beobachtet wurde, wurde 1953 auf dem Türk. Kongreß für Medizin in Izmir von Vural und Palabiyi-koǧlu mitgeteilt.

Die darauffolgenden Veröffentlichungen betreffen 4 und später noch 3 weitere Fälle von Aksoy. *Bei der ersten Gruppe* handelt es sich um: 1. Einen 18jährigen Mann aus Tarsus, 2. ein 12jähriges Mädchen aus Tarsus, 3. den 15jährigen Bruder des vorigen Falles, ebenfalls aus Tarsus, 4. ein 3jähriges Kind aus Tarsus [der 7jährige Bruder des letzten Falles ist der zweite von Küley und Tuna veröffentlichte Fall (s.o.)]. *Die zweite Gruppe* umfaßt 1. einen 18 Monate alten Jungen, 2. ein 2jähriges Mädchen, 3. einen 6 Monate alten Jungen. Alle drei Fälle sind in Tarsus beobachtet worden.

In den letzten Jahren hat nun M. Aksoy in der südlichen türkischen Provinz Mersin und in der Nachbarstadt Tarsus und deren Umgebung systematische Untersuchungen angestellt und in der dort ansässigen Bevölkerung in 13,3% der untersuchten Fälle ein Sichelzellen-trait festgestellt. 50 von den zur Untersuchung gelangten Fälle wiesen eine Sichelzellenbildung auf, die zwischen 20—30% und 70—80% schwankte. Bei 200 vom selben Autor in einer anderen Gegend vorgenommenen Untersuchungen wurde dagegen in keinem Falle eine Sichelzellenbildung festgestellt.

Bei den bisher in der Türkei beobachteten Sichelzellenanämien sowie bei den systematischen Untersuchungen von M. Aksoy wurde lediglich die Waugh-Seriver-Methode angewendet und geprüft, ob die Erythrocyten in einem mit Paraffin verschlossenen System und unter einem geringen O_2-Druck die Sichelform aufweisen oder nicht. Eine Hämoglobin-(Hb-)Elektrophorese sowie die Differenzierung des pathologischen Hämoglobins wurden nicht angestellt.

Die vier hier zur Sprache kommenden Fälle betreffen Bewohner derselben Gegend. Es sind Angehörige zweier Familien, die keinerlei Verwandtschaft oder Beziehungen zueinander aufweisen. Bei dem ersten Fall (Kâmil Tanrikulu) konnte festgestellt werden, daß die Vorfahren aus Syrien nach Tarsus eingewandert waren. Bei dem 2. Fall war die Mutter aus Ägypten, der Vater aus Syrien eingewandert. Bei beiden Familien wurde mit Bestimmtheit angegeben, daß weder zur Zeit noch in der näheren Vergangenheit eine Verwandtschaft mit Negern bestand.

Bei Fall 1 und 2 konnte die Diagnose schon bei der einfachen Blutzählung gestellt werden, da fast sämtliche Erythrocyten die Sichelform annahmen. Bei Fall 3, der der Sohn von Fall 2 ist, war das Sichelzellenphänomen ebenfalls sehr ausgesprochen und hochprozentual.

Fall 4, ein Vetter von Fall 2, hatte keinerlei subjektive Beschwerden und wies nur ein sehr geringes Sichelzellenphänomen auf.

Bei allen diesen Fällen wurden die Routine-Blutuntersuchungen angestellt und die Sichelzellenbildung mit der WAUGH-SERIVER-Methode geprüft. Nachdem der Abstrich zur Verhütung eines raschen Abtrocknens mit Deckglas und Paraffin vorbereitet wurde, konnten die sichelförmigen Erythrocyten mit Giemsa gefärbt werden. Bei allen Fällen wurde die Knochenpunktion, bei Fall 2 und 3 die Milz- und Leberpunktion ausgeführt und das Vorhandensein extramedullärer Herde ausgeschlossen. Ferner wurden mit Ausnahme von Fall 4 die osmotische Resistenz der Erythrocyten gemessen und systematische Knochenaufnahmen gemacht (Abb. 1). Das alkaliresistente fetale Hämoglobin-Verhältnis wurde nach der SINGER-CHERNEFFschen ,,1 Minuten''- und "fractional denaturation''-Methode bestimmt. Ferner wurden bei allen 4 Fällen und außerdem bei 3 Angehörigen der Yurdatapan-Familie (Bruder, Tante und Base von Fall 2) die Hämoglobin-Elektrophorese nach

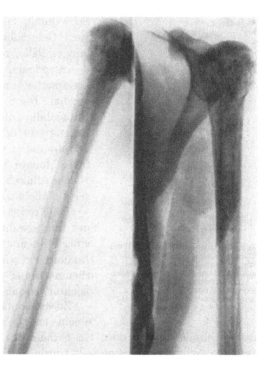

Abb. 1. Charakteristische Verdickung des Endostes in der gesamten Länge des Knochens.

einer etwas abgeänderten Methode der von KUNKEL u. Mitarb. modifizierten Papierelektrophorese ausgeführt. In der Absicht, die alkaliresistente Hämoglobin-Fraktion nachweisen zu können, wurden einerseits mit Nabelbluthämolysat, andererseits mit dem Hämolysat eines uns bekannten Thalassämie-Kranken die gleichen elektrophoretischen Untersuchungen vorgenommen.

Die in Abb. 2 wiedergegebenen Elektrophorese-Streifen sind stets unter Benutzung von Oxyhämoglobin gewonnen (HbO_2). Verwendet wurden eine Veronal-Pufferlösung von p_H 8,6 und das SCHLEICHER-SCHÜLLsche Fließpapier. Das aus der Vene unter Heparin oder Oxalat entnommene Blut wurde durch mehrfache Waschungen von den letzten Plasmaüberresten gereinigt, in destilliertem Wasser hämolysiert und von den letzten Stroma-Überresten durch $^1/_2$—1 stündiges Zentrifugieren bei einer Tourenzahl von 3000 getrennt. Nach diesen Vorbereitungen wurde das Blut auf das mit dem Veronal-Puffer benetzte und seit 24 Std.

leerlaufende Papier gebracht und im Elphorapparat für weitere 24 Std. einem Strom von 220 Volt Spannung ausgesetzt.

Mit dieser Methode konnte das HbO_2F vom HbO_2A nicht abgetrennt werden. Es konnte lediglich festgestellt werden, daß das mit Natrium-Dithionid reduzierte Hb F hinter dem Hb A zurückblieb und eine Stelle zwischen Hb A und Hb S einnahm. Es war jedoch aus technischen Gründen nicht möglich, bei den hier zur Diskussion stehenden Fällen die Elektrophorese des reduzierten Hämoglobins auszuführen.

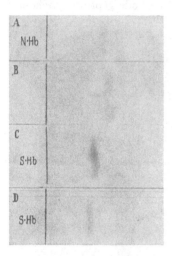

Abb. 2. Elektrophorese-Streifen. Hämoglobin ungefärbt. *A* Normales Oxyhämoglobin. *B* Normales Hämoglobin von der Tante des Patienten Y.Y. und ihrer Tochter bei der Elektrophorese des Gemisches. *C* Sichelzell-Hämoglobin des Pat. Y. Y. *D* Sichelzell-Hämoglobin bzw. Hb D (?) des Pat. Mes.

Während der klinischen Beobachtung traten bei Fall 2 Gelenkerscheinungen wie Rötung, Schwellung, Schmerz und Fieber auf, was uns auch Gelegenheit gab, die Natur dieser Erscheinungen näher zu untersuchen.

Irgendeine Änderung des Harnsäurespiegels und der osmotischen Resistenz konnte nicht festgestellt werden. Die Symptome waren durch ACTH oder Butazolidin sofort zu beherrschen, und diese am Anfang sehr oft wiederkehrenden Erscheinungen verschwanden nach Transfusion von Normalblut für 2 Monate vollständig.

Die klinischen und Laboratoriumsbefunde dieser 4 Fälle sind aus Tab. 1 zu ersehen.

Bei 3 weiteren Kindern in der Verwandtschaft des hier erwähnten Falles Y. Y. wurde eine mit einer Milz- und Lebervergrößerung einhergehende Anämie, ein wiederholtes Auftreten von Gelenkrheumatismus und bei zweien dieser Kinder ein leichter chronischer Dauerikterus festgestellt.

Zusammenfassend läßt sich sagen, daß in einem eng umschriebenen Gebiet der Türkei eine Sichelzellenanämie oder ein Sichelzellen-trait bei nicht mit Negern vermischten Weißrassigen festgestellt wurde. Bei diesen in der Gegend von Tarsus

Tabelle 1.

Fälle	Name	Zeitpunkt der Aufnahme	Alter	Geschlecht	Farbe	Eryth. in Mill.	Hb %	Reticulocyten %	Fetale Hb %	Sichelzellenbildung	Targetzellen	Hb Elektrophorese
I	K.T	9/54	22	männl.	weiß	3,8	72	3	16	sehr stark	üppig	Hb S
II	Y.Y.	9/54	39	männl.	weiß	4,3	80	2	14	sehr stark	üppig	Hb S
III	Müf.	10/54	14	männl.	weiß	3,2	60	4,5	4,5	sehr stark	üppig	Hb S
IV	Mes.	11/54	24	männl.	weiß	4,8	90	1,5	5	sehr wenig	üppig	Hb S ? Hb D ? ?

Fälle	Name	Osmotische Resistenz	Osteopathie	Arthropathie	Ikterus	Hepatosplenomegale
I	K.T.	0,33—0,42	deutlich	öfters	in d. Anamnese	vorhanden
II	Y.Y.	0,30—0,44	deutlich	öfters	nicht	vorhanden
III	Müf.	0,30—0,42	deutlich	öfters	nicht	vorhanden
IV	Mes.	0	nicht	nicht	nicht	nicht

und Mersin gefundenen Fällen konnte aber eine Einwanderung der Eltern bzw. Großeltern aus Ägypten oder Syrien nachgewiesen werden, so daß eine Beimischung von mit dieser Anomalie behaftetem Blut nicht völlig auszuschließen ist.

Der B$_{12}$-Vitaminstoffwechsel bei Hämoblastosen.

Von

H. C. Heinrich u. S. Oehlecker (Hamburg/Deutschland).

Mit 2 Abbildungen.

Die mikrobiologische Bestimmung der B$_{12}$-Vitamine mit dem Phytoflagellaten „Euglena gracilis var. saccharophila isol. T" ergab im Serum von Patienten mit Hämoblastosen bei 12 Fällen mit chronischer myeloischer Leukämie 510—11900 (im Mittel 5247) $\mu\gamma$ B$_{12}$/ml, bei 5 Fällen von Paramyeloblasten-Leukämie 21 bis 2000 $\mu\gamma$ B$_{12}$/ml, bei 16 Fällen von lymphatischer Leukämie 0,148—244 (im Mittel 85,1) $\mu\gamma$ B$_{12}$/ml, bei 5 Lymphogranulomatosen 1,9—540 $\mu\gamma$ B$_{12}$/ml und bei 3 Plasmocytomen 14—69,8 $\mu\gamma$ B$_{12}$/ml (Normalwerte 62—460 (im Mittel 238) $\mu\gamma$ Gesamt-B$_{12}$/ml Serum).

Die bei den Patienten mit chronischer myeloischer Leukämie manchmal bis auf das 50fache der Norm erhöhte B$_{12}$-Konzentration im Serum, ist auf eine Vermehrung der Benzimidazole im Nucleotidanteil des B$_{12}$-Moleküls enthaltenden Cobalamine und nicht auf eine erhöhte Konzentration endogen gebildeter Purin-Cobalamine zurückzuführen, da die mit dem Euglenen-Test gewonnenen Werte mit dem Chrysomonaden-Test (Ochromonas malhamensis Pringsheim) bestätigt werden konnten. Während eines neuen Schubes steigt der Serum-B$_{12}$-Spiegel bei der chronischen myeloischen Leukämie weiter an. Zwischen der Gesamt-B$_{12}$-Konzentration im Serum und der Zahl und dem Reifungsgrad der Leukocyten im peripheren Blut bestehen keine Beziehungen. In 6 daraufhin untersuchten Fällen von chronischer myeloischer Leukämie sank der Serum-B$_{12}$-Spiegel zusammen mit der Leukocytenzahl im peripheren Blut während bzw. nach der therapeutischen Röntgenbestrahlung der Milz stark ab, um jedoch nur in einem Falle den Normalbereich zu erreichen. Nach Absetzen der Strahlentherapie konnte bei mehreren Fällen neben dem Wiederanstieg der Leukocyten auch eine erneute Vermehrung der B$_{12}$-Konzentration festgestellt werden. Nach papierelektrophoretischer Auftrennung der Serumproteine wurde im Eluat mikrobiologisch mit Euglena gracilis das an die Serumproteine gebundene B$_{12}$ bestimmt und die pro Gramm Serumprotein-Fraktion gebundene B$_{12}$-Menge errechnet. Bei gesunden Versuchspersonen bindet das Serum-α_1-Globulin 17—20 mγ B$_{12}$/g. Bei der chronischen myeloischen Leukämie werden dagegen 140—2700 mγ B$_{12}$/g α_1-Globulinfraktion gebunden. Die absolute von den Serumprotein-Fraktionen gebundene B$_{12}$-Menge (in mγ B$_{12}$/g Eiweißfraktion) ist bei der chronischen myeloischen Leukämie beim α_1-Globulin bis auf das 100fache und beim α_2-Globulin bis auf das 20fache der Norm erhöht, während bei der lymphatischen Leukämie keine von der Norm abweichende aktuelle Bindung der B$_{12}$-Vitamine an die Serumprotein-Fraktion festzustellen ist (vergl. Abb. 1 und 2). Nach der Röntgenbestrahlung der Milz sinkt die absolute, von den verschiedenen Proteinfraktionen gebundene B$_{12}$-Menge parallel zur Gesamt-B$_{12}$-Menge im Serum ab, ohne daß die relative Verteilung der pro Gramm Serumeiweiß-Fraktion gebundenen B$_{12}$-Menge sich ändert.

Mit radioaktivem Vitamin B_{12} konnte gezeigt werden, daß eine chronische myeloische Leukämie nach oraler Gabe von 1γ B_{12} 63% der applizierten Menge resorbiert und insgesamt 15,4% im Harn wieder ausscheidet, so daß etwa 75% der resorbierten B_{12}-Menge vom Organismus retiniert wurden. Bei einer lymphatischen Leukämie dagegen wurden von der gleichen Testdosis Radiovitamin B_{12} 51% resorbiert und fast quantitativ im Harn wieder ausgeschieden. Bei der chronischen myeloischen Leukämie ist somit die B_{12}-Resorption, -Retention und -Exkretion gegenüber der Norm nicht verändert, während bei der untersuchten lymphatischen Leukämie keine B_{12}-Retention nachweisbar war.

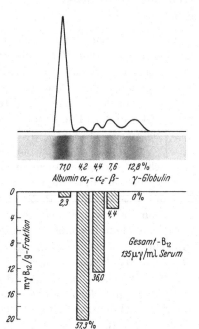

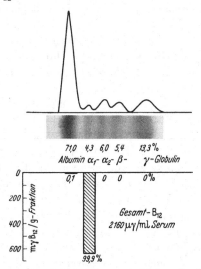

Abb. 1. Mikrobiologisch bestimmte Bindung der B_{12}-Vitamine an die papiere ektrophoretisch aufgetrennten Serumproteine bei einem *gesunden Menschen*.

Abb. 2. Mikrobiologisch bestimmte Bindung der B_{12}-Vitamine an die papierelektrophoretisch aufgetrennten Serumproteine bei einem Patienten mit *chronisch myeloischer Leukämie*.

Leukämieerzeugung bei der Maus durch zellfreie homologe Tumorfiltrate.

Von

A. GRAFFI (Berlin-Buch/Deutschland).

Mit 3 Abbildungen.

Durch die grundlegenden Untersuchungen von L. GROSS in den letzten vier Jahren wurde bekanntlich der Nachweis erbracht, daß die lymphatische Leukämie des A. K.-Mäuseinzuchtstammes durch ein Virus verursacht wird. Ich möchte heute kurz über eigene gemeinsam mit meinen Mitarbeitern, den Herren BIELKA, FEY, und SCHARSACH durchgeführte Untersuchungen berichten, denen ebenfalls die Frage der Filtrierbarkeit verschiedener transplantabler Mäusetumoren zugrunde lag und in denen wir gleichfalls Leukämien in hohem Prozentsatz erzielen konnten. Von den Untersuchungen von L. GROSS unterscheiden sich unsere Ergebnisse vor allem in folgenden zwei Punkten: 1. die zellfreien Filtrate, durch die die Leukämien hervorgerufen wurden, entstammten *nicht* leukämischem Gewebe, sondern wurden aus transplantablen Mäusesarkomen und einem Mäusecarcinom gewonnen. 2. Bei den erzielten Leukämien handelt es sich nicht um lymphatische Formen wie bei L. GROSS, sondern um myeloische Leukämien mit einem sehr hohen Prozentsatz an Chloroleukämien (bis 70%) (Abb. 1—3).

Methodik. Homogenisation der Tumorzellen bei 12000 Touren, Zentrifugation des Homogenates bei 2000 Touren zur weitgehenden Abtrennung der unzerstörten Zellen und Kerne. Filtration des Überstandes durch Schottsche G 4 - Glasfilternutschen, die für Hefezellen, die im Durchmesser 3—6 mal kleiner waren als die benutzten Tumorzellen, undurchlässig sind. In Modellversuchen konnten wir uns von der praktisch völligen Undurchlässigkeit dieser Filter für intakte Tumorzellen (Ascitesform) sowie für ganze Zellkerne überzeugen. Zur Klärung besonderer Fragestellungen, insbesondere zur weiteren Sicherung der Zellfreiheit der Filtrate, wurden noch spezielle Aufarbeitungsweisen der Tumorhomogenate angewandt, auf die später kurz eingegangen wird. Alle Prozeduren bei der Filtratbereitung wurden in kürzester Zeit, in der Kälte und unter möglichst anaeroben Bedingungen (N₂) durchgeführt. Die zellfreien Tumorfiltrate wurden neugeborenen Mäusen meist innerhalb der ersten drei Tage nach der Geburt in Mengen von 0,025 bis 0,2 ml subcutan appliziert. Die Leukämien, über die

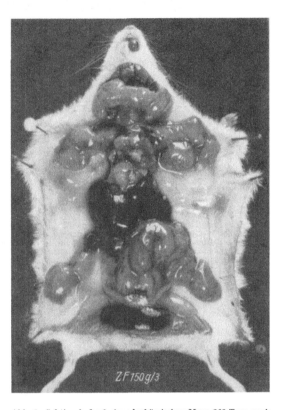

Abb. 1. Sektionsbefund einer leukämischen Maus 263 Tage nach Injektion von 15000 tourigem Überstand eines doppelt durch G 4-Filter filtrierten Sa I-Tumorhomogenats. Starke Vergrößerung der Lymphknoten des Halses (0,866 g), der Axilla (0,763 g), der Leiste (0,520 g), des Thymus (0,320 g), des lymphatischen Gewebes im Bereich des Mesenteriums (1,325 g). Milz mäßig vergrößert (0,275 g). Chloroleukämie. Hämatologisch: myeloische Leukämie.

nachfolgend berichtet wird, sind sowohl auf Grund des makroskopischen Befundes (durchschnittlich zehnfache Gewichtszunahme sämtlicher Lymphknoten und 5 fache der Milz) als auch hämatologisch und histologisch (Infiltrate in der Leber usw.) gesichert.

Versuchsergebnisse. Bei Versuchen zellfreier Tumorübertragung ist es zunächst von Wichtigkeit, die spontane Quote der interessierenden Geschwulstart bei dem für die Filtratversuche benutzten Mäusestamm genau zu kennen. An Hand von 742 obduzierten Tieren, die das Alter von 6—9 Monaten überschritten hatten, konnten wir für das von uns benutzte Mäusematerial eine spontane Leukämiequote von < 1% ermitteln (Spalte 12 der Tabelle 1).

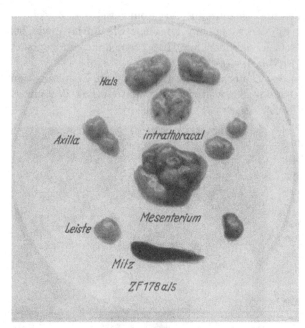

Abb. 2. Lymphatische Organe einer leukämischen Maus 200 Tage nach Injektion des 4000tourigen Überstandes eines doppelt durch G 4-Filter filtrierten Sa I-Homogenats. Chloroleukämie. Gewichte der lymphatischen Organe: Halslymphknoten 1,216 g; axillare Lymphknoten 0,636 g; Leisten-lymphknoten 0,275 g; Thymus 0,265 g; mesenteriale Lymphknoten 1,696 g; Milz 0,250 g.

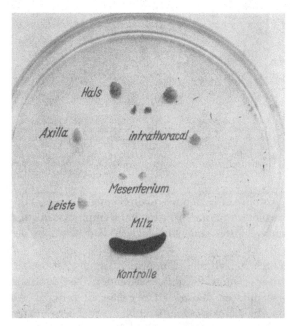

Abb. 3. Status der lymphatischen Organe bei der normalen Maus. Vergleiche mit den vergrößerten lymphatischen Organen der leukämischen Maus in Abb. 2.

Mit zellfreien Filtraten der vier in der Tabelle 1 angeführten Mäusetumoren (Sa I und II [Dr. LAND-SCHUETZ] SOV 16 und des Ascites-Ca der Maus) wurden von uns in den letzten zwei Jahren insgesamt 254 Leukämien erzielt. Der Prozentsatz bei Anwendung der Gesamtfiltrate dieserTumoren schwankte zwischen 34 und 70 (Spalte 1—4 der Tabelle 1) und ist damit im Durchschnitt etwa 50 mal höher als die spontane Leukämiequote des benutzten Tiermaterials (Spalte 12). Die Latenzzeit bis zum Auftreten der Leukämie betrug 3 bis 14 Monate im Durchschnitt etwa $^1/_2$ Jahr.

Zur Sicherung der Zellfreiheit der benutzten Tumorfiltrate wurden folgende Versuche durchgeführt (Spalte 5—8 der Tabelle 1): 1. Zweimalige G 4-Filtration der Tumorhomogenate nach vorausgehender Zentrifugation bei 2200 Touren (Spalte 5). 2. Zentrifugation des doppelt filtrierten Homogenates bei 3500 Touren und Applikation des Überstandes (Spalte 6). 3. Zentrifugation des G 4-Filtrates bei 15000—18000 Touren (= 20000 × g) und getrennte Applikation des resultierenden Sedimentes (Spalte 7) und Überstandes (Spalte 8).

Wir erkennen, daß durch die doppelte Filtration und

Tabelle 1.

Filtratherstellung	Material	Tierzahl nach 6 Monaten	Zahl der Leukämien	Prozentsatz an Leukämien
1. G 4-Filtration	Sa I-Sarkom	190	95	50
2. G 4-Filtration	Sa II-Sarkom	13	9	~70
3. G 4-Filtration	SOV 16-Leukose	20	14	~70
4. G 4-Filtration	Ehrlich-Asc.-Ca	92	31	34
5. 2 × G 4-Filtration	Sa I	104	53	51
6. 2 × G 4-Filtration + 3500 T. Zentr. Überstand	Sa I + SOV 16	29	21	72
7. G 4-Filtration + 20000 × g Zentr. Sediment	Sa I	28	15	~50
8. G 4-Filtration + 20000 × g Zentr. Überstand	Sa I	40	11	28
9. G 4-Filtrat, 30 min 65° erhitzt	Sa I	33	0	0
	Kontrollmäuse			
10. G 4-Filtrat	embryonal. Normalgewebe Maus, Ratte, Huhn; heterologe Seren	165	0	< 1
11. G 4-Filtrat	Ratten-Sa und Ca	167	1	< 1
12. unbehandelte Kontrollmäuse		742	6	~ 1

ebenso durch eine der doppelten Filtration nachfolgende 3500 tourige Zentrifugation und Applikation des resultierenden Überstandes *keine* Verminderung der Leukämiehäufigkeit gegenüber der Anwendung *einfach* filtrierter Homogenate (Spalte 1) festgestellt werden konnte. Aus der Tatsache, daß der Überstand der hochtourigen Zentrifugation (Spalte 8) eine deutliche Verminderung der Wirkung aufwies, ist zu schließen, daß der leukämieerzeugende Faktor corpusculärer Natur ist und bei 20000 × g bereits teilweise zur Sedimentation gelangte. Wir vermuten, daß die *kleinsten* wirksamen Teilchen der Homogenate einen Durchmesser < 0,1 μ aufweisen dürften. Allenfalls betrachten wir das Ergebnis dieser speziellen Aufarbeitungsweisen als eine absolute Sicherung der *subcellulären* Übertragungsweise der von uns beobachteten Leukämien. In gleichem Sinne sprechen auch unsere positiven Resultate mit Sa I-Filtraten, die durch bakteriendichte Membranfilter (Sartorius, Göttingen) gewonnen wurden.

Eine weitere sehr wichtige Frage besteht darin, ob die von uns erzielten Leukämien auf einen *spezifischen* Faktor der zellfreien Tumorfiltrate zurückzuführen sind oder einer unspezifischen Wirkung der Filtrate im Sinne einer Schädigung des Gesamtorganismus durch die in den Filtraten vorhandenen Eiweiße, Nucleinsäuren, Lipoide usw. ihre Genese verdanken. Es wäre immerhin denkbar, daß durch die, bezogen auf das Körpergewicht der neugeborenen Maus recht hohe Dosierung (0,2—2,0 mg Eiweiß) langanhaltende Schädigungen ausgelöst werden, durch die gleichsam indirekt und sekundär eine starke Erhöhung der Leukämiequote hervorgerufen wird.

Gegen eine unspezifische Wirkungsweise der von uns benutzten zellfreien Filtrate der vier wirksamen Mäusetumoren sprechen folgende Ergebnisse: 1. Auf 65° C eine halbe Stunde lang erhitzte Filtrate ergaben bis jetzt ein völlig negatives

Resultat (Tabelle 1, Spalte 9). 2. Eine etwa zehnfache Verkleinerung der Filtrat-dosis zeigte keine parallellaufende Effektverminderung. 3. An genügend großem Tiermaterial durchgeführte Versuche mit G4-Filtraten aus verschiedenen homo-logen und heterologen Normalgeweben (Embryonalgewebe von Maus, Ratte und Huhn) heterologen Seren (Rind, Kaninchen) und heterologen Tumoren (Jensen-Sa und Walker-Ca der Ratte) verliefen bis jetzt völlig negativ (Spalte 10 und 11 der Tabelle 1). Dabei war die Dosis der Filtrate aus den homologen und heterologen Normalgeweben, die den neugeborenen Mäusen verabfolgt wurde, meist beträcht-lich höher als bei den Versuchen mit den wirksamen Mäusetumorfiltraten.

Zusammenfassend schließen wir aus unseren Ergebnissen, daß die durch zellfreie Filtrate der vier genannten Mäusetumoren hervorgerufenen Leukämien auf ein corpusculäres, filtrierbares virusartiges Agens zurückzuführen sind, dessen minimalster Durchmesser unter 0,1 μ liegen dürfte. Damit stehen unsere Ergebnisse in guter Übereinstimmung mit den Befunden von L. GROSS, wobei jedoch auf die eingangs angeführten Unterschiede nochmals besonders hingewiesen sei. Es muß zunächst völlig offenbleiben, ob es sich in unserem Fall um ein exogenes Leukämie erzeugendes Virus oder um ein endogenes virusartiges Agens handelt. Letzteres könnte möglicherweise aus einem normalen Zellbestandteil durch einen mutationsähnlichen Prozeß hervorgegangen sein, wobei wir speziell an die Mitochondrien und Mikrosomen bzw. deren Nucleoproteide denken. Die Tatsache, daß wir bis jetzt einerseits mit wirksamen Filtraten aus Mäusetumoren bei Ratten völlig negative Ergebnisse hatten (gemeinsame Versuche mit Herrn GIMMY) und andererseits auch die Applikation von Rattentumorfiltraten an neugeborenen Mäusen (Spalte 11) keine Leukämieentstehung zur Folge hatte, spricht allenfalls dafür, daß der wirksame, virusartige Filtratfaktor eine weit-gehende Speziesspezifität aufweist. Zur weiteren Charakterisierung des wirk-samen Faktors sei noch erwähnt, daß wir durch noch nicht abgeschlossene Ver-suche seine spezifische antigene Wirksamkeit wahrscheinlich machen konnten. (Aufhebung der leukämieerzeugenden Wirkung durch ein spez. Immunserum.)

Zur Symptomatologie der lymphatischen plasmacellulären Retikulose.

Von

HORST BRÜCHER (Heidelberg/Deutschland).

Mit 2 Abbildungen.

Im Rahmen cytologischer Untersuchungen bei Retikulosen fiel uns eine plasmacellulär differenzierte Retikulose auf, die sowohl bezüglich der Morphologie als auch der Klinik eine Sonderstellung gegenüber dem Myelom einnimmt. Folgen wir der von MOESCHLIN durchgeführten Zweiteilung des plasmacellulären Systems in plasmacelluläre Reticulumzellen einerseits und lymphatische Plasmazellen andererseits, die uns bei reaktiven Äußerungen des reticuloendothelialen Systems ausreichend belegt erscheint, so läßt sich unseres Erachtens eine gleichartige Auf-gliederung auch im Bereich autonomer plasmacellulärer Wucherungen vornehmen. Wir verfügen bis jetzt über drei Beobachtungen, die wir als systematisierte Wucherung lymphatischer Plasmazellen deuten möchten. Einen gleichartigen Befund konnten wir bei einem vierten, auswärtigen Fall erheben. Entsprechende

Mitteilungen aus der Literatur stellen die Fälle von Heckner, von Forster und Moeschlin und anscheinend auch die Beobachtung von Hirscher dar. Die Cytomorphologie der eigenen Fälle ist untereinander weitgehend gleichartig und erinnert

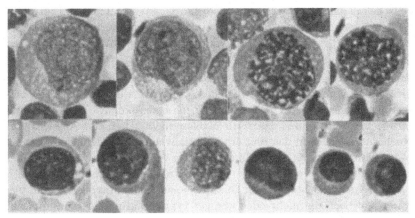

Abb. 1. Lymphatische Plasmazellen aus Lymphknoten und Blut.

in erster Linie an die verschiedenen Reifungsstufen lymphatischer Plasmazellen, wobei gewisse morphologische Abweichungen durch die bei autonomen Wucherungen gewohnten Zellatypien verständlich gemacht werden. Dagegen erscheint

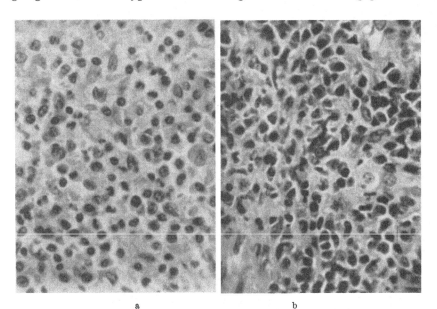

a   b
Abb. 2 a Wucherung lymphatischer Plasmazellen in der Milz; b Wucherung plasmacellulärer Reticulumzellen in der Leber.

eine Einreihung unserer Fälle unter das diffuse ossale Myelom nicht statthaft, auch wenn man sich die bekannte Polymorphie der Myelomzelle vergegenwärtigt (Abbildungen).

Zu diesen cytologischen Besonderheiten tritt eine eigene klinische Symptomatik, die durch den bevorzugten Befall der Lymphknoten, der Milz und der Leber bei häufig erst später, oder in einem Fall überhaupt nicht erfolgenden Beteiligung des Knochenmarks charakterisiert wird. Die Ausschwemmung von Plasmazellen in das Blut kommt hier wohl häufiger als beim Myelom zur Beobachtung, stellt jedoch kein sicheres differentialdiagnostisches Kriterium dar.

Vergegenwärtigt man sich die früheren Versuche zur Aufteilung der generalisierten plasmacellulären Wucherungen in Myelome einerseits und Plasmazellenleukämien andererseits, so wird verständlich, daß dieser Klassifizierungsversuch, der sich auf lediglich graduell verschiedene Symptome der Lokalisation und der Blutveränderungen stützte, sich nicht durchsetzen konnte. Die zunehmende Erfahrung zeigte, daß auch das ossale Myelom nicht selten eine Ausschwemmung der wuchernden Zellen in das Blut erkennen läßt, und außerdem eine Ausbreitung der Wucherung über das Skelet hinaus häufig nachgewiesen werden kann. Dagegen erscheint der Versuch, die plasmacellulären Wucherungen nach cytomorphologischen Gesichtspunkten aufzuteilen, zu einer sinnvolleren Gruppierung zu führen, der sich die mehr oder weniger typische klinische Symptomatik zuordnen läßt. Die Benennung als lymphatische plasmacelluläre Retikulose erscheint uns geeignet, sowohl die besondere cytomorphologische Ausgestaltung als auch die Zugehörigkeit zu den autonomen systematisierten retothelialen Erkrankungen zum Ausdruck zu bringen.

Ein weiterer Fall zeigt, wie berechtigt die Herausstellung cytomorphologischer Kriterien gegenüber lokalisatorischen Bedingungen ist. Es handelt sich hierbei um eine durch Probeexcision nachgewiesene hochgradige Wucherung von Plasmazellen in der stark vergrößerten Leber bei zunächst noch unbeteiligtem Knochenmark. Erst final konnte auch im Knochenmark eine starke Wucherung von Plasmazellen festgestellt werden, die eine deutliche Ähnlichkeit mit retikulären Plasmazellen erkennen ließen. Der hier erhobene histologische Befund kann der Histologie der lymphatischen plasmacellulären Retikulose gegenübergestellt werden. Auch das Schnittpräparat läßt die morphologische Sonderstellung unserer Fälle erkennen, die das typische Bild einer Wucherung retikulärer Plasmazellen vermissen lassen und deshalb auch zu histologischen Fehldiagnosen Anlaß geben können (Abbildungen).

Es wäre wünschenswert, entsprechende kasuistische Beobachtungen weiterhin auf die hier aufgeworfenen cytomorphologischen Probleme hin zu betrachten und damit vielleicht zu einer schärferen Umreißung der unseres Erachtens bezüglich der Cytologie und der Cytogenese eigenständigen Erkrankung beizutragen.

Literatur.

Brücher, H., u. H. Weicker: Acta haematol. (Basel) 13, 272 (1955).
— — Ärztl. Wschr. 1955, 285.
Forster, G., u. S. Möeschlin: Schweiz. med. Wschr. 1954, 1106.
Heckner, F.: Acta haematol. (Basel) 5, 158 (1951).
Hirscher, H.: Fol. haemat. (Lpz.) 72, 1 (1953).

Die Serumeiweißveränderungen bei der extraossalen lymphatischen plasmacellulären Retikulose.

Von

H. WEICKER (Heidelberg/Deutschland).

Mit 2 Abbildungen.

Da die Serumproteinveränderungen der lymphatisch plasmacellulären Retikulose, über deren Cytologie bereits Herr BRÜCHER berichtet hat, sehr oft eine Abgrenzung des Krankheitsbildes von den undifferenzierten Retikulosen ermöglicht, soll hier das Wesentliche unserer Beobachtungen dargestellt werden. Elektrophoretisch ließen sich z.T. Kurvenbilder ermitteln, wie sie vom ossalen

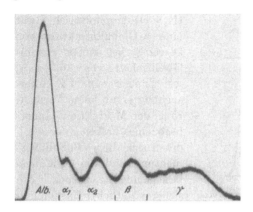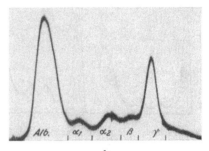

a   b
Abb. 1. a Diagramm v. 15. 6. 1954; b Diagramm v. 29. 9. 1954.

Plasmocytom her bekannt sind. Entsprechend der paraproteinämischen Globulinvermehrung, die auch von HIRSCHER und HECKNER beschrieben wurde, waren die Serumlabilitätsproben stark positiv und die BKS zeigte bei ausgeprägter Initialphase eine extreme Beschleunigung. Die UZ-Untersuchung, die wir nur in einem Fall durchführen konnten, ließ keine pathologische Vermehrung der Makroglobuline erkennen. BENCE-JONESSche Eiweißkörper konnten wir bei keinem unserer Fälle nachweisen.

Bei dem ersten Patienten fanden wir eine schmalbasige γ-Globulin-Vermehrung von 56 rel.% bei einem Gesamt-Serumeiweißspiegel von 7,8 g-% (Mikroelektrophorese). Die BKS war mit 117/124 mm maximal beschleunigt. Obwohl der cytologische und histologische Befund des zweiten Falles weitgehend mit dem Befund, den wir bei dem ersten Patienten erhoben hatten, übereinstimmte, war trotz starker Senkungsbeschleunigung von 112/121 mm eine heterogene γ-Globulinfraktion von 46 rel.% bei einem Serumeiweißspiegel von 3,8 g-% (Mikroelektrophorese) festzustellen.

Der dritte Krankheitsverlauf ist besonders in der Fragestellung lymphatische Plasmazellwucherung und Paraproteinämie aufschlußreich, da hierbei eindeutig nachgewiesen werden konnte, daß bereits 1 Jahr vor Auftreten einer homogenen schmalbasigen γ-Fraktion die lymphatische Plasmazellinfiltration in den vergrößerten Lymphknoten vorgelegen hatte. Die atypische γ-Globulinzunahme fiel mit dem Zeitpunkt zusammen, an dem erstmalig lymphatische Plasmazellen in dem Blut beobachtet werden konnten (Abb. 1).

Im Rahmen extraossaler Plasmazellvermehrung und atypischer γ-Globulinvermehrung sollen noch weitere Fälle erwähnt werden, bei denen histologisch eine erhebliche plasmacelluläre Infiltration in den peripheren Leberläppchen und den GLISSONschen Dreiecken nach laparoskopischer Untersuchung gefunden wurde. Bei der einen, 46jährigen Patientin, die wir 9 Monate beobachtet haben, bestand zu Beginn ein Subikterus und eine Lebervergrößerung von 3 Querfinger. Die BKS betrug 130/132, die Serumlabilitätsreaktionen waren stark positiv, elektrophoretisch war eine γ-Globulinfraktion von 56 rel.% bei einem Serumeiweißgehalt von 10,3 g-% festzustellen. Die UZ-Untersuchung ergab keine Vermehrung der M-Fraktion. Innerhalb eines halben Jahres bildeten sich die γ-Globulinvermehrung und die Senkungsbeschleunigung zurück. Ein sicherer zeitlicher Zusammenhang zwischen klinisch und labortechnischer Besserung des Befundes und einer 21tägigen Pentamidin-Behandlung von 2 g war nicht festzulegen. Ohne klinisch ersichtlichen Grund trat plötzlich eine allgemeine Verschlechterung ein. Das Elektrophoresediagramm zeigte erneut eine starke γ-Globulinvermehrung, die

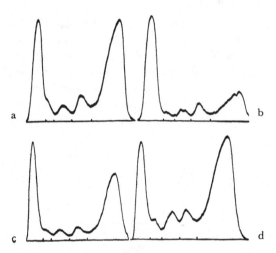

Abb. 2. Papierelektrophorese-Diagramme: a vom 15.6.1953; b vom 14.1.1954 (5 Monate nach Abschluß der ersten Pentamidinbehandlung); c vom 15.3.1954; d vom 25.5.1954 (23 Tage nach Abschluß der zweiten Pentamidinbehandlung).

Tabelle 1.

Datum	SE g-%	Alb.	α_1	α_2	β	γ		BKS, mm
15. 6. 1953	10,3	2,64	0,40	0,59	0,85	5,84	g-%	130/132
		25,6	3,9	5,7	8,2	56,5	rel. %	
21. 7. 1953	9,2	2,6	0,35	0,65	0,75	4,85	g-%	139/145
		28,0	3,8	7,6	8,2	52,1	rel. %	
11. 8. 1953	9,4	3,14	0,25	0,28	0,71	5,03	g-%	105/130
		33,4	2,7	3,0	7,5	53,4	rel. %	
13. 10. 1953	9,0	3,3	0,3	0,6	0,9	3,9	g-%	114/125
		36,6	3,3	6,7	10,0	43,4	rel. %	
4. 12. 1953	8,6	3,6	0,4	0,6	1,0	3,0	g-%	52/89
		41,9	4,6	6,9	11,6	35,0	rel. %	
14. 1. 1954	8,2	4,5	0,3	0,45	0,75	2,2	g-%	12/20
		55,0	3,7	5,5	9,0	26,8	rel. %	
15. 3. 1954	8,3	2,7	0,3	0,4	0,6	4,3	g-%	104/122
		32,6	3,6	4,8	7,2	51,8	rel. %	
24. 3. 1954	8,6	2,2	0,3	0,4	0,9	4,8	g-%	118/128
		25,6	3,5	4,6	10,4	55,9	rel. %	
25. 5. 1954	10,6	2,3	0,4	0,9	1,0	6,0	g-%	136/143
		21,5	3,7	8,4	9,3	57,1	rel. %	

Verlaufskontrolle der Elektrophoreseuntersuchungen von Fall 3.
    1. Pentamidinbehandlung vom 21. 7.—12. 8. 1953 (2 g Pentamidin).
    2. Pentamidinbehandlung vom 4. 4.—2. 5. 1954 (2,1 g Pentamidin).

BKS stieg von 12/20 mm auf 136/142 mm an. Bei zunehmendem Ikterus kam die Patientin unter dem Bild des Leberversagens ad exitum (Abb. 2, Tab. 1). Die pathologisch-anatomische Diagnose lautete subakute Leberdystrophie. Gleichzeitig war eine ausgedehnte Plasmazellvermehrung in Knochenmark und Leberparenchym faßbar. Der zweite Fall, der nur kurzfristig beobachtet werden konnte, zeigte dieselben humoralen Veränderungen im Blut und ergab einen weitgehend ähnlichen histologischen Befund der Leber. Eine dritte Patientin mit der gleichen klinischen Symptomatik, elektrophoretischen Veränderungen und einer maximalen Senkungsbeschleunigung befindet sich noch in unserer Behandlung. Sie fühlt sich subjektiv gut, das Elektrophoresediagramm weist eine deutliche Rückbildungstendenz der extremen γ-Globulinvermehrung auf.

Wir möchten dieses Krankheitsbild zur Diskussion stellen, da wir entgegen der pathologisch-anatomischen Ansicht auf Grund des klinischen Verlaufes und des Serumeiweißbildes es nicht ohne weiteres in die sonst klinisch bekannten Verläufe der subakuten Leberdystrophie einordnen können.

Literatur.

BRÜCHER, H., u. H. WEICKER: Acta haematol. (Basel) 5, 272 (1955).
— — Ärztl. Wschr. 1955, 283.
HECKNER, F.: Acta haematol. (Basel) 5, 158 (1951).
HIRSCHER, H.: Fol. haematol. (Lpz.) 72, 1 (1953).
WEICKER, H.: Ärztl. Wschr. 1950, 923.

Further Experience with Plasmapheresis.

By

J. A. GRIFOLS-LUCAS (Barcelona/Spain).

With 1 figure.

During June and July 1955 our Blood Bank has been forced to discard for lack of application 1000 bottles of packed red cells containing some 50 to 60 kg. hemoglobin as wastage for the obtention of 200 l. plasma that represent about 10 kg. total plasma protein. Put in other words, when no outlet for the remaining red cells is found, the donor is bled 6 to 7 g. blood protein for 1 g. plasma protein useable, the rest and bigger and richer part being thrown away.

Assuming, as WHIPPLE (1) does, an equal regenerative capacity for hemoglobin and for the plasma proteins, we may infer that an amount of whole blood that takes 6 weeks to restore to normal contains in the mixture an amount of plasma that would take only one week to regenerate. It is supposed safe (2) for a donor whose iron intake is sufficient to give 500 cc. of blood every 8 weeks, which is equivalent to 360 cc. blood every 6 weeks. That suggests that a donation of 200 cc. plasma, equivalent to 360 cc. blood would be safely restored in a week.

Although we had not found in the literature direct measurements of the maximum regenerative capacity for plasma proteins in the humans when we started working with plasmapheresis in 1950, the work of WHIPPLE and cols. (1) with dogs gave us important hints. They estimated the maximum regenerative capacity per week for plasma protein as 60 g. per 10 kg. dog. An adult weighing 70 kg. would be able, reckoning on the same regenerative capacity, to produce

420 g. plasma protein, equivalent to a plasma volume of 7 l. per week. But, as Whipple puts it, the true ceiling for plasma protein production is not known because „technically we cannot remove the new plasma protein as fast as it is formed and the hipoproteinemia is not maintained in the face of a rich protein diet intake".

Since we started in 1950 we have performed a limited number of plasmapheresis, actually 1020. We have 10 donors that have been bled for plasma for 5 years, 18 for 4 years, 22 for 3 years, 26 for 2 years and 59 for one year. We reached a maximum capacity of 45 plasmapheresis per week at the beginning of the year.

The technique we follow was published in 1951 (3, 4, 5) and has not been altered since. Briefly, at weekly intervals the donor is bled for plasma, using the same apparatus as for blood collection, aprox. 360 cc. of blood being drawn into ACD solution. Immediately after bleeding the red-cell suspension taken the previous week from the same donor is injected by gravity through the same needle, using an infusion set. The whole collection-injection process is thus made with a single venepuncture, and as a rule takes some 8—10 min. Shortly after collection the blood is centrifuged and is kept in this condition in the refrigerator until the following week, when the plasma is removed and the packed cells are suspended in citrate-saline, ready for injection.

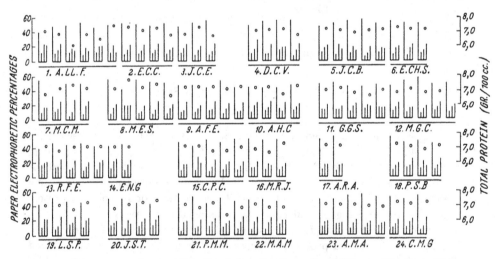

Fig. 1. Total protein estimations and electrophoretic (paper) patterns of mounthly samples taken to 24 donors bled weekly 200 cc. plasma by plasmapheresis. *Vertical sticks* represent % albumin, α-, β- and γ-globulins. Each pattern corresponds roughly to 1 month. *Dots* are for total plasma protein values.

We exercise care in selecting our donors seeing that they can afford a rich diet. Besides this, we eliminate those conditions that lead to diminished plasma protein production, to hipoproteinemia and disproteinemia. We mean infection and liver disease. Temperature readings and anamnesis and the clinical tests, sedimentation rates, proteinogram, billirubin, Weltmann, Takata and Mac-Lagan serve the purpose. Other recommended precautions are: utmost care in labelling, admission only group 0, Rh + donors, and inclusion of periods of rest.

Fig. 1 shows how for several months 200 cc. plasma may be given safely by a donor without inducing hipoproteinemia or disproteinemia, as demonstrated respectively by the constancy of the total plasma protein values and the normal distribution of the serum protein fractions.

We do not recommend plasmapheresis as a routine practice, but we thought it worthwhile to submit to you our experience and to emphasize that a person may give at least 6 times as much plasma with this technique than with the classical whole blood bleeding. A consideration that could gather momentum in the event of nuclear war, when vast volumens of plasma would be badly needed. Fortunately the prospects have recently changed for the better.

Summary.

During the past 5 years we have performed just over 1000 plasmapheresis in blood donors. About 200 cc. plasma are withdrawn every week the red cells being reinjected. Exams of blood samples from 24 such donors show that the proteins in the plasma remain unaltered for periods stretching to several months.

Resumée.

Durant les dernières 5 années nous avons fait un peu plus de 1000 plasma-pherèse chez l'homme. Quelques 200 cmc. plasma ont été prelevé chaque semaine suivi de reinjection des hématies. L'examen des échantillons de sang de 24 de ces donneurs montre que les proteines plasmatiques ne souffrent pas aucune modification pendant plusiers mois.

Literature.

1. Whipple, G. H.: Hemoglobin, Plasma Protein and Cell Protein. Their Production and Interchange. Springfield, Ill. USA: Charles C. Thomas 1948.
2. Minimum Requierements of the National Institutes of Health. USA.
3. Grifols-Lucas, J. A.: First Use of Plasmapheresis in Man. International Congress of Blood Transfusion. Lissbon, July 1951.
4. Grifols-Lucas, J. A.: Primeras Aplicaciones de la Plasmaferesis en el Hombre. Med. Clin. 18, 301 (1952).
5. Grifols-Lucas, J. A.: Use of Plasmapheresis in Blood Donors. Brit. Med. J. 19, 854 (1952).

Eigenarten der Alkoholunverträglichkeit Lymphogranulomkranker.

Von

E. Gross und St. Sandkühler (Heidelberg/Deutschland).

Mit 2 Abbildungen.

Von vielen Ärzten wurden die Mitteilungen von Hoster, Verbeeten, de Winter sowie Bichel und Bastrup-Madsen über das Vorkommen von Alkohol-schmerz bei Lymphogranulomkranken gering bewertet. Auch uns wollte zunächst scheinen, daß ein so eindrucksvolles Symptom schon eher hätte auffallen müssen. Wir konnten uns jedoch bald von seiner Häufigkeit überzeugen.

Im einzelnen ist zu sagen, daß von 224 mündlich und schriftlich befragten Patienten 140 verwertbare Antworten vorliegen. Einige von diesen Fällen waren nur klinisch und cytologisch diagnostiziert. Weitere 39 Angaben sind nicht verwertbar. 44 Patienten haben nicht geantwortet. Die Altersverteilung geht aus Abb.1 hervor, die Geschlechtsverteilung aus Tab. 1.

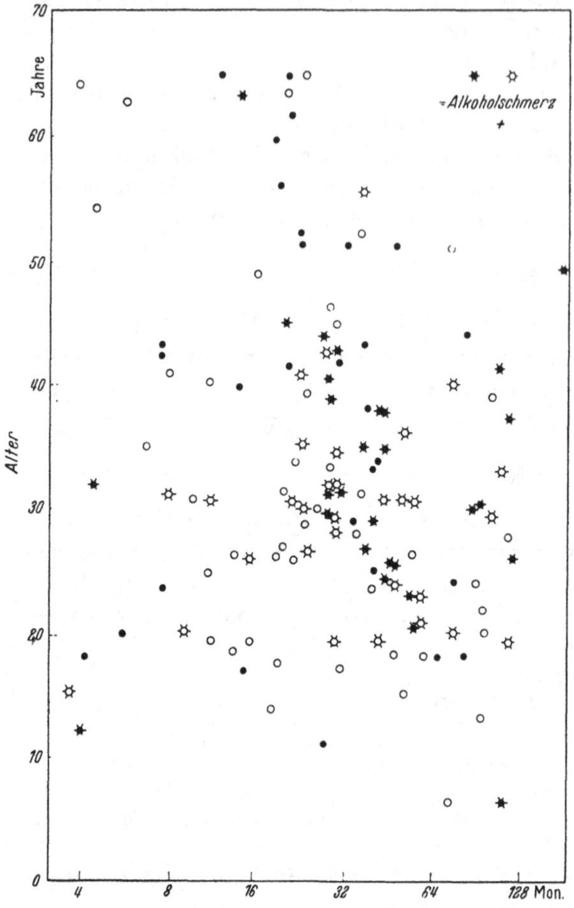

Bemerkenswert an unserem Krankengut ist, daß weder unter den 224 Befragten, noch unter den 140 Antwortenden die übliche Geschlechtshäufigkeit (z.B. 36,6% Frauen unter Gilliams 2476 Fällen) zum Ausdruck kommt. Es zeigt sich, daß nach Alkoholgenuß Beschwerden äußern: von 23 Jugendlichen unter 20 Jahren 35%, von 50 Kranken mittleren Lebensalters (20—40 Jahre) 66%, von 27 älteren Patienten 33%, und zwar Frauen eindeutig häufiger als Männer, vorwiegend in der mittleren Altersgruppe. Ferner ergibt sich, daß bei den rascher verlaufenden Fällen der Alkoholschmerz seltener auftritt (Tab. 2). Es erhebt sich daraus die Frage, ob dies mit der Eigenart der Krankheit (verschiedener Malignitätsgrad) zusammenhängt oder mit einem späteren Auftreten des Symptoms, welches manche Kranke evtl. nicht mehr erleben.

Abb. 1. Häufigkeit des Alkoholschmerzes und Beziehung zu Krankheitsdauer und Lebensalter bei Krankheitsbeginn. ✳ = Alkoholschmerz, gestorben; ✿ = Alkoholschmerz, lebend; ● ○ = kein Alkoholschmerz.

Über das zeitliche Auftreten dieser Erscheinung berichteten unsere Patienten verschieden. Tab. 3 zeigt die Ergebnisse.

Tabelle 1.

| | % | % | |
		♀	♂
Anfragen 224	100	49,5	50,5
Antworten (verwertbar) . . 140	62,5	50,5	49,5
Alkoholschmerz . . . . . . 60[1]	43[2]	61,5	38,5

Prozentuale Verteilung in bezug auf das Geschlecht.

[1] Darunter 12 lediglich mit Allgemeinbeschwerden.
[2] Der verwertbaren Antworten.

Meist ist also der Alkoholschmerz kein Frühsymptom, immerhin aber war er bei rund einem Drittel unserer Kranken schon zur Zeit des subjektiven Krankheitsbeginnes vorhanden. Als Regelfall kann — wie schon die früheren Autoren fanden

Tabelle 2. *Prozentuale Häufigkeit des Alkoholschmerzes in den jeweiligen Verlaufszeit-Gruppen.*

Verlaufsdauer	< 12 Monate	12—48 Monate	> 48 Monate
Gestorben	14	43	83
Lebend	27	52	61
zusammen	22	48	70

— gelten, daß 5—15 min nach Einnahme kleiner bzw. kleinster Mengen Alkohols heftige, bohrende Schmerzen in der Gegend florid erkrankter Lymphknoten verspürt werden, die bis zu 2 Std. und länger anhalten. Auch nach i. v.-Injektion von

Tabelle 3. *Auftreten des Alkoholschmerzes im Ablauf der Krankheit.*

	Zahl der Kranken	%
Vor Krankheitsbeginn	4	6,7
Mit Krankheitsbeginn	14	23,3
Bis 2 Jahre nach Krankheitsbeginn . . .	14	23,3
2 Jahre nach Krankheitsbeginn	12	20,0
Unbekannt	(16)	(26,7)

Alkohol fanden wir Latenzzeiten bis zu 15 min. Andererseits kommen auch diffuse, aber erhebliche, akute Allgemeinbeschwerden wie Frostgefühl, Schweißausbruch, Lähmungsgefühl und Unbehagen vor (12 unserer Fälle). Die Schmerzlokalisation bei unseren Kranken zeigt Abb. 2.

Naturgemäß interessierte uns, ob die geweblichen Besonderheiten einen Zusammenhang mit dem geschilderten Symptom erkennen lassen. Wir hatten den Eindruck, daß Faser- und Riesenzellreichtum häufiger mit Alkoholschmerz vergesellschaftet sind, während Blut- und Lymphgewebseosinophilie ebensowenig wie Lymphocytenkonzentration im Blut, Milzgröße und BKS gesetzmäßige Beziehungen zeigen. Es schien uns, als neigten die hochfebrilen Lymphogranulomkranken weniger zu Alkoholschmerz. Übereinstimmend wurde von den meisten Patienten, die an Pruritus *und* Alkoholschmerz litten, betont, daß beide unabhängig voneinander auftreten.

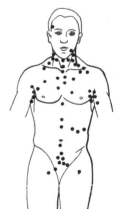

Abb. 2. Schmerzlokalisation.

Zahlreiche Kranke haben uns weitere sachlich und psychologisch aufschlußreiche Mitteilungen gemacht über Einzelheiten ihrer Alkoholsensationen und das Verhalten praktischer und klinischer Ärzte hierzu. Wir werden darüber an anderer Stelle ausführlich berichten und dabei unsere Beobachtungen über ähnliche Schmerzzustände von Lymphogranulomkranken nach Genuß von sauren Speisen, Senf, Kaffee und Eis mitteilen. Auch über das gelegentliche Vorkommen von Alkoholschmerz bei anderen Krankheiten des lymphatischen Gewebes soll später berichtet werden.

Literatur.

Bichel, J., u. P. Bastrup-Madsen: Lancet **1953**, 764.
Gilliam, A. G.: Blood 8, 693 (1953).
Hoster, H. A.: Amer. J. Roentgenol. **64**, 913 (1950).
Streicher, H. J.: Chirurg (in Vorbereitung).
Verbeeten, B.: Nederl. Tijdschr. Geneesk. **96**, 12 (1952).
Winter, J. G. de: Brit. Med. J. **1953** II, 604.

Die Rolle der Leukocyten in der initialen Reaktion auf bakterielle Pyrogene am Menschen.

Von

F. Wendt (Göttingen/Deutschland), W. I. Cranston und

E. S. Snell (London/England).

Intravenöse Injektion von bakteriellem Pyrogen bewirkt am Menschen eine charakteristische Fieberreaktion, deren erste Symptome etwa eine Stunde nach der Injektion eintreten. Wenn das bakterielle Pyrogen vor der Injektion 3 Std. lang mit frischem Blut inkubiert wird, dann ist diese Latenzperiode wesentlich vermindert. Sie beträgt dann höchstens 30 min in wenigstens einer der an jedem Menschen untersuchten Größen: oraler und rectaler Temperatur sowie Wärmeabgabe von der Hand. In den Kontrollexperimenten, in denen nur Pyrogen ohne vorherige Inkubation injiziert wurde, beträgt die Latenz bis zum Reaktionsbeginn wenigstens 40 min, meist 60 min und mehr. Die Differenzen sind statistisch hoch signifikant, $p < 0,001$. Pyrogen reagiert also offenbar mit Blut in vitro, und es entsteht ein rasch wirkender, sekundärer pyrogener Faktor.

Zur weiteren Untersuchung dieses Problems wurde das bakterielle Pyrogen mit verschiedenen Blutpräparationen inkubiert: 1. Blutplasma, 2. leukocytenarmer und 3. leukocytenreicher Blutpräparation. Tab. 1 zeigt die Ergebnisse.

Tabelle 1.

Präparation	Pyrogen	Typ der Reaktion			Leukocytenzahl	
		schnell	langsam	Summe	mittel	n
Plasma	Vaccine	0	4			
	Lipopolysacch.	0	6		0	10
	Summe	0	10	10		
Leukocytenarm	Vaccine	2	10			
	Lipopolysacch.	1	5		$7,2 \times 10^7$	10
	Summe	3	15	18		
Leukocytenreich	Vaccine	9	3			
	Lipopolysacch.	4	0		$5,2 \times 10^8$	10
	Summe	13	3	16		

Im Gegensatz zu den tierexperimentellen Ergebnissen von Grant und Farr erzeugt Inkubation von Pyrogen in leukocytenfreiem menschlichem Plasma keine Verkürzung der Latenz der Fieberreaktion. In der an Leukocyten armen Blutpräparation zeigt die Mehrzahl der Fälle gleichfalls lange Latenzzeit. In der leukocytenreichen Präparation ist die Latenzzeit in der Mehrzahl der Fälle kurz.

Diese Differenzen im zeitlichen Eintreten der Fieberreaktion zwischen den beiden letzteren Gruppen sind hoch signifikant, $0,01 > p > 0,001$.

Der einzige Unterschied in der Zusammensetzung der leukocytenhaltigen Blutpräparationen bei sonst identischer Behandlung besteht in der Zahl der Leukocyten. In der leukocytenreichen Gruppe finden sich etwa 8—10mal soviel Leukocyten wie in der anderen Gruppe. Statistisch sind beide Gruppen verschieden, $0,01 > p > 0,001$. Es ist daher anzunehmen, daß die größere Leukocytenzahl in der leukocytenreichen Blutpräparation für die Beschleunigung der Fieberreaktion verantwortlich ist. Die beiden bakteriellen Pyrogene — eine Vaccine aus hitzegetöteten E. coli und ein Lipopolysaccharid aus Salmonella abortus equi (WESTPHAL) — verhalten sich unter den Versuchsbedingungen hinsichtlich der Fieberreaktion analog. Die Bakterien lassen sich nach der Inkubation mit Blut intracellulär, also in den Phagocyten, nachweisen. Das Lipopolysaccharid ist nicht auf ähnlich leichte Weise wiederaufzufinden. Die Untersuchungen von FRITZE weisen aber darauf hin, daß auch die Lipopolysaccharide mit den Granulocyten in vitro in Reaktion treten. MARTIN sowie KERBY und andere konnten veränderte enzymatische und funktionelle Aktivität und auch Schädigung von Leukocyten durch bakterielle Polysaccharide in vitro nachweisen.

Zur Erzeugung einer Fieberreaktion mit kurzer Latenzzeit müssen frische Blutpräparationen mit Pyrogen inkubiert werden. Lagerung des Blutes bei 4° C vor der Inkubation zerstört schon nach 2 Tagen seine Fähigkeit, mit Pyrogen zu reagieren. Nach 2 Tagen Lagerung haben die Leukocyten ihre Phagocytoseaktivität so weit verloren, daß sie Bakterien kaum mehr phagocytieren. Offenbar wird auch die Reaktion mit reinem Lipopolysaccharid nicht mehr bewältigt. Frische Leukocyten hingegen werden von ähnlichen Konzentrationen Lipopolysaccharid in ihrer Phagocytoseaktivität stimuliert.

BENNETT und BEESON konnten aus Leukocytenpräparationen einen Faktor mit pyrogener Wirkung charakterisieren, der sich in seiner Wirkungsweise von bakteriellen Pyrogenen unterscheidet. GRANT injizierte im Tierversuch bakterielle Pyrogene in den 3. Ventrikel und den Hypothalamus. Verglichen mit intravenöser Applikation fand sich eine verzögerte Fieberreaktion, wie sie ebenso nach intramuskulärer oder subcutaner Injektion zu beobachten ist. Es ist daher zu vermuten, daß auch in vivo die bakterielle Substanz erst nach Kontakt mit dem Blut eine Fieberreaktion auslösen kann. Unter den Elementen des Blutes haben in vitro nur die Leukocyten die Fähigkeit, in Reaktion mit bakteriellem Pyrogen einen sekundären pyrogenen Faktor zu erzeugen, der mit kurzer Latenzzeit Fieber bewirkt.

Vergleichende licht- und elektronenmikroskopische Untersuchungen an normalen Leukocyten und Zellen akuter Leukosen im Kindesalter.

Von

ERICH HUTH (Düsseldorf/Deutschland).

Mit 1 Abbildung.

Vom Bild eines Leukocyten auf der Glasoberfläche des Objektträgers bis zur Darstellung des gleichen Leukocyten auf der Formvar-Oberfläche einer elektronenoptischen Blende ist ein weiter Weg, auf dem sich manche fehlerhaften Deutungsmöglichkeiten der neu gesehenen Strukturen ergeben können. Der wesentliche Unterschied zwischen dem gewöhnlichen hämatologischen und dem elektronenoptischen Bild ist der, daß durch die Osmiumfixation die Cytoplasmastrukturen erhalten bleiben, während sie bei der Färbung nach PAPPENHEIM durch die Alkoholbehandlung weitgehend zerstört werden. Die Deutung der elektronenmikroskopischen Befunde wurde uns sehr dadurch erleichtert, daß wir vor dieser Untersuchung noch eine Betrachtung im Lichtmikroskop einschalteten. Nach der Ausbreitung der Blutzellen auf einer Formvar-Membran in der feuchten Kammer bei

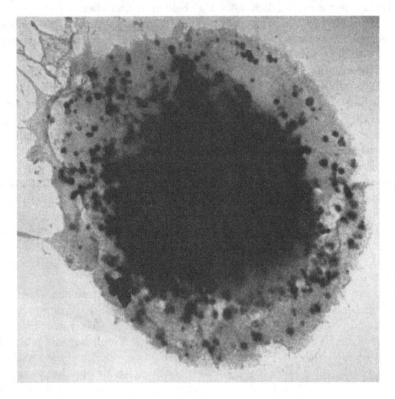

Abb. 1. Zelle einer akuten Paraleukoblasten-Leukose. El. opt. Vergrößerung 1:4230.

37° C, Fixation mit gepufferter Osmiumsäure und Färbung nach Giemsa wurden die so erhaltenen Zellbilder im Lichtmikroskop angesehen. Diese Präparationstechnik wurde kurz als Formvar-Giemsa-Methodik bezeichnet. Auf diese Weise wurden normale Granulocyten nach ihrer Darstellung auf a) Glas, b) Formvar und c) im elektronenoptischen Bild verglichen. Abgesehen von den durch das Auflösungsvermögen des Lichtmikroskops gezogenen Grenzen ergab sich eine weitgehende Übereinstimmung zwischen den Bildern der Formvar-Giemsa-Methodik und des Elektronenmikroskops. Die Deutung wurde sehr erleichtert, da die gesamte Zelle und zugleich auch die übrigen Zellen des Präparates beobachtet werden konnte. Darüber hinaus können mit dieser Methodik auch Fragen des bisher vernachlässigten Chondrioms (Form und Verteilung) auch ohne elektronenmikroskopische Ausrüstung bearbeitet werden.

Die 3 Methoden wurden auch auf die Zellen akuter Paraleukoblasten-Leukosen des Kindesalters angewandt. Beim Vergleich der Bilder ergab sich folgendes: Die Zahl der Cytoplasmagranula ist bei den Leukosezellen im Vergleich zu den normalen Granulocyten und Monocyten des Blutes stark vermindert. Alle Granula sind rund, stab- oder schlangenförmige Gebilde waren nicht sichtbar (Abb. 1). Teilchen des „Ultrachondrioms" nach OBERLING fanden sich in diesen Zellen nicht, obwohl sie in anderen Fällen gesehen wurden.

Diese schon im Lichtmikroskop sichtbaren Veränderungen der Granulazahl und -form muß man wie die schon bekannten Störungen des Kerns als einen weiteren morphologischen Ausdruck des leukotischen Geschehens auffassen; sie sind aber nicht seine Ursache. Ebenso wie bei den von OBERLING mitgeteilten Formen des Ultrachondrioms kann man keine direkte Kopplung mit dem eigentlichen Prozeß der Leukose-Entstehung annehmen.

Die elektronenmikroskopischen Untersuchungen wurden im Rheinisch-Westfälischen Institut für Übermikroskopie (Direktor: Prof. Dr. B. VON BORRIES), Düsseldorf, ausgeführt.

Die Rolle des Valins bei der Reticulocytenreifung in vitro.

Von

W. L. STRASSNER und S. RAPOPORT (Berlin/Deutschland).

Ein wichtiges und interessantes Problem, das bereits mehrfach untersucht wurde, ist die Reifung von Reticulocyten in vitro.

Wir gingen in unserem Institut von dem Prinzip aus, optimale Bedingungen für das zu inkubierende Blut zu schaffen, unter denen die Blutzellen ihre Struktur und ihren Stoffwechsel längere Zeit beibehalten. Wir stützten uns dabei auf die von McKEE durchgeführten Versuche, bei denen er Malariaparasiten im Blut in vitro züchtete.

Wir verwendeten für unsere Versuche stark entblutete Kaninchen mit hohen Reticulocytenzahlen. Das Blut wurde vor der Inkubation mit Brillantkresylblau auf den Reticulocytengehalt untersucht. In gleicher Weise ermittelten wir den Reticulocytenprozentsatz nach der 24stündigen Inkubation. Bei jeder Auszählung wurden mindestens 2000 Zellen gezählt. Gleichzeitig wurde bei allen Versuchen auf Abwesenheit von Hämolyse geachtet.

Unsere Versuche zeigen, daß im Serum von Entblutungs- als auch von Normaltieren nur eine sehr geringe Reifung von Reticulocyten vor sich geht. Bei Anwendung einer anorganischen Lösung, in der sehr geringe Mengen eines Aminosäurehydrolysates und 8 mg Glucose auf 100 ml enthalten waren, wurde eine beträchtliche Abnahme der Reticulocyten beobachtet. Eine Zugabe von Vitaminen blieb wirkungslos. Höhere Glucosekonzentrationen (250 mg-%) hemmen, während völliges Fehlen von Glucose Hämolyse bewirkte. Anschließende Untersuchungen über die Wirksamkeit einzelner Aminosäuren ergaben, daß keineswegs die von NIZET beschriebenen 11 essentiellen Aminosäuren für den Reifungsprozeß erforderlich sind. Eine Reihe von Versuchen zeigt, daß Valin allein die gleiche Wirkung erkennen läßt wie ein Gemisch von 11 essentiellen Aminosäuren (Tab. 1). Von den anderen Aminosäuren zeigt nur Isoleucin eine, wenn auch geringe Wirkung.

Die bisher angeführten Versuche wurden mit einem Gasgemisch von 95% Luft und 5% CO_2 durchgeführt. Ein Gasgemisch von 95% Stickstoff und 5% CO_2 hemmte die Reifung. Blut, dem kein Gasgemisch zugeführt wurde, zeigte die gleiche Reifung wie bei Luftzufuhr und CO_2.

Tabelle 1.

Anorganische Nährlösung, 11 essentielle Aminosäuren, 50 mg-% Glucose.			Anorganische Nährlösung, Valin, 50 mg-% Glucose.	
Ausgangswert %	Endwert %	Δ %	Endwert %	Δ %
36,0	17,5	— 51,4	18,8	— 47,7
33,4	15,1	— 54,8	16,0	— 50,8
31,2	16,7	— 46,4	18,5	— 40,7

Das bisherige Nährmedium bestand aus einer anorganischen Lösung, der jeweils Glucose und die entsprechenden Aminosäuren bzw. nur Valin zugesetzt waren. Ein Ersatz der anorganischen Lösung durch physiologische Kochsalzlösung wirkte stets hämolysierend. In physiologischer Kochsalzlösung gewaschene Zellen zeigten keine Reifung bzw. Hämolyseschäden.

In unseren letzten Versuchen verwendeten wir reinen isotonen Phosphatpuffer vom p_H 7 und 8, dem Glucose, 11 Aminosäuren bzw. Valin zugesetzt worden war. Tab. 2 zeigt, daß bei p_H 7 Hämolyseschäden auftreten, während bei p_H 8 sowohl bei Anwendung aller 11 Aminosäuren als auch mit Valin allein überraschend hohe Abnahmen der Reticulocyten auftraten.

Tabelle 2.

Isotoner Phosphatpuffer, 11 essentielle Aminosäuren, 50 mg-% Glucose.			Isotoner Phosphatpuffer, Valin, 50 mg-% Glucose.	
Ausgangswert %	Endwert %	Δ %	Endwert %	Δ %
49,8	p_H 7,0 Hämolyse		p_H 7,0 Hämolyse	
49,8	19,4	p_H 8,0 —61,2	14,0	p_H 8,0 —71,9

Chemische Eigenschaften und Färbung der Substantia reticulo filamentosa.

Von

R. Coutelle und S. Rapoport (Berlin/Deutschland).

Mit 1 Abbildung.

Ausgehend von der Beobachtung, daß Reticulocyten beträchtliche Mengen Brillantkresylblau aus einer Lösung aufnehmen, haben wir versucht, die Substantia reticulo filamentosa (SRF) mit diesem Farbstoff auszufällen, zu isolieren und ihre Natur zu erforschen.

Zu diesem Zwecke wurden Gefrierhämolysate durch Zentrifugieren in Stroma und überstehende Lösung getrennt. Beide Anteile wurden mit einer bestimmten Menge einer Brillantkresylblau-Lösung versetzt. Es zeigte sich, daß das Stroma keinen Farbstoff aufnimmt, während die überstehende Lösung einen blauen Niederschlag lieferte, der die SRF, die durch den Farbstoff ausgefällt wurde, enthält. Tab. 1 zeigt, daß der Farbstoff die RNS der überstehenden Lösung eines Hämolysates fast quantitativ ausfällt, da der gesamte P_{NS}- sowie der Pentose$_{NS}$-Gehalt der Ausgangslösung sich im Farbniederschlag befinden. Die Analyse zeigt ebenso

Tabelle 1. *Die RNS-Fällung durch Brillantkresylblau im stromafreien Hämolysat.*
(Die Werte sind in mg/100 ml rote Blutkörperchen angegeben.)

Material	P_{NS}	Pentose$_{NS}$	Farbstoffmenge
Ausgangslösung	11,6	21,0	
Überstehende nach Färbung	0,5	0,9	
Farbniederschlag	14,2	27,0	213,0

eindeutig, daß er vorwiegend aus RNS besteht. Somit bestätigen unsere Versuche die bisherige Annahme, daß die SRF eine RNS ist. Diese zeigt hochgradige Spezifität für den Farbstoff, wie sich aus vergleichenden Versuchen mit Hefe-RNS und aus ihrem Verhalten gegenüber einer spezifischen RNSase der Reticulocyten ergibt. Es ist bemerkenswert, daß die SRF sich im stromafreien Hämolysat befindet.

Die praktische Anwendungsmöglichkeit für eine quantitative Bestimmungsmethode der SRF als Maß der Unreife des Blutes ist von uns an einer anderen Stelle beschrieben worden.

Bei den Färbeversuchen zeigte sich, daß die Farbstoffaufnahme der intakten Zellen eine ausgesprochene p_H-Abhängigkeit aufweist — wie das schon von GAWRILOW festgestellt wurde — im Gegensatz zur Farbstoffbindung im Gefrierhämolysat, die im p_H-Bereich 5—8 konstant bleibt. Es handelt sich um ein Permeabilitätsphänomen.

Abb. 1 zeigt typische Ergebnisse. Die verschiedenen Kurven beziehen sich auf Versuchsreihen mit verschiedenen Verdünnungslösungen. Auf der Abszisse sind die gemessenen p_H-Werte angegeben, auf der Ordinate die $\Delta E/0,5$ ml Zellsuspension. Aus dem Verlauf aller Kurven ist zu ersehen, daß die Farbstoffaufnahme mit steigendem p_H steil zunimmt. Außerdem ist zu entnehmen, daß die Farbstoffaufnahme trotz gleichem p_H mit verschiedener Zusammensetzung der Außenlösung variiert. So ist die Farbstoffaufnahme in der Phosphat-Kochsalz-Lösung beim selben p_H eine viel bessere als im reinen Phosphat. Der tiefere ΔE-Wert im Rohrzucker-Phosphat gegenüber dem im Rohrzucker-Natriumborat beim selben p_H wie auch andere Versuche deutet darauf hin, daß die Farbstoffaufnahme mit höherer Anionenwertigkeit abnimmt.

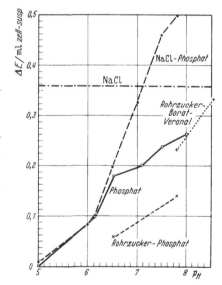

Abb. 1. Versuchsreihen mit verschiedenen Verdünnungslösungen.

Aus den angeführten Versuchen ziehen wir die Schlußfolgerung, daß der Färbevorgang am intakten Reticulocyten aus zwei Faktoren sich zusammensetzt: Einmal aus der durch p_H und Ionenzusammensetzung beeinflußbaren Permeabilität der Zellmembran und zum anderen aus der Reaktion der als spezifisch bekannten RNS.

De certaines lésions élémentaires de la moelle osseuse.

Par

R. Waitz, G. Mayer et Mme S. Mayer (Strasbourg/France).

Avec 8 figures.

Les lésions élémentaires de la moelle osseuse constituent un immense domaine. Leur connaissance est indispensable pour la compréhension des aspects si polymorphes des moelles osseuses pathologiques.

Nous n'avons pas l'intention de considérer ce domaine dans son ensemble. Nous voulons simplement rappeler ici certaines lésions élémentaires de la moelle, en partie déjà évoquées dans d'autres publications (1, 2).

Notre sujet ne comprendra ni les hyperplasies leucosiques ni les réactions de la substance osseuse, qui ont fait l'objet d'une étude approfondie de Kerneis et Savoie (3). De même nous ne traiterons pas de l'aplasie ni de la sclérose, systématisée ou mutilante.

Les lésions élémentaires que nous voulons envisager ici sont: l'oedème, la désorganisation, les réactions hyperplasiques myéloïdes, lymphoïdes ou réticulaires qui peuvent accompagner ces diverses altérations. Ces lésions élémentaires qui se combinent fréquemment entre elles, et avec l'aplasie et la sclérose, forment le substrat anatomique des myélophtisies. Une restriction doit être faite pour l'oedème qui peut se rencontrer dans d'autres circonstances.

Enfin nous signalerons la congestion médullaire qui, accentuée, se voit essentiellement dans la moelle osseuse des ictères hémolytiques.

Ces lésions élémentaires ne s'extériorisent pas sur les frottis de suc de ponction sternale. Ceux-ci apparaissent pauvres en cellules. Tout au plus peut on obtenir un frottis plus ou moins riche en cellules myéloïdes ou en cellules lymphoïdes dans le cas de réaction myéloide secondaire, mais alors on se laisse égarer vers le diagnostic d'une leucose, myélose ou lymphose, dans l'ignorance de la structure réelle de la moelle osseuse. Pour mettre en évidence ces lésions élémentaires, si importantes pour le diagnostic, il est nécessaire d'obtenir une coupe histologique de l'organe. Ceci est facile à réaliser à partir des grumeaux retirés par la ponction sternale ou, à défaut, par trépanoponction. Nous avons souvent insisté sur l'intérêt de cette méthode dans le diagnostic hématologique.

L'oedème médullaire.

L'oedème gélatiniforme ou moelle gélatineuse [Ponfick, Bizzozero, Dominici (4)] se trouve déjà bien décrit par Rubens-Duval en 1913 (5). Les vacuoles graisseuses, tantôt plus rapprochées que normalement, tantôt plus rares, plus écartées et plus petites, sont noyées dans une masse d'apparence gélatineuse, à peu près dépourvue de cellules (observ. 1). Celles-ci sont écartées les unes des

autres, isolées: lymphocytes ou plasmocytes, parfois cellules réticulaires, histiocytes. Les hématies elles-même sont très peu abondantes. Parfois on observe un
gonflement des éléments réticulo-histiocytaires, un véritable oedème intracellulaire.

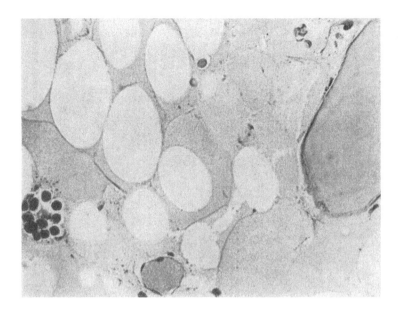

Fig. 2. W. P. (Observ. 4) Moelle osseuse. Trépanoponction sternale.
Oedème, aplasie. Petit foyer lymphoplasmocytaire.

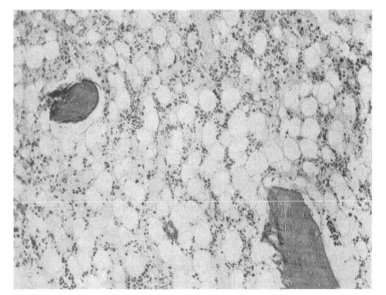

Fig. 1. St. J. (Observ. 1) Moelle osseuse. Trépanoponction sternale.
Oedème, aplasie.

A un degré moindre, on rencontre un simple épaississement de la cloison qui
sépare les vésicules graisseuses, par une substance finement grenue. Les lignées
hématopoïétiques ont disparu.

Cet oedème gélatiniforme peut être pur, tel que nous venons de le décrire. Il peut aussi se combiner avec une autre réaction cellulaire, lymphocytaire, plasmocytaire, réticulaire, en îlots ou diffuse.

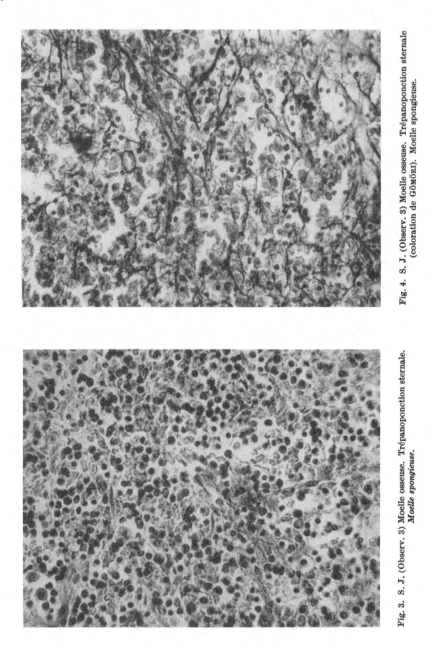

Fig. 4. S. J. (Observ. 3) Moelle osseuse. Trépanoponction sternale (coloration de GÖMÖRI). Moelle spongieuse.

Fig. 3. S. J. (Observ. 3) Moelle osseuse. Trépanoponction sternale. *Moelle spongieuse.*

Dans un cas de rachitisme rénal (observ. 2) nous avons rencontré un état oedémateux médullaire se rapprochant de celui que nous venons de décrire et qui se voit surtout dans les myélophtisies.

La désorganisation médullaire. La moelle spongieuse.

Dans la moelle désorganisée ou moelle spongieuse (observ. 3) les vacuoles graisseuses apparaissent comme rares et inégales. De larges plages spongieuses, aux mailles plus ou moins remplies de globules rouges ou de sérosité, font apparaître

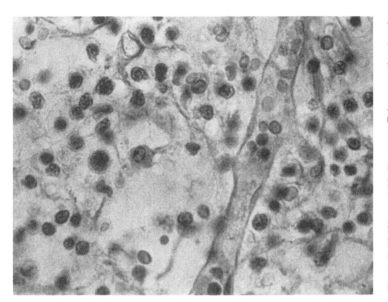

Fig. 6. Gs. M. (Observ. 5) Moelle osseuse. Trépanoponction sternale. *Oedème*, aplasie, sclérose légère, *Réaction cellulaire peu prononcée* (lymphocytes, plasmocytes, cellules réticulaires, etc.).

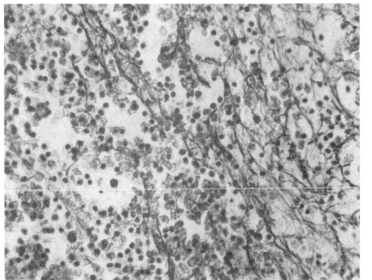

Fig. 5. S. I. (Observ. 3) Moelle osseuse. Trépanoponction sternale (coloration de GÖMÖRI). Moelle spongieuse en haut; moelle scléreuse en bas.

la moelle osseuse comme une éponge bourrée de globules rouges. Cette éponge se caractérise par le développement des lacs sanguins. Entre ceux-ci se trouve une charpente réticulaire pouvant contenir des lymphocytes, des plasmocytes et des histiocytes en petit nombre. Les cellules hématopoïétiques sont très raréfiées et dispersées à l'exception d'îlots myéloïdes et normoblastiques se trouvant çà et là. Assez souvent cette charpente est franchement fibreuse et donne une réaction du collagène.

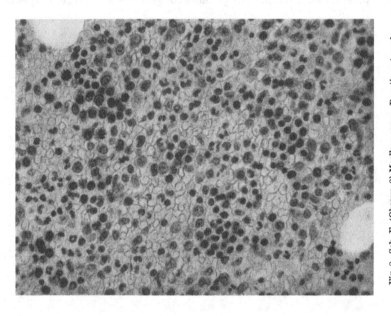

Fig. 8. Sch. E. (Observ. 8) Moelle osseuse. Ponction sternale. *Congestion intense* ; 3 îlots normoblastiques.

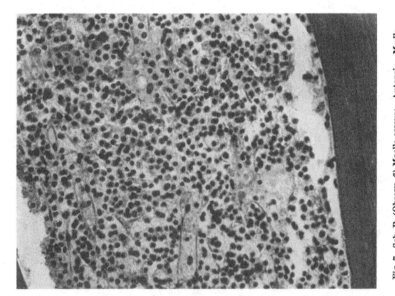

Fig. 7. Sch. P. (Observ. 6) Moelle osseuse. Autopsie. *Moelle spongieuse, aplasie, zone d'infiltration lymphoïde lâche.*

La désorganisation de la moelle s'associe souvent à la myélosclérose et conditionne des aspects particuliers de celle-ci. On peut ainsi observer la coexistence de zones où prédomine une sclérose mutilante et de zones à prédominance spongieuse.

Les hyperplasies réactionnelles.

Les diverses lésions élémentaires de la moelle osseuse peuvent s'accompagner d'hyperplasies réactionnelles variées, myéloïdes, lymphoïdes, érythroblastiques, mégacaryocytaires ou réticulo-histiocytaires, en foyers ou en nappes, pures ou le plus souvent associées.

Dans *l'oedème gélatiniforme* les foyers réactionnels sont habituellement petits souvent lymphoplasmocytaires avec participation des cellules du réticulum (observ. 1 et 4).

Dans *les moelles désorganisées* les cellules réactionnelles se disposent non en nappes denses comme dans les lymphoses médullaires vraies par exemple, mais d'une manière lâche entre les mailles de l'éponge vasculaire ou à l'intérieur de ces mailles (observ. 5 et 6). Des îlots cellulaires sont rares et petits.

Même lorsqu'il y a une réaction globale des diverses lignées cellulaires de la moelle osseuse, les cellules sont dispersées et non serrées étroitement les unes contre les autres. Cet aspect est particulièrement net chez une de nos malades gardant une anémie postbenzolique résiduelle partiellement irréductible (observ. 7).

La congestion médullaire.

La congestion médullaire caractérise les moelles hyperactives de certaines anémies hémolytiques (observ. 8).

La moelle osseuse est très riche en hématies. Les capillaires, gorgés de sang, refoulent le tissu médullaire en hyperplasie normoblastique. La plupart des vacuoles graisseuses ont disparu.

Bien entendu cette congestion ne peut être étudiée correctement que sur des moelles fixées dans un liquide respectant les hématies.

Résumé des observations.

Observ. 1.— St., Jacqueline, 18 ans, *myélophtisie post-arsenicale.*

Evolution fatale en 3 mois. Deux mois après une cure arsenicale, fièvre, céphalées frontales, épistaxis, purpura, hémorragies génitales, nécrose labiale, hémorragies rétiniennes. G. R. 830.000, avec 11% Hb — G. B. 1.400 avec 32% N. et 64% L, puis 4.300 avec 50% N, 40% L et 1 métamyélocyte. 1 normoblaste pour 100 leucocytes. Trombocytes 60.000.

Moelle osseuse (trépanoponction): combinaison d'aplasie et d'oedème gélatiniforme.

Observ. 2.— Ja., Jean, 17 ans, *ostéodystrophie et nanisme rénal avec anémie.*

Evolution depuis trois ans et demi: douleurs et déformations osseuses. Infantilisme relatif. Masse dure et irrégulière, à contact lombaire dans la fosse iliaque gauche. Polyurie au dessus de 3.000 cc, densité de 1.002 à 1.015; pas d'albumine. T. A. 130/80—155/95. Urée = 0,49 puis 1,82$^{0}/_{00}$. P. S. P. = 0%. Calcémie = 0,92$^{0}/_{00}$. Phosphore minéral du sang = 0,80$^{0}/_{00}$. Réserve alcaline = 27%. G. R. 2.580.000 — Hb 50% — G. B. 4.200 avec 58% N et 26% L. Thrombocytes 200.000.

Moelle osseuse (biopsie): combinaison d'aplasie et d'oedème, quelques cellules réticulaires.

Observ. 3.— Se., Joseph, 21 ans, *myélophtisie.*

Evolution fatale en 7 mois et demi. Gingivorragies, hémorragies rétiniennes. Episodes fébriles. Amélioration clinique passagère. G. R. 1.400.000 — Hb 25% — G. B. 7.000 dont 13% N, 79% L. Thrombocytes 9.400.

Moelle osseuse (biopsies et autopsie): combinaison d'oedème gélatiniforme, de désorganisation et de fibrose: hyperplasie réactionnelle myéloïde et érythroblastique plus importante à la biopsie qu'à l'autopsie.

Observ. 4. — Wo., Paul, 45 ans, *myélophtisie.*

Evolution clinique observée: 6 semaines. Fièvre, bronchite, volumineux épanchement pleural droit, radiologiquement adénopathies médiastinales, albuminurie, épistaxis, gingivorragies, crachats hémoptoïques. G. R. 2.370.000 — Hb 51% — G. B. 2.370 avec 54% N et 30% L, 1 métamyélocyte, puis 6.200 avec 57% N, 8% L., 1 myéloblaste, 1 promyélocyte, 7 myélocytes, 14 métamyélocytes. 1 normoblaste pour 100 leucocytes. Thrombocytes tombant à 16.000 (max. = 88.000).

Moelle osseuse (biopsie sternale): combinaison d'aplasie, d'oedème gélatiniforme et de fibrose.

Observ. 5.— Gs., Marie, 52 ans, *myélophtisie avec réaction lymphoïde et réaction myéloïde dans le foie, la rate et les ganglions.*

Evolution fatale en 5 semaines. Stomatite nécrotique, subictère, fièvre, hépatosplénomégalie modérée, purpura des cuisses. G. R. 2.350.000 — Hb 45% — G. B. 2.000 avec 25% N et 60% L. Dans le sang, normoblastes. Thrombocytes: 100.000.

Moelle osseuse (trépanoponction): combinaison d'oedème, de fibrose et d'infiltration lymphoïde.

Observ. 6.— Sch., Paul, 40 ans, *myélophtisie avec réaction lymphoïde leucémoïde.*

Evolution fatale en 3 mois. Fièvre, angine nécrotique, adénopathies généralisées avec localisation cervicale pseudo-tumorale, hépatosplénomégalie. G. R. 2.632.000 — Hb 57% — G. B. 13.200 dont 2% N et 98% L (10% lymphoblastes) puis 400 G. B. uniquement lymphoïdes avec 77% de prolymphocytes et de lymphoblastes.

Moelle osseuse (autopsie): combinaison d'aplasie, de désorganisation et d'oedème gélatiniforme. Infiltration lymphoïde par zones.

Observ. 7.— Pe., Mme, *myélophtisie post-benzolique.*

Evolution clinique observée: 5 ans. Au début, épistaxis, gingivorragies. G. R. 100.0000 — Hb 15%.— G. B. 2.300 puis 2.500 avec 50% N et 42% L.

Moelle osseuse (biopsie): désorganisation, tissu myéloïde disséminé, présence d'éléments lymphoïdes.

Observ. 8.— Sch., Emile, 21 ans, *ictère hémolytique congénital avec splénomégalie.*

Evolution clinique depuis 11 ans, poussées d'ictère sur fond de subictère permanent, hépatosplénomégalie. G. R. 4.230.000 — Hb. 91% — G. B. 8.000 dont 68% N et 30% L. Thrombocytes 110.000. Réticulocytes 122⁰/₀₀. Résistance globulaire 6,8—4,6—4.

Splénectomie, suites bonnes.

Moelle osseuse (ponction sternale): très riche en éléments myéloïdes et surtout en normoblastes. Très forte congestion médullaire.

Conclusions.

Les lésions élémentaires de la moelle osseuse décrites ici sont l'oedème gélatiniforme, la désorganisation spongieuse, la congestion.

Ces lésions ne sont pas seulement des constatations morphologiques faites à l'autopsie, mais peuvent être très facilement étudiées in vivo par les méthodes que nous avons indiquées (coupe de grumeaux, trépanoponction). Leur mise en évidence qui vient compléter l'examen cytologique de la moelle osseuse est indispensable dans le diagnostic des myélophtisies, notamment de celles qui masquent l'effondrement médullaire derrière une réaction secondaire, myéloïde ou lymphoïde. La connaissance de ces lésions élémentaires comme celle de l'aplasie ou de la sclérose est nécessaire dans la pratique courante du diagnostic hématologique.

(Centre de Transfusion, Hôpital Civil, Strasbourg).

Bibliographie.

1. WAITZ, R.: Des lésions anatomiques de la moelle osseuse dans les panmyélophtisies cryptogénétiques. Importance des réticuloses et réticulofibroses. Sang **20**, 485—490 (1949).
2. WAITZ, R.: La moelle osseuse dans les splénomégalies myélocytaires érythroblastiques et mégacaryocytaires de l'adulte. Sang **24**, 820—822 (1953).
3. KERNEIS, J. P., et J. C. SAVOIE: L'ostéomyélosclérose et les réactions de la substance osseuse dans la splénomégalie myéloïde de l'adulte. Sang **24**, 833—849 (1953).
4. DOMINICI, H.: Sang et moelle osseuse in V. CORNIL et L. RANVIER. Manuel d'histologie pathologique, 3° éd. T. II, p. 651. Paris: Alcan 1902.
5. RUBENS-DUVAL, H.: Organes hématopoïétiques in A. GILBERT et M. WEINBERG: Traité du sang, pp. 500—501, fig. 81, p. 499 et fig. 82, p. 502. Paris: Baillière et fils 1913.

A consulter

6. ROHR, K.: Das menschliche Knochenmark, S. 313—320. Stuttgart: Georg Thieme 1949.
7. STODTMEISTER, R., et S. SANDKÜHLER: Osteosklerose und Knochenmarkfibrose. Stuttgart: Georg Thieme 1953.

Stoffwechseluntersuchungen mit P³² an unbestrahlten und bestrahlten Erythrocyten.

Von

ROBERT DITTMEYER und HANS-JOACHIM MAURER (Erlangen/Deutschland).

Bei röntgentiefenbestrahlten Patienten konnte mit Hilfe der Hydrolysemethode (*2, 3*) nach der Bestrahlung (p. r.) in stündlichen Untersuchungen das Auftreten von beachtlichen Mengen (bis zu 17 mg-%) 7 min-Phosphats im Plasma beobachtet werden. Auf Grund des vorliegenden Schrifttums wurde dieses 7 min-Phosphat als ATP angesprochen (*4, 5*). Bestrahlungen an isoliertem, defibriniertem Vollblut führten mit der gleichen Methode zu ähnlichen Ergebnissen. Da ATP im Plasma normalerweise nicht nachweisbar ist, andererseits aber im Erythrocyten bis zu 56 mg-% vorkommt, wurde die Hypothese aufgestellt, daß durch Einwirkung ionisierender Strahlen ein Austritt der ATP aus dem Erythrocyten bewirkt wird (*5, 6*).

Durch Markierung der Erythrocyten mit P³² sollte dieser Reaktionsmechanismus näher untersucht werden. Die Versuche wurden an heparinisiertem Blut mit Hilfe der Methode von SCHILD und W. MAURER (*8*) in folgender Modifikation durchgeführt:

In heparinisiertes Blut wurden bei 37° C P³² in Form von $Na_2HP^{32}O_4$ eingebaut und mit verschiedenen Röntgendosen (1000—200000 r) bestrahlt. P. r. wurde das Plasma abgetrennt und die Erythrocyten nach Waschen mit physiologischem NaCl hämolysiert.

Die weitere Untersuchung des Plasmas bzw. Hämolysats erfolgte mit Hilfe der papierelektrophoretischen bzw. chromatographischen Arbeitsmethodik. Die Auswertung der radioaktiven Papierelektropherogramme und -chromatogramme erfolgte mit einem von uns in Zusammenarbeit mit der Firma Frieseke & Höpfner, Erlangen-Bruck entwickelten ,,Radiochromatographen" (F H 452) (1).

Ergebnisse.

Sowohl bei den papierelektrophoretischen als auch bei den papierchromatographischen Untersuchungen bestanden zwischen unbestrahltem und bestrahltem Hämolysat bzw. Plasma keine signifikanten Unterschiede in den Aktivitätsdiagrammen. So wurden im Hämolysat des bestrahlten, aber auch in dem des unbestrahlten Bluts neben markierter ATP/ADP, die bei der Papierelektrophorese als *ein* Maximum erschienen, papierchromatographisch jedoch abgetrennt werden konnten, Kreatin-Phosphorsäure, anorganisches Phosphat und eine noch nicht näher identifizierte Substanz (vermutlich phosphorylierte Kohlenhydrate) gefunden. Weder im unbestrahlten noch im bestrahlten Plasma fand sich außer dem anorganischen Phosphat eine P³² markierte Fraktion. Vor allem gelang es aber nicht, in bestrahltem Plasma radioaktive ATP oder ADP zu finden.

Besprechung der Ergebnisse.

Das Ergebnis dieser Untersuchungen steht im Widerspruch zu den mit der Hydrolysenmethode (2, 3) erhaltenen Ergebnisse. Da die Markierung mit P³² und die nachfolgende Auftrennung der markierten Substanzen mit Hilfe der Papierelektrophorese bzw. -Chromatographie eine weitaus genauere und detailliertere Aussage zuläßt als die Hydrolysemethode, geben wir den Aussagen der erstgenannten Methoden den Vorzug. Auf Grund ausgedehnter Versuche sind wir zu der Hypothese gelangt, daß Bestrahlungen bis zu 200000 r (60 kV) keinen Austritt markierter ATP/ADP aus dem Erythrocyten zur Folge haben. Wir sind daher zu der Ansicht gekommen, daß es sich bei dem mit Hilfe der Hydrolysemethode im Plasma bestimmten 7 min-Phosphat nicht um ATP oder ADP, sondern entweder um eine leicht hydrolysierbare phosphorylierte nicht am P³²-Stoffwechsel teilnehmende Substanz aus dem Erythrocyten oder um eine phosphorylierte Substanz, die nicht aus dem Erythrocyten, sondern aus anderen Zellen oder Geweben stammt, handelt.

Literatur.

1. Dittmeyer, R., H.-J. Maurer, R. Neuwirth u. A. Reuss: Kongreßber. dtsch. Ges. inn. Med. **61**, 267 (1955).
2. Lohmann, K.: Biochem. Z. **202**, 466 (1928).
3. Lohmann, K.: pers. Mitt. 1953.
4. Maurer, H.-J.: Radiol. Clin. **23**, 240 (1954).
5. Maurer, H.-J.: Klin. Wschr. **1954**, 37.
6. Maurer, H.-J.: Bisher unveröffentlicht.
7. Maurer, H.-J., u. K. H. Pfeffer: Wien. klin. Wschr. **1954**, 317.
8. Schild, K. T., u. W. Maurer: Biochem. Z. **323**, 235 (1952).

Studio elettroforetico del siero di ratti carenti di acido folico. Comportamento delle frazioni proteiche del siero.

Di

Leonardo Tentori e Girolamo Vivaldi (Roma/Italia).

Con 3 figure.

Il ruolo dell'acido folico nel metabolismo delle proteine e dei nucleoproteidi è stato largamente studiato in numerose ricerche sul metabolismo dei batteri e l'interesse suscitato dai risultati ottenuti ha fatto si che tale ricerche venissero estese con successo anche al metabolismo degli animali superiori (*1—2—3—4*).

In un precedente lavoro abbiamo potuto constatare (*5*) che nel ratto carente di acido folico si osserva un aumento significativo del contenuto plasmatico di aminoacidi rispetto a quello del plasma di animali normali o di animali a dieta carente dopo trattamento terapeutico con questo fattore ed abbiamo interpretato i nostri risultati supponendo che l'acido folico influisca favorevolmente sulla utilizzazione degli aminoacidi circolanti per la sintesi delle proteine. Tale influenza favorevole, che del resto è anche dimostrata dal notevole miglioramento della crescita e della utilizzazione degli alimenti indotte negli animali carenti dalla somministrazione terapeutica di acido folico, potrebbe essere spiegata supponendo che l'azione di questo fattore si esplichi attraverso il fondamentale ruolo di esso nella sintesi degli acidi nucleici. È infatti noto che esiste un parallelismo tra la sintesi degli acidi nucleici e quella delle proteine che ha portato alla ipotesi di una scambievole azione catalitica dell'un gruppo di composti sulla sintesi degli altri (*6*).

L'osservazione precedentemente compiuta sugli aminoacidi e le nozioni che abbiamo ora esposte ci hanno indotto a studiare il comportamento del contenuto dell'azoto totale del siero di ratti carenti di acido folico e delle frazioni proteiche che possono essere separate mediante la tecnica della elettroforesi su carta applicata allo studio del siero di tali animali.

Un gruppo di ratti albini di ceppo Wistar Glaxo, di sesso femminile, del peso di circa grammi 40, sono stati alimentati con la dieta sintetica di Black, McKibbin ed Elvehjem (*7*) a cui venivano aggiunti acido 9-metilfolico[1] e succinilsulfatiazolo nella proporzione del 0,5% Un secondo gruppo di animali dello stesso sesso, ceppo e peso hanno ricevuto la sola dieta di Black, McKibbin e Elvehjem senza aggiunta di acido 9-metilfolico e di succinilsulfatiazolo, e contenente 5 mg di acido folico per ogni kilo di dieta.

Dopo circa tre settimane gli animali del primo gruppo hanno presentato in forma grave la sindrome carenziale descritta in un precedente lavoro (*8*). Dal punto di vista ematologico ricordiamo che tale sindrome è caratterizzata da una gravissima caduta del numero dei globuli bianchi per mmc e da discreta anemia leggermente ipercromica. Gli animali a questo punto sono stati tenuti a digiuno per 24 ore allo scadere delle quali sono stati salassati. Il campione di sangue ottenuto dalla vena giugulare è stato lasciato coagulare onde ottenere il siero. I ratti del secondo gruppo, che come abbiamo detto sono stati alimentati con una dieta non carente, dopo lo stesso periodo di digiuno di 24 ore, sono stati salassati con la tecnica sopra descritta.

---

[1] Gentilmente formito dal Dr. *Zink* della Lederle.

Sui campioni di sangue degli animali dei due gruppi è stato eseguito il dosaggio dell'azoto totale secondo il metodo di King (9). L'elettroforesi è stata eseguita lo stesso giorno ed in parallelo per tutti i sieri di uno stesso prelievo con la tecnica di Grassmann e Hannig (10). È stato impiegato un tampone di veronal acetato secondo Micaelis a p_H 8,6 e forza ionica $\mu = 0,1$ (Wiedmann). L'elettroforesi con strisce di carta Whatman n. 1 (cm 4 × 30) è durata 14 ore con 5 V/cm.

Le strisce, seccate a 110° C, sono state colorate con soluzione di Amidoschwarz 10 B (Bayer). I tracciati elettroforetici sono stati ottenuti mediante lettura diretta delle strisce in adatto densitometro a cellula fotoelettrica, previa diafanizzazione delle strisce stesse con una miscela di olio di vaselina e monobromonaftalina (2/1). La percentuale delle diverse frazioni è stata calcolata in base alla misurazione delle relative aree fatta con un planimetro sul tracciato opportunamente ingrandito. Sono stati così determinati i valori percentuali delle seguenti frazioni: albumina, α globulina, β globulina (che è risultata composta dei due gradienti β_1 e β_2), γ globulina.

I risultati dell'esperimento sono riportati nella tabella 1. Per ciascuno dei due gruppi di animali è stato inoltre calcolato e riportato nella Tabella il valore medio sia dell'azoto totale del siero sia delle percentuali delle singole frazioni proteiche con il relativo errore standard. È stato infine calcolato e riportato il dato statistico t con la relativa probabilità P onde avere un termine di giudizio sulla significatività delle differenze osservate.

Possiamo anzitutto osservare che l'azoto totale del siero è notevolmente diminuito negli animali carenti: il t ottenuto paragonando i dati dei due gruppi è altamente significativo, tanto che il suo P corrisponde al $1^0/_{00}$.

Passando alle frazioni proteiche si nota che l'albumina è fortemente e significativamente diminuita nel siero dei ratti carenti rispetto a quella dei ratti normali; anche la γ globulina è diminuita nel siero degli animali carenti ma tale

Tabella 1. *Azoto totale e frazioni proteiche nel siero dei ratti in esperimento.*

Ratti	Azoto totale g/100 cc. di siero Gruppo I	Gruppo II	Albumina % Gruppo I	Gruppo II	α Globuline % Gruppo I	Gruppo II	β₁ Globuline % Gruppo I	Gruppo II	β₂ Globuline % Gruppo I	Gruppo II	γ Globuline % Gruppo I	Gruppo II
1	0,978	1,302	28,92	44,44	24,10	16,05	15,18	6,91	26,27	17,28	5,54	15,31
2	0,727	1,195	12,07	39,18	25,70	14,58	22,91	9,79	26,01	18,68	13,31	17,77
3	1,029	0,963	22,35	45,55	26,47	15,18	19,41	10,47	25,29	18,32	6,47	10,47
4	0,971	1,176	17,58	40,81	29,40	14,35	19,95	7,17	23,62	19,28	9,45	18,39
5	1,094	1,348	19,18	50,00	25,86	20,10	18,97	5,93	27,16	15,21	8,84	8,76
6	1,152	1,387	26,32	49,02	26,54	23,17	7,32	6,58	26,32	12,43	13,50	8,78
7	0,942	1,357	28,36	45,53	25,37	16,36	14,93	7,94	22,39	16,35	8,96	9,81
8	0,930	1,417	24,83	45,04	25,96	16,54	17,16	7,89	23,25	17,05	8,80	13,49
9		1,446		46,70		16,86		7,97		16,17		12,30
Media	0,978	1,287	22,45	45,58	26,17	17,02	16,97	7,85	25,03	16,75	9,35	12,78
± errore standard	±0,045	±0,051	±2,069	±1,256	±0,534	±0,953	±0,876	±0,490	±0,611	±0,693	±1,005	±1,236
t	4,504		9,813		8,083		5,537		8,868		2,118	
P	P < 0,001		P < 0,001		P < 0,001		P < 0,001		P < 0,001		P < 0,05	

Gruppo I = ratti carenti; Gruppo II = ratti normali.

diminuzione è solamente ai limiti della significatività. Le altre frazioni proteiche α e β globuline sono invece aumentate in maniera significativa.

L'aspetto tipico di un tracciato elettroforetico normale di ratto ottenuto nel nostro esperimento è illustrato nella figura 1. L'aspetto del tracciato e i valori

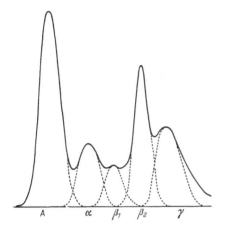

Fig. 1. Tracciato elettroforetico tipico dal siero di un ratto ad alimentazione normale.

Fig. 2. Tracciato elettroforetico tipico dal siero di un ratto carente di acido folico.

percentuali delle diverse frazioni si accordano, in linea di massima, con i dati di altri ricercatori. Il primo picco a sinistra corrisponde all'albumina e successivamente gli altri nell'ordine alle α globuline, β_1 e β_2 globuline, γ globuline.

La figura 2 illustra un tracciato elettroforetico tipico del siero di un ratto carente: si nota una chiara caduta dell'albumina e delle γ globuline, un aumento delle α e β globuline. Nella figura 3 che illustra l'aspetto tipico delle strisce elettroforetiche di un ratto normale e di un ratto carente ottenute nel nostro esperimento sono evidenti le differenze di cui si è parlato.

È interessante notare che nell'anemia perniciosa che presenta qualche analogia con la sindrome ematologica di ratti resi carenti di acido folico con un'altra tecnica, il tracciato elettroforetico del siero di sangue dimostra una diminuzione della albumina e un aumento delle globuline (11). CAREDDU e VULLO (12) hanno anche essi osservato una diminuzione dell'albumina nel siero di ratto intossicato con antifolici (aminopterina).

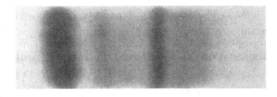
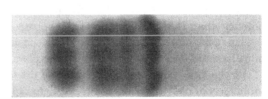

Fig. 3. Strisce elettroforetiche tipiche di ratto normale (in alto) e di ratto carente di acido folico (in basso).

L'abbassamento dei valori dell'azoto totale, che per il 95% è rappresentato da azoto proteico, nel siero dei ratti carenti di acido folico è con ogni probabilità in rapporto con la nota attività che l'acido folico esplica sulla sintesi delle proteine.

Le frazioni proteiche che più evidentemente risentono di tale carenza sono l'albumina ed in minor grado le γ globuline. L'aumento percentuale delle α e β globuline è con ogni probabilità un aumento relativo alla diminuzione delle altre due frazioni.

Bibliografia.

1. SHIVE, W.: Vitamins a. Hormones **9**, 97 (1951).
2. JUKES, T. H., and E. L. R. STOKSTAD: Vitamins a. Hormones **9**, 97 (1951).
3. BESSEY, D. A., H. J. LOWE and L. L. SALOMON: Ann. Rev. Biochem. **28**, 555 (1933).
4. LESTER SMITH, E.: Ann. Rev. Biochem. 23, 261 (1954).
5. TENTORI, L., e G. VIVALDI: Rend. Ist. Sup. San. **16**, 814 (1953).
6. GALE, E. F.: Advances in Protein Chemistry, p. 759. New York: Ac. Press 1953.
7. BLACK, S., J. M. McKIBBIN and C. A. ELVEHJEM: Proc Soc. Exper. Biol. a. Med. **47**, 308 (1941).
8. TENTORI, L., e G. VIVALDI: Rend. Ist. Sup. San. **16**, 807 (1953).
9. KING, E. G.: Microanalisis in Medical Biochemistry. London: Churchill Ltd. 1947.
10. GRASSAMANN, W., and K.-H. S. HANNIG: Z. physiol. Chem. **290**, 1 (1952).
11. LEIBETSEDER, F., F. HUGENTOBLER, C. WUNDERLY u. F. WUHRMANN: Z. inn. Med. **32**, 1 (1951).
12. CAREDDU, P., e C. VULLO: Boll. Soc. ital. Ematol. 2, 288 (1954).

Defensive Bilirubinemia and its Bearing upon the Potency of Antipneumococcus Serum and Experimental Rheumatism.

By

NAJIB-FARAH (Alexandria/Egypt).

In the light of my research (*1—15*) on bilirubinemia as a defensive factor, it is possible to throw some light on two intriguing phenomena hitherto not understood. These are:

1. — The fact that antipneumococcus rabbit serum has proved to be far more potent than that obtained from the horse.

2. — The fact that it has not been possible to reproduce genuine rheumatic manifestations in laboratory animals.

Explanation of the Higher Potency of Antipneumococcus Rabbit Serum than that Obtained from the Horse.

The Rockefeller Workers (*16*) have been the first to show that the preparation of an antipneumococcus serum from the rabbit posesses a far more protective potency than that obtained from the horse.

This phenomenon seems to me to be consistent with my research on defensive bilirubinemia, as I shall endeavour to explain.

In the first place, my findings have demonstrated the probable reason why rabbit serum has proved to be an excellent culture medium for the pneumococcus. This appears to be due to the fact that rabbit serum, as I first proved, does not normally carry bilirubin, a substance which, as I have shown, inhibits the growth of "virulent" pneumococcus by agglutination, disintegration ans lysis, while it has no effect on "avirulent" pneumococcus.

Consequently, the preparation of an antiserum from the rabbit, in this respect, seems, in fact, more logical and appropriate for the purpose than the preparation of an antiserum from the horse, who is naturally endowed with physiological hyperbilirubinemia. The blood of the horse normally carries considerable quantities of bilirubin, estimated at 3 to 5 times or more times the quantity normally found in the human blood.

It follows that in the preparation of horse antiserum by the ordinary method of induced immunisation, the live virulent pneumococci, as soon as injected in the blood-stream, are inevitably exposed, in the presence of the high content of bilirubin in the blood of the horse, to immediate agglutination, disintegration and lysis, thus liberating massive doses of toxic products which would be ineffective in the proper production, as required, of a potent antiserum highly rich in immune bodies against the specific germ injected.

It is, however, a recognized fact that the type specificity of any virulent pneumococcus germ to be reflected in the antiserum, the intact microorganism (the unchanged proteincarbohydrate complex) is necessary in the process of immunisation. The rabbit serum does not normally carry bilirubin to bring about a rapid splitting up or disintegration of the pneumococcus germ of a nature to interfere with a proper immunological reaction in the tissues. It has therefore proved adequate in the preparation of a more potent antiserum rich in antibodies for therapeutic purposes. Sheep, whose serum, I also find, does not normally carry bilirubin, may also be used for the same purpose. As a matter of fact, sheep's serum, similarly to rabbit serum, scarcely agglutinates the pneumococcus germ; most likely, this is also due to the absence of bilirubin in the blood of the sheep.

The physiological hyperbilirubinemia of the horse may, on the other hand, explain why this animal, like man, is naturally insusceptible to the pneumococcus germ, and is so unfrequently affected by pneumococcal infection. It may also explain why horse serum agglutinates the majority of pneumococci.

Experimental Rheumatism.

As to experimental rheumatism, all attemps to reproduce rheumatic manifestations in laboratory animals have been failures. This situation may, however, be explained by the fact that these animals, as I have proved (5), are normally non-carriers of bilirubin in the blood.

The only suggestive piece of evidence, in this respect, is, I believe, contained in the observations of WADSWORTH (17) on horses under induced immunisation for the preparation of antipneumonic serum, which may throw some light on the subject, and which I consider as obvious rheumatic manifestations reproduced in the horse.

These manifestations observed by WADSWORTH were lesions, mainly vegetative endocarditis, swollen hock joints, and inflammatory processes in the tissues of the organs, developed in a number of horses undergoing active immunisation with live highly virulent strains of pneumococci. He attributed these lesions to be intimately associated with injury of the blood vessels due to the action of the pneumococcus poisons, and were often evanescent and promptly followed by complete resolution or by reparative processes with scar tissue. Moreover, what would seem strange in this respect is that from eight Type-I horses showing such lesions, an atypical pneumococcus, seemingly not the same injected, has been isolated from the blood stream, and in some instances also from the synovial fluid from swollen hock joints and from the heart lesions at autopsy. All these organisms, when first isolated, gave non-specific agglutination reactions in antipneumococcus sera of Types I, II, or III, and with the exceptions of two strains, failed to kill mice injected with I.c.c. of broth culture. The two strains which killed reacted only specifically with Type-I serum and killed in one millionth of a cubic centimeter only after one or two animal passages.

These observations constitute, I believe, the only suggestive experimental evidence demonstrable of the rheumatic illness effectively reproduced in the animal. They also tend to confirm my hypothesis as to its pathogenesis, being of pneumococcal origin.

The reproduction of the rheumatic illness depends, I believe, upon two principal factors: (a) the presence of bilirubin in the blood, (b) the individual reactivity, particularly to the toxic products liberated in the blood stream by the lytic action of bilirubin on the pneumococcal germ, capable of producing an illness indistinguishable from acute or chronic rheumatism (I).

Horses, therefore, which are naturally endowed with physiological hyperbilirubinemia, when injected in the blood stream with live virulent pneumococci, these germs being "bilirubinolytic" and bile-soluble, the hyperbilirubinemia present tends in the process of defence, and in accordance with my experiments, to rapidly agglutinate, disintegrate and dissolve the organisms inoculated, thus liberating toxic products which are principally responsible, in my opinion, for the lesions described, which appear rheumatic in nature.

As to the atypical organisms isolated by WADSWORTH in some instances from the blood stream, from swollen hock joints and from heart lesions at autopsy and which proved to be serologically different types from those originally injected, these, in my opinion, were resistant avirulent mutants which withstood the lytic action of bilirubin present in the blood of the horse, as a result of the inherent mutable capacity of the pneumococcus germ to undergo the biological phenomenon of adaptation. As a matter of fact, these resistant mutants failed, when injected, to kill mice; and the two strains which killed, only did so after one or two animal passages. My experiments with bilirubin have proved that avirulent pneumococci are unaffected by bilirubin, and are, therefore explained. Here may also lie the main reason for the failure of serologists to obtain from the horse specific antisera for all the known virulent types of pneumococci, other than for Types I and II. Even these latter antisera for Types I and II, though have given some encouraging results, have unfortunately proved not so highly potent as those obtained from the rabbit.

Finally, on the other hand, requested by me to investigate the question of bilirubinemia in horses under immunisation for the preparation of antisera, Dr. WADSWORTH, in a personal communication to me, kindly stated the following: "Dr. GRIFFEN in observing icterus index findings in the sera from normal horses, from horses under immunisation, and from horses suffering from bacteremia, has noted index readings of from 6.0 to 15.2 in sera of apparently normal horses, a lowered index in the sera from horses being bled for the production of streptococcic, diphtheria, and tetanos anti-toxin, and high index in the sera from horses suffering from pneumococci endocarditis."

These observations seem to tally with the results of my experiments in rabbits, for the bilirubin content in the blood of the horse was found lowered for defence against the toxins of "bilirubinostatic" or bile-insoluble pathogens and, on the other hand, increased against the pneumococcus which is "bilirubinolytic" or bile-soluble.

References.

1. Najib-Farah: Defensive Role of Bilirubinemia in Pneumococcal Infection. Lancet **1937 I,** 505.
2. Najib-Farah: Defensive Role of bilirubinemia in Typhoid Infections. J. Trop. Med. a. Hyg. **4,** (Feb.) (1938).
3. Najib-Farah: Bilirubinemia in Differential Diagnosis between Genuine Rheumatism and Poncet's Tuberculous Rheumatism, Proc. Internat. Cong. Rheum. a. Hydro. a. Bath Bi-cent. Congr. Chronic Rheum. p. 206. London: Headly Brothers 1938.
4. Najib-Farah: De l'Effet de l'Ictère dans le Rheumatisme et d'Autres Maladies à la lumière des Constatations Cliniques, Bactériologiques, et Bilirubinémiques, et des Recherches Expérimentales avec la Bilirubine. Acta rheumatol. (Amsterdam) **41,** 2 (1939).
5. Najib-Farah: The Problem of Jaundice: Bilirubinemia in Warm-Blooded Animals with its Bearing on Natural Immunity and its Defensive Role in Infections. J. Egypt. Med. Assoc. (English Version), **1948,** 522.
6. Najib-Farah: Jaundice. J. Amer. Med. Assoc. Discussion **141,** 771 (1949).
7. Najib-Farah: La Bilirubinémie: Son Mécanisme Défensif dans l'Immunité Naturelle, les Infections, et les Maladies Rheumatismales, Ist Intern. Congr. Inter. Med., Paris. Semaine Hôp. **1950,** 3197.
8. Najib-Farah: Jaundice and its Mechanism of Action in Rheumatic Diseases correlated with Enzyme, Hormone, and Vitamin Activities. Rheumatism **8,** 1 (1952).
9. Najib-Farah: La Bilirubinémie et Le Rheumatisme: Les Hasards de l'ACTH et de la Cortisone. II Congreso Europeo de Rheumatologia. p. 533. Barcelona: Editorial Scientia 1951; Schweiz. med. Wschr. **1952,** 686.
10. Najib-Farah: Bilirubinemia as a Defensive Factor. Lancet **1952 II,** 1114.
11. Najib-Farah: L'Histoire Naturelle de la Maladie Rhumatismale: Le Pneumocoque Agent Causal. VIII Congrès International des Maladies Rhumatismales. p. 150. Genève 1953.
12. Najib-Farah: Traitement de la Maladie Rhumatismale par la Bile Totale de Boeuf par Voie Percutanée. VIII Congrès International des Maladies Rhumatismales. p. 117. Genève 1953.
13. Najib-Farah: Genuine Rheumatism: Its Life History and Its Treatment with Bile Inunction, address before The Egyptian Medical Association, "Dar El Hekmah" (March 27) 1954. J. Egypt. Med. Assoc. (under press).
14. Najib-Farah: La Bilirubinémie dans la Rougeole: Son Rôle Defensif et son Importance comme Moyen de Diagnostic. France méd. **8,** 19 (1954).
15. Najib-Farah: Fresh Ox-Bile Percutaneously Administered as a Natural and a Specific Therapeutic Agent in Rheumatic and Other Affections, read before the Third International Congress of Internal Medicine, Stockholm 1954 Proceedings. p. 466 a. 596.
16. Horsfall, F. L. jr., K. Goodner, C. M. MacLeod and A. H. Harris 2d.: Antipneumococcus Rabbit Serum as a Therapeutic Agent in Lobar Pneumonia. J. Amer. Med. Assoc. **108,** 1483 (1937).
17. Wadsworth, A. B.: A Study of the Endocardial Lesions Developing During Pneumococcus Infection in Horses. J. Med. Res. **39,** 279 (1919).

Is spherocytosis inherited in hereditary spherocytosis?

By

A. Schrumpf (Porsgrunn/Norway).

The question when and how the spherocyte originates in hereditary spherocytosis is still unsolved. According to Schartum-Hansen, Dameshek & Henstell the red cell precursor within the marrow and the reticulocyte just entering the blood are normal (not spherocytic).

The literature about the reticulocyte in hereditary spherocytosis is very scarce as far as I have been able to investigate. From morphologic studies, however, it is likely to believe that some part of the problem connected with the origin of the spherocyte may be elucidated. If the statement mentioned earlier is correct, it would follow that there should be a greater difference of diameter between the spherocyte and its precursor, than between the normocyte and the normal reticulocyte. According to Paolino, the only author as far as I can see, who has made systematic measurements of the reticulocyte diameter in different conditions, there seems to be a notable difference between the size of the reticulocyte in hereditary spherocytosis and the normal reticulocyte at every stage of ripening. The mean values in his charts give a difference about 2 microns.

There are two ways to penetrate somewhat farther into this problem.

1. If possible, one might try to make bone marrow cultures on specimens from patients with hereditary spherocytosis and measure the diameter of the reticulocyte both in pathologic serum and in normal serum.

2. Measurements of reticulocytes may be done to see if the reticulocyte in hereditary spherocytosis has a normal diameter or not, or if there is a greater reticulocyte spherocyte difference than normally.

Bone marrow cultures from patients with hereditary spherocytosis.

In collaboration with dr. phil. Claus Munk Plum bone marrow was cultured both in pathologic and normal serum. The investigations were performed with bone marrow from typical cases of hereditary spherocytosis before splenectomy.

A typical result is presented in table 1.

Table 1. *Name: Bent B.*

microns	red cells in own serum	reticulocytes in own serum	reticulocytes in normal serum
4,50	2		
4,75	2		
5,00	3	2	
5,25	6	8	
5,50	10	10	3
5,75	8	10	6
6,00	20	14	12
6,25	19	18	19
6,50	40	28	25
6,75	24	30	29
7,00	24	32	34
7,25	16	24	40
7,50	19	18	22
7,75	3	7	14
8,00	1	4	12
8,25	1	3	8
8,50		2	3
8,75			2
Mean diameter	6,54 μ	6,76 μ	7,02 μ

The reticulocytes from this case were smaller than normal.

If cultured in normal serum, their size is reduced at first. But later on, there is a rise of the mean diameter to 7,02 μ. Normal red cells were cultured in serum from the same patient without any statistically significant change of the mean diameter. The reticulocyte cultured in own serum has a somewhat greater diameter than the mature spherocyte.

Measurements of spherocytic reticulocytes in the circulating blood. The following tables 2 and 3 present measurements of the spherocyte and reticulocyte diameter in cases of hereditary spherocytosis before splenectomy.

Table 2. *Name: Marit V.*

microns	spherocytes	reticulocytes
4,50	1	1
4,75	1	1
5,00	1	2
5,25	5	4
5,50	6	6
5,75	11	11
6,00	12	11
6,25	14	13
6,50	24	24
6,75	17	19
7,00	30	29
7,25	20	21
7,50	17	16
7,75	12	13
8,00	12	11
8,25	6	6
8,50	6	6
8,75	1	1
9,00	1	1
above 9,00	2	3
Mean diameter	6,79 μ	6,97 μ

Table 3. *Name: Bjørn H.*

microns	spherocytes	reticulocytes
3,75	1	
4,00	7	
4,25	14	
4,50	24	
4,75	30	
5,00	34	
5,25	34	2
5,50	20	5
5,75	11	16
6,00	11	30
6,25	4	30
6,50	2	18
6,75		23
7,00	2	24
7,25		20
7,50		17
7,75		6
8,00		4
8,25		3
8,50		1
8,75		
9,00		1
above 9,00		
Mean diameter	5,05 μ	6,75 μ

We learn from both investigations that the reticulocyte diameter is distinctly smaller than the diameter of the normal reticulocyte. In one case the spherocyte diameter is the same as the reticulocyte diameter. In the other case the mean diameter is distinctly smaller than the reticulocyte diameter.

Both groups of investigations show that the reticulocyte in hereditary-spherocytosis is far from normal with regard to cell size and neither does it obtain a normal size if cultured in normal serum, even if there may be a slight increase.

Thus the conclusion seems to be logical that spherocytosis represents an inborn disorder.

Klinisch-hämatologische Gesichtspunkte zur Diagnostik und Beurteilung der Retikulosen.

Von

WERNER HAAS (Leipzig/Deutschland).

Es ist schon oft ausgesprochen worden, daß auf dem Gebiet der Retikulosen vor allem von einer engen Zusammenarbeit zwischen Klinik und pathologischer Anatomie eine Klärung noch vieler offenstehender Fragen erwartet werden kann. Dem steht aber noch die große Schwierigkeit einer intravitalen Erkennung der

Retikulosen entgegen. Als Beitrag zur klinischen Profilierung der Krankheitsbilder wurden deshalb verschiedene Retikuloseformen unter dem Gesichtspunkt
bestimmter klinisch-hämatologischer Gesetzmäßigkeiten ausgewählt und zusammengestellt. Diese Auswahl erforderte eine Beschränkung auf aleukämische
Formen, weil nur bei diesen von einer bestimmten Profilierung des klinischen
Bildes gesprochen werden kann. Zur Kennzeichnung des Standpunktes soll
vorwegnehmend hervorgehoben werden, daß die Retikulosen dem Wesen ihres
Ausgangsgewebes gemäß aleukämisch verlaufen. Leukämische Verläufe bedürfen
einer sorgfältigen Abgrenzung gegenüber den Hämoblastosen, die noch recht
unterschiedlich vorgenommen wird.

Unter den skizzierten Gesichtspunkten wurden 10 eigene Beobachtungen
zusammengefaßt: 3 „reine" Retikulosen, 2 maligne Retikulosen, 1 Lympho-
-retikulose, 1 großfollikuläres Lymphoblastom, 2 histioplasmocytäre Retikulosen
mit dem Nachweis von Makroglobulinen sowie 1 kindliche reaktive Retikulose.
Diese kam zur Ausheilung. Mit Ausnahme der beiden histioplasmocytären Retikulosen, die diagnostisch durch die Untersuchung mit der Ultrazentrifuge gesichert sind — wofür wir auch an dieser Stelle Herrn Dr. Scholtan danken —
liegen bei den restlichen 7 Beobachtungen die autoptischen Befunde vor. Über
8 der genannten Retikulosen wird demnächst ausführlich in der Folia haematologica berichtet.

In der folgenden Synopsis (*Diapositiv*) ist das Gemeinsame des klinisch-
hämatologischen Bildes der genannten Retikuloseformen zusammengestellt. Vor
allem aus differentialdiagnostischen Gründen ist der Hinweis wichtig, daß das hier
dargestellte Bild einem Endzustand entspricht, eines meist in mehreren Phasen
verlaufenden Krankheitsablaufes. In diesem Stadium sehen wir ein splenomegales
Krankheitsbild vor uns mit mehr oder weniger generalisierten Lymphdrüsen-
schwellungen, deren wechselnde Ausprägung nach unseren Erfahrungen keine
Typenabgrenzung gestattet, sondern meist vom jeweiligen Verlaufsstand abhängig
ist. Die Angabe von Oberbauchschmerzen weist gelegentlich auf einen bevorzugten abdominalen Lymphdrüsenbefall hin. Pathologische Serumeiweißver-
änderungen in Form einer Hyper- oder Paraproteinämie sind nicht obligat, fast
regelmäßig jedoch bei histioplasmocytär differenzierten Retikulosen zu finden.
Als leicht durchführbare Routineuntersuchung auf die Anwesenheit pathologischer Eiweißkörper, meist vom Typ der Makroglobuline, hat sich die Viscositäts-
bestimmung bewährt. In einem bestimmten Stadium eröffnet sich also die ganze
differentialdiagnostische Skala der generalisierten Lymphdrüsenerkrankungen,
die jedoch bei gleichzeitig vorhandener Splenomegalie schon eingeengt wird.
Diagnostisch verwertbar ist dabei ein eigentümlich grau-gelbliches Hautkolorit
(*Diapositiv*), während von uns die häufig beschriebenen eigentlichen Hauteffфлores-
cenzen nicht gefunden wurden. Ganz charakteristisch ist eine Tendenz zur
Anämie, Leuko- und Thrombopenie bis zum Vollbild der Panmyelophthise, eine
Ausnahme davon machte nur das großfollikuläre Lymphoblastom. Im Final-
stadium der Knochenmarksinsuffizienz mit Fieber und hämorrhagischer Diathese
unterscheidet sich das klinische Bild nicht von dem einer malignen Leukose.

Hier liegt der differentialdiagnostische Wert der speziellen hämatologischen
Untersuchungen: Die im peripheren Blut wohl regelmäßig in wechselnder Anzahl
vorkommenden reticuloendothelialen und lymphatischen Reaktionsformen bis

zu unreifen Reticulumzellen (*Diapositiv*) können nicht ohne weiteres wie bei den Hämoblastosen als Ausdruck eines spezifisch-leukämischen Geschehens aufgefaßt werden, weil sie in denselben Formen bei allen anderen Affektionen des Lymphoreticulums sowohl blastomatösen als infektiösen Ursprungs gefunden werden können. Die Sternalpunktion versagt oft in der Diagnostik der Retikulosen, nicht deshalb, weil das Knochenmark (selten!) von der Systemkrankheit nicht mitbefallen ist, sondern deshalb, weil sich das ortsständige reticuläre Gewebe dem diagnostischen Zugriff durch die einfache Punktion entzieht. Uns hat sich deshalb die Knochenmarkstrepanation — am besten am Beckenkamm — in der Diagnostik der Retikulosen außerordentlich bewährt (*Diapositiv*). Die Technik einer eigenen Modifikation wurde an anderer Stelle beschrieben. Im Trepanationsausstrich fallen vor allem kleinlymphoide Reticulumzellen mit charakteristischen fahnen- oder faserartigen Zellausläufern auf, an denen die Zellen oft wie Trauben zu hängen scheinen (*Diapositiv*). Diese Zellausläufer sind kein Kunstprodukt, sie stellen sich ebenso im Phasenkontrastbild dar. Bei der Silberfärbung nach GÖMÖRI mit nachfolgender Differenzierung mit Cyankali zeigt sich, daß diese Fasern nicht durchweg echten Reticulinfasern entsprechen (Diapositive). Ein Teil der Zellausläufer färbt sich sowohl mit Fibrinfarbstoffen als auch nach FEULGEN in derselben Intensität wie die Zellkerne. Von Fall zu Fall lassen diese Reticulumzellen eine histioplasmocytäre oder fibrocytäre Differenzierung erkennen.

Als hauptsächlichste Fehldeutungsmöglichkeiten seien nur reticulofibröse Markveränderungen bei Myelitis, aus dem chronisch-rheumatischen Formenkreis vor allem beim FELTY-Syndrom sowie bei der Osteomyelofibrose genannt. Bei der Knochenmarkscarcinose wird manchmal nur die reticulofibröse Reaktion im Trepanat erfaßt. In jedem Fall kann nur die gemeinsame Beurteilung zusammen mit dem klinischen Bild zur Diagnose führen. Der besondere Vorteil der Trepanationstechnik liegt jedoch darin, daß sie gut verwertbare histologische Schnitte ermöglicht. Die Ausdehnung der retikulären Wucherung im histologischen Schnittpräparat (Diapositiv) — entweder diffus oder herdförmig, oft im sonst aplastischen Mark — läßt die Systemkrankheit mit einer gewissen Wahrscheinlichkeit von rein reaktiven Zuständen abgrenzen. Angesichts der Unsicherheit histologischer Lymphdrüsenuntersuchungen, die nur bei weitgehend organoid aufgebauten Retikuloseformen, wie etwa dem großfollikulären Lymphoblastom, eine sichere Aussage ermöglichen, kommt unseres Erachtens den Trepanationsbefunden die größte Bedeutung für die intravitale Erkennung der Retikulosen zu. Als Besonderheit sei noch auf den Nachweis von „BRILL-SYMMERS-Zellen" im Knochenmark hingewiesen (Diapositiv), der auch die Diagnose eines großfollikulären Lymphoblastoms im Einzelfall aus dem Sternalpunktat ermöglichen kann.

Das vorgetragene diagnostische Schema mag an der klinischen Wirklichkeit gemessen didaktisch vereinfacht erscheinen. Im Einzelfall können die differentialdiagnostischen Schwierigkeiten groß sein. Die gesammelten Befunde ließen jedoch bis auf 2 Fälle vor Anwendung der Knochenmarkstrepanation keinen Zweifel aufkommen über das Vorliegen einer Retikulose als solcher, als höchstens darüber, ob es sich um ein reaktiv bedingtes oder blastomatöses Krankheitsbild handeln könnte.

Von den vielen Möglichkeiten einer reaktiven Entstehung einer Retikulose sei abschließend nur auf die infektiös bedingte hingewiesen wegen ihrer besonderen klinischen Bedeutung. Eine Infektionsätiologie wurde seit den Erstbeschreibungen der Retikulosen immer wieder diskutiert. Auch unsere Beobachtungen ließen in über der Hälfte der Fälle eine Infektionsanamnese erkennen. Es wird mit Recht darauf hingewiesen, daß im Sinne einer sauberen nosologischen Abgrenzung infektiös-reaktive Zustände streng von der echten blastomatösen Retikulose abgetrennt werden müßten. Dennoch kann der Diskussion über die Infektionsätiologie nicht ausgewichen werden trotz aller sich gerade auf diesem Gebiete ergebenden Schwierigkeiten: unter anderem Sicherung des kausalen Zusammenhanges, erforderliche Länge der Einwirkungszeit. Die klinische Aufmerksamkeit sollte sich vor allem auf die systematische Verfolgung infektiös-reaktiver Zustände richten. Wir hatten die seltene Gelegenheit, durch Beobachtung über einen längeren Zeitraum hinweg, die Entwicklung einer zunächst offenbar hyperplastischen Retikulose aus einem chronisch-septischen Krankheitsbild, einer chronischen Cholangitis, zu erleben mit schließlicher lokaler sarkomatöser Entartung einiger Drüsengruppen, damit einen Dreiphasenverlauf. Besonders bedeutungsvoll für die Vorstellung eines einheitlichen pathogenetischen Krankheitsablaufes erscheint uns dabei die Beobachtung fließender Übergänge zwischen dem infektiös-reaktiven Zustand und der blastomatösen Systemkrankheit.

Die Aufmerksamkeit der Klinik sollte sich auch vor allem aus therapeutischen Gründen den infektiös-reaktiven Zuständen zuwenden, weil die Prognose sowohl der reinen als der malignen Retikulose durch die Anwendung von Cytostaticis bisher nicht verbessert werden konnte. Dagegen gelang mit antibiotischen Mitteln die Heilung einer kindlichen Retikulose, die sich im klinisch-hämatologischen Bilde von den übrigen Beobachtungen nicht unterschied und erst nach erfolgtem therapeutischen Wirkungseintritt nach geltender Auffassung als reaktiv bedingt abgetrennt werden mußte. Diese Beobachtung unterstreicht gleichzeitig die Relativität der Einbeziehung prognostischer Gesichtspunkte in die Nosologie, die mit wachsenden therapeutischen Möglichkeiten immer wieder revidiert werden müssen.

Properdin.

Von

O. Westphal (Säckingen/Deutschland).

Schlußreferat.

Bekanntlich enthält das Serum der höheren Tiere ein System, Complement (C′) genannt, welches in unspezifischer Weise an der Immun-Lyse (Cytolyse, Bakteriolyse, Hämolyse usw.) beteiligt ist. Das Complement besteht nach den Untersuchungen von L. Pillemer und Mitarbeitern (Cleveland/Ohio) (*1*) aus 4 Komponenten — C′1, C′2, C′3 und C′4 —, deren Charakterisierung als empfindliche Proteine, Isolierung aus Serum sowie quantitative Bestimmung vor Jahren ausgearbeitet wurde (*1*).

Ohne die Anwesenheit aller 4 Komponenten des Complements findet keinerlei Lyse statt. Die Komponente C′3 wird bei Gegenwart von Mg-Ionen durch ein wasserunlösliches Hefe-Polysaccharid, Zymosan, absorbiert und bei Temperaturen oberhalb 20° C inaktiviert. Die Inaktivierung scheint enzymatischer Natur zu sein. Die Behandlung von Serum mit Zymosan bei 17° C und darunter verursacht dagegen keine Inaktivierung von C′3, führt aber zu einer Veränderung des Serums: Pillemer konnte zeigen, daß hierbei ein weiterer, bisher unbekannter Serumfaktor von Zymosan gebunden wird, der an der Inaktivierung von C'3 bei 37° C beteiligt ist. Er wurde Properdin genannt (2). Mit Hilfe der Zymosan-Reaktion bei niederen Temperaturen (15—17° C) konnte der neue Faktor aus Serum isoliert und ein Test ausgearbeitet werden. Bei erhöhter Ionenkonzentration ließ sich der Zymosan-Properdin-Komplex reversibel spalten; auf diese Weise konnte Properdin bei einer Totalausbeute von 35—50% auf das etwa 3000fache angereichert werden. Es handelt sich um ein, in gereinigtem Zustande relativ hitzestabiles Euglobulin (γ-Globulin; Sedimentationskonstante $s_{20} = 27$ S), das im menschlichen Serum weniger als 0,03% der gesamten Serumproteine ausmacht. Properdin hat sich in der Folge als ein biologisch äußerst bedeutsamer Wirkstoff erwiesen, der wahrscheinlich die Rolle des limitierenden Faktors bei der unspezifischen (natürlichen) Resistenz der höheren Tiere gegen zahlreiche stoffliche und physikalische Reize, wie Bakterien, Viren, Strahlen usw., spielt (daher Properdin, abgeleitet von perdere = zerstören). Properdin, zusammen mit Complement und Mg^{2+}, bedingt u. a. die normale, nicht durch spezifische Antikörper vermittelte bactericide, virus-neutralisierende und hämolytische Wirksamkeit von Serum. Auf der Basis dieser Wirkungen sind verschiedene quantitative Properdin-Teste ausgearbeitet worden. Der Properdingehalt der Seren verschiedener Species ist unterschiedlich: Ratten besitzen mit 20—25 Einheiten/cm³ den höchsten, Meerschweinchen mit 1—2 E/cm³ den niedrigsten Normalgehalt. Der Mensch nimmt mit 4—8 E/cm³ eine Mittelstellung ein. In der Tat sind bekanntlich Ratten gegenüber den verschiedensten exogenen Reizen sehr resistent — im Vergleich zu Meerschweinchen, deren große Empfindlichkeit, z. B. gegenüber dem anaphylaktischen Schock, auffällig ist.

Wegen der möglichen klinischen Bedeutung des Properdins wurden in den USA bereits umfangreiche Untersuchungen über die Beeinflussung des Properdins durchgeführt. Es ergab sich in Tierversuchen, daß jede Senkung des normalen Serum-Properdingehalts, z. B. nach Röntgenbestrahlung oder Injektion von Zymosan (3), zu einer starken Minderung der bactericiden und virus-neutralisierenden Kraft des Serums, also zur Resistenzminderung, führt. Erhöht man den Properdingehalt durch Injektion von gereinigtem Properdin oder durch Stimulierung der körpereigenen Properdinbildung, so ist damit eine bemerkenswerte unspezifische Resistenzsteigerung verbunden. Bezüglich der Resistenz gegen tödliche Coli-Infektionen bei der Maus fand z. B. D. ROWLEY (London) (4) Resistenzunterschiede von mehreren Zehnerpotenzen! Die oftmals sehr unterschiedliche Virulenz verschiedener Bakterienarten gegenüber der gleichen Tierspecies hängt nach ROWLEY (5) mit der Fähigkeit oder Unfähigkeit der betreffenden Bakterien zusammen, einen bactericiden Faktor aus Serum zu absorbieren und zu inaktivieren. Dieser Faktor ist vielleicht mit Properdin identisch.

Wird der Properdinspiegel im Serum eines Tieres durch Injektion von Zymosan herabgesetzt, so kommt es nach vorübergehendem Abfall mit Resistenzminderung anschließend zu einem Anstieg über die Norm mit Resistenzsteigerung. Properdingehalt und unspezifische Resistenz sind demnach voneinander abhängige Größen. Z. Z. werden an zahlreichen Instituten und Kliniken Untersuchungen über die Frage der Properdinwirkungen und ihres Mechanismus sowie deren Beeinflussung durchgeführt. Das neue biologische Wirkprinzip dürfte in Zukunft zunehmendes Interesse hervorrufen.

Literatur.

1. PILLEMER, L., u. Mitarb.: Chem. Rev. **38**, 1 (1943).
2. PILLEMER, L.: Science (New York) **120**, 279 (1954).
3. PILLEMER, L., et al.: Science (New York) **121**, 732 (1955); **122**, 545 (1955).
4. ROWLEY, D.: Lancet **1955**, 232.
5. ROWLEY, D.: Brit. J. Exper. Path. **35**, 528 (1954).

Diskussion.

S. FRANZÉN (Radiumhemmet-Stockholm/Schweden):

Ich danke Herrn Dr. HEINRICH sehr für die Mitteilung, daß eine B 12-Avitaminose bei chronischer lymphatischer Leukämie bestehen kann. Ich habe vier Fälle mit chronischer lymphatischer Leukämie bei älteren Männern gesehen, die eine sehr juckende Acne follicularis speziell im Gesicht hatten, und diese Beschwerden sind mit B 12-Injektionen prompt in vier bis fünf Tagen verschwunden. Leider hatten wir keine B 12-Bestimmungen im Serum vor Behandlung gemacht.

H. BRÜCHER (Heidelberg/Deutschland):

Im Gegensatz zu dem Einwand von Herrn HAAS vertrete ich die Auffassung, daß bei dem heutigen Stand der Kenntnisse lediglich eine präzise morphologische Charakterisierung geeignet ist, die verschiedenen Reticulosen zu ordnen. Bei unserem Reticulosematerial hat die Klassifizierung nach cytomorphologischem Differenzierungsgrad und cytomorphologischer Differenzierungsrichtung zu einer übersichtlichen Einteilung geführt. Die lymphatische plasmacelluläre Reticulose als Beispiel einer cellulär differenzierten Reticulose ist sowohl cytomorphologisch als auch histologisch so gut charakterisiert, daß ihr eine berechtigte Eigenständigkeit im Rahmen der Reticulosen zukommt, was durch die eigene klinische Symptomatik noch unterstrichen wird.

P. G. REIZENSTEIN and B. LAGERLOEF (Stockholm/Schweden):

Chemical Characteristics and Staining of the Reticulofilamentous Substance.

BESSIS (1) and BRAUNSTEINER (2) have studied the reticulofilamentous substance electron-microscopically and with phase contrast microscopy. Their results indicate, that this substance is not an artefact arising on vital staining, but a preformed morphological structure.

Several investigators (3, 4, 5, 6) have shown with macrochemical methods that suspensions of blood rich in reticulocytes contain more nucleic acid than suspensions of mature erythrocytes. These results have led to the conclusion that the reticulofilamentous substance should consist of or contain nucleic acid.

The nucleic acids having a high specific absorption in ultraviolet light would lead one to expect that the reticulum should absorb ultraviolet light.

We have therefore studied rat reticulocytes microspectrophotometrically with a set-up consisting of a spark gap according to KOEHLER and a Zeiss quartz optics microscope.

We produced a reticulocytosis of 97% with phenylhydrazine injections into rats. From these ordinary smears of untreated cells and smears supravitally stained with brilliant cresyl blue were prepared on quartz slides. From the latter the stain was thoroughly washed off with methyl alcohol for 20 minutes.

The untreated cells showed a homogenous diffuse absorption in ultraviolet light (2.570 Å), but no trace of any ultraviolet absorbing reticulum. These cells, when stained with ordinary basic stains likewise showed homogenous, diffuse basophilia.

The supravitally stained and washed cells, however,showed a distinct ultraviolet absorbing reticulum, which became visible also after staining with basic stains.

To exclude the effect of the methanol washing the untreated reticulocytes were also submitted to methyl alcohol. This did not cause any difference in the distribution of absorbing material. The absorption curve of brilliant cresyl blue showed higher extinctions in the visible than in the ultraviolet spectral range. It is not probable, therefore, when no absorption remained in visible light, that the ultraviolet absorption of the reticulum should be caused by remainders of the stain.

Finally we submitted supravitally stained and washed reticulocytes to ribonuclease digestion. A control smear was digested for the same time at the same temperature in distilled water. In the ribonuclease digested smear no reticulocytes could be found on subsequent staining with basic stains. In the control preparation reticulocytes could be stained as usual.

These results lead us to believe, that there is a definite difference in nucleic acid distribution in native and supravitally stained reticulocytes, the nucleic acid being diffusely distributed in the cytoplasm in the untreated cells, but in the form of a reticulum in the supravitally stained ones, probably precipitated by the brilliant blue stain.

Literature.

1. BESSIS: Etudes sur les cellules sanguines au microscope à contraste de phase et par la méthode de l'ombrage. Rev. d'Hématol. **2**, 294 (1949).
2. BRAUNSTEINER: Electronmicroscopic studies of erythrocytes. Wien. med. Wschr. **31**, 50 (1950).
3. RAPOPORT, GUEST and WING: Size, hemoglobin content and acid soluble phosphorus of rabbit erythrocytes after phenylhydrazine induced reticulocytosis. Proc. Soc. Exper. Biol. a. Med. **57**, 344 (1949).
4. BENT, MURRAY and ROSSITER: Nucleic acids in rabbit reticulocytes. Blood **6**, 906 (1951).
5. THORELL: Studies of the formation of cellular substances during blood cell production. London 1947.
6. THORELL, HELANDER and REIZENSTEIN: An Experiment on the Denucleation process of Erythrocytes. To be published.

Therapeutisches Colloquium:
Die Behandlung der akuten und chronischen Leukämien.

Panel Session of Therapy:
The treatment of acute and chronic leukemias.

Colloque thérapeutique:
Le traitement des leucémies aiguës et chroniques.

Colloquio terapeutico:
La cura delle leucemie acute e croniche.

Präsident: J. WALDENSTRÖM (Malmö/Schweden).
Sekretär: H. M. KELLER (Bern/Schweiz).

Aufgeforderte Teilnehmer:

A. A. BAGDASSAROV (Moskau/UdSSR)
J. BERNARD (Paris/Frankreich)
J. BICHEL (Aarhus/Dänemark)
A. CODOÜNIS (Athen/Griechenland)
H. DUBOIS-FERRIERE (Genf/Schweiz)
P. DUSTIN (Brüssel/Belgien)
FARRERAS VALENTI (Barcelona/Spanien)
C. GASSER (Zürich/Schweiz)
E. KEIBL (Wien/Österreich)

P. LAMBIN (Louvain/Belgien)
A. LINKE (Heidelberg/Deutschland)
A. MARMONT (Genova/Italien)
S. MOESCHLIN (Solothurn/Schweiz)
L. MURPHY (New York/USA)
A. PINEY (London/England)
H. SCHULTEN (Köln/Deutschland)
A. VIDEBAECK (Kopenhagen/Dänemark)
S. I. DE VRIES (Amsterdam/Holland)

Nach einer kurzen Vorbesprechung eröffnete der Vorsitzende die Diskussion. Er machte den Vorschlag, die drei verschiedenen Formen der Leukämie:
die *chronisch lymphatische*,
die *chronisch myeloische*,
die *akute*,
getrennt zu besprechen.

1. Chronisch lymphatische Leukämie.

Als erster äußerte sich Herr VIDEBAECK zur Frage der Behandlung der chronisch lymphatischen Leukämie. Er wies auf die Wichtigkeit hin, bei diesen Kranken nicht nur die Leukämie an sich zu behandeln, sondern auch ihrer Infektionsbereitschaft vorzubeugen. Es hat sich gezeigt, daß bei dieser Krankheit sehr oft die Synthese der Gammaglobuline gestört ist, was die Abwehr gegen Infektionserreger verschlechtert. So ist es möglich, daß dieser Gefahr bei einigen Kranken nur mit einer dauernden Antibiotica-Therapie begegnet werden kann. Möglicherweise käme auch eine Behandlung mit Gammaglobulin in Frage. Er wies auch darauf hin, was später von anderen Rednern unterstrichen wurde, daß man diese Kranken nicht zu früh mit verschiedenen stark wirksamen Substanzen behandeln sollte. Besonders hob er die Wichtigkeit einer lokalen Bestrahlung mit Röntgenstrahlen hervor.

BERNARD vertrat die gleiche Meinung und betonte, daß man bei der chronisch lymphatischen Leukämie zwei Stadien unterscheiden könnte. Im ersten Stadium verlaufe die Erkrankung kompensiert, oft ohne daß die Patienten etwas davon wissen, und trete erst später ins zweite dekompensierte Stadium über. Danach hätte sich auch die Therapie zu richten und erst im Momente der Dekompensation einzusetzen. Er mahnte insbesondere zur Vorsicht bei der Behandlung mit radioaktivem Phosphor. Auf die Gefährlichkeit der P-32-Therapie wies auch MOESCHLIN anhand von zwei eigenen Fällen hin.

DE VRIES berichtete über 14 Fälle, von denen 5 mit Urethan gebessert wurden. Die Fälle standen während mehrerer Jahre in seiner Beobachtung. Daneben erwähnte er die Therapie mit Demecolcin und P-32 und wies darauf hin, daß es keine „beste Therapie" gäbe, sondern daß diese von Fall zu Fall individuell angepaßt werden müßte.

Es entspann sich dann eine kleine Diskussion über den Wert des Arsens, wobei LAMBIN auf die günstigen therapeutischen Resultate mit FOWLERscher Lösung hinwies. Bei älteren Patienten und bei den zufällig entdeckten Fällen sei dies die Therapie der Wahl. Bei schlechtem Allgemeinzustand und sehr großen Drüsenschwellungen sollte zuerst eine Kur mit ACTH oder Cortison gemacht werden. Er wies ferner darauf hin, daß man heute einer Therapie mit Urethan positiver gegenüberstehe als früher.

Von WALDENSTRÖM wurde die Frage über den Wert der Splenektomie bei splenomegalen chronischen Leukämien aufgeworfen. Er berichtete über einige Fälle, bei denen mit der Ashbyt-Technik ein beschleunigter Umsatz der Erythrocyten festgestellt werden konnte. Er zitierte in diesem Zusammenhang BERLIN, der sich unter den Zuhörern befand.

BERLIN betonte darauf, daß besonders die Auswahl der Fälle sehr schwierig sei und sehr sorgfältig getroffen werden müßte. Als eine Indikation führte er die schweren hämolytischen Anämien, die im Laufe solcher Erkrankungen auftreten können, an. BERNARD erwähnte die Gefahren der Splenektomie, die bei der lymphatischen Leukämie geringer seien als bei der chronisch myeloischen Leukämie. Bei dieser sei insbesondere die nach der Operation oft beobachtete starke Vermehrung der Thrombocyten gefährlich. Man war sich allgemein darüber im klaren, daß man von der Splenektomie nur in Einzelfällen gute Resultate zu erwarten habe. Es wurde auch die Möglichkeit erwähnt, bei beschleunigter Hämolyse eine Therapie mit ACTH oder Cortison zu versuchen. VIDEBAECK berichtete über 6 Fälle mit Splenomegalie und hämolytischer Anämie. Drei wurden operiert, davon zwei mit gutem Erfolg. Ein Fall wurde mit Röntgenstrahlen erfolgreich behandelt, einer zeigte eine spontane Remission und der letzte Fall konnte mit Hormonen gebessert werden. Er erwähnte, daß bei lymphatischen Leukämien mit hämolytischen Zuständen der Coombstest manchmal positiv gefunden werde. Dies sei bei der chronisch myeloischen Leukämie nie der Fall.

SCHULTEN wies auf den Wert des Urethans in der Behandlung des Myeloms hin, daß er dagegen mit diesem Medikament bei der chronisch lymphatischen Leukämie keine günstigen Resultate gesehen habe. Seiner Meinung nach sei hier TEM in kleinster Dosierung ($^1/_2$ bis maximal 2 Tabletten täglich) das Mittel der Wahl. Auch von LINKE wurde anhand 20 eigener Fälle die gute Wirksamkeit von TEM hervorgehoben.

Zum gleichen Resultat gelangte auch MARMONT, der auf die guten Erfolge mit TEM in kleiner Dosierung auch bei besonders schweren Fällen aufmerksam machte.

Abschließend berichtete MOESCHLIN über die markbeschränkten lymphatischen Leukämien, bei denen eine Behandlung mit kleinen Dosen indiziert sei, wenn eine Anämie bestehe.

2. Chronisch myeloische Leukämie.

SCHULTEN eröffnete die Diskussion und betonte, wie wichtig es sei, die Krankheit und nicht den Leukocytenwert zu behandeln. Als wichtigste Richtlinie sei der Grad der Anämie anzusehen. Es gebe sicher eine Reihe von Fällen, die man gar nicht behandeln sollte, sondern bei denen man nur die Entwicklung genau verfolgen müßte und möglicherweise mit kleinen Arsengaben einsetzen könnte. Bei der Beurteilung des Therapieerfolges seien der Wichtigkeit nach vier Punkte zu beachten:

1. die Besserung des Allgemeinzustandes,
2. der Anstieg des Hämoglobins und der Erythrocyten,
3. die Verkleinerung der vergrößerten Organe (Milz),
4. die Abnahme der Leukocyten.

Weiterhin besprach er den Wert von Röntgenstrahlen und Cytostatica und erwähnte dabei besonders Myleran, das seiner Meinung nach an der Spitze stehe. Es gebe jedoch immer noch keine beweisenden Vergleiche der Erfolge mit Cytostatica bzw. Röntgenstrahlen. Er erwähnte auch gewisse Fälle, die auf die eine oder andere Therapie besonders resistent seien.

BAGDASSAROV äußerte sich dann ebenfalls zu dieser Therapie und wies darauf hin, daß man heute noch über keine pathogenetischen Methoden zur Behandlung der Leukämien verfüge. In großem Umfange würde auch von ihm zur Minderung der leukotischen Infiltrationen die Strahlentherapie angewandt. Als zuverlässiges Mittel in leichteren Fällen erwähnte er Urethan. In letzter Zeit hätte sich jedoch ihre Aufmerksamkeit auf immunologische Methoden der Leukose-Behandlung konzentriert. Er berichtete über Untersuchungen mit leukocyten-toxischen Seren, die mit Hilfe der Tierimmunisation mit Extrakten aus leukotischen Infiltraten verstorbener Menschen erhalten wurden. Es sei heute noch zu früh, die therapeutischen Resultate zu beurteilen, doch sei die Annahme berechtigt, daß diese Stoffe besonders in Verbindung mit Urethan eine gute Wirkung hätten, und die Wirkung des Urethans durch sie verstärkt würde.

LAMBIN wies darauf hin, daß nach seinen Beobachtungen Myleran dem Urethan überlegen sei und warf die Frage auf, ob auch von anderen Ärzten Knochenschmerzen nach Myleranbehandlung beobachtet worden seien.

BERNARD betonte auch, daß seiner Meinung nach Myleran an die erste Stelle zu setzen sei. Besonders wichtig sei das späte Eintreten einer Thrombopenie. In seinem großen Krankengut habe er niemals Knochenschmerzen beobachtet.

Aus dem Auditorium wurde die Frage gestellt, wie man die Thrombopenie therapeutisch angehen könnte. Diese Frage wurde eingehend diskutiert, auf den

Wert von ACTH und Cortison hingewiesen, eine befriedigende Antwort aber konnte nicht gegeben werden.

Von PINEY wurde auf die Gefahr der Myleranbehandlung in der Gravidität aufmerksam gemacht und darauf hingewiesen, daß eine Behandlung mit Urethan in diesen Fällen weniger gefährlich sei. Auch DUSTIN wies auf die Keimdrüsenschädigung sowie auf die Gefahren für die Frucht bei der Therapie mit Myleran hin.

GASSER berichtete über seine Beobachtungen bei der cytostatischen Therapie der chronisch myeloischen Leukämie bei Kindern. Es würden dabei die gleichen Prinzipien gelten, wie bei Erwachsenen. Interessant sei, daß bei Kindern oft sehr rasch ein Übergang in akute Formen beobachtet werde.

CODOÜNIS schloß die Diskussion über Myleran ab, indem er über sehr gute Erfahrungen mit diesem Medikament und mit Röntgenstrahlen berichtete.

DUBOIS-FERRIERE sprach über seine Erfahrungen mit TEM und Milzbestrahlung bei splenomegalen Formen.

MURPHY äußerte sich über den Wert der Purinabkömmlinge in der Behandlung der kindlichen chronischen Leukämien.

Sowohl PINEY als auch LINKE und MOESCHLIN haben über gute Resultate mit Demecolcin berichtet. PINEY hat dieses Thema schon am Vormittag in einem Kurzreferat behandelt (s. S. 67). Von MOESCHLIN wurde auf die Gefährlichkeit dieses Medikamentes bei der Behandlung der chronisch lymphatischen Leukämie hingewiesen.

3. Akute Leukämie.

Zu diesem Thema sprach als erste MURPHY, berichtete über ihre umfangreichen Erfahrungen mit verschiedenen Medikamenten bei der kindlichen akuten Leukämie und besprach eingehend die Charakteristika der einzelnen Stoffe sowie die damit erhaltenen Resultate. Näheres ist aus den beigegebenen Zusammenstellungen, die von den Besuchern auch in der wissenschaftlichen Ausstellung eingesehen werden konnten, zu entnehmen.

Active agents for the treatment of acute Leukemia.

I.. Antimetabolites
   A. Compounds presumably interfering with the DE NOVO synthesis of purines and pyrimidines
      1. Folic acid antagonists
         a) Amethopterin
         b) Aminopterin
      2. Azaserine
   B. Compounds presumably interfering with the incorporation of preformed purines or their nucleosides or nucleotides into nucleic acid
      1. 6-Mercaptopurine-Group
         a) 6-Mercaptopurine
         b) Thioguanine[1]
         c) 6-Chloropurine[1]
II. Hormones
   A. Adrenocorticotropic Hormone (ACTH)
   B. Adrenal Steroids
      1. Cortisone
      2. Hydrocortisone

---

[1] of no practical advantage over 6-Mercaptopurine.

	Method of Administration	Therapeutic dosage	Rate of action	Maintenance therapy
Amethopterin (Metholtrexate)	oral (i.m.)	2.5 mg/day (Child)	Slow 3—8 weeks necessary	At 2.5 mg/day may be used but not necessary
6-Mercapto-purine	oral	2.5 mg/kg body wt./day	Slow 3—8 weeks necessary	Advised at 2.5 mg/kg/day
Azaserine	oral (i.v.)	*Of no practical value when given alone.* Usually given in combination with 6-Mercaptopurine at 2.5 mg/kg body wt./day	Slow 3—8 weeks necessary to achieve remission	Combination advised at 2.5 mg/kg/day of 6-Mercaptopurine and 1.25—2.5 mg/kg/day of Azaserine
Thioguanine	oral	2.5 mg/kg body wt./day	Slow 3—8 weeks necessary	Advised at 2.5 mg/kg/day
6-Chloropurine	oral	20 mg/kg body wt./day	Slow 3—8 weeks necessary	Advised at 20 mg/kg/day
Adrenal Cortical Hormones	Cortisone: oral, i.m., i.v. ACTH: i.m., i.v.	Cortisone: 150—200 mg per day in divided doses. ACTH i.m.: 100 mg/day in divided doses. ACTH i.v.: 25 mg/day continous infusion	Rapid 3 days to 3 weeks	Remissions short maintenance with 6-Mercaptopurine or Amethopterine advised

Toxicity	Mechanism of action	Cross resistance
Mouth ulcerations (usually first sign of toxicity). Bone marrow depression with megaloblastosis, Diarrhea, intestinal ulceration, blood in stools. Cessation of hair growth, skin eruptions, hyperpigmentation. Increased susceptibility to infection.	Interferes of the DE NOVO synthesis of purines and pyrimidines in that it presumably blocks the conversion of folic acid to folinic acid. Folinic acid is necessary for formate transfer, a step in the synthesis of purines and pyrimidines. Amethopterin thus blocks nucleic acid synthesis and blocks cell growth.	None with 6-Mercaptopurine, Thioguanine, 6-Chloropurine or Cortisone.
Bone marrow depression with excessive dosage. Occasional mouth lesions and gastro intestinal complaints.	Presumably interferes with the incorporation of purines their nucleosides or nucleotides into nucleic acid. Mechanism apparently differs from that of the folic acid antagonists (amethopterin) with interfere with the DE NOVO synthesis of purines and pyrimidines.	With Thioguanine, 6-Chloropurine but none with Amethopterin or Cortisone.
Redness of tongue and buccal mucosa with sometimes becomes ulcerated. Nausea and vomiting. Occasional mild leukopenia.	Presumably inhibits the incorporation of formate and glycine in purines synthesis.	None with 6-Mercaptopurine, Amethopterine, Thioguanine, 6-Chloropurine or Cortisone.
Bone marrow depression with excessive dosage. Occasional mouth lesions.	Presumably interferes with the incorporation of purines, their nucleosides or nucleotides into nucleic acid. Mechanism apparently differs from that of the folic acid antagonists (amethopterin) with interfere with the DE NOVO synthesis of purines and pyrimidines.	With 6-Mercaptopurine, 6-Chloropurine but none with Amethopterine or Cortisone.
Bone marrow depression with excessive dosage. Occasional mouth lesions. Occasional skin rash.	Presumably interferes with the incorporation of purines, their nucleosides or nucleotides into nucleic acid. Mechanism apparently differs from that of the folic acid antagonists (amethopterin) with interfere with the DE NOVO synthesis of purines and pyrimidines.	With 6-Mercaptopurine and Thioguanine but none with Amethopterine or Cortisone.
Undesirable side effects: Hypokalemia — sodium and fluid retention. Hypertension, Convulsions, Coma, Mental disturbances. Cushing's Syndrome. Decreased resistance to infection Hyperglycemia.	Unknown	None with Amethopterine, 6-Mercaptopurine, Thioguanine or 6-Chloropurine.

Resultate der Behandlung von Kindern mit akuter Leukämie.

Amethopterin (Methotrexate)
    Total 119
    Remissionen 44
6-Mercaptopurine
    Total 91
    Remissionen 43
6-Mercaptopurine + Azaserine
    Total 25
    Remissionen 18

Thioguanine
    Total 14
    Remissionen 7
6-Chloropurine
    Total 14
    Remissionen 7

Possible mechanism of action of the antimetabolites in interfering with nucleic acid synthesis in the leukemic cell.

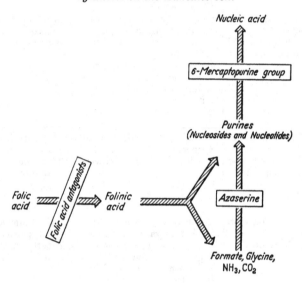

Im Anschluß an die Ausführungen von MURPHY entspann sich eine lebhafte Diskussion über die Wirkungsweise der verschiedenen Substanzen. DUSTIN betonte dabei, daß es sich durchwegs um Mitose-Gifte handle, die die Knochenmarkzellen stärker beeinflußten, als das lymphatische Gewebe, und daß darin gewissermaßen eine spezifische Wirkung zu sehen sei.

BERNARD diskutierte die Wahl zwischen den einzelnen Stoffen und wies darauf hin, daß mit verschiedenen Substanzen bei verschiedenen Kranken gleichgute Wirkungen zu erzielen seien. Die Wirksamkeit sei oft individuell verschieden. Besonders wichtig sei die richtige Dosierung und die richtige Fortsetzung der einmal eingeschlagenen Therapie. Hohe Dosen, bei denen die Gefahr einer Knochenmarksaplasie sehr groß ist, seien zu vermeiden, da man von ihnen keine zusätzlichen Wirkungen zu erwarten hätte. Vielmehr sollte in jedem Falle die minimal wirksame Dosis herausgefunden werden. Sobald sich eine Remission eingestellt habe, sei seiner Meinung nach das Medikament abzusetzen. Auch betonte er, daß man die Folsäure-Antagonisten nicht an den Beginn einer Therapie stellen, sondern daß man zuerst ACTH oder Cortison in hohen Dosen geben sollte. Auch könnten Remissionen schon nach Bluttransfusionen beobachtet werden. Zur

Frage der Exsanguino-Transfusion, die ja besonders von ihm eingeführt und studiert wurde, als Routine-Methode, äußerte er selbst Bedenken. Diese würde wohl von großem wissenschaftlichem Interesse sein und hätte sicher auch in einigen Fällen praktische Bedeutung. Augenblicklich sei es wohl richtiger, die anderen Behandlungsmethoden anzuwenden.

Augenblicklich würden sich zwei große Richtungen in der Leukosetherapie abzeichnen:

1. die Chemo-Therapie
2. noch hypothetische serologische Methoden.

Abschließend wies GASSER noch auf eine besondere Form der akuten Leukämie, auf die sog. Stammzellenleukämie hin. Nach seiner Erfahrung sollte diese zu Beginn mit Cortison, das neben seiner raschen Wirkung auch die hämorrhagische Diathese gut beeinflußt, behandelt werden, erst später sei eine Therapie mit Aminopterin (oder Ametopterin) anzuschließen. Auf diese Weise seien Remissionen beim Kind bis zu 10 Monaten beobachtet worden.

Zur Behandlung der akuten Leukämie beim Kinde riet er zu einer Kombination von Cortison mit 6-Mercaptopurin.

Zum Schlusse des Kolloquiums faßte der Vorsitzende die einzelnen Punkte kurz zusammen und dankte allen Anwesenden für die interessanten und wichtigen Beiträge.

Gerinnungs-Colloquium:
Beginn und Auslösung des Gerinnungsvorganges.

Panel Discussion of Coagulation:
The early stages of the coagulation process.

Colloque sur la coagulation:
Les stades initiaux du processus de la Coagulation.

Colloquio sulla coagulazione:
Cominciamento e liberazione del processo della Coagulazione.

Präsident: J. P. Soulier (Paris/Frankreich)
Sekretär: F. Koller (Zürich/Schweiz)

Aufgeforderte Teilnehmer:

D. E. Bergsagel (Oxford/England)	P. de Nicola (Pavia/Italien)
M. H. Hörder (Freiburg/Deutschland)	P. A. Owren (Oslo/Norwegen)
E. F. Lüscher (Bern/Schweiz)	J. Roskam (Lüttich/Belgien)

Introduction au colloque.
Par le
Président J. P. Soulier (Paris/France).

Le Prof. Jorpes qui était désigné comme président de ce colloque s'est excusé de ne pouvoir venir, étant retenu à Londres par un congrès de pharmacologie. Le Docteur Koller m'a demandé de le remplacer et je le remercie pour cet honneur qu'il me fait.

Les stades terminaux de la coagulation sont actuellement bien connus. Les facteurs intervenant dans l'allongement du temps de Quick ont été précisés par les travaux émanant pour la plupart de l'Ecole Européenne (Owren, Mac-Farlane, Koller). Par contre les stades initiaux de la coagulation demeurent encore à l'étude.

Les problèmes concernant la thromboplastino-formation sont à l'ordre du jour, ils formaient le thème du colloque de Paris sur la coagulation, ils sont le sujet du colloque actuel de Freiburg, ils seront encore au programme l'année prochaine à Boston.

Il importe d'abord de préciser la terminologie employée:

Le produit final capable de transformer, en présence de Ca^{++}, la prothrombine en thrombine est désigné sous les termes de: prothrombinase (Owren), de thromboplastine active ou complète (MacFARLANE et BIGGS), de thrombokinase (MILSTONE), de threone (SEEGERS).

Le produit analogue à l'extrait de tissus, nécessitant pour son activation proconvertine et proaccélérine, est appelé thromboplastine (OWREN) ou thromboplastine inactive ou incomplète (MacFARLANE, BIGGS). Il importe donc lorsqu'on parle de thromboplastine et de thromboplastino-formation de préciser à quel facteur on fait allusion.

Ceci dit, nous aurons aujourd'hui 3 problèmes essentiels à discuter:

1) Quel est le mécanisme de la métamorphose visqueuse et de la désintégration plaquettaire ? S'agit-il d'une action physique ou chimique sur les plaquettes et dans ce dernier cas quel est le facteur plasmatique qui intervient, est-ce un facteur de la coagulation et lequel ?

2) Comment les surfaces initient-elles la coagulation, sur quels facteurs jouent-elles et comment cette action se produit-elle ? (facteur antihémophilique B., proconvertine).

3) Quels sont les facteurs intervenant dans la thromboplastino-formation endogène ? Quels facteurs plaquettaires et quels facteurs plasmatiques ? Comment doit-on considérer le rôle de la proconvertine et de la proaccélérine dans la thromboplastino-formation ?

La 1re phase de la coagulation.
Ses rapports avec l'hémostase, la thrombose et l'immunité naturelle
Par
JACQUES ROSKAM (Liège/Belgique)

Confirmés à maintes reprises et jamais sérieusement contestés, les travaux de BIZZOZERO, de HAYEM, d'EBERTH et SCHIMMELBUSCH ont montré que l'arrêt spontané et précoce d'une hémorragie est dû, tout au moins s'il s'agit d'une artériole ou d'une veinule, à l'oblitération de la plaie par un amas de plaquettes accolées à la paroi lésée du vaisseau et entre elles en un thrombus blanc, appelé en l'occurrence clou hémostatique.

Depuis les observations de ces auteurs, on sait que très habituellement, des agglutinats plaquettaires se forment aussi de façon quasi immédiate au niveau de l'endothélium d'un vaisseau lésé, mais non sectionné, ainsi qu'autour de corps étrangers mis au contact de sang extravasé ou encore introduits dans le torrent circulatoire.

La méthode utilisée par Sir ALMROTH WRIGHT et DOUGLAS dans leurs études sur l'opsonisation, permit enfin à GOVAERTS, LE FÈVRE DE ARRIC, puis nous-même de prouver que cette agglutination des plaquettes à des surfaces étrangères est tributaire d'une modification subie par celles-ci au contact du plasma et qui, en tout point semblable à celle dont dépend la phagocytose, peut être identifiée à l'opsonisation, naturelle ou acquise. Seul ou en collaboration avec J. HUGUES, nous avons ultérieurement établi que tous les facteurs entravant la coagulation sanguine in vitro, inhibent parallèlement l'opsonisation naturelle, et par son intermédiaire, l'accolement des plaquettes à une surface étrangère, celle-ci fût-elle microbe, levure ou paroi vasculaire lésée.

Ces faits témoignent de l'intérêt qu'indépendamment de toute hypothèse, présenterait une étude parallèle des premiers stades de la coagulation sanguine *in vitro*, de l'hémostase spontanée et de l'immunité naturelle, à la lumière de notre science actuelle de l'emplaquettement ou *«platelet loading»*.

Notre étude de ce phénomène nous a conduit à d'autres constatations intéressantes.

I. Mes collaborateurs LEDOUX et LASAREFF ont pu confirmer l'existence d'un revêtement protéidique adsorbé par les surfaces étrangères «opsonisées» et en conséquence, susceptibles d'agglutiner des plaquettes. Malheureusement des protéines sont aussi adsorbées par des surfaces étrangères mouillables mises au contact d'un plasma que des facteurs anticoagulants ont privé de tout pouvoir opsonisant. A cause de ce ballast de protéines indifférentes, il n'a pas été possible de distinguer jusqu'ici surfaces non opsonisées et surfaces opsonisées autrement que par la propriété qu'ont ces dernières d'agglutiner rapidement des plaquettes ou de s'accoler aisément à des phagocytes.

Nous avons d'autre part constaté que des staphylocoques non opsonisables, par conséquent incapables d'agglutiner aussitôt des plaquettes en suspension dans leur plasma, subissent un emplaquettement tardif, peu avant que la staphylo-coagulase sécrétée par eux fasse coaguler le fibrinogène.

L'action anti-opsonisante de tant de facteurs anticoagulants de nature très diverse (chauffage préalable du plasma à 56°C, température de 0°C, sels neutres de sodium — l'oxalate et le citrate étant surtout actifs —, chlorhydrate de cocaïne, sulfate de zinc, sulfarsénol, novirudine, héparine) nous avait, en dépit d'une certaine différence dans les posologies, suggéré un rapprochement entre coagulation et opsonisation. L'emplaquettement tardif de nos staphylocoques fournit un nouvel argument en faveur d'un tel rapprochement.

II. Il nous est d'autre part apparu que les corps étrangers opsonisés ne s'accolent pas à la surface «nue» des plaquettes, même si celles-ci ont été «déplasmatisées» et lavées à l'aide de solution physiologique. C'est, pensons-nous, par l'intermédiaire d'une couche de plasma formant autour d'elles une véritable atmosphère que celles-ci leur adhéreraient.

Maints faits plaident à nos yeux en faveur de l'existence de cette atmosphère plasmatique, savoir:

1°) l'abandon par les plaquettes soi-disant isolées de leur plasma et deux fois lavées à l'aide de solution physiologique, à cette même solution dans quoi on les laisse finalement macérer, de protéines se coagulant sous l'influence du calcium en libérant un principe coagulant à son tour le plasma dioxalaté de BORDET, donc pareil à la thrombine;

2°) l'agglutination des particules de certaines encres de Chine à la surface de plaquettes soi-disant isolées et lavées, avec accroissement du diamètre apparent de ces éléments; la diminution de cette agglutination et du diamètre apparent des plaquettes noircies, avec la multiplication des lavages; sa disparition enfin ou son atténuation sous l'influence du chauffage des plaquettes et conjointement, la disparition ou l'atténuation du pouvoir agglutinant vis-à-vis de ces mêmes particules, du plasma originel débarrassé de toute plaquette;

3°) la formation très lentement progressive d'agglutinats mixtes dans une suspension, en solution physiologique, de microbes non opsonisés au préalable et de plaquettes soi-disant isolées, puis lavées; la disparition de cet emplaquette-ment lentement progressif par le chauffage préalable des plaquettes à 65°C.

Cette hypothèse d'une atmosphère plasmatique entourant les plaquettes et leur adhérant est conforme à des observations faites ultérieurement par FEISSLY, puis, plus récemment, par BOUNAMEAUX, BOUNAMEAUX et LECOMTE, SOULIER, OWREN. Elle montre avec quelle prudence il convient d'assigner telle ou telle fonction dans la coagulation aux plaquettes elles-mêmes.

Index bibliographique.

Le lecteur trouvera des indications bibliographiques utiles dans:
1. ROSKAM, J.: L'hémostase spontanée. Paris: Masson. éd. 1951; 2. Les Actes du 1° Symposium Valentino Baldacci. Madrid 1955 (en préparation).

The Effect of Contact on Blood Clotting.
By
P. A. OWREN (Oslo/Norway).

If blood could be collected without exposure to foreign surfaces, it would not clot at all. In contact with a foreign surface, such as glass, it clots within minutes. Contact therefore releases the trigger mechanism of the coagulation process. But what is this trigger mechanism? At this point opinions differ widely.

The classical theory stated that contact with a foreign surface disintegrates platelets, thereby releasing thrombokinase or thromboplastin. Today it is generally accepted that complete thromboplastin is not liberated from the platelets. An activity, equivalent to tissue thromboplastin, probably arises from the interaction of a platelet lipoid factor and plasma factors. However, the classical concept of platelet disintegration by *contact* being a prerequisite for blood clotting is still adhered to. So far there is no convincing experimental evidence substantiating this view. The mechanism of platelet disruption will be discussed by Dr. BERGSAGEL. The lipoid factor effect is bound to particles, platelets or platelet fragments, which act as "nuclei" for the successive formation of thromboplastin, convertin and prothrombinase. Other platelet factors are of less importance in this connection. The platelet accelerator or platelet factor 1 is proaccelerin, adsorbed from the plasma as shown by Dr. HJORT this morning. With regard to the platelet factor 2, supposed to enhance the thrombin-fibrinogen reaction, there is at present insufficient evidence for assuming that this effect represents a specific clotting factor of physiological significance.

It has long been known that contact increases the coagulability of the plasma. The plasma recalcification time and QUICK's "prothrombin time" decreases when plasma stands in contact with glass, and still more when plasma is shaken with glass powder. Contact therefore activates plasma clotting factors. This effect of contact has been explained in very many ways.

BORDET assumed that prothrombin circulates in an inactive form, possibly combined with an inhibitory substance. The inactive prothrombin, which he termed proserozyme, should be activated by contact catalysis in the presence of calcium. QUICK and STEFANINI (1949) have a similar view. They state that the inactive form, "prothrombinogen", is activated by contact also in the absence of calcium. Lewis and Ware are of the same opinion, and Fiala states that contact removes a protein inhibitor of prothrombin.

Experiments in our laboratory do *not* confirm the existence of inactive prothrombin. We have found that if prothrombin activity of a plasma is tested by *specific* assay methods, it is exactly the same before and after contact with glass. Two plasma samples, one collected and tested in silicone coated glass and the other shaken with fine glass powder have always the same prothrombin activity. The concept of inactive and active prothrombin stems mainly from the use of unspecific assay systems such as the one-stage Quick's "prothrombin test" which also reflects a changing activity of proconvertin.

Lenggenhager in 1935 first postulated that contact with a foreign surface in the presence of calcium activates an inactive plasma thromboplastin *precursor* into active thromboplastin. Lozner and coworkers in 1942 presented findings which strongly suggested that glass activates a plasma thromboplastin precursor also in citrated plasma. Conley and Hartmann and their coworkers and Quick and Epstein have come to the same conclusion. With the demonstration of two or more plasma thromboplastin precursors the question arose as to which of these factors is activated by contact. Biggs, Douglas and Macfarlane have presented evidence of an activation of the antihemophilic B factor, a finding which we have confirmed (Rapaport et al., 1954). We compared the activity of freshly drawn, citrated platelet poor plasma exposed only to silicone surface with that of plasma prepared similarly but shaken for 15 minutes with quartz glass powder. The activity of the antihemophilic factors were measured in one-stage assay systems modified after Langdell, Wagner and Brinkhous. The glass-activated plasma was consistently more effective than normal silicone plasma in shortening the clotting time of hemophilia B plasma. Glass-activation increased the activity about ten-fold. Our findings, therefore, suggested that the antihemophilic B factor circulates at least partly in inactive form. However, shaking with glass powder did not increase the activity of the antihemophilic A factor.

Tocantins stated recently that there is only one plasma thromboplastin precursor. This is covered by an inhibitor which is removed by contact with glass. Tocantins believes that in hemophilia A there is a normal amount of this thromboplastin precursor but an excess of inhibitor, whereas in hemophilia B the plasma is deficient in both the thromboplastin precursor and the inhibitor. Our observations can not be explained by this theory, but add to the evidence that at least two plasma thromboplastin precursors exist, only one of which, the antihemophilic B factor, is activated by glass.

When silicone plasma and glass activated plasma were compared in the specific one-stage system for the assay of proconvertin, it was found that proconvertin activity increases considerably by shaking the plasma with glass powder. This activation of proconvertin by contact has been described in detail by Rapaport et al. (1955).

As already mentioned, shaking with glass powder does not influence the activity of prothrombin, and the same holds true also for the proaccelerin activity.

According to our investigations, therefore, the contact effect on plasma is restricted to an activation of the antihemophilic B factor and of proconvertin.

Proconvertin and antihemophilic B factor in native blood thus appear to be combined with an inhibitor and may therefore be called *inactive* proconvertin and *inactive* antihemophilic B factor. When blood is placed in a glass tube or shaken with glass powder the inhibitor is probably partially adsorbed, and active proconvertin and active antihemophilic B factor are formed in increasing amounts.

This active proconvertin must not be confounded with convertin which is a intermediate complex formed in a reaction between active proconvertin, thromboplastin and calcium.

To summarize: We feel that contact initiates blood coagulation by: 1. An activation of the inactive antihemophilic B factor into active antihemophilic B factor. 2. An activation of inactive proconvertin to active proconvertin. And 3. Possibly by an effect on platelets.

Viscous Metamorphosis of Platelets.

Morphological platelet changes induced by an intermediate product of thromboplastin formation.

By

Daniel E. Bergsagel (Oxford/England).

In 1917, Wright and Minot observed that the addition of serum to a suspension of platelets causes the platelets to send out pseudopodia and clump into masses which later contract. These platelet changes are not due to the action of an agglutinin, because the factor involved is heat-labile, adsorbed by $BaSO_4$ and inactivated by oxalate. These morphological platelet changes are conveniently described by the term *"viscous metamorphosis"*.

Since viscous metamorphosis of platelets does not occur in the circulating blood or decalcified plasma, it would appear that the active form of the factor responsible for inducing this change is not present in the circulating plasma and calcium is necessary for the formation of the active principle. Fonio (1923), Zatti (1948), Quick (1951) and others have suggested that thrombin is responsible for viscous metamorphosis, but there are many arguments against this view. Firstly, I have found that at a concentration of 30 units/ml. of a commercial preparation of bovine thrombin agglutinates platelets, whereas human thrombin does not. Dr. Biggs (personal communication) has found that bovine plasma contains an interspecies human platelet agglutinin and it appears probable that the agglutination of human platelets by bovine thrombin is due to the action of this non-specific agglutinin, rather than to the action of thrombin itself. Secondly, it is unlikely that thrombin is responsible for the viscous metamorphosis caused by serum for thrombin cannot be demonstrated in this serum and this serum factor is inactivated by decalcification, whereas thrombin is not.

Thus, serum contains a factor, which is not present in plasma, and is probably not thrombin, which will induce viscous metamorphosis of platelets. The properties of this serum factor are very similar to those of the intermediate product of thromboplastin that is formed when calcium, A. H. G. and normal serum are incubated together. This intermediate product is conveniently referred to as Product I. The present paper is a description of the morphological effects of Product I on platelets.

Product I is prepared by incubating calcium, purified pig antihaemophilic globulin (A. H. G.) (Bidwell, 1955) and aged serum at 37° C for 20 minutes. The purified A. H. G. used in these experiments was contaminated with fibrinogen and a fibrin web appeared in the incubation mixture. This fibrin was removed before testing the effect on platelets.

Platelets were prepared by differential centrifugation of citrated blood, washed twice with saline and then suspended in saline.

Platelets suspended in saline remain discrete with occasional clumps of two or three cells. They appear as round, refractile bodies that flow freely under the coverslip. Some of the platelets become slightly swollen and a few are disrupted during the preparation of the suspension.

The addition of Product I to a saline suspension of platelets causes them to send out pseudopodia and become "sticky", so that they adhere to one another and to glass surface. After a few minutes it is noted that the platelets are no longer flowing freely from one part of the slide to another, but are adherent to the glass and grouped together in large clumps. Individual platelets swell, become less refractile and finally release their granules.

The morphological platelet changes that occur when an incubation mixture containing Product I activity is added to a saline suspension of platelets, appear to be induced by Product I rather than by a single factor in the incubation mixture, for these changes are not observed when platelets are mixed with purified pig A. H. G. or aged, normal serum. It has been reported previously that antihaemophilic globulin prepared from bovine plasma contains an agglutinin of human platelets (Macfarlane, Biggs and Bidwell, 1954). Pig A. H. G. does not possess a non-specific human platelet agglutinin. Fresh serum, however, contains a factor which induces viscous metamorphosis. This factor is labile and cannot be detected in serum aged for 24 hours at 37° C. It is adsorbed by prothrombin adsorbants, and inactivated by decalcifying serum with citrate, oxalate or an ion exchange resin. These properties suggest that the ability of fresh serum to cause viscous metamorphosis is dependent on the presence of Product I, and this view is strengthened by the finding that the ability of inducing viscous metamorphosis is restored to aged serum following incubation with calcium and antihaemophilic globulin.

The agglutinated platelet clumps in a mixture of Product I and platelets can be easily sedimented by centrifugation at 1,000 g. for 5 minutes. It will be noted that in the supernatant after centrifuging a mixture of Product I and platelets no intact platelets or platelet clumps remain, but there is a high concentration of small particles that appear to be identical with the platelet granules. We have found that it is necessary to use an ultracentrifuge and exert a relative centrifugal force of 80,000 g. for 60 minutes in order to sediment all of the platelet granules. By differential centrifugation it has been possible to separate the clumps of empty platelets from the platelet granules, and confirm Fonio's finding (1951) that thromboplastic activity is associated with the platelet granules.

The observation that platelets clump and disintegrate during clotting was an early contribution to the study of blood coagulation. In 1873, Ranvier made microscopic studies of the process of coagulation and noted that changes occur in the shape and refractility of platelets,-before the appearance of fibrin. Bizzozero (1882) found that platelets disintegrate during clotting and give off blebs from their surface; Tait and Burke (1926) also observed these blebs and noted in addition that fibrin threads appeared in the path of the bleb as it floated away in the plasma. These early observations suggest that the clumping and disintegration of platelets precedes the appearance of thrombin, for fibrin does not appear until after the platelets begin to disintegrate. This suggests that a coagulant formed during a very early stage in the coagulation process is responsible for the changes of viscous metamorphosis. The experiments reported in this paper strongly suggest that the intermediate product of thromboplastin which is formed by the interaction of calcium, A. H. G. and a serum factor is responsible for these platelet changes.

References.

Bidwell, E.: Brit. J. Haemat. 1, 386 (1955).
Bizzozero, J.: Virchows Arch. 90, 261 (1882).
Fonio, A.: Schweiz. med. Wschr. 1923, 36.
— Acta haematol. (Basel) 6, 207 (1951).
Macfarlane, R. G., R. Biggs and E. Bidwell: Lancet 1954 I, 1316.
Quick, A. J.: The Physiology and Pathology of Haemostasis. London: Henry Kimpton 1951.
Ranvier, M.: C. r. Soc. Biol. (Paris) 1873, 46.
Tait, J., and H. E. Burke: Quart. J. Exper. Physiol. 16, 129 (1926).
Wright, J. H., and G. R. Minot: J. of Exper. Med. 26, 395 (1917).
Zatti, P.: Boll. Soc. ital. Biol. sper. 22, 24 (1948).

A Substance Responsible for Viscous Metamorphosis of Thrombocytes[1].

By

E. F. Lüscher, Bern (Switzerland).

The work reported in this paper originated from studies on clot-retraction, using the quantitative method described by Fonio (2). In this simple and accurate procedure a platelet-containing plasma is allowed to clot in a clean test-tube. If properly done, the clot soon detaches spontaneously from the glass-walls and retracts to a final length which can be directly measured and which is preferably expressed in percent of the original length of the unretracted clot. Since retraction is a property of the platelet-proteins and not of the fibrin, it is a means of determining quantitatively the amount of platelets, or more correctly the number of retractive centers in a given coagulum, provided that the retractive power of the platelets is known.

Viscous metamorphosis of the thrombocytes causes reduction in the number of such retractive centers, and hence retraction as the last step of coagulation gives a possibility of studying in a quantitative way the changes during the very first phase of blood clotting.

The first observations in this direction were made while carrying out thromboplastin generation tests in a system described by Biggs and MacFarlane (1)

[1] Supported by grants from the Hoffmann-La Roche Foundation and the Swiss National Foundation for Scientific Research.

in their first papers on this subject. Working with pig plasma and platelets, we found, that incubation of the thrombocytes in a system containing serum components, Ca, and a crude preparation from plasma as a source for antihemophilic globulin, led to viscous metamorphosis and final destruction of the cells, impairing at the same time their retraction power. These observations suggested that together with the formation of the plasma-thromboplastin a substance was formed, which was able to produce these changes in the cellular component of the mixture. It seemed also probable from these first observations, that at least a two-component system was necessary for the formation of this substance, which we tentatively called thrombolysin. Since thrombolysin is formed together with plasma thromboplastin, one would expect it to be present in serum as well. It was found that normal pig serum contains only a small amount of the substance. At the same time it was discovered that serum which is obtained by recalcification of citrated platelet-free plasma contains much larger quantities of thrombolysin. Such a serum, subsequently called serum ⊖, is indeed very aggressive towards platelets, causing their agglutination and breakdown in a few minutes at 37° C. In human material, the difference is even more pronounced: normal human serum is almost indifferent towards platelets, whereas serum ⊖ always shows a high degree of thrombocytolytic activity.

In the past, several factors have been considered responsible for the changes that occur in platelets during coagulation, among them wettable surface, Ca-ions, or thrombin. It can easily be demonstrated that neither of these has any direct influence on washed platelets. Since normal serum, with all the known factors (as Factor V (activated), Factor VII and Factor IX) shows greatly reduced or no activity, we are left with but a few of the known clotting factors when looking for an identity with thrombolysin. Among these, antihemophilic globulin (AHG) is the most interesting since it is known to disappear during normal coagulation. Since serum ⊖ is the product of an uncomplete coagulation, one might assume that AHG is still present. However, addition of AHG, prepared according to the method of Lorand and Laki (3) to normal serum and platelets does not change the lytic properties of the system at all, although a greatly increased generation of plasma-thromboplastin can be observed. These findings are confirmed when working with serum from a case of hemophilia A with almost no AHG. Such a serum is nevertheless still able to destroy thrombocytes, and the same was observed for serum from a case of hemophilia B, and two cases of thrombocytopenia. In the same series of experiments normal serum and serum from a case of F. X-deficiency proved inactive[1].

It is evident that in all cases of sera active in thrombolysis one is dealing with systems of poor prothrombin consumption, and the next step was therefore to find out, whether prothrombin could be the looked-for substance. In a series of experiments an active serum ⊖ was incubated for 20 minutes with the same volume of a highly active tissue thromboplastin, in order to convert all the prothrombin present together with all other possible intermediates of the clotting system to their end-products. Such a pre-treated serum was nevertheless still fully active. If however the pre-treatment consisted in contact of the serum for

---

[1] We are indebted to Prof. F. Koller for supplying us with samples of pathologic sera from his laboratory in Zürich.

20 minutes with platelets, then the resulting serum was unable to attack newly added thrombocytes.

The results of these experiments led us to the conclusion that during coagulation a substance is formed which is able to react specifically with blood-platelets. The effect of the substance on platelets consists in viscous metamorphosis followed by destruction of the cells. During this reaction with the thrombocytes the thrombolysin is consumed, and is therefore not present in larger amounts in normal serum. It has up to now not been possible to establish a relation between thrombolysin and a known serum or plasma factor of the clotting system, the more as our last experiments seem to demonstrate *that the substance is remarkably thermostable and partly dialysable.*

References.

1. BIGGS, R., A. S. DOUGLAS and R. G. MACFARLANE: J. of Physiol. **119**, 89 (1953).
2. FONIO, A.: Erg. inn. Med. N. F. **4**, 1 (1953).
3. LORAND, L., and K. LAKI: Biochim. et Biophysica Acta **13**, 448 (1954).

Zusammenfassender Bericht über Faktor V, Plättchenfaktor I und Faktor V-Inhibitor.

Von

M. H. HÖRDER (Freiburg/Deutschland) und G. SOKAL (Louvain/Belgien).

In letzter Zeit haben wir uns speziell mit Faktor V-Studien (*1, 2, 3*) befaßt, wobei diese Experimente vorwiegend im Thromboplastin-Generationstest nach BIGGS, DOUGLAS und MACFARLANE (*4*) durchgeführt wurden.

Wenn man ein Parahämophilieplasma, welches praktisch Faktor V-frei ist, im Thromboplastin-Generationstest untersucht, so ist die Thromboplastinaktivität reduziert. Diese Aktivitätsverminderung ist geringer, wenn als Substrat normales, also Faktor V-haltiges Citratplasma verwendet wird. Sie ist sehr viel deutlicher ausgeprägt, wenn das Substrat Faktor V-frei ist, d. h. aus einem Gemisch von Prothrombin, Faktor VII und Fibrinogen besteht.

In weiteren Versuchen konnte geklärt werden, daß der Faktor V in Gegenwart von Plasmathromboplastin keine Beschleunigung der Prothrombin-Thrombin-Reaktion bewirkt, sondern daß er in die Thromboplastinaktivierung selbst eingreift. Normalplasma entwickelt auch dann eine volle Thromboplastinaktivität, wenn es an einem Faktor V-freien Substrat getestet wird. Steigende Faktor V-Konzentrationen im Substrat beeinflussen die Thromboplastinaktivität von Normalplasma nur unwesentlich. Testet man dagegen ein Faktor V-freies Reaktionsgemisch an einem Substrat mit steigenden Faktor V-Konzentrationen, so kommt es zu einem deutlichen Anstieg der Thromboplastinaktivität, aber nicht zu einer Normalisierung. Diese wird erst erreicht, wenn man dem Inkubationsgemisch selbst Faktor V zusetzt. Ein solches Gemisch ändert auch dann seine Aktivität nicht, wenn das Substrat Faktor V-frei ist.

Die Reaktionszeit von Faktor V mit den anderen präinkubierten thromboplastischen Komponenten ist sehr kurz. Wenn man AHG, Faktor V-freie Plättchen, Christmasfaktor und Faktor VII präinkubiert und erst dann diesem Gemisch Faktor V zusetzt, so erhält man schon innerhalb von 1 min eine volle Thromboplastinaktivität, die normalerweise erst nach einer Latenzzeit von 3 bis 5 min erreicht wird.

Es scheint uns der Schluß berechtigt, daß der Faktor V-Gehalt im Substrat aktivierend auf den Thromboplastinkomplex wirkt, da schon kürzester Kontakt zwischen Faktor V und einem Reaktionsgemisch aus Christmasfaktor, Plättchen, AHG und Faktor VII zu einer explosionsartigen Aktivierung führt.

Dabei kann man sich die Wirkungsweise von Faktor V im dynamischen Geschehen der ersten Blutgerinnungsphase so vorstellen, daß er eine noch inaktive Thromboplastinvorstufe komplettiert und somit ein wichtiger Bestandteil des Plasmathromboplastins selbst ist. Auf Grund anderer Beobachtungen ist es möglich, daß der Faktor V in die Plasmathromboplastinbildung eingreift, ohne selbst fest an den Thromboplastinkomplex gebunden zu sein.

Auffallend ist weiterhin, daß die den Thrombocyten normalerweise anhaftende Faktor V-ähnliche Aktivität (Plättchenfaktor I) an den Plättchen eines von uns untersuchten Parahämophilieplasmas (PH-Plasma) nicht nachweisbar war. Diese Plättchen zeigten jedoch im Thromboplastin-Generationstest volle Wirksamkeit, wenn die anderen thromboplastischen Faktoren des Plasmas in normaler Konzentration vorhanden waren. Es fehlte also im PH-Plasma nicht nur der Faktor V im Plasma selbst, sondern auch der Plättchenfaktor I. Wir nehmen an, daß der Faktor V aus dem Plasma an die Plättchen adsorbiert wird. Die gleiche Ansicht wurde von Owren (5) vertreten. Im Thromboplastin-Generationstest wirkt sich bei Verwendung von Normalplättchen deren Faktor V-Aktivität auf die Thromboplastinaktivität eines Faktor V-Mangelplasmas aus. Es sollte also bei Untersuchungen der Thromboplastischen Funktion eines Parahämophilieplasmas im Thromboplastin-Generationstest die Interferenz von Faktor V im Substrat und die Faktor V-Aktivität der Plättchen berücksichtigt werden.

Unabhängig von diesen Untersuchungen war es möglich, an einem Parahämophilieplasma einen angeborenen und familiären, gegen den Faktor V gerichteten Inhibitor nachzuweisen. Dieser Inhibitor reduziert in Mischversuchen die Faktor V-Aktivität von Normalplasma. Es handelt sich dabei um eine lipoidartige Substanz, da u. a. die Inhibitorenaktivität durch Ätherpräparation weitgehend aufgehoben wird. Die Deutung, ob bei dem Faktor V-Mangel dieses PH-Plasma durch die Senkung von Faktor V ein physiologisch vorhandener Inhibitor frei wird, oder ob der Inhibitor mit einer pathologisch verstärkten Aktivität vorhanden ist, ist schwierig. Die Tatsache aber, daß eine gleiche Inhibitorenaktivität beim Lagern von normalem Oxalatplasma auftritt, läßt uns annehmen, daß physiologischerweise ein Gleichgewicht zwischen Faktor V und seinem Inhibitor besteht. Wenn das der Fall ist, dann besteht für den Faktor V ein ähnlicher Reaktionsmechanismus, wie er von Seegers, Deutsch und Johnson (6) für das AHG angenommen wird.

Es wäre in diesem Zusammenhang sehr interessant zu wissen, ob solch eine Inhibitorenaktivität auch bei anderen Fällen von isoliertem Faktor V-Mangel nachzuweisen ist.

Literatur.

1. Hörder, M.-H.: Acta haemat. 13, 235—241 (1955).
2. Hörder, M.-H., u. G. Sokal: Acta haemat. 14, 65—71 (1955).
3. Hörder, M.-H., u. G. Sokal: Acta haemat. 14, 294—302 (1955).
4. Biggs, R., A. S. Douglas and R. G. MacFarlane: J. of Physiol. 122, 538—553 (1955).
5. Hjort, P., S. I. Rapaport and P. A. Owren: Blood 10, 1139—1155 (1955).
6. Johnson, S. A., E. Deutsch and W. H. Seegers: Amer. J. Physiol. 179, 149 (1954).

Die Rolle der Plasma- und Plättchenfaktoren bei den ersten Phasen der Blutgerinnung[1].

Von

PIETRO DE NICOLA (Pavia/Italien).

Die Komplexität der Mechanismen bei den allerersten Phasen der Blutgerinnung findet ihren Ausdruck in den zahlreichen Theorien, die in den letzten Jahren vorgeschlagen wurden. Es gibt mindestens zwei Gruppen von Erscheinungen, worauf man besonders häufig die Aufmerksamkeit gerichtet hat, und zwar: a) die Existenz von inaktiven Profaktoren für alle Faktoren, die an den ersten Phasen der Blutgerinnung teilnehmen; und b) die Rolle der benetzbaren Oberflächen bei der Aktivierung der Profaktoren.

Das Problem der inaktiven Profaktoren kann folgendermaßen zusammengefaßt werden: Neben Faktoren, die von Anfang an in zwei verschiedenen Formen, einer inaktiven und einer aktiven, beschrieben wurden, wie Ac-Globulin und Proconvertin-Convertin, wurden kürzlich Profaktoren auch für die inaktiven

Tabelle 1.

Profaktoren	*Aktive Faktoren*
Plasma Ac-Globulin	Serum Ac-Globulin
Proconvertin	Convertin
└── Vorläufer (?)	
SPCA-Vorläufer	SPCA
Prothrombinogen	Prothrombin
└── Vorläufer (?)	
PTA	AHG (?)

Formen vorgeschlagen, z. B. ein Vorläufer des Proconvertins und außerdem ein Vorläufer des Prothrombinogens. Auch das AHG wurde neulich als ein durch PTA aktivierter Faktor betrachtet (4) (Tab. 1). Die benetzbaren Oberflächen würden bei der Aktivierung von mindestens vier Faktoren eingreifen, und zwar, nach den letzten Angaben, Co-Thromboplastin (Faktor VII-ähnlich) —, Prothrombinogen, das vielleicht derselben Gruppe von Faktoren angehört, ein Vorläufer des Proconvertins, und endlich PTC (Tab. 2).

Tabelle 2.

Mit benetzbaren Oberflächen aktivierte Faktoren

Co-Thromboplastin
Prothrombinogen
Vorläufer des Proconvertins
PTC

Viele dieser Faktoren sind wahrscheinlich identisch, und der einzige Unterschied besteht in der Technik, wodurch sie beobachtet wurden. Es ist doch sicher, daß neben diesen Faktoren und Profaktoren, die mehr oder weniger durch die benetzbaren Oberflächen aktiviert werden, ein weiterer Mechanismus vorliegt, der grundlegend für den Anfang der Blutgerinnung betrachtet werden soll, und

---

[1] Aus der medizinischen Universitätsklinik Pavia, Italien (Direktor: Prof. PAOLO INTROZZI).

zwar der Kontakt der *Plättchen* mit benetzbaren Oberflächen. Man diskutiert noch, ob die Plättchen von einer plasmatischen Atmosphäre umgeben sind, die noch einige der oben erwähnten Faktoren enthalten mag (vgl. z. B. die neueren Ergebnisse von OWREN über Plättchen-Proaccelerin), und es ist noch umstritten, ob die Endothelien der sog. Opsonisierung unterliegen. Es ist doch sicher, daß am Anfang der Blutgerinnung die Plättchen die sog. viscöse Metamorphose durchmachen (*6, 8*) eine Erscheinung, die ähnlich ist derjenigen, die bei der Plättchenagglutination durch antithrombocytäre Sera oder infolge Plättchenlysis in hypotonischen Lösungen beobachtet werden kann (*3*). Im Verlauf dieses Vorganges werden von den Plättchen Substanzen mit thromboplastischer Wirkung freigesetzt, die den Plättchenfaktoren des Thromboplastins entsprechen. Wahrscheinlich beeinflußt diese Freisetzung von thromboplastischen Substanzen aus den Plättchen den Gerinnungsvorgang im Sinne der Hypo- bzw. der Hypercoagulabilität. Wir haben beobachtet und schon bei anderen Gelegenheiten erwähnt, daß eine Verminderung oder Zunahme der thromboplastischen Aktivität der Plättchen der Verminderung oder Zunahme anderer Gerinnungsfaktoren parallel geht. So hat man z. B. eine Zunahme der thromboplastischen Aktivität der Plättchen beobachtet nach Verabreichung von ACTH, bei postoperativen und bei puerperalen Zuständen, während eine Verminderung dieser Aktivität im Verlaufe des Menstruationscyclus, bei den Thrombocytopenien und nach Verabreichung von Heparin nachweisbar ist. Einige dieser Befunde können sowohl als die Folge einer eventuellen plasmatischen Atmosphäre der Plättchen betrachtet werden, doch sind andere von einer solchen Fehlerquelle unabhängig.

Die thromboplastische Aktivität der Plättchen, die durch viscöse Metamorphose der Plättchen, infolge des Kontaktes mit fremden Oberflächen bedingt ist, soll von dem sog. "glueing effect" der Plättchen unterschieden werden, wobei verschiedene Plättchenfunktionen in Frage kommen, wie z. B. die Agglutinabilität und Adhäsivität. Sobald die Plättchen sich desintegrieren, um Thromboplastin freizusetzen, vermindert sich auch die adhäsive Funktion der Plättchen, da letztere ihre morphologische Integrität voraussetzt. Diese Erscheinung kann man deutlich nachweisen durch die kombinierte und parallele Beobachtung der zwei Plättchenfunktionen, und zwar der thromboplastischen und adhäsiven. Man kann eine experimentelle Bedingung realisieren, die schon beim Studium der roten und der weißen Blutkörperchen angewendet wurde, und zwar die Resistenz in hypotonischen Lösungen. Wenn man Suspensionen von isolierten Plättchen mit verschiedenen hypotonischen Lösungen mischt und diese nach einer Inkubationsperiode einem plättchenfreien Plasma zugesetzt werden, beobachtet man, daß die thromboplastische Aktivität allmählich zunimmt. Die anderen Aktivitäten, die mittels der thrombelastographischen Technik (*5*) studiert wurden, nehmen dagegen bei denselben Bedingungen ab, wie auch die Zahl der intakten Plättchen, die mikroskopisch zählbar sind, entsprechend vermindert ist (*2*).

Diese Beobachtungen stellen ein Problem, das wir selbst nicht lösen konnten, nämlich das der chronologischen Zeitfolge solcher Erscheinungen bei den allerersten Phasen der Blutgerinnung. Man kann jedenfalls feststellen, auf Grund der erhaltenen Ergebnisse, daß die Blutgerinnung in vitro in Anwesenheit von desintegrierten Plättchen oder deren Äquivalente einen Komplex von Faktoren voraussetzt, der heute eingehend auch mit Hilfe der gereinigten Systeme analysiert wurde. Dieser Vorgang muß von den hämostatischen Vorgängen in vivo unterschieden werden, wobei die adhäsive Aktivität der intakten Plättchen sicher grundlegend ist, während der Ablauf der Gerinnungsvorgänge, der die Teilnahme der thromboplastischen Aktivität und darum die Desintegration der Plättchen voraussetzt, wahrscheinlich durch eine nur partielle Teilnahme dieser Faktoren vor sich geht.

Einer letzten Andeutung ist eine alte Hypothese wert, worauf einer unserer Mitarbeiter (7) kürzlich zurückgekommen ist, und zwar, die Beteiligung der atmosphärischen Gase bei der Blutgerinnung. Wie auch immer die Deutung solcher Experimente sein mag, ist es doch sicher, daß ein „primum movens" der Blutgerinnung durch den Kontakt des Blutes mit dem extravasalen Milieu dargestellt ist, sei es mit Geweben oder benetzbaren Oberflächen oder mit atmosphärischer Luft. Aber die Zusammensetzung der atmosphärischen Luft scheint den Gerinnungsvorgang zu beeinflussen, in dem Sinne, daß bei variierender Zusammensetzung und bei allmählicher Annäherung der Zusammensetzung der Alveolarluft eine progressive Hemmung der Blutgerinnung erhalten wird.

Literatur.

1. NICOLA, P. DE: Thromboplastic factors of platelets. Quantitative and physiopathologic evaluation. Rev. d'Hématol. 9, 536 (1954).
2. NICOLA, P. DE, S. ALTIERI e G. M. MAZZETTI: Ricerche trombelastografiche sulla resistenza piastrinica. Boll. Soc. ital. di Ematol. Sitzung vom 4. 5. 1955 (im Druck).
3. NICOLA, P. DE, P. ROSTI e C. CARCUPINO: Ricerche sulle piastrine isolate. IV. Su alcuni aspetti morfologici dell'agglutinazione piastrinica da parte di sieri di piastrinopenici. Boll. Soc. ital. Biol. sper. 30, 1260 (1954).
4. GUIDI, G., e G. SCARDIGLI: Su un nuovo fattore determinante l'attivazione della globulina antiemofilica da parte del PTA. Boll. Soc. ital. di Ematol. 2, 213 (1954).
5. HARTERT, H.: Klinische Blutgerinnungsstudien mit der Thrombelastographie. Dtsch. Arch. klin. Med. 199, 284, 293 (1952).
6. MAC FARLANE, R. G.: Symposium della Fondazione V. Baldacci. Madrid 1955.
7. ROVATTI, B.: Studienberichte der A. v. Humboldt-Stiftung, Berlin, 1941/42. Zitiert nach: A. BASERGA e P. DE NICOLA: Le malattie emorragiche, Milano: Soc. Editr. Libreria, 1950, und: Enfermedades hemorragicas. Buenos Aires: Libreria Cientifica Vallardi 1952.
8. Symposium della Fondazione V. Baldacci. Madrid 1955. (Im Druck.)

Diskussion *.

Y. BOUNAMEAUX (Liège/Belgique):

Je n'ai pas étudié le phénomène de la métamorphose visqueuse, mais l'adhésivité des plaquettes in vitro, selon la technique de H. P. WRIGHT. Mes expériences m'ont amené à admettre qu'il existe autour des plaquettes de la prothrombine. Celle-ci est à mes yeux indispensable pour que les plaquettes puissent s'accoler au verre dans le rotator de WRIGHT.

Les thrombocytes lavés deux fois comme ceux utilisés par Mr. BERGSAGEL contiennent des quantités très appréciables de prothrombine, et dès lors se pose la question de savoir si elle n'intervient pas dans le phénomène de métamorphose visqueuse.

Les lavages successifs des plaquettes en NaCl isotonique modifient considérablement leurs propriétés réactionelles en présence de plasma. C'est ainsi que soumis à une rotation, des thrombocytes de rat en suspension dans un plasma défibrinogéné et recalcifié extemporanément s'agglutineront après 3 minutes s'ils ont été lavés 2 fois, après 10 à 20 minutes seulement s'ils ont été lavés 8 fois. Cependant dans ces conditions la génération de thrombine sera identique.

---

* Die Wiedergabe der Diskussionen wurde auf die schriftlich eingereichten Diskussionsvoten beschränkt.

J. Roskam (Liège/Belgique):

Il serait souhaitable qu'à l'avenir, les auteurs s'appliquent à préciser s'ils ont eu affaire 1. à une agglutination des plaquettes entre elles avec maintien de leur aspect discoïdal (telle que décrite par Aynaud), 2. à une agglutination des plaquettes à une surface étrangère et entre elles avec modification de leur aspect, ou 3. à une agglutination de ce type avec altérations morphologiques sévères de ces éléments conduisant éventuellement à leur éclatement.

A mon avis, d'après la projection qu'il nous en a donnée, les plaquettes considérées par M. Bergsagel comme normales sont déjà des plaquettes altérées.

Concernant les facteurs qui déterminent l'agglutination des plaquettes à une surface étrangère, «platelet loading» ou «emplaquettement», je pense qu'ils peuvent être indépendants de la présence de calcium ionisé dans le plasma. Témoin cette expérience: des particules étrangères (levures ou microbes opsonisables) sont incubées à 38° C dans du plasma citraté à 3.8—10‰, puis centrifugées et lavées plusieurs fois à l'aide de solution physiologique; leur suspension dans ce liquide est mélangée à une suspension de plaquettes soi-disant «déplasmatisées» et lavées; aussitôt se produit un énergique emplaquettement des particules étrangères ainsi préparées, alors qu'aucun emplaquettement immédiat de particules *non préparées* n'est possible en présence de ces mêmes plaquettes, soi-disant déplasmatisées et lavées.

A. L. Copley (Paris/France):

I do not know how Dr. Owren pictures the initiation of thrombus formation. On the basis of in vivo experiments in mammals, I believe, we ought to accept three kinds of development of a thrombus: 1. where platelet agglutination occurs followed by plasma coagulation, thus forming a mixed thrombus, 2. where coagulation is present, without preceding platelet agglutination and 3. where a platelet agglutination thrombus occurs without succeding coagulation. All these three processes can be induced at the site of injured endothelium and the entrance into the blood vessel of tissue juice, because of its content of coagulant and platelet agglutinant factors or substances.

Dr. Bergsagel mentioned that "viscous metamorphosis" of platelets does not occur in vivo. Although it is not quite clear to me what he actually means by "viscous metamorphosis", I wonder on which basis he arrives at such an assumption. First of all, the term "viscous metamorphosis", introduced by Wright and Minot in 1916, is a rather vague term and should be abandoned or employed as a general term with caution. Pseudopod formation alone represents a viscous metamorphosis. Perhaps, it might be better to distinguish between: 1. aggregation which is reversible, 2. agglutination which is irreversible, and 3. successive stages such as a) hyalinization, where the cellular outlines disappear and b) lysis of platelets. Because of the "life expectancy" of a platelet, which is supposed to be about 4 to 5 days, I wonder what happens to all platelets which are constantly being produced. It would appear that "viscous metamorphosis" or, actually, final desintegration of platelets occurs continuously in the organism, as, I also believe, there is continuous fibrin formation. Wether the continuous platelet desintegration induces continous fibrin precipitation, e. g., on the endothelium as I proposed (A. L. Copley, Abstr. Communic. 19th Internat. Physiol. Congr. Montreal 1953, p. 280; Proc. Internat. Conf. in Thrombosis and Embolism, Basle 1954, p. 452), will remain to be studied.

As to platelet agglutinant substances, Dr. Houlihan and I have reported in 1945 (Federation Proc. 4, 173) that a number of plasma proteins produce platelet agglutination, such as alpha, beta and gamma globulins (especially gamma globulins) prothrombin and thrombin. The differences in platelet agglutinant activity between bovine and other thrombin preparations, as found by Dr. Bergsagel, are certainly of interest. We found that purified fibrinogen does not agglutinate platelets. About twelve years ago, Dr. Seegers sent us fibrinogen preparations varying in purity. We could always spot in agglutination tests, employing isolated platelets, those lots which were contaminated with prothrombin. We also found that in certain preparations of fraction-I, supplied by the late Dr. E. J. Cohn, platelet agglutination occurred, presumably because of their content of antihemophilic globulin or other platelet agglutinant containing substances. All highly purified fibrinogen preparations of Seegers and of Cohn never caused platelets to agglutinate.

Finally, I should like to emphasize that there is a difference between two properties of adhesiveness of platelets, 1. to each other and 2. to other surfaces. These two properties can be easily tested, as Dr. HOULIHAN and I have reported in 1947 (Blood, Special Issue, No. I, Morphologic Hematology, p. 182; COPLEY, BALÉA and CHRYSSOSTOMIDOU, Rev. d'Immunol., **19**, 189 (Sept.) 1955; COPLEY and BALÉA, Amer. J. Physiol. (Dec.) 1955; Sang (in press). Since very little is known about these two kinds of adhesiveness, detailed studies are much needed.

R. JÜRGENS (Basel/Schweiz):

Herr LÜSCHER hat den Retraktionstest als Index für die strukturelle Intaktheit der Plättchen benützt. Ist der Test abnormal, so schließt er daraus auf eine Desintegration der Thrombocyten. Unter pathologischen Bedingungen, bei gewissen Thrombopathien, ist dies nicht zulässig, da hier die Retraktion auch bei intakter Struktur ungenügend erfolgt.

J. P. SOULIER (Paris/France):

Il me semble que l'observation de Mr. LÜSCHER sur les propriétés physico-chimiques de sa substance thrombocytolytique présente un grand intérêt. J'aimerais toutefois demander à Mr. LÜSCHER sur quelles expériences il a basé son affirmation que cette substance possède un poids moléculaire relativement petit.

E. LÜSCHER (Bern/Schweiz):

Herrn SOULIER möchte ich antworten, daß die thrombocytolytische Substanz bemerkenswert thermostabil ist (5 min langes Erhitzen auf 100° C zerstört sie nicht) und daß sie, wie erwähnt sich partiell dialysabel erweist. Mit Herrn JÜRGENS, Basel bin ich durchaus einverstanden, daß der Retraktionstest nur bei normalen Plättchen angewandt werden kann.

BREDA (Milano/Italia):

Ritengo, per un'agevole interpretazione delle varie ricerche, che nell' attività tromboplastinica attribuita alle piastrine si debbano distinguere i seguenti elementi:

a) fattori plasmatici assorbiti, che non sono quindi piastrinici e non sono necessarî per la coagulazione del plasma normale;

b) fattore lipoidico, che si associa a fattori plasmatici e completa l'attività della tromboplastina; la sua assenza dà una coagulazione imperfetta e incompleta svelabile con il test di utilizzazione della protrombina e con il T. G. T.;

c) attività antieparinica che contribuisce ad accelerare e completare la coagulazione, in parte dipendente da un fattore specifico;

d) fattori tromboplastici che si liberano mediante una profonda alterazione trombocitaria, che non hanno importanza essenziale per la coagulazione fisiologica.

F. KOLLER (Zürich/Schweiz):

Gestatten Sie mir, zu wiederholen, was ich bereits vor 2 Jahren an unserer Tagung in Amsterdam gesagt habe, nämlich daß Faktor VII bei der Bildung der bluteigenen Thrombokinase keine, oder jedenfalls keine nennenswerte Rolle spielt. Diese Feststellung stützt sich auf folgende Beobachtungen: Ein Abfall des Faktors VII (im Serum) im Beginn der Dicoumaroltherapie von 150 auf 18% ist ohne Einfluß auf den Thromboplastin-Generationstest, ebensowenig ein Anstieg des Faktors VII (im Serum) von 15 auf 100% unter dem Einfluß von Vitamin K_1. Gereinigte Präparate von Faktor IX bzw. X, die nur noch 7% Faktor VII enthalten, normalisieren Hämophilie B bzw. Marcoumarserum im Thromboplastin-Generationstest ebensogut wie Präparate, die noch 40% des Faktors VII enthalten. Beobachtungen von JÜRGENS, Berlin, bei einem Fall mit congenitalem Faktor VII-Mangel sprechen im gleichen Sinn.

Diese Feststellung hat folgende Konsequenzen: Die Behauptung, daß durch das Zusammenwirken von Plättchenfaktor 3 sowie der Plasmafaktoren VIII (AHG), IX (Christmas F.) und X ein Produkt gebildet wird, das als Äquivalent für die Gewebsthrombokinase zu betrachten sei, muß fallengelassen werden. Die Gewebsthrombokinase bedarf der Faktoren V und VII zur Aktivierung, während die bluteigene Thrombokinase den Faktor VII, jedenfalls bei ihrer Bildung sicher nicht benötigt. Über die Bildung des Faktors V für die Blutthrombokinasebildung sind die Akten noch nicht geschlossen. Wir haben somit 2 verschiedene Arten der Blutgerinnung zu unterscheiden: eine solche mit Gewebsthrombokinase und eine zweite mit bluteigener Thrombokinase. Beide spielen bei der Blutstillung eine Rolle, wobei der bluteigenen Thrombokinase allerdings die größere Bedeutung zukommt.

Bei der Thrombusbildung (und -verhütung) kommt im wesentlichen nur die bluteigene Thrombokinase in Betracht. Nun wird aber die Anticoagulantientherapie der Thrombose zur Hauptsache mit der QUICKschen Methode kontrolliert, wobei Gewebsthrombokinase benützt und zur Hauptsache der Faktor VII bestimmt wird. Da dieser letztere aber für die Blutthrombokinase und damit für die Thrombosebildung belanglos ist, so muß man sich darüber klar sein, daß die QUICKsche Methode nicht den entscheidenden Faktor bestimmt. Die Konzentration der Faktoren X und IX, auf die es hier in erster Linie ankommt, geht zwar derjenigen des Faktors VII während der Dicoumaroltherapie *ungefähr* aber durchaus nicht regelmäßig parallel. Die Bestimmung der Faktoren II und VII mit der QUICKschen Methode liefert somit einen Indicator etwa wie die Bestimmung des Rest-N bei der Urämie: Die Materia peccans wird aber damit nicht erfaßt. Aus diesem Grunde drängt sich eine direkte quantitative Bestimmung der Faktoren IX und X auf.

J. JÜRGENS (Berlin/Deutschland):

Die Ansicht von Herrn KOLLER, daß der Faktor VII für die Bildung des Blutthromboplastins während der Vorphase der Gerinnung nicht erforderlich ist, kann ich durch eine eigene Beobachtung unterstützen. Wir hatten in unserer Klinik in Berlin Gelegenheit, den seltenen Fall eines Patienten mit kongenitalem Mangel an Faktor VII gerinnungsphysiologisch durchzuuntersuchen. Ebenso wie Herr HÖRDER seine sehr interessanten Untersuchungen über die Rolle des Faktors V bei der Blutthromboplastinbildung an einem Patienten mit ausgeprägtem Faktor V-Mangel hat durchführen können, so mußte unser Faktor VII-Mangel-Patient für eine derartige gleich gelagerte Frage besonders geeignet erscheinen. Dabei war besonders die Tatsache von Bedeutung, daß unser Patient eine Faktor VII-Konzentration im Plasma von nur 1,2% aufwies, was nach der vorhandenen Literatur als besonders selten gelten kann, und vor allem somit ein Blut zur Verfügung stand, bei dem der Faktor VII gerinnungsphysiologisch mit Sicherheit keine Rolle spielen konnte. Interessanterweise fand sich nun bei Ausführung des Thromboplastin-Generationstest nach BIGGS und MACFARLANE unter Verwendung sämtlicher Reagentien aus diesem Blut ein völlig normales Verhalten. Auch die Verdünnung des Patientenserums zeigte, verglichen mit den gleichen Verdünnungen aus Normalplasma keine Störung in der Blutthromboplastinbildung. Dieses mußte somit dafür sprechen, daß es sehr unwahrscheinlich ist, daß vom Faktor VII etwa schon Spuren genügen, um in der Vorphase eine ausreichende Blutthromboplastinbildung zu gewährleisten. Wir haben schließlich, um ganz sicher zu gehen, lyophilisiertes Plasma und Serum unseres Patienten Herrn Dr. BERGSAGEL im Laboratorium von Dr. MACFARLANE in Oxford eingesandt, um diese Ergebnisse nachprüfen zu lassen. Das Ergebnis war jedoch völlig das gleiche. Es zeigte sich dort nicht nur ebenfalls ein völl g normaler Thromboplastin-Generationstest, sondern das Serum unseres Patienten war auch in der Lage im Austausch-Versuch den pathologischen Thromboplastin-Generationstest eines Serums von einem Patienten mit CHRISTMAS-disease völlig zu normalisieren. Schließlich war das uns von Herrn Dr. BERGSAGEL lyophilisiert eingeschickte Serum seines Patienten mit CHRISTMAS-disease in der Lage. den ganzen Gerinnungsdefekt des frischen Plasmas unseres Patienten in verschiedenen Austauschversuchen völlig zu normalisieren.

Der daraus zu ziehende Schluß, daß der Faktor VII in der Vorphase der Gerinnung keine Rolle spielen dürfte, wird weiter auch noch durch weitere thromboelastographische Untersuchungen bestätigt. Da es sich hierbei um eine Untersuchung von Vollblut handelt, bei der keine Gewebsthrombokinase hinzugegeben wird und diese Untersuchungen — auch bei häufigen Kontrollen — stets normal waren, andererseits aber der Gerinnungsdefekt bei Zugabe von Gewebsthrombokinase (Bestimmung der QUICK-Zeit), sofort in Erscheinung trat, mußte auch dieses dafür sprechen, daß der Faktor VII seine Wirkung nur in Anwesenheit von Gewebsthrombokinase entfaltet. Diese — von KOLLER ebenfalls schon länger vermutete besondere Rolle des Faktors VII — wird übrigens durch die von MANN u. HURN inaugurierte Bezeichnung „Co-Thromboplastin" (Cofaktor der Gewebsthrombokinase) in sehr treffender Weise charakterisiert.

Diskussion zu den Ausführungen von OWREN:

Ich stimme mit der Ansicht von Herrn Professor OWREN völlig überein, daß ein Mangel von Faktor VII zu Blutungen führen kann. Die oben gekennzeichnete Ansicht über die Rolle des Faktors VII bei der Blutstillung steht keineswegs im Widerspruch zu der Tatsache, daß der Faktor VII für die normale Blutstillung dennoch eine große Rolle spielt. Es handelt sich bekanntlich bei jeder Blutung um eine mehr oder weniger ausgeprägte Gewebsläsion, so daß aus der Wunde immer gewisse Mengen von Gewebsthrombokinase freiwerden. Fehlt nun der Faktor VII, so läuft zwar die bluteigene Gerinnung mit der Bildung von aktivem Plasmathromboplastin völlig normal ab, die Gewebsthrombokinase kann jedoch ihre Wirkung nicht ausüben. Wir müssen daher zwei Arten von Blutgerinnung unterscheiden: Erstens die bluteigene Gerinnung, während der in der Vorphase Plasmathrombinplastin gebildet wird und zweitens die Gerinnung mit Gewebsthrombokinase. Die Gewebsthrombokinase hat dabei anscheinend die Aufgabe, die auch ohne sie erfolgende Gerinnung lediglich noch weiter zu verkürzen bzw. zu verstärken. Damit findet auch die Beobachtung eine Erklärung, daß es sich beim echten kongenitalen Mangel von Faktor VII um eine relativ leichte Blutungsform handelt.

F. K. BELLER (Gießen/Deutschland):

Herr J. JÜRGENS hat eben erwähnt, daß das TEG nach HARTERT bei dem von ihm beobachtenden Faktor VII-Mangel normal war. Wir können dies für unser Fälle in der Arbeitsgruppe mit F. KOCH und MAMMEN bestätigen, haben dasselbe aber auch bei einem Faktor V-Mangel beobachtet. Störungen der Plasmathrombokinasebildung (auch bei Faktor X-Mangelergaben einen Hämophilietyp bis auf den Fall, über den ich noch berichten werde. Eine Verminderung von Faktor VII und V läßt demnach eine normale Thrombusqualität zu. Ob dies dazu berechtigt, auf die fehlende Mitwirkung der Acceleratoren bei der Plasmathrombokinase-Bildung zu schließen, scheint mir in Anbetracht der noch mangelhaften gerinnungsphysiologischen Unterlagen des TEG zweifelhaft. Es ist in der Diskussion nicht immer auseinandergehalten worden, daß die Verminderung eines Gerinnungsfaktors einmal durch eine echte Herabsetzung verursacht, andererseits aber auch durch eine Blockierung, durch einen Hemmkörper bei normaler Menge vorgetäuscht sein kann. Ich glaube, daß dieser Unterschied von sehr wesentlicher Bedeutung ist und zweifle nicht, daß die verschiedenen Bilder sich auch different in den Gesamtgerinnungsbestimmungen wie dem TEG unterscheiden müssen. Eine Aussage hierüber kann aber erst dann gemacht werden, wenn es uns beispielsweise bei der Plasmathrombokinasebildung möglich ist, zwischen echter Herabsetzung und Blockierung auch mit klinischen Methoden zu unterscheiden.

P. A. OWREN (Oslo/Norway):

First I would like to stress the fact that proaccelerin and proconvertin are both necessary for normal hemostasis. When the thromboelastograph, as was just mentioned, does not record any disturbance in fibrin formation in cases with deficiencies of these factors the conclusion must be that this method is not sufficiently sensitive to disclose the severe disturbance caused by a lack of these factors.

In our laboratory we have found that the proaccelerin-accelerin system is necessary for the formation of prothrombinase (complete thromboplastin) both in the presence of tissue thromboplastin and when prothrombinase is formed from the blood's own constituents. Dr. NEWCOMB in our laboratory has shown that the Thromboplastin Generation Test of BIGGS et al is abnormal in parahemophilia and may be restored to normal by adding proaccelerin or accelerin to the incubation mixture. In hypoproconvertinemia (proconvertin conc. of 2%) he found that the Thromboplastin Generation Test is completely normal (all reagents prepared from the patient's blood). In spite of this finding it may be too early today to make the categoric statement, that proconvertin does not take part in the formation of blood thromboplastin.

Dr. HJORT in our laboratory has done extensive investigations on the effect of tissue thromboplastin on blood clotting. The activity of tissue extracts is bound to particles, and he has demonstrated that these particles combine with proconvertin in the presence of calcium to form a complex which we have termed convertin. Convertin is able to produce a slow conversion of prothrombin to thrombin. Convertin interacts with accelerin (proaccelerin activated by thrombin) in the presence of calcium, to form another complex which is the final prothrombin converting complex. This we have termed Prothrombinase (similar in action to the complete blood thromboplastin). Prothrombinase has been isolated and characterized.

Our findings may be indicative of the existence of two different systems, (1.) the tissue thromboplastin reacting with the proconvertin to form convertin and (2.) the platelet lipoid factor reacting with plasma thromboplastin factors also producing a complex equivalent to convertin. This last reaction is probably independent of proconvertin. The convertin formed in both instances needs proaccelerin-accelerin to form prothrombinase. This concept is regarded as probable but needs further experimental evidence before it can be accepted.

In answering Dr. HÖRDER I may add that we have not been able to detect any anti-proaccelerin activity in our case of parahemophilia.

E. DEUTSCH (Wien/Österreich):

Wir konnten bei einer Patientin mit Parahämophilie die Thrombokinasebildung untersuchen. Die Aktivität des Thrombocytenfaktors 1 fehlte, die des Faktor 3 war normal. Die Thrombokinasebildung mit $BaSO_4$-Plasma und Serum der Patientin und normalen Thrombocyten war vermindert. Der Gehalt des Patientenplasmas an Faktor VIII war normal, da 1 Teil PPl die Gerinnungsstörung von 9 Teilen hämophilem Plasma aufhob. Wurden neben $BaSO_4$-PPl und PS auch die Thrombocyten der Patientin verwendet, so war die Thrombokinasebildung noch geringer und fehlte vollkommen, wenn Faktor V freies Plasma als Testsubstrat verwendet wurde. Ein Hemmstoff des Faktors V konnte im PPl nicht nachgewiesen werden, wohl aber im gelagerten Plasma.

Hieraus geht hervor, daß Faktor V zur Wirkung der Plasmathrombokinase erforderlich ist.

Herr BERGSAGEL wird gefragt, ob sein Produkt 1, das aus Calcium, Faktor VIII und Serum besteht, mit dem Produkt 1 von MACFARLANE identisch ist.

Herr KOLLER wird gefragt, wie er sich die gestörte Thrombokinasebildung bei den in der Literatur beschriebenen Fällen von Hypoproconvertinämie erklärt, wenn Faktor VII für die Wirkung der Blutthrombokinase nicht erforderlich ist.

D. BERGSAGEL (Oxford/England):

Product I of MACFARLANE and the product I which I mentioned are different.

F. KOLLER (Zürich/Schweiz):

Wir hatten Gelegenheit, 2 Fälle von kongenitalem Faktor VII-Mangel mit pathologischer Thromboplastingeneration zu untersuchen. In beiden Fällen ließ sich, im Gegensatz zum Fall von JÜRGENS, neben dem Faktor VII-Mangel auch ein Defizit eines anderen Serumfaktors (Faktor IX bzw. Faktor X) nachweisen, wodurch die ungenügende Thrombokinasebildung erklärt wird.

J. P. SOULIER (Paris/France):

Je déclare la séance close et je remercie tous les orateurs qui y ont pris part en espérant que les problèmes encore discutés aujourd'hui seront éclaircis lors de notre prochaine réunion.

Wissenschaftliche Filme.
Scientific Films.
Pellicules scientifiques.
Pellicule scientifiche.

Vitalbeobachtung von Plasmodium vivax und Spirochaeta Obermeieri-Doppelinfektion: Malaria tertiana duplex und Rückfallfieber.

(Phasenkontrastfilm.)

Von

H. RIND (Berlin/Deutschland)*.

Bei einem Patienten mit einer Doppelinfektion von Malaria tertiana duplex und Rückfallfieber konnten im peripheren Blut Recurrensspirochäten und die verschiedenen Entwicklungsstadien von Plasmodium vivax phasenoptisch beobachtet und kinematographisch aufgenommen werden.

Der Film zeigt die lebhafte Bewegung der Recurrensspirochäten, das intraerythrocytäre Verhalten der einzelnen Entwicklungsformen von Plasmodium vivax und die Phagocytose mehrerer freier Merozoiten durch einen Leukocyten. Durch die gewählte Zeitraffung (1:4) kann insbesondere der Vorgang der Phagocytose und die darauffolgende intracelluläre Vacuolenbildung gut verfolgt werden.

Bewegungsvorgänge der Paraleukoblasten.

(Phasenkontrastfilm.)

Von

H. RIND (Berlin/Deutschland).

Bei starker Zeitraffung (1:24) werden im Film (Phasenkontrastbeobachtung) die verschiedenen Bewegungsvorgänge der Paraleukoblasten im Blut und Knochenmark gezeigt. Während einige Zellen nur Konturänderungen des Plasmas und Kerns erkennen lassen, kann bei anderen eine langsame Wanderung beobachtet werden. Auffällig ist ferner die wechselnde Intensität der Granulakinetik und die Tendenz mancher Zellen zur Bildung von rosettenförmigen Kernen.

---

* Unter Mitarbeit von H. STOBBE.

Beobachtungen von Mitoseabläufen
in überlebendem menschlichem Knochenmark.

(16 mm-Stummfilm.)

Von

Irene Boll (Berlin/Deutschland).

Eine Methode konnte ausgearbeitet werden, die es erlaubt, im Phasenkontrast Knochenmarkmitosen in vitro zu beobachten und zu filmen. Die Bewegungen der Chromosomen, der Spindel, der paramitotischen Granulation und die Dauer der Mitosephasen konnte studiert werden.

Observations d'écoulements de mitoses
dans la moelle osseuse humaine survivante.

Il a été possible de développer une méthode permettant d'observer en contraste de phase des mitoses de la moelle osseuse in vitro. Le mouvement des chromosomes, de la fuseau, de la granulation paramitotique et la durée des phases des mitoses dans les différentes cellules de moelle osseuse furent examinés.

Studien zur Erythrophagocytose.

Von

H. Schubothe (Freiburg im Breisgau/Deutschland)
und
F. Gross (Basel/Schweiz).

Die Erythrophagocytose kommt in der menschlichen Pathologie häufig als Begleiterscheinung immunhämolytischer Erkrankungen vor. Sie besteht darin, daß rote Blutkörperchen, welche mit Hämantikörpern verschiedener Art in Kontakt kommen, dadurch „opsonisiert" und von Leukocyten phagocytiert werden. Die morphologisch-dynamischen Vorgänge, die diesem Phänomen zugrunde liegen, wurden von den Verfassern im Phasenkontrastmikroskop beobachtet und kinematographisch registriert.

In Objektträgerpräparaten, welche Leukocyten und Erythrocyten im Serummilieu etwa in gleicher Menge enthalten, kommt es infolge der lokomotorischen Bewegung der weißen Blutkörperchen häufig zum Kontakt derselben mit Erythrocyten. Handelt es sich nun um kompatible Kombinationen von Serum und Korpuskeln, so werden rote Blutkörperchen nicht selten von weißen tangiert oder gar teilweise umflossen, ohne von ihnen einverleibt zu werden. Sie gleiten bald wieder voneinander ab, und man sieht, daß der entscheidende Faktor für eine echte Phagocytose — die Opsonisierung der Erythrocyten — fehlt. Wird dagegen eine inkompatible Kombination gewählt, wie z. B. Leukocyten und Serum der Blutgruppe 0 + Erythrocyten der Gruppe B, oder menschliche Leukocyten im Eigenserum + Rattenerythrocyten, so sind die Voraussetzungen für eine Phagocytose gegeben. Diese geht dann so vor sich, daß nach erfolgtem Kontakt das rote Blutkörperchen von Protoplasmaausläufern des weißen umflossen und keulenförmig oder birnförmig deformiert wird. Der weitere Prozeß kann nun in zwei verschiedenen Modifikationen erfolgen. Entweder geht die Deformierung des Erythrocyten so weit, daß aus dem ursprünglich einheitlichen Korpuskel zwei Partikel von annähernd sphärischer Gestalt entstehen, deren einer vom Leukocyten einverleibt wird, während der andere unphagocytiert bleibt. Oder die Fragmentation bleibt aus, und der Erythrocyt wird in toto phagocytiert.

Phagocytierte Erythrocyten oder Erythrocytenfragmente behalten innerhalb des Leukocyten zunächst noch den Blutfarbstoff bei sich. Nach einiger Zeit tritt jedoch eine reguläre Hämolyse ein, die sich ähnlich wie extracorpusculäre Hämolysen im Lauf weniger Sekunden kontinuierlich vollzieht. Gelegentlich hämolysieren Erythrocyten bereits *während* einer Phagocytose. In solchen Fällen ziehen sich die Protoplasmaausläufer des Leukocyten alsbald wieder von dem Stroma des vorher bereits teilweise inkorporierten Erythrocyten zurück. Hämoglobinfreie Erythrocytenhüllen üben offenbar keinen optimalen Phagocytosereiz mehr aus.

Étude par la microcinématographie en contraste de phase et à l'accéleré du phénomène d'immune-adhérence et de la phagocytose secondaire.

Par

R. Robineaux et R. A. Nelson (Paris/France).

Nous nous sommes proposés dans ce travail d'étudier la dynamique du phénomène d'immuno-adhérence.

Sous ce nom Nelson a décrit en 1953 une réaction immunologique spécifique entre micro-organismes et érythrocytes qui aboutit à un accroissement de la phagocytose microbienne par les leucocytes.

Le phénomène d'immune-adhérence se traduit par la fixation à la surface des globules rouges de micro-organismes isolés ou en petits amas. Il requière pour se produire la présence, non seulement d'hématies humaines lavées et de microbes mais encore d'anticorps spécifiques du microbe considéré et de complément. Le mécanisme immunologique intime est encore très obscure.

Le film réalisé en contraste de phase et en fond noir à 37° et à la cadence de une image par seconde, montre dans la 1ère partie la fixation de staphylocoques sur les hématies en présence d'anticorps sensibilisant et de complément. Il permet d'apprécier; la solidité de la liaison micro-organisme — globules rouges. Il montre la persistance du phénomène après altération ou hémolyse des érythrocytes.

Dans la seconde partie, destinée plus particulièrement à l'étude de la phagocytose, on étudie le mécanisme par lequel les voiles hyaloplasmiques des polynucléaires viennent phagocyter les germes à la surface des hématies; on remarque en particulier la formation de longs fils d'agglutination entre microbes et érythrocytes, donnant une idée de la solidité de cette liaison. Cette phagocytose aboutit à un véritable nettoyage des surfaces globulaires. Les enregistrements ont permis

49*

de mettre en évidence des faits absolument inédits. Dans un système antigène-anticorps bactérien, les leucocytes à fonction phagocytaire, polynucléaires neutrophiles et macrophages, contractent des rapports très curieux avec les hématies. Il y a production de fils d'agglutination entre les polynucléaires neutrophiles et les globules rouges, au cours de phénomènes de «palpation» par les voiles hyaloplasmiques des leucocytes. Il y a surtout production de phénomènes d'agglutination irréversibles entre les macrophages et les hématies porteurs de germes, et les efforts que fait la cellule pour se dégager restent vains.

La nature de ces phénomènes restent inconnue et fait l'objet de recherches en cours.

Literatur.

(I) Nelson, R. A.: Science (Lancaster, Pa.) 118, 733 (1953).

Wissenschaftliche Ausstellung.
Scientific exhibition.
Exposition scientifique.
Esposizione scientifica.

Eine neue Zahnradpumpe aus durchsichtigem, gerinnungshemmenden Material zur kontinuierlichen Transfusion von Blut oder Blutersatzflüssigkeiten.

Von
W. BLASIUS (Gießen/Deutschland) und D. SACHS (Heidelberg/Deutschland).

Es wird eine, den physiologischen Erfordernissen bei der Bluttransfusion besonders angepaßte, neue Zahnradpumpe gezeigt, die zur direkten Bluttransfusion von Vene zu Vene und zur Transfusion von Blutersatzflüssigkeiten geeignet ist. Bei der Umdrehung der Zahnräder ist das Gerät zugleich als Saug- und Druckpumpe wirksam. Gegenüber den seither gebräuchlichen Verfahren bietet das Gerät folgende Vorteile: 1. kontinuierlichen Blutfluß, 2. blutgerinnungshemmende Eigenschaft der verwendeten Materialien, 3. Durchsichtigkeit des Gerätes, 4. Möglichkeit der Heißluftsterilisierung bei 120° C, 5. keine Schädigung des Blutes, 6. Möglichkeit der zeitweiligen Unterbrechung einer Transfusion, 7. quantitative Förderung, 8. leichte Handhabung des Gerätes und einfache Reinigungsmöglichkeit, 9. Anwendung auch für Austauschtransfusionen und für verschiedene tierexperimentelle Zwecke.

Literatur.
SACHS, D.: Münch. med. Wschr. 1955, 440.

Phasenkontraststudien an eosinophilen Granulocyten.
Von
H. STOBBE (Berlin/Deutschland).

Die Aufnahmen der Ausstellung stammen von einem Allergiker mit einer starken Bluteosinophilie. Auffallend war die Taxis der Eosinophilen zu den Lymphocyten, die regelrecht „abgeweidet" wurden. Dieser Vorgang wiederholte sich im Verlaufe von Stunden am gleichen Lymphocyten mehrmals.

Die Eosinophilen sind dabei in der Lage, ungewöhnlich lange (bis 30 μ) Protoplasmafortsätze zu bilden. Die Phagocytose „gröberen" Materials durch die Eosinophilen steht weit hinter der der neutrophilen Granulocyten, konnte aber bei einem Patienten mit Malaria beobachtet werden. Erythrocytenphagozytose durch Eos. war bereits EHRLICH bekannt.

Vitalbeobachtungen von Plasmodium vivax (Phasenkontrastbeobachtungen).

Von

H. Stobbe und H. Rind (Berlin/Deutschland).

Im peripheren Blut eines Patienten mit Malaria tertiana duplex konnte im Phasenkontrastmikroskop das Verhalten von Plasmodium vivax in seinen ungeschlechtlichen und geschlechtlichen Formen über längere Zeit (geheizter Objekttisch) verfolgt werden. Bei dieser Darstellungsart ist das morphologische Bild der verschiedenen Entwicklungsstadien des Parasiten sehr eindrucksvoll. Mit Ausnahme der Morula geben die Schizonten im Erythrocyten negativen Phaseneffekt. Sie sind an ihren charakteristischen Formen leicht zu erkennen. Das Malariapigment stellt sich als schwarze Granulation mit zentraler Aufhellung auch in schichtdicken Präparatstellen dar. Gameten und Gametocyten zeigen ihre bekannten morphologischen Eigenarten. Sie sind im Gegensatz zu den amöboiden Formen nahezu unbeweglich. Auffallend ist die lebhafte Phagocytosetätigkeit der Granulocyten, deren Ausmaß bisher sicher unterschätzt wurde. Vor allem wurden freie Merozoiten phagocytiert, seltener auch Gameten und Morulastadien.

Das Phasenkontrastverfahren ist für die Schnelldiagnostik außerordentlich geeignet und dürfte eine wichtige Hilfe in der Malariaforschung darstellen.

Reticulocyten im Elektronen- und Phasenkontrastmikroskop.

Von

F. Jung, H. Rind und H. Stobbe (Berlin/Deutschland).

Lichtmikroskopisch, insbesondere im Phasenmikroskop und Dunkelfeld, lassen sich am Reticulocyten zwei spezifische strukturelle Gebilde abgrenzen. An der nicht hämolysierten Zelle sieht man im Phasenmikroskop rundliche, in Bewegung befindliche Granula, die mit der Beweglichkeit der Zelle verknüpft erscheinen. Sie sind mit Janusgrün färbbar und deswegen vermutlich Mitochondrien. Erst nach Hämolyse wird die typische Substantia reticulo-filamentosa feststellbar, deren wechselnde Strukturierung weder phasenoptisch, noch im Dunkelfeld differenziert werden kann. Im Elektronenmikroskop lassen sich an normalen und pathologischen Reticulocyten verschiedenartige Gebilde unterscheiden, die zudem scharf von den bei Vergiftungen vorkommenden toxischen Granulationen abgetrennt werden müssen. Wir haben bisher u. a. folgende Elemente differenziert:

1. Die schon früher von Braunsteiner und anderen Autoren beschriebenen bläschenförmigen Gebilde verschiedener Größen.

2. Diffus über die Zellen verbreitete Substanzschleier.

3. Mitunter sehr kompakte Heinzkörperchen-ähnliche Substanzanhäufungen.

Wir vermuten, daß die unter 3. beschriebenen Gebilde ein Charakteristikum krankhafter Reticulocyten sind und den von uns beobachteten Stoffwechselveränderungen parallelgehen. Wir haben sie sowohl multipel (s. Aufn.) wie in anderen Fällen singulär an vermutlich jugendlichen Zellen (Reticulocyten) feststellen können. Aus den Abbildungen wird deutlich, daß ein eingehendes Studium dieser Veränderungen pathologisch wertvoll sein könnte.

Aus vorläufigen Versuchen, die Gebilde in Schnitten unhämolysierter Zellen zur Darstellung zu bringen, scheint hervorzugehen, daß sie entweder hämoglobinhaltig sind oder aus teilweise denaturiertem Hämoglobin bestehen. Auch in sehr dünnen Schnitten konnten wir bisher keine besonderen Differenzierungen feststellen.

Cytologische Phasenkontrastdiagnostik der kindlichen Leukosen.

Von

H. RIND (Berlin/Deutschland).

Die Paraleukoblasten kindlicher Leukosen sind bei Vitalbeobachtung im Phasenkontrastmikroskop eindeutig von normalen Blutelementen zu unterscheiden. Im Peripherblut, Knochemark und Lymphknoten eines Patienten finden sich bei gleichzeitiger Untersuchung morphologisch nahezu identische Leukosezellen. Eine Änderung ihres Types konnte bisher nur nach Hormon- (ACTH-) oder Antimetabolitenbehandlung (Aminopterin) gesehen werden. Die Morphe der Paraleukoblasten verschiedener Patienten zeigt zum Teil beträchtliche Abweichungen hinsichtlich ihrer Kernbeschaffenheit, Nucleolendarstellung, Granulazahl und Kern-Plasmarelation *(individueller Zelltyp)*. Nach den bisherigen Untersuchungen scheinen diese strukturellen Besonderheiten des vorhandenen Zelltyps nicht ohne Einfluß auf die Prognose des Leidens zu sein.

Diese Verhältnisse lassen sich im einzelnen aus den vergleichenden Bildserien der Ausstellung und den klinischen Angaben ableiten.

Direkte und absolute Zellzählung in Knochenmark-Ausstrichen.
Absolutes Differentialmarkbild.

Von

ST. SANDKÜHLER (Heidelberg/Deutschland).

Werden bestimmte Regeln eingehalten, so können Knochenmarkpräparate absolut ausgewertet werden. Damit ergibt sich die Möglichkeit, Markbefunde miteinander zu vergleichen, sei es bei verschiedenen Kranken, mit Literaturbefunden oder im Ablauf einer Krankheit oder unter Therapieeinfluß.

Die Präparate müssen praktisch blutfrei und flächenhaft ausgestrichen sein. Ein speziell hergestelltes Zähllokular[1] erlaubt nach Eichung (s. Gebrauchsanweisung) unmittelbare Bestimmung der Zellzahl pro Flächeneinheit (cm²). Die Eichung braucht für jedes Mikroskop nur einmal vorgenommen zu werden, die Einzelzählung dauert nur 3—5 min.

Normalwerte der Gesamtzellzahl reichen von 350000—450000, bei Atrophien verschiedenen Schweregrades findet man Zahlen von etwa 80000—300000, bei Hyperplasien (Reaktive, Leukosen, Hyperhämolysen, Polycythämie u. a.) solche

---

[1] Firma Ernst Leitz, Opt. Werke, Wetzlar.

bis zu 1,4 Millionen. Dieser große Bereich bedeutet, daß Differentialzählungen am Mark ohne Berücksichtigung des Gesamtzellgehaltes die aufgewendete Zeit nicht lohnen, da sie nur qualitative Aussagen erlauben.

Die normalen Differentialwerte sind folgende:

Phagocyten	— 500	*Erythroblasten*
Großkern. Retic.	1 200— 7 000	90 000—160 000
Kleinkern. „	5 000—15 000	
Plasmazellen	4 500—10 000	Basophile:
Myeloblasten	1 000— 2 500	—2 000
Myelocyten	40 000—70 000	Eosinophile:
Metamyelocyten	55 000—95 000	3 500—15 000
Reife Neutr.		Lymphocyten:
(einschl. Stab.)	40 000—75 000	10 000— 60 000

Die Differentialzählung basiert nicht auf 500 oder 1 000 Zellen, sondern auf so vielen, wie die ersten 3—4 Stellen der Gesamtzahl ausmachen oder einem Mehrfachen davon (2-, 4-, oder 5 fachen), damit die Werte mühelos ohne eigentliche Rechenarbeit und weitgehend rund gewonnen werden.

Auch die Erythroblasten klassifiziert man entsprechend, indem man ein Mehrfaches der ersten Stellen der Erythroblasten-Gesamtzahl nach dem Kernvolumen bestimmt. Man erhält so eine Verteilung, wie sie den Kurven von Leibetseder und Weicker entspricht. Hilfsgeräte zur Vereinfachung dieser Arbeit sind in Vorbereitung.

Auf einfache Weise kann somit nicht nur das gesamte Myelogramm, sondern auch jede beliebige einzelne Zellart im Mark unabhängig von den anderen absolut in Serienpunktaten beurteilt und verglichen werden, wie man es bisher mit dem Blut tat.

Markstruktur und Blutbildungsgesetze.

Von

H. Weicker (Bonn/Deutschland).

Die demonstrierten Abbildungen verdeutlichen und ergänzen die im gleichlautenden Vortrag gebrachten Überlegungen. Die Ergebnisse der von Wienbeck gefundenen Markmikrostruktur und die rechnerisch abgeleiteten selbst ermittelten Blutbildungsgesetze sind gut miteinander in Deckung zu bringen. Im histologisch längst bekannten Erythroblastennest haben wir den unmittelbaren Ausdruck der hemihomoplastischen Proerythroblastenteilung und der 3 in Abständen von rund 24 Std. aufeinanderfolgenden erythroblastischen Succedanteilungen vor uns. Dagegen spiegelt die vom Endost gegen den Sinus gerichtete Reifungsreihe der Granulopoese die hemi-homoplastische Teilung des Promyelocyten und die ihr folgende einmalige Kernhalbierungsteilung des Myelocyten wider. Die Länge der Reihe ist das Resultat der vergleichsweise lang anhaltenden, rund 8 tägigen Reifungsdauer dieses Systems. — Es werden neben normalen auch Beispiele der Pathologie gezeigt.

Quantitative Markauswertung der perniciosiformen Anämie des Säuglings (Gerbasi).

Von

G. R. BURGIO (Palermo/Italien) und H. WEICKER (Bonn/Deutschland).

Die besonderen Ernährungsbedingungen Inner-Siziliens bringen es mit sich, daß unter der ärmeren Bevölkerung auch beim vollgestillten Säugling eine perniciosiforme Anämie auftritt (GERBASI). Die Häufigkeit derartiger Anämien gab uns die Gelegenheit, die Reifungs- und Teilungsgesetze der Erythroblasten unter den besonderen Bedingungen dieser Anämie zu studieren. Markpunktionen in halbtägigen und eintägigen Abständen ermöglichten eine genaue Berechnung der Volumen- und Mengenrelationen unter Berücksichtigung des Zeitfaktors. Auch die quantitative Analyse läßt erkennen, daß die Anämie, obwohl sie reparabel ist, ein vollständiges Analogon der Perniciosa darstellt. Die Erythroblasten verlieren die Fähigkeit, sich succedan zu teilen. Die Megaloblasten entstehen durch eine kompensatorische Hyperhämoglobinisierung der teilungsgestörten Erythroblasten. Die Reparation erfolgt mit beinahe mathematischer Präzision, indem sich jeweils binnen 24 Std. eine Erythroblastengeneration durch eine Succedanteilung in die nächste verwandelt. Die Reticulocytenkrise ist wiederum das vorausberechenbare zwangsläufige Ergebnis der Markreparation.

Der Rest-Stickstoff des Serums und der Erythrocyten.

Von

L. HEILMEYER, R. CLOTTEN und A. LIPP (Freiburg i. Br./Deutschland).

Es wird über eine Methodik berichtet, die es ermöglichst, durch Anlegen hoher Spannungsgefälle (bis 120 V/cm) die Rest-Stickstoff-Substanzen des Blutserums und die der Erythrocyten innerhalb kurzer Zeit weitgehend aufzutrennen. Gegenüber anderen bisher üblichen Trennverfahren (Chromatographie, Gegenstromverteilung, chem. Analyse) bietet diese Methode den Vorteil, verschiedenste Stoffklassen nebeneinander in einem Arbeitsgang darzustellen.

Die Abbildungen zeigen mit Hilfe der Hochspannungselektrophorese gewonnene Trennungen enteiweißten Serums und enteiweißter, homogenisierter Erythrocyten. Die Versuchsbedingungen werden bei den jeweiligen Abbildungen beschrieben.

Die Bedeutung des Ferritins für die Eisenübertragung von der Mutter zum Kind.

Von

FRIEDRICH WÖHLER (Freiburg i. Br./Deutschland).

Es werden Autoradiographien von Elektropherogrammen aus angereicherten Ferritinlösungen von Placenta, fetaler Leber, mütterlicher Leber und mütterlicher Milz nach Gabe von radioaktivem Ferrosulfit gezeigt. Farbige Reproduktionen histologischer Schnitte tierischer und menschlicher Placenten verdeutlichen die

Speicherfunktion der Placenta. Sie zeigen, daß intravenös gegebenes dreiwertiges Eisen die Placenta nicht passiert. Eine schematische Darstellung gibt den wahrscheinlichen intermediären Eisenstoffwechsel der Placenta wieder. Abschließend wird das Verhalten des Ferritin- und Organeisengehaltes der Placenta zum Serum-Eisengehalt der Mutter und des Neugeborenen anhand von 54 Fällen wiedergegeben.

Demonstration on the Anatomical Membrane and General Structure of Erythrocytes.

By

M. G. Good (London/England).

In the latest reviews and textbooks of Histology the *cell membrane* is said to be *invisible*. This statement is in striking contrast to the facts.

The cell membrane is actually an *anatomical* structure, sometimes double-contoured, which enables the cell to maintain its milieu intérieur. The membrane is characterised by a *specific affinity to tannin*: after treatment of a fixed smear or cut section with 5% tannic acid, the consecutive application of a *basic dye* stains the *membranes* of cell, nucleus, nucleolus and of cytoplasmic granules *exclusively*. This applies to all animal cells, including RBC, paramaecia, yeast and bacteria.

This specific property of the membrane enabled us to develop a simple technique for the staining of nucleus, granules, and cell envelope in *contrasting colours* (1924—1928).

In Erythrocytes haemoglobin and membrane can easily be stained in contrasting colours: by acid dyes or basic dyes, the latter either directly or after tannin mordanting.

The haemoglobin is contained (in fixed smears) in the peripheral parts, surrounding a nucleus-like round body, the *"Innenkoerper"* of Levit, Schilling and Good-Wallbach. This central body appears to be a "nucleoid" which has many staining properties in common with the nucleus of bird RBC.

The Heinz bodies, produced by pyrodin or Nile blue experimentally, can be stained by a similar technique and by Vital Staining. The staining properties of the Heinz body make it highly probable that it contains *no* haemoglobin, but a lipid bound to basic protein. This conclusion is in full agreement with biochemical results of Pappenheim-Kunkel.

The Heinz body appears to be somehow related to the "Innenkoerper" of normal erythrocytes.

References.

Fol. haemat. (Lpz.) **33**, 182 (1926).

Virchows Arch. **263**, 741 (1926); **267**, 144 (1928).

Virchows Arch. **265**, 855 (1927); **261**, 846 (1926).

Fermentative Reduktion und Oxydation des Blutfarbstoffs in Erwachsenen- und Säuglingserythrocyten.

Von

K. BETKE, W. ALBRECHT, E. KLEIHAUER und D. OSTER
(Freiburg i. Br./Deutschland).

Durch Nitrit methämoglobinhaltig gemachte Erythrocyten haben die Fähigkeit, den Blutfarbstoff unter Energieentnahme aus der Glykolyse wieder zu Hämoglobin zu reduzieren. Erythrocyten von Erwachsenen und Neugeborenen können in gleicher Weise Glucose oder Milchsäure zu dieser Rückbildung ausnutzen. In jedem Fall läuft aber — wie bereits KÜNZER und SCHNEIDER feststellten — die Rückbildung bei den Neugeborenenerythrocyten um etwa $^1/_3$—$^1/_4$ langsamer. Mit Monojodessigsäure ist die durch Glucose induzierte Rückbildung bei beiden Erythrocytenarten etwa in gleichem Ausmaß hemmbar. Der Glucoseverbrauch ist zeitlich gesehen bei beiden Erythrocytenarten der gleiche. Qualitativ besteht also Gleichheit in bezug auf den Rückbildungsmechanismus in beiden Zellarten. Die quantitative Minderleistung der Erythrocyten junger Säuglinge verliert sich mit dem Älterwerden der Kinder, wobei eine enge Korrelation mit dem Verschwinden des fetalen Hämoglobins besteht. — Durch eine geringe Menge Phenylhydroxylamin kann der rote Blutfarbstoff in Erythrocyten katalytisch zu Methämoglobin oxydiert werden, wenn Glucose als Substrat vorhanden ist. In diese Reaktion greift das gleiche Fermentsystem ein, das auch bei der Methämoglobinrückbildung wirksam ist. Der Prozeß läuft in Neugeborenen- und Erwachsenenerythrocyten formal gleich ab, er geht bei Neugeborenenerythrocyten um ein geringes schneller vor sich. Die Oxydation ist durch Monojodessigsäure bei beiden Erythrocytenarten in gleichem Ausmaß hemmbar.

Untersuchungen über die Infektanämie mit Radioeisen und Radiochrom.

Von

W. KEIDERLING, H. A. E. SCHMIDT, M. LEE und K. TH. FRANK
(Freiburg i. Br./Deutschland).

Die in der wissenschaftlichen Ausstellung demonstrierten 9 Abbildungen stellen Ergebnisse klinischer und tierexperimenteller Untersuchungen dar, welche zur Klärung des Entstehungsmechanismus der Infektanämie durchgeführt wurden. Es werden die Veränderungen im Eisenstoffwechsel gezeigt, welche beim Infekt in der Plasmaeisen-Clearance und in der Eisen-Utilisation eintreten. Wie die Abbildungen erkennen lassen, ist die Abwanderungsgeschwindigkeit des Fe⁵⁹-Globulins aus dem Plasma infolge vermehrten Abstroms ins aktivierte Reticuloendothel sowohl bei den klinischen Infektfällen wie auch im Tierexperiment unter Einwirkung von Diphtherietoxin und bakteriellem Pyrogen signifikant beschleunigt. Den infektbedingten Veränderungen werden zum Vergleich solche bei Hämochromatose, Osteomyelosklerose und Eisenmangelanämien gegenübergestellt. Der Eiseneinbau in die Erythrocyten erwies sich in Abhängigkeit von der Aktivierung des Reticuloendothels mehr oder minder reduziert und verlangsamt. In den klinischen Beobachtungsfällen ergaben sich daher unterschiedliche Utilisationskurven, während sie unter den einheitlicheren Bedingungen des Tierexperiments einen uniformeren Verlauf aufwiesen. Bei der Berechnung der in der Zeiteinheit umgesetzten Eisenmengen ergaben sich beim Infekt im Plasma wie auch in den Erythrocyten gesteigerte Umsatzraten, was auf einen erhöhten Erythrocytenumsatz und damit auf eine Verkürzung ihrer Lebenszeit schließen läßt. Die infektbedingte Verkürzung der Erythrocyten-Lebenszeit wurde in acht klinischen Fällen und im Tierexperiment durch Erythrocyten-Markierung mit radioaktivem Natriumchromat bestätigt.

Die in den Abbildungen dargestellten Ergebnisse weisen eindeutig darauf hin, daß für die Pathogenese der Infektanämie — neben den bisher gesicherten Faktoren — dem gesteigerten Blutabbau eine wesentliche Bedeutung zukommt.

Nachweis und Lokalisation von Antikörpern, insbesondere Blutgruppenantikörpern, mit der Agglutinationselektrophorese.

Von

GERHARD BERG (Erlangen/Deutschland).

Die Technik der Agglutinationselektrophorese beruht auf der kombinierten Anwendung von Elektrophorese und serologischem Antikörpernachweis und gestattet gleichzeitig Nachweis und Lokalisation von Antikörpern in den elektrophoretisch aufgetrennten Proteinfraktionen (BERG, FRENGER und SCHEIFFARTH).

Ein antikörperhaltiges Serum wird zunächst papierelektrophoretisch aufgetrennt und dann das in geeigneter Weise präparierte Antigen an der Längsseite des Elektrophoresestreifens aufgetragen (unter Verwendung von Erythrocyten zum Nachweis von Blutgruppenantikörpern bzw. Hammelbluterythrocyten als Antigenträger — entsprechend der von MIDDLEBROCK und DUBOS angegebenen und von BOYDEN modifizierten Technik — zum Nachweis heterophiler Antikörper). In antikörperfreien Zonen breiten sich die Erythrocyten ungehindert aus, in antikörperhaltigen wird ihre Ausbreitung zur Mitte des Streifens gehemmt, was in vitro einer Agglutination gleichkommt und weshalb dieses kombinierte Verfahren auch als Agglutinationselektrophorese bezeichnet wurde.

Mit dieser Methode wurden Untersuchungen zur Frage der Lokalisation von *Blutgruppenantikörpern* (Isoantikörpern) sowie *heterophilen Antikörpern* in den Serumproteinen vorgenommen.

Als *Ergebnis* dieser Untersuchungen kann festgestellt werden, daß *Blutgruppenantikörper* in die *γ-Globulinfraktion* zu lokalisieren sind. *Heterophile Antikörper* sind ebenfalls in der *γ-Globulinfraktion* nachzuweisen, wie Tierversuche an Kaninchen am Beispiel der gegen Pferdeserum gebildeten Antikörper ergeben haben.

Literatur.

BERG, G., W. FRENGER u. F. SCHEIFFARTH: Klin. Wschr. 1955, 767.
MIDDLEBROCK, G., and R. J. DUBOS: J. of Exper. Med. 88, 521 (1948).
BOYDEN, ST. V.: J. of Exper. Med. 93, 107 (1951).

Hematologic and Histopathologic Findings in Experimental Animals, Treated with Anti-Cell and Anti-Organ Sera.

By

A. CAJANO (Napoli/Italy).

Rabbits were immunized with chicken erythrocytes or with the following guinea-pig cell suspensions: a) leukocytes b) bone-marrow (total or free of R.B.C.) c) spleen (total or free of R.B.C.) d) erythrocytes e) bone-marrow or spleen + leucocytes f) bone-marrow + spleen g) liver h) lung l) kidney. — Sera obtained from rabbits were injected — by single injection and intraperitoneally — to chickens or guinea-pigs. These animals were checked, after the injection, from the hematologic, cytopathologic (organ imprints) and histopathologic (organ sections) point of view.

The photomicrographs collected in the two albums concern these findings. Complete description of findings and immunologic analysis of antisera are reported in the papers by CAJANO et al. in "Haematologica 1950, 1953, 1954", in "Archivio Maragliano 1953", in "Rivista Istituto Sieroterapico Italiano, 1953".

Physiological effects of antisera: *anti-leukocyte sera* provoke leukopenia and regressive changes of neutrophils. Neutrophils are phagocyted in marrow, spleen, lung and liver. Marrow findings vary according to the time when guinea-pigs are sacrificed. *Anti-marrow sera* give anemia, leukopenia and thrombocytopenia. Anemia is slight for anti-anerythrocytic marrow sera. Noteworthy the aspects of marrow hypocellularity in guinea-pigs sacrificed within 48 hours after the injection of antiserum. *Anti-erythrocyte serum* causes anemia and leukocytosis. *Anti-spleen sera* give lymphocytopenia. It is worth while being mentioned the fact that chiefly by anti-marrow + spleen sera are released into the peripheral blood nucleated cells whose morphology is not usual in the guinea-pigs. *Anti-liver, anti-lung and anti-kidney sera* provoke no noteworthy hematologic and marrow changes while the corresponding organ is chiefly affected. — *Anti-chicken erythrocyte sera* cause in chickens anemia, leukocytosis and erythroblastemia with consonant changes in the liver, spleen and marrow.

It is to be emphasized that the principal histologic lesion is like a "serous inflammation" and that cellular changes are on the basis of the anti-cellular action of antisera.

Pictures obtained in animals by the injection of antisera may be compared with pictures of spontaneous diseases.

Die Serologie der Kältehämolysine.

Von

H. SCHUBOTHE (Freiburg i. Br./Deutschland).

Es gibt zwei verschiedene Kategorien von Kältehämolysinen:

A. Monothermisch reagierende Kältehämolysine.

Synonyme: monophasische, acidophile Säure-Kälte-Hämolysine (DACIE 1951, MATTHES und SCHUBOTHE 1951, VAN LOGHEM u. Mitarb. 1952, SCHUBOTHE 1953).

Sie kommen vor und sind Ursache des pathologischen, gelegentlich bis zum hämoglobinurischen Paroxysmus gesteigerten Blutabbaus:

1. Bei der *chronischen Kälteagglutininkrankheit.*
2. Bei der *akuten passagären Kälteagglutininkrankheit* nach Infekten aus der Gruppe der Viruspneumonien.

Fälle der erstgenannten klinischen Einheit sind im älteren Schrifttum oft der chronischen syphilitischen Hämoglobinurie gleichgesetzt und beide unter dem Terminus „paroxysmale Kältehämoglobinurie" als ein und dasselbe Krankheitsbild aufgefaßt worden, von dem man jahrzehntelang annahm, daß es in einer syphilitischen und in einer nichtsyphilitischen Form auftreten könne. Salen (1935), Frank (1940) und Formijne (1940) haben eindrücklich auf die Sonderstellung der Hämoglobinurie bei der Kälteagglutininkrankheit aufmerksam gemacht. Heute darf es als endgültig gesichert gelten, daß die chronische paroxysmale syphilitische Kältehämoglobinurie und die chronische paroxysmale Hämoglobinurie bei der Kälteagglutininkrankheit pathogenetisch und serologisch zwei grundverschiedenen Kategorien zugehören.

Die akute passagäre Kälteagglutininkrankheit mit einmaligem kurzdauerndem hämoglobinurischem Schub ist möglicherweise nur eine Variante der chronischen Form.

B. Bithermisch reagierende Kältehämolysine.

Synonyme: biphasische, basophile Kältehämolysine (Donath und Landsteiner 1904, Dacie 1954, Mendes de Leon 1954 u. a.). Sie kommen vor und sind Ursache des kälteinduzierten paroxysmalen Blutzerfalls:

1. Bei der *chronischen paroxysmalen syphilitischen Kältehämoglobinurie.*
2. Bei der seltenen *nicht syphilitischen Kältehämoglobinurie* mit bithermischen Hämolysinen.

Von der letzteren sind bisher erst 3 serologisch einwandfrei gesicherte Fälle bekannt geworden (Gasser 1951, Dacie 1954), von denen 2 nach einem akuten fieberhaften Infekt auftraten, und die alle drei eine spontane Ausheilungstendenz zeigten ganz im Gegensatz zu der chronischen paroxysmalen syphilitischen Kältehämoglobinurie, die unbehandelt über Jahre und Jahrzehnte fortdauern kann. Klinisch und pathogenetisch scheint es deshalb angebracht zu sein, sie einer Krankheitseinheit sui generis zuzuordnen und von der syphilitischen Kältehämoglobinurie abzugrenzen[1].

Die beiden Kältehämolysine lassen sich serologisch eindeutig voneinander differenzieren. Ihre charakteristischen Eigenschaften und Unterschiede, welche im Rahmen der wissenschaftlichen Ausstellung des V. Europäischen Hämatologenkongresses in graphischen Darstellungen gezeigt wurden, sind im folgenden tabellarisch zusammengestellt.

Für die serologischen Analysen wurden die beiden Reaktionsphasen: I. Bindung des hämolytischen Amboceptors an die Erythrocyten, II. Lyse der sensibilisierten Erythrocyten durch das Komplement—experimentell getrennt. In der I. Phase wurden Testblutkörperchen der Gruppe 0 im Patientenserum sensibilisiert, anschließend in eiskalter physiologischer Kochsalzlösung gewaschen und dann für die II. Phase mit frischem menschlichem Normalserum versetzt. Nur wo es besonders vermerkt ist, wurde der komplexe Hämolysevorgang ohne zwischenzeitliche Waschung der Blutkörperchen und ohne Wechsel des Serummilieus untersucht.

---

[1] *Anmerkung bei der Korrektur:* Neuerdings konnte van Loghem (persönliche Mitteilung) 4 weitere nicht syphilitische Krankheitsfälle mit Kältehämolysinen vom Donath-Landsteinerschen Typ beobachten.

A. Monothermisch reagierende Kältehämolysine.

B. Bithermisch reagierende Kältehämolysine.

1. Die Abhängigkeit der Amboceptorbindung von der Temperatur.

(Variation der Temperatur während der I. Phase)

Das Maximum der Amboceptorbindung liegt bei 0°. Die Temperatur-Bindungskurve fällt mit steigender Temperatur von 0° gegen 30° ab und erreicht bei 30° die Nullinie. Wärmeamplitude der Amboceptorbindung: 0° bis etwa 30°.

Das Maximum der Amboceptorbindung liegt bei 0°. Die Temperatur-Bindungskurve fällt jedoch noch steiler ab als die des monothermischen Hämolysins und erreicht bereits bei 20° die Nullinie. Wärmeamplitude der Amboceptorbindung: 0° bis etwa 20°.

2. Der Grad der Wärmereversibilität der Amboceptorbindung.

(5 min lange Digerierung optimal sensibilisierter Testerythrocyten in physiologischer Kochsalzlösung verschiedener Temperatur.)

Der Erythrocyten-Amboceptor-Komplex ist hochgradig wärmelabil. Die Temperatur-Elutions-Kurve fällt von 0° gegen 30° steil ab. Oberhalb 30° ist die Antikörperbindung völlig reversibel.

Der Erythrocyten-Amboceptor-Komplex ist relativ wärmestabil. Nach 5 min langer zwischenzeitlicher Exposition auf verschiedenen Temperaturstufen dissoziieren selbst bei 40° nur geringe Antikörpermengen, größere Mengen erst nach 60 min langer Elution. Die Antikörperbindung ist also nur beschränkt wärmereversibel.

3. Die Abhängigkeit des lytischen Reaktionsabschnitts von der Temperatur.

(Variation der Temperatur während der II. Phase.)

Die Temperatur-Hämolyse-Kurve steigt oberhalb 15° zunächst steil an, analog der von 15° gegen 40° ascendierenden Temperatur-Komplementaktivität. Infolge der schnellen Wärmereversibilität der Amboceptorbindung knickt die Kurve jedoch bei 25° um und fällt jenseits 30° wieder steil ab. Die lytische Komplementwirkung kann sich oberhalb 25° wegen der rasch erfolgenden Desensibilisierung der Erythrocyten nicht mehr voll entfalten. Die zweistufige Versuchsanordnung hat in der II. Phase ihr Hämolyseoptimum bei etwa 25°.

Die Temperatur-Hämolyse-Kurve steigt von 10° gegen 40° etwa linear an. Wegen der relativ wärmestabilen Amboceptorbindung kann sich die lytische Komplementaktivität voll entfalten und erreicht ihr Maximum bei 40°. In der Kurve spiegelt sich die Abhängigkeit der lytischen Komplementwirkung von der Temperatur. Die zweistufige Versuchsanordnung hat in der II. Phase ihr Hämolyseoptimum bei 40°.

4. Schematische Kombination der Temperatur-Bindungskurve des hämolytischen Amboceptors mit der Temperatur-Komplementaktivitä s-Kurve.

Die Kurvenkombination ergibt eine breite Überschneidungszone in der Form eines gleichschenkligen Dreiecks, dessen Basis zwischen 10° und 30° und dessen Spitze zwischen 20° und 25° liegt. Nur in diesem Sektor ist eine effektive Hämolyse möglich, weil sich hier Amboceptorbindung und lytische Komplementaktivität simultan—quantitativ jedoch umgekehrt proportional — entfalten. Innerhalb dieser Temperaturzone läuft die Hämolyse als komplexe monothermische Reaktion ab.

Die Kurven verlaufen fast völlig gegensinnig. In einer sehr kleinen Zone kommt es jedoch auch hier überraschenderweise zu einer Überschneidung. Daraus ist theoretisch zu folgern, daß der bithermische Reaktionsmodus nicht ganz uneingeschränkt gilt, sondern daß im Temperaturbereich der kleinen Überschneidungszone eine rudimentäre komplexe monothermische Reaktion zu erwarten ist.

5. Ausmaß der komplexen monothermischen Hämolyse auf verschiedenen Temperaturstufen.

Eine einstufige Versuchsanordnung ohne Trennung der I. und II. Phase und ohne zwischenzeitlichen Wechsel des Serummilieus führt bei 0° und 10° zu keiner, bei 15° zu einer deutlichen, bei 20° und 25° zu einer kräftigen, bei 30° zu einer schwächeren und bei 40° wiederum zu keiner Hämolyse. Die Kurve deckt sich weitgehend mit dem unter 4 postulierten monothermischen Hämolysebereich. Das Hämolyseoptimum der einstufigen Versuchsanordnung·liegt bei 20—25°.

5. Nachweis des vorstehend postulierten rudimentären monothermischen Hämolysebereichs.

Bei einstufiger Versuchsanordnung ohne Trennung der I. und II. Phase und ohne zwischenzeitlichen Wechsel des Serummilieus läßt sich in der Tat eine schwache komplexe monothermische Hämolyse in der Gegend um 15° nachweisen, wenn man die Empfindlichkeit der Testerythrocyten durch Trypsinisieren erhöht. Ohne diesen Kunstgriff mißlingt der Versuch. Für den weitaus größten Teil der Temperaturskala bleibt indessen der Reaktionsmodus uneingeschränkt bithermisch.

6. Die Abhängigkeit der Amboceptorbindung vom p_H-Wert.
(Variation des p_H-Wertes während der I. Phase.)

Die p_H-Bindungskurve steigt von der alkalischen Seite der p_H-Skala unterhalb p_H 10 zur sauren Seite hin annähernd linear an, erreicht bei etwa p_H 6,3 ihren Gipfel und sinkt gegen p_H 5,6 wieder etwas ab. Das Optimum der Amboceptorbindung liegt im schwach sauren Bereich. Die Kurvenform ist asymmetrisch.

Die p_H-Bindungskurve steigt bereits im alkalischen Teil der p_H-Skala steil an, gipfelt bei etwa p_H 7,7 und fällt auf der sauren Seite gegen p_H 5,6 wieder steil ab. Das Optimum der Amboceptorbindung liegt im schwach alkalischen Bereich. Die Kurvenform ist annähernd symmetrisch.

7. Die Abhängigkeit des lytischen Reaktionsabschnitts vom p_H-Wert.
(Variation des p_H-Wertes während der II. Phase.)

Die p_H-Hämolyse-Kurve ähnelt der p_H-Bindungs-Kurve sehr. Gegenüber der p_H-Komplementaktivitäts-Kurve Osborns (1934) ist ihr Gipfel deutlich zur sauren Seite hin verschoben und fällt mit dem der p_H-Bindungskurve zusammen. Wahrscheinlich ist die Amboceptorbindung nicht nur innerhalb der Temperaturskala, sondern auch innerhalb der p_H-Skala kurzfristig reversibel, so daß das Komplement in seinem eigenen p_H-Optimum nicht seine volle Wirkung entfalten kann, weil hier ein Teil des Amboceptors bereits wieder dissoziiert.

Die p_H-Hämolyse ähnelt der p_H-Komplementaktivitätskurve Osborns (1934) weitgehend. Wahrscheinlich ist die Ambozeptorbindung nicht nur innerhalb der Temperaturskala, sondern auch innerhalb der p_H-Skala relativ stabil, so daß sich der lytische Komplementeffekt im Bereich seines eigenen p_H-Optimums annähernd voll entfalten kann.

8. Ausmaß der komplexen monothermischen Hämolyse auf verschiedenen p_H-Stufen.

Bei einstufiger Versuchsanordnung ohne Trennung der I. und II. Phase und ohne Wechsel des Serummilieus resultiert eine der p_H-Bindung und p_H-Hämolyse weitgehend analoge Kurve. Das Optimum der komplexen monothermischen Reaktion liegt bei etwa p_H 6,3.

8. Ausmaß der komplexen bithermischen Hämolyse auf verschiedenen p_H-Stufen.

Bei zweistufiger Temperatur-Versuchsanordnung ohne Wechsel des Serummilieus zwischen der I. und II. Phase resultiert eine der p_H-Bindung und der p_H-Hämolyse weitgehend analoge Kurve. Das Optimum der komplexen bithermischen Reaktion liegt bei etwa p_H 7,7.

9. Die Geschwindigkeit der Amboceptorbindung.

(Variation der Sensibilisierungsdauer während der I. Phase.)

Der Verlauf der Zeit-Bindungskurven ist bei beiden Hämolysinen annähernd gleich. Trotz des niedrigen Reaktionstemperatur-Optimums von 0° erfolgt die Amboceptorbindung sehr schnell. Bereits nach 10 min ist mehr als die Hälfte, nach 60 min fast die ganze verfügbare Amboceptormenge gebunden.

10. Die Geschwindigkeit des lytischen Reaktionsabschnitts.

(Variation der Reaktionsdauer während der II. Phase.)

Der Verlauf der Zeit-Hämolyse-Kurven ist bei beiden Hämolysinen annähernd gleich. Die z. T. etwas trägere Reaktion bei den monothermischen Hämolysinen dürfte dadurch bedingt sein, daß die Temperatur des zweiten Reaktionsabschnitts hier nur 20° bzw. 25° beträgt, bei den bithermischen Hämolysinen dagegen 40°. Die Kurven zeigen an, wieviel der kritisch sensibilisierten Erythrocyten bei verschieden langen Reaktionszeiten während der II. Phase der lytischen Komplementwirkung anheimfallen. Nach 15 min ist meist mehr als die Hälfte, nach 60 min die überwiegende Menge der kritisch sensibilisierten Blutkörperchen hämolysiert.

11. Die Rolle thermolabiler Serumfaktoren bei der Amboceptorbindung.

(Gekreuzte Kombinationen von frischem und inaktiviertem Patientenserum und Normalserum während der I. Phase.)

Beide Antikörper verhalten sich analog. Auch bei völligem Fehlen thermolabiler Serumfaktoren während der I. Phase kann, wie die quantitative Analyse zeigt, eine erhebliche Amboceptormenge gebunden werden. Bei Anwesenheit thermolabiler Faktoren wird jedoch eine eindeutig größere Antikörpermenge von den Testerythrocyten fixiert.

12. Die Rolle thermolabiler Serumfaktoren während des lytischen Reaktionsabschnitts.

(Variation zwischen frischem und inaktiviertem Normalserum während der II. Phase.)

Beide Antikörper verhalten sich analog. Mit ihnen optimal sensibilisierte Testerythrocyten werden im II. Reaktionsabschnitt nur bei Anwesenheit thermolabiler Serumfaktoren hämolysiert.

13. Aktivitätsminderung des Amboceptors durch 10 min langes Erhitzen des Patientenserums auf Temperaturen zwischen 45° und 75°.

(Verschieden hoch erhitztes, durch frisches Normalserum komplettiertes Patientenserum während der I. Phase.)

Die Aktivität des Amboceptors nimmt graduell ab, je höher die Vorbehandlungstemperatur ist und erlischt bei 65°.

Die Aktivität des Amboceptors nimmt graduell ab, je höher die Vorbehandlungstemperatur ist und erlischt bei 75°.

14. Hemmung der Amboceptorbindung durch Heparin.

(Zusatz steigender Heparinmengen zum Reaktionssystem während der I. Phase.)

Beide Antikörper verhalten sich analog. Durch steigende Heparinmengen wird die Amboceptorbindung zunehmend gehemmt.

15. Der quantitative Umfang der komplexen Hämolyse in Verdünnungsreihen des Patientenserums in frischem Normalserum.

Ein hoher absoluter Hämolysegrad im konzentrierten Serum geht in ausgeprägten Krankheitsfällen mit einem hohen Titer (bis 1024) einher. Die quantitative Titerkurve fällt deshalb flach ab.

Ein hoher absoluter Hämolysegrad im konzentrierten Serum geht mit einem relativ niedrigen Titer (16) einher. Die quantitative Titerkurve fällt deshalb sehr steil ab.

16. Die Reaktion des hämolytischen Amboceptors mit verschiedenen menschlichen und mit tierischen Erythrocyten.

(Testung von serumfreien Amboceptoreluaten gegen differente Blutkörperchen nach Komplettierung mit individuell homologem Serum.)

Gegenüber beiden Antikörpern zeigt die Anfälligkeit menschlicher Erythrocyten quantitativ erhebliche individuelle Differenzen ohne Beziehungen zu bekannten Blutgruppensystemen. Überdies ist die Wirkung des Amboceptors nicht artspezifisch beschränkt. Er reagiert auch mit den Erythrocyten mehrerer Tierarten, jedoch meist schwächer als mit menschlichen Blutkörperchen.

Literatur.

DACIE, J. V.: The presence of cold haemolysins in sera containing cold haemagglutinins. J. of Path. 62, 241—258 (1950).
— The haemolytic anaemias. London: Churchill 1954.
DONATH, J., u. K. LANDSTEINER: Über paroxysmale Hämoglobinurie. Münch. med. Wschr. 1904, 1590—1593.
FORMIJNE, P.: Verschijnselen en vormen van paroxysmale haemoglobinurie. Beschrijving van een selfstandigen, tot dusver niet afgebakenden vorm dezer aandoening. Nederl. Tijdschr. Geneesk. 84, 3394—3402 (1940).
FRANK, E.: Acrocyanosis haemopathica. Anadolu Klinigi 11, 111 (1944).
GASSER, C.: Die hämolytischen Syndrome im Kindesalter. Stuttgart: Georg Thieme 1951.
LOGHEM, J. J. VAN, JR., D. E. MENDES DE LEON, H. FRENKEL-TIETZ and MIA VAN DER HART: Two different serologic mechanisms of paroxysmal cold hemoglobinuria, illustrated by three cases. Blood 7, 1196—1209 (1952).
MATTHES, M., u. H. SCHUBOTHE: Hämolysine im Serum von Patienten mit hohem Kälteagglutinintiter. Klin. Wschr. 1951, 263—264.
MENDES DE LEON, D. E.: Haemolytische anaemien. Assen: van Gorcum 1954.
OSBORN, T. W. B.: A note on the influence of pH on the action of haemolytic complement. Biochemic. J. 28, 423—425 (1934).
SALÉN, E. B.: Thermostabiles, nicht komplexes (Auto-)Hämolysin bei transitorischer Kältehämoglobinurie. Acta med. scand. (Stockh.) 86, 570 (1935).
SCHUBOTHE, H.: Serologische Besonderheiten unspezifischer Säurekältehämolysine. Klin. Wschr. 1953, 808—809.

Malattia emolitica del neonato da incompatibilità nel sistema A-B-0.

Di

ORAZIO MALAGUZZI VALERI (Roma/Italia).

Nelle gravidanze incompatibili nel sistema A-B-0, se nel siero materno sono presenti anticorpi anti-A o anti-B a tipo immune, il feto può presentare fenomemi morbosi di grado molto variabile: da quelli appena rilevabili, rapidamente guaribili alle forme più gravi di Malattia Emolitica con interessamento del sistema nervoso, analoghe a quelle conseguenti alla immunizzazione Rh. Le sindromi possibili sono:

L'ittero precoce (HALBRECHT); l'anemia neonatorum (ECKLIN); l'ittero grave (PFANNENSTIEL); l'ittero nucleare (SCHMORL); l'idrope feto-placentare (SCHRIDDE); gli aborti precoci (?).

Nel neonato i sintomi clinici che permettono di sospettare la diagnosi, sono: la comparsa di ittero nelle prime 24—48 ore; l'epato- e la splenomegalia (in genere di grado modesto); la presenza di sferocitosi, l'aumento della fragilità globulare alle soluzioni saline ipotoniche, l'aumento della reticolocitosi. L'anemia è in genere di grado modesto. La diagnosi clinica deve essere sempre appoggiata a quella sierologica, e cioè alla dimostrazione che il feto è realmente incompatibile col sistema A-B-0 con la madre, e che nel siero di questa, vi sono anticorpi anti-A (o anti-B) a tipo immune (mediante agglutinazione in albumina dopo neutralizzazione con sostanze gruppo-specifiche di WITEBSKY, a diluizione almeno 8 volte superiore a quella in soluzione salina; prova di COOMBS indiretta positiva dopo neutralizzazione con sostanze di WITEBSKY o dopo riscaldamento; presenza di emolisine dopo inattivazione ed aggiunta di complemento). Oppure che gli anticorpi anti-A (o anti-B) sono presenti nel sangue del cordone ombellicale (prova di COOMBS diretta positiva, di regola molto debolmente) o nell'eluato delle emazie fetali; o infine che emazie isogruppo a quelle del neonato, trasfuse nel bambino, hanno un tempo di sopravvivenza molto più breve di quelle di gruppo 0. Naturalmente deve essere esclusa l'esistenza di isoimmunizzazione materna verso antigeni fetali di qualunque altro sistema (Rh, Kell-Cellano, M-N-S, ecc.).

L' A. espone i dati clinici e sierologici di 11 casi di Malattia Emolitica selezionati secondo i criteri sopraesposti. Clinicamente un caso era affetto da "anemia neonatorum", due da "ittero grave" e 8 da "ittero nucleare" in atto o da postumi di esso (ritardo psico-motorio, distonie muscolari, movimenti coreoatetosici, ecc.). Tutte le madri erano di gruppo 0 Rh positive; dei bambini, dieci appartenevano al gruppo A, e uno al B. Nel siero materno si è potuto escludere la presenza di anticorpi Rh e verso antigeni fetali di altri sistemi, mentre si è potuto mettere in evidenza accanto agli anticorpi naturali, anche anticorpi anti-A (o anti-B) a tipo immune, sia agglutinanti sia emolitici. Il titolo degli anticorpi è stato molto vario; in genere, più alto se il periodo post-partum era breve (massimo titolo $1/_{16000}$ in albumina), più basso se erano trascorsi molti mesi. In due casi in cui erano trascorsi 8 e 15 anni dall' ultima gravidanza incompatibile, il tasso agglutinante in albumina era ancora rispettivamente di $1/_{512}$ e $1/_{2048}$. La lunga persistenza degli anticorpi immuni può quindi permettere di porre retrospettivamente con certezza la diagnosi di "postumi di ittero nucleare" in quei casi in cui una sindrome neurologica specie se di tipo extrapiramidale, comparsa nei primi mesi di vita, si associa alla notizia anamnestica di ittero neonatale.

Hämolytisch-urämische Syndrome im Kindesalter.

Von

C. GASSER, E. GAUTIER und R. SIEBENMANN (Zürich/Schweiz).

Beobachtung neuer oder wenig bekannter Krankheitsbilder im Kindesalter, die mit erworbener hämolytischer Anämie und Nierenversagen einhergehen. Es wird ein akutes Syndrom bei 8 Kindern und ein chronisches Syndrom bei 2 Kindern mitgeteilt.

Das *akute* hämolytisch-urämische Syndrom wurde bei Kindern im Alter von 2 Monaten bis 12 Jahren beobachtet. Es ist klinisch charakterisiert durch 4 Hauptsymptome: 1. akute *erworbene hämolytische Anämie* unbekannter Ätiologie (Erythrocytenzerfall, Hämoglobinurie, vereinzelt mit Autoantikörper), 2. *akutes Nierenversagen* (nicht das Bild einer Hämolyse-Crush-Niere), 3. *hämorrhagische*

50*

Diathese (thrombopenische Purpura, Antithrombinüberschuß), 4. *neurologische Störungen* (Bewußtseinstrübungen mit pathologischem Elektroencephalogramm, epileptiforme Krämpfe, Hemiparesen). Nur 2 Kinder konnten gerettet werden. Von den 6 verstorbenen Fällen boten 4 pathologisch-anatomisch das Bild der *Nierenrindennekrosen*, bei 2 Fällen war die Ursache eine *thrombotische Mikroangiopathie* Symmers. Die Ursache dieses akuten hämolytisch-urämischen Syndromes ist unklar, es scheint sich um unspezifische Sensibilisierung nach Infekten und Medikamenten in Analogie zur Auto-Antikörperbildung zu handeln, wobei die Reaktionen sich nicht nur an den freien Blutzellen, sondern auch an Geweben, besonders an den Gefäßen abspielen.

Die *chronischen* hämolytisch-urämischen Syndrome sind von der akuten Form abzugrenzen. Bei beiden Fällen handelt es sich um deletär verlaufende subakute Glomerulonephritiden, auf die sich eine erworbene hämolytische Anämie (ein Fall mit starker Auto-Antikörperbildung) aufgepflanzt hat.

Mischform von Sichelzellen- und Erythroblastenanämie (Drepanothalassämie).

Von

G. A. Delijannis und W. Zurukzoglu (Saloniki/Griechenland).

Anhand von mikroskopischen Aufnahmen vom Blut und nach den Stammbäumen von 8 griechischen Familien, bei welchen das eine der Elter ein Sichelzellenträger, das andere ein Merkmalträger der Erythroblastenanämie ist ("Cooley trait" oder "Cooley minor") werden die Blutveränderungen der Mischform von Sichelzellen- und Erythroblastenanämie gezeigt, die 10 Kinder dieser Familien aufwiesen. Die übrigen Kinder waren Sichelzellenträger, Merkmalträger der Cooleyschen Anämie oder gesunde Kinder.

Bei solchen Fällen findet man neben den Sichelzellen die man in der feuchten Kammer und den gefärbten Ausstrichen findet, auch mannigfaltige morphologische Veränderungen der Erythrocyten, welche der erythroblastischen Anämie in vielen Beziehungen entsprechen. Sie bestehen in Anisocytose, Poikilocytose, Hypochromie, Anisochromie, Polychromasie, basophile Tüpfelung, Jollykörper, "Target-Zellen" und Erythroblasten.

Zwei verschiedene Typen dieser Mischform sind besonders hervorzuheben:

1. Die *mikrocytäre* Form, welche der in Italien und den USA beschriebenen Fällen gleichkommt («anémie microdrépanocytaire» von Silvestroni und Bianco), die durch die ausgesprochene Anisocytose und besonders die Poikilocytose, die vielen Mikrocyten und den verminderten Volummittelwert der E. (M.C.V. unter 76 μ^3, Fälle 1, 5 und 10), charakterisiert ist.

2. Die von uns beobachtete *makrocytäre* Form, bei der die Anisopoikilocytose nicht sehr ausgeprägt ist; man findet viele Makrocyten, reichliche Schießscheibenzellen und einen vergrößerten Volummittelwert bis zu 110 μ^3 (Fälle 3 und 4). Das markanteste Merkmal der makrocytären Form, wie auch der zwischen diesen beiden Randtypen zu beobachtenden Übergangsformen (Fälle 2, 8 und 9), bilden die reichlich vorkommenden (bis über 50% der Erythrocyten) Schießscheibenzellen.

Das Vitamin B$_{12}$-Bindungsvermögen des menschlichen Magensaftes in Beziehung zum histologischen Bild der Fundusschleimhaut.

Von

G. GERNER und N. HENNING (Erlangen/Deutschland).

Es wurden Untersuchungen über das Vitamin B$_{12}$-Bindungsvermögen des menschlichen Magensaftes innerhalb des Magenlumens durchgeführt, weiterhin bei Magenkranken mit Hilfe der Saugbiopsie (WOOD, TOMENIUS, modifiziert von HENNING und HEINKEL) ein halblinsengroßes Stück Fundusschleimhaut gewonnen, welches der histologischen Untersuchung zugeführt wurde.

Bei 29 Patienten ohne Magenbeschwerden, mit verschiedenen internen und neurologischen Erkrankungen, bei 11 Kranken mit histologisch gesicherter Oberflächengastritis und bei 12 Kranken mit histologisch diagnostizierbarer atrophischer Gastritis wurde innerhalb von 15 min reines Nüchternsekret gewonnen und in entsprechender Verdünnung der Vitamin B$_{12}$-Bestimmung mit Hilfe der Euglena-gracilis-Methode nach dem Vorgehen von THÖLEN und PLETSCHER unterworfen.

Der Vitamin B$_{12}$-Bindungstest wurde bei diesen gleichen Patienten in der von HENNING angegebenen Links-Seitenlage durchgeführt. Dabei wurden nach vorheriger „Trockenlegung" des Magens durch eine Dauersonde in 20 cm³ lauwarmem Wasser gelöste 15 γ Vitamin B$_{12}$ („Cytobion Merck") infundiert und im Laufe der ganzen Versuchszeit kleine Mengen Luft nachgeblasen, um ein Austreiben der Testlösung in den Darm zu verhindern. Nach 35 min erfolgte die Absaugung des gesamten Mageninhaltes durch eine neu gelegte Vitamin B$_{12}$-freie Duodenalsonde und die Bestimmung der Vitamin B$_{12}$-Konzentration in entsprechender Verdünnung nach vorheriger Einstellung des Mageninhalts auf ein p$_H$ von 7,0.

Durchschnittlich konnten bei Normalpersonen 6,01 $\mu\gamma$ freies B$_{12}$ und 118,45 $\mu\gamma$ Gesamt-Vitamin B$_{12}$, bei chronischer Oberflächengastritis 10,45 $\mu\gamma$ freies und 70,25 $\mu\gamma$ Gesamt-Vitamin B$_{12}$ und bei chronisch atrophischer Gastritis 49,01 $\mu\gamma$ freies und 96,69 $\mu\gamma$ Gesamt-Vitamin B$_{12}$ in 1 cm³ Magensaft ermittelt werden. Der Gesamt-Vitamin B$_{12}$-Gehalt bietet bei Fällen ohne Magenbeschwerden, bei Patienten mit chronischer Oberflächengastritis und bei Kranken mit atrophischer Gastritis keine wesentlichen Differenzen. Bei der chronisch atrophischen Gastritis wird, entsprechend der Verminderung und Degeneration des Fundusdrüsenparenchyms, Apoerythein nicht in genügender Menge produziert, so daß bei normalen Gesamt-Vitamin B$_{12}$-Konzentrationen der Wert für freies Vitamin B$_{12}$ im Sinne einer Reduktion für gebundenes Vitamin B$_{12}$ ansteigt.

Durchschnittlich kann der normale Magensaft innerhalb von 35 min im Magenlumen 122,39 mγ Vitamin B$_{12}$/cm³ binden. Bei entzündlichen Oberflächenprozessen des Magens liegt die Bindungsaktivität für Vitamin B$_{12}$ auf Grund der erhöhten Durchlässigkeit des Schleimhautepithels und einer dauernden Stimulierung der Zellfunktion mit 216,21 mγ/cm³ durchschnittlich höher als bei den sog. Normalpersonen.

Bei atrophischer Gastritis ist der Gesamt-Proteingehalt des Magensaftes stark erhöht, die Vitamin B$_{12}$-Bindungskapazität jedoch bei diesen Fällen mit

26,04 mγ/cm³ gegenüber Normalpersonen und Kranken mit Oberflächengastritis signifikant reduziert. Es muß daher angenommen werden, daß ihr Magensekret, entsprechend der Verminderung der spezifischen Drüsenzellen mit Entdifferenzierung der Einzelzellen, ärmer an Apoerythein ist.

Tierexperimenteller Nachweis eines erythropoetisch wirksamen Stoffes bei der Polycythaemia vera.

Von

A. APPELS (Freiburg i. Br./Deutschland) und H. M. KELLER (Bern/Schweiz).

Anhand des Anstieges der Erythrocyten und Reticulocyten bei Ratten nach intraperitonealer Injektion von Plasma von Patienten mit Polycythaemia vera wird die Existenz eines erythropoetisch wirksamen Stoffes bei dieser Krankheit demonstriert. Der Stoff ist stark O$_2$-empfindlich und nur in unter O$_2$-Abschluß (N$_2$-Atmosphäre, Paraffin) abgenommenem Blut bzw. Plasma nachweisbar. Unter diesen Bedingungen ist er jedoch stabil und hält sich im Eisschrank während mehreren Tagen.

Nach Therapie der Polycythaemia vera mit Radio-Phosphor (P³²) ist der Stoff unverändert nachweisbar.

Über die chemische Natur des Stoffes oder des wirksamen Prinzips kann nichts ausgesagt werden. Einiges spricht für die Identität mit dem von LÖSCHKE und Mitarbeiter bei Höhenpolyglobulie und chronischen O$_2$-Mangelzuständen nachgewiesenen, erythropoetisch wirksamen Stoff.

Myélothérapie à haute dose.

Par

E. C. TREMBLAY (Paris/France).

A la lumière d'une expérimentation portant sur près de 80 cas, il est apparu que des fractionnements de moelle osseuse correspondant à des quantités importantes de moelle épiphysaire fraîche (plusieurs centaines de grammes) sont doués d'une activité thérapeutique patente et importante.

Le fractionnement A a notamment une action granulopoïétique extrêmement franche, d'où l'indication de ce traitement dans tous les cas d'hypoplasie ou d'aplasie médullaire.

L'expérience a montré que cette thérapeutique avait aussi un grand intérêt dans tous les cas de leucoses aigues lymphoblastiques et de leucoses lymphoides chroniques.

Elle augmente le nombre, la qualité et même la durée des rémissions.

Ces constatations suggèrent l'existence d'un rôle inhibiteur de ces fractionnements de moelle osseuse sur les proliférations lymphoïdes, hypothèse en accord avec les constatations expérimentales des auteurs américains H. S. KAPLAN, M. B. BROWN et J. PAULL.

Ce fractionnement donne aussi des résultats favorables dans les leucoses aigues myéloblastiques et dans les leucoses myéloïdes chroniques avec notamment une amélioration du coefficient de maturation.

L'expérience a montré qu'il avait encore une action sur le temps de saignement et le temps de coagulation, action dont le mécanisme n'est pas encore élucidé.

Il a en outre une action sur les phénomènes ostéo-articulaires: disparition des douleurs osseuses dans divers cas de leucoses aigues et chroniques, disparition du syndrome ostéo-articulaire très spécial observé dans un de nos cas de leucose lymphoïde chronique.

Enfin, il a été constaté des activités extra-hématologiques, notamment sur le syndrome articulaire des polyarthrites chroniques évolutives et leur élévation de la vitesse de sédimentation, et, d'après nos premières constatations, sur l'appareil endocrinien, action que préciseront les études ultérieures.

L'association à la myélothérapie à haute dose de la gangliothérapie à haute dose (c'est-à-dire de fractionnements correspondant à des quantités importantes de ganglions lymphatiques frais) permet d'obtenir dans les leucoses aigues lymphoblastiques et les leucoses lymphoïdes chroniques une maturation de la lignée lymphoïde que ne permet pas d'obtenir la myélothérapie. Cette association améliore dans ces cas les résultats obtenus par la seule myélothérapie.

Telles sont, très sommairement résumées, les principales propriétés de la myélothérapie à haute dose telles qu'elles nous ont été révélées jusqu'ici par notre expérimentation.

Das altersfremde Verhalten des arteriellen Gefäßsystems bei chronischen Leukämien.

Von

F. H. SCHULZ, D. MICHEL und G. HEVELKE (Leipzig/Deutschland).

Die Pulswellengeschwindigkeiten im Bereich der Armarterie, der Aorta und der Beinarterie ergeben bei Leukämikern deutlich erniedrigte Werte gegenüber den altersbedingten Normalwerten (SCHULZ und MICHEL). Die stärksten Unterschiede finden sich an der Gefäßstrecke Arteria subclavia – Arteria radialis, deren Gefäßalter ungefähr die Hälfte des tatsächlichen kalendarischen Alters beträgt. Das erstmals von NORDMANN [Z. Altersforschg. 6, 214 (1952)] beschriebene jugendliche Gefäßsystem bei Leukämiekranken wird damit am Patienten selbst bestätigt. Es wird angenommen, daß die schicksalsmäßige Sklerosierung des arteriellen Gefäßsystems nicht oder nur in geringem Maße abläuft.

Angiochemische Untersuchungen der Art. femoralis stoffwechsel- und kreislaufnormaler Personen (HEVELKE) haben eine im Laufe des Lebens fortschreitende Zunahme des Gewichtes, Ascherückstandes sowie des Calcium- und Cholesteringehaltes ergeben. Die Analysen wurden an makroskopisch unveränderten Gefäßen durchgeführt, die mit zunehmendem Alter allein Wandlungen im Sinne der Physiosklerose und nicht in Richtung der Arteriosklerose zeigten. Dieser Untersuchungsreihe (96 Fälle) wurden 21 Leukämiker aller Altersklassen gegenübergestellt. Es zeigten sich Unterschiede in der chemischen Struktur der Arterien, die naturgemäß in den jugendlichen Jahrgängen gering sind oder fehlen, in den höheren Altersklassen durchschnittlich jedoch ein niedrigeres Gewicht und eine auffallend geringere Ansammluug von Schlackenstoffen aufweisen als das Vergleichsmaterial. Die physiologische Alterung der Art. femoralis von Leukämikern erscheint auf Grund dieser Analysen wesentlich verzögert.

Die Befunde über das altersfremde Verhalten der Pulswellengeschwindigkeiten und der angiochemischen Werte besitzen unseres Erachtens Bedeutung sowohl für die Arteriosklerose- als auch für die Leukämieforschung.

Akute Leukämie im Kindesalter.

Von

J. Oehme (Leipzig/Deutschland).

Die akuten Leukämien im Kindesalter nehmen im Krankengut der Univ.-Kinderklinik Leipzig der letzten Jahre — im Vergleich zu den malignen Geschwülsten — erheblich zu.

Jahre	Ges.-Zugänge	Akute Leukämie	Tu-moren
1947—50	14631	22	34
1951—54	16714	50	40

Auffällig ist der bevorzugte Befall von Einzel- bzw. diesen gleichzustellenden Kindern (mehr als 5 Jahre Abstand zu den Geschwistern): Unter 85 Fällen mit akuter Leukämie, die wir in den letzten 10 Jahren beobachteten, befinden sich 59 solche Kinder. — Auch scheinen die Träger der Blutgruppe B bevorzugt befallen zu werden: Unter 78 untersuchten Fällen hatten 25 = 30% die Blutgruppe B gegenüber der normalen Häufigkeit von 12% (Schilling). — Einen auffällig bevorzugten Befall von Kleinkindern können wir in unserem Krankengut nicht feststellen; vielmehr verteilen sich die Gesamtfälle wie folgt: 5 Säuglinge, 42 Kleinkinder, 38 Schulkinder. — Dagegen überwiegt auch in unserem Krankengut das männliche Geschlecht: Das Verhältnis Knaben zu Mädchen beträgt 56:29. — Die aleukämischen Formen (Leukocyten bei Aufnahme unter 10000) überwiegen bei uns gegenüber den leukämischen in einem Verhältnis von 55:30. — Für die Behandlung wird ein Schema angegeben, das eine eindeutige Lebensverlängerung im guten Allgemeinzustand bewirkt. Die „Dreimittelbehandlung" beruht auf dem Einsatz von Hormonen (ACTH, Cortison), Antimetaboliten — Antagonisten der Folsäure (Aminopterin, Amethopterin) und Purine (Purinethol, Thioguanin) — sowie Bluttransfusionen. Vorsicht ist bei der Anwendung von Antibiotica am Platze (Mykosegefahr!, Förderung des Tumorwachstums?). Die durchschnittliche Lebenserwartung beträgt bei unserem Krankengut von 18 in dieser Weise behandelten Fällen 40 Wochen (4 Kinder leben noch) gegenüber der von 4 Wochen bei 25 unbehandelten Fällen der früheren Jahre. Ein Kleinkind mit akuter Leukose befindet sich bereits seit über 2 Jahren in unserer Behandlung. — Die moderne Chemotherapie der akuten Leukämie bewirkt eine Pathomorphose dieser Erkrankung. Neben dem Auftreten von Meningo-Encephalitis und Pleuritis leucaemica ist die Fortentwicklung der Leukämien in echte, die Organgrenze überschreitende Tumoren (Leuko- bzw. Lymphosarkomatosen) bemerkenswert.

Documents iconographiques sur le myélome et les dysglobulinémies malignes.

Par

R. Creyssel, Morel, De Mende, Charvillat und Matray (Lyon/France).

Nous envisageons, à propos d'observations personnelles de myélomes et de dysglobulinémies malignes, diverses caractéristiques biochimiques de ces affections:

1. Les globulines sanguines pathologiques du myélome multiple et des dysglobulinémies.

Classer les aspects électrophorétiques du myélome comme alpha, beta ou gamma myélome apparaît assez artificiel. Les protéines du myélome multiple ont des mobilités qui ne coincident pas avec celles des protéines du sérum normal. Nous avons réunis dans un même tableau nos données personelles et celles du récent travail de PUTNAM et UDIN à ce sujet. L'électrophorèse sur papier, dans la mesure où elle permet d'apprécier une mobilité electrophorétique par comparaison avec un sérum normal, montre parfois de nettes divergences avec l'électrophorèse de frontière.

La protéine du myélome multiple peut, sur les tracés venir en «surimpression» sur un diagramme normal; elle peut aussi s'associer à la disparition d'un constituant normal (gamma-globuline).

La protéine du myélome multiple présente une homogénéité électrophorétique anormale. Le coefficient de dispersion des mobilités est deux ou trois fois moindre que pour les gamma-globulines normales.

Les réactions — malheureusement non spécifiques — de détection des glyco-protéines (acide périodique-réactif de SCHIFF) montre sur les bandes d'électro-phorèse une zone fortement P.A.S. positive au nouveau de la protéine pathologique.

L'ultracentrifugation analytique montre de façon générale la diminution de l'importance relative du constituant A, tandis que les fractions de constante de sédimentation supérieures voient augmenter leur pourcentage; des fractions à constante de sédimentation différentes de celles trouvées dans les sérums normaux peuvent être rencontrées.

2. Les protéines urinaires dans le myélome multiple.

La protéine de BENCE-JONES. lorsqu'elle existe isolement et à des concen-trations suffisantes peut être étudiée par électrophorèse et ultracentrifugation; nous donnons des exemples des aspects rencontrés dans de tels cas.

En l'absence de protéine thermosoluble on peut rencontrer soit une protéinurie banale, comportant tous les constituants sériques, soit une globulinurie pure, plus caractéristique.

Analysée quant à sa composition en amino-acides, la protéine de BENCE-JONES de montre pauvre en glycocolle, riche en hydroxyamino-acides, presque dépourvue de méthionine.

Nous présentons enfin plusieurs cas de dysglobulinémies dont l'aspect électro-phorétique évoque étroitement celui de la maladies de KAHLER malgré un tableau clinique et hématologique différent.

Stato attuale della terapia delle leucemie.

Di

P. Introzzi e G. Marinone (Pavia/Italia).

La terapia delle leucemie è oggi essenzialmente fondata sull'impiego di farmaci e di agenti fisici ad azione citodistruttrice. Essa trova nella clinica una serie di limitazioni, che non possono essere superate da nessuno dei trattamenti attual-mente a nostra disposizione.

Le mielosi croniche trattate unicamente con radioterapia, o con chemioterapia (dimetansulfonossibutano o desacetilmetilcolchicina) hanno remissioni transitorie (pochi mesi), recidive periodiche progressivamente più gravi e meno sensibili al trattamento.

L'associazione Raggi X — chemioterapia non permette, nella maggioranza dei casi, un controllo efficace della malattia oltre 12—24 mesi.

Le linfoadenosi croniche trattate con TEM non vengono influenzate dal trattamento oltre 3 mesi nell' 80% dei casi. L'associazione TEM — Raggi X, utile nei casi chemioresistenti, non provoca remissioni durature nel 60% dei casi.

Le leucosi acute non hanno mai avuto vantaggio dal trattamento con farmaci antimitotici in senso stretto. L'associazione antimetaboliti — cortisone controlla invece il 60% delle leucosi linfoblastiche acute dell'infanzia per circa un anno. Le leucemie acute mieloblastiche e monocitiche trovano nei trattamenti attuali una semplice azione palliativa di breve durata.

I veleni della mitosi esercitano una semplice azione di chirurgia citologica selettiva nel trattamento delle leucosi: gli antimetaboliti e gli ormoni esercitano invece un'azione più profonda ed efficace in alcuni tipi di leucosi acute; resta aperto il problema di un reale trattamento patogenetico non citodistruttore delle emopatie produttive maligne.

Letteratura.

Indicazioni bibliografiche e casistiche in: INTROZZI, P., e G. MARINONE: La Terapia delle leucemie. Un vol. di pag. 644. Pavia (Italia): Edizioni di Haematologica — Casella Postale 149 Pavia 1955.

Die Behandlung von Blut mit Sauerstoff unter gleichzeitiger Bestrahlung mit ultraviolettem Licht.

Von

F. WEHRLI (Locarno/Schweiz).

Schon LAVOISIER sah 1750 das Krankheitsgeschehen als eine Ursache der mit dem Alter einhergehenden ungenügenden Sauerstoff-Versorgung im Blut an. Wohl als einer der ersten hat HENSCHEN 1920 mit sauerstoffangereichertem Blut Menschen aus dem Narkosetod gerettet. HAVLICEK hat ungefähr zur gleichen Zeit Blut und andere Körperflüssigkeiten mit UV-Licht bestrahlt. HAAS und KAST vereinten diese beiden Methoden, indem sie Blut mit Sauerstoff durchspülten und zugleich mit UV bestrahlten. Trotz Beigabe von Citrat zeigten sich aber große Blutverluste durch Thrombenbildung. STAHL, KOLLATH u. a. bezeichneten diese Blutbehandlung daher als ungenügend. Außerdem traten dabei unerwünschte Störungen auf, die sich auf die Erythrocyten auswirkten und zur teilweisen Hämolyse führten. Wir standen also vor der Aufgabe, den — vor allem von STAHL geforderten — gesteigerten Anforderungen zu entsprechen und das Blut unter optimalen Bedingungen einer O_2- und UV-Behandlung zu unterziehen. Dank der Mitarbeit von LENGGENHAGER, KOLLATH, STAHL, DRUCKREY, ALBERS, PISCHINGER u. a. gelang es mir, diese Probleme zu lösen.

1. Man kannte früher noch nicht die photochemischen Einwirkungen der UV-Strahlen auf das Blut und die damit zusammenhängende Ausflockung der Bluteiweiße, wie sie kürzlich von WARBURG, dann in den Arbeiten von WELS,

MARKWARDT, REPKE, URBAN u. a. Forschungen u. Fortschritte Berlin Heft 9, Seite 257, beschrieben wurden und sich in einer erhöhten Gerinnung bei der Bestrahlung kundtun. Um diesem Geschehen vorzubeugen, haben wir die normale Gerinnungszeit von 4—6 min durch intravenöse Liquemingabe vor der Blutentnahme auf 6—8 min verlängert und dem entnommenen Blut eine 3%ige Natr.-Citr.-Lösung im Verhältnis von 1:9 zugegeben.

2. Auf Anregung von ALBERS, das Blut zur besseren Ausnutzung der UV-Strahlen erst in die Form blasigen Schaumes zu bringen, habe ich ein Glaskornventil geschaffen, mit dem wir einen konstanten Blutschaumfilm von 0,0005 bis 0,001 mm Dicke erreichen.

3. Bekanntlich haben Sonnenlicht und normales UV-Licht eiweißschädigende Strahlenbereiche (KOLLATH, I. Lehrbuch, Bd. 1, Rostock 1936), die neben der unmittelbaren Wärmeeinwirkung das Blut weitgehend verändern. Somit mußte ich eine Niederdruck-UV-Lampe schaffen, deren Temperatur die Körperwärme nicht überschreiten durfte. Dank der Mitarbeit der wissenschaftlichen Leitung der Firma BELMAG, Quarzlampenfabrik, gelang es, auch diese Aufgabe zu lösen. In der Spektrumauswertung zeigte sich überdies, daß eine Lücke in den ausgesandten Strahlen vorhanden ist, deren Ausfüllung sonst zur Hauptsache die Schädigung der Bluteiweiße hervorgerufen hätte. Die eiweißschädigenden Strahlen sind somit ausgeschaltet.

4. Was geschieht nun mit dem Blut, das dem genannten Behandlungsprozeß unterzogen wird, der in Deutschland als Blutwäsche bekannt ist? PISCHINGER hat mit dem Beckmann-Spektrograph nachgewiesen, daß sich dabei eine Umwandlung im Blut vorhandener, gesättigter Fettsäuren in hochungesättigte vollzieht (siehe Tabelle). Im normalen Blut konnte PISCHINGER nachweisen (s. s. Arbeit in der Münch. med. Wschr. 1954, S. 879), daß sich im rechten Herzen über die Lungenpassage zum linken Herzen verringerte Leukocytenwerte beim gesunden Tier und Menschen zeigen. In der Lunge findet also ein Abbau der Leukocyten und somit eine Freilegung von deren Fermenten statt, die für die Funktionen des Plasmas möglicherweise von Bedeutung ist. Ähnliche Vorgänge konnte PISCHINGER beim Behandeln von Blut mit Sauerstoff bei gleichzeitiger UV-Bestrahlung im HOT-Apparat beobachten, nicht aber bei einfacher Sauerstoffbehandlung ohne Bestrahlung.

5. KOLLATH hat nachgewiesen, daß bei dieser Blutbehandlung eine photochemische Wirkung auf Sterine, Phosphatide, z. B. Lecithin, unter Aldehyd-Bildung auftritt. Dabei entspricht die Wellenlänge 2970 Å der natürlichen Begrenzung, die das Ultraviolettlicht der Sonne durch die Ozonschicht in unserer Atmosphäre nach den Untersuchungen von DORNO, Davos, erfährt. Diese Wellenlänge, kombiniert mit 3020 bewirkt die Aktivierung des Vitamines D_3 aus dem Ergosterin. Sie entspricht also dem physiologischen Vorgang der Vitaminbildung.

Zusammenfassend kann gesagt werden, daß sich bei der Behandlung des Blutes, welches mit Sauerstoff in einen Blutschaumfilm zerteilt und in diesem Zustand einer besonderen UV-Bestrahlung unterzogen wird, also in den geforderten maximalen Werten eine Umwandlung im Sinne einer Aktivierung der Sauerstoffverwertung zu vollziehen scheint, wie sie im jungen Organismus auch physiologisch statthat. Dabei ist zu beachten, daß das bestrahlte mit Sauerstoff behandelte Blut nach seiner Rückführung in den Kreislauf in die Vene und von da ins rechte Herz gelangt, wo ja sonst nur venöses Blut vorhanden ist, so daß zusätzliche Auswirkungen erklärbar wurden. Kollath spricht von einer „Kettenreaktion im Dunkeln", wie sie von Sommerfeld u. a. bereits beschrieben wurde. So hat auch Stahl in seiner Auswertung (siehe Tabelle) eine Verbesserung der osmotischen Resistenz der Erythrocyten beobachtet und parallel, eine deutliche Verbesserung in den Blutsenkungen gesehen.

Die Elektronenblitz-Mikrophotographie des strömenden Blutes.

Von

Siegfried Witte und Karl Th. Schricker (Erlangen/Deutschland).

Die Blutgefäße des lebenden Rattenmesenteriums konnten nach einer selbst entwickelten Technik in einer bei konstanter Bedingung gehaltenen Kammer bei starker Vergrößerung im Durchlichtmikroskop beobachtet werden. Mit Hilfe einer Elektronenblitz-Einrichtung gelang es, Bewegungsvorgänge des strömenden Blutes zu photographieren. So wurden die verschiedenen Strombahnabschnitte untersucht und Kontraktionsvorgänge besonders von Arteriolen und Lymphgefäßen beobachtet. Der sog. präcapillare Sphinkter am Beginn von Präcapillaren erwies sich als die engste Stelle der Strombahn. Hier können schon unter bestimmten Strömungsverhältnissen einzelne Leukocyten für kurze Zeit als Mikroemboli die Strömung unterbrechen. Die Thrombocyten zirkulieren ebenso wie die Erythrocyten bevorzugt im axialen Blutstrom, wobei die Plättchen sich häufig in kleinen Plasmalücken ansammeln, die von Erythrocyten frei sind. Die Form der Thrombocyten ist langgestreckter als in vitro. Ferner wurden Phänomene der Erythrocytenaggregation, der Randständigkeit der Leukocyten, die dann manchmal das Lumen von Venolen weitgehend einengen können, sowie Thrombocytenagglutinate, z. B. nach Trypsininjektion beobachtet und photographiert.

Attualità in tema di regolazione endocrina dell'emopoiesi.

Di

G. Marinone e F. Corso (Pavia/Italia).

Le cariocinesi nelle cellule del midollo osseo sono normalmente regolate da una serie di fattori endocrini. Il test statmocinetico da colchicina permette di studiare con facilità l'attività riproduttiva di un tessuto e quindi la regolazione della riproduzione cellulare da parte delle diverse ghiandole endocrine.

L'attività riproduttiva degli eritroblasti nel midollo normale è più elevata di quella dei granuloblasti. L'asportazione dell'ipofisi negli animali comporta, dopo dieci giorni dall'intervento, una forte riduzione dell'attività cariocinetica degli eritroblasti nel midollo osseo, ma non modifica sensibilmente l'attività cariocinetica dei granuloblasti (Marinone e Corso, 1954).

La somministrazione di ormone somatotropo negli animali ipofisectomizzati non ripara la riduzione del ritmo mitotico eritroblastico provocata dalla ipofisectomia (Marinone e Corso, 1955).

La regolazione ipofisaria dell'attività cariocinetica midollare non si compie attraverso la tiroide, perché la tiroidectomia non provoca nessuna riduzione del ritmo mitotico delle cellule midollari (MARINONE e Coll. 1955). La somministrazione di preparati di ACTH compensa la riduzione del ritmo cariocinetico nel midollo degli animali ipofisectomizzati, ma non è ancora chiaro se lo stimolo cariocinetico di questi prodotti è esercitato direttamente dall'ormone adrenocorticotropico dell'ipofisi o da un fattore eritropoietico ipofisario, presente nelle preparazioni di ACTH (MARINONE e CORSO, 1955).

Untersuchungsergebnisse über die zentralnervöse Regulation der Erythrocyten und Leukocyten.

Von

ST. GREIF (Graz/Österreich).

Bei 10 Patienten, bei denen 2 und mehr Blutungen in die Hirnventrikel erfolgten, (autoptisch sichergestellt) wurden laufend Untersuchungen des roten und weißen Blutbildes, der Blutfette, Lipoide und Ketokörper, in der Weise durchgeführt, daß die 1. Untersuchung sofort nach erfolgter Blutung und die weiteren laufenden Untersuchungen nach Besserung des Zustandes und erfolgter neuerlicher 2. bzw. 3. Blutung verfolgt werden konnten. Es werden die Schwankungen infolge des durch die Blutung gesetzten zentralen Reizes graphisch dargestellt.

Bei 5 Patienten mit autoptisch sichergestellten, röntgensensiblen Tumoren des Zwischenhirnes wurden laufende Untersuchungen des roten und weißen Blutbildes, der Gesamtfette des Cholesterins (Gesamt- Frei- und Estercholesterin), der Phosphatide, der Ketokörper und des Acetons durchgeführt. Graphische Darstellung der Schwankungen der verschiedenen Werte vor, während und nach Röntgenbestrahlung.

Graphische Darstellung der Veränderungen der Gesamtfette, der Phosphatide, des Cholesterins (Gesamt-, Frei- und Estercholesterin) und der Gesamtacetonkörper im Serum nach Luftfüllung der Hirnventrikel. Durchschnittswerte von 10 Patienten.

Untersuchungen über die Schwankungen des Serum-Kupfers nach zentralem Reiz durch Pyrifer. Durchschnittswerte von 15 Untersuchungen. Es kam am Höhepunkt des Fiebers regelmäßig zu einem Abfall des Serum-Kupfers und mit Normalisierung der Temperatur nach 12—16 Std. zu einem Ansteigen bis auf Höhen der Werte vor der Pyriferinjektion.

Über Leukocytenabbau.

Von

EBERHARD KOCH (Gießen/Deutschland).

Die im Blutausstrich des Menschen und Versuchstieres normalerweise überaus seltenen *leukocytären Abbauzellen* wurden 1941 von E. UNDRITZ entdeckt. Sie treten nach verschiedenen Reizen gehäuft auf (HEILMEYER, LÜBBERS).

Stärke und Ablauf der Abbauzellreaktionen hängen von folgenden Faktoren ab: *Art des Reizes* (z. B. Encephalographie, Blutverlust, Hormon-, Stickstofflost-Injektion [Abb. 1]).

Stärke des Reizes am Beispiel der Gammastrahleneinwirkung (Abb. 2). Abbauzellzahl in $^0/_{00} = {}^1/_6 \sqrt{r}$ (r = Röntgenstrahlendosis).

Endokrine *Ausgangslage* (z. B. Addisonkranke, Sheehan-Syndrom; epinephrektomierte Ratten, Abb. 3).

Reizstärke und Ausgangslage haben dabei bestimmte Wechselwirkungen auf den Leukocytenabbau: Am Beispiel zugeführter Steroidhormone und des endogenen Steroidspektrums sind einander überschneidende vielfältige Wirkungen auf den Leukocytenabbau zu erkennen (Abb. 4, 6, 7, 8).

Gleiche Steroidwirkungskurven in derselben Reihenfolge (Oestradiol, Androsteron, usf.) sind auch bei Prüfung an verschiedenen endokrinen Organsubstraten (z. B. Scheidenschleimhaut) nachzuweisen (Abb. 4a, 8a).

Ricerche di citologia sperimentale sul tessuto epiteliale acantolitico del pemfigo.

Di

V. Mele, M. Bani e P. Nazzaro (Roma/Italia).

Sono state compiute ricerche di morfologia, morfogenesi e biologia delle cellule epiteliali acantolitiche provenienti dal pavimento di bolla di pemfigo volgare cr.; lo studio é stato compiuto sia su materiale fissato e colorato sia mediante osservazione a fresco in contrasto di fase; é stata inoltre realizzata la sopravvivenza in vitro degli elementi in mezzi nutritivi diversi.

I risultati di queste osservazioni non solo consentono una migliore caratterizzazione morfologica e funzionale della cellula acantolitica pemfigosa, ma possono essere utilizzati per la interpretazione di alcuni problemi di biologia epiteliale e forniscono i presupposti per uno studio di citologia funzionale epidermica.

Gli aspetti conclusivi della serie delle ricerche possono essere così riassunti:

a) é possibile considerare la lesione cutanea o mucosa del pemfigo v. cr. come una condizione proliferativo-displastica del tessuto epiteliale germinativo con arresto e disevoluzione dei normali processi differenziativi e riproduttivi dell' elemento cellulare che si presenta caratteristicamente bloccato in fase basofila e atipico per forma e struttura. Il grado di anaplasia e le anomalie morfologiche sono proporzionali alla gravità della forma e alla «altezza» della lesione.

b) la sopravvivenza in vitro di questi elementi espiantati in vari terreni sperimentali consente di assistere alla reversibilità dei caratteri displastici (almeno in parte) e alla possibilità della ripresa evolutiva della cellula verso aspetti morfologici e tintoriali riferibili a quelli dell'epiteliocita in normale evoluzione differenziativa. E' anche possibile dimostrare la evoluzione citotipica dell'elemento basofilo apparentemente indifferenziato in relazione alla sede di espianto, con esito in lamina cornea anucleata per gli elementi provenienti da bolla epidermica, in cellula esfoliativa a nucleo picnotico per quelli provenienti da analoga lesione in sede mucosa.

c) La conservata attività proliferativa dell'elemento acantolitico basofilo é dimostrata dal costituirsi in coltura di caratteristici aggregati cellulari a margini policiclici di aspetto gemmante; lo studio del materiale proveniente da terreni colchicinizzati consente interessanti osservazioni sui meccanismi di riproduzione anomala della cellula epiteliale isolata e consente di chiarire, da un punto di vista morfogenetico, il costituirsi delle cosidette «perle epiteliali», delle cellule a mantello (Schalenkörper) e delle cellule «a castone», condizioni tutte relative ad uno stato di segregazione cellulare.

d) Lo studio vitale in contrasto di fase degli elementi acantolitici, posti in varie condizioni sperimentali, consente di riconoscere nella struttura fibrillare del citoplasma il momento genetico essenziale dei fenomeni biologici studiati e della configurazione statica della cellula; essa inoltre condiziona le modalità del distacco della cellula dal sincizio i cui aspetti dinamici é possibile, con opportuna tecnica, sollecitare e riprodurre direttamente in vitro.

Queste ricerche suggeriscono numerosi raffronti e consentono facili analogie fra la cellula epiteliale, biologicamente e morfologicamente individualizzata dal processo istopatogenetico caratteristico del pemfigo, e talune condizioni proliferativo-displastiche del tessuto emopoietico. I risultati della coltura in vitro permettono ancora una comparazione di carattere biologico fra i due sistemi germinativi — quello midollare (eritropoietico) e quello epiteliale tegumentario — ambedue ad intenso ricambio cellulare ed esitanti nella costituzione di elementi altamente differenziati.

Letteratura.

Mele, V., e P. Nazzaro: Boll. Soc. ital. Ematol. 3, 155 (1955); 3, 159 (1955); 3, 163 (1955). — Mele, V., P. Nazzaro e M. Bani: Boll. Soc. ital. Ematol. 3, 167 (1955). — Mele, V., e P. Nazzaro: Gazz. Int. Med. Chir. 60, 821 (1955). — Mele, V., P. Nazzaro e R. Taddeini: Gazz. Int. Med. Chir. 60, 907 (1955). — Mele, V., P. Nazzaro e F. Petrolillo: Boll. Soc. ital. Ematol. comunic. sez. Roma, seduta del 18, 5 (1955) (in stampa). — Mele, V., e P. Nazzaro: Atti XL Congr. S. I. D. E. S., Napoli sett. 1955, p. 449. — Mele, V., e P. Nazzaro: Boll. S. I. B. S. 31, 9 (1955).

Die hämatologischen Befunde bei der experimentellen thrombocytopenischen Purpura.

Von

Siegfried Witte (Erlangen/Deutschland).

Die hämatologische Untersuchung der durch Antithrombocytenserum hervorgerufenen thrombocytopenischen Purpura der Ratte ergab folgende Resultate: Sinken die Thrombocyten unter die Hälfte der Norm ab, so tritt eine hämorrhagische Diathese auf mit Verlängerung der Blutungszeit, herabgesetzter Capillarresistenz und schweren Blutungen in der Haut und aus den Schleimhäuten. Die Thrombocytopenie kommt durch eine intravasale Agglutination der Blutplättchen zustande. Gleichzeitig werden durch das Antiplättchenserum die Megakaryocyten des Knochenmarks schwer geschädigt. Man findet zuerst eine aplastische Reaktion mit Verminderung oder völligem Fehlen der Riesenzellen und Degenerationsformen. In der Regenerationsphase kommt es zu einer Vermehrung jugendlicher Riesenzellen, zur Vergrößerung ihrer Nucleolen und zu gesteigerter Thrombocytopoese. Ferner vermehren sich auch in der Milz Megakaryocyten. Im peripheren Blut treten blaue Plättchen und Riesenthrombocyten auf als Zeichen der gestörten oder überstürzten Thrombocytenreifung. Unsere Beobachtungen ließen auch eine Schätzung der Reifungszeiten im Riesenzellsystem zu: So fanden wir eine Entwicklungszeit vom Megakaryoblasten bis zum reifen Megakaryocyten von 3—5 Tagen und eine Reifungszeit der Thrombocyten vom Stadium der Cytoplasmafelderung der Riesenzellen bis zum Auftreten im peripheren Blut von ungefähr 1 Tag.

Eine einfache volumetrische Fibrinbestimmung.

Von

F. H. SCHULZ (Leipzig/Deutschland).

Es wird über eine einfache volumetrische Fibrinbestimmung berichtet, die es vor allen Dingen in der Praxis möglich macht, die gesamte differential-diagnostische Skala einer Fibrinbestimmung auszunutzen. Das Prinzip dieser Bestimmung beruht darauf, daß 1 cm³ eines Citratplasmas in einem Nisselröhrchen 10 min auf 56° C erhitzt und anschließend 10 min bei 2000 Umdrehungen in einer Urinzentrifuge zentrifugiert wird. Nach dem Zentrifugieren wird das ausgefallene Hitzefibrin als weißer Niederschlag in der Spitze des Nisselröhrchens sichtbar und die Höhe und damit die Menge des Hitzefibrins kann an den eingravierten Teilstrichen abgelesen werden.

Gewebsthrombokinatische Aktivitätsdifferenzen im menschlichen Blut.

Von

H. A. THIES (Hamburg/Deutschland).

Zur Diagnostik von Koagulopathien, zur Überwachung der Effekte von Cumarin-Derivaten wie seltenen Erden und zur Erkennung bestimmter Leberfunktionen werden Methoden angewandt, bei denen die Koagulationszeit des Blutes durch Zusatz von Gewebsthrombokinasen bestimmt wird. Die Aktivität der Gewebsextrakte ist entscheidend für den Ausfall der Gerinnungszeit. Von jeder Gewebsthrombokinase muß daher vor Gebrauch die Aktivität in der Verdünnungsreihe eines Normalblutes bekannt sein. In den Ausführungen „Thrombokinasestudien" werden die Ursachen für die Aktivitätsdifferenzen verschiedener und gleicher Gewebsthrombokinasen dargelegt. Die Ausstellung der Resultate, die wir nach Auswertung der Extrakte von 150 menschlichen Hirnen, 50 tierischen Hirnen und 25 anderen menschlichen Geweben sowie 8 Handelsthrombokinasen erhielten, illustriert diese Vielzahl der Ursachen.

Osservazioni trombelastografiche sugli eparinoidi sintetici.

Di

P. DE NICOLA e G. M. MAZZETTI (Pavia/Italia).

L'azione degli eparinoidi sintetici sulla coagulazione del sangue è stata studiata per mezzo del metodo trombelastografico. Sono stati presi in considerazione i seguenti preparati, oltre all'eparina naturale e alla beta-eparina: 1) thrombocid; 2) un derivato della sulfomucoitina; 3) un derivato del polivinilalcool; 4) il treburon; 5) il liquoid. Nei grafici sono riprodotti i valori di r (tempo di reazione), di k (tempo di formazione del coagulo), di ma (ampiezza massima).

È significativa la frequente assenza di parallelismo tra effetto anticoagulante in senso stretto (r) e l'azione sulle caratteristiche del coagulo (k, ma), in rapporto con il numero e la funzione delle piastrine. (Da Haematologica, 1955, in corso di stampa).

Elektronenmikroskopische Funktionsmorphologie der Thrombocyten im Ablauf der Blutgerinnung bei einer Familie mit Thrombopathie vom Typus Naegeli[1].

Von
R. MARX und G. KÖPPEL (München/Deutschland).

Anhand von elektronenmikroskopischen Aufnahmen werden die morphologischen Veränderungen von Thrombocyten im zusatzfreien Venenblut in der Zeit von sofort nach der Blutentnahme bis zu 4 Std. danach gezeigt. Es wird versucht, die im Verlauf der Blutgerinnung auftretenden Abweichungen vom Bild der Thrombocyten gerinnungsnormaler Personen zu den quantitativen und qualitativen Ergebnissen der klinischen Untersuchungen, zu den Gerinnungstesten und zur Blutungsanamnese der Patienten in Beziehung zu setzen.

Demonstriert werden hier die Thrombocyten von 2 männlichen und 2 weiblichen Angehörigen einer Familie mit Thrombopathie vom Typus Naegeli — unter anderem gekennzeichnet durch mangelhafte Thrombocytenagglutination, Retraktionsstörung des geronnenen Blutes und das Fehlen von Gelenkblutungen —, von denen ein Mitglied (Sohn H. R.) klinisch als „Abortivfall" bezeichnet werden könnte, während jedoch im Elektronenmikroskop morphologische Abwegigkeiten seiner Thrombocyten zu sehen sind, die in Art und Ausprägung den abartigen Thrombocyten des Vaters am nächsten kommen. Die Tochter I. hat die ausgeprägteste Blutungsdiathese; ihre Thrombocyten weisen dementsprechend auch die größten Abweichungen, grobe morphologische Alterationen auf, die ebenfalls — wenn auch schwächer — bei ihrer Schwester H. vorhanden sind.

Im einzelnen sind folgende Alterationen zu beobachten, die sich in Qualität und Quantität etwa dem Schweregrad des klinischen Befundes entsprechend verhalten und die auf Grund der gefundenen Störung Schlüsse auf die funktionelle Bedeutung morphologischer Befunde erlauben: Mikro- und Makroformen der Thrombocyten, Störungen des Verhältnisses Granulomer: Hyalomer zugunsten des ersteren; — Apseudopodie und Hyperpseudopodie der Plättchen mit verzögerter Ausbreitung und übermäßiger Resistenz gegen die Auflösung (morphologischer Symptomkomplex der klinisch schweren Fälle der beiden Töchter) —; verfrühte Beteiligung des Granulomers an der Ausbreitung mit Störung der Fibrinfixierung sowie verfrühte Thrombocytenauflösung (Komplex der Störungen der klinisch leichten Fälle von Vater und Sohn); — Fehlen von Retraktionszentren, bzw. verspätete Bildung in ungenügender Zahl.

Im Mittelfeld der Ausstellungsfläche befindet sich zum Vergleich eine Anzahl von Aufnahmen von normalen Thrombocyten[2].

---

[1] Die Aufnahmen von pathologischen Thrombocyten stammen aus Untersuchungen, die mit Unterstützung der Deutschen Forschungsgemeinschaft durchgeführt wurden.

[2] Die Aufnahmen der normalen Thrombocyten wurden auf einem Kleinmikroskop hergestellt, das als Versuchs- und Laborgerät von Herrn Priv.-Doz. Dr. E. KINDER gebaut wurde; die Aufnahmen pathologischer Thrombocyten wurden auf einem E. M. 8 von Zeiss-AEG hergestellt.

Die Antithrombinaktivitäten des Plasmas bei Lebererkrankungen und Verschlußikterus[1].

Von

G. Sokal (Louvain/Belgien), F. Schmid und M. H. Hörder
(Freiburg i. Br./Deutschland).

Anhand einer Methode, die ein getrenntes Erfassen der Antithrombinaktivitäten des Plasmas ermöglicht[2], wurden Antithrombin II (Heparin-Antithrombin) und Antithrombin III (progressives Antithrombin) bei Lebererkrankungen und Verschlußikterus untersucht und den klassischen Leberfunktionsproben gegenüber gesetzt.

Antithrombin II wurde nach dem Prinzip der Thrombin-Titration bestimmt. Die Normalwerte lagen zwischen 18 und 22 sec. Für die A.III-Bestimmung wurde defibriniertem Plasma im Überschuß Thrombin zugesetzt und die restliche Thrombinmenge nach einer Stunde Inkubation bestimmt. Der A.III-Wert wurde in Prozent des mittleren Normalwertes ausgedrückt. Dieser Wert lag bei 50 gesunden Kontrollpersonen und bei 40 Krankheitsbilder verschiedentlicher Ätiologie zwischen 85 und 115%.

Das untersuchte Krankheitsgut wurde in 5 Gruppen aufgeteilt:

1. Leichte Hepatitiden (19 Fälle), 2. Mittelschwere Hepatitiden (20 Fälle), 3. Leberdystrophien (3 Fälle), 4. Lebercirrhosen (31 Fälle), 5. Verschlußikterus (12 Fälle). Die Diagnose der drei letzten Gruppen konnte in allen Fällen histologisch oder operativ gesichert werden. Antithrombin II war in der Mehrzahl der Fälle von Leberparenchymschaden erhöht. Eine enge Korrelation der A.II-Werte mit dem klinischen Bild bestand aber nicht. Auch in einigen Fällen von Verschlußikterus war A.II erhöht.

Wenn der Leberparenchymschaden einen gewissen Schweregrad erreichte, war Antithrombin III regelmäßig gesenkt. Die extremsten Werte wurden bei Leberdystrophie oder bei komatösen Zuständen bei Lebercirrhose gefunden. Bei einigen Fällen von Lebercirrhose war A.III gesenkt trotz normaler Labilitätsproben. Auch im Krankheitsverlauf zeigte A.III ein paralleles Verhalten mit dem klinischen Zustand. Es hatte bei Leberparenchymschaden nicht nur einen diagnostischen, sondern auch prognostischen Wert.

Bei allen 12 Fällen von Verschlußikterus zeigte sich eine konstante, oft stark ausgeprägte Erhöhung von Antithrombin III. In diesen Fällen bestand eine Dissoziation zwischen dem gesenkten Quick-Wert und dem erhöhten A.III.

Zusammenfassend stellte die Bestimmung der Antithrombin-Aktivitäten des Plasmas, insbesonders von Antithrombin III, eine wertvolle Ergänzung der Leberdiagnostik dar. Sie erlaubte die Differentialdiagnose zwischen Hepatocellulären und Verschlußikterus. Bei Leberparenchymschaden bestand eine weitgehende Korrelation zwischen der Schwere der Erkrankung und dem gesenkten A.III-Wert.

---

[1] Klin. Wschr. 1955, 934.

[2] Acta haematol. (Basel) 14, 34 (1955).

Der Einfluß von Faktor V auf die Plasma-Thromboplastin-Bildung[1].

Von

M. H. HÖRDER (Freiburg i. Br./Deutschland) und G. SOKAL (Louvain/Belgien).

Zum Studium des Einflusses von Faktor V auf die Plasma-Thromboplastin-bildung wurde ein Parahämophilieplasma, welches praktisch Faktor V-frei war, verwendet, und dieses unter verschiedenen Bedingungen im Thromboplastin-Generation-Test (BIGGS) getestet. In der Versuchsanordnung wurden auch Faktor V-freie Plättchen und ein Faktor V-freies Substrat benutzt.

Es konnte gezeigt werden, daß der Faktor V ein wichtiger Bestandteil für die Bildung eines aktiven Plasmathromboplastins darstellt.

In einem Faktor V-freien System wirkt sich im Thromboplastin-Generation-Test der Faktor V-Gehalt des Substrates auf die Endgerinnungszeit aus. Normalplasma entwickelt unter gleichen Bedingungen eine volle Thromboplastinaktivität.

Hinsichtlich der Interferenz von Faktor V im Substrat auf die Thromboplastinbildung wurde der Schluß gezogen, daß es sich ebenfalls um eine Aktivierung des Thromboplastinkomplexes handelt und nicht um eine Acceleratorenwirkung auf die Prothrombin-Thrombin-Reaktion.

Die Thrombocyten, welche aus dem Parahämophilieplasma gewonnen wurden, zeigten keine Faktor V-Wirkung bei voller thromboplastischer Komponente. Es wurde angenommen, daß der von anderer Seite beschriebene Faktor V-ähnliche Effekt der Thrombocyten auf einer Adsorption von Faktor V aus dem Plasma beruht.

Zur Diagnostik der Blutgerinnungsstörungen.

Von

A. WINTERSTEIN, R. MARBET und R. STRÄSSLE (Basel/Schweiz).

Systematische Darstellung zur Diagnostik der durch den Mangel an einzelnen Gerinnungsfaktoren bedingten hämorrhagischen Diathesen. Es wird ein Analysengang für die Untersuchung einer Blutprobe skizziert, der es erlaubt, den Mangel an Faktor I bis X sowie PTA quantitativ zu erfassen.

Kritische Betrachtung zum Thromboplastin-Generation-Test.

Von

A. WINTERSTEIN, R. MARBET und R. STRÄSSLE (Basel/Schweiz).

Es werden verschiedene Fehlermöglichkeiten bei der Bereitstellung der Reagentien für den Thromboplastin-Generation-Test diskutiert. Die Herstellung geeigneter Reagentien wird beschrieben. Es wird ferner ein Vorschlag zur Herstellung von Standardkurven gemacht, die es ermöglichen, quantitative Angaben über den Gehalt des Blutes an antihämophilen Faktoren zu machen. Schließlich werden Anregungen zur Herstellung eines für die Humantherapie brauchbaren Präparates von antihämophilem Globulin gemacht.

---

[1] Acta haematol. (Basel) 14, 294 (1955).

51*

A Simple Instrumentation for Use in Blood Clotting Determination.
(Technique and Results.)
By
HUB. PEETERS (Brugge/Belgium).

A polyvinyl-sheet, floating on the surface of the waterbath, and in which cups are impressed by hand, is an easy tool in blood coagulation.

For about four years we are using this plastic sheet for the determination of P. T. and Howell time and for Heparin Sensitivity tests.

The preparation of the sheets, the actual performance of the test, and its technical advantages are described. The reliability of the method is proved by the consistency of the results in about 3000 determinations.

Beeinflussung der Cumarinwirkung durch Butazolidin.
Von
F. KOLLER (Zürich/Schweiz).

Anhand von Kurven wird die Beeinflussung der Marcumar-, bzw. Tromexan-Medikation bei Thrombophlebitiden (3 Fälle), Lungeninfarkt (1 Fall) und Morbus BUERGER (1 Fall) durch perorale Butazolidin-Applikation gezeigt. Es ergab sich, daß unter gleichzeitiger Butazolidin-Medikation eine Reduktion der Cumaringabe notwendig wird. Dieses Phänomen wird erklärt durch die Verzögerung der Ausscheidung des Cumarins durch Butazolidin (Retardwirkung). Die Ergebnisse konnten an einem zahlreichen Krankengut bestätigt werden.

Ein neues hochaktives 4-Oxycumarin-Derivat Sintrom (G 23.350).
Von
C. MONTIGEL und R. PULVER (Basel/Schweiz).

Sintrom — 3-(α-[4′Nitrophenyl-]β-acetyläthyl-)4-oxycumarin — wurde auf seine Eignung als Antithromboticum im Tierversuch geprüft.

Sintrom ist in kleinen Dosen wirksam. Seine Aktivität ist rund 40 mal größer als diejenige von Tromexan. Die Toxizität ist gering. Nebenwirkungen und toxische Leberschäden konnten auch in langfristigen Versuchen nicht beobachtet werden.

Gerinnungsphysiologisch zeichnet sich das Präparat durch raschen Wirkungseintritt, eine 24—48 Std. anhaltende Senkung der Gerinnungsvalenz nach Einzeldosen und rasche Erholung aus. Dadurch kann bei chronischer Applikation die Gerinnungsvalenz leicht auf einem konstanten Niveau gehalten werden. Auch nach langfristigen Versuchen und selbst bei Überdosierung zeigt die Gerinnungsvalenz, 24 Std. nach Absetzen des Präparates, steigende Tendenz.

Die Anwendung von Vitamin K_1 als Antagonist kann sich deshalb auf schwere Zwischenfälle, wie sie sich bei ungenügender Kontrolle der Wirkung oder nach massiver Überdosierung ereignen können beschränken. Das dürfte sich in der Praxis als Vorteil erweisen, da die Vitamin K_1-Wirkung die Weiterführung der Therapie mit Cumarinen erschwert.

Klinisch wurde das Präparat bisher in über 2000 Fällen erprobt. Zwischenfälle traten nicht auf. Die Substanz erwies sich als sehr gut verträglich und von hoher Aktivität. Die Gerinnungsvalenz konnte auch bei langer Behandlungsdauer leicht auf einem konstanten Niveau im therapeutischen Bereich gehalten werden.

Colloquium über aktuelle Probleme des Transfusionswesens und der Immunhämatologie.

Colloquium on Current Problems of Blood Transfusion and Immuno-Hematology.

Colloque concernant les problèmes actuels de transfusion et d'immunohématologie.

Colloquio sui problemi attuali della trasfusione e dell' immuno-ematologia.

sous l'égide

de la Société Internationale de Transfusion

dans le cadre

du Vᵉ Congrès Européen d'Hématologie

Président de la Société Internationale de Transfusion:

I. S. RAVDIN (USA).

Sécrétaire général de la Société Internationale de Transfusion:

J. JULLIARD (France).

Médiateur entre la Société Internationale de Transfusion et le Vᵉ Congrès Européen d'Hématologie:

M. MATTHES (Allemagne).

Comité d'organisation des colloques:

J. DAUSSET (Paris)	J. JULLIARD (Boulogne/Seine)
A. EYQUEM (Paris)	J. J. VAN LOGHEM JR. (Amsterdam)
P. GRABAR (Paris)	M. MATTHES (Freiburg i. Br.)
A. HÄSSIG (Bern)	P. MIESCHER (Basel)
L. HOLLÄNDER (Basel)	H. SCHUBOTHE (Freiburg i. Br.)

Redigé par H. SCHUBOTHE

Colloquium 1

Die Transfusionshepatitis.

Vorsitzender: A. Hässig (Bern).

Aktive Teilnehmer:

H. Busch (Hamburg)	G. W. Orth (Frankfurt a. M.)
F. Dittrich (Wien)	H. Peeters (Brügge)
R. Drummond (Cardiff)	H. Reissigl (Innsbruck)
A. Eyquem (Paris)	J. J. van Rood (Leiden)
J. E. O'Hagan (Brisbane)	H. Schultze (Marburg)
H. Isliker (Bern)	J. P. Soulier (Paris)
J. D. James (Edgware)	W. Spielmann (Frankfurt a. M.)
P. Jerina Lah (Belgrad)	G. F. Springer (Philadelphia)
J. Julliard (Paris)	H. F. Stallman (Amsterdam)
H. Kalk (Kassel)	S. Stefanovic (Belgrad)
C. B. Laurell (Malmö)	C. B. V. Walker (Cambridge)
M. Matthes (Freiburg)	F. Wehrli (Locarno)

Nach kurzen einleitenden Bemerkungen über die epidemiologischen Unterschiede der Inoculationshepatitis und der epidemischen Hepatitis stellte der Vorsitzende die Frage nach der Erfassung von Virusträgern unter den Blutspendern zur Diskussion. Als Infektionsquellen kommen nebst klinisch Kranken Inkubations- und Rekonvaleszentenkeimträger sowie abortiv oder überhaupt nicht erkrankte Kontaktkeimträger in Frage. Falls Rekonvaleszentenkeimträger bei der Krankheitsübertragung eine wesentliche Rolle spielen, sollte ein befristeter oder unbefristeter Ausschluß von Spendern mit durchgemachter Hepatitis genügen, um eine Hauptinfektionsquelle abzuriegeln. Die Diskussion drehte sich zunächst um die Frage, ob ein befristeter Ausschluß von Hepatitisrekonvaleszenten genügt, oder ob es vorzuziehen ist, grundsätzlich jeden Spendewilligen der zu irgendeinem Zeitpunkt in seinem Leben eine ikterische Hepatitis durchgemacht hat, von der Blutspende auszuschließen. Soulier (Paris) berichtete, daß in der französischen Blutspendeorganisation eine Karenzzeit von 5 Jahren innegehalten wird. Walker (Cambridge) und James (Edgware) teilten mit, daß in England jeder, der zu irgendeinem Zeitpunkt in seinem Leben einen Ikterus durchgemacht hat, von der Spende ausgeschlossen wird. Busch (Hamburg), Vonkilch (Wien) und Orth (Frankfurt) befürworteten den unbefristeten Ausschluß, wobei der letztere bei Spendermangel eine Karenzzeit von 5 Jahren für die Herstellung von Vollblutkonserven in Erwägung zog und auf die Notwendigkeit des unbefristeten Ausschlusses bei der Herstellung von gepoolten Plasma- und Serumkonserven hinwies. Matthes (Freiburg) wies darauf hin, daß nach seinen Erfahrungen bei Karenzzeiten unter 5 Jahren die Übertragungsgefahr wesentlich höher sei als bei solchen von 5 Jahren und länger. Bei Karenzzeiten von 3 Monaten bis zu 2 Jahren fand er ein Hepatitisrisiko von 13%; bei Karenzzeiten von 2—5 Jahren betrug das Risiko 6,3%, bei Karenzzeiten von 5 Jahren und länger 2,6%. Bei einer Kontrollgruppe mit Spendern ohne Hepatitis in der Vorgeschichte betrug das Risiko 4,3%. Hässig (Bern) berichtete über Untersuchungen von David (Zürich). der bei

92 Empfängern von Vollblut, das von 77 Spendern stammte, die vor 5 Jahren und länger einen Ikterus durchgemacht hatten, keine Inoculationshepatitis feststellen konnte. REISSIGL (Innsbruck) teilte mit, daß er innerhalb einer Spendergruppe, bei der die 5-Jahresgrenze innegehalten wurde, und einer zweiten Gruppe, bei der ein unbefristeter Ausschluß erfolgte, keinen Unterschied bezüglich der Hepatitishäufigkeit beobachten konnte. Allerdings hatte er unter 16000 Transfusionen von Vollblut und flüssigem Plasma ohnehin nie eine Inoculationshepatitis gesehen. HÄSSIG (Bern) teilte mit, daß seit 1952 in der Schweiz sämtliche Spender mit früher durchgemachter Hepatitis von der Spende ausgeschlossen werden. Das Ausmaß des Spenderverlustes in Abhängigkeit von der Dauer der Karenzzeit war in der Schweiz wie folgt: 6 Monate 0,1%, 1 Jahr 0,2%, 2 Jahre 0,4%, 5 Jahre 0,9%, 10 Jahre 3,8%, unbefristeter Ausschluß 8%. VONKILCH (Wien) fand bei 8,7% der freiwilligen Spender eine Gelbsucht in der Anamnese. Nur 2,9% der Berufsspender geben eine Hepatitis in ihrer Anamnese an, was die Vermutung aufkommen läßt, daß ein Teil der Berufsspender aus materiellen Gründen bei der Anamneseerhebung unwahre Angaben macht.

Anschließend stellte der Vorsitzende die Frage der Erfassung von Virusträgern durch Leberfunktionsproben zur Diskussion. BUSCH (Hamburg) fand unter etwa 40000 Spenderblutproben 6 mit einem Serumbilirubingehalt von mehr als 1,5 mg-%. Sämtliche 6 Spender erkrankten wenige Tage nach ihrer Spende an einer Hepatitis. Bei Spendern mit Serumbilirubinwerten von 0,5—1,0 mg-% führte er mehrere Leberfunktionsproben durch, wobei er die Thymoltrübungsreaktion und das WELTMANNsche Koagulationsband als besonders geeignet für die Erfassung von Leberschäden betrachtet. SPRINGER (Philadelphia) teilte mit, daß am Hospital der University of Pennsylvania der quantitative Thymoltrübungstest in der Modifikation nach REINHOLD durchgeführt wird. Nüchterne Spender mit positiver Reaktion werden von der Spende ausgeschlossen. Dieser Test wird in Ermangelung von besserem durchgeführt, obschon in bezug auf die Erfassung von Hepatitisvirusträgern zahlreiche falsch positive und gelegentlich falsch negative Ergebnisse erzielt werden. LAURELL (Malmö) berichtete über Erfahrungen von NOSSLIN. Dieser hat bei 931 Spendern des Blutspendezentrums Malmö Serumbilirubinbestimmungen (JENDRASSIK-GRÓF), Thymoltrübungsreaktionen (MCLAGAN) und Zinksulfatreaktionen (KUNKEL) durchgeführt. Er untersuchte ausschließlich Nüchternblutproben. 5,9% dieser Spender wiesen Serumbilirubinwerte von mehr als 1,19 mg-% auf. 4,5% der Spender hatten Bilirubinwerte von mehr als 1,3 mg-%. Bei 70% der Spender persistierte die Hyperbilirubinämie über Monate. Nur bei 2 Spendern mit Hyperbilirubinämie fand NOSSLIN gleichzeitig eine positive Thymoltrübungs- bzw. Zinksulfatreaktion. Die Gesamtzahl der Spender mit positiver Thymoltrübungsreaktion betrug 5,7%. Hepatitisübertragungen, ausgehend von Spendern mit Hyperbilirubinämie oder positiven Eiweißflockungsreaktionen, waren in den letzten Jahren in Malmö nicht bekannt geworden. HÄSSIG (Bern) berichtete über Untersuchungen von DAVID und WEISS (Zürich). DAVID fand bei 1000 Blutspendern 42 = 4,2 % mit Serumbilirubinwerten von mehr als 1,2 mg-%. 99 = 10,3% von 959 Spendern wiesen eine positive Kephalin-Cholesterinreaktion auf. Zwischen der Hyperbilirubinämie und der positiven Kephalin-Cholesterinreaktion bestand kein Zusammenhang. WEISS fand bei der klinischen Abklärung von 75 Spendern mit einer Hyperbilirubinämie von mehr als

1,2 mg-% 16 Spender mit leichten Leberparenchymschäden, 23 Spender mit geringgradig gesteigerter Hämolyse und 7 Spender bei denen die Leberschädigung und die Hämolyse kombiniert auftraten. Bei den 29 übrigen Spendern war außer der Hyperbilirubinämie kein pathologischer Befund zu erheben. Bei 47 dieser 75 Spender persistierte die Hyperbilirubinämie über Monate, bei den übrigen 28 Spendern handelte es sich um einmalige Befunde. WEISS kontrollierte 76 Empfänger von Hyperbilirubinämiespenderblut über 6 Monate. Er fand 2 Parenchymikteri, wobei in beiden Fällen der epidemiologische Zusammenhang mit den Bluttransfusionen unwahrscheinlich war. VAN ROOD (Leiden) fand unter 1200 Spendern 5% mit einer positiven Thymoltrübungs- und Kephalin-Cholesterinreaktion. Bei einer Umfrage bei Empfängern von Blut, welches von Spendern mit positiven Eiweißflockungsreaktionen stammte und solchen, welche Blut von Spendern erhalten hatten, bei welchen keine Eiweißflockungen durchgeführt worden waren, fand er weder in der einen noch in der anderen Gruppe einen Fall von Inoculationshepatitis. Er ist der Auffassung, daß die erwähnten Eiweißflockungsreaktionen einen viel zu hohen Prozentsatz an unspezifisch positiven Reaktionen aufweisen, um sich in praxi als Suchmethode für die Erfassung von lebergeschädigten Hepatitisvirusträgern zu bewähren. JAMES (Edgware) und PEETERS (Brügge) schlossen sich dieser Auffassung an, wobei der letztere darauf hinwies, daß bei lipämischen Blutproben die Zahl falsch positiver Reaktionen ungebührlich hoch sei. Auch STEFANOVIC (Belgrad) teilte diese Ansicht und berichtete, daß er bei der Mehrzahl von Individuen mit positiven Flockungsreaktionen bei der Leberbiopsie keine Parenchymschäden feststellen konnte. KALK (Kassel) machte den Vorschlag, zu untersuchen ob man durch Kombination von Serumbilirubinbestimmungen und Flockungsreaktionen bei der Erfassung von leberparenchymgeschädigten Virusträgern weiter komme. DRUMMOND (Cardiff) gab abschließend der Meinung Ausdruck, daß der Serumbilirubinbestimmung und den Eiweißflockungsreaktionen bei der Erfassung von Virusträgern nur ein sehr beschränkter Wert beizumessen sei. Seiner Ansicht nach ist erst dann ein entscheidender Fortschritt zu erwarten, wenn der natürliche, nicht iatrogene Ausbreitungsweg der Inoculationshepatitis aufgeklärt worden ist. Bezüglich dieser Frage teilte EYQUEM (Paris) mit, daß er eine Übertragung einer Virushepatitis auf einen Schimpansen beobachten konnte. Ein Schimpanse erhielt zwei Injektionen von Blut eines Laboranten, der 20 bzw. 10 Tage nach den Blutspenden an einer Hepatitis erkrankte. Beim Schimpansen trat die Hepatitis 4—5 Wochen nach der letzten Blutinjektion in Erscheinung. Ein im gleichen Käfig befindlicher Schimpanse erkrankte anschließend ebenfalls an Hepatitis. Es erwies sich als unmöglich, die Krankheit durch intravenöse Injektionen auf cynokephale Affen zu übertragen. SPRINGER (Philadelphia) wies darauf hin, daß die Inoculationshepatitis von Virusträgerinnen intrauterin auf Kinder übertragen werden könne.

Anschließend stellte der Vorsitzende die Frage nach dem Hepatitisrisiko der derzeit in den einzelnen Ländern zur Verfügung stehenden Plasma- und Serumpräparate zur Diskussion. JULLIARD (Paris) fand bei Patienten einer gewissen Klinik die weder Vollblut noch Plasma erhalten hatten, eine Hepatitishäufigkeit von 1,82%. In derselben Klinik betrug die Hepatitishäufigkeit bei Empfängern von je einer Vollblutkonserve 2,27%; bei Empfängern von durchschnittlich 4 Trockenplasmaeinheiten (5 Literpools, 20 Spender) betrug die Hepatitishäufigkeit

2,97%. Das Hepatitisrisiko einer Vollbluttransfusion betrug somit 0,45%, dasjenige von 4 Plasmatransfusionen 1,15%. Im weiteren berichtete er über Untersuchungen, die er mit RAVDIN (Philadelphia) durchgeführt hatte. 100 Einheiten
französisches Trockenplasma, welches aus 100 verschiedenen Pools stammte, wurde
100 Franzosen und 100 Amerikanern verabreicht. In Frankreich wurde kein
Ikterus beobachtet, in den USA hingegen wurden 2 Ikteri (2%) beobachtet. SOULIER
(Paris) fand bei 94 Hämophilen, die insgesamt 3478 Transfusionen, wovon 1553
Mischplasmatransfusionen erhalten hatten, 11 Ikteri. Bei 2 dieser 11 Patienten
bestand ein hämolytischer Ikterus, bei 2 weiteren war der Zusammenhang mit
den vorangegangenen Blut- und Plasmatransfusionen sehr fraglich. Bei 128
gesunden Geschwistern dieser 94 Hämophilen, fand er 7 Ikteri. Er berechnete die
Hepatitishäufigkeit bei den Hämophilen auf 9,5%, bei den Geschwistern auf 5,6%.
Das transfusionsbedingte Hepatitisrisiko betrug somit 3,9%. Bei der Annahme,
daß jeder Hämophile im Mittel 8 Plasmaeinheiten und 22 Vollblutkonserven
erhalten hatte und unter Berücksichtigung der bei der Herstellung von Mischplasma herrschenden Bedingungen, betrug die Zahl der Virusträger unter den
Blutspendern 1:7800. JAMES (Edgware) teilte mit, daß im englischen Blutspendedienst meist getrocknetes Small-Pool-Plasma (8—10 Spender) verwendet werde.
Das Hepatitisrisiko dieses Präparates betrug 1949 1,41%. In den Jahren 1952/53,
nachdem alle Spender, die jemals in ihrem Leben einen Ikterus durchgemacht
hatten, von der Spende ausgeschlossen wurden, betrug die Hepatitishäufigkeit nur
mehr 0,12%. Im selben Zeitraum betrug das Hepatitisrisiko von Kaolin behan-
deltem seitzfiltriertem gelagertem flüssigem Plasma 1,11%. Der Vorsitzende
berichtete über eine briefliche Mitteilung von WALLACE (Glasgow), der das Kaolin-
behandelte filtrierte und während 6 Monaten bei Zimmertemperatur gelagerte
flüssige Plasma, auf Grund seiner jüngsten Erfahrungen als praktisch hepatitissicher betrachtet. Das Verfahren von ALLEN, der unfiltriertes flüssiges Plasma
während 6 Monaten bei 37° C lagert, lehnt WALLACE wegen der Gefahr der bakteriellen Verunreinigung ab. WALKER (Cambridge) benützt ebenfalls Small-Pool-
Trockenplasma, wobei er darauf achtet, daß den Plasmaempfängern nach Möglichkeit Plasma aus ein und demselben Pool verabreicht wird. Bei 5 Fällen von post-
transfusioneller Hepatitis ermittelte er insgesamt 200 Spender, die als Infektionsquelle in Frage kamen. Bei der Rückfrage von weiteren Empfängern dieser 200
Spender fand er keinen einzigen Spender, der mit mehr als einem Ikterus in
Beziehung gebracht werden konnte. Seiner Ansicht nach erklärt sich das negative
Ergebnis seiner Umfrage wie folgt: Entweder schwankt im Laufe der Zeit die
Ansteckungsgefährlichkeit der Virusträger oder ein Großteil der Empfänger verfügt
über eine natürliche oder erworbene Immunität. Im weiteren ist anzunehmen, daß
bei einer großen Zahl von Fällen das Transfusionsgut gar nicht die Quelle der
Infektion darstellt. DITTRICH (Wien), REISSIGL (Innsbruck) und JERINA LAH
(Belgrad) wiesen darauf hin, wie schwierig es ist, im Einzelfall zu entscheiden, ob
eine Spritzen- oder eine Transfusionshepatitis vorliegt. Die letztere berichtete
über eine Umfrage, die unter ihrer Leitung in Belgrad durchgeführt worden war.
Unter 250 Empfängern von 450 Vollblutkonserven fand sie keine Hepatitis. Unter
250 weiteren Empfängern von 680 Vollblutkonserven und 130 Plasmakonserven
fand sie 4 Ikteri, wobei zur gleichen Zeit in derselben Klinik mehrere Fälle von
epidemischer Hepatitis behandelt wurden, so daß die epidemiologische Beurteilung

der Fälle unsicher blieb. Stallman (Amsterdam) teilte mit, daß im Blutspende-
dienst des holländischen Roten Kreuzes derzeit ein UV-bestrahltes Small-Pool-
Trockenplasma hergestellt wird, wobei er das Hepatitisrisiko dieser Präparate als
gering einschätzt. Wehrli (Locarno) betonte den Wert der UV-Bestrahlung.
Diese habe jedoch nur eine sehr geringe Tiefenwirkung und sei nur wirksam bei
Schichtdicken von 0,0005—0,001 mm. Er schäumt deswegen in einer speziellen
Apparatur das Blut und Plasma vor der UV-Bestrahlung mit Sauerstoff auf. Bei
3000 in dieser Weise durchgeführten Konservenbluttransfusionen und bei 600
Plasmatransfusionen beobachtete er keine einzige Hepatitis. Hässig (Bern) wies
demgegenüber darauf hin, daß die UV-Bestrahlung in der heute gebräuchlichen
Dosierung nicht imstande sei, allfällig im Plasma vorhandenes Hepatitisvirus zuverlässig zu inaktivieren. Bis vor kurzem wurde vom Blutspendedienst des
Schweizerischen Roten Kreuzes ein mit der Dillschen Apparatur bestrahltes aus
50—70 Spenderplasmen hergestelltes Mischtrockenplasmapräparat abgegeben.
15 von 270 Patienten, denen 711 Plasmaeinheiten und 610 Vollblutkonserven
verabreicht worden waren, hatten innerhalb von 6 Monaten nach der Transfusion
einen Ikterus durchgemacht. Bei 8 dieser 15 Patienten konnte die Diagnose einer
plasmabedingten Inoculationshepatitis dadurch gestützt werden, da es gelang an
andern Kliniken weitere Empfänger von Plasma derselben Pools ausfindig zu
machen, die nach Ablauf der typischen Inkubationszeit ebenfalls einen Ikterus
durchgemacht hatten. Das Hepatitisrisiko bezogen auf die Zahl der Empfänger
betrug 3%, bezogen auf die Zahl der verabreichten Plasmaeinheiten 1,1%. 3 der
69 untersuchten Plasmapools erwiesen sich als ikterogen. Diese 3 Pools hatten
mindestens 18 Hepatitiden verursacht. 8 dieser 18 Hepatitispatienten waren im
Coma hepaticum verstorben. Auf Grund dieser Umfragen wurde im Blutspendedienst des Schweizerischen Roten Kreuzes die Herstellung von Mischplasma auf-
gegeben. Seit dem 1. 2. 1955 wird nur mehr Einzelspendertrockenplasma in
Packungen zu 250 cm³ hergestellt. Die Ausbeute an isohämolysinfreien universell
verwendbaren Einzelspendertrockenplasmakonserven beträgt 74,7%. Die nicht
universell verwendbaren Plasmakonserven werden zu Albumin, Gammaglobulin
und pasteurisierter Plasmaproteinlösung (PPL nach Nitschmann-Kistler)
weiterverarbeitet. Springer (Philadelphia) teilte mit, daß am University Hospital
von Pennsylvania ebenfalls Einzelspenderplasma verabreicht wird. Dieses wird
gefroren aufbewahrt, was den Vorteil hat, daß die meisten Gerinnungsfaktoren im
Nativzustand erhalten bleiben. Vonkilch (Wien) verwendet kleinste Plasmapools
von 2—2^1/$_2$ Blutkonserven. Das Hepatitisrisiko dieses Präparates beträgt 3,6%.
Diese Zahl entspricht genau dem quantitativen Mischungsverhältnis, da in Wien
das Hepatitisrisiko nach Vollbluttransfusionen 1,8% beträgt. Spielmann
(Frankfurt) stellt seit 1951 Plasma- und Serumkonserven her. Das Plasma wird
durch Mischen von 2—4 Spenderplasmen gewonnen und flüssig bei 4° C gelagert.
Er lehnt die Aufbewahrung bei Zimmertemperatur oder gar 37° C wegen der Gefahr
der bakteriellen Verunreinigung strikte ab. Bei 1200 Plasmatransfusionen wurden
ihm 5 Hepatitiden gemeldet, wobei in 3 Fällen die vorangegangenen Transfusionen
als Infektionsquelle außer Betracht fielen. Orth (Frankfurt) machte auf die Vorteile der Serumkonserve aufmerksam. Diese kann wegen der Möglichkeit der
Entkeimungsfiltration bei Zimmertemperatur praktisch beliebig lange gelagert
werden. Außerdem sei anzunehmen, daß das Hepatitisvirus bei der Gerinnung

vorwiegend am Fibrin hafte und auf diese Weise wenigstens z. T. eliminiert werde. Schultze (Marburg) betonte die Wichtigkeit, die verschiedenen Methoden der Virusinaktivierung im Plasma bzw. Serumeiweißmilieu mit Testviren zu kontrollieren. O'Hagan (Brisbane) teilte mit, daß in Australien Serumkonserven durch Recalcifierung von Citrat- oder Oxalatplasma hergestellt werden. Vor der Abgabe werden diese Konserven mindestens 2 Monate, oft aber bis zu 10 Monate gelagert. Obschon das Hepatitisrisiko dieses Präparates als sehr gering zu bezeichnen sei, werde in Australien die Serumkonserve mehr und mehr durch das als hepatitissicher bekannte Albumin ersetzt. Isliker und Hässig (Bern) berichteten abschließend über das Hepatitisrisiko der verschiedenen Plasmafraktionen. Fibrinogen und Antihämophilieglobulin (Cohns Fraktion I) sowie Thrombin gelten als hepatitisgefährdet, während Albumin und Gammaglobulin als hepatitissicher zu betrachten sind. Beim Gammaglobulin ist die Hepatitissicherheit lediglich für die Alkoholfällungsmethoden (Cohns Methode 6 und 9 und die Methode Nitschmann-Kistler) erwiesen. Mit Cohns Zinkmethode hergestelltes Gammaglobulin erwies sich auf Grund der Untersuchung von Workman und Murray als nicht hepatitissicher.

Colloquium 2.

Zur Technik und Bewertung des Antiglobulintestes[1].

Vorsitzender: L. Holländer, (Basel).

Aktive Teilnehmer:

J. Dausset (Paris	W. Piper (Kiel)
A. Hässig (Bern)	A. Polak (Zagreb)
B. Jankowić (Belgrad)	H. Schubothe (Freiburg i. Br.)
P. Miescher (Basel)	W. Spielmann (Frankfurt a. M.)
S. Moeschlin (Solothurn)	G. F. Springer (Philadelphia)
P. Moureau (Lüttich)	C. Steffen (Wien)
G. W. Orth (Frankfurt a. M.)	Frau I. L. Szyszowicz (Warschau)
H. J. Pettenkofer (Berlin)	K. O. Vorlaender (Bonn)

Für die praktische Durchführung des Antiglobulintestes kommen grundsätzlich zwei verschiedene Verfahren in Frage: Die Röhrchenmethode mit mikroskopischer oder makroskopischer Ablesung bzw. mit Kuppenablesung und die Plattenmethode, bei der eine Coombsserumverdünnungsreihe auf eine Milchglasplatte aufgetropft mit je 1 Tropfen Erythrocytensuspension verrührt, kreisend bewegt und nach 5 min mit bloßem Auge bzw. mit Lupenvergrößerung auf Blutkörperchenagglutinate untersucht wird. Das Für und Wider dieser beiden Methoden wird diskutiert und gegeneinander abgewogen.

---

[1] Für das Colloquium 2 war ursprünglich das Thema „Neuere Techniken zum Nachweis von Antikörpern gegen Blut- und Gewebszellen" unter dem Vorsitz Herrn van Loghems vorgesehen, der jedoch unerwartet erkrankte. Als sein Vertreter übernahm Herr Holländer die Besprechung des obigen Themas, während die Techniken zum Nachweis von Antikörpern gegen Leukocyten, Thrombocyten und Gewebszellen den Colloquien 7, 8 und 9 angegliedert werden.

Herr Moureau führt die Antiglobulinreaktion in Röhrchen aus, die er im Brutschrank inkubiert und anschließend 1 min lang bei 1000 Touren zentrifugiert. Danach gießt er den Inhalt der Röhrchen auf Filtrierpapier aus und erhält dann sehr exakt zu beurteilende Resultate, was er anhand einer Photographie zeigt.

Herr Schubothe sieht in der Einfachheit und Schnelligkeit der Plattenmethode, in der guten Vergleichbarkeit der einzelnen Coombsserumverdünnungsstufen (klare Erfassung von Hemmungszonen) und in der weitgehenden Ausschaltung falsch-positiver Resultate wegen der kurzen Reaktionszeit Vorteile, die ihn veranlassen, dieses Verfahren zu bevorzugen. Er weist darauf hin, daß bei der Kuppenablesung ungleichmäßige Rundungen der Röhrchenböden störend wirken können, beim Aufschütteln des Röhrcheninhalts wiederum keine so gleichmäßige Suspensionen zu erhalten sind wie bei der Plattenmethode. Herr Dausset spricht sich ebenfalls für die Plattenmethode aus. Herr Pettenkofer verwendet sie für den direkten Antiglobulintest, für den indirekten Antiglobulintest dagegen die Röhrchenmethode. Herr Hässig findet, daß, wenn beim Nachweis blutgruppenspezifischer Antikörper die Antiglobulinmethode verwendet wird, wie das z. B. bei den meisten Anti-Fy^a der Fall ist, die Röhrchenmethode wirklich brauchbar ist.

Herr Springer bemerkt, daß die heute in den USA im Handel befindlichen Seren im indirekten Test bereits nach 5 bis 10 min Inkubationszeit wirken. Herr Spielmann bevorzugt die Röhrchenmethode, jedoch mit besonders absorbierten Antiglobulinseren. Den kombinierten Enzym-Antiglobulintest führt er ebenfalls in Röhrchen durch. Er bevorzugt das Verfahren auch deshalb, weil man im Bedarfsfall den modifizierten Globulintest (Globulin-Antiglobulin-Kette) anschließen kann. Wenn der Antiglobulintest auf dem Objektträger durchgeführt wird, soll die Erythrocytensuspension 10% betragen. Frau Szyszowicz berichtet, daß sie nach den Vorschriften Hirszfelds den Antiglobulintest in Röhrchen durchführt, die sie jedoch vor der Ablesung kurz zentrifugiert.

Herr Polak hat aus zahlreichen vergleichenden Untersuchungen den Eindruck gewonnen, daß die Frage Röhrchen oder Platte weniger wichtig ist, empfiehlt jedoch, grundsätzlich mit Coombsserumverdünnungsreihen zu arbeiten und stets Paralleluntersuchungen mit mindestens 2 Antiglobulinseren durchzuführen.

Herr Dausset stellt die Frage zur Diskussion, welche Konzentration der Erythrocyten, welche Reaktionszeit, welche Temperatur und welcher p_H-Wert bei der Sensibilisierung von Testerythrocyten für den indirekten Antiglobulintest zu wählen seien. Herr Schubothe wird aufgefordert, hierzu Stellung zu nehmen. Er teilt mit, daß er mit Testerythrocytenkonzentrationen von 10 vol.-% in der Regel gute und in vergleichenden Untersuchungen fast ebenso kräftige Resultate erzielte wie mit 5%igen oder 1%igen Konzentrationen. Bei Seren mit hohem Titer inkompletter Antikörper bekam er auch mit 20%igen Konzentrationen noch gute Ergebnisse. Herr Dausset bevorzugt 1—2%ige Konzentrationen, vor allem bei Seren mit niedrigem Antikörpertiter. Als Reaktionszeit sind nach vergleichenden Untersuchungen von Schubothe 60 min für die Sensibilisierung meist ausreichend. Bei schwachen Titern sind 120 min empfehlenswert. Die optimale Temperatur für die Bindung inkompletter Isoimmunantikörper und der meisten Wärmeautoantikörper ist 37—40°. Für exakte Analysen von Wärmeamplituden inkompletter Antikörper sollte das Serum vor dem Hinzufügen der Erythrocyten in Wasserbädern verschiedener Wärmegrade vortemperiert werden. Für Routineuntersuchungen ist indessen ein Ansatz bei Zimmertemperatur und ein Einstellen der Röhrchen in den Brutschrank ausreichend. Es ist jedoch zu beachten, daß bei diesem Vorgehen der Röhrcheninhalt sich nur langsam, etwa innerhalb 1 Std. auf 37° erwärmt und Überlagerungen durch inkomplette Kälteantikörper vorkommen können. Zur Sensibilisierung von Erythrocyten mit inkompletten Kälteantikörpern werden die Röhrchen am besten in ein Eiswasserbad gestellt. Der optimale p_H-Wert für die Reaktion der inkompletten Wärmeantikörper mit Testerythrocyten liegt bei etwa p_H 6,5. Deshalb ist eine Ansäuerung des Serums mit 10 vol.-% n/4 HCl zu empfehlen. Derselbe Wert ist zur Erfassung der indirekten Antiglobulinreaktion in Seren mit hohen Titern kompletter Kälteagglutinine und in Seren von syphilitischer Kältehämoglobinurie geeignet. Normale inkomplette Kälteantikörper (Anti-H) werden besser im nicht angesäuerten Serum (etwa p_H 8) erfaßt.

Die nächste Frage gilt der Herstellung von Antiglobulinseren. Zunächst schildert Herr MIESCHER seine Erfahrungen. Er immunisiert Kaninchen mit menschlichem 0-Serum, dem FREUNDsches Adjuvans zugesetzt ist. Er hält Mindesttiter von 1:8000—1:16000 für erforderlich. Die Absorption des Blutserums erfolgt zweimal kurz in der Kälte.

Herr HÄSSIG verwendet ebenfalls 0-Serum zur Immunisierung seiner Kaninchen. Es ist wichtig, eine größere Zahl von Tieren gleichzeitig zu immunisieren, da die Bereitschaft zur Antikörperbildung individuell sehr verschieden ist. Herr DAUSSET weiß, daß Dr. LACAZE durch zweimalige Injektion ein gutes Antiglobulinserum gewinnt. Das Serum wird nicht absorbiert.

Herr HÄSSIG erwähnt, daß er nur Seren abgibt, die ein Zonenphänomen zeigen. damit der Titer eingestellt werden kann. Das Zentrallaboratorium des Schweizerischen Roten Kreuzes gibt nur konzentrierte Seren ab. (Kommerziell vertriebene Seren sind z. T. verdünnt. Dies sollte durch Angabe der Verdünnung auf der Beschriftung des Fläschchens kenntlich gemacht werden.) Die Absorption des Antiglobulinserums erfolgt mit A-, B- und 0-Erythrocyten, und zwar höchstens zweimal.

Herr PETTENKOFER führt eine Vorimmunisierung seiner Kaninchen mit Speichel von 0-Nichtausscheidern durch. Er fand, daß Speichel von Pferden und Rindern die gleiche Wirkung hat.

Herr JANKOVIĆ hält es für erforderlich, daß die Coombsseren auch mit trypsinisierten Erythrocyten absorbiert werden. Er fand, daß Seren welche nur mit A-, B- und 0-Erythrocyten absorbiert worden waren, noch mit trypsinisierten Erythrocyten der genannten Gruppen reagierten.

Herr ORTH teilt mit, daß das Zonenphänomen bei Antiglobulinseren durch Zusatz von 16%igem menschlichem Gammaglobulin beseitigt werden kann und dadurch schwache Reaktionsausfälle bei der Objektträgermethode verstärkt werden können. Die Antiglobulinseren sind bei Mischung mehrerer Seren von verschiedenen Kaninchen besser wirksam. Er vertritt die Ansicht, daß für Routineuntersuchungen in kleineren Krankenhäusern zum Nachweis blutgruppenspezifischer Antikörper verdünnte Antiglobulinseren abgegeben werden sollten.

Herr SCHUBOTHE meint, daß verdünnte Antiglobulinseren schlecht haltbar seien und hält die Herstellung einer „gebrauchsfertigen" Verdünnung auch in kleineren Laboratorien für nicht schwierig.

Anschließend wird die Frage der falschpositiven Antiglobulinteste zur Diskussion gestellt. Herr Hässig ist der Auffassung, daß die schwach positiven Antiglobulinreaktionen, die man gelegentlich bei Patienten mit Malignomen beobachtet, am ehesten darauf beruhen, daß die Erythrocyten eine tumortoxische Schädigung aufweisen und dadurch unspezifisch Serumeiweiß an der Oberfläche fixieren, das beim Waschprozeß nicht entfernt werden kann. In gleicher Weise interpretiert er den positiven Coombstest bei der Polyagglutinabilität. Herr Schubothe wirft die Frage auf, ob in solchen Fällen möglicherweise erythrocyteneigene Proteinmoleküle freigelegt werden und infolge einer Antigengemeinschaft mit Plasmaeiweißkörpern zu falschpositiven Reaktionen führen können. Herr Springer weist auf den positiven Antiglobulintest bei Tieren hin, die mit Phenylhydrazin behandelt wurden. Herr Moureau erwähnt 2 Fälle, in denen das Serum von Frauen, welche wiederholt Kinder mit Morbus haemolyticus neonatorum verloren hatten, einen negativen indirekten Coombstest ergab, der jedoch positiv wurde, wenn ein mit gleichen Teilen Dextran verdünntes Coombsserum verwendet wurde.

Herr Piper äußert sich zur Frage des falschpositiven Coombstestes: Normale menschliche Erythrocyten lassen sich auch auf folgende Weise so verändern, daß sie durch das Coombsserum agglutiniert werden: 1. Gewaschene Erythrocyten wurden in 5,4%iger Glucoselösung, die einige mg-% Humanalbumin oder Human-Gammaglobulin enthielt, verschieden lange bei Zimmertemperatur inkubiert, danach fünfmal mit 0,9%iger Kochsalzlösung gewaschen und schließlich im direkten Coombstest geprüft. Nach Inkubationszeiten von 10—15 min fiel der Coombstest negativ aus. Nach einstündiger Inkubation der Zellen in der albumin- wie in der gammaglobulinhaltigen Glucoselösung war der Coombstest dagegen positiv, bis zu Titerwerten von 1:32. Man muß annehmen, daß in diesem größeren Zeitraum entweder ein Teil der Proteine irreversibel an die Zelle fixiert wird oder daß Veränderungen der Zellstruktur eintreten, die dem Coombsserum eine Angriffsmöglichkeit bieten. 2. Normale menschliche Erythrocyten reagierten nach Behandlung mit Receptor Destroying Encyme (RDE) im direkten Coombstest bis zu einem Titer von 1:32 positiv. Mit verschiedenen menschlichen Normalseren konnten sie dagegen entweder gar nicht oder höchstens bis zu einer Serumverdünnung von 1:4 agglutiniert werden. Über die bekannte Panaktivität hinaus, zeigen also die mit RDE behandelten Erythrocyten eine stärkere Reaktion mit dem Coombsserum. Es erscheint möglich, daß dies auf der Freilegung bestimmter Proteinstrukturen der Erythrocytenmembran durch das RDE beruht.

Abschließend erörtert der Vorsitzende noch die Methode des modifizierten Antiglobulintestes und schildert seine Wirkung auf nicht agglutinable Rindererythrocyten sowie seine Anwendung bei der Abklärung hämolytischer Krankheitsbilder. In einem mit Herrn Miescher beobachteten Fall fand sich bei einem sonst gesunden Studenten mit einer Hypersplenie ein positiv modifizierter Antiglobulintest. Die Lebensdauer transfundierter Erythrocyten nach der Radiochrommethode war jedoch normal.

Der Vorsitzende schließt das Colloquium, indem er die Diskussionspunkte zusammenfaßt und die einzelnen Meinungen gegeneinander abwägt und koordiniert.

Colloquium 3.

Sensibilisierung gegen Plasmaproteine.

Vorsitzender: A. Hässig (Bern).

Aktive Teilnehmer:

E. Deutsch (Wien)	P. Miescher (Basel)
R. Drummond (Cardiff)	W. Spielmann (Frankfurt a. M.)
A. Eyquem (Paris	C. B. V. Walker (Cambridge)
L. Holländer (Basel)	H. Wigand (Bad Münster a. St.)
J. D. James (Edgware)	

Einleitend gab der Vorsitzende eine kurze Übersicht über die Einteilung der nicht hämolytischen Transfusionsreaktionen. Diese werden entsprechend der klinischen Manifestationsform in zwei Hauptgruppen, die Pyrogenreaktion (Fieberreaktion) und die allergische Reaktion unterteilt. Die übrigen anhämolytischen Transfusionsreaktionen stehen gegenüber der pyrogenen und allergischen Reaktion zahlenmäßig weit im Hintergrund.

Bei den Fieberreaktionen liegt die Ursache entweder beim Transfusionsgut bzw. den Transfusionsgeräten oder beim Empfänger. Die Fieberreaktionen mit exogener Ursache beruhen auf einer Verunreinigung des Transfusionsgutes oder der Geräte mit Bakterien oder Pyrogenen bakterieller Herkunft. Als weitere Ursache ist die Bildung von pyrogen wirksamen Abbauprodukten nicht-bakterieller Herkunft in Betracht zu ziehen. In Fällen bei denen die Fieberreaktion auf einer besonderen Überempfindlichkeit des Empfängers beruht, wird dasselbe Transfusionsgut von anderen Empfängern reaktionslos vertragen. Der Begriff *Plasmatransfusionsreaktion* wurde 1950 von Dameshek für Fälle reserviert, bei denen die Ursache der Fieberreaktion in einer besonderen Empfindlichkeit der Empfänger zu suchen ist.

Nach diesen einleitenden Bemerkungen stellte der Vorsitzende die Frage zur Diskussion, ob die Plasmatransfusionsreaktion auf einer Antigen-Antikörperreaktion beruhe, oder nicht. Zu dieser Frage teilten Holländer und Miescher (Basel) sowie Eyquem (Paris) folgendes mit: Bei einem 7jährigen Knaben mit aplastischer Anämie entwickelte sich nach über 100 vorangegangenen Vollbluttransfusionen eine ausgesprochene Plasmaüberempfindlichkeit. Es war nur mehr möglich plasmafrei gewaschene Erythrocyten reaktionsfrei zu übertragen. Der Plasmaprovokationstest nach Dameshek war schwach positiv. Im Serum fanden sich Isoantikörper gegen Leukocyten. Eyquem gelang es in diesem Serum mit der passiven Hämagglutination niedertitrige Ant gammaglobulinantikörper nachzuweisen. Nach Wigand (Bad Münster a. St.) liegt der Schlüssel zum Verständnis sowohl der Fieber- als auch der allergischen Reaktionen in der Kenntnis des biologischen Wirkungsmechanismus der ungestörten Transfusion. Er fand in

$^2/_3$ aller Transfusionen eine „Alarmreaktion", gekennzeichnet durch eine mehr oder minder ausgeprägte Leukocytose, Vermehrung der Segmentkernigen, Abnahme der Lymphocyten und Sturz der Eosinophilen. Beim restlichen Drittel der Fälle beobachtete er eine allergische Reaktion mit Zunahme der Eosinophilen bei geringer Leukocytose. Eiweißunverträglichkeiten beruhen nach WIGAND auf zellständig ablaufenden Antigen-Antikörperreaktionen. Es handelt sich dabei um eine primär vorhandene Allergie gegen bestimmte Fremdseren. Er fand bei 22% aller untersuchten Personen positive Hautreaktionen gegen einzelne oder alle Fremdseren. Die Prüfung erfolgte durch intracutane Injektion von 0,05 cm³ 1:10 verdünntem Serum. Die Differenz zwischen der Seltenheit einer klinisch manifesten Eiweißunverträglichkeit und der hohen Zahl von positiven Hautreaktionen erklärt sich nach WIGAND zwanglos dadurch, daß nur ein geringer Teil der Störungen die klinische Manifestationsschwelle überschreitet.

Anschließend stellte der Vorsitzende die Frage nach der unterschiedlichen Häufigkeit von Plasmatransfusionsreaktionen bei gewissen Krankheitsgruppen zur Diskussion. DRUMMOND (Cardiff), JAMES (Edgware), WALKER (Cambridge) sowie HOLLÄNDER (Basel) betonten die Sonderstellung der paroxysmalen nächtlichen Hämoglobinurie. Bei dieser Krankheit wird bei fast jeder Vollbluttransfusion eine mehr oder minder schwere Plasmatransfusionsreaktion nebst einer Lyse der Patientenerythrocyten beobachtet. Die Frage, ob die Lyse der Patientenerythrocyten bei dieser Krankheit allein auf der Zufuhr von Properdin beruht, bedarf noch weiterer Bearbeitung. WIGAND (Bad Münster a. St.) und HÄSSIG (Bern) wiesen darauf hin, daß bei Anämien der verschiedensten Genese nach Vollblut- und Plasmatransfusionen gehäuft Fieberreaktionen beobachtet werden. Bei Malignompatienten fanden sie keine erhöhte Reaktionshäufigkeit. SPIELMANN (Frankfurt a. M.) hingegen beobachtete bei Tumorträgern nach Vollbluttransfusionen eine gegenüber der Norm signifikant erhöhte Zahl von Fieberreaktionen.

Abschließend stellte der Vorsitzende das Problem der Iso- und Autoimmunisierung gegen Plasmaproteine zur Diskussion. DEUTSCH (Wien) gab zu dieser Fragestellung einen Überblick über die sog. Hemmkörperhämophilien. Die Gerinnungsstörung bei diesem Syndrom beruht auf der Anwesenheit von zirkulierenden Anticoagulantien mit Antikörpercharakter. Die Spezifität dieser Antikörper richtet sich gegen einen der Gerinnungsfaktoren der Vorphase (Faktor VIII, IX, Plättchenfaktor 3, Gesamtplasmakinase). Ein Teil der Fälle beruht auf Isoimmunisierungen, indem z. B. Hämophile denen der Faktor VIII oder IX fehlt, posttransfusionell Antikörper gegen den jeweils fehlenden Gerinnungsfaktor bilden. Eine derartige Antikörperbildung ist nicht auf die Erkrankungen der Vorphase beschränkt, sondern ist bei jeder hämorrhagischen Diathese möglich (Anticonvertin, Antifibrinogen, Immunoantithrombin). In anderen Fällen, meistens bei Patienten mit Dys- oder Paraproteinämien handelt es sich um Autoimmunisierungen mit Bildung von Autoantikörpern gegen einen der erwähnten Gerinnungsfaktoren. Da diese Erkrankungen nicht auf die Vorphase der Gerinnung beschränkt sind, sind sie in ihrer Gesamtheit wohl besser als „Immunocoagulopathien" zu bezeichnen, und als solche den Immunothrombopenien zur Seite zu stellen.

Colloque 4.

Immunochimie des Anticorps[1].

Par

P. Grabar (Paris/France).

Il serait vain de tenter d'exposer rapidement l'ensemble de nos connaissances sur les anticorps. Il serait, d'ailleurs, inutile d'envisager ici les faits connus de tous. Je me propose, par contre, de me limiter à deux problèmes qui me paraissent dignes d'attention: 1. la définition des anticorps et 2. leur hétérogénéité.

1. Définition.

En sciences, on aime commencer un exposé par une définition. En parlant d'anticorps, on se heurte immédiatement à la difficulté de trouver une bonne définition.

Historiquement, la notion d'anticorps est liée à des maladies infectieuses, d'où l'idée que la formation d'anticorps est un mécanisme spécial de défense. Or on sait que, même à la suite de maladies infectieuses, beaucoup d'anticorps ne sont que des «témoins du passage d'un microbe» dans l'organisme et que certains seulement ont un effet protecteur; on sait aussi que l'on peut provoquer la formation d'anticorps envers des substances qui n'ont rien à voir avec des bactéries et qui peuvent être dépourvues de toute propriété nocive; on sait enfin que la présence d'anticorps peut avoir des conséquences nocives (iso-immunisation, allergie, etc.). L'idée d'un mécanisme spécial de défense est donc à rejeter. Nous pensons qu'il faut plutôt envisager le mécanisme de formation des anticorps, comme un cas particulier d'un mécanisme physiologique général de synthèse de globulines adaptées plus ou moins spécifiquement à la fixation ou au transfert de diverses substances, telles que produits du métabolisme ou de dégradation cellulaire, hormones, substances minérales, etc. Ce n'est évidemment qu'une hypothèse, mais un assez grand nombre d'arguments peut être invoqué pour l'étayer.

Parmi ces arguments figure le fait qu'il a été impossible jusqu'à présent de trouver une propriété physique, chimique ou immunologique (en tant que structure antigénique) qui permettrait de distinguer un anticorps des globulines d'un sérum normal. La seule différence est qu'un anticorps réagit avec l'antigène homologue. Cependant, les «globulines-transporteurs» semblent également posséder une certaine spécificité.

Nous avons pu constater, en effet, en utilisant une méthode de mise en évidence d'anticorps, l'hémagglutination passive, l'existence de réactions assez spécifiques entre des globulines de sérums «normaux» et certaines substances macromoléculaires.

Il en résulte qu'il serait difficile de définir les anticorps par le fait qu'ils donnent une réaction spécifique.

On pourrait tenter de limiter la dénomination d'anticorps aux seuls globulines qui apparaissent à la suite d'une infection ou de l'introduction parentérale d'un antigène. C'est à une telle conclusion qu'est arrivé récemment Boyd et il propose

[1] Réferat et discussion libre.

le nom de «lectines» (du verbe latin legere = fixer) à toutes les substances qui donnent des réactions semblables à celles des anticorps.

Mais là encore on se heurte à des difficultés, car on est obligé de définir le terme d'antigène. Prenons un exemple, tiré d'un travail de Reuben Kahn: lorsqu'on injecte de l'huile à des lapins, on augmente très fortement la positivité du sérum de ces animaux à la réaction de Kahn. Or, il est très généralement admis que l'huile n'est pas antigénique. Il semble donc plus logique d'admettre qu'il s'agit non pas de l'apparition d'anticorps, mais d'une augmentation des «globulines-transporteurs de lipides». Cette augmentation est la suite de «l'introduction parentérale» d'une substance que nous considérons comme non antigénique, et nous sommes obligés, comme nous venons de le dire, de trouver une définition du terme antigène, ce qui n'est pas aisé.

En effet, nos connaissances actuelles ne permettent pas encore de relier l'antigénicité à une composition chimique définie ou à une propriété physique particulière.

Classiquement, on a admis qu'une substance pour être antigénique doit être exogène, c'est-à-dire étrangère à l'organisme. Mais on sait depuis longtemps que les spermatozoïdes et les protéines du cristallin de l'oeil sont antigéniques, bien qu'endogènes[1]. On peut donc se demander si d'autres substances endogènes le sont aussi. Cette question est devenue d'actualité au cours de ces dernières années. En effet, plusieurs auteurs, dont nous-mêmes, ont été amenés à admettre l'existence d'auto-anticorps, c'est-à-dire d'anticorps envers des substances présentes normalement dans le même organisme.

C'est ainsi que les auto-hémagglutinines réagissent, aussi bien avec des érythrocytes de sujets normaux qu'avec les propres globules rouges du malade. Les leucoprécipitines qu'on trouve chez certains leucémiques donnent une réaction de précipitation nette avec des extraits de leucocytes normaux (Séligmann, Grabar et J. Bernard). Le sérum de certains malades réagit avec des particules inertes sensibilisées par un extrait d'un tissu normal (Vorlaender). Citons encore les observations d'Aschkénasy qui a trouvé que le sérum de divers malades atteints d'affections pulmonaires donnent des précipitations avec des extraits de poumon, et le travail de Björneboe, Krag et Lundquist qui ont trouvé des faits analogues avec les sérums de sujets ayant une atteinte hépatique et des extraits de foie. Dans certains cas, où l'on soupçonne l'intervention de phénomènes immunologiques (encéphalo-myélites expérimentales), s'il n'a pas été possible de mettre en évidence des auto-anticorps dans le sang circulant, on ne doit pas s'en étonner, car ils pourraient être absorbés par les constituants tissulaires homologues, c'est-à-dire les «antigènes endogènes», si ces derniers leur sont accessibles.

En inversant le problème, on peut arriver à se demander si la règle qu'un antigène doit être exogène n'est pas due simplement au fait de la difficulté de mise en évidence d'anticorps envers un constituant endogène pour la simple raison que de tels anticorps devraient être fixés par ce constituant présent dans l'organisme.

Et enfin, permettez-moi d'évoquer le cas le plus familier aux hématologistes, cas où la définition des anticorps est encore en défaut, celui des iso-agglutinines

---

[1] Le sérum des vipères adultes contient des antitoxines envers leur venin; les jeunes vipères, par contre, ne sont pas protégées (P. Boquet).

normales. Nous sommes ici en présence de substances, qui sont des γ-globulines, comme les anticorps classiques, qui donnent une réaction d'hémagglutination qui semble identique à une réaction classique antigène-anticorps. Les substances responsables, les agglutinogènes des G. R. sont antigéniques en soi, car leur injection provoque chez des animaux la formation d'anticorps qui réagissent comme les iso-agglutinines. De plus, on peut hyperimminiser un sujet, ayant par exemple des iso-agglutinines anti-A, envers des érythrocytes de ce groupe sanguin. Or, on sait parfaitement que les iso-agglutinines naturelles, de même d'ailleurs que les hétéroagglutinines normales, sont d'origine génétique et qu'il n'y a pas eu d'injection ou de pénétration d'antigène pour expliquer leur formation.

Ainsi, il existe des faits, dont nous avons cité quelques exemples, qui mettent en défaut les notions généralement admises sur les anticorps. On ne peut définir les anticorps ni comme des substances de défense, ni par leur apparition comme suite à une introduction parentérale d'un antigène. On ne peut non plus pour les définir se référer à une définition précise des antigènes, ni s'appuyer sur le fait qu'ils donnent une réaction caractéristique et spécifique avec ces antigènes.

N'étant pas en mesure de proposer une définition satisfaisante nouvelle, nous pensons que tant qu'on n'aura pas de connaissances plus précises sur la structure intime des anticorps, sur leur mode de formation, c'est-à-dire sur leur synthèse, comme d'ailleurs sur la biosynthèse des protéines en général, il est plus commode d'élargir la manière actuelle d'envisager le terme «anticorps», et de prendre en considération l'hypothèse que nous avons mentionnée au début de cet exposé, à savoir qu'il existe un mécanisme physiologique général de synthèse de globulines dont le rôle est de fixer, plus ou moins spécifiquement et, éventuellement de transporter, diverses substances. Ces substances peuvent être soit des produits du métabolisme, des hormones, des vitamines, des métaux, etc.; soit des produits de destruction cellulaire, soit des produits étrangers ayant pénétré dans l'organisme, accidentellement (par la respiration, par des blessures, etc.), ou intentionellement (injections vaccinales ou expérimentales), ou par suite d'une maladie infectieuse.

Cette hypothèse n'explique peut-être pas tous les faits, et pour certains cas on est obligé de faire appel à des hypothèses subsidiaires (cas des iso-hémagglutinines), mais à notre avis elle facilite la compréhension ou l'interprétation de la plupart des observations qui ne pouvaient l'être sur la base des définitions immunologiques classiques.

2. Hetérogénéité.

Le deuxième aspect des anticorps que je me permets d'envisager, est leur hétérogénéité ou multiplicité, même lorsqu'il s'agit d'anticorps envers une substance pure et bien définie. En d'autres mots, lorsqu'on injecte à un animal un antigène chimiquement pur et homogène, on voit apparaître chez l'animal injecté, non pas un anticorps, mais une série de substances capables de réagir avec l'antigène. Cette hétérogénéité des anticorps présente des aspects differents, dont certains peuvent s'expliquer par des observations récentes.

Nous n'insisterons pas sur la question, souvent oubliée par les auteurs, de la sensibilité différente des diverses méthodes que l'on peut utiliser pour la mise en évidence des anticorps. On sait maintenant que certaines méthodes peuvent être mille fois plus sensibles que d'autres, par exemple l'hémagglutination passive par

rapport à la précipitation spécifique (Borduas et Grabar). Et lorsqu'on examine un sérum par deux techniques différentes et que l'on trouve des titres
différents, cela peut, dans certains cas, s'expliquer par les différences de sensibilité
des deux techniques. Mais le plus souvent la cause en est l'hétérogénéité des anticorps. Deux aspects de cette hétérogénéité peuvent être envisagés: a) réactivités
différentes et b) groupements spécifiques correspondants à des «motifs antigéniques» variés.

a) Sous le terme de réactivité, nous classons les manifestations des anticorps
que l'on observe par différentes techniques. Prenons, par exemple, la réaction de
précipitation spécifique. L'étude quantitative (Heidelberger, Kabat, Pappenheimer) de cette réaction a montré qu'une partie des anticorps, même dans la zone
d'équivalence ne donne pas de complexes antigène-anticorps insolubles, mais que
ces complexes peuvent parfois être entraînés dans le précipité spécifique. Des
études quantitatives récentes, faites par Burtin dans notre service sur le système
sérumalbumine humaine-anticorps de Cheval homologue, ont permis de constater
que même dans la zone d'équivalence une très importance partie (jusqu'à 30%)
de l'antigène se trouve sous forme de complexes antigène-anticorps solubles et non
entraînables par le précipité specifique.

Un autre cas, connu de tous, est celui des hémagglutinines-anti-Rh: on trouve
souvent des agglutinines qui se fixent bien sur les érythrocytes, mais ne provoquent pas d'agglutination; on met en évidence leur fixation par voie indirecte, en
utilisant la méthode de Coombs.

Citons encore les expériences de Kuhns et Pappenheimer sur les antitoxines
diphtériques chez l'Homme. Chez des sujets différents ils trouvent, et ceci à titre
antitoxique égal, soit des antitoxines précipitantes, mais ne sensibilisant pas à une
réaction cutanée, soit des antitoxines ne donnant pas de précipitation spécifique
mais sensibilisantes, soit un mélange des deux.

On sait, enfin, que dans les cas d'allergie, on peut trouver aussi deux catégories
d'anticorps envers le même antigène: les uns donnant la réaction de Prausnitz-
Küstner, mais non précipitants et ayant une mobilité électrophorétique de l'ordre
de celle des β-globulines, les autres, qui apparaissent lors du traitement de dé-
sensibilisation et qui sont des γ-globulines lentes (Loveless; Cooke, Menzel
et coll.).

Divers auteurs ont tenté de désigner par des noms spéciaux tels que anticorps
mono- et di-valents; précipitants et non precipitants; agglutinants et non agglutinants; agglutinoïdes, agloïdes, anticorps bloquants, sensibilisants, etc., tous ces
différents cas. Malheureusement, certains noms, par exemple anticorps bloquants,
sont utilisés dans des sens différents, par les hématologistes et les allergologues.
D'autre part, il nous semble prématuré d'employer des noms particuliers pour
désigner des cas où la sensibilité de la méthode est peut-être seule en cause. Disons,
enfin, qu'il n'est pas exclu, à priori, qu'il s'agisse non pas de groupes définis ou
nettement différenciés les uns des autres, mais d'une série plus ou moins ininter-
rompue de protéines qui toutes peuvent réagir avec l'antigène, cette réaction
allant depuis une juxtaposition lâche jusqu'à des combinaisons très solides.

Nous ne tenterons pas d'examiner ici les possibilités théoriques des réactions
entre une protéine (anticorps) et divers antigènes (protéines ou polyosides, par
exemple), nous nous limiterons à un seul exemple, celui de la précipitation spéci-

fique d'un antigène protéique. Il est évident que le complexe antigène-anticorps devient insoluble comme suite à la disparition, au blocâge, d'un nombre suffisant des groupements qui maintiennent normalement ces protéines en solution. Nous savons depuis les travaux de LANDSTEINER et de HAUROWITZ sur les antigènes artificiels que les groupements polaires sont plus antigéniques que les non polaires, mais que ces derniers présentent également une spécificité définie. On est donc en droit d'admettre que selon que le «motif antigénique» (nous désignons par ce terme l'ensemble structural de la partie de la molécule d'antigène qui réagit avec l'anticorps) comporte ou non des groupements polaires, le blocage de ces groupements par l'anticorps (ou inversement) aura des répercussions différentes sur la solubilité du complexe formé.

b) Ces considérations nous amènent à envisager maintenant l'autre aspect de l'hétérogénéité des anticorps, celui qui est dû à des spécificités correspondant à des «motifs antigéniques» variés. Cette hétérogénéité est admise depuis longtemps déjà et on cite comme exemple les observations sur des réactions croisées: une partie des anticorps réagit avec l'antigène hétérologue, l'autre ne réagissant qu'avec l'antigène homologue. Lorsqu'on étudie une série d'antigènes analogues (Ovalbumines de divers oiseaux; sérumalbumines de divers mammifères) on se rend compte qu'il y a toute une série d'anticorps ayant des spécificités non-identiques. L'étude immunochimique de la plaqualbumine a permis d'obtenir des renseignements complémentaires. La plaqualbumine prend naissance lorsqu'on fait agir une protéase du Subtilis sur l'Ovalbumine; cette transformation correspond à un clivage de quelques 6 à 8 acides aminés (LINDERSTRØM-LANG et OTTESEN). En examinant ces deux protéines par un sérum de Lapin anti-Ovalbumine on constate qu'une partie des anticorps ne réagit qu'avec l'Ovalbumine, tandis qu'un sérum anti-plaqualbumine réagit d'une façon identique avec les deux protéines (M. KAMINSKI et P. GRABAR). Ces faits prouvent que l'ensemble de la molécule d'Ovalbumine n'est pas touchée par la protéase, mais que le clivage des quelques acides aminés a suffi pour que certains des anticorps ne puissent plus réagir. Ces quelques acides aminés correspondent donc à un certain «motif antigénique» de l'Ovalbumine.

On pouvait se demander si le «motif antigénique» d'une molécule protéique correspond à son ensemble structural ou bien à une ou plusieurs parties différentes de la molécule. Des expériences récentes de CLAUDE LAPRESLE, faites dans notre service, justifient la dernière de ces possibilités. En étudiant l'action d'une protéase endocellulaire splénique, LAPRESLE a trouvé en utilisant les méthodes immunochimique et immuno-électrophorétique, qu'aux stades initiaux de la protéolyse de la sérumalbumine humaine il y a apparition de trois produits ayant des mobilités électrophorétiques et des spécificités distinctes. Le sérum de Lapin antisérumalbumine humaine donne dans la plaque de gélose de la technique immunoélectrophorétique trois bandes distinctes de précipité spécifique et les produits de digestion protéolytique épuisent ce sérum envers la sérumalbumine initiale. On peut en conclure que cette protéine a été clivée en trois produits, que chaque produit possède un «motif antigénique» différent et que dans l'immunsérum il y avait au moins trois sortes d'anticorps ayant des spécificités différentes. En d'autres mots, une molécule d'antigène peut posséder plusieurs «motifs antigéniques» situés dans des parties différentes de la molécule, et, par conséquent, lorsqu'un tel antigène est injecté à un animal il y aura formation de plusieurs anti-corps ayant des spécificités différentes.

Cette hétérogénéité des anticorps présents dans un immunsérum envers un antigène pur, pourrait expliquer, au moins en partie, les différences de réactivité des anticorps dont nous avons déjà parlé. En effet, suivant les groupements en cause dans les divers «motifs antigéniques», on peut s'attendre à observer des effets différants. Mais pour pouvoir dégager des conclusions précises, il faudrait des renseignements supplémentaires qu'on ne possède pas encore.

Nous espérons que les considérations que nous avons exposées pourrons servir comme point de départ pour des discussions utiles.

Discussion au Colloque 4.

Par

J. M. Fine (Paris/France).

Fine, Faure, Saint-Paul, Eyquem et Grabar[1] ont étudié la localisation des iso- et auto-hémagglutinines dans les différentes fractions du sérum humain en utilisant la méthode immuno-électrophorétique de Grabar et Williams. Cette technique met en jeu, d'une part l'électrophorèse du sérum en milieu gélifié, et d'autre part la diffusion dans le gel, perpendiculairement à l'axe de migration électrophorétique, du sérum d'un animal immunisé avec un sérum humain. L'antigène donne avec l'anticorps une ligne de précipitation spécifique à l'intérieur du gel permettant une identification immunologique des fractions.

Le repérage de l'emplacement des fractions s'effectue par coloration des protéines à l'Amido-schwarz et également par l'observation de l'évolution des lignes de précipitation spécifique et leur coloration à l'Azocarmin.

Le développement des lignes de précipitation, déjà visibles au bout de 24—48 heures, est suivi photographiquement, à intervalles réguliers pendant 15 jours. On colore ensuite les plaques puis on dessèche celles-ci et enfin on décolle du verre la pellicule de gélose qui peut être alors conservée comme les échantillons que nous allons faire circuler.

Pour situer l'activité immunologique dans les fractions protéiniques on procède, immédiatement après l'électrophorèse à des découpages des plaques de gélose en bandelettes de 1 cm, le long de l'axe de migration électrophorétique, sur une longueur de 12 cm.

Chaque bandelette est ensuite déposée dans un tube à hémolyse et éluée dans une solution isotonique de NaCl pendant des temps variant de 4 à 84 heures à différentes températures puis centrifugée 10000 T/m.

Le contrôle de la conservation de la vitesse de migration et de la spécificité immuno-chimique des fractions découpées a montré que chaque fraction représente bien une ou plu-sieurs entités immuno-chimiques.

En ce qui concerne les anticorps anti-A ou anti-B:

— l'activité immunologique de ces anticorps, mis en évidence par l'agglutination en tube des globules rouges homologues, est située dans tous les cas dans l'ensemble des fractions corre-spondant à des mobilités de 1 à 4 10^{-5} cm² volts^{-1} sec^{-1}.

— l'examen des plaques d'immunoélectrophorèse permet d'identifier cette zone aux fractions rapides des globulines γ, à la globuline β_2 et aux trois globulines β_1.

— si l'on pratique un éluat d'agglutinine anti-A, après dissociation du complexe antigène-anticorps suivant la méthode de Landsteiner, cet anticorps se déplace avec le groupe des globulines β si l'on s'en réfère au seul critère des mobilités électrophorétiques. Mais l'immuno-électrophorèse montre dans cette région la coexistence de globulines distinctes appartenant aux groupes β et γ.

La localisation des immunagglutinines anti-A et anti-B obtenues chez des sujets volon-taires immunisés par des substances de groupe A ou B s'est révélée superposable à celle des isohémagglutinines naturelles.

On peut noter cependant dans certains cas un débordement de la zone d'activité dans les fractions des globulines γ de moindre mobilité.

En ce qui concerne les isoimmunagglutinines anti-Rh, celles-ci ont une activité qui paraît liée à des fractions de plus grande mobilité que les précédentes, correspondant aux fractions β_1 et α_2 notamment en ce qui concerne les anticorps complets.

Si la détection de l'anticorps est effectuée à l'aide de globules rouges traités par un enzyme protéolytique tel que la papaïne l'activité de l'anticorps s'étend, en plus des fractions déjà signalées à l'ensemble des globulines γ. La réaction indirecte de COOMBS sur les éluats s'est révélée moins sensible.

Les autres hémagglutinines sont localisables de manière analogue aux hémagglutinines anti-A ou anti-B. Une cryoagglutinine de titre 1/60 000, présente dans le sérum d'une malade atteinte d'anémie hémolytique acquise chronique avec auto-anticorps a été trouvée dans une zone analogue.

Il en est de même pour l'agglutinine anti-globules rouges de mouton rencontrée chez les malades atteints de mononucléose infectieuse et déterminant une réaction de PAUL et BUNNELL positive.

L'étude par la méthode immuno-électrophorétique des hémagglutinines sériques, en permettant un double repérage des fractions révèle que leur mobilité est analogue à celle des globulines β, alors que leurs propriétés antigéniques les apparentent au globulines γ.

Les divergences des résultats constatés par différents auteurs ne seraient alors qu'apparentes.

En effet, si l'on fait réagir l'immunsérum avec le sérum humain total préalablement soumis à l'électrophorèse dans le gel, on constate que les *anticorps antiglobulines* γ *provoquent la formation d'une très longue ligne de précipité spécifique, s'étendant jusqu'à la zone définie d'après sa vitesse de migration comme étant celle des globulines* α_2.

Il en est de même lorsqu'on examine des fractions de globulines γ isolées et purifiées.

On constate donc que des protéines, ayant des vitesses de migration plus grandes que celles des globulines γ, et qui dans le diagramme de l'électrophorèse classique doivent se situer sous les pics des globulines β voir même sous le pic des globulines α_2, *réagissent spécifiquement* avec les anticorps antiglobulines γ. Cette constatation tendrait à prouver que leurs motifs antigéniques sont semblables sinon identiques à celles des globulines γ.

On est ainsi amené à inclure ces protéines dans le groupe des globulines γ et nous pensons qu'il en est ainsi pour les hémagglutinines sériques étudiées dans ce travail.

SCHEIFFARTH, en combinant l'électrophorèse et la réaction d'agglutination, a observé que l'anticorps actif sur les globules rouges A_1 Rh positif se trouve dans la fraction à migration plus rapide. Ceci lui permet d'avoir la même conception que GRABAR sur l'inexistence d'antigène purs avec un seul groupement déterminé, chaque antigène étant capable de provoquer la formation de plusieurs anticorps.

HÄSSIG a signalé un cas d'agamma-globulinémie chez un enfant qui possédait cependant des isoagglutinines.

H. SCHMIDT et P. MIESCHER on participé à la discussion.

ISLIKER souligne la possibilité de fractionner avec du glycocolle et de l'acide tartrique par exemple, le précipité de globuline γ à l'aide de zinc. Suivant la solidité des complexes zinciques obtenus, on observe des extractions selectives.

La quantité totale des anticorps contre les virus des oreillons et de la grippe dépasse celle mesurée dans le produit initial.

On peut supposer que dans les complexes d'anticorps dans la globuline, certains anticorps ne sont pas capables de réagir. Cette aptitude à réagir apparaît après libération de certains groupements fonctionnels. La présence dans les sérums d'anticorps précipitants et non-précipitants peut être expliquée par un mécanisme analogue de formation de complexes.

Tableau 1.

Anti-corps	Sérum	Groupe sanguin	Quantité µl	Durée en heures	Temp. °C	Volumes ClNa 0,85%	Centr. 30' t/m	G. R.
iso-Hémagglutinines naturelles	Anti-A	B	20	24	18—25	3	3×10^{3}	A
	Anti-A	B	27	84	4	3	—	A
	Anti-A	B	27	72	4	2	10^{4}	A
	Anti-A	B	27	72	4	2	10^{4}	A
	Anti-A	B	20	16	18—25	2	10^{4}	A
	Anti-A absorbé par G.R.A. — élution —	B	20	16	18—25	2	10^{4}	A
iso-Immun-agglutinines	Anti-A n° 8	0	33	16	18—25	2	10^{4}	A
	Anti-B n° 3	A	33	46	4	2	10^{4}	B
	Anti-B n° 4	A	33	16	18—25	2	10^{4}	B
	Anti-B n° 7	0	20	16	18—25	3	10^{4}	B
	Anti-B n° 8	0	33	16	18—25	2	10^{4}	B
	Anti-Rh (C + D) n° 1	0	20	20	18—25	3	10^{4}	0+ / 0+ papaïnisés / papaïnisés
	Anti-Rh (C + D) n° 2	A	27	16	4	3	—	papaïnisés
	Cryoaggl.	A	27	84	4	3	10^{4}	0+
	Cryoaggl.	A	33	40	4	2	10^{4}	A
	mononucléose		20	16	18—25	2	10^{4}	papaïnisés Mouton

Elution — Activité immunologique des éluats (colonnes −6 à +5)

Immunoélectrophorèse

S-31 épuisé par γ

S-31 entier

Electrophorèse simple

Colloquium 5.

Immunchemie der Antigene[1].

Von

G. F. Springer (Philadelphia/USA).

Mit 4 Abbildungen.

Professor Grabar has given you a view of the *whole* problem of antibodies which included the antibodies against blood group antigens. From this you can see an indication that blood group systems are only a section within the large field of Immunology. But you will also realize how greatly the speciality of blood groups has stimulated the development of Immunology, if you consider two points:

First it is largely due to the discovery of the Rhesus system that we know so much more about the heterogeneity of antibodies, of the existence of incomplete, coating, and blocking antibodies.

The second point is that Karl Landsteiner not only opened the field of blood groups and was the discoverer or co-discoverer of every major system in this field until his death, but he may also be called the father of Immunochemistry.

This presentation of the Immunochemistry of antigens will be restricted to blood group specific substances. Besides their definition, their chemical nature, and their possible physiological rôle the problem of "natural" isoagglutinins will be discussed.

The report will be in German and an English summary will follow.

Dem Vorhandensein von Intraspecies-Antigenen auf der Oberfläche roter Blutkörperchen und dem Auftreten homologer Antikörper im menschlichen Blutplasma ist es vorwiegend zuzuschreiben, daß Blutübertragungen mit einigermaßen voraussagbarer Sicherheit erst seit verhältnismäßig kurzer Zeit durchgeführt werden können.

Die Aufklärung dieser Verhältnisse verdanken wir Karl Landsteiner. Er entdeckte im Jahre 1900 das heute sog. A-, B-, 0-Blutgruppensystem. Wobei Blutgruppe 0 nicht durch das Fehlen von A und B, sondern durch Anwesenheit einer spezifischen Substanz 0 auf der Erythrocytenoberfläche bestimmt wird. Dieses System kann weitgehend als Paradigma aller späterhin beschriebenen Blutgruppensysteme betrachtet werden. An ihm wurde ein Großteil der serologischen Methodik entwickelt, Untergruppen entdeckt und genetische sowie anthropologische Beziehungen aufgeklärt.

So nimmt es nicht wunder, daß chemisches Wissen der Blutgruppensubstanzen am weitesten für die A-, B-, 0-Gruppen fortgeschritten ist. Diese sowie den Le^a-Faktor wollen wir heute ausschließlich betrachten.

Über die Rhesus-Substanzen liegen nur ungenügende, sich widersprechende Untersuchungen vor, obwohl einige Forscher (Morgan) heute anzunehmen geneigt sind, daß sie ebenso wie die M-, N-Faktoren Kohlenhydratnatur besitzen (z. B. Hohorst). Auch die nach Perjodatoxydation auftretenden oder das T-Agglutinin bindenden Receptoren bleiben hier unbeachtet.

---

[1] Referat mit freier Diskussion.

Der eigentliche Grund für die bessere Kenntnis der Chemie der A-, B-, 0-Substanzen dürfte darin liegen, daß sie im menschlichen Organismus in zwei verschiedenen Formen vorliegen, nämlich in wasserlöslicher und lipoidlöslicher, wasserunlöslicher Form. Dieses Phänomen scheint für die anderen Hauptblutgruppensysteme nicht zuzutreffen. Wasserunlöslich sind die A-, B-, 0-Receptoren an die Erythrocyten und meisten anderen Körperzellen gebunden, wohl vermittels Bindung über Lipoide („Globoside" der Japaner?).

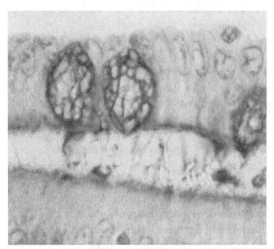

Abb. 1. Colon, sezernierende Becherzellen. Vergr. 1080fach. Färbung Hotchkiss-McManus, Hämatoxylin. ♀, 68 Jahre. Fixierung wasserfreies, mit Pikrinsäure gesättigtes, Äthanol plus 10 Vol.-% konzentrierter Formaldehydlösung. Nach 24 Std. Übertragung in 70%iges Äthanol. Paraffineinbettung. 5 μ Schnitte.

Wasserlösliche Blutgruppensubstanzen wurden erstmals von den Japanern Yamakami und Shirai beschrieben, welche Blutgruppenaktivität in Sekreten — nämlich im Samenplasma und Speichel — fanden. In den folgenden Jahren wurden in zahlreichen Ausscheidungen vom Menschen wie in Meconium, Magensaft, Duodenalsaft, Galle, Milch und Ovarcysten Blutgruppeneigenschaften nachgewiesen. Wir haben gefunden, daß diese Substanzen überall dort in hoher Konzentration auftreten, wo sich muköse Drüsen einzeln in Form von Becherzellen oder in höher organisierten Verbänden

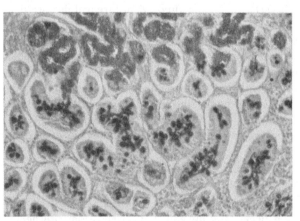

Abb. 2. Oberes Duodenum. Vergr. 150 fach. Färbung Ritter-Oleson. ♀, 6 Monate. Brunners Drüsen: rot violett. Lieberkühns Drüsen: Berliner Blau. Beide Sekrete alkalisch.

finden; d. h. also vorwiegend in Gangsystemen, die Verbindung mit der Außenwelt haben. Es ist hierbei ohne Bedeutung, ob diese Strukturen physiologischen Ursprungs sind, oder ob es sich um Tumoren, benigne wie maligne, handelt (Abb. 1 u. 2).

Anfang der dreißiger Jahre fanden Lehrs und Putkonen, daß der Speichel einer gewissen Anzahl A- oder B-Gruppen-Individuen die Blutgruppeneigenschaften A oder B aufwies, während andere Speichel sie nicht besaßen. Schiff und Sasaki zeigten daraufhin, daß die Fähigkeit, wasserlösliches A- oder B-Antigen auszuscheiden, den Mendelschen Gesetzen folgend dominant vererbt wird.

Das Gen, welches den wasserlöslichen Mucinen ihre Blutgruppenspezifität aufprägt, steht in enger Beziehung zu einem weiteren Blutgruppensystem: der Lewis-Gruppe. Diese wurde erst 1946 von MOURANT entdeckt. Obwohl das Le^a-Gen den A-, B-, 0-Genen nicht allelomorph ist, ist die Le^a-Substanz chemisch den A-, B-, 0-Gruppen nahe verwandt. Die Le^a-Substanz ist aber im Gegensatz zu den A-, B-, 0-Substanzen an die Erythrocytenoberfläche anscheinend nur lose adsorbiert und abwaschbar.

GRUBB wies nach, daß Personen, deren Erythrocyten den Phänotyp Le(a +) besitzen, im Speichel Le^a-Substanz ausscheiden, nicht aber die A-, B-, 0-(H)-Substanzen, wie sie von der A-, B-, 0-Gruppe des betreffenden Individuums zu erwarten wäre. Le(a—) Personen pflegen dagegen ihre A-, B-, 0-Charakteristika auch im Speichel aufzuweisen.

Der Speichel eines sog. Sekretors kann nun — bezogen auf das Trockengewicht — über tausendmal so viel Blutgruppenaktivität aufweisen wie die gleiche Menge roter Blutkörperchen.

Die Arbeitskreise von SCHIFF, LANDSTEINER und WITEBSKY extrahierten als erste blutgruppenaktives Material aus Blutkörperchen, erhielten aber nur sehr kleine Mengen. Es gelang dann SCHIFF, in grundlegenden Untersuchungen nachzuweisen, daß es sich bei wasserlöslichen und lipoidlöslichen, blutgruppenaktiven Substanzen „um das gleiche Prinzip handelt". Dieser Befund veranlaßte SCHIFF, sich blutfreien Körperflüssigkeiten zuzuwenden.

Von diesem Zeitpunkt an hat sich die chemische Forschung auf die reichlich vorhandenen und in verhältnismäßig reinem Zustand vorliegenden wasserlöslichen Substanzen konzentriert.

Die ersten chemischen Kenntnisse auf diesem Gebiet verdanken wir dem Biologen SCHIFF. Er und seine Mitarbeiter zeigten, daß A-Substanz menschlichen Ursprungs sowie aus Handelspepsin nach Reinigung zu Kohlenhydratpräparaten führt. Diese waren hitzestabil und enthielten etwa 5% N, etwa 50% reduzierenden Zucker, davon möglicherweise einen Aminozucker und Galactose.

FREUDENBERG und LANDSTEINER studierten die Chemie dieser Substanzen weiter und es gelang FREUDENBERG und seinen Mitarbeitern aus A-aktivem Material N-Acetylglucosamin und Galactose zu isolieren. Durch De- und Reacetylierungsexperimente wurde die Notwendigkeit der Intaktheit der Acetylgruppen des N-Acetylglucosamins erwiesen.

Vermittels unbiologisch grober chemischer Methoden erzielte FREUDENBERG eine gewaltige Steigerung der Hämolysehemmung, die, wie wir heute wissen, eine Folge teilweiser Degradierung der Blutgruppensubstanzen ist. Aktivität der FREUDENBERGschen Substanzen wurde mit dem Hämolysehemmungstest verfolgt. Dieser mißt nicht eigentlich Blutgruppeneigenschaft. Serologische Standardverfahren sind vielmehr der hochempfindliche Hämagglutinationshemmungstest und der quantitativ genauere aber weniger empfindliche von KABAT entwickelte Präzipitationstest.

Ein weiterer wichtiger Schritt wurde von MEYER, SMITH und PALMER getan. Diese Forscher beschrieben ein neutrales Polysaccharid aus Schweinemagenmucin, in welchem sie äquimolekulare Konzentrationen von N-Acetylglucosamin und Galactose fanden. Zu gleichen Resultaten kamen auch LANDSTEINER und HARTE mit Blutgruppensubstanz aus Speichel. Beide Arbeitskreise fanden eine Stick-stoffkonzentration ihrer gereinigten Präparate, die wesentlich über der dem Glucosamin zuschreibbaren Aminogruppe lag. Hieraus wurde auf einen hohen Aminosäuregehalt der Blutgruppensubstanzen geschlossen.

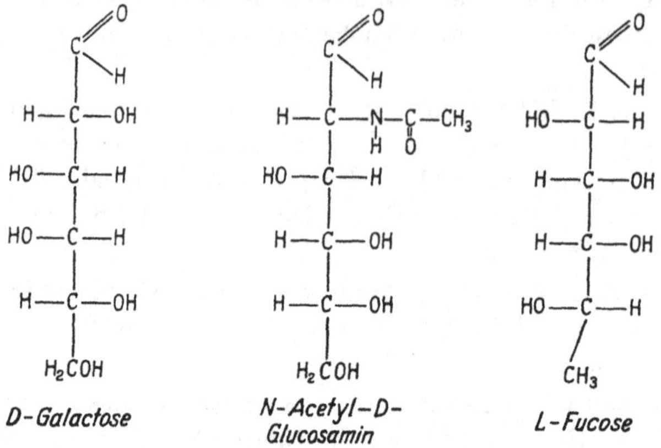

Abb. 3. Bausteine hier besprochener Kohlenhydrate. N-Acetyl-D-Galactosamin hat als Grundgerüst D-Galactose. L-Fucose läßt sich als 6 Desoxy-L-Galactose auffassen.

Diese Befunde gelten im wesentlichen noch heute. Als weiterer Kohlenhydrat-baustein der Blutgruppensubstanzen wurde 1946 von Stacey's Gruppe, die aus Meeresalgen und Strophantusglykosiden bekannte L-Fucose als leicht abspaltbare Endgruppe im verzweigten Blutgruppenmolekül nachgewiesen.

Tab. 1 zeigt wichtige Daten für physikalisch-chemisch im wesentlichen homogene Blutgruppensubstanzen aus Ovarcysten menschlichen Ursprungs.

Table 1. *Chemical and Physico Chemical Data on Blood Group Mucoids* (Morgan and collaborators).

Blood group Substance	L-Fucose %	Hexosamine %	Reducing sugars as Glucose %	N %	Molecular Weight
A	18	37	57	5.7	260.000
H	14	31	54	5.3	320.000
B	18	20	50	5.7	1800.000
B[1]	20	22	56	4.9	460.000
Le[a]	13	32	57	5.0	270.000

Unsere Befunde sowie die von Kabat und seiner Gruppe, sind ähnlich. Wir benutzten vorwiegend Alkoholfraktionierungsmethoden, das Sevagsche Ent-eiweißungsverfahren, Trichloressigsäurefällung, Elektrokonvektion oder eine Kombination dieser Prozeduren.

Bei Betrachtung der Tabelle fällt zunächst die Uniformität der meisten Daten auf. Kohlenhydratbestandteile und Molekulargewichte der A-, H- und Le[a]-Sub-stanzen unterscheiden sich nicht signifikant voneinander.

A-, H-(0)- und Le[a]-Substanzen stammen aus pseudomucinösen Cysten. Die B-Substanzen stammen aus einer gallertigen parmucinösen Ovarcyste. Die B- und B'-Substanzen zeichnen sich durch einen verhältnismäßig hohen Fucose- und niedrigen Hexosamingehalt aus.

Fucose, Hexosamin sowie Galactose sind die einzigen bekannten, das Blutgruppenmolekül aufbauenden Zucker.

Der Stickstoffgehalt schwankt bei den mit üblichen Methoden aus Ovarcysten gewonnenen Mucoiden zwischen etwa 3,5 und 6%. Der Eiweißanteil und wahrscheinlich überhaupt Feinheiten im Aufbau der Blutgruppensubstanzen bleiben sicher durch die Methode der Aufarbeitung derselben nicht unbeeinflußt. Das sehr praktische und von MORGAN meist verwendete Phenol ist wahrscheinlich auch bei strenger p_H-Kontrolle nicht ganz harmlos, und es ist möglich, daß schonendere Verfahren wie einfache Alkoholfraktionierung oder Elektrokonvektion nativere Präparate ergeben. Blutgruppensubstanzen enthalten keine signifikanten Mengen Schwefel und Phosphor.

Etwas mehr als ein Drittel des Gesamtstickstoffes der Blutgruppensubstanzen ist α-Aminosäurenstickstoff. Sie besitzen einen, vom Kohlenhydratanteil nicht abtrennbaren Polypeptidanteil, der sich aus elf verschiedenen Aminosäuren zusammensetzt.

Charakteristisch ist der hohe Threoningehalt, während aromatische Aminosäuren sowie Nucleinsäuren nie nachweisbar waren.

Den Aufbau eines Blutgruppenmoleküls hat man sich ungefähr folgendermaßen vorzustellen:

Etwa 75% sind Kohlenhydrate, der Rest Aminosäuren. Bei der B-Substanz scheint der Aminosäurenanteil auf Kosten der Kohlenhydrate etwas größer zu sein. Es handelt sich bei allen diesen Substanzen um Polysaccharid-Polypeptid-Verbindungen. Die Bindung zwischen den beiden Komponenten ist kovalent, d. h. nicht dissoziierbar. Der Hexosamingehalt beträgt über 4% und die Blutgruppensubstanzen sind neutral bis schwach sauer. Nach der Nomenklatur von KARL MEYER gehören sie somit zu den Mucoiden. Diese chemische Definition der blutgruppenaktiven Substanzen kann zunächst nur für solche aus dem Säugetierreich Gültigkeit beanspruchen, für die, welche wir im Pflanzenreich fanden, gilt sie dagegen kaum (SPRINGER).

Nach den Untersuchungen vor allem von MORGAN und seinen Mitarbeitern setzen sich die Blutgruppensubstanzen aus sog. "repeating units" zusammen. Diese sind sich wiederholende Monosaccharidkomplexe, die für die A-Substanz z. B. folgendes Aussehen haben: N-Acetylhexosamin, Galactose, Fucose 2:1:1. Das Molekulargewicht eines solchen Bausteins beträgt 2×484. Es dürften daher in einem Molekül der Blutgruppe A mit einem Gewicht von 260000 etwa 280 solcher Einheiten vorliegen.

Die Chemie der Blutgruppenmucoide gibt heute noch kaum eine Erklärung für ihre serologische Spezifität. Qualitativ sind sie alle gleich und die Ausarbeitung quantitativer Unterschiede ist noch im Anfang und in vieler Hinsicht nicht signifikant, wenn man serologisch verschiedene Blutgruppensubstanzen gleichen topographischen Ursprungsortes betrachtet. Letzteres ist erforderlich, fanden wir doch z. B. in Milch und Schweiß vom Menschen dialysierbare niedrige Blutgruppenaktivität, was anzeigt, daß serologisch aktive Körper in verschiedenem Aggregatzustand vorliegen können. Sie scheinen auch chemische Unterschiede aufzuweisen (SPRINGER und GYÖRGY).

Unterschiede in der Kohlenhydrat- aber nicht Aminosäurenzusammensetzung der Blutgruppenmucoide der verschiedenen Gruppen wurden neuerdings in den

Abbauprodukten dieser Substanzen beschrieben. Eine Korrelation zwischen serologischer Spezifität und chemischer Zusammensetzung wird deutlich bei Aufstellung von Relationen wie dem Glucosamin-Galactosaminquotienten. Morgan und Mitarbeiter entdeckten in Blutgruppensubstanzen die Anwesenheit von N-Acetylgalactosamin neben N-Acetylglucosamin. Sie trennten diese beiden Zucker nach dem Verfahren von Gardell und fanden folgende Unterschiede der Glucosamin-Galactosamingehalte für menschliche A-, B-, H-(0)-Mucoide. Die Quotienten lauten 0,7—1,6 für A; 1,5—3,5 für B und 2,6—12,7 für H(0). Die weiten Schwankungen im letzteren Falle sprechen für die Heterogenität der verschiedenen H-Substanzen. Kabat und seine Gruppe fanden erheblich größere Unterschiede, wenn sie die verschiedenen Substanzen einer nur leicht sauren Hydrolyse (p_H 1,6) unterzogen und das dann dialysierbar gewordene Material (terminale Gruppen) untersuchten. In den Dialysaten ergab sich ein Glucosamin-Galactosamin Ratio von etwa 3 für A, 13 für 0 und *nur* Glucosamin für B. In jedem Falle zeigte der zurückbleibende nicht dialysierbare Anteil einen relativen Anstieg an Galactosamin. Es spielt bei diesen Verhältnissen auch der Ursprungsort der Blutgruppensubstanz und die Säugetierspecies eine Rolle.

Viel Aufhebens ist gemacht worden mit Kreuzreaktionen von Blutgruppensubstanzen mit Pneumokokkenantiseren. Dazu ist zu bemerken, daß in wahrscheinlich allen älteren Untersuchungen die zur Immunisierung verwendeten Pneumokokkenbestandteile mit Blutgruppensubstanz aus dem Pepton des Nährmediums verunreinigt waren. Es blieb aber auch nach Berücksichtigung dieser Verhältnisse noch die Kreuzreaktion mit Pneumococcus XIV-Antiserum bestehen.

Wir haben den umgekehrten Versuch gemacht (Springer) und die Blutgruppenaktivität von Pneumokokkenpolysaccharid untersucht. In keinem Fall ließ sich auch nur die geringste Blutgruppenspezifität gegen irgendein menschliches oder tierisches Serum, gleich gegen welche Blutgruppe, nachweisen.

Im Gegensatz zu früheren Untersuchern fand Morgan keine Reaktion seiner gereinigten und vermutlich nicht degradierten Blutgruppenmucoide mit Pneumococcus Typ XIV Antiserum. Es ist bekannt, vor allem aus Arbeiten von Kabats Laboratorium, daß leichte saure Hydrolyse die Fucose-Endgruppen abspaltet und damit die Kreuzreaktion gegen Pneumococcus XIV-Antiserum erhöht. Pneumococcus XIV und Blutgruppensubstanz haben beide Acetylglucosamin und Galactose als Bausteine, während ersterem die Fucose mangelt. Morgan ist der Ansicht, daß Blutgruppenmucoide teilweise degradiert oder verunreinigt sein müssen, entweder mit Le^a-Substanz, die auch in nativem Zustand kreuzreagiert oder mit anderen Receptoren der Erythrocytenoberfläche, um mit Antipneumococcus XIV-Serum zu reagieren; eine Annahme, die auch die Befunde von Finland und Curnen zwanglos erklärt.

Über die Forssman-Aktivität der A-Substanz, die ebenfalls zu Beginn einer sauren Hydrolyse zunimmt, wollen wir hier nicht sprechen. Die weite Verbreitung von Blutgruppensubstanzen A und 0 im Säugetierreich ist bekannt. Blutgruppenmucoide aus Schweine- und Pferdemägen haben praktische Anwendung als sog. Witebsky-Substanzen zur Neutralisierung von Universalspenderblut und bei der Immunisierung zur Herstellung hochaktiver Antiseren gefunden.

Wir haben das Vorhandensein hochmolekularer, serologisch blutgruppenaktiver Substanzen auch in den Sekreten niederer Tiere wie Fröschen und Austern festgestellt und erstmals z. T. hochaktive Präparate aus höheren und niederen *Pflanzen* gewonnen (SPRINGER).

Die Aktivität fand sich nahezu ausschließlich in den Kohlenhydratfraktionen. Serologische Blutgruppenaktivität in höheren Pflanzen läßt sich in Extrakten der meisten Gymnospermen und nur vereinzelt in Angiospermen nachweisen. Die chemische Zusammensetzung dieser Kohlenhydrate ist völlig verschieden von der der Blutgruppenmucoide der Säuger. Bei Bakterien, die wir, wie SCHIFF es schon mit *Shigella shigae* tat, in vollsynthetischen Medien züchteten, finden sich jedoch oft in der Zusammensetzung den menschlichen Blutgruppensubstanzen näher verwandte Polysaccharide.

Table 2. *Minimum Amount of Material Giving Complete Inhibition of Agglutination* (Micrograms/ml.).

Material	A$_1$ (immune)	B (immune)	H (eel)
Meconium 2 different meconia;			
Water soluble	10		15
start			
Purified	0.3		2—5
Pseudomuc. Ovar. cyst 3 differ. ovarcysts.			
Water soluble	0.1	5	10
start			
Purified	0.01	1	2
Hog Gastric Mucin			
Purified	0.5		1
Taxus Stem			
Crude			2—10
Purified			0.05—0.3
Taxus Seed			
Crude	20		20
Purified	5—10	20	5
Bacteria (crude)			
E. coli O$_{86}$		5	
S. poona			50
L-Fucose			80

Tab. 2 gibt einen Vergleich der serologischen Aktivität einiger unserer Präparate.

Die bei weitem höchsten Aktivitäten werden von einem Ovarcystenpräparat der Gruppe A gegen Anti-A-Immunserum und von einer deproteinisierten Alkoholfraktion aus frischen *Taxus cuspidata*-Zweigen gegen absorbiertes Aalserum gegeben; d. h. dieses Kohlenhydratpräparat hemmt die spezifische Agglutination von 0-Zellen. Unter Standardbedingungen gibt noch etwa 0,1 γ dieses Materials eine vollständige Hämagglutinationshemmung. Gegen Aalserum ist es tausendmal so aktiv wie L-Fucose und aktiver als die reinsten Mucoide der Blutgruppe 0. Kaninchen Immun-anti-H(0)-Serum wird ebenfalls, wenngleich weniger stark, durch Material aus Taxusstämmen gehemmt. Jahreszeitliche Schwankungen in der Aktivität extrahierten Materials sehen Sie aus der folgenden Abb. 4.

Taxussamenpräparate vermögen ebenfalls Erythrocytenagglutination durch homologe Seren zu hemmen, allerdings zu einem geringeren Ausmaße. Ihre

Wirkung ist nicht ausgesprochen disproportional, sie hemmen Agglutination von A-, B- *und* 0-Erythrocyten. Gleiches ergab sich uns für Avocadosamenextrakte. Keines dieser Präparate aus höheren Pflanzen enthält Hexosamin oder Fucose in nachweisbarer Menge[1].

Auch bei Bakterien gab es beides: disproportionale Aktivität, wie bei *E. coli* O_{86}, das praktisch nur B-aktiv (außerordentlich hohe Aktivität!) war und *Salmonella poona*, welches nur 0-Zellen-Agglutination hemmte. Andere Bakterienpolysaccharide wie solche von *S. worthington, Serratia marcescens* oder das Vi-Antigen von *E. coli* zeigten erhebliche Hemmung der meisten Antiseren, in diesem Zusammenhang sei auf die Beobachtungen von CEPPELLINI an Vi-Antigen hingewiesen.

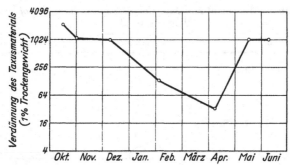

Abb. 4. Blutgruppenaktivität von Taxuszweigrohextrakten. Minimalmenge, die vollständige Hämagglutinationshemmung ergibt. (Aal-anti-H(0)-Serum gegen menschliche 0-Erythrocyten.)

In derartigen Fällen beinahe universaler Hemmung muß der Beweis der Spezifität in jedem einzelnen Falle erbracht werden bevor man von „Blutgruppenaktivität" sprechen kann.

Das Auffinden blutgruppenaktiver Substanzen außerhalb des Säugetierreiches und bei so weitverbreiteten Formen wie höheren und niederen Pflanzen läßt wohl die Vermutung zu, daß zumindestens ein Teil dieser Substanzen immunologisch als „Blutgruppenantigen" fungieren könnte. *Serratia marcescens* z. B. ist ein nahezu ubiquitärer Saprophyt. Seine Lipopolysaccharide besitzen A-, B- und 0-Aktivität. Es ist eine verführerische Spekulation, die experimentell nachprüfbar ist, daß ein derartiger Bacillus, mit dem praktisch ein jeder schon in den frühesten LebensphasenKontakt hat, Antikörper induzieren kann, sobald die Mikrobe oder ihre Abbauprodukte die mukösen Membranen durchdringt. Kreuzreagierende Antikörper gegen wirtsfremde Erythrocyten-Agglutinogene mögen dann gebildet werden.

Es sind diese Befunde mit der von dem Franzosen DUPONT und von dem Amerikaner WIENER entwickelten Hypothese vereinbar, wonach alle Isoagglutinine durch Immunisierung erworbene und nicht genetisch fixierte Charakteristica seien. Sie beweisen diese Hypothese jedoch nicht. Es läßt sich weiter hiervon

---

[1] *Fußnote, zugefügt bei der Korrektur:* Es gelang inzwischen, blutgruppenspezifische Antiseren in Tieren vermittels parenteraler oder peroraler Zufuhr gramnegativer Bakterien zu erzeugen. In Hydrolysaten von hochaktiven, im Herbst gesammelten Taxuszweigpräparaten ließen sich papierchromatographisch ausschließlich Rhamnose, Arabinose, Xylose, Glucose, Galactose, eine unbekannte „schnelle Komponente", die die Farbreaktion der Methylpentosen gab, und wahrscheinlich Fructose nachweisen [SPRINGER, G. F.: Federat. Proc. (in press) 1956].

ableiten, daß ein einziges Antigen die Bildung zahlreicher Antikörper veranlassen und andererseits ein einzelner Antikörper mit mehreren verwandten Antigenen kreuzreagieren kann. Blutgruppenagglutination hemmende Aktivität wurde bei zahlreichen Bakterienpolysacchariden gefunden, von denen es bekannt ist, daß sie auch andere biologische Eigenschaften besitzen. Bei dem Präparat von *S. marcescens* handelt es sich um SHEARs tumornekrotisierendes Polysaccharid; dieses ist außerdem ein starkes Pyrogen und hebt auch die Hemmung der Virusagglutination durch Urinmucoproteid auf (MEYER, SCHÄR und KRADOLFER). Andere blutgruppenaktive Bakterienpräparate sind Endotoxine.

Eine Anzahl dieser Präparate sind physikalisch-chemisch im wesentlichen homogen, wenngleich dies kein sicherer Indicator für die Reinheit einer Substanz ist. Bei Material tierischen Ursprunges fanden wir (SPRINGER, ROSE, GYÖRGY: SPRINGER, GYÖRGY), daß elektrophoretisch homogene Intrinsicfaktorpräparate nicht nur das durch ihren Namen indizierte Charakteristikum, sondern stets auch Blutgruppen- und Bifidusfaktoraktivität aufwiesen. Chemische Analyse der reinsten Intrinsicfaktorpräparate zeigte die gleichen Zuckerbausteine, wie sie in Blutgruppenmucoiden vorkommen: Fucose, Hexosamin und Galactose, allerdings in niedrigerer Konzentration. Es muß jedoch betont werden, daß wir Blutgruppensubstanz und Bifidusfaktor auch ohne Intrinsicfaktor, z. B. im Magensaft und Speichel Perniciosakranker, fanden. Auch besteht nicht notwendigerweise eine Korrelation zwischen Intrinsicfaktor- und Blutgruppenaktivität bei fortschreitender Reinigung der Mucoide.

Alle diese Befunde lassen es möglich erscheinen, daß *eine* Substanz mehrere biologische Eigenschaften aufweisen kann. Beim Intrinsicfaktor haben wir soeben deren drei erwähnt. Hiermit kommen wir zu dem Problem: haben Blutgruppensubstanzen eine physiologische Funktion, abgesehen von evtl. mechanischer Schlüpfrigmachung?

Wir haben zeigen können, daß hochgereinigte Blutgruppenmucoide stets auch als Wachstumsfaktor für eine von GYÖRGYs Arbeitsgruppe entdeckte Variante des *Lactobacillus bifidus* fungieren (SPRINGER, GYÖRGY). *Lactobacillus bifidus* findet sich nahezu in Reinkultur in Darm und Stuhl Frauenmilch-ernährter Säuglinge, er fehlt Flaschenmilch-ernährten Kindern, die bekanntlich anfälliger gegen Krankheiten sind.

Die Wachstumsfaktorwirkung wird von A-, B-, H(0)- und Le^a-Substanzen ausgeübt. Bifidusfaktor- und Blutgruppenaktivitätssteigerung gehen bei Reinigung der Blutgruppensubstanzen Hand in Hand.

Die Tab. 3 zeigt Ihnen diese Verhältnisse bei Meconium. Gleiches fanden wir bei Mucoiden aus Ovarcysten und Rinderabomasum. Die Hauptmenge des Blutgruppen- und bifidusaktiven Materials präzipitiert zwischen 50 und 76% Äthanolkonzentration. Blutgruppenaktivität nimmt bei höheren Alkoholkonzentrationen rasch ab, während eine zwar verminderte, aber erhebliche Bifidusfaktoraktivität auch bei diesen höheren Konzentrationen noch nachweisbar ist; (kleinere Moleküle noch bifidus- nicht aber mehr blutgruppenaktiv).

SCHIFF beschrieb als erster enzymatische Inaktivierung von Blutgruppensubstanzen. Wir fanden, daß *die* Variante des *Lactobacillus bifidus*, die Blutgruppensubstanzen oder deren Bausteine als Wachstumsfaktor benötigt, ein β-glykosidische Bindungen spaltendes Endoenzymgemisch besitzt (SPRINGER und

Table 3. *Distribution of Blood Group and Microbiologic Activity in Ethanol Fractions of Meconium A(H) Pool.*

Fraction	Ethanol per Cent	Dry Weight of precipitate (GM.)	Reciprocal of inhibition titer × 10²		Bifidus factor (mg./unit)
			A	H	
Starting Material	—	15	1.024	8	1,2
Dialyzed starting material	—	—	4.096	16	0,6
I	46	ca. 11	256	2	4,2
II	50	0.58	4.096	16	0,6
III	60	1.63	32.000	32	0,4
IV	67	1.00	32.000	32	0,4
V	75	0.34	1.024	1	0,7
VI	85	0.28	16	< 1	0.95

György), welches Blutgruppensubstanzen zu inaktivieren vermag. Es baut vorwiegend und sehr schnell Blutgruppenmucoide der Gruppe H(0) ab, wie Sie aus Tab. 4 entnehmen können.

Sie sehen zudem, daß auch der Bifidusfaktor inaktiviert wird, gleichzeitig steigt der reduzierende Zucker an, und zwar 100—200 γ pro Einheit Bifidusfaktor. Proteinasen sowie zahlreiche Kohlenhydrat-spaltende Fermente vermochten weder Blutgruppensubstanz noch Bifidusfaktor zu inaktivieren. Chromatographische Analyse der Abbauprodukte nach Bifidusenzymeinwirkung zeigte das Auftreten von Fucose, Galactose und N-Acetylhexosamin. Wir machten während unserer Substratreinigung die Beobachtung, daß gewöhnliche Dialyse des rohen Meconiums die Blutgruppenaktivität oft 2—4 mal vermehrte, obwohl nur sehr wenig niedermolekulares Material vorhanden war. Clostridium Enzym vermochte in mehreren Fällen Blutgruppenaktivität aus Meconium erst nach Dialyse desselben zu inaktivieren (Springer und György). Einige Zeit später haben Watkins und Morgan die interessante Feststellung gemacht, daß gewisse Monosaccharide in *hohen Konzentrationen* die abbauende Wirkung ihres blutgruppenzerstörenden Enzyms aus *Trichomonas foetus* und aus *Cl. welchii* zu hemmen vermögen.

Table 4. *Inactivation of Blood Group Substances in 3 Meconia by Bifidus Enzyme Preparation.*

Incubation time (Hours)	Serologic titer (recipr.)			Inactivation of bifidus factor (%)			Reducing sugar (mg./ml.)	
	A	B	0 (H)	A	B	0	A	B
0	1.600	512	1.024	0	0	0	0,82	0,45
4	1.280	256	64	72	44	22	1,16	0,75
8	800	32	8	72	44	—	1,42	0,84
24	800	32	4	86	75	50	—	0,90
48	400	16	4	84	87	73	1,46	1,10

Sie fanden hierbei eine gewisse Spezifität der einzelnen Zucker, in dem N-Acetylgalactosamin die A-Substanz, Galactose sowie α- und β-Galactoside die B-Substanz und L-Fucose sowie D-Galactosamin die 0(H)-Substanz vor enzymatischem Abbau schützten. Eine Anzahl verwandter Zucker besaßen diese Fähigkeit nicht. Kabat und Mitarbeiter fanden eine hemmende Wirkung der gleichen Zucker bei der quantitativen Immunpraecipitation.

Wir konnten die Befunde von WATKINS und MORGAN mit unserem Bifidusenzym für die Blutgruppensubstanz H bestätigen und erweitern, wie Sie aus der nachfolgenden Tab. 5 entnehmen können.

Table 5. *Influence of Monosaccharides on the Inactivation of Human Blood Group Substance H(0) by "Bifidus Enzyme".*

	Incubation time (hours)	titer (reciprocal)
Substrate without sugar:	0	2048
	1	64—128
	4	4—8
	8	4
Substrate plus 4% D-Galactose	0	1024
	1	256
	4	32
	8	16
Substrate plus 4% L-Fucose	0	1024
	1	1024
	4	512
	8	1024

L-Fucose hemmt die Inaktivierung des Mucoids praktisch völlig und D-Galactose scheint wenigstens im Anfang eine teilweise Hemmung auszuüben. Ebenso verhält es sich mit der Bifidusaktivität der Präparate. Die L-Fucose erwies sich im Bifidustest als ein starker Hemmer der wachstumsfaktorbenötigenden Variante (ROSE und GYÖRGY). Daß Abbauprodukte eines Enzyms dieses zu hemmen vermögen, ist seit langem bekannt. Man kann daher aus den hier mitgeteilten Ergebnissen Vermutungen über den Angriffspunkt und die die Spezifität der Blutgruppen inaktivierenden Fermente ziehen.

Blutgruppensubstanzen, und auch der Bifidusfaktor, werden wie erwähnt durch Bifidus-, Clostridium- und Speichelenzym inaktiviert. Keines dieser „Enzyme" ist rein, sondern vielmehr ein Gemisch zahlreicher Fermente. Das Speichelenzym sowie rohes Trichomonasenzym besitzen nun, außer ihrer Fähigkeit Blutgruppen zu inaktivieren, auch noch die Fähigkeit, Receptoren für die Viren der Influenza- Newcastle Disease und Mumps-Gruppe zu zerstören.

Darf man daraus schließen, daß Virusreceptoren und Blutgruppensubstanzen chemisch gleich sind? Diese Receptoren finden sich nicht nur auf Erythrocytenoberflächen, sondern genau wie wasserlösliche Blutgruppensubstanzen, mit denen sie stets vergesellschaftet sind, in Oberflächenschleimen. Die Schleime vermögen daher Erythrocytenagglutination durch die genannten Viren zu hemmen.

Es gelang bei Reinigungsversuchen bisher nicht, Virushämaglutinationshemmer völlig von Blutgruppensubstanz zu befreien, wenn beide ursprünglich gemeinsam auftraten. Bei Identifizierungsversuchen der chemischen Bausteine dieser Virusreceptorsubstanzen wurde von allen Forschern und in allen untersuchten aktiven Sekreten Fucose, Hexosamin und zumindest eine Hexose nachgewiesen.

Es finden sich hier also die gleichen Zucker, wie sie auch die Blutgruppensubstanzen besitzen. Die prozentualen Anteile sind allerdings verschieden, auch ist der Stickstoffgehalt höher als bei den Blutgruppenmucoiden.

Chemische Untersuchung aller bisher daraufhin studierten Virushämagglutinationshemmer mucoider Natur wies auf die Anwesenheit einer Verbindung hin, die Ähnlichkeit mit einer von Leathes im Jahre 1900 im Laboratorium Schmiedebergs isolierten disaccharidartigen Substanz aufzuweisen scheint. Die bekanntesten Vertreter dieser Substanzgruppe sind die Polyoxyaminosäuren: Neuraminsäure und Sialinsäure, die nach neueren Untersuchungen bereits teilweise Degradierungsprodukte darstellen. Die für diese Säuren als typisch angesehenen Farbreaktionen konnten wir auch bei unseren hochgereinigten Blutgruppensubstanzen finden (Springer, Rose und György; Springer), ein Befund, den Gibbons und Morgan inzwischen bestätigten. Virusreceptor-zerstörende Enzyme setzen die Säuren anscheinend frei. In einer Arbeit jüngsten Datums konnten Klenk, Faillard und Lempfried vermittels Influenzavirus Acetylneuraminsäure aus Mucin freisetzen und kristallisieren. Sie sehen in derselben den spezifischen Virusreceptor.

Es sind aber Blutgruppenmucoide und Virushemmer nicht identisch. In einem Morganschen Blutgruppenpräparat aus Ovarcysten beschrieben zwar Burnet, McCrea und Anderson 1947 den bis dahin wirksamsten Virushemmer; einige Jahre später konnte jedoch Morgan in Zusammenarbeit mit McCrea für seine inzwischen reineren Blutgruppenmucoide keine Virushemmung mehr nachweisen. Auch wir fanden, daß Virushämagglutinationshemmer aus Meconium und Ovarcyste mit Entfernung nachweisbaren Proteins verschwand (Springer und Hummeler). Auch konnten wir zeigen, daß Bifidus-Enzym Virusreceptoren nicht zerstört und umgekehrt R. D. E. von *Vibrio cholerae* Blutgruppensubstanzen nicht zu inaktivieren vermag (Springer).

Summary.

The investigation into the nature of blood group substances is still in its infancy. Real progress has only been made in the elucidation of the chemical composition of the A, B, 0 blood group system and the Le^a substance.

The investigation here has been facilitated by the occurrence of watersoluble serologic active substances in mammals, which are found in the epithelial mucins of "secretors". They are elaborated predominantely by goblet cells and higher organized mucinous glands. They are mucoids, i.e. they contain more than 4%, hexosamine and are attached with covalent bonds to a polypeptide moiety. Besides hexosamine they contain L-fucose and D-galactose. Of the amino acids threonine is outstanding. The qualitative chemical composition of A, B, H(0) and Le^a substances is identical, known quantitative differences are slight and appear most significant for glucosamine-galactosamine ratios. Investigations into the fine structure and determining cause for serologic activity are being done by enzymatic-, oxidation-, and inhibition-studies. Blood group mucoids can be obtained in a physico-chemical essentially homogeneous state. Such preparations function as growth factor for *Lactobacillus bifidus* var. Pennsylvanicus. Carbohydrate splitting enzymes containing β-glycosidases may inactivate blood group mucoids and bifidus factor.

Electrophoretic homogeneous "intrinsic factor" preparations uniformly exhibit blood group and bifidus activity.

Some virus hemagglutination inhibiting mucoids are related to blood group mucoids.

Polysaccharide preparations from lower animals and higher plants as well as bacteria — grown on fully synthetic media — may give very high serologic blood group titers.

They often contain other monosaccharides than those which compose the blood group mucoids of higher animals.

This almost universal distribution of blood group active substances may shed some new light on the problem of "natural isoantibodies".

From a teleological point of view blood group substances appeared, until a few years ago, to serve no other purpose than to offer possibilities in paternity determinations — if this can be considered good — and in anthropological studies. Blood groups A, B, 0 established intraspecies barriers witnessed in many transfusion reactions in some cases of fetal erythroblastosis and possibly in a fair number of sterile marriages.

It appears justified to wonder whether the biological function of this class of compounds exhausts itself in the function as blood group substances or whether this property is not merely an accidental one which has been overrated due to its early discovery and causation of dramatic phenomena in practical medicine.

Die folgenden wesentlichen Punkte wurden in der Diskussion erörtert:

a) GRABAR legt seinen Standpunkt der genetischen Fixierung der natürlichen Isoagglutinine dar.

b) H. SCHMIDT weist auf die Arbeiten von OLIVER GONZALEZ hin, in welchen dieser Blutgruppenaktivität bei Darmparasiten beschreibt. SPRINGER vertritt die Ansicht, daß diese niedrig war. Man muß bedenken, daß diese Parasiten in einer mit Blutgruppensubstanzen „getränkten" Umgebung schwimmen.

c) WALLENFELS erkundigt sich nach der Blutgruppenaktivität von mit Coligalaktosidase synthetisierten Oligosacchariden.

d) EYQUEM diskutiert die Blutgruppenaktivität des Meconiums.

Literatur.

Für Referenzen sei verwiesen auf:

1a. SPRINGER, G. F.: Klin. Wschr. **1955,** 347.
1b. SPRINGER, G. F. editor: Transactions Josiah Macy, jr. Foundation, Polysaccharides in Biology. I. Princeton, N. J. 1955.
1c. SPRINGER, G. F., u. P. GYÖRGY: Klin. Wschr. **1955,** 627.
2. WIENER, A. S.: J. Immun. **66,** 287 (1951).
3. SCHMIDT, H.: Fortschritte d. Serologie. Darmstadt: Steinkopf 1955.

Außerdem:

4. LESKOWITZ, S., and E. A. KABAT: J. Amer. Chem. Soc. **76,** 5060 (1954).
5. WATKINS, W., and W. T. J. MORGAN: Nature **175,** 676 (1955).
6. MEIER, R., B. SCHÄR and F. KRADOLFER: Experientia (Basel) **11,** 180 (1955).
7. KLENK, E., H. FAILLARD u. H. LEMPFRIED: Hoppe-Seylers Z. **301,** 235—246 (1955).
8. WALLENFELS, K.: In 4. Colloquium der Gesellschaft für physiologische Chemie, Mosbach. Berlin: Springer 1953.
9. CEPPELLINI, R., e A. DI GREGORIO: Atti Soc. ital. mal. infect. **32,** 1, (1953).

Colloquium 6.

Immunologie der gegen Erythrocyten gerichteten Antikörper.

Vorsitzender: L. Holländer (Basel).

Aktive Teilnehmer:

J. Dausset (Paris)	G. W. Orth (Frankfurt a. M.)
A. Eyquem (Paris)	H. Schmidt (Freiburg im Breisgau)
K. Fischer (Hamburg)	H. Schubothe (Freiburg im Breisgau)
A. Hässig (Bern)	W. Spielmann (Frankfurt a. M.)
K. Hummel (Freiburg im Breisgau)	G. F. Springer (Philadelphia)
B. D. Janković (Belgrad)	C. Steffen (Wien)
E. Krah (Heidelberg)	K. Wagner (Graz)

Der Vorsitzende beschränkt das Diskussionsthema auf die Autohämantikörper und stellt zwei Hauptfragen zur Erörterung: Das Problem der Blutgruppenspezifität inkompletter Wärmeautoantikörper und die Frage, ob es sich bei ihnen um echte (immunogene) Antikörper handelt.

Nach einem Überblick über die bisher mitgeteilten Beispiele spezifischer Autoantikörper geht der Vorsitzende auf einige bisher unveröffentlichte Befunde von Hässig, Holländer und Schubothe ein, die bei Patienten mit autoimmunhämolytischen Anämien von den gewaschenen Patientenerythrocyten spezifische Antikörper eluieren konnten, deren entsprechendes Antigen in den Patientenerythrocyten selbst nicht vorhanden war.

Herr Hässig berichtet über den zuerst von ihm beobachteten Fall. Es handelt sich um eine Patientin, die an einer Hodgkinschen Erkrankung litt mit begleitender hämolytischer Anämie bedingt durch inkomplette Autoantikörper vom Wärmetyp. Der Rh-Genotyp war CDe/cde. Das Eluat hatte eine Anti-E-Spezifität. Als Erklärung dieses Phänomens erwägt er zwei Möglichkeiten. Entweder könnte es sich um einen „Blocking-Effekt" handeln oder aber um Isoimmunantikörper, welche schwach an den Erythrocyten fixiert sind.

Herr Schubothe gibt nähere Daten für den von Herrn Hässig und ihm gemeinsam untersuchten Fall. Die 44jährige Patientin litt an einer sehr schweren autoimmunhämolytischen Anämie, bedingt durch inkomplette Wärmeautoantikörper. Nach über einjährigem Krankenlager wurde sie übrigens durch Entfernung eines billiardkugelgroßen Ovarialtumors (Dermoidcyste) klinisch geheilt. Ihr Rh-Genotyp war cde/cde. Durch wiederholte Bluttransfusionen an kleineren Krankenhäusern war die Patientin gegen die Faktoren D und C sensibilisiert worden und hatte in ihrem Serum entsprechende Immunantikörper von ansehnlichem Titer. Von den sorgfältig gewaschenen Patientenerythrocyten konnten mehrfach Eluate gewonnen werden, welche eine Anti-D- und Anti-C-Spezifität besaßen. Fälle von hämolytischen Anämien mit inkompletten Wärmeautoantikörpern, die infolge von Fehltransfusionen zusätzlich spezifische Isoimmunantikörper bilden, sind nicht ganz selten. Das Besondere des vorliegenden Falles liegt aber darin, daß die Patientenerythrocyten anscheinend gewisse Mengen der im Serum kreisenden Isoimmunantikörper fixierten, obwohl ihnen das betreffende Antigen fehlte. Das noch nicht geklärte Problem ist, wie eine solche — offenbar unspezifische — Bindung zustande kommt.

Zusammen mit Herrn HÄSSIG beobachtete der Vorsitzende in einem dritten Fall von autoimmunhämolytischer Anämie einen blutgruppenspezifischen inkompletten Wärmeautoantikörper, für den das entsprechende Antigen in den Erythrocyten nicht vorhanden war.

Herr Professor SCHMIDT sieht die Erklärung des ersten Falles am ehesten darin, daß unter den Bluten, welche der Patientin früher transfundiert wurden, solche mit dem Antigen E waren. Als Antwort darauf erfolgte die Ant-E-Bildung. Ganz allgemein muß — wenn LEVINE mit seiner Annahme der Individualität jedes Blutes recht hat — jede Transfusion zur Bildung von Antikörpern gegen Erythrocyteneigenschaften führen, welche bei dem Empfänger fehlen. Erst wenn eine nochmalige Transfusion mit dem Blut des gleichen Spenders, oder mit einem Blut, das zufällig das gleiche Merkmal besitzt, gegen das der Empfänger Antikörper gebildet hat, stattfindet, kann die Existenz dieser Antikörper manifest werden.

Herr Professor KRAH nimmt ebenfalls an, daß die Bildung spezifischer Anti-E-Körper bei der Patientin, die selbst kein E-Antigen besitzt, durch die vorausgegangenen Transfusionen ausgelöst worden sein kann. Die Frage ist, wie die Bindung an die E-freien Erythrocyten bei der Patientin zustande gekommen ist. Die Annahme einer sekundären Bindung dürfte am meisten für sich haben, doch müßte der Mechanismus des Vorgangs noch geklärt werden.

Zur Prüfung der Frage einer unspezifischen Bindung spezifischer inkompletter Antikörper werden von Herrn FISCHER ergänzende Untersuchungen vorgeschlagen, so ein Absorptionsversuch mit verträglichen Antikörpern anderer Systeme (A B 0, Kell. usw.) und den Patientenblutkörperchen. Letztere sollten den entsprechenden Seren nach Absprengung der gebundenen Antikörper zugesetzt werden.

Im weiteren Verlauf der Diskussion bittet der Vorsitzende Herrn Professor SCHMIDT, vom Standpunkt der klassischen Serologie das Problem des Autoantikörpers zu beleuchten. Er führt aus, daß definitionsgemäß ein Antikörper ein Globulin mit einer gewissen Spezifität seines Bindungsvermögens ist. Danach sind auch Autoantikörper, sofern sie Globuline mit einer spezifischen Bindungsfähigkeit sind, Antikörper im Sinne der klassischen Serologie. Professor SCHMIDT entwickelt die Vorstellung, daß Autoantikörper durch den Reiz von Stromaantigenen entstehen, die bei dem physiologischen Abbau von Blutzellen disponibel werden und vom Organismus als „fremd" empfunden werden. Das sind wahrscheinlich lipoidartige Antigene. Gegen sie bilden sich normalerweise Autoantikörper, die sich wegen ihrer Bindung und wegen ihrer relativ geringen Menge nicht pathogenetisch auswirken. Ein pathologischer Effekt tritt erst auf, wenn durch irgendeine Noxe eine Massenschädigung der Blutzellen stattfindet, die eine stark gesteigerte Produktion der Antikörper zur Folge hat.

Herr SCHUBOTHE macht darauf aufmerksam, daß allerdings gerade bei jenen Anämien, die infolge hereditärer Minderwertigkeit der Erythrocyten einen exzessiv gesteigerten Blutzerfall aufweisen, eine signifikante Häufung von Autohämantikörperbildung in der Regel vermißt wird. Hingegen sei die relativ häufige Bildung inkompletter Wärmeautohämantikörper bei neoplastischer Erkrankung des reticulo-endothelialen Systems oder diesem nahestehenden Zellsystemen sowie bei Erkrankungen mit quantitativer und qualitativer Störung der Eiweißkörperproduktion von der klinischen Pathologie her gesehen auffällig. Außer der

Möglichkeit eines immunogenen Ursprungs stellt Herr Schubothe deshalb die Frage zur Diskussion, ob im Rahmen einer pathologischen Eiweißkörperbildung gelegentlich (nicht immunogene) Substanzen mit antierythrocytären Eigenschaften auftreten können. Unter einem solchen Gesichtspunkt wäre die autoimmunhämolytische Anämie dann als Spezialfall einer Paraproteinämie aufzufassen.

In der folgenden Diskussion äußern sich noch die Herren Dausset, Steffen, Jankovic, Wagner, Hummel, Orth und Spielmann. Hässig führt eine Beobachtung von Baumgartner und Henzi an, die eine erworbene hämolytische Anämie im Anschluß an eine toxische Hämolyse durch Cryogenin auftreten sahen. Er nimmt an, daß es hier durch Schädigung und Modifikation des Antigens zu einer Autoantikörperbildung gekommen ist und hält es nicht für wahrscheinlich, daß es sich dabei um Paraproteine handelt.

Im Anschluß an einen der obenerwähnten Fälle berichtet Herr Eyquem über eine eigene Beobachtung von Autoantikörperanämie mit gleichzeitigem Ovarialtumor. Der Extrakt des operativ entfernten Tumors absorbierte die Autoantikörper nicht und besaß selbst auch keine nennenswerte agglutinierende Fähigkeit.

Hinsichtlich des gelegentlichen Auftretens von Autoantikörperanämien bei Teratomträgern wirft Herr Springer die Frage auf, ob ein Teratom nicht als ein genetisch etwa verschiedener Zwilling betrachtet werden kann, und daß deshalb das Teratomgewebe antigenen Charakter hat. Das bei Chimären zu beobachtende Phänomen braucht deshalb nicht einzutreten, weil das Teratom als „versprengter Keim" im Sinne Ribberts ruhen kann und sein Wachstum erst im späteren Leben beginnt. Herr Springer weist auch auf die Tierexperimente hin, in denen Autoantikörper gegen Nierengewebe, durch Injektion von speciesspezifischem Niereneiweiß gekoppelt mit Streptokokkensubstanz antigener oder haptener Natur, erzeugt werden konnten, und in denen später das Niereneiweiß allein ohne Streptokokkenmaterial antigen wirkte.

Abschließend stellt der Vorsitzende die Schwierigkeiten heraus, die sich beim Versuch einer Koordination der verschiedenen Meinungen ergeben und erteilt noch Frau Letic das Wort, welche über die Erfahrungen zur Erfassung gefährlicher Universalspender in der jugoslawischen Armee berichtet.

Colloque 7.

L'aspect sérologique in vitro des anticorps anti-leucocytaires.

Président: J. Dausset, Paris.

Participants actifs:

A. Eyquem (Paris)	J. Moulinier (Bordeaux)
A. Hässig (Bern)	W. Müller (Freiburg im Breisgau)
L. Holländer (Basel)	M. Seligmann (Paris)
B. Maupin (Paris)	W. Spielmann (Frankfurt am Main)
P. Miescher (Basel)	G. F. Springer (Philadelphia)
S. Moeschlin (Solothurn)	C. Steffen (Wien)

Compte-rendu du colloque sur l'aspect sérologique in vitro des anticorps anti-leucocytaires.

Le Docteur DAUSSET présente tout d'abord un résumé des connaissances actuelles sur les anticorps anti-leucocytaires in vitro. Il rappelle que l'on peut distinguer 4 variétés d'anticorps, qui sont:

1° — Les iso-anticorps anti-leucocytaires dont les uns sont naturels. Les anticorps naturels anti-A et anti-B peuvent être considérés comme des anticorps anti-leucocytaires puisqu'ils sont capables d'agglutiner les leucocytes provenant des individus A et B. L'existence d'anticorps naturels indépendants de ceux des hématies est discutée. Il existe d'autre part des iso-anticorps humains anti-leucocytaires apparaissant à la suite de transfusions et qui décèlent des antigènes leucocytaires ne correspondant pas aux groupes des hématies.

2° — Les auto-anticorps anti-leucocytaires que l'on rencontre au cours de certaines agranulocytoses et dont on a pu décrire une variété anti-granulocytaire et une variété anti-lymphocytaire.

3° — Les anticorps anti-leucocytaires dits « allergiques » qui sont actifs sur les leucocytes seulement en présence de l'allergène et qui sont responsables des agranulocytoses médicamenteuses.

4° — Les anticorps « anti-noyau » qui représentent peut-être le facteur de HASERICK rencontré dans le lupus érythémateux disséminé.

Mais ce schéma présente encore beaucoup d'incertitudes.

En ce qui concerne les antigènes de groupe présents sur les leucocytes, seuls les antigènes A et B ont pu être trouvés avec certitude. Les autres antigènes, tel que l'antigène D, n'a pas encore été démontré à la surface des leucocytes.

L'étude systématique faite avec les anticorps humains ne permet pas encore de définir d'une façon absolue les groupes leucocytaires. Par ailleurs on constate que les leucopéniques se sensibilisent contre les leucocytes plus facilement que les malades non leucopéniques.

En ce qui concerne les auto-anticorps, seul un petit nombre d'observations ont été publiées jusqu'à présent dans lesquelles une leuco-agglutination a été observée *avant toute transfusion*. Même dans ces observations privilégiées, il a été impossible de montrer que le sérum du malade était nocif pour ses propres leucocytes, qu'il n'agglutine jamais. On ignore s'il s'agit d'un blocage (le test de COOMBS leucocytaire a été jusqu'à présent impraticable) ou si, dans la circulation, il n'existe que les leucocytes ne possédant pas l'antigène correspondant. La démonstration formelle que ces anticorps sont des auto-anticorps n'a donc pas pu être réalisée.

Des anticorps allergiques ont été trouvés dans l'agranulocytose aux sulfamides. Les sulfamides, ajoutées au sérum, augmentent ou restaurent la leuco-agglutination. Il n'en est pas de même pour le Pyramidon qui semble être modifié dans la circulation avant de jouer le rôle d'haptène.

Enfin les anticorps « anti-noyau » rendent compte de phénomènes observés au cours du lupus érythémateux mais la théorie immunologique de cette affection n'est pas encore complètement établie.

Le Docteur DAUSSET ouvre la discussion sur les anticorps leucocytaires.

Le Docteur MAUPIN apporte les résultats obtenus en collaboration avec BERROCHE et HERVIER. Il a pu, par des techniques d'absorption, prouver que les antigènes A et B étaient présents sur les leucocytes. L'antigène A_1 absorbe beaucoup plus intensément l'anticorps anti-A que l'antigène A_2.

Le Docteur DAUSSET apporte alors les résultats de son étude sur les iso-anticorps immuns. Il a étudié 21 sérums sur 12 variétés de leucocytes. Il a constaté que 6 sérums agglutinaient toutes les variétés de leucocytes alors que les autres agglutinaient tantôt les uns, tantôt les autres sans qu'aucune systématisation de groupe soit encore possible. Toutes ces réactions ont été faites au moins trois fois et, seuls ont été consignés les résultats concordants (Cf. tableau 1).

Tableau 1. *Mise en évidence d'iso-anticorps anti-leucocytaires* (Dr. J. DAUSSET).

		Sérum de malades polytransfusés																			
		Cp	Ve	Boi	Pu	De	Te	La	Co	So	Les	Bon	Rol	Ac	Cu	Dr	Gu	Cha	Au	Ma	Le	Ja
Leucocytes normaux	1	+	+	+	+	+	+	+	−	−	−	−	−	−	+	+	+	+	+	+	+	+
	3	+	+	+	+	+	+	+	+	+	+	+	−	+	−	−	−	+	+	+	+	+
	4	+	+	+	+	+	+	+	+	+	+	+	+	+	+	−	+	−	−	+	+	+
	6	+	+	+	+	+	+	+	+	+	+	+	+	+	−	+	−	−	+	+	+	+
	7	+	+	+	+	+	+	−	+	+	+	+	+	+	−	+	−	+	−	+	+	+
	9	+	+	+	+	+	+	+	+	+	+	+	+	+	+	−	+	−	+	+	+	+
	11	+	+	+	+	+	+	+	+	+	+	+	+	+	+	+	+	+	+	+	−	+
	15	+	+	+	+	+	+	+	+	+	+	+	+	−	+	+	+	−	+	+	−	+
	19	+	+	+	+	+	+	+	+	+	+	+	−	+	+	−	+	+	−	+	+	+
	20	+	+	+	+	+	+	+	+	+	+	+	+	+	−	+	+	−	+	+	+	+
	22	+	+	+	+	+	+	+	+	+	+	−	+	+	−	+	−	+	−	+	−	+
	26	+	+	+	+	+	+	+		+	−	−	+	+	−	+	+	+	+	+	+	+

Le Docteur SPIELMANN a observé un anticorps anti-lymphocytaire. Il a été frappé par le fait qu'avant absorption cet anticorps agglutinait 100% des variétés de leucocytes, alors qu'après absorption il était devenu négatif sur 20% des variétés.

Le Docteur SPRINGER se demande si quelques antigènes leucocytaires ne peuvent pas, comme les antigènes du système LEWIS, être hydro-solubles et absorbés à la surface des leucocytes.

Le Docteur HOLLÄNDER demande si le Docteur MAUPIN a observé une différence d'absorption des anticorps anti-A et anti-B chez les secréteurs et non secréteurs.

Le Docteur MAUPIN n'a pas trouvé de différence.

Le Docteur SPRINGER rapelle que l'on a trouvé les mêmes quantités de substances A et B chez les secréteurs et non secréteurs dans les tissus.

Le Docteur HÄSSIG confirme ce que vient de dire le Docteur SPRINGER.

Le Docteur DAUSSET ouvre la discussion sur les auto-anticorps anti-leucocytaires et plus particulièrement sur le test de consommation de l'antiglobuline.

Docteur STEFFEN

Das Prinzip der AHG-Ablenkungsmethode oder wie man sich zur besseren Verständlichmachung hier einigte, des AHG-Konsumtionstestes wurde bereits in der Hauptsitzung vorgetragen. Ich möchte hier einige Details über ihre technische Durchführung bei der Untersuchung von Leukocyten-Autoantikörpern referieren. Die zur Beladung verwendeten Leukocytensubstrate stellen Lyophilisate von 1 cm³ einer Leukocytensuspension von 300000—100000 Zellen pro cmm³ in phys. NaCl-Lösung dar. Im Inkubationsansatz werden 1 cm³ dieser Suspension mit 4 cm³ Patienten- bzw. Normalserum 45 min bei 37° C vereint. Nach Eiweißfreiwaschung wird zur AHG-Konsumtion ein relativ hochtitriges Coombsserum verwendet, welches mit standardisiert beladenen 0-Rh-Erythrocyten (Ansatz: 0,2 Erythrocytenbrei + 1 cm³ inkompl. Anti-Rh-Serum, Titer 1:512—1024 + 3 cm³ phys. NaCl-Lösung) einen Titer von durchschnittlich 1:2048 gibt. Das Coombsserum wird nach genau gestoppten 3 min Konsumptionszeit abgehoben und mit den gleichen Erythrocyten neuerlich geprüft. Kontrollen mit Normalserum laufen mit. Grenze des Fehlerbereiches $^1/_2$ 1 Titerstufe.

13 Agranulocytosen ergaben 7 positive und 6 negative Resultate, 4 Panmyelo-pathien durchwegs positive Ergebnisse. 1 medikamentöse Leukopenie (Sedothyron) ergab ein negatives, 2 Fälle mit Felty-Syndrom jedesmal ein positives Ergebnis. Das Serum eines der Agranulocytosefälle verursachte beim Gesunden einen starken Leukocytensturz. 4 Agranulocytoseseren wurden gleichzeitig mit der Agglutination nach DAUSSET und dem FINCH-Test geprüft. Alle 4 Seren ergaben hierbei positive Resultate. Zu Kontrollzwecken wurden 0-Rh-Erythrocyten mit einem kompletten Anti-Rh-Antikörper und B-Erythrocyten mit einem Anti-B-Isoagglutinin agglutiniert. Die Agglutinate wurden nach Waschung einem AHG-Konsumtions-test unterworfen. Negatives Ergebnis. Die Agglutinationsbrücke scheint somit keine AHG-Antikörper zu konsumieren. Es wird angenommen, daß die Kon-sumtionstechnik inkomplette Antikörper erfaßt.

Le Docteur MIESCHER, qui a utilisé la technique du Docteur STEFFEN, n'a pas obtenu de résultats satisfaisants avec les iso- et auto-anticorps anti-leucocytaires.

Par contre, il a obtenu des résultats très satisfaisants avec des sérums contenant le facteur L. E. La technique de STEFFEN a été utilisée sur des noyaux lyophilisés ou sur des leucocytes lyophilisés fournis par le Docteur MAUPIN. Il pense que le facteur L. E. se trouvant, comme l'anticorps anti-D, dans la fraction II de COHN, le même composant de l'antiglobuline est absorbé, si bien que la chute de l'anti-globuline testée sur un système de références utilisant les anticorps anti-D est très nette.

Par contre, les auto-anticorps anti-leucocytaires se trouvant surtout dans la fraction III de COHN, ce n'est pas le même composant de l'antiglobuline qui est absorbé et la réaction est moins nette.

Le Docteur MIESCHER a étudié 4 malades atteints de lupus érythémateux, avec d'excellents résultats. Il pense que cette technique est plus sensible que la technique cytologique.

Le Docteur MOULINIER, qui a déjà proposé ce test sur les leucocytes au cours du colloque qui s'est tenu à Paris en janvier 1955, emploie une technique légèrement différente de celle du Docteur STEFFEN.

Intervention du Docteur Moulinier.

La réaction de consommation d'antiglobuline que nous avons mise au point, simultanément et indépendamment du Docteur STEFFEN, nous a permis d'étudier les anticorps anti-leucocytaires in vitro.

Notre réaction de consommation d'antiglobuline est basée sur le principe suivant: si des éléments cellulaires ont fixé sur leur paroi des anticorps, un sérum antiglobuline mis en contact ultérieurement avec ces éléments cellulaires «sensi-bilisés», perdra son pouvoir antiglobulinique. La consommation d'antiglobuline sera proportionnelle à la charge en anticorps.

La réaction se réalise en quatre temps:

1° — *Temps de sensibilisation*: nous mettons à incuber 10 gouttes de purée leuco-cytaire lavée et traitée par un enzyme protéolytique (papaïne activée par le chlory-drate de cystéine) pendant une heure à 37° au bain-marie, avec Icc du sérum à étudier.

2° — *Lavage des éléments cellulaires sensibilisés:* Six lavages en eau physiologique (Cl Na 9⁰/₀₀) sont nécessaires pour éliminer toute souillure protéinique.

3° — *Consommation d'antiglobuline*: à la purée leucocytaire ainsi lavée on ajoute III gouttes de sérum antiglobuline titrant 64 unités. La consommation s'effectue à température de laboratoire pendant 6 minutes après quoi on centrifuge et on recueille le liquide surnageant.

4° — *Titrage du sérum antiglobuline consommé:* ce titrage s'effectue vis-à-vis d'érythrocytes Rh-Positif sensibilisés par un sérum anti-Rh incomplet. La valeur de la consommation d'antiglobuline est déduite de ce titrage par rapport à un titrage témoin effectué sur le surnageant d'une purée leucocytaire semblable mais incubée au temps N⁰ I avec un serum normal.

Les résultats obtenus jusqu'à maintenant ont été satisfaisants, à condition de réaliser les lavages des leucocytes dans des conditions techniques parfaites. Nous nous sommes surtout attachés à contrôler la valeur de notre réaction sur de multiples sérums normaux et sur quelques sérums pathologiques de référence.

Nous voudrions surtout signaler une épreuve en «Blind Test» effectuée avec la collaboration du Docteur Dausset. Cette épreuve a porté sur l'étude de 6 sérums comportant 2 sérums témoins (sérum N⁰ I et N⁰ 5) pour lesquels la réaction de consommation d'antiglobuline a été négative et 4 sérums pathologiques. La réaction de consommation a été négative pour l'un d'entre eux, le sérum N⁰ 2 provenant d'un sujet atteint d'une cirrhose qui n'était pas leucopénique et qui vraisemblablement n'avait jamais reçu de transfusions. Les sérums N⁰ 3, N⁰ 4 et N⁰ 6 donnèrent une consommation d'antiglobuline positive: les deux premiers (N⁰ 3 et N⁰ 4) possédaient une leuco-agglutinine (malades atteints l'un d'une anémie de Marchiafava atypique leucopénique et polytransfusé, l'autre d'une réticulopathie non leucopénique mais polytransfusé). Quant au sérum N⁰ 6 que nous avons trouvé positif il ne contenait pas de leuco-agglutinine mais il s'agissait d'un malade atteint de cirrhose non leucopénique, polytransfusé. Par cette réaction de con-sommation d'antiglobuline nous avons en outre détecté des anticorps anti-leucocytes dans un cas d' agranulocytose aigue, type Schultz; cette réaction fut positive après rémission et, fait important, vis-à-vis des propres leucocytes de la malade.

Le Docteur Steffen:

Zu den Ausführungen von Herrn Moulinier müssen wir sagen, daß wir mit entsprechender Behandlung der Leukocyten Lyophilisate erzielten, welche sich bei Lösung gut suspendierten. Allerdings sahen auch wir manchmal, daß Lyophilisate klumpten. Diese wurden ausgeschieden. Die Titerdifferenz, die wir erzielten, betrug 2—4 Stufen. — Es ist möglich, daß manche Differenzen zwischen unseren Beobachtungen sich aus dem Beladungsvorgang ergeben. Wir verwenden niedrig konzentrierte Leukocytensuspensionen, um eine maximale Beladung zu erzielen. Herr Moulinier hat, wie wir sehen, fast eine 50% Konzentration verwendet. Unsere kürzere Konsumtionszeit dürfte zur Ausschaltung von Eiweißfehlern günstiger sein. Wir konnten dies bei den Versuchen mit Gewebssubstraten beobachten. Zur Frage von Herrn Spielmann: 21 Normalseren ergaben negative Ergebnisse als Kontrolle. Zuerst wurden Leukocyten von einer chronischen myeloischen Leukämie, später und jetzt Normalleukocyten der Blutgruppe 0 verwendet. Bei einem irrtümlich hergestellten Substrat der Blutgruppe A ergab sich in 2 Fällen mit Normalserum ein falsch positives Resultat. Über Transfusionen bei den Patienten vor der serologischen Untersuchung ist uns nichts bekannt.

Le Docteur Eyquem propose de modifier le système révélateur et d'employer soit, comme le Docteur Rehjolec, des particules de collodion sensibilisées au sérum humain, soit des globules rouges de mouton tannées sensibilisés avec des alpha ou beta globulines.

Le Docteur Seligmann souligne le fait que cette réaction de consommation de l'antiglobuline permet de déceler des anticorps dirigés contre un anticorps endo-cellulaire, alors que la leuco-agglutination ne décèle que les anticorps dirigés contre les antigènes exo-cellulaires.

Le Docteur Dausset salue la naissance d'une nouvelle réaction: la consommation de l'antiglobuline, dont les détails de technique restent encore à définir, mais qui semble efficace pour déceler les anticorps anti-leucocytaires complets et peut-être incomplets, ainsi que le facteur de Haserick.

Enfin le Docteur Maupin, en colloboration avec Baylet souligne les difficultés de la recherche des anticorps antiplaquettaires et antileucocytaires par la réaction de fixation du complément.

La réaction de fixation du complément est applicable au titrage de sérums expérimentaux (sérums de lapins antiplaquettes et anti-leucocytes humains), mais la spécificité en apparaît discutable. Les auteurs ont obtenu en effet une réaction positive avec un sérum de Coombs en présence d'antigène plaquettaire.

Même avec une réaction quantitative (hémolyse à 50%), il n'a pas été possible d'obtenir de résultats positifs avec des sérums de malades. Ces données confirment les constatations récentes de de Nicola et al. (plaquettes).

Dans l'état actuel des recherches, il n'est pas possible de tirer une conclusion utile au diagnostic des thrombopénies ou leucopénies d'origine immunologique.

Colloquium 8.

Immunologie der gegen Thrombocyten gerichteten Antikörper.

Vorsitzender: P. Miescher (Basel).

Aktive Teilnehmer:

J. Dausset (Paris)	W. Meyer (Bern)
A. Eyquem (Paris)	S. Moeschlin (Solothurn)
P. Flückiger (Zürich)	J. Moulinier (Bordeaux)
A. Hässig (Bern)	M. Saint-Paul (Paris)
R. Hoigné (Zürich)	H. Storck (Zürich)
F. Kissmeyer-Nielsen (Aarhus)	J. Weinreich (Freiburg)
B. Maupin (Clamart)	

In letzter Zeit konnte bei einer ganzen Anzahl thrombopenischer Zustände ein immunologischer Prozeß aufgedeckt werden. Die heutige Diskussion soll sich mit den verschiedenen immunologischen Reaktionen befassen, die eine Thrombocyten-Schädigung zur Folge haben können. Bevor wir auf die einzelnen serologischen Phänomene eingehen wollen, möchten wir kurz eine schematische Einteilung der verschiedenen Immuno-Reaktionen vorausschicken (Tab. 1).

Tabelle 1. *Einteilung der Immunologie.*

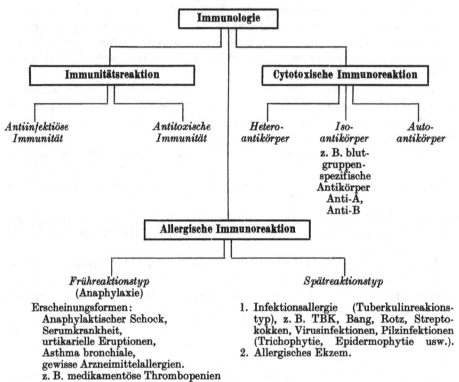

Für das heutige Thema interessieren uns nur die *allergischen* und die *cytotoxischen* Immuno-Reaktionen. Aus klinischen Erwägungen sowie wegen der Verschiedenheit· des primären Angriffspunktes der immunologischen Reaktion erscheint es uns besonders wichtig, allergische und cytotoxische Phänomene zu unterscheiden. Im ersteren Fall richtet sich der Antikörper primär gegen ein exogenes Allergen, z. B. ein Medikament. Im zweiten Fall handelt es sich um ein eigentliches Cytotoxin als Antikörper, das sich gegen Körperzellen als Antigen richtet, das heißt in unserem Fall gegen die Thrombocyten.

1. Allergische Immunoreaktion.

Der Diskussion der *Serologie allergischer Thrombopenien* sei noch eine Beobachtung von Achard und Aynaud (1909) (*1*) vorausgeschickt. Diese Autoren stellten fest, daß eine Antigen-Antikörper-Reaktion in Gegenwart von Thrombocyten zu einer Plättchen-Agglutination führen kann. Gleichzeitig erwähnten diese Autoren aber auch schon das Auftreten von unspezifischen Agglutinationen unter gewissen Versuchsordnungen. Bei dieser Gelegenheit ist es vielleicht nützlich, im Hinblick auf die kommende Diskussion, das Phänomen der Agglutination näher ins Auge zu fassen. Wir müssen uns klar sein über die Tatsache, daß Agglutination ein physikochemischer Vorgang ist, der durch verschiedene Ursachen ausgelöst werden kann. Eine positive Agglutination an und für sich sagt nichts aus über den Mechanismus, der dazu geführt hat. In der Blutserologie hat man sich in letzter Zeit nur zu häufig daran gewöhnt, den Faktor, der zu einer Zellagglutination führt, d. h. das „Agglutinin", einem Antikörper gleichzusetzen. Dieser Trugschluß führt zu irrigen Vorstellungen und ist der Weiterentwicklung der Serologie hinderlich.

In den letzten Jahren haben sich Storck, Hoigné und Flückiger (5, 6, 11) mit der *Blutplättchen-Alteration bei allergischen Reaktionen* eingehend befaßt. Herr Storck (Zürich) berichtet zuerst über seine Beobachtungen am Tier. Er stellte fest, daß sowohl im Gefolge des Arthusschen Phänomens als auch im anaphylaktischen Schock die Thrombocytenzahl im Blut regelmäßig auf tiefe Werte sinkt. Diese Beobachtung hat ihn veranlaßt, beim Menschen die Thrombocytenzahl im Blut zu verfolgen bei verschiedenen allergischen Zuständen, unmittelbar nach Eingabe des Allergen. Er stellte dabei fest, daß der der Antigen-Applikation folgende Thrombocytensturz einen guten Hinweis gibt für das Vorliegen einer Allergie. Es muß allerdings berücksichtigt werden, daß eine gewisse Klasse von Medikamenten infolge ihrer pharmakodynamischen Wirkung schon eine Verminderung der Blutplättchen zur Folge haben kann. Unter Beachtung dieser Umstände hat sich der thrombopenische Index bewährt in der Allergie-Diagnostik. Storck stellte sich die Frage, ob die Thrombocyten bei allergischen Reaktionen so stark reagieren, weil sie vielleicht Träger von Antikörpern sein könnten. Er mußte diese Möglichkeit aber ablehnen, da thrombocytenreiches Plasma nicht einen höheren Antikörpertiter aufweist als thrombocytenarmes Plasma, gemessen an passiven Übertragungsversuchen sowie mit Hilfe serologischer Methoden. Storck nimmt deshalb an, daß die Thrombocyten lediglich als Indicatoren einer allergischen Reaktion aufzufassen sind.

Herr Hoigné (Zürich) führt die Diskussion weiter über seine, gemeinsam mit Flückiger und Storck ausgeführten Arbeiten über neue „in vitro"-Methoden (5, 6) zum Nachweis von Allergenen bei Fällen mit akuter, thrombopenischer Purpura. Die erste Reaktion besteht darin, daß Oxalatblut von Patienten mit verschiedenen Verdünnungen des fraglichen Allergen gemischt wird und darauf auf Ausstrichpräparaten das Ergebnis abgelesen wird. Bei vorhandener Sensibilisierung tritt in einem bestimmten Bereich der Allergen-Verdünnungsreihe eine vermehrte Gruppenbildung der Blutplättchen auf. Diese Methode ergibt positive Resultate auch bei Allergie-Formen, deren Symptomatologie nicht in einer Thrombopenie liegt. Umgekehrt ist die Plättchengruppierung in den bisher untersuchten Fällen medikamentöser Thrombopenie nicht stärker als in anderen Formen von Überempfindlichkeits-Reaktionen. Mit dieser Methode werden also keine wirklichen Agglutinationen gesehen, wie z. B. mit der Ackroydschen Versuchsordnung (2). Die Reaktion ist unabhängig von der Herkunft der Plättchen. Wichtig für das Zustandekommen der Reaktion sind lediglich das Serum der Patienten und das korrespondierende Antigen. Herr Hoigné berichtet weiter über nephelometrische Untersuchungen an Serum von Allergie-Patienten, die mit einem eigens dazu konstruierten Apparat durchgeführt wurden. Das Ergebnis dieser Studien zeigt,

daß nach Mischung von Serum mit dem Allergen sich in einem scharf umschriebenen Bereich der Verdünnungsreihe eine leichte Trübung einstellt. Die Reaktion
sei spezifisch für das betreffende Allergen. Dieselben Substanzen zeigen mit
Serum von Kontrollen die charakteristische Trübungszunahme nicht. Die Analyse
dieser „in vitro" Teste durch Dialyse ließ bisher zwei wichtige Faktoren ermitteln:
der eine ist spezifisch und durch Cellophanmembran dialysierbar (Faktor I). Der
andere ist unspezifisch und nicht dialysierbar. Er ist auch in normalem Menschenserum enthalten (Faktor II). Beide Faktoren sind thermolabil (6). 6 Fälle mit
akuter, thrombopenischer Purpura ergaben mit folgenden Medikamenten einen
positiven Test nach den beiden in vitro-Methoden:

> Fall 1: Aspirin und Codeinum phosphoricum
> Fall 2: Phenobarbital
> Fall 3: Pyramidon
> Fall 4: Protamin-Zink-Insulin und Insulin semilente
> Fall 5: Aspirin
> Fall 6: Mesantoin.

Herr F. Kissmeyer-Nielsen (Aarhus, Dänemark) berichtet anschließend über
einen Fall von Chinin-Purpura. Bei dem 24jährigen Patienten trat im Anschluß
an eine Chinin-Medikation eine akute thrombopenische Purpura auf von einer
Woche Dauer. Der Fall ist noch von besonderem Interesse, da der Patient auch
leukopenisch wurde und im Serum ein Leukocytenagglutinin nachgewiesen
werden konnte. Was die Thrombocyten anbelangt, so konnte Herr Kissmeyer-
Nielsen einen gegen sie gerichteten Faktor nachweisen, allerdings nur in Gegenwart von Chinin. Die Wirkung dieses Faktors bestand in einer starken Plättchenagglutination und Komplement-Fixation. Er konnte nur in Anwesenheit von
Chinin durch Plättchen absorbiert werden. Wenn Chinin dem Vollblut zugegeben
wurde, so erfolgte die anschließende Gerinnung mit einer verzögerten Retraktion
des Blutkuchens. Die Hautreaktion mit Chinin war negativ. Die Agglutinationen
wurden mit der Daussetschen Technik erzielt. Der Tanninsäure-Hämagglu-
tinationstest ergab negative Resultate.

Es folgt nun eine Diskussion über die Interpretation der bis jetzt geschilderten,
serologischen Vorgänge. Es stehen sich im wesentlichen zwei Auffassungen
gegenüber. Einerseits wird die Ackroydsche Theorie übernommen (Dausset),
die annimmt, daß sich das Medikament mit den Blutplättchen zu einem Voll-
antigen zusammenlagert, und daß der Organismus dagegen Antikörper bildet.
Damit hätten wir es mit einer Zwischenstellung zu tun zwischen allergischer und
cytotoxischer Immuno-Reaktion. Dagegen wird die Hypothese gestellt, daß es
sich um eine rein allergische Immuno-Reaktion handelt und daß die Thrombocyten erst in einem zweiten, unspezifischen Akt betroffen werden. Dabei sind
verschiedene Möglichkeiten zu erwähnen. Entweder spielt sich die Antigen-
Antikörper-Reaktion an der Oberfläche der Blutplättchen ab, wobei es möglich
ist, daß das Antigen zuvor sich aus physikalischen Gründen an die Plättchen
anlagert, oder das Produkt der Antigen-Antikörper-Reaktion, die Antigen-
Antikörper-Komplexe weisen erst eine besondere Affinität zu den Blutplättchen
auf und beschädigen diese, wiederum aus physiko-chemischen Gründen, analog
z. B. der Aktion gewisser kolloidaler Lösungen.

2. Cytotoxische Immunoreaktion.

Wir kennen drei Arten cytotoxischer Antikörper: Hetero-, Iso- und Autoantikörper, je nachdem ob sich das celluläre Antigen im Organismus einer anderen Tiergattung, derselben Tiergattung aber in einem anderen Tier, oder sogar im Organismus desselben Tieres, das den Antikörper dagegen gebildet hat, befindet. Im allgemeinen ist ein ganzes Mosaik von Antigenen verantwortlich für die Spezifität einzelner Zellen.

Herr M. SAINT-PAUL berichtet über seine Versuche mit *Hetero-Thrombocyten-Antikörpern*, die er in Zusammenarbeit mit P. MILLOT und A. EYQUEM ausgeführt hat. Er berichtet über das Vorhandensein von mindestens 4 Antigen-Faktoren, die sich in verschiedener Proportion in den Blutplättchen von Pferd, Rind, Schaf, Ziege und Hund befinden. Mit Hilfe der passiven Hämagglutination nach BOYDEN konnte Herr SAINT-PAUL weiterhin zeigen, daß Mensch, Schaf und Rind gemeinsame Antigen-Faktoren aufweisen.

Daß es beim Menschen anti-thrombocytäre *Isoantikörper* gibt, wurde erstmals von R. JÜRGENS und H. GENNERICH im Jahre 1938 nachgewiesen (4a). Herr JÜRGENS berichtet uns über die damaligen Versuche. Mit Hilfe von Absorptionen konnte er zeigen, daß die Blutplättchen die Antigene A und B in den entsprechenden Blutgruppen enthalten. Diese Tatsache war damals noch von rein theoretischer Bedeutung. Inzwischen ist sie aber, so führt Herr JÜRGENS weiter aus, praktisch außerordentlich wichtig geworden, da wir die Möglichkeit haben, eine hämorrhagische Diathese infolge Thrombopenie oder -pathie mit Thrombocyten-Transfusionen zu behandeln. Wenn diese Plättchentransfusion auch nur für Notfall-Situationen in Frage kommen, so müssen wir trotzdem die Blutgruppen berücksichtigen, wenn wir einen vollen therapeutischen Effekt erzielen wollen.

Das Vorhandensein der Blutgruppensubstanzen A und B in den Plättchen ist in den letzten Jahren von zahlreichen Autoren bestätigt worden. Herr B. MAUPIN führt die Diskussion weiter mit der Aussage, daß auch er, in Zusammenarbeit mit L. BERROCHE und P. HERVIER die Iso-Agglutinine, anti-A und anti-B an die Thrombocyten der entsprechenden Blutgruppen absorbieren konnte. Darüber hinaus zeigte er, daß die Iso-Agglutinine wieder eluiert werden können bei einer Temperatur von 56° C. Es ist belanglos, für den Gehalt der Plättchen an Antigenen A, ob die Individuen A Sekretoren sind. Dagegen besteht ein Unterschied, ob es sich um die Blutgruppe A_1 oder A_2 handelt, indem die Absorptionskapazität der Untergruppe A_1 größer ist als diejenige der Untergruppe A_2. Diese Versuche bestätigen die Wichtigkeit, für Plättchentransfusionen nur gruppengleiche Thrombocyten zu verwenden.

In der letzten Zeit ist es bei einer ganzen Anzahl von sog. idiopathischen, thrombopenischen Zuständen gelungen, im Blut der Patienten einen Serumfaktor nachzuweisen, der die Eigenschaft eines gegen die Thrombocyten gerichteten „*Auto-antikörpers*" hat. Der Ausdruck „Auto-Antikörper" ist uns in den vergangenen Jahren ganz geläufig geworden. Trotzdem wollen wir uns einen Augenblick besinnen, was wir unter einem Auto-Antikörper verstehen. Da die Definition des Antikörpers nicht nur an das Antigen als Partner in der serologischen Reaktion, sondern auch an das Antigen als Stimulus der Antikörper-Produktion gebunden ist, vermögen wir meist nicht den Beweis zu führen, daß ein Autoantikörper ein richtiger Antikörper ist. Wir wissen ja in der Regel nicht, was die Autoantikörperproduktion ausgelöst hat. Aus diesem Grund müssen wir einen Autoantikörper definieren als einen Serumfaktor, der die serologischen Eigenschaften eines richtigen Antikörpers hat, aber dessen genaue Natur uns noch entgeht.

Die große Schwierigkeit im Nachweis der sog. Autoantikörper liegt z. Z. darin, daß wir verschiedene Methoden besitzen, die uns verschiedene Ergebnisse liefern. Wir wissen so nicht immer, was wir eigentlich mit diesen Methoden nachweisen.

Herr DAUSSET (Paris) beginnt die Diskussion über diese Fragen mit einer Darstellung der Resultate, die er mit folgenden Methoden erzielt hat: 1. Direkte Thrombocyten-Agglutination nach seiner eigenen Methode (DAUSSET und MALINVAUD) mit Agitation in der Kälte. 2. Passive Hämagglutination nach KISSMEYER-NIELSEN, modifiziert nach DAUSSET, BERGEROT und BRECY. 401 normale Seren wurden nach beiden Methoden geprüft. Mehr wie 800 pathologische Seren wurden mit der Thrombocyten-Agglutinations-Technik untersucht. Dabei gaben nur 45 Seren ein positives Resultat. Mit der Hämagglutinationsmethode wurden 316 Seren geprüft und 113 als positiv gefunden. Trotz dieser beträchtlichen Disproportion in der Häufigkeit positiver Resultate verteilen sich diese in gleicher Proportion auf die verschiedenen Affektionen. Die 45 positiven Reaktionen der ersten Methode wurden gefunden bei: Lebercirrhose oder Splenomegalie unbekannter Herkunft, meist mit Thrombopenie: 24,4%. Idiopathische, thrombopenische Purpura: 24,4%. Symptomatische thrombopenische Purpura: 9,75%. Verschiedene hämorrhagische Syndrome (darunter zwei mit zirkulierenden Anticoagulantien) 7,3%. Lupus erythematodes: 4,9%. Pancytopenien: 12,2%, erworbene hämolytische Anämien: 7,3%. Varia: 13,75%. Die 113 positiven Reaktionen der passiven Hämagglutinationsmethode verteilen sich folgendermaßen: Lebercirrhose, meist äthylischer Genese mit hämorrhagischer Diathese oder nur mit Thrombopenie: 24%. Idiopathische thrombopenische Purpura: 23%. Symptomatische thrombopenische Purpura: 13%. Verschiedene hämorrhagische Syndrome: 15%. Idiopathische Pancytopenie: 11%. Varia: 14%. Herr DAUSSET betont, daß die am stärksten positiven Resultate mit beiden Methoden mit den Seren von Kranken, die eine Lebercirrhose oder eine Splenomegalie aufwiesen, erzielt wurden. Mit der ersten Methode gaben nur 10% der untersuchten thrombopenischen Purpura-Fälle ein positives Resultat gegenüber 50% positiver Resultate mit der zweiten Technik.

Anschließend berichtet Herr F. KISSMEYER-NIELSEN (Aarhus, Dänemark) über vergleichende Studien mit der von ihm entwickelten Technik (7) der passiven Hämagglutination und der direkten Plättchenagglutination nach DAUSSET. Sein Resultat ist in Tab. 2 wiedergegeben. Zusammenfassend stellt Herr KISSMEYER-NIELSEN fest, daß die passive Hämagglutinations-Technik sensibler ist als die direkte Agglutinationsmethode. Jedoch hat sie verschiedene Nachteile. Erstens braucht sie viel mehr Zeit wie die direkte Agglutinationsmethode. Zweitens ist die Gefahr unspezifisch positiver Reaktionen größer. Drittens sind die erzielten Resultate nicht immer reproduzierbar Um möglichst gute Resultate zu erzielen, ist es notwendig, immer ein frisch zubereitetes Plättchenextrakt zu verwenden.

Die Herren MEYER und HÄSSIG (Bern) weisen darauf hin, daß eine Thrombocyten-Agglutination schon beim normalen Gerinnungsablauf auftritt und daß die Agglutinationsphänomene, die man bei Inkubation von plättchenreichem Plasma mit Serum von Patienten mit ITP beobachten kann, nicht notwendigerweise auf Antigen-Antikörperreaktionen beruhen. In diesem Sinne sprechen auch die Versuche von E. F. Lüscher (Bern), der zeigen konnte, daß künstliches thrombopenisches Serum, das durch Recalzificierung von thrombocytenarmem Normalplasma gewonnen wird, Thrombocyten sowohl im Plasma als auch im NaCl-Milieu kräftig agglutiniert. Die Agglutinationen werden durch nachträglichen Zusatz von Anticoagulantien (Oxalat, Citrat) oder durch Inaktivierung des Serums nicht verhindert. Meyer und Hässig empfehlen deshalb bei Untersuchungen auf Thrombocytenantikörper wenigstens die bekannten Gerinnungsfaktoren durch Inaktivierung bei 56° und durch $BaSO_4$-Absorption auszuschalten. Schüttelmethoden sollten nach ihrer Ansicht nicht verwendet werden, da sie nur Aktivierung von thrombocytenaggressiven Gerinnungsfaktoren führen können. Bei der passiven Hämagglutination von Kissmeyer-Nielsen erhielten sie in Übereinstimmung mit van Loghem nach $BaSO_4$-Absorption der Seren nurmehr bei wenigen Seren schwach positive Resultate. Bei ihren Untersuchungen wandten sie folgende Methoden an: Direktagglutination mit gewaschenen Thrombocytensuspensionen in 0,9 %iger NaCl-Lösung (Objektträgerversuch in der feuchten Kammer, 2 stündige Inkubation bei Temperaturen von 4, 22 und 37°). Passive Hämagglutinations-Reaktion nach Kissmeyer-Nielsen, direkter Plättchen-Coombs-Test und *Retraktionshemmungsversuch*. Nach Inaktivierung und $BaSO_4$-Absorption der Seren konnten die Autoren in keinem von 34 Fällen eine eindeutig positive Direktagglutination erzielen, obschon die verwendeten Thrombocyten — gemessen an ihrer Retraktionsaktivität — noch völlig intakt waren. Die Kissmeyersche Methode war mit inaktivierten Seren in 4 von 22 Fällen positiv, nach zusätzlicher $BaSO_4$-Absorption zeigten noch 2 Seren eine positive Reaktion. Der direkte Plättchen-Coombs-Test war in einem von 6 Fällen von ITP positiv. Nach ihren bisherigen Erfahrungen eignet sich der Retraktionshemmungsversuch am besten zum Nachweis von thrombocytenaggressiven Faktoren bei Thrombopenien.

Herr Flückiger (Zürich) untersuchte 14 Fälle von I.T.P. mit dem direkten Plättchen-Coombs-Test und erzielte in 4 Fällen ein positives Resultat. In der von ihm, Hässig und Koller entwickelten Technik hat er bis jetzt keine falsch positiven Teste in Kontroll-Seren erhalten.

Herr Steffen (Wien) hat in den letzten Jahren einen neuen Test entwickelt, den er Antiglobulin-Konsumptions-Test nennt (*10*). Das Prinzip dieser Methode besteht darin, daß lyophilisiertes Gewebe mit dem fraglichen Serum $1/2$ Std. lang bei 37°C inkubiert wird. Anschließend wird das Gewebe wieder eiweißfrei gewaschen (im Mittel 7—8 mal). Wenn jetzt Antikörper am Gewebe anhaften, so vermag das Gewebe einen Teil eines Antiglobulin-Serums zu konsumieren, was sich in einer Titer-Abnahme des Antiglobulin-Serum zeigt. Der Titer wird gemessen an der Fähigkeit des Antiglobulin-Serum, mit Anti-D beladene Rh + Erythrocyten zu agglutinieren. Mit Hilfe dieser Technik untersuchte Steffen 2 Fälle von idiopathischer thrombopenischer Purpura und einen Fall einer Pupura rheumatica. Die beiden I.T.P.-Seren ergaben positive Resultate mit einer Konsumption von 3—4 Titerstufen. Die Pupura rheumatica zeigte mit Thrombocyten ein negatives Ergebnis, mit Gefäßsubstrat dagegen ein positives.

Bei einem Zusatz bekannter Hydrocortisonmengen zu einem I.T.P.-Serum konnte Herr Steffen beobachten, daß mit zunehmender Cortison-Konzentration des Serums die Beladungsreaktion, welche durch die Antiglobulin-Konsumtion angezeigt wird, gehemmt wird, bis bei einer Konzentration von 650 γ-% Hydrocortison im I.T.P.-Serum eine völlige Hemmung der Beladung eintrat. Ein gleiches Verhalten wurde bei einem Serum einer Immunogranulocytopenie gegenüber Leukocyten gesehen. Die hemmende Cortisonkonzentration lag hier bei 350 γ-%.

Tabelle 2.

Diagnosis	Number of cases	Platelet antibodies:			Number of sera investigated by:		T.A. + D +	T.A. + D −	T.A. − D +	T.A. ? D +
		+	±	−	Both methods	only by D				
I. T. P.	27	10	1	16	24	3	4	5 + 1±	0	1
Pancytopeni	11	2	1	8	10	1	1	1 + 1±	0	0
Haemolytic an . . .	5	1	0	4	3	2	0	1±		
Aplastic an Agranulocytosis Polycythaemia	7	1	0	6	6	1	0	1	0	0
Myelomatosis . . .	5	0	2	3	4	1	0	2±		
Hodgkin, lympho- & reticulosarc. . .	24	5	2	17	21	3	3	2	2	0
Leukaemias: Chr. lymph. . . .	30	5	0	25	28	2	1	4	0	0
Chr. myel.	6	1	0	5	6		1	0	0	0
Acute	13	4	2	7	10	3	3	1 + 1±	0	1
Total	128	29	8	91	112	16	13	14 + 6±	2	2
Normals	189	7	6	176	149	38	5	1 + 5±	2	0

I. T. P.: idiopathic thrombocytopenic purpura   + positive
T. A.:   haemagglutination technique   ± doubtful positive
D.:   Daussets technique   — negative

Herr Moulinier (Bordeaux) hat, unabhängig von Steffen, einen analogen Test ausgearbeitet mit einigen technischen Verschiedenheiten. Da seine Technik noch nicht publiziert ist, sei sie hier kurz zusammengefaßt:

1. 25 mg yophilisierte Thrombocyten werden mit 4 Tropfen aktiviertem Papain behandelt (6 min bei 37° C). Nach einmaligem Waschen (NaCl phys.) werden 4 Tropfen des zu untersuchenden Serums zugefügt. Mit einer Pipette werden die Plättchen gut mit dem Serum durchmischt. 4 min lang schütteln mit dem Kahnschen Agitator. Darauf ½ Std. Inkubation bei 37° C.

2. 6maliges Waschen mit physiologischer Kochsalzlösung.

3. Nach dem letzten Waschen werden 3 Tropfen Antiglobulin-Serum mit einem Titer von 1/64 zugefügt. Gutes Durchmischen mit Pipette. Inkubation bei Zimmertemperatur während 6 min. Darauf scharfes Zentrifugieren.

4. Überstehendes Antiglobulin-Serum wird titriert an mit Anti-D beladenen Rh + Erythrocyten. Vergleichstiter mit zweitem System, das mit Normal-Serum ausgeführt wird.

Herr Moulinier teilt uns seine ermutigenden Resultate mit. Es handelt sich dabei um ein ausgewähltes Serum-Material, da z. B. alle seine 7 Fälle von idiopathischer thrombopenischer Purpura von Dausset vorher untersucht worden waren und mit der Agglutinationsmethode oder mit der passiven Hämagglutinationsmethode ein positives Resultat ergeben hatten. Diese 7 Fälle waren auch in der MOULIERschen Versuchsanordnung positiv. Ferner wurden positive Teste erzielt mit dem Serum von 6 sekundären Purpura-Fällen (1 Lupus erythematodes, 3 myeloische Leukämien, 1 Hodgkin, *1 erworbene hämolytische Anämie)* und zwei *Fällen mit Pancytopenie.* 25 pathologische Seren von nicht thrombopenischen Fällen ergaben durchwegs ein negatives Resultat. Von 70 Normalseren war eines positiv. Es handelt sich dabei allerdings um einen Fall mit Lebercirrhose.

Die noch uneinheitlichen Ergebnisse im Nachweis des sog. Thrombocyten-Autoantikörper verlangen, daß dieses Gebiet noch gründlich erforscht werden muß, einerseits um unspezifische Faktoren zu erkennen, andererseits um eine möglichst sensible Methode zu entwickeln, die für die Klinik brauchbare Resultate gibt. Dabei dürfen die inkompletten Antikörper nicht übergangen werden. Von den hier erwähnten Methoden weisen einzig der direkte Plättchen-COOMBS-Test und der Antiglobulin-Konsumptionstest auch inkomplette Antikörper nach.

Die Diskussion über Immunologie der gegen die Thrombocyten gerichteten Antikörper hat uns gezeigt, daß die bisherige Forschung wohl wichtige Fortschritte gemacht hat, besonders in den letzten paar Jahren, daß sie aber auch gleichzeitig eine Unzahl neuer Probleme aufgeworfen hat, an die wir uns jetzt heranmachen müssen.

Literatur.

1. ACHARD, CH., et M. AYNAUD: C. r. Soc. Biol. (Paris) **61**, 83 (1909).
2. ACKROYD, J. F.: Progr. Allergy **3**, 531 (1952).
3. DAUSSET, J., et G. MALINVAUD: Sang, **25**, 847 (1954).
4. FLÜCKIGER, P., A. HÄSSIG u. F. KOLLER: Schweiz. med. Wschr. **1953**, 1035.
4a. GENNERICH, H.: Die Blutgruppenspezifität der Thrombocyten. Inaugural-Diss. Berlin 1938.
5. HOIGNÉ, R., P. u. J. FLÜCKIGER, H. STORCK u. F. KOLLER: Schweiz. med. Wschr. **1954**, 1168.
6. HOIGNÉ, R., W. GROSSMANN u. H. STORCK: Schweiz. med. Wschr. **1955**, 578; Helvet. med. Acta **22**, 451 (1955); Int. Arch. Allergy **7**, 184 (1955).
7. KISSMEYER-NIELSEN, F.: Sang **26**, 117 (1955).
8. MEYER, W., B. WUILLERET u. A. HÄSSIG: Z. Immunforsch. (im Druck).
9. MIESCHER, P.: Symposium über hämorrh. Diathese (Herausgegeben von R. JÜRGENS und DEUTSCH). Wien: Springer-Verlag 1955.
10. STEFFEN, C.: Klin. Wschr. **1955**, 134.
11. STORCK, H., F. KOLLER u. R. HOIGNÉ: Internat. Allergiekongreß Zürich 1950.

Colloque 9.

Aspects immunologiques de l'action des anticorps contre les antigènes tissulaires.

Président: A. EYQUEM (Paris).

Participants actifs:

J. BERNARD (Paris)

B. CRUICKSHANK (Edinburgh)

J. DAUSSET (Paris)

G. GASSER (Zürich)

P. GRABAR (Paris)

G. MATHÉ (Paris)

K. ROTHER (Freiburg im Breisgau)

G. RUHENSTROTH (Tübingen)

M. SAINT-PAUL (Paris)

J. SARRE (Freiburg im Breisgau)

F. SCHEIFFARTH (Erlangen)

H. SCHMIDT (Freiburg im Breisgau)

C. STEFFEN (Wien)

G. VOISIN (Paris)

K. O. VORLÄNDER (Bonn)

L'action des anticorps anti-tissulaires peut être étudiée *in vitro* ou *in vivo*.

In vitro, outre les réactions de fixation du complément et de précipitation en milieu liquide ou gélosé, suivant les techniques d'Oudin-Ouchterlony, on peut utiliser la réaction d'hémagglutination passive en fixant les antigènes sur des globules rouges tannés. Cette technique est plus fidèle que celle de l'agglutination de particules de collodion, ou de celle de Gleeson-White et Coombs ou de Coombs et Mynors (1951) fixant un anticorps protéinique par diazotation sur un anticorps incomplet, pour permettre la mise en évidence de certains types d'anticorps. L'agglutination de suspensions cellulaires est parfois difficile à réaliser, mais elle peut être le point de départ de la mesure de la consommation ou de fixation de l'antiglobuline. On peut suivre la fixation des anticorps marqués à l'aide d'iode radioactif ou encore de fluorescéine, suivant la technique de Coons, qui a déjà permis de préciser le lieu de production de l'ACTH et de l'enzyme pancréatique, ou encore de suivre l'apparition des antigènes du cristallin chez l'embryon (Clayton).

Cruickshank a montré que le sérum de lapin anti-rein de rat, marqué à l'aide de fluorescéine, peut être repéré en coupe de tissu, au microscope à fluorescence. Deux antigènes principaux peuvent être individualisés dans le rein, l'un appartenant à la membrane basale du glomérule et l'autre au cytoplasme des tubes contournés. Le sérum à étudier doit être absorbé pour ne conserver que l'anticorps spécifique. Il est de plus, important de l'absorber avec de la moelle osseuse dessechée. La réaction obtenue est qualitative et non quantitative. Les difficultés viennent du fait que l'hémoglobine inhibe la fluorescence et que la conjugation avec la fluorescéine fait baisser le titre de l'anticorps. C'est pourquoi il pourrait être intéressant de ne pas coupler l'anticorps spécifique avec l'antigène, mais d'en révéler ultérieurement la fixation avec un sérum antiglobulinique marqué.

Cette même technique a permis à Ruhenstroth de suivre l'évolution de la tumeur chez le rat avec un sérum anti-mitochondries.

L'étude de l'action in vivo des anticorps anti-tissulaires a débuté en 1898 avec l'expérimentation sur les anticorps cytotoxiques. Les néphrotoxines découvertes en 1900 par Lindemann, chez Metchnikoff, ont été par la suite tout spécialement étudiées, surtout depuis Masugi. Le glomérule rénal constitue au moins l'un des antigènes. Il est résistant à la trypsine et est susceptible de variation dans sa concentration, au cours du développement de l'organisme, notamment chez le chien (Greenspoon et Krakover).

La congestion veineuse augmente sa concentration dans le glomérule. Parmi les animaux appartenant à une même espèce, il n'est pas certain que l'antigène glomérulaire possède chez tous, la même spécificité. Ainsi, chez les souris, il existe 4 antigènes spécifiques différents (Adler). Cet antigène glomérulaire se retrouve aussi dans d'autres organes.

M. Sarre a consacré depuis 15 ans de nombreux travaux à l'étude de la glomérulonéphrite chez le lapin. Lorsqu'on injecte une seule dose de néphrotoxine de canard, l'anticorps se fixe rapidement sur le rein; en effet, l'arrêt unilatéral de la circulation rénale, pendant 20 minutes, protège le rein anémié. Si l'arrêt de la circulation est bilatéral il n'y a que protection partielle des deux reins. Chez des lapins de 3 semaines, il a obtenu avec Rother et Moench, non une néphrite mais une néphrose lipoïdique. Chez le lapin adulte recevant une forte dose, on obtient un tableau voisin de la néphrose. Le même agent peut donc provoquer deux types de lésions différentes. Ceci peut être explicable par le fait que chez les jeunes lapins, l'élaboration d'anticorps antisérum de canard est plus discrète que chez les adultes.

Il a observé, chez le jeune lapin une fois une néphrite et une fois une néphrose lipoïdique avec le même temps de latence. Le même animal avait, au 10e jour, une néphrose lipoïdique avec signes cliniques correspondant, avec exsudation d'albumine dans la capsule de Bowman du rein gauche et au 20e jour, une néphrite proliférative extra- et intra-capillaire intéressant le rein droit.

L'étude expérimentale des cytotoxines a été résumée notamment dans l'ouvrage du Professeur Schmidt: ,,Fortschritte der Serologie''. Elle a fait l'objet des travaux de Cajano, qui a étudié l'effet de l'administration à des cobayes et des poulets, de sérum anti-foie, poumon, rein, rate; les lésions provoquées semblent dépendre, non seulement du titre des anticorps injectés, mais aussi de la réponse de l'animal (anti-anticorps, teneur en complément).

Les autres sérums anti-organes ont fait l'objet de travaux moins importants, parmi lesquels on peut citer les hépatotoxines. Il peut être intéressant d'étudier les lésions obtenues après injections répétées d'antisérums. Du fait de la résistance de l'animal injecté, il peut être nécessaire d'injecter successivement des antisérums spécifiques d'origine différente. Cette méthode a permis d'obtenir, chez le rat des lésions hépatiques très graves, en injectant successivement des immunsérums cytotoxiques homologues de lapin, chèvre, chien, chat, cheval, poule, canard (Eyquem et Arbouys).

Parmi les anticorps anti-endocriniens, les anticorps antithyroïde ont été récemment étudiés par Lilien qui en a observé la fixation spécifique.

Les sérums anti-endothelium d'aorte ont été utilisés par J. Bernard, Mathe et Israel pour reproduire chez le cobaye un syndrome de Schönlein-Hénoch. Ce syndrome comprend en clinique trois variétés de purpura non thrombopénique: les purpuras allergiques, le purpura rhumatoide et les purpuras inflammatoires chroniques. Ces variétés ont en commun l'association au purpura cutané, la présence d'hémorragies digestives, la possibilité d'une glomérulo-néphrite, l'aspect histologique caractérisé par un infiltrat péricapillaire.

Les cobayes ont reçu, par voie cutanée 3 cm³ de sérums de lapin immunisé par 7 injections musculaires de broyat de 3 aortes de cobaye débarrassées de leur adventice et en suspension dans un mélange de 5 cm³ de soluté salin isotonique et de 5 cm³ d'une émulsion d'hydroxyde d'alumine à 1 p. 100. Les 31 cobayes injectés ont présenté un syndrome semblable au syndrome de Schönlein-Hénoch humain avec en particulier purpura cutané, purpura digestif, hématurie microscopique. Quarante cobayes témoins ont reçu 3 cm³ de sérum de lapin normal. La comparaison quantitative des résultats a donné les résultats suivants:

— Nombre d'animaux indemnes: 0 sur 31 pour la 1re série
                               24 sur 40 pour les témoins
— Nombre moyen de localisation hémorragiques par cobaye:
                               3,7 pour la 1re série
                               0,5 pour les témoins.

A la recherche d'un test du pouvoir capillarotoxique du sérum, le sérum de 11 lapin immunisés a été injecté par voie intradermique à plusieurs cobayes, à la dose de 2/10 à 3/10 de cc. Cette injection a toujours été suivie d'une ecchymose locale et à l'examen histologique de celle-ci, on observe, outre l'extravasation sanguine hors des capillaires, un infiltrat péricapillaire à mononucléaires et à polynucléaires. Le sérum de 15 lapins normaux, testés identiquement, n'a jamais produit d'ecchymose.

Ce test du pouvoir capillaro-toxique a fourni deux applications:

a) Tous les deux jours le sérum de 10 cobayes a été examiné avant et après production expérimentale d'un syndrome de Schönlein-Hénoch pour voir si le purpura par anticorps de lapin n'était pas suivi d'un purpura par anticorps: le sérum de 4 d'entre eux prélevé au 9e jour a provoqué une ecchymose en injection intra-dermique alors que les échantillons sanguins des autres périodes n'ont pas été ecchymogènes.

b) Ce test a été pratiqué, chez le cobaye, à l'aide du sérum de malades atteints de syndrome de Schönlein-Hénoch, de sujets normaux et de diverses affections. Les résultats ont été les suivants:

20 cas de syndrome de Schönlein-Hénoch	20 résultats +
107 sujets apparemment normaux	9 résultats +
18 glomérulo-néphrites	8 résultats +
7 R. A. A.	7 résultats +
1 dermatomyosite	1 résultat +
7 purpuras thrombopéniques	4 résultats +
24 tuberculoses cavitaires	23 résultats +

L'agent responsable est thermolabile à 56°. D'après M. Schmidt ce phénomène doit être rapproché de la nécrose locale observée par Küster à Cologne (1955) après injection de sérum.

Les *syndromes d'auto-immunisation expérimentale* ont été réalisés après inoculation *d'extraits isospécifiques* d'organe. Parmi les principaux, citons le rein, le foie, la rate, le cerveau, le testicule et la peau. Il est souvent difficile de préciser l'origine des lésions cellulaires des animaux inoculés. Les lésions les plus importantes sont celles obtenues à l'aide d'adjuvants de Freund. Il n'est pas douteux que, dans un grand nombre de cas, ces substances seules peuvent provoquer des lésions. Chez le cobaye, la souris, le rat, le chat et le chien, on observe ainsi, des lésions hépatiques et spléniques après injection d'antigène homologue (Saint-Paul et Eyquem).

Voisin a montré que chez le cobaye atteint d'encéphalomyélite expérimentale provoquée par injection de cerveau iso-spécifique, on pouvait observer un choc anaphylactique. Le moment d'apparition de ce choc est en relation avec le début de l'encéphalomyélite. Des lapins ont présenté, deux mois après avoir reçu des injections de broyats de peau d'un donneur, puis une homogreffe de peau de ce même lapin, une dermatose particulière faite à l'alopécie clairière avec amincissement de l'épithélium et mortification des follicules pileux. Chez ces mêmes animaux, les autogreffes ont la même évolution qu'une deuxième homogreffe provenant d'un même donneur.

Chez le cobaye immunisé à l'aide de testicule homologue apparaît une aspermatogénèse avec des lésions testiculaires. Le sérum de ces animaux possède un anticorps capable d'immobiliser les spermatozoïdes de cobaye et entraîne le déclenchement d'un choc anaphylactique, par injection intraveineuse de testicule de cobaye.Ces anticorps déterminent une réaction de précipitation interfaciale et sont absorbables par l'antigène homologue. Ils peuvent aussi être décelés par la méthode d'anaphylaxie locale passive, suivant la technique d'OVARY en injectant 1/10 cm³ du sérum étudié, par voie intra-dermique à un petit cobaye neuf et 6 heures après, par voie intraveineuse, une émulsion d'un antigène homologue additionné de bleu d'EVANS. Les cobayes sensibilisés vis-à-vis de testicule de lapin, de rat ou de souris, possèdent un anticorps actif sur les extraits de testicule de cobaye.

Les résultats obtenus par injection d'antigène iso-spécifique ont pu être reproduits en injectant à un animal un *fragment de ses propres organes* (foie de lapin: FIESSINGER; cerveau de singe: Kabat; testicule: METCHNIKOFF, VOISIN, FREUND; cristallin: UHLENHUTH).

Dans le cas d'auto-immunisation testiculaire, l'anticorps a pu de même être mis en évidence (VOISIN). L'encéphalomyelite expérimentale ne peut être déterminée par injection à des cobayes nouveaux-nés de sérum provenant de cobayes adultes chez lesquels, on a provoqué ce syndrome (EYQUEM).

La transmission de ce syndrome peut être effectuée par parabiose (FREUND).

Il est évident qu'on ne doit pas se faire d'illusions sur l'intégrité antigénique des fragments d'organe qu'on injecte chez les individus chez lesquels ils ont été prélevés. Ces fragments n'étant plus vascularisés, sont le siège de nécroses et de transformations accentuées par le contact avec la substance adjuvante de FREUND.

Des lésions attribuables à une *auto-immunisation* ont été réalisées par injection de *suspensions bactériennes*.

ROTHER, en collaboration avec SARRE, a provoqué, chez le lapin, des néphrites en foyer, en injectant à doses croissantes des suspensions de streptocoque virulent, tous les 3 jours. Chez les animaux injectés, il observe l'apparition d'anticorps anti-rein, décelables à l'aide de la réaction d'hémagglutination passive. L'arrêt des injections de suspension bactérienne amène la guérison, malgré la persistance des anticorps anti-rein. Ces auto-anticorps n'apparaissent qu'après injection de streptocoque ou de bacille de KOCH (FRICK) et n'apparaissent pas après injection de colibacille ou d'entérocoque ou de néphrotoxine, ou lorsqu'on provoque une réaction inflammatoire, une hydronéphrose ou une pyélonéphrite grave.

La dégénérescence d'un organe ou les modifications de ses protéines ne suffisent pas à produire ces anticorps, pas plus que l'injection intrapéritonéale d'un extrait de rein avec néphrite streptococcique, néphrite de MASUGI, pyélo- ou hydro-néphrites.

Ces anticorps sont actifs sur les extraits de foie, de poumon, de muscles, résultat attribuable à l'existence d'un antigène vasculaire commun. L'antigène rénal homologue résiste 20 minutes à 100° et donne une réaction de MILLON et une réaction à l'acide sulfosalycilique positives.

SCHEIFFARTH et BERG ont observé, chez le rat ayant reçu un extrait de foie avec de la toxine streptococcique, un anticorps décelable par des particules de collodion (CANNON et MARSHALL).

En clinique humaine, les mécanismes utilisés en éxperimentation peuvent être rendus responsables de l'apparition de certains syndromes:

Vorländer a observé une malade qui, deux semaines après une réaction sérique due à l'injection de sérum antidiphtérique, a présenté une glomérulonéphrite. Son sérum contenait, d'abord des précipitines antisérum de cheval, puis des anticorps anti-rein. Ces anticorps sont décelables par la réaction de Boyden, au cours des différentes formes de glomérulonéphrites, hépatites, endocardites, lupus erythémateux. Les réactions sont spécifiques, mais il existe cependant des réactions croisées.

Les immunisations expérimentales anti-rein, faites avec la technique de Freund, donnent des résultats sérologiques qui ne peuvent être comparés qu'avec réserve avec ceux obtenus avec la méthode de Boyden. Peut-être l'haptène ou l'antigène responsable de la réaction est-il plus facile à extraire des organes humains.

Gasser a observé un syndrome hémolytique aigu avec nécrose corticale, chez un enfant. Ce syndrome qui pourrait être rapproché de la néphrite de Masugi, doit, d'après Sarre, en être différencié, car on y constate une thrombose artérielle et une artérite avec nécrose des parois.

Les anticorps anti-tissulaires peuvent être décelés, à l'aide de la réaction de consommation ou de fixation de l'antiglobuline, suivant la technique de Steffen, en se servant de suspensions tissulaires lyophilisées. La réaction entre l'antigène et l'anticorps est mise en évidence par la détermination du titre connu d'un sérum antiglobuline humaine, vis-à-vis de globules rouges 0 Rh positifs sensibilisés par une agglutinine anti-Rh incomplète: 1 cm³ de suspension de broyat cellulaire est mis en contact avec 1 cm³ du sérum d'un malade, pendant 30 minutes à 37°. Aprés lavages en eau physiologique à 4°, le broyat est mis en contact avec le sérum antiglobulinique. La même épreuve est réalisée simultanément avec le sérum d'un sujet sain.

Il existe un anticorps spécifique des tissus musculaires, au cours de la polyarthrite et un autre spécifique du myocarde, pour les endocardites rhumatismales.

L'hydrocortisone à la concentration de 130 γ-% inhibe la fixation de l'anticorps. Il est possible d'éluer l'anticors fixé sur le substrat cellulaire et de le transporter sur un autre substrat.

Suivant Rejholec, la réaction de fixation de l'antiglobuline peut être réalisée en se servant pour le titrage terminal de particules de collodion sensibilisés par du sérum humain que l'on met en présence de sérum non pas strictement antiglobuline-gamma, mais d'un antisérum total.

L'utilisation de globules rouges tannés sensibilisés par de la globuline-gamma peut permettre de déceler un anticorps dont la spécificité chimique serait différente de celle possédée par les agglutinines anti-Rh incomplètes (Eyquem).

Les anticorps anti-tissulaires ont été décelés concurremment à l'aide de la réaction de fixation du complément, de la réaction utilisant des particules de collodion et de la réaction de Boyden, au cours d'hépatites, de lymphogranulomatose. La réaction de Boyden donne de loin, les meilleurs résultats.

La réaction d'agglutination des particules de collodion a montré à Rejholec. Wagner et Vančura l'existence d'anticorps anti-myocarde chez les sujets atteints de rhumatisme aigu avec troubles cardiaques ou d'anticorps anti-rein, au cours des glomérulonéphrites. L'évolution de l'affection dépend de la présence de ces anticorps (Brod et Pavkova).

Les phénomènes d'auto-immunisation peuvent être attribuées au comportement immunologique particulier des sujets à teints de rhumatisme qui élaborent plus facilement certains anticorps et notamment après injection de Brucella.

Les phénomènes d'immunité anti-tumorale doivent être étudiés conjointement avec les anticorps anti-tissulaires.

Les rats porteurs d'hépatomes, possèdent dans leur sérum un anticorps décelable avec les globules rouges sensibilisés par une fraction antigénique microsomiale extraite de broyat et centrifugation de la tumeur (Edlinger et Harel).

C'est peut-être un phénomène analogue qui se produit in vitro chez les souris femelles de la souche C_3H porteuses de tumeur et atteintes d'un syndrome hémolytique avec réaction directe de Coombs positive (Ponder).

L'action biochimique des anticorps anti-tissulaires n'a fait l'objet que de rares travaux qui ont établi, dans certains cas, la diminution du taux de complément, ou l'apparition d'hyperglycémie après injection de sérum hémolytique ou antipancréas (Arbouys et Eyquem).

Les résultats obtenus par Dianzini méritent la poursuite de travaux dans ce domaine.

Scheiffarth a pu confirmer les résultats de M. Sarre concernant l'apparition de lésions tissulaires après une injection d'extrait d'organe et de streptocoques tués, il a obtenu en 1950 des lésions hépatiques chez le rat, par injection homologue. Ces lésions sont attribuables aux auto-anticorps qui ont été en évidence à l'aide de techniques sérologiques.

Maekawa, au Japon, a obtenu des lésions allergiques en utilisant des phosphatides spécifiques d'un organe couplés avec des protéines non-spécifiques. Ces expériences peuvent avoir un certain intérêt dans notre conception de la génèse des auto-anticorps. En réponse à une question posée par M. Dausset, il estime que l'antigène responsable des auto-anticorps tissulaires est un lipoïde ou une lipoprotéine qui migre avec la fraction α_2 ou β, observation confirmée par l'électrophorèse des lipides.

Depuis 1949, il a recherché systématiquement les auto-anticorps au cours de différentes affections notamment hépatiques ou du tissu lymphoïde. Les extraits d'organe ont été préparés par congélation, déssication et mise en suspension dans de l'eau physiologique avec une concentration en azote de 200 mg pour 100. Les anticorps ont été d'abord recherchés à l'aide de particules de collodion suivant la technique de Cannon, et Marshall, puis avec la technique de Boyden. Il n'utilise plus que cette dernière technique actuellement, et se sert de globules rouges de mouton. Il a examiné la localisation des anticorps en reprenant les fractions de sérum, suivant la méthode de Grassmann et Hannig et en recherchant les teneurs en anticorps de chaque fraction, et les auto-anticorps ont toujours été retrouvés localisés dans la fraction γ et exceptionnellement dans quelques cas, dans les fractions α et β.

The Coons' Fluorescent Antibody Technique and its Possible Application in Immunohaematology.

By

Bruce Cruickshank (Edinburgh/Scotland).

The Coons' fluorescent antibody technique is a development of the precipitin reaction in which a fluorescent label is attached to an antibody. When this conjugated antibody is applied "in vitro" to tissue sections containing the homologous antigen, precipitation occurs and the antigen-antibody complex can then be visualised by fluorescence microscopy (Coons and Kaplan, 1950). The technique has already been applied to many problems, including the cellular distribution of injected proteins and polysaccharides, the localisation of bacteria and viruses in the tissues of injected animals, chick embryos or in tissue cultures and the cellular localisation of homologous plasma proteins, hormones and enzymes. It has also been modified so that antibody rather than antigen can be demonstrated (Coons et al., 1955) and in this way sites of antibody production and the localisation of injected antibody have been studied. Its application to studies of the antigenicity of kidney tissue, basement membranes and reticulin was reported by Hill and Cruickshank (1953).

In considering the possibility of applying this technique to problems in the field of immunohaematology there are certain disadvantages to be overcome:

a) inhibition of fluorescence by haemoglobin

b) fall in titre due to conjugation

c) non-specific staining.

a) Gitlin et al. (1953) observed that haemoglobin inhibits fluorescence. This has been confirmed by Alexander (1954) who attempted to overcome the difficulty by using red cell stromata rather than intact cells. However it was practically impossible to establish the specificity of staining of the stroma. The inhibitory effect of haemoglobin may occur only at certain wavelengths, so that fluorescence may be detected with fluorochromes other than fluorescin. Some observations with other fluorochromes have been made by Clayton (1954) and this question is at present under investigation in Edinburgh.

b) The process of conjugation causes a five-to eight-fold fall in the titre of the serum. This has been encountered by several groups of workers, and would be a major drawback in the attempted detection of antibodies of a low titre, e. g. autoantibodies. This difficulty can probably be overcome by treating the tissue sections with two sera — the test serum unconjugated, followed by a conjugated anti-globulin (Coombs') serum. Such a modification of the technique has already been used for the detection of the virus of varicella and "pari passu" of homologous antibodies in human convalescent sera (Weller and Coons, 1954).

c) Non-specific staining occurs with sera from animals which are either heterologous or homologous with the tissues examined. All conjugated sera will cause "staining" of any tissue, unless first absorbed with a tissue powder (Coons and Kaplan). This has been explained in various ways, but is most probably an artefact of conjugation, since it can be prevented by careful treatment of the serum before and after conjugation (Marshall, 1951). Further non-specific staining of mammalian polymorphs may be seen when sera absorbed in this way are applied to tissue sections and can be eliminated by further absorption with bone marrow (Sheldon, 1953; Coons et al., 1955).

It should be noted that the technique is qualitative rather than quantitative, but the ability to see directly the site of antigen-antibody union compensates for this disadvantage. A recent report by Mellors et al. (1954) describes a method of making the technique quantitative, but it is not convincing. A decided advantage of the technique is that it can be used to detect insoluble antigens, for example basement membrane and reticulin. In the same way it should be possible to detect sessile antibodies in the tissues.

References.

Alexander, W. R. M.: Unpublished observations.
Clayton, R. M.: Nature (London) 174, 1069 (1954).
Coons, A. H., and M. H. Kaplan: J. of Exper. Med. 91, 1 (1950).
—, E. H. Leduc and J. M. Connolly: J. of Exper. Med. 102, 49 (1955).
Cruickshank, B., and A. G. S. Hill: J. of Path. 66, 283 (1953).
Gitlin, D., B. H. Landing and A. Whipple: J. of Exper Med. 97, 163 (1953).
Hill, A. G. S., and B. Cruickshank: Brit. J. Exper. Path. 34, 27 (1953).
Marshall, J. M. Jr.: J. of Exper. Med. 94, 21 (1951).
Mellors, R. C., M. Siegel and D. Pressmann: Laborat. Invest. 4, 69 (1955).
Weller, T. H., and A. H. Coons: Proc. Soc. Exper. Biol. a. Med. 86, 289 (1954).

Colloque 10.

La Genèse des Auto-anticorps.

Président: A. Eyquem (Paris)

Participants actifs:

G. Berg (Erlangen)
J. Bernard (Paris)
A. Cajano (Neapel)
J. Dausset (Paris
P. Grabar (Paris)
L. Holländer (Basel)
G. Mathé (Paris)
P. Miescher (Basel)
S. Moeschlin (Soleure)

G. Morganti (Mailand)
K. Rother (Freiburg)
J. Sarre (Freiburg)
F. Scheiffarth (Erlangen)
H. Schmidt (Freiburg)
C. Steffen (Vienne)
G. Voisin (Paris)
K. O. Vorländer (Bonn)

La genèse des auto-anticorps a déjà fait l'objet de nombreux travaux, dont les résultats sont parfois contradictoires.

La notion même d'auto-anticorps s'est présentée à l'esprit des immunologistes, au début de ce siècle, après qu'ils eussent accepté l'existence des iso-anticorps. La réalité de ces auto-anticorps a été d'ailleurs longtemps niée. Il y a cependant plus de cinquante ans qu'ont été effectuées les expériences d'auto-immunisation (testicule de cobaye, par Metalnikoff; foie, par Hulot et Ramon; rein, par Castaigne et Rathery).

L'action des auto-hémagglutinines sur un antigène érythrocytaire possédé par le malade, permet maintenant de définir les auto-anticorps: on peut considérer ceux-ci, comme des anticorps actifs sur des constituants génétiquement déterminés et appartenant en propre à l'individu. Les produits du métabolisme cellulaire, qui peuvent être fixés temporairement par les cellules de l'organisme, sont ainsi éliminés du processus d'auto-immunisation.

L'étude du rôle pathogène des auto-anticorps doit être distinguée de celle de leur génèse. Ce rôle ne semble pas faire de doute, au cours des leuco-, des thrombopénies et des anémies hémolytiques. Les anémies hémolytiques, expérimentalement provoquées, constituent probablement le meilleur moyen d'étudier la génèse des auto-anticorps. On ne peut en dire autant des affections parenchymateuses.

1°. L'un des processus qui peuvent intervenir pour réaliser un tableau identique à celui attribuable à l'action des auto-anticorps, est constitué par le *phénomène d'hémagglutination passive*. La propriété d'adsorption par les globules rouges, propriété depuis longtemps soupçonnée, a été utilisée, durant ces dernières années, pour fixer les antigènes polyosidiques d'origine bactérienne, et mettre en évidence, à l'aide de réactions d'hémagglutination passive ou indirecte, les antigènes homologues. In vivo, ce même processus d'adsorption peut être réalisé au cours d'affections bactériennes, et c'est à ce mécanisme qu'on peut attribuer un grand nombre de cas décrits sous le nom de *polyagglutinabilité*.

Expérimentalement, les globules rouges, sensibilisés par un polyoside de Salmonella ballerupp, sont élimines plus rapidement de la circulation des lapins immunisés, que de celle des animaux normaux auxquels ils ont été transfusés (Ceppellini). Chez la souris et le rat on observe une élimination discrète des globules rouges ayant fixé un polyoside de Salmonella (Eyquem, Mlle Staub et Mme Magnin).

Les phytoagglutinines, dites incomplètes, qui se fixent sur les globules rouges sans les agglutiner, peuvent être à l'origine d'un syndrome analogue. Les rats, souris ou lapins possédant un anti-phaséoline qu'ils ont élaborée au cours d'immunisation ou qu'ils ont reçu par immunisation passive, ont une anémie plus importantes que les témoins (Eyquem, Saint-Paul et Mme Magnin).

C'est encore ce processus qui intervient dans le favisme ou dans les sensibilisations dues aux antigènes végétaux. Notons que c'est un mécanisme analogue qui se manifeste, comme l'a montré Miescher, dans les thrombopénies allergiques.

Ce processus semble être d'une fréquence beaucoup plus grande qu'on ne le soupçonnait. En effet, certains phénomènes imputés à l'action d'un enzyme bactérien du type RDE, sont dus à l'élaboration d'une substance qui se fixe sur les globules rouges, mais qui est thermostable à 60° et possède les propriétés d'un antigène polyosidique, comme l'a montré notre collaboratrice Mlle Jochem. On retrouve ce même phénomène, avec certaines souches bactériennes, notamment le Corynebactérium, le staphylocoque et le pneumocoque, dont certains étaient considérés comme capables de provoquer un phénomène de Thomsen-Friedenreich. Les anticorps correspondant à l'antigène bactérien disparaissent en cas d'infection, mais les filtrats des bactéries de ce groupe ne modifient pas le récepteur érythrocytaire pour les virus du groupe de la grippe. L'anticorps homologue peut être inhibé par contact avec le filtrat de culture bactérienne. Dans le cas de deux souches de pneumocoque, il y avait association des deux phénomènes, présence d'un enzyme panagglutinant et sécrétion d'un antigène thermostable.

2° *Le phénomène de* Thomsen-Friedenreich est attribuable à l'activation d'un antigène érythrocytaire latent, l'antigène T qui est décelable par l'agglutinine anti-T existant dans le sérum de tout individu adulte, à un titre moyen de 1/100. L'antigène en causé est d'un certain intérêt, du fait que son apparition est liée à la destruction du récepteur permettant la fixation des virus du groupe de la grippe. On peut incomber à ce phénomène le cas polyagglutinabilité étudié par Boorman et Loutit et par Holländer (1951). Dans ce dernier cas, les globules rouges d'un nourrisson atteint de méningite due au pneumocoque XIX étaient agglutinables par tous les sérums d'adultes possédant une agglutinine anti-T. Le sérum dont l'agglutinine anti-T avait été absorbée n'agglutinait plus les globules rouges de l'enfant. L'auto-agglutination, à 16°, de son sang était due à la transfusion de 150 cm³ de sang faite avant l'examen hématologique.

Dans le cas cité par van Loghem, on ne saurait nier l'intervention du même processus. Mais il n'en est pas de même lorsque la polyagglutinabilité est mise en évidence à l'aide de seulement 15 ou 47% des échantillons de sérums, ou même 8 à 11% comme dans le cas cité par Stratton.

La production expérimentale d'anémie hémolytique faisant intervenir ce mécanisme, a été réalisée, indépendamment par nous-même et par Ejby-Poulsen, après les échecs de Burnet. On observe une diminution du temps de survie des globules rouges transfusés lorsque l'animal receveur possède une agglutinine anti-T de titre élevé, mais le résultat spectaculaire de l'expérience n'est pas toujours évident, car l'optimum thermique de cette agglutinine n'est pas de 37°, mais de 18°.

Au cours des affections à virus, on pouvait prévoir l'existence de ce mécanisme, mais la rareté des anémies hémolytiques dont l'étiologie virale a fait ses preuves, est bien connue. Le rôle du virus de Newcastle a été évoque par Moolten et Clarke, mais dans aucun des cas d'anémie hémolytique examinés avec Dausset, nous n'avons retrouvé une telle étiologie.

D'ailleurs, l'observation d'une auto-agglutination ne pourrait permettre d'affirmer la présence d'un auto-anticorps tel que nous l'avons défini, car cette hémagglutination pourrait être sous la dépendance d'un anticorps anti-virus agissant sur des particules de virus adsorbés sur les globules rouges.

Notons que chez les gallinacés atteints de maladie de Newcastle naturelle, on observe des auto-hémagglutinines indépendantes des agglutinines anti-virus.

L'immunisation d'animaux pratiquèe par Motulsky et Crosby à l'aide de globules rouges traités par le virus grippal n'a pas provoqué l'apparition d'anémie hémolytique. De même, l'auto-immunisation de différents animaux, lapin, cobaye, chien, chat, singe, n'entraîne pas à elle seule l'apparition d'un processus hémolytique lorsque les globules rouges ont été traités par la trypsine, la papaïne ou l'enzyme RDE. L'auto-immunisation d'animaux à l'aide de plaquettes traitées par un enzyme protéolytique ou de filtrats de culture bactérienne, n'a pas donné de résultats intéressants à Stefanini, sauf dans le cas de plaquettes mis en contact avec un filtrat de staphylocoque AL, chez les animaux ayant reçu cet antigène, mais dans ce cas, on ne peut, a priori éliminer l'intervention de l'hémagglutination passive.

Stewart, Petenyi et Rose (1955) ont vu que les globules rouges traités par le virus grippal PR8 sont d'autant plus rapidement éliminés du courant circulatoire, après injection chez le chien, que le titre de la panagglutinine est élevé.

Wagner et Voill, réinjectant à des animaux, leurs propres globules rouges traités par le formol ou la trypsine, ont obtenu des résultats sérologiques positifs, mais n'ont pas pu déclencher d'anémie hémolytique. L'observation qu'ils ont faite d'une anémie hémolytique acquise, après accident transfusionnel, au cours d'une toxicose de la grossesse, leur a fait soulever l'hypothèse de l'élaboration d'auto-anticorps consécutive à l'hémolyse par un anticorps spécifique.

En réalité, les modifications antigéniques érythrocytaires n'ont pas été suffisamment recherchées jusqu'à maintenant. Il semble qu'on n'arrive qu'exceptionnellement à suivre l'apparition des auto-anticorps.

Ces anomalies érythrocytaires peuvent être décelés, à l'aide de différents d'antisérums, dont les 3 types principaux sont constitués par le sérum de lapins immunisés, à l'aide de globules rouges traités respectivement par la trypsine, la papaïne ou l'enzyme RDE. L'examen de 200 malades dont le sang nous avait été adressé pour étude immuno-hématologique, nous a montré que dans 15 cas, ces 3 types d'antisérums absorbés de telle manière qu'ils n'agglutinent plus les globules rouges normaux, décelaient une anomalie érythrocytaire. Cette anomalie a persisté chez certains malades pendant plusieurs semaines.

De ces observations, on peut rapprocher, celle de Wallace, Dood et Wright, concernant un malade atteint d'anémie hémolytique acquise dont les globules rouges étaient agglutinés par un antisérum actif sur les globules rouges traités par le virus de Newcastle.

Doan a de même signalé que les globules rouges de certains malades pouvaient être agglutinés par le sérum de lapin anti-globules rouges trypsinisés.

On peut donc supposer l'intervention de certains enzymes et notamment d'enzyme glucolytiques pour modifier les antigènes polyosidiques érythrocytaires. Les enzymes glucolytiques comme la béta-glucuronidase et la hyaluronidase sont capables de fragiliser les globules rouges et d'entraîner leur hémolyse secondaire par les autoagglutinines (Leroy et Spurrier). La fixation de cryoagglutinine peut-être prouvée, in vitro, à 37°, à l'aide de la réaction de Coombs (Leroy et Spurrier).

La hyaluronidase et la béta-glucuronidase étant élaborée par certaines cellules néoplasiques ou certaines bactéries peuvent intervenir dans le déclenchement des anomalies érythrocytaires préludant au processus hémolytique, de même que les aldolases libérées au cours des nécroses hépatiques.

Au cours d'hémoglobinurie paroxystique a frigore, l'examen effectué par Jordan, a montré la présence de 2 populations de globules rouges, l'une normale, relativement résistante à l'anticorps, et l'autre, très sensible à l'anticorps caractéristique de cette affection. On peut donc penser que ce sont les globules rouges, ainsi modifiés, qui sont à l'origine de l'hémolysine de Donath-Landsteiner.

Les affections chroniques, comme la syphilis peuvent favoriser la production de ces auto-anticorps. Ahrengot et Schmidt ont récemment observé une corrélation notable entre la présence d'auto-hémagglutinine et de réagines syphilitiques spécifiques ou non.

Dans cette conception, il convient de garder en mémoire le rôle important des inhibiteurs de ces enzymes qui maintiennent l'équilibre chez l'individu normal.

Cet équilibre peut être rompu par différentes agressions, qui peuvent être réalisées par l'injection d'adjuvants de l'immunisation, tels que les substances dites de FREUND et dont l'efficacité est attribuable autant à la toxine bactérienne utilisée, qu'au support huileux de l'antigène. Pour réaliser expérimentalement ces agressions, on peut utiliser la toxine de Serratia Marcescens.

On peut provoquer ainsi chez le lapin l'apparition d'un auto-anticorps, par immunisation intraveineuse, à l'aide de globules rouges de boeuf, associés à cette toxine. L'anticorps apparu correspond à celui de la réaction de PAUL et BUNNELL et est homologue d'un antigène possédé par le lapin, alors que chez le lapin ne recevant pas de toxine, on n'observe que l'apparition d'une agglutinine anti-boeuf (LAPORTE et coll.).

L'agression peut être réalisée par du sérum anti-foie de lapin, qui détermine chez le lapin, l'apparition d'un auto-anticorps. Le foie de l'animal ayant reçu auparavant une dose élevée de sérum hépatotoxique possède la même propriété adjuvante. Le mélange de FREUND associé à des globules rouges de boeuf dé-pourvus de pouvoir hépatotoxique, ne provoque pas l'apparition d'auto-anticorps. L'autoimmunisation prolongée de lapins, à l'aide de globules rouges traités par la papaïne, provoque l'apparition d'auto-agglutinines actives à 37°, qui, bien supporté chez les animaux normaux, entraîne une anémie notable, chez les animaux soumis en même temps à des agressions réalisées par des toxines bac-tériennes ou du sérums cytotoxique non hémolytique (EYQUEM).

Il nous semble que si la réalité des auto-anticorps ne s'est imposé qu'avec difficulté, on le doit à ce que «l'horror autotoxicus» n'est qu'une transcription des idées des philosophes du XVIII° siècle sur la perfection de la nature. A cette notion de l'équilibre de l'individu, on doit substituer, à la lumière des résultats obtenus en immuno-hématologie, la conception d'une juxtaposition de différents systémes cellulaires qui peuvent devenir antagonistes. L'exemple des anticorps antiglobuline-gamma rencontrés, au cours de la polyarthrite, peut servir de preuve. Cette juxtaposition de différents systèmes immunologiques, relativement indépendants, est en accord avec les observations faites chez les animaux ayant subi des transplantations d'organe, l'individu greffé pouvant élaborer des anticorps vis-à-vis du greffon, et inversement (BILLINGHAM et MEDAWAR ont fait la même observation chez les souris).

L'interaction de ces processus peut d'ailleurs aboutir à l'apparition d'un syndrome hémolytique avec réaction directe de COOMBS positive, comme nous l'avons vu avec OUDOT, chez les chèvres ayant subi des iso-transplantations de rate ou de rein, ou chez le chien avec SIMONSEN, puis avec AUVERT, MATHÉ et J. BERNARD, et comme vient de le constater, aux Etats-Unis MUIRHEAD.

Le problème de l'immunité anti-tumorale présente de grandes analogies avec celui des greffes. La tumeur de BROWN-PIERCE constitue un bon exemple d'auto-défense. En effet, l'injection intradermique de cette tumeur provoque une affection bénigne qui disparaît en quelques semaines, alors que l'injection intra-cérébrale ou intra-testiculaire provoque, dans 80% des cas, la mort avec métastases. Le sérum de lapins atteint de tumeur de BROWN-PIERCE possède des anticorps spécifiques qui entraînent, après 2 heures de contact avec la tumeur, l'impossibilité de greffer celle-ci.

Le développement d'embryons ou de jeunes organismes en présence d'un isosérum homologue peut être rapproché de l'action in vivo, des auto-anticorps. Sonneborn (1949) a provoqué, in vivo, la transformation antigénique de paramécies. Des jeunes têtards de Rana pipiens se développant en présence de sérum de lapin anti-queue de têtard, présentent une zone de cytolyse, à partir du moment ou la queue devrait se développer.

On peut concevoir ainsi que les enzymes d'origine bactérienne, virale, ou néoplasique modifient, dans un premier temps, la structure des globules ou des cellules.

De même, les enzymes pourraient être libérés, in vivo, suivant le mécanisme étudié par Ungar pour la protéase, qui apparaît après contact d'un fragment de tissu d'un cobaye sensibilisé et d'un antigène bactérien.

L'altération cellulaire serait tolérée, s'il n'y a pas en même temps, intervention d'un facteur adjuvant ou agression. Cette dernière, en stimulant le système réticulo-endothélial, déclencherait la prolifération cellulaire de certaines lignées se développant à partir d'un substrat favorable constitué par les cellules altérées et produirait des anticorps actifs sur des cellules à antigénicité modifiée. Cette première vague d'anticorps pourrait agir sur la lignée formatrice de cellules et on pourrait voir apparaître, à partir de ce moment, des cellules modifiées présentant une véritable mutation d'origine immunologique. On retrouve ainsi les analogies existant avec les phénomènes d'adaptation enzymatique et les mutations somatiques connues en bactériologie.

En tenant compte des phénomènes de tolérance immunitaire, on peut supposer que, quel que soit le facteur déclenchant, l'autoimmunisation se fera de préférence, vis-à-vis d'antigènes apparus au cours de l'embryogénèse ou de la maturation de l'individu, et qu'au contraire, elle se fera difficilement, vis-à-vis d'antigènes apparus au début de la vie fétale. On sait aussi que les greffes de peau d'embryon sont plus facilement tolérées que celles d'animaux adultes. Les pancytopénies sont aussi beaucoup plus rares que les anémies hémolytiques.

La tolérance immunitaire n'est pas seulement réalisable par introduction d'antigène au cours de la vie embryonnaire, mais aussi chez 50% des poussins âgés de un jour par une simple injection intraveineuse (Hasek).

Cette tolérance immunitaire ne doit pas être considérée comme absolue, car la répétitions des immunisations peut provoquer l'élaboration d'anticorps. La parabiose réalisée par Hasek entre des embryons d'oiseaux appartenant à deux espèces différentes n'entraîne pas une tolérance totale vis-à-vis des antigènes du partenaire.

Le schéma que nous proposons ne doit pas nous faire oublier la complexité des phénomènes sous la dépendance des inhibiteurs difficiles à distinguer des anticorps naturels représentés actuellement par la properdine, dont les variations peuvent expliquer la diminution de la résistance de l'organisme aux agressions. Ces mécanismes peuvent d'ailleurs être perturbés par l'intervention d'antianticorps dont il peut être difficile de prouver le rôle protecteur.

Pour M. Schmidt, la présence d'auto-anticorps en petite quantité est un phénomène physiologique, dû à la présence constante dans le sang et le système lymphatique de produits de la désintégration cellulaire incessante qui s'effectue chez le sujet normal sous l'influence des cellules du système réticuloendothélial et d'enzymes.

Chez le foetus, ce processus de destruction cellulaire, s'il existe, est si discret qu'il ne provoque pas de phénomène de «tolérance immunitaire».

Chez le sujet sain, les auto-anticorps sont présents en très faible quantité et sont incomplets, fixés le plus souvent et les méthodes actuelles ne peuvent les détecter. Chez le sujet âgé, ils sont plus faiblement décelables, par la réaction universelle de KAHN, par exemple.

Toute destruction cellulaire pathologique, au cours de la vie post-embryonnaire, provoque une production d'auto-anticorps à un titre dépassant le titre physiologique, d'autant plus que les adjuvants microbiens renforcent l'auto-antigénicité. Il y a non seulement augmentation quantitative des auto-anticorps par augmentation des réactions enzymatiques (réaction d'ABDERHALDEN spécifique des protéases) mais stimulation de la production d'auto-anticorps lors des accès aigus de maladies chroniques.

Les auto-anticorps n'ont donc pas, au premier chef, de signification pathogénique, mais sont un témoin d'une désintégration cellulaire augmentée.

L'exemple le plus connu est donné par la réaction de Wassermann dans la syphilis, qui reste positive, tant que le processus de désintégration cellulaire reste en activité. La guérison de la syphilis correspond à l'augmentation des vrais anticorps actifs sur le tréponème et à la diminution de l'auto-anticorps anti-lipoïdique.

Par contre, après destruction massive, par un agent d'origine exogène (intoxication, médicaments, etc.), de cellules de l'organisme et surtout de cellules sanguines, on observe la formation d'auto-antigènes, en grande quantité et dans un temps relativement court. A ce moment-là, il se produit également des auto-anticorps «en masse» et ces auto-anticorps peuvent alors avoir une importance pathogénique (par exemple dans de nombreuses maladies sanguines).

L'importance pathogénique des auto-anticorps dépend donc d'une question de quantité et non de qualité antigénique.

P. GRABAR rappelle que dans son exposé sur l'immunochimie des anticorps il a souligné qu'en partant de l'hypothèse que la formation d'anticorps suit le même mécanisme que la formation de «globulines-transporteurs», on peut plus aisément admettre la possibilité de l'apparition d'auto-anticorps. Cependant, nous ne savons pas si à l'origine il y a formation d'anticorps directement envers des substances endogènes ou bien s'il y a d'abord formation d'anticorps envers des substances endogènes modifiées ou normalement absentes de la circulation sanguine. Les expériences, actuellement en cours, faciliteront la compréhension de ce phénomène.

BERG considère les auto-anticorps comme un épiphénomène. Leur formation peut être attribuée aux lésions tissulaires provoquées par des substances pouvant jouer le rôle d'auto-antigènes et d'autres polypeptides de faible poids moléculaire (Reizstoffe) responsables de la leucopénie, de la nécrose cellulaire et des symptomes observées au cours des maladies par auto-agression.

Des conceptions personnelles ont été exposées par S. MOESCHLIN; J. SARRE, VORLAENDER, ROTHER, MORGANTI, DAUSSET, MIESCHER, VOISIN.

Colloquium 11.

Wirkungsmechanismus antierythrocytärer Antikörper in vivo.

Vorsitzender: H. Schubothe (Freiburg/Breisgau).

Aktive Teilnehmer:

J. Dausset (Paris)

A. Eyquem (Paris)

C. Gasser (Zürich)

P. Grabar (Paris)

H. H. Hennemann (Berlin)

L. Holländer (Basel)

E. Krah (Heidelberg)

A. Marmont (Genua)

M. Matthes (Freiburg i. Br.)

M. Saint-Paul (Paris)

G. Sokal (Löwen)

G. Voisin (Paris)

C. Wasastjerna (Helsingfors)

Mit der Frage nach dem Wirkungsmechanismus antierythrocytärer Antikörper in vivo betreten wir ein Grenzgebiet zwischen Serologie und Klinik, das jedoch nicht minder aktuell ist als seine beiden Nachbarbereiche. Denn wir dürfen nicht vergessen, daß ursprünglich die Beobachtungen des Arztes am Krankenbett der theoretischen Forschung entscheidende Anregungen gegeben haben, und es ist wesentlich, die Laboratoriumsbefunde immer wieder mit der Symptomatologie menschlicher Krankheitszustände kritisch zu vergleichen. Deshalb erscheint es berechtigt, die Aktion antierythrocytärer Antikörper in vivo einmal zum Hauptthema einer Diskussion zu wählen.

Hierbei sollen uns zwei Gesichtspunkte leiten. Der eine betrifft jene Befunde, die beweisen, *daß* die Antikörper einen intravitalen Effekt haben. Der zweite ist theoretischer Art und betrifft die Frage, *wie* wir uns ihren Wirkungsmodus in vivo vorzustellen haben.

1. Zum Nachweis der intravitalen Wirkung von Hämantikörpern stehen mehrere Methoden zur Verfügung:

a) Von großer Bedeutung ist das Verfahren der Überlebenszeitbestimmung transfundierter Erythrocyten im Patientenkreislauf mit der Ashby-Technik bzw. das Verfahren der Überlebenszeitbestimmung patienteneigener oder -fremder Erythrocyten mit der Radiochromtechnik.

b) Eine wertvolle Methode ist die Untersuchung des Blutes in einem vom Gesamtkreislauf vorübergehend isolierten Capillargebiet des Patienten. Dies ist auf eine einfache Weise möglich, indem man einen Finger des Patienten mit einer elastischen Ligatur venös drosselt, ihn 30 min lang in ein Wasserbad geeigneter Temperatur hält, dann die mit Handtuch und Ätherbausch getrocknete Fingerbeere punktiert und das austretende Blut auf etwaige Hämolyse und Erythrophagocytose untersucht. Das Prinzip dieses Vorgehens ist bereits vor etwa 75 Jahren von Paul Ehrlich mit einer zweistufigen Versuchsanordnung (kalt—warm) für die syphilitische Kältehämoglobinurie angegeben worden, hat sich neuerdings aber auch für die Untersuchung anderer Erkrankungen mit gesteigertem Blutzerfall (bei entsprechender Variation der Versuchstemperatur) als gut geeignet erwiesen.

c) Ein ergänzendes Verfahren zum Studium der intravitalen Wirkung agglutinierender Antikörper ist die Betrachtung des Blutstroms in kleinen Gefäßen der Conjunctiva mit der Spaltlampe oder in den Gefäßen des Nagelfalzes mit dem Capillarmikroskop.

d) Als indirekte Methoden kommen die qualitative und quantitative Bestimmung von Hämoglobinabbauprodukten im Serum des Patienten und im Stuhl und Urin sowie die hämatologische Untersuchung der Blutregeneration in Betracht. Herr Gasser betont, daß bei erworbenen hämolytischen Anämien auch die Bilanz wiederholter Bluttransfusionen in bezug auf den Hämoglobinwert des Patienten wertvolle Hinweise auf einen gesteigerten Blutabbau gibt.

2. Bei den theoretischen Betrachtungen über den Angriffsmodus von Hämantikörpern auf die rote Blutzelle sind zu erörtern:

a) Eine primäre Schädigung der Erythrocyten durch die Reaktion des Antikörpers mit seinem corpusculären Substrat.

b) Eine sekundäre Alteration der roten Blutkörperchen durch akzessorische Faktoren.

Nach den unter 1. und 2. genannten Gesichtspunkten soll der intravitale Effekt der verschiedenen Antikörperkategorien besprochen werden, wobei den inkompletten Wärmeantikörpern, als den praktisch wichtigsten, der größte Raum zu widmen ist.

I. Inkomplette Wärmeantikörper.

Ihr Wirkungsmechanismus in vivo steht zur Diskussion bei dem Krankheitsbild des Morbus hämolyticus neonatorum, bei dem durch inkomplette Immunantikörper bedingten Transfusionszwischenfall und bei der hämolytischen Anämie durch inkomplette Wärmeautoantikörper.

1. Die gesicherten intravitalen Effekte inkompletter Wärmeantikörper sind:

a) Eine *Verkürzung der Lebensdauer antikörperbesetzter Erythrocyten*. Dies ist mit der Ashby-Technik und der Radiochrommethode oft nachgewiesen worden. Dabei ist auffällig, daß die Verkürzung der Blutkörperchenlebensdauer (ohne eindeutige gesetzmäßige Beziehung zu den serologischen Befunden in vitro) von Fall zu Fall sehr verschieden ist. Verkürzungen der Überlebenszeit auf etwa die Hälfte der Norm stehen solche auf ein Zehntel der Norm und weniger gegenüber. Der intravitale Effekt inkompletter Wärmeantikörper kann also erheblich variieren. Der Vorsitzende regt an, diese Variabilität mit dem Begriff der *verschiedenen klinischen Malignität der Antikörper* zu bezeichnen.

Herr Holländer weist in diesem Zusammenhang auf sinnreiche Transfusionsversuche von Mollison und Cutbush (1955) hin, die bei Verwendung radiochrommarkierter Erythrocyten 3 Antikörpertypen mit verschiedenem intravitalem Effekt feststellen konnten: solche, die 1 ml inkompatibles Blut innerhalb von 10 min abbauen, solche, die die inkompatiblen Erythrocyten innerhalb von 20 min nach dem Typus einer Exponentialkurve abbauen und schließlich solche, die die Erythrocyten nach dem Typus einer Linearkurve zerstören. Für die ersteren sind Hämolysine, für die letzteren inkomplette Wärmeantikörper verantwortlich.

b) Als weiterer gesicherter intravitaler Effekt inkompletter Wärmeantikörper ist die Bildung intracapillärer Agglutinate anzusprechen. Herr Wasastjerna gibt in diesem Zusammenhang einen kritischen Bericht über seine Beobachtungen an den Konjunktivalgefäßen bei zahlreichen Patienten und seine experimentellen Studien an den Wangenschleimhautgefäßen von Hamstern, denen ein Antierythrocytenserum injiziert worden war. Er betont, daß kleine intravasale Erythrocytenverklumpungen nicht nur bei Patienten zu beobachten sind, in deren Zirkulation antikörperbesetzte Erythrocyten kreisen, sondern auch in Krankheitsfällen von Dysproteinämie, bei denen das Blut zu einer starken Geldrollenbildung neigt. Auf Grund des dynamisch-morphologischen Gefäßbildes allein sei hier eine Differenzierung oft nur schwer möglich. Immerhin habe er den Eindruck gewonnen, daß in Fällen, bei denen Antikörper im Spiel sind, das

Phänomen der intravasalen Klumpenbildung graduell doch stärker ausgesprochen sei. Extrem ist sie immer bei den erwähnten Tierversuchen ausgeprägt.

Herr Marmont betont, daß er in systematischen vergleichenden Untersuchungen, die er gemeinsam mit den Herren de Matteis und Mariotti (1955) bei Patienten mit verschiedenen Erkrankungen an den Konjunktivalgefäßen durchführte, die Befunde von Herrn Wasastjerna vollauf bestätigen konnte. Besonders starke intravasale Erythrocytenverklumpung sah er in Fällen von multiplem Myelom mit hochgradiger Dysproteinämie. Die Aggregation war in diesen Fällen (auch in vitro) teilweise noch stärker ausgeprägt als in Fällen von autoimmunhämolytischer Anämie. Die Befunde sind Beispiele des bekannten Sludge-Phänomens von Knisely. Vom kritischen Standpunkt aus schlägt Herr Marmont vor, bei dieser Methode zwischen dem „Knisely-Typ" und dem „Coombs-Typ" der intravasalen Erythrocytenverklumpung zu unterscheiden.

Der Vorsitzende folgert aus den Stellungnahmen der Herren Wasastjerna und Marmont, daß der Nachweis kleiner intravasaler Agglutinate bei Krankheitszuständen mit inkompletten Wärmeantikörpern nur ergänzenden Wert hat und nur dann als Ausdruck einer Wirkung von Antikörpern in vivo anzusprechen ist, wenn deren Vorhandensein auch durch andere Methoden gesichert ist.

c) Eine kurzfristige intravasale Destruktion roter Blutkörperchen („Hämolyse") kann auch in Fällen von autoimmunhämolytischer Anämie vorkommen, bei denen ausschließlich inkomplette Wärmeantikörper nachweisbar sind. So beobachtete der Vorsitzende kürzlich bei einer Patientin mit klinisch sehr schwerer Autoantikörperanämie im Capillarblut des venös gedrosselten Fingers nach 30 min langer Inkubation im Wasserbad von 40° eine ausgeprägte Hämolyse. Da das Serum dieser Patientin in vitro auf Fremderythrocyten keine hämolytische Wirkung entfaltete, muß angenommen werden, daß die Blutkörperchen durch die inkompletten Wärmeantikörper zum Teil so stark alteriert waren, daß sie im Rahmen einer einfachen intravitalen Inkubation zerfielen.

Herr Gasser weist in diesem Zusammenhang auf das von ihm bei Kindern beobachtete hämolytisch-urämische Syndrom hin (Gasser u. Mitarb., 1955). Es handelte sich um Fälle, in denen serologisch keine Hämolysine nachweisbar waren, und bei denen mit dem foudroyanten Blutabbau auch keine nennenswerte Erythrophagocytose eingetreten ist. Herr Dausset teilt mit, daß er ganz ähnliche Fälle wie Herr Gasser, vor allem bei Kindern beobachtet hat. Dabei fand er nur einmal einen flüchtig positiven Antiglobulintest, einmal ein Hämolysin.

Die Herren Saint-Paul und Eyquem berichten über eine Form von rapidem intravitalem Blutabbau im Tierversuch, die mit der akuten Hämolyse beim Favismus in Beziehung zu setzen ist. Sie injizierten Kaninchen Eigenblutkörperchen, die mit nichtagglutinierenden Dosen von Phaseolin sensibilisiert worden waren. Solche Erythrocyten wurden im Kreislauf von Tieren, die gegen Phaseolin immunisiert waren, innerhalb 6 Std., im Kreislauf von Kontrolltieren erst nach 16 Std. abgebaut. Ähnliche Resultate waren bei Maultieren zu beobachten.

d) Ein bei Morbus haemolyticus neonatorum, bei Transfusionszwischenfällen und bei wärmeautoantikörperbedingten hämolytischen Anämien oft nachgewiesenes intravitales Phänomen ist die Erythrophagocytose, die bei den genannten Krankheitszuständen offenbar durch inkomplette Wärmeantikörper bedingt ist. Auf ihre nähere Besprechung muß aus zeitlichen Gründen verzichtet werden.

2. An theoretischen Vorstellungen über den intravitalen Wirkungsmodus inkompletter Wärmeantikörper sind zu diskutieren:

a) Eine *primäre Schädigung der Erythrocyten* durch die Besetzung ihrer Oberfläche mit Antikörpermolekülen. Es ist anzunehmen, daß dieser Vorgang mit einer mehr oder minder tiefgreifenden Beeinträchtigung der normalen biologischen Verhältnisse im Erythrocyten einhergeht. DACIE (1954) hat eine Alteration der Stoffwechselvorgänge des Blutkörperchens diskutiert. Letzten Endes liegen wahrscheinlich molekularstrukturelle Veränderungen der Blutkörperchenoberfläche zugrunde, welche das ganze funktionell-morphologische Gleichgewicht der Zelle stören. Je nach dem klinischen Malignitätsgrad der wirksamen Antikörpervariante ist anzunehmen, daß diese Beeinträchtigung sich graduell verschieden auswirkt. Es ist denkbar, daß die bei den betreffenden Krankheitsbildern zu beobachtende Sphärocytose teilweise vielleicht unmittelbarer Ausdruck der primären Erythrocytenschädigung ist.

Herr HENNEMANN vertritt ebenfalls die Ansicht, daß Oberflächenveränderungen der Erythrocyten durch den Besatz mit inkompletten Antikörpern ein entscheidender Faktor für ihren beschleunigten Untergang in vivo sind. In ihnen sieht er die Ursache für die gesteigerte Zerfallsbereitschaft solcher Erythrocyten bei einfacher Inkubation in vitro und für die starke Erhöhung der osmotischen und mechanischen Fragilität der Erythrocyten nach vorheriger Inkubation. Fundamentale Störungen des Blutkörperchenstoffwechsels hält er ebenfalls für die plausibelste Erklärung des unmittelbaren Antikörpereffektes. Er berichtet, daß er im übrigen ähnliche Resistenzverminderungen bei Fällen von Dysproteinämie mit extremer Geldrollenbildung beobachtet hat und sieht die Ursache hierfür in einer unspezifischen Eiweißkörperabsorption an der Blutkörperchenoberfläche.

Professor GRABAR macht darauf aufmerksam, daß am intravitalen Erythrocytenabbau das Komplement wesentlich beteiligt sein dürfte.

b) Zu der primären und unmittelbaren Alteration der Erythrocyten durch inkomplette Wärmeantikörper kommen mehrere *sekundäre Faktoren*, von denen wir annehmen dürfen, daß sie an dem beschleunigten Blutkörperchenabbau in vivo beteiligt sind.

α) Hier ist zunächst die mechanische Schädigung der antikörperbesetzten Erythrocyten durch das physiologische Kreislauftrauma zu erörtern, wobei Zerreißungen von Agglutinaten in Kreislaufwirbeln, an Gefäßaufteilungsstellen und in Capillarengpässen eine zusätzliche Rolle spielen dürften.

β) Von CASTLE u. Mitarb. (1950) ist angenommen worden, daß es über mikroembolische Gefäßverlegungen zu umschriebenen Ischämien käme, in deren Bereich dann vom benachbarten Gewebe (nicht immunologische) lysierende Substanzen gebildet würden, welche die stagnierenden Erythrocyten auflösten. Die Autoren haben experimentelle Argumente für diese These beigebracht. Man muß jedoch annehmen, daß für einen solchen Mechanismus eine primäre mikrostrukturelle Erythrocytenläsion unerläßliche Voraussetzung ist. Denn normale Blutkörperchen fallen selbst in Gebieten schwerster Ischämie keiner Hämolyse anheim, was man mit dem obengeschilderten Fingerversuch am gesunden Menschen zeigen kann.

γ) Schließlich ist der Reusen- und Inkubationsmechanismus der Milz bei antikörperbedingten Bluterkrankungen immer wieder als ein Faktor des pathologischen Blutabbaus diskutiert worden. Er spielt erwiesenermaßen bei der hereditären Sphärocytose die entscheidende Rolle. Ob und wieweit man diese Erfahrungen auf Zustände von Blutzerfall übertragen kann, die durch inkomplette Wärmeantikörper bedingt sind, ist noch nicht endgültig entschieden. Es darf nicht übersehen werden, daß bei den letzteren Erkrankungen, soweit sie chronisch sind, der Milztumor bei weitem nicht jenen Umfang zu erreichen pflegt wie bei der hereditären Sphärocytose. Dies spricht nicht dafür, daß die Milz bei der autoimmunhämolytischen Anämie der bevorzugte Ort des pathologischen Blutabbaus ist. Im gleichen Sinne ist die häufige Erfolglosigkeit der Splenektomie bei der Wärmeantikörperanämie zu interpretieren, die in krassestem Gegensatz zu dem frappanten Effekt bei der hereditären Sphärocytose steht. Unter diesen Gesichtspunkten sollte deshalb die Bedeutung der Milz im Rahmen der hier erörterten Fragen nicht überschätzt werden.

Anhangsweise geht Herr Marmont auf das Problem des therapeutischen Cortison- und ACTH-Effektes bei Anämien durch inkomplette Wärmeautoantikörper ein. Anhand sieben eigener Fälle weist er auf die oft zu beobachtende Diskrepanz zwischen relativ schneller klinischer Besserung (Rückgang der Milzvergrößerung und der Reticulocytenwerte, Anstieg der Erythrocytenwerte) und der relativ langsamen Rückbildung der pathologischen Autoantikörperteste hin. Die Ursache für eine prompte klinische Besserung ist eher in einer Drosselung des überstürzten Blutabbaus als in einem knochenmarkstimulierenden Effekt zu suchen. Auch der tierexperimentelle, durch Phenylhydrazin induzierte Blutabbau wird durch Glucocortikoide weitgehend verhütet. Dabei dürfte die Wirkung der Hormone über das reticuloendotheliale System gehen und dessen Fähigkeit zur Phagocytose sensibilisierter Erythrocyten ebenso wie seine Fähigkeit zur katabolischen Verarbeitung von Antigenen oder antigenähnlichen Substanzen erheblich hemmen.

II. Komplette Isoagglutinine.

Mit einem intravitalen Effekt kompletter Isoagglutinine ist bei gewissen Formen des Transfusionszwischenfalls zu rechnen. Er dürfte in der Regel jedoch hinter dem Effekt inkompletter Isoimmunantikörper oder Isolysine an Bedeutung weit zurücktreten und sich auf intravasale Agglutinationsphänomene beschränken, die im vorigen Abschnitt bereits ausführlich besprochen wurden. Es erübrigt sich deshalb, hier auf diese Antikörperkategorie näher einzugehen.

III. Inkomplette Kälteantikörper.

Als Prototyp der unter dem Terminus „inkomplette Kälteantikörper" bezeichneten Substanzen sind die in normalen Seren vorkommenden Faktoren bekannt, die zusammen mit Komplement in der Kälte Blutkörperchen in der Weise verändern, daß sie von Coombs-Serum agglutiniert werden. Wie Crawford, Cutbush und Mollison (1953) zeigten, haben sie eine gegen die H-Substanz menschlicher Blutkörperchen gerichtete Spezifität. Soweit bisher bekannt, kommt ihnen keine pathologische Bedeutung zu, und wir brauchen sie deshalb in diesem Rahmen nicht zu berücksichtigen. Als der Effekt inkompletter Kälteantikörper ist ferner der indirekte COOMBS-Test gedeutet worden, den man erhält, wenn man Erythrocyten in Seren mit hohem Kälteagglutinintiter oder in Seren von Patienten mit syphilitischer Kältehämoglobinurie im Eiswasserbad vorbehandelt. Der endgültige Beweis, daß es sich hier um Antikörperkategorien sui generis handelt, steht aber noch aus, und über einen etwaigen intravitalen Effekt zu diskutieren, dürfte noch verfrüht sein.

IV. Komplette Kälteagglutinine.

Zu betrachten sind hier nicht die in fast allen normalen Seren in schwacher Konzentration vorkommenden physiologischen Kälteagglutinine, sondern die exzessiv vermehrt auftretenden bei der Kälteagglutininkrankheit.

1. Ihr *gesicherter intravitaler Effekt* ist die Autoagglutination der Patientenblutkörperchen in Gefäßprovinzen, deren Temperatur auf Werte von etwa 20° oder weniger absinkt. Dies kommt besonders in oberflächlichen Hautcapillargebieten der Acren (Ohren, Nase, Finger, Zehen) während der kalten Jahreszeit vor. Die agglutinationsbedingte Verlegung der Gefäße ist an der Conjunctiva mit der Spaltlampe oder am Nagelfalz mit dem Capillarmikroskop bei solchen Patienten oft nachgewiesen worden. Klinisch resultiert eine cyanotische Blässe der betroffenen Körperpartie. Bei Wiedererwärmung ist der Vorgang völlig reversibel. Experimentell ist er in sinnreichen Experimenten von Herrn BAUM-GARTNER reproduziert worden, der leider verhindert war, zu unserem Kolloquium zu erscheinen. BAUMGARTNER (1955) hat beim Frosch eine Austauschtransfusion mit Menschenblut vorgenommen und dann Serum mit hohem Kälteagglutinintiter injiziert. Er konnte dann in den Lungencapillaren bei Abkühlung resp. Erwärmung die intravasale Kälteagglutination und Wärmedesagglutination beobachten und kinematographisch registrieren.

2. Die Frage, *wie* komplette Kälteagglutinine in vivo auf die Erythrocyten wirken, ist bereits durch die vorstehenden Erörterungen beantwortet. Ihr *Wirkungsmodus* entspricht — wie in vitro — dem einer direkten Hämagglutination. Ob und wieweit Blutkörperchen allein durch die Kälteagglutination geschädigt werden, ist noch nicht endgültig geklärt und wird sich auch schwer entscheiden lassen, da das Plasma von Patienten mit Kälteagglutininkrankheit gleichzeitig eine erhebliche lytische Aktivität aufweist, die später in dem Abschnitt über Säurekältehämolysine besprochen wird.

Ergänzend stellt der Vorsitzende hier noch ein terminologisches Problem zur Diskussion: Die oben geschilderten klinischen Symptome der Kälteagglutininkrankheit werden im Schrifttum häufig als „RAYNAUD-Syndrom" bezeichnet. RAYNAUD hat im Jahre 1862 unter dem Titel «De l'asphyxie locale et de la gangrène symétrique des extrémités» sowie in einer späteren Veröffentlichung aus dem Jahre 1874 einen Symptomkomplex beschrieben, als dessen Ursache er einen funktionellen Spasmus der afferenten Gefäße ansah. Die Existenz eines solchen rein vasoneurotischen Krankheitsbildes steht außer jedem Zweifel. Es kann klinisch alle Schweregrade von den «doigts morts» bis zu irreversiblen Durchblutungsstörungen mit Gangrän der Acren zeigen. Es hat jedoch pathogenetisch mit den eben erörterten agglutinationsbedingten Durchblutungsstörungen nichts zu tun. Beim näheren Studium der Originalkrankengeschichten RAYNAUDs gewinnt man nun den Eindruck, daß sich unter seinen Fällen mehrere verbergen, denen wahrscheinlich eine chronische Kälteagglutininkrankheit zugrunde lag.

Herr Saint-Paul berichtet, daß er die erste Monographie Raynauds aus dem Jahre 1862, die oft zitiert wird, aber außerordentlich schwer zugänglich ist, in der Bibliothèque Nationale in Paris unter diesem Gesichtspunkt durchgesehen hat und unter den beschriebenen 25 Fällen einen fand, der der Schilderung nach auf eine Kälteagglutininkrankheit sehr verdächtig ist (Fall 6). In der zweiten Arbeit Raynauds aus den Jahren 1874 fand der Vorsitzende ebenfalls einen auf Kälteagglutininkrankheit sehr verdächtigen Fall (Fall 2).

Wenn nun Raynaud tatsächlich einige Fälle von Kälteagglutininkrankheit versehentlich in die von ihm beschriebene neuropathogenetische Krankheitseinheit eingeordnet hat, so wird angesichts der damals noch wenig entwickelten differentialdiagnostischen Laboratoriumstechnik niemand daran Anstoß nehmen. Es erhebt sich indessen die Frage, ob wir heute die kälteagglutinationsbedingten Durchblutungsstörungen nicht zweckmäßigerweise terminologisch aussondern, da Raynauds entscheidende und damals epochale pathogenetische Konzeption für sie nicht zutrifft. Heute sind sie differentialdiagnostisch unschwer von vasoneurotischen Durchblutungsstörungen zu unterscheiden. Der Vorsitzende regt deshalb anden Terminus „Raynaud-Syndrom" für die letzteren zu reservieren, und bei den ersteren von „Acrocyanosen, bedingt durch intravasale Kälteagglutination", zu sprechen.

V. Wärme-Iso- und Autohämolysine[1].

Der intravitale Wirkungsmechanismus von Wärmeisohämolysinen steht vor allem bei gewissen Formen des Transfusionszwischenfalls zur Diskussion. Die Erfahrung lehrt, daß sie zu einer rapiden Einschmelzung inkompatibler Erythrocyten sowie zu einer Opsonisierung der Blutkörperchen mit konsekutiver Erythrophagocytose führen. Ihr Wirkungsmodus in vivo ist offensichtlich mit dem in vitro unmittelbar zu vergleichen.

Problematisch ist bis heute die intravitale Bedeutung der Wärmeautohämolysine, die in seltenen Fällen von erworbener hämolytischer Anämie beobachtet worden sind. Dausset sowie Dacie haben Zweifel daran geäußert, ob jene Hämolysine, die in vitro nur mit trypsinisierten Testerythrocyten zu erfassen sind, in vivo einen vergleichbaren Effekt ausüben. Bemerkenswert ist, daß die wenigen Fälle, bei denen eine wärmehämolytische Aktivität des Patientenserums beschrieben worden ist, klinisch keineswegs immer der schwersten Verlaufsform autoimmunhämolytischer Erkrankungen entsprachen.

VI. Säurekältehämolysine.

Säurekältehämolysine spielen wahrscheinlich die entscheidende Rolle für den pathologischen Blutabbau bei der Kälteagglutininkrankheit.

1. Der *Nachweis ihres intravitalen Effektes* läßt sich sehr einfach mit dem Fingerversuch durchführen. Entsprechend ihrem monothermischen Wirkungsmechanismus tritt bei Abkühlung des venös gedrosselten Fingers im Wasserbad von 20—25° C eine intensive intracapilläre Hämolyse auf. Gleichzeitig läßt sich eine intravitale Erythrophagocytose beobachten, als deren Ursache die Opsonisierung der Blutkörperchen durch das Hämolysin anzusprechen ist.

2. Der Aktionsmodus von Säurekältehämolysinen in vivo dürfte dem in vitro direkt vergleichbar sein und der Wirkung eines Amboceptors ähneln, der durch seine Reaktion mit den Erythrocyten diese so verändert, daß sie dem lytischen

---

[1] Über die intravitalen Wirkungsmechanismen der folgenden Antikörperkategorien gab der Vorsitzende nur ein kurzes summarisches Exposé, da sie aus Zeitmangel im einzelnen nicht mehr besprochen werden konnten.

Komplementeffekt anheimfallen. Klinisch ist der Ort des pathologischen Blut-zerfalls in jenen Gefäßprovinzen zu vermuten, welche in den Bereich der kritischen Temperatur (20—25°) gelangen, also vor allem in oberflächlichen Haut-capillargebieten unbekleideter Körperpartien bei kühler Witterung. Der Blut-zerfall kann dabei so massiv sein, daß es zu einer intensiven Hämoglobinämie und zu einer Hämoglobinurie kommt.

VII. Donath-Landsteinersche Kältehämolysine.

Sie sind seit langem als Ursache des akuten Blutzerfalls bei der paroxysmalen Kältehämoglobinurie bekannt.

1. *Ihr intravitaler hämolytischer Effekt* läßt sich entweder mit dem Rosenbach-Test oder mit dem wesentlich eleganteren und weniger eingreifenden Ehrlich-schen Fingertest nachweisen, wobei der venös gedrosselte Finger zuerst in ein Eiswasserbad und dann in ein Warmwasserbad getaucht wird, entsprechend dem bithermischen Reaktionsmechanismus. Außer der Hämolyse beobachtete man bei diesem Vorgehen ebenso wie im spontanen Anfall eine intravitale Erythro-phagocytose, die als ein Effekt des gleichen Antikörpers betrachtet werden darf.

2. Die *Art der Antikörperwirkung in vivo* entspricht auch hier weitgehend den Vorgängen in vivo und ähnelt der eines hämolytischen Amboceptors, wobei allerdings für die erste Phase der Reaktion eine Temperatur von weniger als 20° erforderlich ist, während die zweite Reaktionsphase analog der lytischen Komple-mentaktivität ihr Optimum bei Körperinnentemperatur hat.

Es muß deshalb angenommen werden, daß während des natürlichen Anfalls in unterkühlten Hautcapillargebieten zunächst die Bindung des Amboceptors an die Erythrocyten erfolgt, die eigentliche Hämolyse dagegen erst (nach Rück-fluß der in der Peripherie sensibilisierten Erythrocyten) in den großen Gefäßen des Körperinneren eintritt.

Literatur.

Baumgartner, W.: Die erworbenen hämolytischen Anämien und der hämolytische Trans-fusionszwischenfall. Basel: Benno Schwabe 1954.

Castle, W. B., T. H. Ham and S. C. Shen: Observations on the mechanism of hemolytic transfusion reactions occuring without demonstrable hemolysin. Trans. Amer. Physicians **63**, 161—171 (1950).

Crawford, H., Marie Cutbush and P. L. Mollison: Specifity of incomplete "cold" anti-body in human serum. Lancet **1953 I**, 566—567.

Dacie, J. V.: The haemolytic anaemias. London: Churchill 1954.

Gasser, C., E. Gautier, Annemarie Steck, R. E. Siebenmann u. R. Oechslin: Hämo-lytisch-urämische Syndrome: Schweiz. med. Wschr. **1955**, 905—909.

Marmont, A., F. de Matteis u. L. Mariotti: Observations biomicroscopiques sur la cir-culation conjonctivale dans la cryoagglutininémie chronique à hauts titres et dans les etats conditionant le phénomene du "sludged blood". Schweiz. med. Wschr. **1955**, 902—905.

Mollison, P. S., and Marie Cutbush: Use of isotope-labelled red cells to demonstrate incompatibility in vivo. Lancet **1955 I**, 1290—1295.

Raynaud, M.: De l'asphyxie locale et de la gangrène symétrique des extrémités. Paris 1862.
—, Nouvelle recherches sur la nature et le traitement de l'asphyxie locale des extrémités. Arch. gén. Méd. 1, 1—21; 189—206 (1874).

Wasastjerna, C.: Immunohemolytic Mechanisms in vivo. Blood 8, 1042—1051 (1953).

Colloque 12.

L'action in vivo des anticorps antileucocytaires et anti-plaquettaires.

Président: J. Dausset (Paris).

Participants actifs:

J. Bernard (Paris)	S. Moeschlin (Solothurn)
A. Cajano (Neapel)	J. Moulinier (Bordeaux)
A. Eyquem (Paris)	W. Müller (Freiburg im Breisgau)
W. Frenger (Erlangen)	P. de Nicola (Pavia)
S. Killmann (Kopenhagen)	M. Saint-Paul (Paris)
F. Kissmeyer-Nielsen (Aarhus)	G. Voisin (Paris)
A. Marmont (Genua)	C. Wasastjerna (Helsingfors)
B. Maupin (Paris)	J. Weinreich (Freiburg im Breisgau)

Le Docteur Dausset résume brièvement les différentes manifestations pathologiques qui sont attribuées à un mécanisme immunologique portant sur les leucocytes ou les plaquettes.

Il rappelle que si l'on a décrit des purpuras thrombopéniques du nouveau-né dus à des iso-anticorps anti-plaquettaires; il n'y a par contre aucun équivalent connu dans le série leucocytaire.

En ce qui concerne les auto-anticorps on peut supposer qu'il existe des agranulocytoses aiguës ou chroniques, idiopathiques et symptomatiques dues à une auto-immunisation. De même les purpuras immunologiques curables et chroniques, idiopathiques et symptomatiques semblent exister.

Les agranulocytoses et les purpuras médicamenteux relèvent à n'en pas douter d'un processus allergique immunologique. Enfin la discussion est ouverte pour savoir si le lupus érythémateux disséminé doit être rangé dans les affections immunologiques de la série leucocytaire.

Le Docteur Dausset insiste sur la difficulté actuelle de décrire cliniquement ces différentes affections. Des notions essentielles, semeiologiques, évolutives et pronostiques manquent encore. Il demande à chaque orateur de bien vouloir porter leur attention sur les trois points suivants: 1) corrélation entre les tests biologiques et la clinique. 2) Existence de splénomégalie et efficacité de la splénectomie. 3) Action et résultats du traitement par l'ACTH et la cortisone.

Le Dr. Moulinier rapporte un cas d'agranulocytose aiguë type Schultz.

Il s'agit d'une malade de 50 ans qui présenta brutalement, sans prodrome, sans notion d'intoxication médicamenteuse quelconque, un état fébrile à 40°, avec angine et subictère.

Cette angine devint dans les jours suivants phlegmoneuse, avec une stomatite de plus en plus étendue. Au 5ème jour de cet état une prise de sang montra une leucopénie à 800 éléments par mm³ et 2% de polynucléaires. Pas d'anémie, pas de thrombopénie. Au cours des 10 jours qui suivirent il se développa un phlegmon de l'avant-bras dont le point de départ était la prise de sang que la malade avait subie.

Son état général allait en déclinant, alors que la fièvre oscillait entre 40°2 et 40°4, malgré une thérapeutique antibiotiques intensive (Pénicilline 2000000 U.

par jour, Terramycine 2 g, Streptomycine 1 g). Au 15ème jour de l'évolution ou constate un état cachéctique intense.

A l'examen clinique, en dehors du phlegmon de l'avant-bras et de l'angine nécrotique déjà signalés, on ne trouve rien (pas de splénomégalie, pas d'hépatomégalie).

Dans le sang il n'y a que 600 éléments par mm³ et aucun polynucléaire. La moelle est désertique, absolument vide et seule la lignée érythrocytaire est correctement représentée ainsi que les mégacaryocytes. La lignée granulocytaire est seulement constituée par quelques rares éléments très jeunes: myéloblastes, promyélocytes et myélocytes, de morphologie normale (absence totale de métamyélocytes et de polynucléaires).

Au point de vue immuno-hématologique on détecte dans le sérum de la malade une leuco-agglutinine active au 1/4 et le test de consommation d'antiglobuline est fortement positif; le test de COOMBS érythrocytaire est négatif, il n'y a pas d'anticorps anti-plaquettes.

Devant ce tableau clinique et sérologique on met la malade en traitement par la Métacortandracine, on poursuit les antibiotiques et l'on ordonne 3 transfusions dans les jours suivants.

A la suite d'une dose de charge de 100 mmg de Métacortandracine on retrouve le lendemain la malade transformée: sa température est tombée à 37°2, son état général se relève rapidement, à tel point que 48 heures plus tard elle s'alimentera; son affection bucco-pharyngée s'améliore et le phlegmon du bras commence à se déterger. Par la suite la température se maintiendra tout le temps au-dessous de 37°.

Trois jours après le début du traitement, on assiste dans le sang à une poussée leucémoïde (14.000 puis 25.000 leucocytes par mm³ constitués par 50% de polynucléaires et 35% de formes immatures de la série granulocytaire). La moelle est transformée elle aussi, elle se montre 7 jours après le début du traitement extrêmement riche et la lignée granulocytaire est représenté correctement.

Une étude sérologique effectuée au moment de la poussée leucocytaire du 3ème jour montra la persistance de la leucoagglutinine, mais la réaction de leuco-agglutination était négative avec les propres globules blancs de la malade. La réaction de consommation d'antiglobuline était elle aussi, positive et, elle était positive avec les propres globules blancs de la malade.

On soulignera dans cette observation les faits intéressants: la guérison spectaculaire par la Métacortandracine; la découverte d'une leuco-agglutinine et d'un test de consommation d'antiglobuline positif dans un tel cas d'agranulocytose aiguë chez une malade non antérieurement transfusée; la négativité du test de leuco-agglutination sur les propres leucocytes de la malade, mais la positivité du test de consommation à l'antiglobuline qui semblerait montrer que certaine action met en évidence des anticorps incomplets du type bloquant.

Le Docteur MARMONT rappelle qu'il a déjà publié un cas voisin. Chez ce malade existait une leucopénie extrême (300 leucocytes par mm³). Dans le sérum existait une leuco-agglutinine. La guérison a été rapide et complète.

Le Docteur MOESCHLIN pense que la Cortisone donnée dans le cas du docteur MOULINIER n'est pas responsable de la guérison qui, pour lui, a été spontanée. Il croit également que le début réel doit avoir précédé de 5 à 7 jours les manifestations observées.

Le Professeur J. Bernard demande au Docteur Moeschlin comment il explique la régéneration si rapide de la moelle, si on admet la théorie de l'épuisement médullaire qui a été soutenue par le Docteur Moeschlin.

Le Docteur Moeschlin ne peut donner d'explication satisfaisante. Il pense que la réaction dans la moelle est surtout secondaire aux phénomènes périphériques.

Le Docteur Dausset, abordant maintenant le sujet de l'agranulocytose chronique, apporte ses résultats personnels. Il a étudié plus de 2500 sérums pathologiques divers. Il a trouvé 91 sérums possédant des leuco-agglutinines capables d'agglutiner, soit toutes les variétés de leucocytes, soit seulement certaines variétés. Ces 91 cas se répartissent de la façon suivante: 47 pancytopénies chroniques, 7 maladie de Marchiafava-Micheli, 9 anémies hémolytiques acquises, 19 affections hématologiques malignes, 1 lupus érythémateux, 8 hémopathies diverses, 1 agranulocytose au pyramidon. Il faut souligner que 88 cas ont reçu des transfusions antérieures, mais 70% de ces cas sont leucopéniques. Il est donc curieux de constater que les malades leucopéniques semblent se sensibilier contre les leucocytes plus aisément que les malades non leucopéniques. Les transfusions ne sont pas responsables de la leucopénie qui existait dans tous les cas avant la première transfusion. L'action de la splénectomie semble surtout favorable quand elle est faite dans la période encore active et n'est pas épuisée. Selon son expérience personnelle l'ACTH et la Cortisone ne sont pas d'un grand secours dans ces agranulocytoses chroniques.

Dr. Killmann, Kopenhagen, ist der Auffassung, daß die Bedeutung der Transfusionen für den Leukocytenagglutinationstest (LAT) nicht unterschätzt werden darf.

Eigene Beobachtung: Patientin mit chronisch-myeloischer Leukämie. Serum I entnommen nach 1 Transfusion, Serum II nach weiteren 13 Transfusionen entnommen.

Serum I: LAT negativ.

Serum II: LAT bei ungefähr 50% der Test-Leukocyten positiv.

Simultane Untersuchung gegenüber einem Paneel von Leukocyten von Spendern mit bekannter Erythrocyten-Antigen-Struktur (AB0-CDE-MN-S-P, Kell, Duffy, Lewis) zeigte keine Korrelation zwischen positivem LAT und den bekannten Erythrocyten-Antigenen. Die Beobachtung deutet auf spezifische Leukocyten-Antigene hin.

Le Docteur Wasastjerna a étudié 50 cas de leucopénie et a trouvé 7 cas positifs. Dans 2 cas il n'a pu déceler les anticorps que par l'étude du sang de la veine splénique.

Sera from about 50 cases of leukopenia were tested for leuko-agglutinins by the method of Dausset. Agglutinins were found in seven cases. In two of them agglutinins were demonstrated only in serum of blood from the spleen, but not in serum from an arm vein. Spleen blood was obtained in eight cases by spleen puncture or after splenectomy. Leuko-agglutinins were found in four of the spleen sera. In two cases there were agglutinins both in serum from an arm vein and in spleen serum. The titer was one step higher in the spleen serum in one of these cases.

Le Docteur MOESCHLIN dit qu'il a observé 3 cas idiopathiques où la réaction était fortement positive et 2 cas de leucopénie accompagnant une splénomégalie tuberculeuse.

Le Professeur J. BERNARD n'a obtenu que des échecs avec l'ACTH et la Cortisone.

A propos de la splénectomie il précise que depuis un certain temps il pratique la splénectomie dans les cas les plus graves en employant l'exsanguino-transfusion pré- et post-opératoire. Il obtient souvent des résultats satisfaisants.

Le Docteur MOULINIER pense que les échecs de l'ACTH et de la Cortisone dans les leucopénies chroniques sont dus en grande partie à l'insuffisance des doses administrées.

A la suite des travaux de J. BERNARD, il a traité les hémopathies avec des doses considérables de ces hormones. Il a en particulier le souvenir d'un malade leucopénique qui ne réagissait pas à des doses de 200 mmg de Cortisone, mais qui présenta une ascension du taux des leucocytes (de 300 par mm^3 à 600) à la suite de l'administration d'une dose quotidienne très importante de Cortisone.

Le Docteur MOESCHLIN rappelle que les agranulocytoses chroniques peuvent être en fait dues à des intoxications médicamenteuses et que l'on ne trouve alors aucun anticorps. Mais dans certains autres cas l'absence apparente d'anticorps peut être due à des anticorps incomplets

Les Docteurs SAINT-PAUL et EYQUEM ont pratiqué l'examen systématique et répété des malades atteints de polyarthrites chroniques. Cet examen a montré chez certains d'entre eux l'apparition de phénomènes immunologiques dont les plus intéressants sont des leuco-agglutinines décelables en l'absence de médicaments.

Il y a une corrélation entre la présence de leuco-agglutinine, l'existence de traitement antérieur avec le thorium X, la radiothérapie et les substances médicamenteuses utilisées depuis quelques années pour le traitement du rhumatisme.

Ils ont également observé des leuco-agglutinines chez des malades atteints de maladie de MARCHIAFAVA-MICHELI, ayant persisté chez une malade pendant plus de 3 ans et dans un autre cas constaté quelques jours après la première transfusion.

Le Docteur DAUSSET introduit alors le sujet des agranulocytoses symptomatiques. A ce propos il signale avoir étudié le cas d'une malade traitée pour tétanos par le sérum antitétanique. 9 jours après une maladie sérique très grave, cette malade a présenté une leucopénie importante. Dans son sérum existait une puissante leuco-agglutinine. Mais la majorité des cas d'agranulocytose symptomatique sont observés au cours des affections malignes du système hématopoiétique.

Le Docteur VOISIN présente à ce propos un travail fait en collaboration avec R. ROBINEAUX.

Il rappelle que ce dernier avec Mlle BAZIN avaient montré que la mobilité électrophorétique des cellules leucémiques myéloïdes était moins élevée que celle des cellules normales de même âge. Ceci avait fait penser à la fixation d'anticorps sur les cellules. Pour éclairer ce point il a étudié la mobilité des cellules normales recouvertes d'anticors hétéro-spécifiques.

Il arrive aux conclusions suivantes:

1°) La fixation d'un anticorps spécifique à la surface des leucocytes est capable d'entraîner un ralentissement de la mobilité electrophorétique de ces cellules.

2°) Il s'agit d'une méthode de détection de ces anticorps plus sensible que celle de l'agglutination.

3°) Ces résultats sont compatibles avec l'hypothèse de la fixation sur les leucocytes myéloïdes d'un anticorps qui rendrait compte du ralentissement de leur mobilité. Ceci est en accord avec les travaux de Moulinier de Bordeaux qui a montré que les éluats de cellules myéloïdes leucémiques contiennent une gamma globuline identifiable par électrophorèse sur papier.

Docteur Cajano call attention on a method useful to make investigations upon leukocytes. This method is described by Snapper et al. in one of the last issues of "Blood" and is called the rubber ring test. A rubber ring is placed on a slide and one or two drops of blood are allowed to clot in it at 37°C. This slide is put in a Petri dish which has on the bottom moistened filter paper, and coagulation takes place in the incubator.

After 30 minutes — 1 hour the ring is taken of the slide washed with saline, and after drying, it is stained. We can observe that most of the leukocytes have gone out from the clot and are fathered under the circumference of the ring; very few red cells are present. This preparation is used by the author for L. E. test, since he adds to this substrate L. E. serum. We have tried by this method to prepare a ring with two holes and in each hole we put different bloods to study leukophagocytosis.

Moreover, since by this method, leukocytes are very well preserved it is possible to observe the morphologic modification of white cells after incubation will other bloods, for instance in 5 cases of acute leukemia we were able to demonstrate remarkable changes of the normal blood white cells, changes which speak favorably for a process of lytis properties on account of the normal cells incubated with leukemic blood.

Le Docteur Dausset met maintenant en discussion le sujet de l'agranulocytose médicamenteuse.

Dr. W. Müller: Wir haben Beobachtungen an 6 Pyramidon-Agranulocytosen gemacht, wobei zwei schwere Krankheitsbilder mit leerem bzw. Promyolocytenmark betrafen, während in den übrigen Fällen granulocytopenische Schübe durch Pyramidon ausgelöst wurden. Das Serum der Patienten wurde zu verschiedenen Zeitpunkten auf Leukocytenagglutinine untersucht, ferner wurden Transfusionsversuche durchgeführt. Hierbei ergab sich, daß Leukocytenagglutinine nur zu bestimmten Zeiten nach der Pyramidongabe im Serum nachweisbar sind, die meist relativ kurz waren. Im Gegensatz zu Saathof und Küsel haben wir nie bei diesen Fällen über Tage Leukocytenagglutinine nachweisen können, sondern maximal 12 Std. nach Medikamentengabe. Auffällig war, daß die Stärke der Agglutination oft deutliche Beziehungen zur Stärke der klinischen Schocksymptome aufwies. Bei den schweren Agranolocytosen, bei denen die Arzneigabe acht bzw. fünf Tage vor dem Aufnahmetermin lagen, konnten keine Leukocytenagglutine nachgewiesen werden, obwohl die Leukocytenzahl bei 700 bzw. 350 Fällen lagen.

Bei Transfusionsversuchen haben wir gefunden, daß ebenfalls nur dann beim Empfänger ein granlocytopenischer Schub ausgelöst werden kann, wenn die Pyramidondosis beim Spender kurze Zeit vorher gegeben worden ist. Bei Übertragung von Blut unserer Patienten mit schweren Agranolocytosen kam es nicht zu signifikanten Leukocytenabfällen beim Empfänger. Gaben von Pyramidon lösten beim Empfänger nach der Transfusion ebenfalls keine Granolocytopenien aus.

Diese Untersuchungen legen nahe, daß neben dem peripheren Zelluntergang auch noch Markschäden durch die Antigen-Antikörperreaktion bei den über längere Zeit bestehenden Agranolocytosen eine Rolle spielen. Daß es nicht möglich ist, durch Gabe von Pyramidon beim Empfänger von Blut Pyramidon-empfindlicher Patienten eine Granulocytopenie auszulösen, liegt vielleicht daran, daß das Pyramidon nicht bei jedem Patienten zu einem Voll-Antigen aufgebaut wird.

Dr. W. FREUGER: Wir konnten einen Fall einer *Sulfonamidagranulocytose* mit einem leukocytenagglutinierenden Serumfaktor, den wir mit Hilfe der präparativ-elektrophoretischen Serumauftrennung (Methode nach GROSSMANN und HANNIG) in die Serumgammaglobulinfraktion lokalisierten, beobachten. Gleichzeitig war bei der Kranken interessanterweise im Sternalmark ein sog. L.E.-Zellphänomen nachweisbar.

Der in vitro-Versuch mit Agglutination normaler Leukocyten und ein gleichzeitiger Tierversuch mit passagerer Leukopenie nach Übertragung des Serumfaktors auf nicht sensibilisierte Tiere machen neben den sonstigen serologischen Kriterien die Annahme eines Autoantikörperprinzips wahrscheinlich.

Nach 2—3 Wochen trat eine vollkommene Remission unter Penicillin-, Vitamin- und Leberextraktbehandlung ein. ACTH oder Cortison wurden nicht gegeben.

Le Docteur DAUSSET demande au Docteur MARMONT de bien vouloir introduire le sujet du lupus érythémateux et d'exposer les arguments en faveur de sa nature immunologique.

Dr. MARMONT: The discovery of the specific breakdown of nucleoprotein in systemic lupus erythematosus has highlighted its aspect of an autoaggressive dysgammaglobulinemia. Its chief *in vitro* equivalent, the L.E. phenomenon, has accordingly been regarded either as an immunologic or as an enzymatic disturbance. According to the first theory, the so-called L.E. plasma factor would be the autoantibody, nucleoprotein, both leukocytic and tissular, the antigen, and granulocytes the phagocytizing cells. By this autoimmune conception, the L.E. factor would possess a lytic as well as an opsonic, or, better still, a tropinic activity.

Evidence assembled till now in favour of the antibody-like nature of the L.E. factor is the following:

The L.E. factor is an immunologically distinct component of L.E. gamma globulin, which behaves like a single, homogeneous antigen when injected into the rabbit. It has been shown, in one case, to cross the placental membrane, suggesting that it existed in the maternal circulation as a single gamma globulin of hardly large size. Its appreciable persistence in the baby's circulation did not exceed 40 days. Curiously enough, in some experiments it was found to be heat labile, while in others it resisted inactivation; our own experiments agree with the latter. Finally, in other preliminary investigations of ours, the addition of inactivated L.E. serum to saline-washed leukocytes resuspended in their own inactivated serum has till now failed to reproduce the phenomenon, although these last experiments are still too limited to be of significance.

The immunologic theory has been considerably corroborated by the experimental induction of nucleophagocytosis by means of antimesenchymal leukocytic antisera, but it should be remarked that in none of these experiences genuine L. E. cells, with their totally homogenized nuclear masses, were formed. Only when an antinuclear antiserum was employed, were truly L. E.-like cells reproduced. In these and other experiments it could be ascertained that nucleolysis and depolymerization of nucleoprotein could also be induced by immunologic aggressions.

Alternately, an enzymatic theory has been propounded, and interest has centered about its possible relationship to desoxyribonuclease. It was however demonstrated that, in some instances, the L. E. factor was demonstrable in sera devoid of DNase activity, while destruction of the DNase activity by heat did not eradicate the L. E. factor. It was subsequently postulated that the plasma L. E. factor may act to release intracellular DNase from its inhibitor system, and in differences of the DNase/DNase inhibitor ratio would lie the different susceptibility of polymorphonuclear leukocytes from several species. Finally, it was shown that quinacrine will inhibit the L. E. phenomenon at non-leukotoxic levels and not by a leukotoxic mechanism.

Since L. E. formation is considered to be an *in vitro* than an *in vivo* event, it has been hypothesized that the L. E. factor of the *in vivo* state becomes activated to the L. E. factor of the *in vitro* state by an event connected with coagulation. Evidence has been presented in favour of the platelet thromboplastic factor being a co-factor necessary for the activation of the L. E. factor, although other apparently valid explanations have been suggested, as the damage to blood cells, and consequent exposure of unprotected nuclei. Also, it has not been definitely determined whether the same factor is used up in a quantitative manner by its nucleolytic action; some workers even feel that its activity is actually enhanced by successive exposures to blood cells, while others seemingly have proved its adsorption to the so-called antigen.

Lastly, I still wish to mention that *clumping* and *rosette formation* are two entirely different phenomena, the first totally independent from the L. E. phenomenon, the second an integral part of the same if the central mass is of nuclear origin and properly depolymerized. I have seen frequent clusters of neutrophilic leukocytes in two hours clotted tests, which were passive aggregates entirely different from active multiple phagocytosis seen in true rosettes. In some cases of systemic lupus, separate clumping and L. E. factors seemed to coexist.

Synthetizing available data, the L. E. factor is evidently a globulin with a high affinity for nucleoprotein, whether auto-, iso- or heterologous. Not to speak of considering it as truly generated by an autoimmunization process to modified nucleoprotein, there is actuall no absolute proof that L. E. globulin should be regarded more as a broadly acting antibody-like protein, than an enzyme-like protein. This question will have to be settled by further research, and the temporary connotation of a *paraimmunologic phenomenon* seems, the time being, the most indicated.

Le Docteur Dausset s'excuse de ne pouvoir, faute de temps, aborder le sujet de l'immunologie des plaquettes in vivo. Les interventions suivantes n'ont pu être discutées au cours du colloque.

Dr. J. Weinreich (Freiburg): Wir konnten bei zwei *akuten Thrombopenien*, denen allerdings Infekte vorausgingen, thrombocytäre Antikörper zunächst nachweisen. Im Verlauf der Erkrankung wurden mehrfach Kontrollen durchgeführt, und es war interessant zu beobachten, daß parallel mit der Besserung der Thrombocytenzahl der Antikörper schwächer wurde. Nach Ausheilung war das Agglutinin nicht mehr nachzuweisen.

Bei einer *chronischen, idiopathischen Thrombopenie* konnten wir ebenfalls im Zusammenhang mit dem klinischen Bild und der Therapie genaue serologische Beobachtungen machen. Die ITP wurde bei dieser Patientin neu entdeckt, sie hatte vorher keine Transfusionen bekommen. Im Serum war ein stark wirkender agglutinierender Antikörper gegen Thrombocyten zu finden. Während einer Behandlung mit Cortison ging die Wirksamkeit dieses Antikörpers zurück, die Thrombocyten stiegen auf Werte um 100000 an. Wir konnten jetzt einen Thrombocyten-Coombs-Test vornehmen, der mit einem Titer von 1:8 positiv ausfiel. Auch die patienteneigenen Thrombocyten wurden durch das Patientenserum agglutiniert. Nach der Milzexstirpation verschwand dagegen der Antikörper vollständig und die Patientin wurde klinisch ausgeheilt. Allerdings muß der Fall weiter kontrolliert werden, da das Verschwinden des Antikörpers nach Herausnahme der Milz oft nur vorübergehend ist.

Bei den *symptomatischen Thrombopenien* haben wir hauptsächlich Fälle von Hepatosplenomegalie mit begleitender leichter Thrombopenie untersucht. In 5 von 16 Fällen konnten agglutinierende Substanzen gefunden werden. Es ist, wie Dausset schon gestern erwähnt hat, aber nicht sicher, ob dies echte thrombocytäre Antikörper sind oder ob es sich um eine Folge der Dysproteinämie handelt.

Dr. de Nicola: A complement fixation reaction is described for the detection of platelet antibodies by using antiplatelet rabbit serum and guinea pig platelet antigen.

Complete inhibition of hemolysis took place at the serum dilution of 1/700. No inhibition of hemolysis was obtained with serum of the same animal before the immunization.

This result was obtained by using sera which had been either adsorbed or not adsorbed with sheep red cells and guinea pig kidney extract.

Agglutination tests of guinea pig platelets with antiplatelet rabbit serum have shown a positivity in serum dilution as high as 1/128.

Possible correlations with human pathology and technical developments are discussed.

Drs. W. Müller et J. Weinreich (Freiburg i. Br.): Wir haben Untersuchungen von Miescher, die er 1954 in Paris dargelegt hat, wiederholt. Hierbei wurden Kaninchen zunächst mit Menschenserum sensibilisiert, bis sie einen genügend hohen Antikörpertiter hatten, der mit der Präzipitationsmethode gemessen wurde. Durch erneute Serumgaben wurde ein anaphylaktischer Schock ausgelöst. Überträgt man Blut von Tieren im anaphylaktischen Schock auf normale Versuchstiere, wobei das Blut 10 min nach der schockauslösenden Injektion durch Herzpunktionen gewonnen wird, so fallen die Leukocyten und Thrombocyten beim Empfängertier in sehr signifikanter Weise ab. Wird nun aber das sensibilisierte Tier in Narkose geschockt, so bleibt bei dem Empfängertier der Leukocyten- und Thrombocytensturz aus oder es tritt nur ein wesentlich geringerer Leukocytensturz ein.

Mit diesen Versuchen glauben wir, beweisen zu können, daß nicht oder nicht allein der Antigen-Antikörperkomplex den Leukocyten- und Thrombocytensturz im anaphylaktischen Schock bewirkt, sondern daß andere Momente wie zentral-nervöse Regulationen usw. mit dem Freiwerden Leukocyten und Thrombocyten verändernder Substanzen eine wesentliche Rolle spielen.

Les Drs. B. Maupin, M. Kahn et J. P. Munier, de l'E. C. R. T. A. (Clamart, France) traitent des incidences des transfusions de plaquettes. Ces incidences sont examinées sous leur double aspect:

1. influence de la présence des anticorps antiplaquettaires sur l'efficacité clinique et hématologique des transfusions de plaquettes;

2. influence des transfusions de plaquettes sur l'apparition d'anticorps, décelables par agglutination directe ou par hémagglutination passive.

Malgré quelques exemples concrets, il est difficile de préciser les circonstances qui entraînent l'apparition d'un état réfractaire aux transfusions.

Sachverzeichnis — Table des matières

[1] Anémie méditerranéenne érythro-blastique COOLEY.

.

Printed in the United States
By Bookmasters